기초 내분비학

제 4 판

기초 내분비학

제 4 판

H. Maurice Goodman

대표역자 최윤재
공동역자 고 용·김상훈·민계식·이철영
정재훈·주상훈·최창본

월드사이언스
worldscience.co.kr

Copyright © 2009 by Elsevier Inc.
ISBN : 9780123739759
Translated Edition ISBN : 9788958812104
Publication Date in Korea : 20/7/2013

Translated by World science publishing Co, LTD.
Printed in Korea

기초 내분비학 제4판

저　　자 H. Maurice Goodman
대표역자 최윤재
공동역자 고　용 · 김상훈 · 민계식 · 이철영 · 정재훈 · 주상훈 · 최창본

인쇄　　2013년 7월 10일
발행　　2013년 7월 20일
발행인　박선진
발행처　(주) 월드사이언스

등록번호 제16-1601호
등록일자 1988년 2월 12일

주소　　서울특별시 서초구 방배동 864-31 월드빌딩 1층
전화　　02) 581-5811~3
FAX　　02) 521-6418
E-mail　worldscience@hanmail.net
URL　　http://www.worldscience.co.kr

정가 28,000원
ISBN 978-89-5881-210-4

이 도서의 국립중앙도서관 출판시도서목록(CIP)은 서지정보유통지원시스템 홈페이지(http://seoji.nl.go.kr)와 국가자료공동목록시스템(http://www.nl.go.kr/kolisnet)에서 이용하실 수 있습니다.(CIP제어번호: CIP2013012052)

This volume is dedicated to my children's children:
Dylan, Adam, Rebecca, and Joshua

차례

서문: 네번째 판

내분비학 분야는 20년 전 첫번째 책이 출판된 후 거대하게 성장하였으며, 새로운 정보의 발견 속도는 세번째 개정판이 출판된 이후 더 빨라졌다. 그 동안 내분비학 연구를 통해 지속적으로 새로운 사실들이 밝혀지고 있다. 때로는 이러한 사실들이 잘 적립된 기존의 현상에 대한 이해의 깊이를 더 깊게 하기도 하고, 때로는 오랫동안 유지되어온 원칙을 재평가하거나 재해석하게 만들기도 하였다. 기초내분비학(Basic Medical Endocrinology)의 이번 개정판은 책의 부피를 늘리지 않으면서 불필요한 내용들은 최소화하여 이러한 변화들을 수용할 수 있도록 노력하였다. 이번 개정판은 지난 개정판처럼 인체 내분비계에 대한 통합적인 조절기능에 초점을 맞추면서도 세포와 분자 수준의 작용기전을 이해할 수 있도록 이들 내용도 접목하였다.

내분비학은 기관, 조직, 세포, 세포 소기관, 개별 유전자와 단백질들의 기능 연구를 통해 우리 몸 전체에서 일어나는 특정 생리현상을 연구하는 학문으로부터 진화하였다. 분자생물학의 출현은 세포와 분자 수준에서 호르몬 작용에 대한 새로운 발전을 가능하게 하였으며, 반세기 동안 알려진 여러 현상들의 연구에 새로운 기법과 전략을 제공하였다. 이 중 게놈 지도는 "고아 수용체"에 대한 리간드 연구에 단초를 제공하였으며, 새롭게 동정된 유전자의 기능을 유추할 수 있게 하였다. 특정 세포의 특정 유전자에 대한 유전자 적출, 유전자 삽입, 발현 감소 등을 위한 기술들은 동물 체내의 특정 단백질의 기능을 탐색하거나 세포안에서 일어나는 신호전달 과정을 밝히는데 혁명적인 방법이 되었다. 비록 이러한 정보들은 아직은 불완전하지만, 현재 우리는 최소한 분자수준에서 이들 호르몬의 작용을 설명할 수 있게 되었다. 나는 이러한 새로운 발견들에 대한 흥미진진한 내용들을 추가 하였지만, 우리 몸이 어떻게 작동하는지에 대한 기초적 이해에 중요한 공헌을 한 고전적인 발견들도 간과하지 않았다.

모든 장들의 내용을 개정 하였으나, 특히 몇 장들은 많이 보완 하였다. 이러한 차별적으로 보완을 하게된 이유는 새로운 발견, 과학 기술의 진전, 특정 인체 질병에 대한 재정적 지원 등의 차이가 발생하여 내분비 연구 분야에 차별화가 생겼기 때문이다. 비만, 당뇨병, 렙틴과 다른 지방세포 분비물들과 연관된 대사증후군 분야는 최근에 연구가 많이 진행되었다. 지난번 개정판이 출간된 이후 칼슘 항상성 분야는 칼슘 수용체 발견, 부갑상선 호르몬과 대사산물의 분석법 등의 발전이 눈에 띄게 진척되었다. 또한 호르몬 농도와 작용에 있어서 국지적 변화를 유도하는 분비후 과정에 대한 이해도 많이 높아졌으며, 기대하지 않은 곳에서 발견되는 호르몬 수용체에 의해 그동안 알려진 사실들이 재평가되기도 하였다.

비록 위장관 생리학 분야는 내분비학 역사의 중요한 위치에 있지만, 전통적으로 위장관 호르몬들은 내분비학 교과서에서 생략 되었고, 대신 위장병학에서 이들을 다루었다. 그렇지만, 지속적인 연구 결과 GI 호르몬들도 전통적으로 정해진 역할에만 국한되지 않고 다른 호르몬들과 유사한 작용을 한다는 사실이 밝혀졌다. GI 호르몬들도 내분비학과 신경내분비학에서 전통적인 호르몬들과 구조적, 기능적으로 매우 유사한 형태를 가지고 있다. 따라서, 나는 GI 호르몬들을 이들 형제들과 재결합 시켰다. 6장에서는 이들의 생리학에 대해, 8장에서는 이들의 대사조절에 대해 설명하였다.

마지막으로, 기존 개정판과 달리 이번 네번째 판은 과학 기술 발전의 도움을 받아 모든 그림에 색을 넣어 독자들의 이해도를 높일 수 있게 하였다. "천 마디 말보다 한번 보는게 더 낫다"는 속담을 토대로 75개 이상의 새로운 그림들을 추가 하였다. 다시한번 말하지만, 나는 수많은 문헌들을 참고문헌으로 나열하지 않아 책의 부피를 줄였으며, 대신 각 장의 말미에 총설 논문 목록을 제시하여 관심있는 학생들은 이들 문헌을 찾아서 볼 수 있게 하였다. 끝으로 나는 이 책이 학생들에게 의사시험을 통과하기 위한 서적 이상의 가치가 있어 인체 생물학의 기본 정보와 더불어 내분비 생리학의 이해를 도모하는 데 도움이 되길 기원한다.

H. Maurice Goodman
Worcester, Massachusetts
2008

서문: 첫번째 판

이 책은 지난 25년 동안 의과대학교 학생들에게 내분비학을 가르친 결과물로서 세포와 분자수준에 초점을 두어 현재 급속도로 정보가 축적되고 있는 내분비학을 소개하고자 하였다. 이 책이 아무쪼록 내분비계 질병뿐만 아니라 세포 및 분자생물학적 기전을 통해 정상적인 내분비 생리학을 이해하는데 도움이 되길 소망한다. 또한 더 나아가서 이 책이 내분비학을 독학으로 공부하고자 하는 학생들에게도 충분한 정보를 제공하여 줄 수 있기를 바란다.

내분비학은 거의 모든 몸의 기능과 관련한 방대한 양의 정보를 포함하고 있다. 불행하게도 대부분의 이들 정보는 복잡하여 확실한 하나의 원리로 설명하기가 어렵다. 백과사전식 설명으로는 이 책 한 권으로는 충분하지 않으며 현재의 폭발적인 지식의 팽창 속도도 따라갈 수가 없다. 그렇다고, 최소한으로 내용을 압축한다면 지금 상태에서 중요한 요점들만 정리하게 되어, 10년 뒤에 나타날 새로운 사실들을 이해할 수 있는 능력을 키울 수는 없을 것이다. 그러므로 나는 이 분야의 현재 내용과 미래의 발전 가능성이 있는 영역들을 생리학의 기본 골격 안에서 설명하고자 하였다.

이 책은 세 부분으로 나누어져 있다. 첫 번째 부분은 내분비 조직의 구성과 각 내분비선의 역할에 대한 기초 정보를 설명한다. 그 다음 부분은 내부 환경의 보존 (Part II), 성장과 생식 (Part III)을 유지하는 복잡한 호르몬적인 상호 작용을 다룬다. 신경내분비학은 별도의 주제로 다루기보다는 특정 내분비선들이나 조절체계에서 이들에 대한 설명을 함께 하였다. 현대 내분비학은 소화(GI)생리학에서 출발하였지만, 소화관련 호르몬들은 내분비학보다 GI 생리학 교과서에서 일반적으로 다룬다; 따라서, 소화 호르몬에 대한 별도의 장(chapter)은 두지 않았다. 독자들의 이해와 공간적 제약 때문에, 인체 생물학에 관련이 없거나 아직 정확하게 이해되지 않고 있는 내용들은 과감하게 생략하였다. 예를 들어, 송과선은 데카르트 이후 과학자와 철학자들에게는 흥미로운 대상이지만, 인체 생리학에서는 아직 송과선의 정확한 역할이 제시 되지 않고 있기 때문에 본문에서는 생략하였다.

인체 내분비학은 주로 실험에 의존하는 임상 실습과 연구에 기초한다. 따라서, 책에서는 필요에 따라 이론적 또는 실험적 결과에 의해 도출된 초기 자료들을 설명하였기 때문에 독자들은 보다 실감나는 정보들을 느껴볼 수 있을 것이다. 그렇지만, 본문에서 원본 문헌을 직접 인용하지는 않았다. 그 이유는 이들 인용이 기초 내용을 다루는 본 책의 범위를 벗어난 것이 많고, 또한 이들을 모두 인용하게 되면 책의 부피가 두 배가 되기 때문이다. 대신에 이들 내분비학 문헌들을 접하고 싶은 독자들을 위해서 각 장의 끝에 총설 논문들의 목록을 제시하였다.

H. Maurice Goodman
1988

서문: 두번째 판

첫 번째 판이 출판된 후 5년 동안 내분비학 분야의 정보는 폭발적으로 증가하였다. 분자 생물학의 강력한 도구들을 이용하여 10년 전에는 상상할 수 없었던 호르몬의 생산과 작용에 대한 의문점들이 하나하나 밝혀지게 되었다. 모든 호르몬들의 반응을 개시하는 수용체 분자들이 동정되었으며, 이들 과정을 통해 일어나는 세포내 호르몬 자극 기전들이 밝혀지고 있다. 세포내 자세한 신호전달과정과 세포들 사이의 신호전달체계들이 계속해서 보고되고 있다. 이제 우리는 어떻게 세포들이 유전자의 발현을 조절하고, 어떻게 호르몬들이 각 유전자들의 발현을 제어하여 조절 기전에 관여하는지 이해하기 시작하였다. 또한 조직 내에 분포하는 각 개별 세포들이 어떻게 국지적인 방출 인자를 통해 서로 의사소통하고, 성장, 분화, 분비 등의 작용들을 하는지를 알게 되었다. 이러한 측면에서 내분비학과 면역학은 공통의 주제를 공유하면서 서로의 발전에 도움을 주고 있다.

기초내분비학(Basic Medical Endocrinology)의 개정판에서 나는 우리 몸의 통합적인 기능을 설명하는데 세포와 분자 수준의 많은 내용들을 포함시키려고 노력 하였다. 그렇지만, 결국 지면의 한계로 잘 정립된 원리나 과정 또는 새롭게 밝혀진 사실들에 대한 정보들만 선택적으로 수록할 수밖에 없었다. 비록 모든 장들이 개정되었으나, 장에 따라 더 많이 개정된 부분도 있다. 지난 5년 동안의 내분비학 분야 문헌들을 조사하면서 인간의 건강을 위해 기존의 방대한 양의 정보에 새로운 사실을 추가하기 위한 과학자들의 노력을 보면서 경애심을 느꼈다.

H. Maurice Goodman
1993

서문: 세번째 판

거대한 합병으로 인한 출판업계의 혼란 때문에 기초내분비학(Basic Medical Endocrinology)의 두번째 개정판이 출판되고 나서 세번째 개정판이 나오기까지 약 10년이라는 세월이 흘렀다. 비록 이번 개정판의 출판사는 바뀌었지만 초창기에 가지고 있던 이 책의 목적은 그대로 계승하였다. 이 책은 통합적인 생체기능에서 보여지는 세포와 분자적 구조를 강조하는 인간 내분비학에 초점을 맞추었다. 이 책에서는 정상적인 내분비 생리학에 대한 이해를 충분히 제공하여 학생들이 내분비 질병뿐만 아니라 정상적인 기능을 방해하는 세포와 분자적 수준에서의 변화들도 공부할 수 있도록 도움을 주고자 하였다. 이러한 이해는 합리적인 진단 방법, 치료 방법, 그리고 연구 전략들을 수립하는데 크게 도움이 될 것이다. 더 나아가 이 책이 계속해서 내분비학을 독학으로 공부하고자 하는 사람들에게도 필요한 자료를 제공할 수 있길 바란다.

현대 생물학에서 10년은 아주 긴 시간이다. 지난번 개정판이 출간된 이래 새로운 발견들로 인해 한동안 정설로 굳어졌던 이론들이 재해석되기도 하였다. 지난 10년 동안 이러한 변화는 빠르게 발달하는 분자생물학의 도움에 의해 가능하였다. 유전자발현과 인간을 포함한 여러 종들의 게놈 분석은 다량의 새로운 정보를 제공하였다. 이러한 기술의 발달로 기대하지 않은 곳에서 호르몬 분비와 수용체들이 발견 되었으며, 그동안 제대로 평가받지 못한 호르몬들의 역할도 규명 되었다. 장기 적출과 추출물 주사에 의한 고전적인 방법들은 유전자 적출과 과발현 기술로 대체되었으며, 이를 통해 개별 단백질의 기능을 탐구할 수 있게 되었다. 그리고 지난 10년 동안 새로운 호르몬들이 많이 발견 되었으며, 호르몬에 의한 내분비 대사 이외의 생리적 기능에도 많은 발전이 있었다. 호르몬의 작용기전이 자세하게 이해됨으로서 특정 표적에 작용하여 질병을 치료하는 "맞춤 약물" 시대가 도래하고 있다.

위에 제시한 이러한 많은 발견으로 인해 이 책의 모든 장들은 새로운 정보들을 추가하였으며, 대신 책의 부피를 고려하여 불필요한 내분비계의 조절과 관련한 다량의 문헌들은 과감히 삭제하였다. 이를 통해 학생들이 이해할 수 있는 수준으로 내용을 재정리하였으며, 보다 자세한 공부를 원하는 학생들을 위해 추가적으로 질문과 답변 코너를 두었다.

내분비학을 가르친 지난 40년 세월을 되돌아보면 나는 우리가 얼마만큼 많은 지식을 알게 되었고, 사람의 지능이 생명의 신비에 대한 진실을 캐는데 얼마나 지혜로운 존재인지에 대한 경이로움을 가지게 되었다. 과학적 질문이 언제나 그랬듯이 오래된 질문들에 대한 답을 찾는 과정 중에 새로운 많은 질문들이 불가피하게 생기게 되고, 이로 인해 새로운 세대의 내분비학자들이 이에 대한 도전을 하게 된다. 나는 학생들이 임상과 실험실에서 이러한 도전에 직면할 수 있도록 이 책이 토대를 제공할 수 있길 기원한다.

H. Maurice Goodman
2002

역자 머리말

내분비학은 19세기 이후 인체의 생리 현상들을 이해하기 위한 노력에 힘입어 많이 발전하여 왔습니다. 내분비계 현상의 이해는 의학, 약학, 영양학 등 여러 분야와 맞닿아 있고 많은 생명현상 해석의 근거가 되어 그 중요성은 아무리 강조해도 지나치지 않습니다. 그러나 많은 연구 결과가 쌓였음에도 불구하고 당뇨, 갑상선 등 수많은 내분비계 질병들이 극복되지 못한 채 환자수는 오히려 급증하고 있습니다. 현상의 이해를 위한 기존의 내분비학 연구를 넘어서 치료를 위한 연구가 이루어지기 위해서는 여러 분야의 연구자들이 내분비학에 다각적으로 접근할 필요가 있습니다. 그리하여 서로 다른 분야에서 교육과 연구를 수행하고 있는 저희 8명의 교수진들이 보다 나은 내분비학 교육을 위해 적절한 책을 선정하여 심혈을 기울이기로 하였습니다.

14단원으로 나뉘어진 [기초내분비학]은 방대한 연구내용들을 알차게 집약하여 내분비학에서 중요한 주제들을 설명하고 있습니다. 생리적 현상을 나타내는 정교한 시스템이 그림과 함께 체계적으로 정리되었기에 학생들은 학문의 단순한 이해를 넘어서 내분비계를 지배하는 몇 가지 중요한 원리가 있다는 점도 인식하게 될 것입니다. 이렇게 원리를 중요하게 여기면서 큰 숲을 보여주려는 저자의 교육 철학이 저희도 원하는 바이고, 무엇보다 단학기용 교재임에도 흐름을 꿰뚫는 안목을 길러줄 수 있다는 점을 높이 사 바로 이 책을 우리말로 소개하기로 하였습니다.

이 번역본의 목적은 저자가 원전에서 전달하고자 한 의미있는 내용을 국내의 독자도 똑같이 수용하고 이해하는 데 있습니다. 물론 원전을 읽고 이해하는 것이 가장 정확한 방법일 것입니다. 그러나 내분비학을 처음 접하면서 쉽게 와 닿지 않는 전문용어로 어려움을 겪을 초심자들에게 이 번역본은 분명히 좋은 길잡이가 될 것이라고 자신합니다. 저희 교수진은 각기 초역을 한 후 여러 번 검토과정을 거치는 세심한 작업을 거쳤습니다. 교육자로서 책임감을 느끼고 번역 작업을 수행했음에도 불구하고 본의 아니게 원작자의 의도를 훼손하였거나 오·탈자가 있을 수 있는 바 독자들의 질책이 있으면 계속 고쳐나갈 것입니다.

마지막으로 이 책을 출판하는 데 적극적으로 도움을 주신 월드 사이언스 사장님과 좋은 책을 만들고자 노력하신 편집부 여러분께 고마운 마음을 전합니다. 저자와 번역가들의 애정이 담긴 이 책을 통해 많은 학생들이 관심을 갖고 훌륭한 과학도들로 성장하기를 기대해봅니다.

2013년 7월

최윤재

역자 소개

대표역자	소속 학교	e-mail
최 윤 재	서울대학교 (농업생명과학대학 식품·동물생명공학부) 교수	cyjcow@snu.ac.kr

공동역자	소속 학교	e-mail
고 용	고려대학교 (생명과학대학 생명공학부) 교수	yongko@korea.ac.kr
김 상 훈	경희대학교 (이과대학 생물학과) 교수	shkim@khu.ac.kr
민 계 식	경남과학기술대학교 (바이오과학대학 간호학과) 교수	g-min@gntech.ac.kr
이 철 영	경남과학기술대학교 (생명자원과학대학 동물소재공학과) 교수	cylee@gntech.ac.kr
정 재 훈	부산대학교 (자연과학대학 분자생물학과) 교수	molecule85@pusan.ac.kr
주 상 훈	대구가톨릭대학교 (약학대학) 교수	sjoo@cu.ac.kr
최 창 본	영남대학교 (생명공학부) 교수	cbchoi@ynu.ac.kr

1

CHAPTER

내분비학 서론

동물들은 하나의 단일세포로부터 다세포 유기체로 진화하였다. 각각의 세포는 특화된 기능을 수행하며 세포뿐 아니라 개체 수준에서 필요한 부분을 충족시키기 위해 서로 상호 의존적으로 작용하게 되었다. 따라서 동물의 생존은 이러한 세포들의 각각 특화된 기능의 통합과 조화에 따라 결정된다. 이렇게 특화된 세포 기능은 세포 내부 환경 변화에 대한 적응력을 증가시킨다. 조절 시스템은 세포 내 환경에 대한 정밀한 조절을 통해, 세포 외부의 환경이 어떠하든 세포 내부의 환경은 거의 변화가 없도록 유지할 수 있는 방향으로 진화되었다. 이러한 과정을 거쳐 힘든 환경에 순응하고 적응한 세포만이 생존하게 되며, 후손에게 전달될 수 있는 능력인 유전력을 갖게 되어 종의 보전에 이바지하게 된다. 다세포 유기체로써 생존하기 위해서는 특화된 세포들이 여러 형태의 의사소통을 통해 그들의 활성을 적절하게 조절하는 능력이 필요하다.

세포는 화학적 신호를 이용하여 서로 의사소통을 한다. 이 신호들은 변형된 아미노산이나 지방산과 같은 단순한 분자일수도 있고, 폴리펩티드, 단백질, 스테로이드와 같이 복잡한 분자일 수도 있다. 이 의사소통은 조직이나 기관내의 세포들 사이에서 일어나며, 서로 떨어져 있는 세포들이나 기관의 조직들을 조정한다. 표면이 서로 맞닿아 있는 세포들 사이의 의사소통일 경우, 신호물질은 세포 표면의 한 부분을 형성하는 물질이거나 한 세포의 세포질에서부터 다른 세포의 세포질까지 간극연접(gap junction)을 통해 이동하는 분자일 수도 있다. 옆에 있는 세포나 인접한 세포들 사이의 의사소통일 경우 화학적 신호들이 세포외액으로 분비되어 확산에 의해 목적지까지 이동하게 된다. 이러한 의사소통은 측분비(paracrine)에 의해 이루어진다. 가끔, 세포들은 그들 자신이 분비한 물질에 반응하는데 이를 자가분비(autocrine)라고 한다. 너무 멀리 떨어져 있어서 확산에 의해서는 속도가 느려 제대로 의사소통을 할 수 없을 때, 신호물질들은 순환계로 들어가 혈액을 통해 몸의 각 부분으로 전달된다. 이렇게 혈액으로 신호물질을 분비하는 것을 내분비(endocrine)라 하며 분비된 신호물질을 호르몬(hormone)이라고 한다. 호르몬은 혈액으로 분비되는 적은 양의 화학 물질로서, 혈액 순환에 의해 표적 세포에 도달한 후에는 특정한 생리적 반응을 이끌어 낸다(그림 1.1). 종종 이러한 분비 방식은 측분비나 자가분비 등과 같이 일어날 수 있는데 이는 멀리서 온 호르몬 신호에 대한 반응을 조정할 수 있다.

호르몬은 다량의 혈액과 세포외액에 의해 희석되므로, 적절한 농도가 되기 위해서 내분비선이라는 세포 군에서 통합적으로 조절된다. 내분비선의 분비물들은 세포외액으로 분비되고 혈관내피세포를 지나 혈류와 합류한다. 즉, 특정관을 이용하지 않는 내부분비이다. 반대로, 외분비선(exocrine gland)은 분비물을 도관을 통해 몸 밖으로 보내거나 위장관의 내강으로 분비한다. 전통적인 내분비선은 뇌하수체, 갑상선, 부신, 부갑상선, 생식선, 그리고 랑게르한스섬을

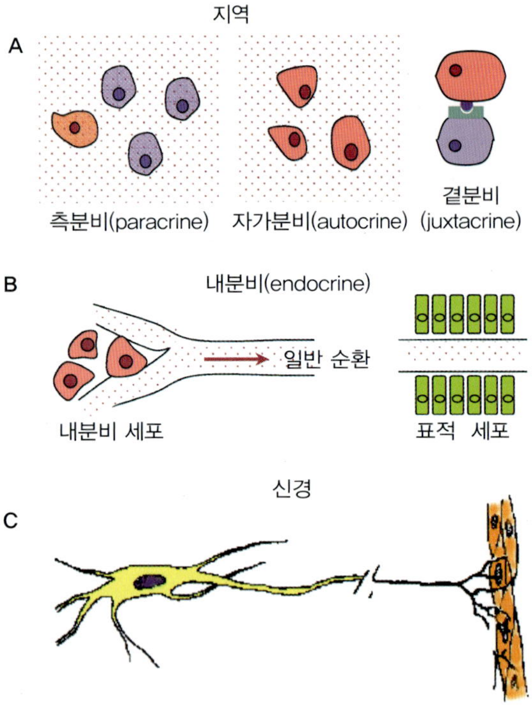

그림 1.1 세포 사이에 일어나는 화학적 의사소통. **A**:가까운 거리에서 발생. 빨간 점으로 표현되는 분비물들은 가까운 표적 세포에 세포외액을 통한 확산으로 도달한다(측분비 또는 자가분비 의사소통). **B**:내분비. 분비물은 순환계를 이용하여 멀리 있는 세포들에 도달한다. **C**:긴 세포의 말단에서 분비된 분비물은 확산을 통해 신경세포체와 멀리 떨어진 표적 세포에 시냅스 간극을 통과하여 도달한다.

포함한다. 하지만 이 목록들은 너무 작은 범위 만을 나타낸다. 뇌, 신장, 심장 그리고 지방까지 포함하는 모든 기관들은 그들의 고유한 기능에 부가적으로 분비 기능을 가지고 있다. 위장 기능의 많은 부분들은 가스트린(gastrin)과 위장 점막 세포에서 만들어지는 호르몬에 의해 좌우되고 있지만, 위장관 자체가 거대한 내분비선이기도 하다. 사실 호르몬이라는 단어는 췌장액의 분비를 조절하는 십이지장의 산물인 세크레틴(secretin)을 설명하면서 만들어졌다. 결과적으로 내분비선에 대한 개념은 호르몬을 분비하는 모든 세포의 집합을 포함하도록 범위를 넓혀야 한다.

내분비학자들이 성장인자나 사이토카인(cytokine)같이 세포 면역기능, 세포분열, 분화 그리고 세포자멸사(apoptosis)를 조절하는 물질들을 호르몬으로 받아들인 것은 최근의 일이다. 이러한 물질들은 측분비나 자가분비 방식으로 국지적으로 작용하기도 하지만, 혈류로 방출되어 멀리 있는 세포들의 기능에 영향을 미치면서 호르몬처럼 작용하기도 한다. 이러한 분비물들은 전통적인 호르몬들의 작용에 영향을 미치기도 한다. 반대로, 몇몇 전통적으로 호르몬으로 알려진 것들 또한 측분비나 자가분비를 통해 작용하기도 하며, 분비되는 내분비선과는 관계 없는 세포에서 만들어지기도 한다. 단백질과 유전자 구조에 대한 정보가 축적되면서 이들을 특성에 따라 하나의 군집으로 묶기도 한다. 성장 호르몬과 프로락틴(prolactin)과 같은 호르몬은 사이토카인 단백질과 같은 군이며, 인슐린유사성장인자(insulin like growth factor; IGF) 또한 인슐린과 가깝게 연관되어 있다. 분자 수준에서 사이토카인의 작용과 성장인자들은 전통적 호르몬의 생성 및 분비와 큰 차이가 없기 때문에 화학적 메신저에 의한 더 넓은 범위의 신호전달도 내분비학 및 호르몬에 포함시켜야 한다.

내분비 이외의 또 다른 기전은 세포 사이의 거리개념을 뛰어넘는 빠른 의사소통이 가능하게 만들었다. 어떤 세포는 표적 세포에 가깝게 말단 부위를 길게 늘어뜨려 신호물질을 분비한다. 이 기전은 신경 세포가 어떻게 서로 의사소통을 하고, 영향을 주는지를 설명해 준다. 신호물질(신경전달물질)을 수용 세포에 아주 가깝게 분비함으로써, 신경세포는 특이성과 시냅스에서 반응을 일으키기 위해 필요한 전달물질의 양을 줄이는 경제성까지 얻을 수 있게 되었다. 분비를 유발하기 위해 활동전위를 사용하는 것이 신경세포만은 아님에도 불구하고 축삭을 통해 이동하는 전기적 신호는 신경 세포체와 신경 말단간에 정보가 빨리 전달될 수 있게 한다. 따라서 신경 분비, 내분비, 측분비를 통한 정보전달 과정, 신호의 생성과 분비, 이에 대한 수용과 반응 등과 관련한 세포 작용기전의 올바른 이해가 필요하다.

다양한 의사소통 방식 간에는 신호를 표적 세포로 운반하는 것에 대한 차이가 존재하지만, 몇 가지 경우에 대해서는 이러한 차이가 희미해지고 있다. 신경전달 물질은 시냅스 후부세포에서 근거리 방식으로 작용하고 어떤 경우에는 시냅스 틈을 지나 근처의 세포에 영향을 미치거나 혈액에 들어가 호르몬처럼 작용하는데, 이와 같은 경우에 이들을 신경호르몬(neurohormone)이라 부른다. 더욱이, 동일한 화학물질이 내분비세포와 신경세포 둘 다에서 분비되고, 다른 세포에서 분비된 아주 작은 양의 분비물은 측분비 혹은 자가분비 방식으로 주변 세포에 신호를 전달한다. 이 점에 관해서는 자연은 인색한 편이다. 호르몬이나 신경호르몬으로 여겨지는 많은 펩티드들이 다양한 조직에서 측분비 조절인자로서 작용한다. 이들은 국소적인 반응을 일으키기에는 충분하지만, 내분비선 밖에서 만들어진 이러한 물질들은 혈액에 들어가서 내분비계를 간섭하기에는 너무 적은 양이다.

점점 내분비학과 현대생물학 내의 다른 분야들과의 경계는 무의미해지고 있다. 내분비학의 발전은 최근에 발전한 분야 중 특히 면역학, 생화학, 세포생물학, 분자생물학에 기인한다. 과거에는 내분비의 기능들이 직접 실험을 통해 밝혀졌다. 호르몬의 분비나 작용에 근거를 둔 조직 손상이나 선천적 장애들은 병리학적인 문제를 초래하였다. 역으로 호르몬을 분비하는 종양이나 비정상적인 조절 기전은 호르몬 과다 생성에 대한 이해를 가능하게 했다. 또한 생화학의 발전은 순수한 호르몬 기초 연구를 가능하게 하였고, 면역학적 기술의 응용은 다양한 물질의 동정과 측정을 가능하게 했다.

분자생물학적 기술의 도입은 호르몬 작용의 이해에 획기적인 진전을 가져다주었고, 신호전달분자를 과다 생성하거나, 없애거나 하여 결과를 관찰할 수 있게 만들어주었다. 이제는 호르몬이나 다른 유전자들을 쥐에 도입하여 과발현시키는 것이 가능해졌다. 역으로 완전한 쥐에 비해 특정 유전자의 발현을 억제시켜 그 유전자의 단백질 부재에 대한 연구도 가능해졌다. 또한 특정 기관이나 세포에서 전이 유전자들의 발현을 제한하여 원하는 발생단계에서 그들의 발현을 유도할 수 있게 되었다. 세부 단원에서 호르몬 작용을 다룰 때, 이러한 실험적 기술과 다른 기술들을 설명할 것이다.

이 책에서 우리는 내분비 시스템의 복합적인 기능과 전통적인 내분비선과 호르몬(표 1.1)에 의해 일어나는 세포의 의사소통에 초점을 맞출 것이다. 우리는 우선 다양한 내분비선과 그들의 호르몬에 대한 기본적 지식을 알아보고 호르몬들의 상호작용에 대해 고찰하고 항상성 조절에 대한 통합적 내분비 기능을 살펴볼 것이다. 우리 몸 곳곳에서 일어나는 이러한 조절은 호르몬의 작용에 의해 발휘되는 세포기능 조절에 의해 일어난다. 따라서 우리는 세 가지 단계에서 호르몬의 작용에 대해 알아볼 것이다(그림 1.2).

이 책에서 우리는 생리학의 기본 기능에 충실할 것이다. 질병에 대한 언급은 기본적인 생리학 범위를 벗어나지 않으면서 기초적인 생리학의 이해를 돕는데 국한시킬 것이다. 내분비 질병은 단순히 호르몬을 너무 많거나 적게 분비하는 것을 의미하지는 않는다. 질병은 부적절한 양의 호르몬이 생리학적 상황을 방해하거나, 완벽히 적절한 양의 호르몬임에도 표적조직에 의해 부적절한 반응을 보일 때 발생한다. 내분비 질병의 어떤 부분은 아직 거의 밝혀진 것이 없어 정상적인 생리학 범위에 넣지 못하고 더 자세한 내용은 병리학 분야에 양보한 경우도 있다.

내분비학은 항상 기본 원리에 충실하게만 정리되는 것은 아니기 때문에 때때로 독자들을 당황하게 할 수도 있다. 따라서 이 방대한 양의 자료를 체계화하고 이해를 돕기 위해서 학생들은 다음에 제시한 개요의 목적과 목표를 따르면 도움이 될 것이다.

표 1.1 이 책에서 거론되는 내분비선

고전적인 내분비선
뇌하수체 샘
갑상선
부갑상선
랑게르한스섬
부신
생식선 (고환과 난소)
태반
내분비 기능을 가진 기관
뇌
심장
간
위장관
신장
지방

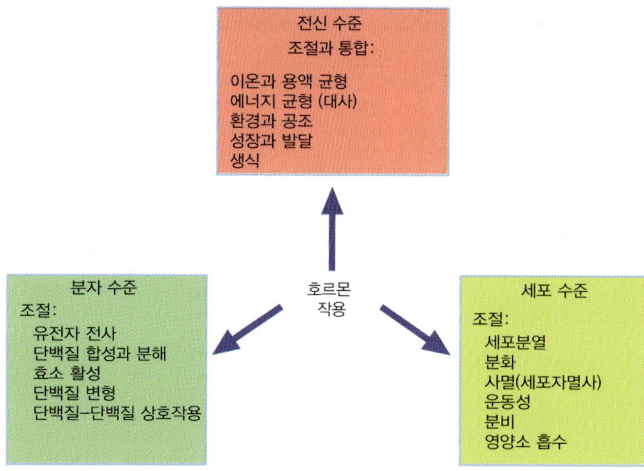

그림 1.2 호르몬 작용에 대한 단계들

목적과 목표

A. 학생들은 다음에 익숙해져야한다.
   1. 되먹임조절(feedback regulation)의 기본적인 특징들
   2. 중요한 길항적 결합의 분석
B. 각각 호르몬에 대하여 학생들은 다음을 알아야 한다.
   1. 호르몬을 합성하는 세포
   2. 호르몬의 화학적 본성
      a. 화학적 구성에 따른 차이점
      b. 합성
      c. 혈장 단백질과 결합하여 순환하는가? 결합하지 않고 순환하는가?
      d. 어떻게 분해되고 신체에서 제거되는가?
   3. 생리학적 작용의 원리

a. 전신 수준에서
b. 조직 수준에서
c. 세포 수준에서
d. 분자 수준에서

4. 내부 혹은 외부 환경에 따라 어떤 신호가 분비를 촉진 또는 억제하는가
   a. 그 신호들이 어떻게 전달되는가
   b. 어떻게 분비가 조절되는가
   c. 어떤 요소가 분비 반응을 조절하는가
   d. 호르몬이 얼마나 빠르게 반응하는가
   e. 얼마나 오랫동안 반응이 지속되는가
   f. 어떤 요소가 작용을 조절하는가

호르몬의 합성

전통적인 호르몬들은 세 개의 범주로 나뉜다(표 1.2):

- 아미노산인 티로신(tyrosine) 유도체들
- 콜레스테롤로부터 파생된 스테로이드
- 가장 수가 많고 종류도 다양한 호르몬들을 구성하고 있는 펩티드와 단백질들

아미노산이나 지방산으로부터 유래된 산화질소와 같은 작은 분자들은 신경전달 물질이나 측분비 신호의 기능을 하지만 호르몬으로 간주하지는 않는다. 특히 아미노산과 스테로이드 호르몬에 대한 호르몬의 합성과 저장은 분비선의 기원 부분에서 설명하고, 여기에서는 단백질과 펩티드 호르몬의 합성, 저장 그리고 분비의 공통적인 과정 만을 설명한다. 이 과정들은 유전자의 발현과 단백질의 합성 및 호르몬 작용을 이해하는 데 도움을 줄 것이다. 이 책의 범위보다 더 나아가서 복잡한 과정에 대해 더 알고 싶다면 다른 세포생물학과 분자생물학 책을 참고하기 바란다.

단백질과 펩티드 호르몬들은 유전자들에 의해 암호화 되어 있고, 각 호르몬들은 보통 하나의 게놈에서 한번만 나타난다. 단백질의 아미노산 서열을 결정짓는 정보들은 DNA의 뉴클레오티드 서열에 암호화 되어있다(그림 1.3). DNA에 있는 뉴클레오티드는 오탄당과 디옥시리보스(deoxyribose), 에스테르(ester) 결합으로 연결되어있는 인산기로 구성되어있고, N 글리코시딕(glycosidic) 결합으로 다음 넷 중 하나의 유기 염기들과 연결되어있다: 아데닌(A), 구아닌(G), 티민(T), 시토신(C). 인접한 DNA가닥에서 퓨린계 염기인 A와 G가 각각 피리미딘계 염기인 T와 C와 상보적으로 결합하는 능력은 DNA 복제를 정확하게 일어나게 해주고 저장된 정보를 후대에 전하게 해주는 기본적인 특성이다(그림 1.4).

DNA 한 가닥은 디옥시리보스의 3번 탄소에 있는 수산화기와 다음 디옥시리보스의 5번 탄소의 인산기가 에스테르 결합을 하여 연결된 수백만 개의 뉴클레오티드 체인으로 이루어져 있다. 각 염색체에 있는 DNA들은 다른 방향으로 놓여있는 한 쌍의 가닥으로

표 1.2 전통적 호르몬의 화학적 특성

티로신 유도체	스테로이드	펩티드 (<20 아미노산)	단백질 (>20 아미노산)
에피네프린	테스토스테론	옥시토신	인슐린
노르에피네프린	에스트라디올	바소프레신	글루카곤
도파민	프로게스테론	안지오텐신	부신피질자극호르몬
삼요오드티로닌	코르티솔	멜라닌세포자극호르몬	갑상선자극호르몬
티록신	알도스테론 비타민 D	소마토스타틴 갑상선자극호르몬방출호르몬 가스트린 콜레시스토키닌	세크레틴 모틸린 난포자극호르몬 황체형성호르몬 생식선자극호르몬분비호르몬 성장호르몬 프로락틴 부신피질자극호르몬방출호르몬 성장호르몬방출호르몬 부갑상선호르몬 칼시토닌 융모성생식선자극호르몬 융모성체유선자극호르몬

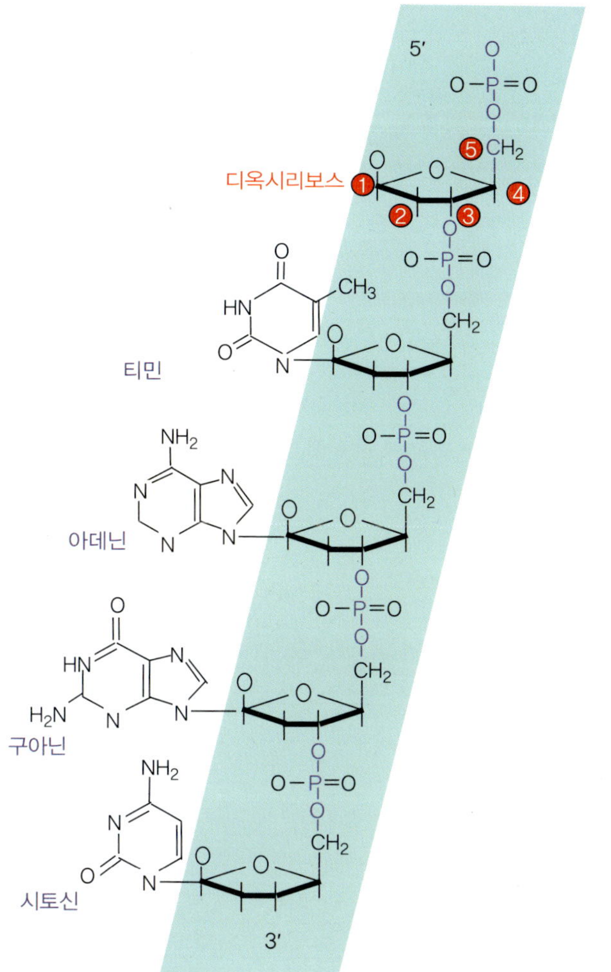

그림 1.3 DNA의 구조. DNA는 오탄당, 디옥시리보스, 에스테르 결합으로 연결된 인산기로 이루어져 있으며 각각 오탄당의 3번 탄소와 5번 탄소의 수산화기에 연결되어있다. 퓨린과 피리미딘계 염기는 각 당의 1번 탄소에 연결되었다. 디옥시리보스의 다섯 개의 탄소에 번호를 매기는 방법은 위의 그림에서 보여진다. 5′, 3′ 끝은 디옥시리보스의 탄소를 나타낸다.

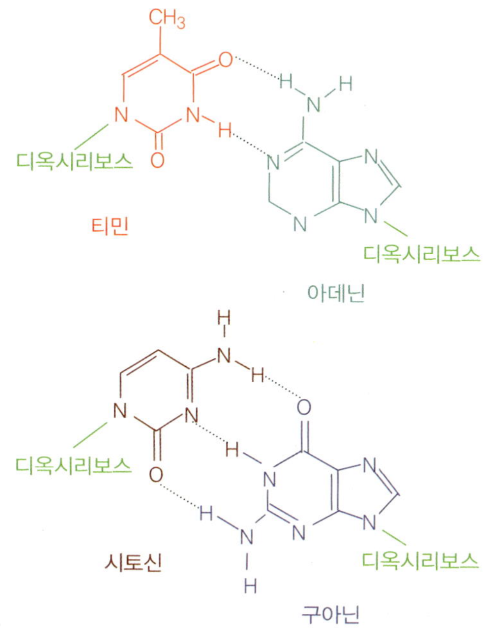

그림 1.4 티민과 아데닌, 시토신과 구아닌 사이에 수소결합의 생성으로 인한 상보적 염기의 짝짓기. RNA는 DNA에서 발견되는 티민 대신에 우라실을 포함한다. 우라실과 티민의 구조적 차이는 티민에 있는 메틸그룹의 존재에 있다.

존재하며 이는 8개의 히스톤 단백질에 의해 약 180여 개의 연속된 뉴클레오티드들이 단단하게 묶여 있는 뉴클레오좀(nucleosome)을 형성한다. 뉴클레오좀은 연속된 30여 개의 뉴클레오티드에 의해 연결되어 있으며 뉴클레오좀 단백질의 전체 이중 가닥은 단단히 꼬여 염색체를 형성하는 구조가 된다.

단백질 형성 과정은 DNA로부터 단백질 합성이 일어나는 세포질, 리보솜, mRNA가닥으로 이동한다. RNA는 디옥시리보스 대신 리보스를 당으로 가지고 있고, 피리미딘계 염기에서 티민(T) 대신 우라실(U)을 가지는 것에서 DNA와 구조적 차이를 보인다. mRNA전구체의 뉴클레오티드 서열은 DNA의 뉴클레오티드 서열과 상보적이다. mRNA의 합성은 DNA의 뉴클레오티드 서열 중 특정 부위인 "시작 지점(start site)"으로부터 진행되며 이 과정을 '전사(transcription)'라고 한다. 시작 지점은 프로모터의 아랫 부분(downstream)에 존재하며 조절 단백질, RNA polymerase II, 커다란 단백질 집합체인 기본 전사 복합체가 결합한다. 전사가 되는 DNA는 구조와 조절 정보를 암호화하는 부분인 엑손(exon)과 엑손 사이에 끼어있는 기능없는 유전자 부분인 인트론(intron)으로 이루어져 있다(그림 1.5).

전사는 프로모터 윗 부분(uptstream)에 존재하는 조절자리(유전자의 전사를 촉진시키거나 억제하는)에 결합하는 핵 단백질에 의해 조절되며 이는 전사인자 혹은 전사촉진인자라 불린다. 이 단백질들은 다른 종류의 전사인자들(보조활성인자, 보조억제인자)과 함께 복합체를 이루는데 이는 기본 전사 복합체의 부착이나 작용에 관여할 뿐만 아니라 DNA 꼬임의 단단함을 조절하고 또한 전사 인자들의 유전자에 대한 접근성도 조절한다. 전사는 시작 지점에서부터 진행되고, 끝 부분에 여러 개의 아데닌이 첨가된다.

RNA 구조의 반대쪽 끝부분에는 메틸화된 구아노신(guanosin)을 함유한 "캡(cap)" 구조를 형성하여 핵으로부터 방출된다. 핵에서 RNA가 방출되기 전에, 전사된 RNA는 인트론을 제거하고 엑손끼리 접합하는 이어맞추기라는 과정을 거쳐야 한다. 어떤 상황에서는 이어맞추기 과정 중에 몇몇 엑손이나, 엑손의 일부분들이

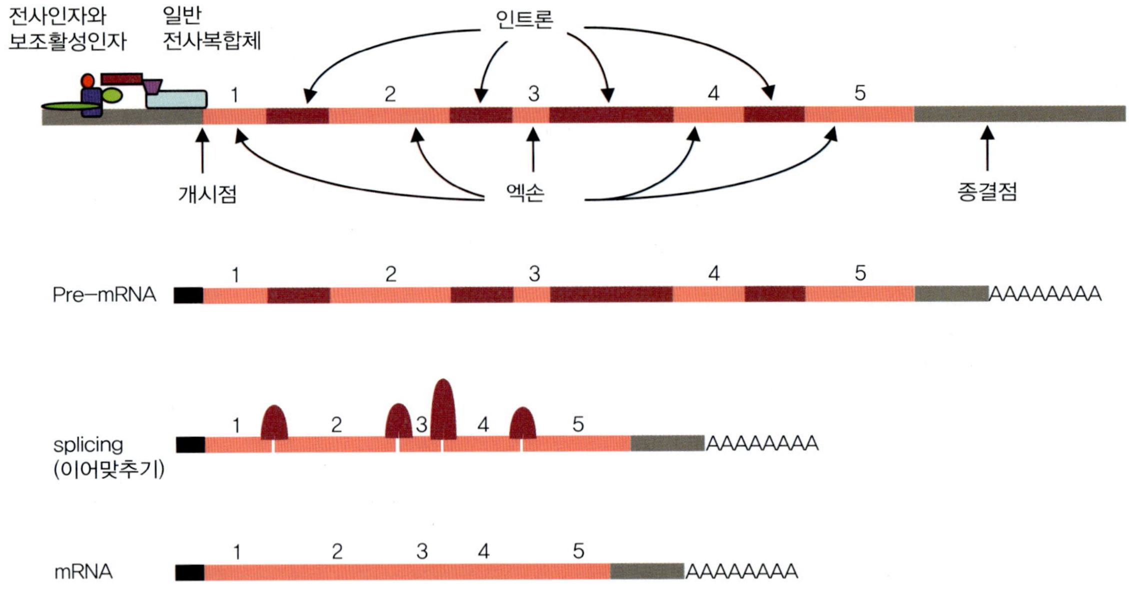

그림 1.5 전사와 RNA 처리. DNA 가닥은 프로모터, 먼 거리의 조절 인자(그림에 보이지 않음), 조절 단백질의 결합자리(반응 인자), 단백질의 서열(엑손)과 이를 방해하는 끼어든 DNA(인트론)들의 유전자 발현에 대한 정보를 모두 담고 있다. 엑손은 1에서 5까지 번호가 매겨져 있다. RNA 전구체는 3′ 끝에 폴리A 꼬리를 포함하고 5′ 끝에 메틸 구아노신 캡을 가지고 있다. 인트론의 제거와 남은 엑손의 접합은 전사에 필요한 단백질의 아미노산 서열의 코돈과 양 끝의 전사되지 않는 조절 서열을 포함한 모든 정보를 포함하고 있다.

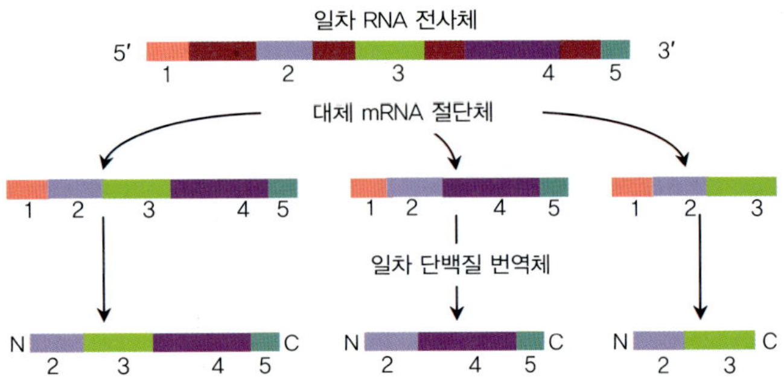

그림 1.6 mRNA의 선택적 이어맞추기는 다른 단백질을 만들어낼 수 있다. 숫자는 엑손을 뜻한다. 엑손1은 번역되지 않는다. N=아미노 말단, C=카르복시 말단

빠지게 되는 경우가 있는데 이로 인해 최종적인 mRNA 전사체에서도 이 부분이 빠지게 된다. 이러한 선택적 이어맞추기(alternative splicing) 때문에 하나의 유전자는 1개 이상의 mRNA 전사를 가능하게 하고 더 나아가 1개 이상의 단백질을 만들어낼 수 있다(그림 1.6). 다수의 mRNA 전사는 전사가 시작할 수 있는 자리가 1개 이상인 몇몇 유전자에서도 만들어질 수 있다.

핵으로부터 방출된 mRNA는 리보솜과 결합하여 mRNA를 단백질로 번역한다(그림 1.7). 리보솜은 코돈이라 불리는 세 개의 뉴클레오티드를 읽는 RNA와 단백질 효소들로 이루어진 큰 복합체이다. 번역의 시작자리는 메티오닌의 코돈이다. 하나의 코돈은 하나의 특정한 아미노산을 암호화한다. 세 개의 상보적인 뉴클레오티드들(안티코돈)은 운반 RNA(transfer RNA; tRNA)라 불리는 작은 RNA 분자들에서 발견되며 이는 특정한 아미노산과 연결되어 있어 아미노산을 리보솜으로 전달한다. 알맞은 서열에 따른 아미노산의 배열은 tRNA의 안티코돈과 mRNA의 코돈이 상보적인 결합을 함으로써 얻어진다. 따라서 tRNA가 펩티드 체인의 카르복시(C) 말단에 아미노산을 전달하면 리보솜 효소가 아미노산을 제자리에 붙잡아두고 tRNA로부터 분리시킨 후 펩티드에 아미노산을 붙인다. 펩티드 결합이 형성되면 빈 tRNA는 떨어지고 리보솜은 대기하는 다음 tRNA와 상보적인 코돈으로 자리를 옮긴다. 체인의 연장은 리보솜이 종결 코돈을 만나 mRNA로부터 분리될 때까지 계속된다. 한 리보솜이 mRNA를 따라 이동하는 동안 다른 리보솜들은 그 뒤에 붙어 그 과정을 반복한다. 이러한 방법으로 하나의 mRNA 분자는 계속해서 번역되어 분리되기 전에 많은 단백질의 복사본을 만들 수 있다.

단백질과 펩티드 호르몬은 최종 분비물보다는 큰 분자(호르몬전구체)로 처음 합성된다. 분비를 위해 만들어진 단백질들은 아미노(N) 말단에 12~30개의 아미노산으로 이루어진 소수성 서열

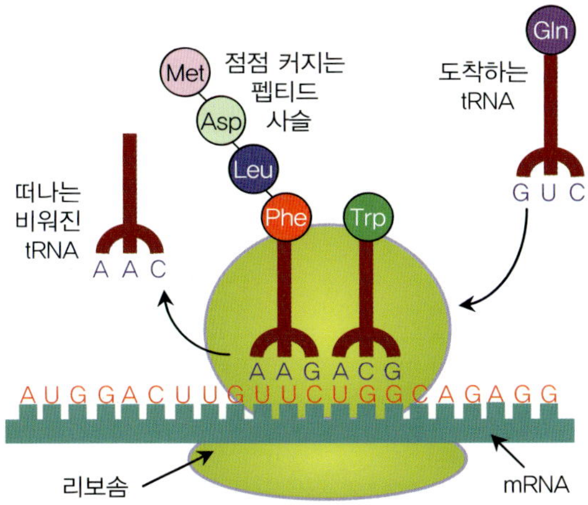

그림 1.7 번역. 특정 아미노산, 페닐알라닌을 가진 tRNA는 mRNA의 코돈과 상보적인 결합을 하여 이미 연장되고 있는 체인 즉, mRNA 위에 자리를 잡고 있다. 트립토판을 가진 두 번째 tRNA는 상보적인 코돈과 이미 결합하여 리보솜의 효소가 페닐알라닌과 펩티드 결합을 형성해주기를 기다리고 있다. 펩티드 결합이 형성되어 아미노산이 tRNA에서 떨어지면 tRNA는 mRNA로부터 떨어진다. 류신을 가졌던 세 번째 tRNA는 왼쪽에서 떨어지고, 글루타민을 가진 네 번째 tRNA가 글루타민을 트립토판의 C 말단에 부착하기 위해 기다리고 있다. 리보솜은 종결코돈을 만날 때까지 한 번에 아미노산을 하나씩 만들면서 mRNA를 따라 이동한다.

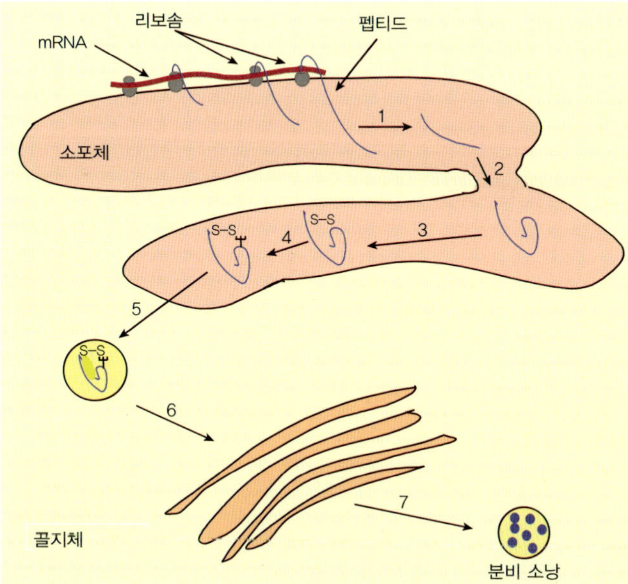

그림 1.8 번역 후의 과정. 선두 서열이나 분비되기 위해 만들어진 단백질의 신호적 펩티드는 연장이 계속되고 있음에도 소포체의 시스터나로 들어간다. 소포체에서 (1) 선두 서열은 제거된다. (2) 단백질 샤페론의 도움으로 단백질은 접히고, (3) 설프히드릴(sulfhydryl) 결합이 형성된다. (4) 탄수화물이 더해진다(글리코실화 반응). 특별히 처리되는 단백질은 (5) 소포체로부터 떨어져나온 소낭안에 넣어지고 (6) 당쇄화 반응이 끝나는 골지체에 융합되고 (7) 이 과정의 마지막 단계인 단백질이 분비 소낭에 의해 포장되는 과정이 일어난다.

을 가진다(그림 1.8). 이 신호서열(signal sequence)들은 펩티드들이 소포체 막에 있는 단백질 채널을 통과하거나 소포체 내강으로 들어가게 하는 특별한 구조를 인식한다. 번역 후 과정은 소포체에서 시작하고 호르몬 전구체는 골지체로 이동하여 방출을 위한 마지막 포장단계를 거치게 된다. 이 과정은 펩티드 사슬에서 신호 펩티드를 제거하는 과정도 포함된다. 소포체에 내재하는 난백실과의 결합은 단백질이 알맞게 접히도록 도와주고, 시스테인 잔기에 연결된 이황화 결합의 형성을 촉진시킨다. 폴리펩티드 호르몬이 만들어지는 과정은 당화 반응(아스파라긴 잔기에 탄수화물 체인을 붙이는 것)이나 뇌하수체의 당단백질(제 2장 참고)에서 보이는 다른 유전자에서 만들어진 단백질 부분들과의 결합을 포함한다. 당쇄화 반응은 소포체에서 시작하며 골지체에서 끝나지만, 펩티드 체인의 마지막 처리과정은 분비 과립에서 일어난다.

호르몬 전환 효소인 펩티다아제, 카르복시펩티다아제, 아미드화된 효소들, 기타 효소들은 호르몬과 함께 골지체로부터 떨어진 성숙된 소낭에 담긴다. 소낭에 통합된 단백질들은 세크레토그래닌(secretogranin) 족에 속한다. 산성을 띠는 이 커다란 단백질들은 호르몬을 성숙된 소낭으로 유도하고, 호르몬 전구체의 절단을 도우며, 과립에서 호르몬을 농축시킨다. 소낭 막에 있는 수소 이온 펌프는 소낭액을 산성으로 만들어 전환효소를 활성화시키고 수분을 배출한다. 호르몬 전구체의 절단은 펩티드 호르몬을 분비 과립으로 유도하고, 분자를 접히게 하여 정상적인 이황화 결합이 일어나게 한다. 호르몬 전환효소에 의한 호르몬 전구체의 절단은 ACTH나 글루카곤(glucagon) 호르몬 (제 2장과 제 6장 참고)에서 보는 바와 같이 하나의 전구체에서 하나 이상의 생물학적 활성을 가진 펩티드를 생성한다. 아미노산 수여체로 글리신(glycine)을 이용한 C 말단의 아미드화는 호르몬들의 마지막 성숙 단계에서 흔히 찾아볼 수 있다. 이러한 과정들은 분비 과립에서 일어나기 때문에, 펩티드 단편, 세크레토그래닌 효소와 단편들은 호르몬과 함께 분비된다. 불완전한 상태의 호르몬이나 호르몬 전구체 (prohormones)들이 혈액으로 때때로 많이 방출된다. 이는 내분비 세포들의 과발현이 일어나거나 심지어 내분비가 아닌 종양 세포들에 의해 호르몬이 비정상적으로 생산되었기 때문이다. 때로는 호르몬 전구체가 생리 활성을 가질 때도 있다. 따라서 이들은 종양 형성의 처음 징후일 수 있다. 때때로 희귀성 유전병들은 정상적인 전구체 분자들이 합성 단계에서 이상을 보이며 발병된다.

최종적으로 생물학적 활성을 가지게 되는 번역 후 과정은 펩티드 호르몬에 국한된 것은 아니다. 다른 호르몬들도 분비가 된 후

전구체로부터 형성될 수 있다. 보다 더 활성적 형태인 분비 후 변형 과정은 간, 신장, 지방 또는 혈액 뿐만 아니라 표적 조직 자체에서도 일어난다. 예를 들어 티록신(thyroxine, 갑상선의 가장 중요한 분비물)은 삼요오드티로닌(triiodothyronine, 생물학적 호르몬 활성 형태)으로 바뀐다(제 3장 참조). 테스토스테론(testosterone, 남성호르몬)은 몇몇 표적 조직 내에서 훨씬 더 활성적인 디하이드로테스토스테론(dihydrotestosterone)으로 바뀐다. 그리고 심지어 다른 조직에서는 여성호르몬인 에스트로겐(estrogen)으로 전환되기도 한다(제 12장 참조).

저장과 분비

스테로이드(Steroid)를 제외하고, 대부분의 호르몬들은 생성되는 분비선 내에 대량으로 저장되어진다. 단백질과 펩티드 호르몬들 그리고 티로신 유도체(에피네프린과 노르에피네프린)는 막과 결합하는 소낭의 밀집 과립에 저장되었다가 외부 자극에 의한 세포 외 배출 과정(exocytosis)에 의해 분비된다(그림 1.9). 세포 외 배출 과정은 여러 단계로 일어난다: (1) 원형질 막에 소낭 접근 (2) 정확한 위치에 안착 (3) 원형질 막과 소낭막의 초기 결합(priming) (4) 원형질 막과 소낭의 융합으로 세포외액으로 소낭 내용물 분비 (5) 내용물의 추가적인 유출을 방지하기 위한 세포내 이입과정(endocytosis)을 통한 소낭막의 복구.

소낭막과 원형질 막의 내재성 단백질들은 SNARE(soluble N-ethylmaleimide-sensitive factor attachment protein receptor)라 불리며 모든 과정에 관여한다. 인간의 게놈(human genome)은 모든 분비 세포들과 뉴런들 내에서 발견되는 36개의 SNARE 단백질들을 암호화하고 있다. 원형질 막에 분포하는 SNARE 단백질들은 소낭들이 원형질 막의 적절한 위치에 안착할 수 있게 돕는다. 대부분 분비 소낭들은 세포질 내에 있다가 미세소관(microtubules)들과 미세섬유(microfilaments)를 따라서 칼슘 의존적 방식을 통해 원형질 막으로 이동한다. 분비 소낭들의 일부분은 연결 단백질에 의해서 막 내의 세포골격(cytoskeleton)에 붙어 원형질 막 아래에 묶인다. 소낭막의 SNARE 단백질들은 원형질 막 SNARE 단백질들과 느슨하게 결합을 한다. 칼슘 채널의 활성화에 의해 급격히 증가된 세포 내 칼슘은 SNARE 복합체의 구조를 변화시켜 융합이 일어나는 장소로 소낭과 원형질 막을 잡아 당긴다. 융합구(fusion pore)는 소낭을 확장시켜 내부 물질들을 세포외액 공간으로 방출하게 한다. 분비에 대한 보다 자세한 분자생물학적 기전은 이 책의 범위를 벗어나기 때문에 세포생물학 책이나 이 장의 끝에 제시한 추천 문헌들을 참고하기 바란다. 호르몬의 합성은 분비와 밀접한 관계가 있기 때문에 호르몬을 방출한 세포는 다시 호르몬을 합성하게 된다. 일반적으로 분비를 위한 신호와 동일한 세포내 과정이 합성을 위한 신호로 사용된다. 세포들은 호르몬을 얼마나 저장해야 하는지 감시하고 합성속도와 분해속도를 조절하기도 한다.

유전자 내에 암호화 되어지는 펩티드 호르몬들과 달리 스테로이드 호르몬은 공통된 전구체인 콜레스테롤에 대한 일련의 효소반응에 의해 생성된다(제 4장 참조). 또한 스테로이드 호르몬이 펩티드 호르몬과 다른점은 세포내에서 저장이 거의 이루어지지 않는다는 점이다. 그러므로 합성과 분비는 같이 일어난다. 지용성 스테로이드 호르몬은 그들이 형성되면 즉시 원형질 막을 가로질러서 확산된다. 합성 과정은 분비 자극이 들어온 후 1~2분이 지나면 분비물이 증가하기 때문에 빠르게 진행된다. 하지만 최대 분비율에 도달하기 위해선 10~15분 이상이 걸린다. 반면 저장된 펩티드호르몬이나 아민호르몬은 순간적으로 방출될 수 있다.

혈액 내 호르몬

대부분 호르몬들은 낮은 농도(10^{-9} M 또는 10^{-12} M)로 세포외액이나 혈액을 순환한다. 수용성이 아닌 스테로이드 호르몬들과 갑상선 호르몬들은 간에서 합성되어지는 거대한 운반 단백질들과 결합되어 순환한다. 몇몇 단백질과 펩티드 호르몬들도 특별한 단백질들과 결합되어 순환한다(제 11장, 제 14장 참조). 결합된 호르몬들은 혈장 내에 자유롭게 존재하는 1% 이하의 유리 호르몬(free hormone)들과 평형을 유지한다(그림 1.10). 오직 결합되지 않은 호르몬만이 생체활성 또는 분해 장소의 혈관 내피조직을 가로지르게 된다. 호르몬 결합 단백질은 신장에서 호르몬의 손실을 막는다. 그리고 세포내로 유입을 줄임으로써 호르몬 분해속도를 늦춘다. 몇몇 사례로 볼 때 결합 단백질은 특정 세포에서 호르몬의 전달을 촉진시키거나 방해시킴으로써 호르몬 반응에 영향을 미친다. 이는 생물학적 반응이 혈액 내에 존재하는 호르몬의 전체 양 보다 표적 세포에 도달한 호르몬의 농도와 관련이 있기 때문이다. 예를 들면 임신기간 동안 일어나는 결합단백질들의 증가현상, 또는 간이나 신장 질병이 있을 때 결합단백질들의 감소가 혈액 내에 순환하는 전체 호르몬의 양을 변화시킬 수는 있지만, 생리학적으로 중요한 유리호르몬의 농도는 정상을 유지할 수 있다는 점을 들 수 있다.

대부분 호르몬들은 10분 이하의 혈액 내 반감기를 가지고 있

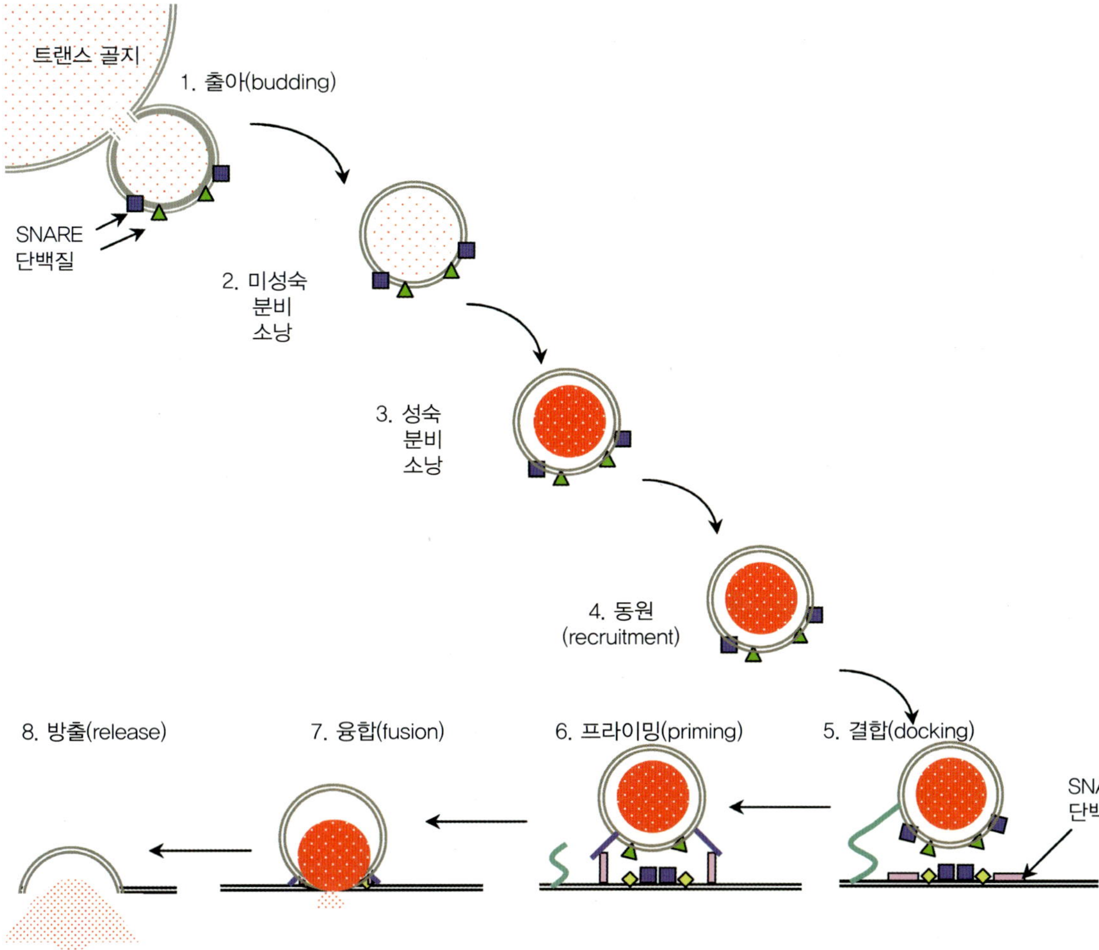

그림 1.9 세포외 배출 **1**. 미성숙한 분비 소포들은 트랜스골지체 부분에서 떨어져나온다(budding). **2**. 소포의 성숙화 과정은 몇몇 단백질과 수분의 배출, 소포 내용물의 산성화, 밀집 과립을 형성하는 단백질 응축을 포함한다. **3**. 세포질 내에 머물러 있는 성숙한 소낭들은 동원 신호가 들어오면(**4**) 원형질 막 근처로 이동한다. **5**. 분비를 준비하면서 소포들은 막에 정착한다(docking). **6**. 에너지 의존적 상호작용은 원형질 막과 소낭 막의 특정 단백질(SNARE)들 끼리 약하게 결합하여, 분비자극에 소포가 안정화되게 한다. **7**. 분비는 세포질 내 칼슘 농도 증가에 의해 시작된다. 칼슘은 SNARE 단백질들의 구조적 변형을 유도하여 소낭 막과 원형질 막이 밀착되어 융합이 일어나 분비구가 형성된다. **8**. 소낭 막이 원형질 막과 융합되어 분비구가 커지면 세포 외액으로 내용물을 방출한다.

어 분비 후에 신속히 파괴된다. 혈액 내 반감기는 농도가 반으로 줄어드는데 필요한 시간으로 정의된다. 이는 순환계를 빠져나가 혈관 밖의 용액과 평형을 이루는 속도에 영향을 받는다. 이 과정들은 때론 물질대사 제거 속도(metabolic clearance rate)라고 불린다. 예를 들어 에피네프린은 반감기가 몇 초인 반면에 갑상선 호르몬은 하루정도의 반감기를 가진다. 혈액 내 호르몬의 반감기는 호르몬이 지속적으로 영향을 미치는 것과는 별개이다. 몇몇 호르몬들은 생성됨과 동시에 혈액으로부터 제거되지만, 다른 호르몬은 몇 분이거나 심지어 몇 시간 지속된다. 따라서 호르몬의 최대 효과 시간은 혈중 호르몬의 최대 농도 시간과는 관련이 거의 없다. 이외에도, 호르몬 효과의 감소시간 또한 변이가 많다. 몇 초에서 몇 일이 걸리는 경우도 있다. 몇몇 반응들은 호르몬 농도가 기저단계로 되돌아간 후에도 지속되기도 한다. 따라서, 정상적인 생리상태, 내분비질환, 호르몬 치료의 문제점 등을 파악하기 위해서는 호르몬 활성의 개시와 유지 뿐만 아니라 혈중 호르몬의 잔류 시간을 이해하는 것도 중요하다.

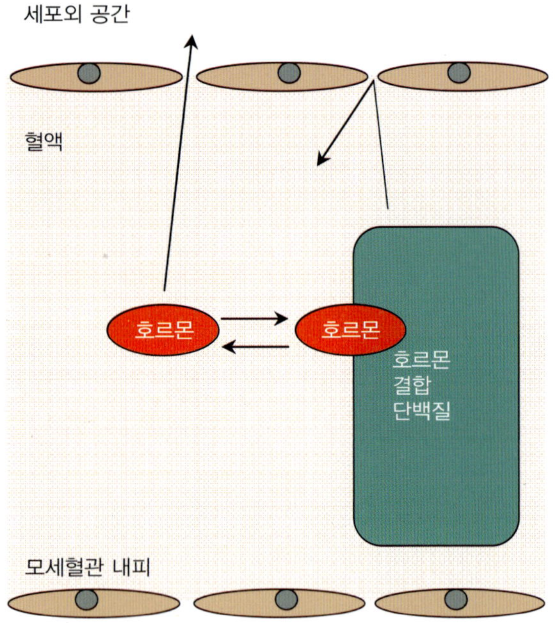

그림 1.10 혈장 단백질들에 결합하는 호르몬. 결합된 호르몬은 결합되지 않은 유리 호르몬과 평형을 이룬다. 유일하게 유리 호르몬 만이 표적 세포 또는 분해 장소에 도달하여 혈관 내피를 가로질러 통과한다.

호르몬 분해

호르몬이나 어떤 다른 형태의 신호를 이용한 조절시스템은 적절한 정보를 전달한 후에는 그 신호가 소멸되어야한다. 적은 양의 호르몬 만이 생물학적 영향을 미치는 신호 과정에 참여하고 분해된다. 그러므로 나머지는 불활성되거나 배설되어야 한다. 따라서 호르몬의 배출은 분비 만큼이나 중요한 과정이다. 호르몬의 비활성화는 혈액 또는 세포 사이 공간과 간, 신장세포 뿐만 아니라 표적 세포내에서 효소 작용에 의해 일어난다. 펩티드호르몬과 단백질호르몬의 분해는 세포내 분해 장소인 리소좀과 프로테아좀으로 그들을 운반하는 세포내 이입 기전에 의해 세포 안으로 들어와야 가능하다. 불활성화는 메틸기 또는 글루쿠론 산(glucuronic acid)을 붙이는 것과 같이 간단하게 1단계나 2단계의 과정을 거쳐 일어나거나 또는 완벽한 대사과정을 거쳐 소변에서 감지되지 않을 정도로 분해되기도 한다. 전자의 경우는 분해 산물이 소변에서 감지되기 때문에 호르몬 생산률을 측정하는 지표로 사용되기도 한다.

호르몬의 작용기전

호르몬의 궁극적인 목적은 표적세포들의 활동을 변화시키는 것이다. 세포 활동은 세포내에서 일어나는 생화학적 분자생물학적 과정에 의해 결정되어진다. 즉, 이러한 과정은 발현되는 유전자와 세포기능을 발휘하는 생화학적 반응, 그리고 세포의 구조를 구성하는 분자들의 형태와 상호 반응에 의해 결정된다. 호르몬 메시지는 생화학 과정으로 전환되어 유전자 발현, 생화학적 반응, 구조 변형 등에 영향을 미친다. 호르몬 메시지가 세포 반응으로 전환되는 것을 신호 전달(signal transduction)이라 하고, 일련의 생화학적 반응을 신호 경로(signaling pathway)라 한다. 그러나 실제로는 신호 네트워크(signal network)가 더 정확한 기술어이다. 경로들은 갈라지고 합쳐졌다가 결국 다시 갈라진다. 신호 전달은 복잡한 주제로서 세계의 많은 실험실에서 관심을 가지는 분야이다. 세부 사항들은 이 책의 범주를 벗어나기 때문에 신호전달의 일반적인 패턴 만을 여기에서 설명하고자 한다. 하지만 뒷장에서 각각의 호르몬을 설명할 때 이들 내용을 다시 설명할 것이다.

특이성

모든 호르몬은 내분비선에서 표적 조직으로 혈액을 통해 이동하기 때문에 모든 세포들은 모든 호르몬에 노출된다. 하지만 정상적인 상태에서 세포들은 그들과 적합한 호르몬에만 반응한다. 호르몬 작용의 특이성은 원칙적으로 그들의 신호를 인식하는 표적 세포내의 수용체(receptors)에 의해 결정된다(그림 1.11). 호르몬 수용체는 세포 안이나 원형질 막에 있으며 특정 호르몬과 결합하는 한 분자 또는 분자들의 복합체로 정의한다. 이를 통해 특정 반응이 시작된다. 외부 환경이나 다른 세포로부터 오는 특정 정보를 받은 세포들에 의해 호르몬 수용체들이 활성화된다. 수용체들이 작용하고 조절되는 기전은 내분비학 만이 아닌 다른 분야에도 적용된다.

수용체의 특징

호르몬 수용체들은 아래와 같은 일을 할 수 있는 단백질이거나 당단백질이다.

- 수용체는 매우 유사한 구조를 가진 다른 분자와 해당 호르몬을 구별한다.
- 호르몬의 농도가 매우 낮을 때(10^{-8}~10^{-12}M)에도 호르몬(때론 리간드(ligand)라 불림)과 결합한다.

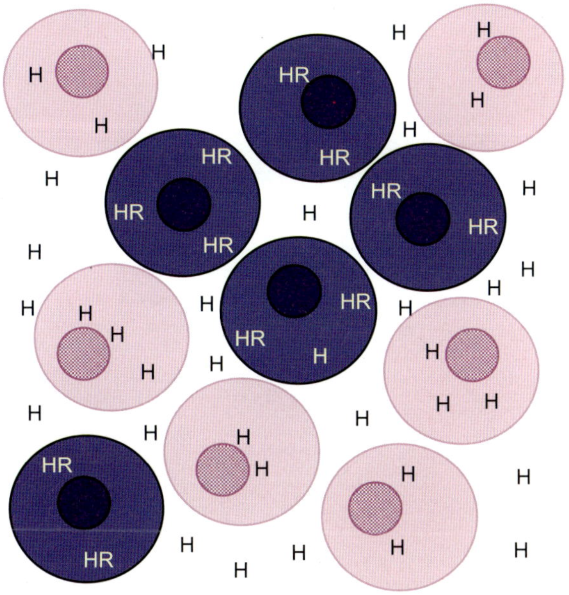

그림 1.11 호르몬 신호의 특수성. 모든 세포들은 호르몬과 접촉하지만 파란색으로 표시된 세포에만 수용체를 가지고 있으므로 호르몬에 반응한다(**H**=호르몬, **HR**=호르몬 수용체).

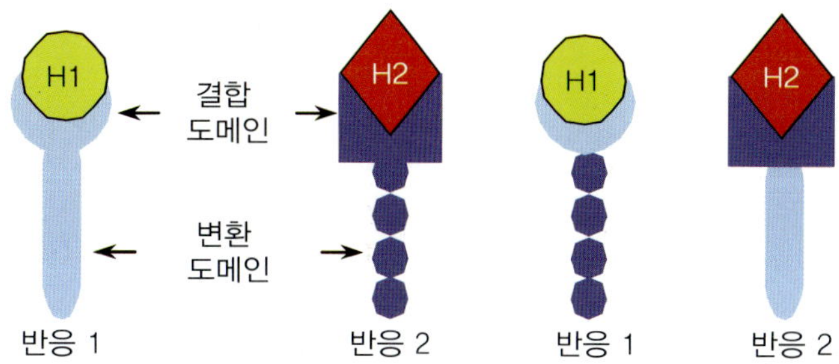

그림 1.12 호르몬 1(**H1**) 그리고 호르몬 2(**H2**)는 각 수용체에 의해 유도되는 특이적인 반응을 생성시킨다. 키메릭 수용체들은 호르몬 1의 수용체 도메인에 신호 변화를 일으키는 호르몬 2의 수용체 도메인을 결합시켜 호르몬 융합체를 생성한다. 호르몬 1은 호르몬 2에 의해서 이전에 생성된 반응을 이끌어낸다. 그리고 호르몬 2는 호르몬 1에 의해서 이전에 생성된 반응을 나타낸다.

- 호르몬에 결합되면 구조가 변한다.
- 생화학적 반응을 촉매하거나 생화학적 변화에 의해 주변 분자들의 구조적 변화를 유도한다.

수용체 기능의 이러한 특징은 단일 분자 내에서 일어나거나 수용체 복합체의 소단위에서 일어난다. 호르몬의 역할을 간단히 말하면 수용체에 결합함으로써 수용체를 자극시키는 것이다. 모든 생화학적 변화들은 호르몬이 아니라 호르몬에 의해 자극 받은 수용체에 의해 시작된다. 현대 기술의 발달로 한 호르몬을 인지하는 수용체 부위와 다른 호르몬의 신호 전달을 담당하는 수용체 부위를 융합한 키메릭 수용체(chimeric receptors)를 생성하는 것이 가능해졌다. 키메릭 수용체에 결합하는 호르몬에 의한 생화학적 변화는 결합한 호르몬이 아니라, 수용체의 신호 전달 특성이 더 중요함을 나타낸다(그림 1.12). 병리학적 환경에서 병인이 되는 항체는 수용체와 반응하여 호르몬의 과생산을 야기하는 질병과 유사한 상태를 생성한다. 다시 말하면 반응의 본질은 수용체에 있다.

호르몬 수용체들은 표적세포의 막, 세포질 또는 핵 내에 분포한다. 세포 바깥쪽을 향한 수용체 부위는 호르몬 인식 요소를 가지고 있고, 막의 세포질 방향 요소들은 세포질 단백질들과 상호작용을 한다. 막수용체들은 세포의 전체 표면 위에 분포되어 있거나 신장의 관모양 상피세포들의 기저면과 같은 특정 부위에 있다. 몇몇 세포 수용체들과 수용체와 상호 작용하는 단백질들은 원형질 막의 매우 특수화된 작은 부위에 국한되어 있으며, 이러한 함입 부위를 카베올래(caveolae)라 한다.

하나의 표적 세포에는 수천개의 수용체 분자가 분포하지만, 숫자는 유동적이다. 세포들은 생리학적 변화에 따라서 호르몬 수용체와 호르몬에 대한 반응을 조절한다(제 5장 참조). 몇몇 수용체들은 세포 주기의 특정 단계에서만 유일하게 발현되거나 다른 호르몬의 자극에 의한 결과로서 발현된다. 대부분 세포들은 수용체를 활성화시키는 신호에 따라 발현되는 수용체 숫자가 조절된다. 빈번하거나 강한 자극은 세포가 발현하는 수용체수를 감소시키거나 하향 조절 시키는 원인이 된다. 역으로 다른 신호나 자극이 적거나, 없을 경우에 세포는 수용체 수를 상향 조절한다.

막 수용체는 홀로 또는 호르몬과 결합하여 (수용체 매개 세포 내 이입) 세포내로 유입되어 다른 세포질 단백질처럼 분해되거나 대체된다. 수용체 합성 또는 분해의 상대적인 조절은 수용체 양을 상/하향 조절 시키는 원인이다. 세포들은 또한 인산기 제거 또는 붙임과 같은 가역성의 공유적 변화를 통해서 수용체의 기능을 상/하향 조절할 수 있다. 원형질 막과 내부 막 사이의 막 관련 수용체 순환과 세포 표면에 분포하는 상대적 수용체 양은 세포내의 소낭안에 이들을 가역적으로 격리하여 조절된다.

비록 포유류들은 서로 다른 수천개의 수용체 분자들을 발현시켜 내분비 신호 외에도 다양한 기능을 발휘하지만, 여기서는 단순화시켜 일반적인 신호전달 반응에 대해 설명하고자 한다. 뉴클레오티드 서열과 그 유전자들의 구성 그리고 수용체 단백질의 구조를 토대로 해서 같은 조상의 유전자로부터 발생했다고 추정되는 수용체를 패밀리 또는 슈퍼패밀리로 분류할 수 있다. 심지어 관계가 먼 수용체들도 패밀리에 따라 신호 전달의 형태는 공통적으로 유사한 경로를 따르고 있으며, 이러한 신호의 전달은 효모에서 인간까지 진핵 생물에서 모두 관찰된다.

세포내 수용체에 의한 호르몬 작용

콜레스테롤 유래 물질들(스테로이드 호르몬과 비타민 D)은 지용성이고 원형질막의 지질 이중층을 가로질러 확산에 의해 세포로 들어간다고 생각된다. α 아미노산인 갑상선 호르몬은 거대한 비극성 구성성분으로 확산에 의해 세포막을 통과한다. 하지만 수용체 매개 운반(carrier-mediated transport) 역시 세포내로 유입되는 중요한 방법으로 보인다. 이러한 호르몬은 세포 핵이나 세포질 내에 위치한 수용체에 결합하여 유전자 발현률을 변화시킴으로써 세포에 영향을 미친다. 스테로이드 호르몬에 결합된 수용체들은 DNA 내의 특정 뉴클레오티드 서열에 결합하며, 이 부위는 유전자의 전사 시작 부위의 위쪽에 위치하며, 호르몬 반응 요소라 불린다. 이러한 호르몬에 의한 자극의 최종 결과는 유전자 해석에서 변화가 나타난다. 이를 통해 새로운 단백질이 생성되거나, 기존 단백질의 합성률에 변화를 유도한다. 스테로이드 호르몬의 작용 모델은 그림 1.13에서 나타냈다.

세포내 호르몬 수용체들은 거대한 전사 인자 패밀리에 속한다. 인간 게놈 정보에서 48종류의 전사인자 패밀리에 대한 유전자가 발견되었다. 이들 중 대부분은 리간드가 알려져 있지 않기 때문에 고아 수용체(orphan receptors)라 불리어진다. 핵 수용체에서 가장 잘 보존된 부위는 DNA 결합 도메인으로 구성되는 약 65~70개의 아미노산 잔기들이다(그림 1.14). 이 부위는 2개의 아연 분자들이 각각 4개의 시스테인 잔기와 결합하여 약 12개의 아미노산들과 각각 2개의 루프(loop)를 형성한다. 소위 이들 아연 손가락들(zinc fingers)은 DNA 나사의 반쪽 회전 부분에 삽입되어 HRE 장소에서 DNA를 붙잡는다. C 말단에 있는 호르몬 결합 도메인은 또한 전사를 활성화하는데 필요한 아미노산 서열을 포함한다. DNA 결합 도메인과 N 말단 사이를 가변영역(hypervariable region)이라고 부르고, 수용체의 크기와 아미노산 서열에 따라 다르다.

스테로이드 호르몬 수용체들은 패밀리 내에선 유사한 구조들로 구성된다. 자극을 받지 않은 상태에서 스테로이드 호르몬 수용체들은 호르몬 결합 도메인 가까이에 결합하는 90kDa의 heat shock protein(HSP 90) 이량체를 포함한 다른 단백질과 비공유 결합을 형성한다(그림 1.15). HSP들은 원핵세포와 모든 진핵세포 내에서 발견되어지는 풍부한 세포내 단백질로서, 세포들이 높은 온도나 다른 스트레스 상태에 노출되었을 때 갑자기 합성이 증가하기

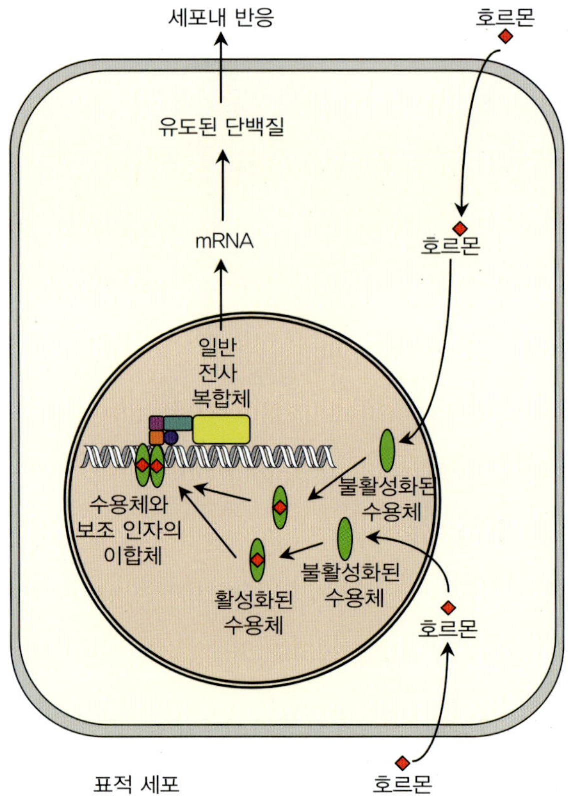

그림 1.13 스테로이드 호르몬 작용의 일반적인 개요. 스테로이드 호르몬은 원형질 막을 통과하고 핵이나 세포질 내의 세포내 수용체에 결합한다. 호르몬 결합은 호르몬 반응을 나타내는 단백질들의 형성과 전사를 시작하기 위해서 다른 단백질과 복합체를 형성하고 DNA 위에 특정 인식 장소(HRE)에 결합하는 핵수용체를 활성화 시킨다.

때문에 이름이 이렇게 지어졌다. 이러한 단백질들은 DNA에 결합하지 못하는 수용체를 비활성화 상태로 유지한다. 핵수용체에 호르몬이 결합하게 되면 수용체에서 HSP 90과 다른 단백질들이 분리된다. 결합된 수용체는 다른 리간드 결합 수용체 분자들과 이량체를 형성하여 구조적 변화를 겪게 되어 DNA에 결합하는 친화도를 증가시킨다. DNA에 결합한 후에 핵수용체 이량체 분자는 RNA 보조 활성인자를 포함한 다른 핵 조절 단백질을 끌어들여서 DNA 풀림을 유도하여 중합효소 복합체가 접근할 수 있게 한다. 최소한 4개의 다른 스테로이드 호르몬 수용체들은 동일한 HRE에 결합하고 각각은 유전자들의 특이 발현을 유도한다. 각 호르몬에 대한 특이적 유전자 발현은 특정 세포내에 존재하는 수용체에 의해서 결정되거나, 세포내 수용체와 복합체를 형성할수 있는 핵 전사인자, 보조활성인자, 보조억제인자의 조합에 의해서 결정될 수 있고, DNA 상의 조절 요소들의 특성에 의해서도 결정된다.

갑상선 호르몬과 비타민 D 그리고 합성된 비타민 A(레티노

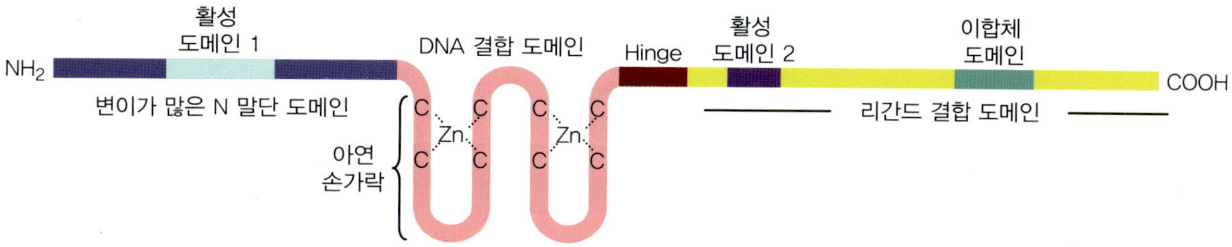

그림 1.14 핵 수용체의 도식화된 모양. 아연 손가락(zinc finger)은 비정상적으로 확대하였다.

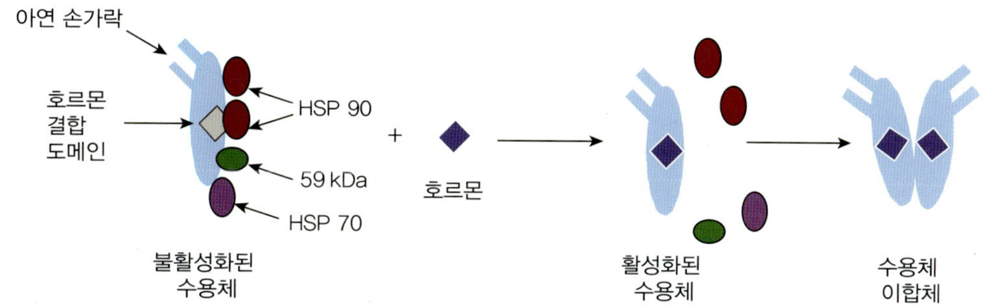

그림 1.15 스테로이드 호르몬 수용체들의 활성화. 다른 단백질들과 결합한 불활성화된 수용체들은 호르몬과 반응하여 기존 단백질과 분리되어 구조적 변화가 유도된다. 활성화된 수용체는 이량체를 형성하여 DNA와 다양한 유전자 전사조절자와 결합한다. **59kDa** = 59kDa의 질량을 가진 단백질; **HSP90** = 90kDa heat shock protein; **HSP70** = 70kDa heat shock protein.

인산)의 수용체들은 스테로이드 호르몬 수용체로서 같은 패밀리 단백질 내에 매우 유사한 그룹에 속한다. 스테로이드 호르몬 수용체와 달리, 호르몬이 없을 시에도 이들 수용체들은 DNA 상에 HREs 부위에 결합하고, HSP 90과 복합체를 형성하지 않는다. 스테로이드 호르몬 수용체와 또 다른 차이점은 갑상선 호르몬과 비타민 D의 수용체들은 동종이형체 또는 RXR 수용체라 불리우는 9-cis retinoic acid 수용체와 이종이형체로 DNA와 결합한다는 점이다. 리간드가 없을 때, 이 DNA 결합 수용체들은 다른 핵 단백질들과 복합체를 형성하여 전사를 유도하거나 억제한다. 호르몬이 결합하면, 수용체는 구조적 변화가 일어나서 기존에 결합했던 단백질들과 분리되고 다른 단백질들과 결합하여 전사가 활성화되거나 억제된다.

전사의 활성과 세포 반응의 변화에는 많은 단계가 있다. 여기에는 RNA 합성과 세포질 이동 단백질 합성, 세포내 적합한 위치로 새로 합성된 단백질 운반 등의 조절단계들이 포함된다. 이러한 반응들은 순차적으로 일어나고 시간이 걸린다. 초당 약 40 뉴클레오티드를 전사하기 때문에 10,000개의 뉴클레오티드를 가진 유전자의 전사는 거의 5분이 걸린다. preRNA에서 성숙한 mRNA로의 과정은 더 느리며, RNA 합성부터 mRNA가 핵에서 나가는 시간까지 거의 20분이 걸린다. 단백질 합성은 보다 빠르게 진행된다. 초당 약 15개의 아미노산이 합성되는 펩티드 체인에 결합되어진다. 모든 요소들을 고려하면, 스테로이드 호르몬으로부터 세포내 변화를 유도하기까지 최소한 30분 이상이 필요하다. 세포에서 최종 단백질 형성은 RNA 합성률과 단백질 분해율에 의해서 결정되어진다. 호르몬 작용에 의해 특정 세포에서 생성된 단백질의 완벽한 목록은 가까운 시일 내에 완전한 인간 게놈 프로젝트와 세포내에서 발현되는 mRNA 라이브러리 구축과 스크리닝 기술에 의해 완성할 수 있을 것이다. 이러한 단백질들 각각의 생리학적 역할을 이해하는 데는 보다 많은 시간이 걸릴 것이다.

혈액에서 호르몬 농도가 감소하면 세포내 호르몬 농도도 감소한다. 결합은 가역적이기 때문에 호르몬이 수용체로부터 불활성화되어 세포에서 세포 밖으로 확산에 의해 제거된다. 호르몬이 결합하지 않은 스테로이드 수용체들은 그들의 DNA 결합 장소와 조절단백질들로부터 분리되고, 에너지 의존적 과정을 통해서 HSP 90과 기타 단백질들과 결합하여 새로운 복합체를 재구성하거나 제거된다. 호르몬 민감성 유전자(hormone-sensitive genes)의 RNA 전사체들은 보통 그들의 형성 후 몇 분에서 몇 시간 내에 분해되어진다. 지속적인 호르몬 자극이 없으면, 호르몬에 의해 생성되는 단백질들의 RNA 주형이 사라지게 되어, 단백질을 만들 수 없다. 단백질들은 수 초에서 몇일까지의 반감기를 가지면서 제거된다. 따라서,

시작이 지연된 것 처럼, 핵 수용체를 통하여 작용하는 호르몬의 영향은 호르몬이 세포로부터 제거된 후에도 지속된다.

누적된 정보에 의하면, 핵 수용체를 통해서만 작용할 것으로 생각되는 호르몬이 유전자 발현의 변화와 관계없이 독립적으로 빠르게 반응을 나타낸다고 한다. 이러한 빠른 반응은 지연된 유전체 매개 반응을 보완할 수 있다. 이들 호르몬에 반응하는 수용체들은 세포 표면에 존재하며, 어떤 핵 수용체는 세포 내부 뿐만 아니라 세포 표면에도 분포한다.

세포막 수용체에 의한 호르몬 작용

단백질, 펩티드 호르몬, 아민 계열의 티로신은 표적 세포의 세포막을 쉽게 통과하지 못한다. 따라서 호르몬들이 지닌 각각의 신호를 적합한 세포내 효과기에 전달하기 위해 세포막 수용체나 세포내에 위치한 분자를 이용한다.

G 단백질 연계 수용체(G-protein coupled receptors)

많은 수의 세포막 수용체는 신호전달을 위한 세포내 효과기 분자인 구아닌 핵산 결합 단백질(G 단백질)과 결합하는 슈퍼패밀리에 속한다. 이 수용체 분자의 슈퍼패밀리는 진핵생물에서 광범위하게 발현된다. G 단백질 연계 수용체는 외부 환경의 빛, 맛, 냄새, 그리고 호르몬에 의해 전달된 신호를 감지하는데 매우 중요한 역할을 한다. G 단백질 연계 수용체는 신경전달물질, 면역 조절인자 그리고 측분비 인자 등에 의해 전달되는 신호를 받아들인다. 아마도 사람에서는 1,000개 이상의 서로 다른 G 단백질 연계 수용체가 발현할 것이다. 효과를 나타내는 전체 약물의 약 30%는 이 슈퍼 패밀리 수용체에 의해 매개되는 반응에 작용하고, 병원에서 의사에 의해 처방되는 약물의 3분의 2가 여기에 속한다.

모든 G 단백질 연계 수용체는 단백질 단일가닥으로 구성되어있다. 그리고 약 25개 아미노산으로 구성된 7개의 단백질 영역은 각각 α 헬릭스(α helix) 구조로 세포막을 가로질러 위치한다(그림 1.16). 수용체를 구성하는 긴 단일가닥 펩티드 체인은 세포막을 7번 통과하며 3개씩의 세포 밖, 세포내 루프를 형성한다. 이러한 이유로 수용체는 때때로 heptahelical 수용체 라고 불린다. 아미노 말단은 세포 밖에 위치하며 탄수화물과 공유결합 되어 있다. C 말단은 세포질에 위치한다. 루프의 길이, C 말단과 N 말단은 G 단백질 연계 수용체의 다양한 패밀리 또는 슈퍼패밀리의 특성 안에서 매우 다양한 형태로 나타난다. α 헬릭스의 일부를 포함하며 세포 밖으로 향하는 수용체 부분은 호르몬 인식과 결합자리를 제공한다. 세포질 쪽의 루프와 C 말단

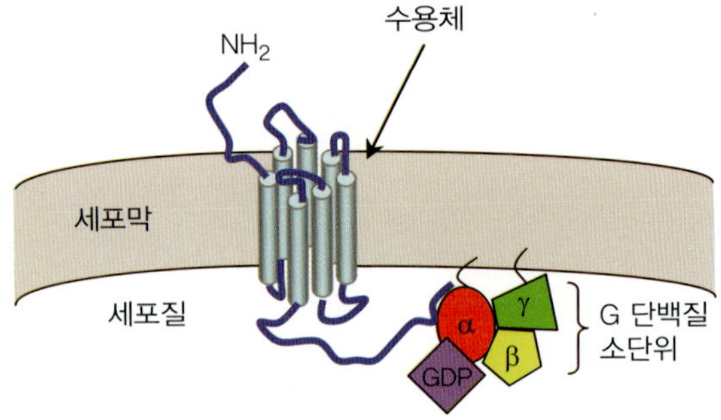

그림 1.16 비활성화된 G 단백질 연계 수용체. 7개의 세포막을 관통하는 α 헬릭스는 다양한 길이의 3개의 세포 밖 루프와 3개의 세포 안 루프에 의해 연결된다. 세포 밖 루프는 글루코실화되어 있는 경우도 있다. 그리고 세포 안 루프와 C 말단 꼬리는 인산화될 수 있다. 수용체는 GDP와 결합하고 있는 α 소단위체와 β/γ 복합체로 구성된 G 단백질과 짝지어져 있다. α, γ 소단위체는 지질그룹에 의해 세포막에 묶여 있다.

은 세포막과 세포질에 접촉하고 있는 특이적인 G단백질과 결합한다.

G 단백질은 α, β, γ 소단위체로 구성된 이형삼합체이다. 지질의 일부가 α, γ 소단위체에 공유결합으로 부착되어 있어 세포 막의 안쪽 막에 삽입되어 있다. 따라서 G 단백질은 세포막에 정착되어 있는 것이다(그림 1.17). α 소단위체는 GTP를 GDP로 전환을 촉매하는 효소(GTPase)이다. 비활성 또는 휴지상태에서 α 소단위체의 촉매자리는 GDP에 의해 채워져 있다. 수용체가 호르몬과 결합하면, 수용체의 구조가 변화하여 수용체의 세포질 쪽 도메인이 G 단백질의 α 소단위체와 상호 결합하게 되어 α 소단위체에서 GDP를 방출하고 GTP를 얻게 된다. 그리고 α 소단위체와 βγ 소단위체는 분리되고, βγ 소단위체는 단단하게 결합된 상태로 남아 있게 된다. 세포막 부착과는 반대로 분리된 소단위체는 세포막의 안쪽 표면을 따라서 이동할 수 있다. GTP 결합상태에서 α 소단위체는 세포막 결합 효소 활성을 변화시켜 호르몬 반응을 시작하게 된다. 분리된 βγ 소단위체도 세포내 단백질과 결합하여 그들의 활성정도를 변화시킬 수 있다. 그리고 유리된 α 소단위체와 βγ 소단위체들은 이온 채널 단백질과 결합하여, 채널의 열림 또는 닫힘을 조절할 수 있다.

GTP가 GDP로 가수분해되면 α 소단위체와 βγ 소단위체는 재결합하고 이형삼합체를 재구성하여 휴지상태를 회복시킨다. α 소단위체의 GTP분해효소(GTPase) 활성은 상대적으로 느리다. 결과적으로 휴지상태로 되돌아가기 전에 α 소단위체는 효과기 효소와 여러번 상호작용할 수 있다. 게다가 일부 G 단백질들은 수용체 보다 100배 이상 많은 양이 있을 수 있기 때문에, 수용체에 결

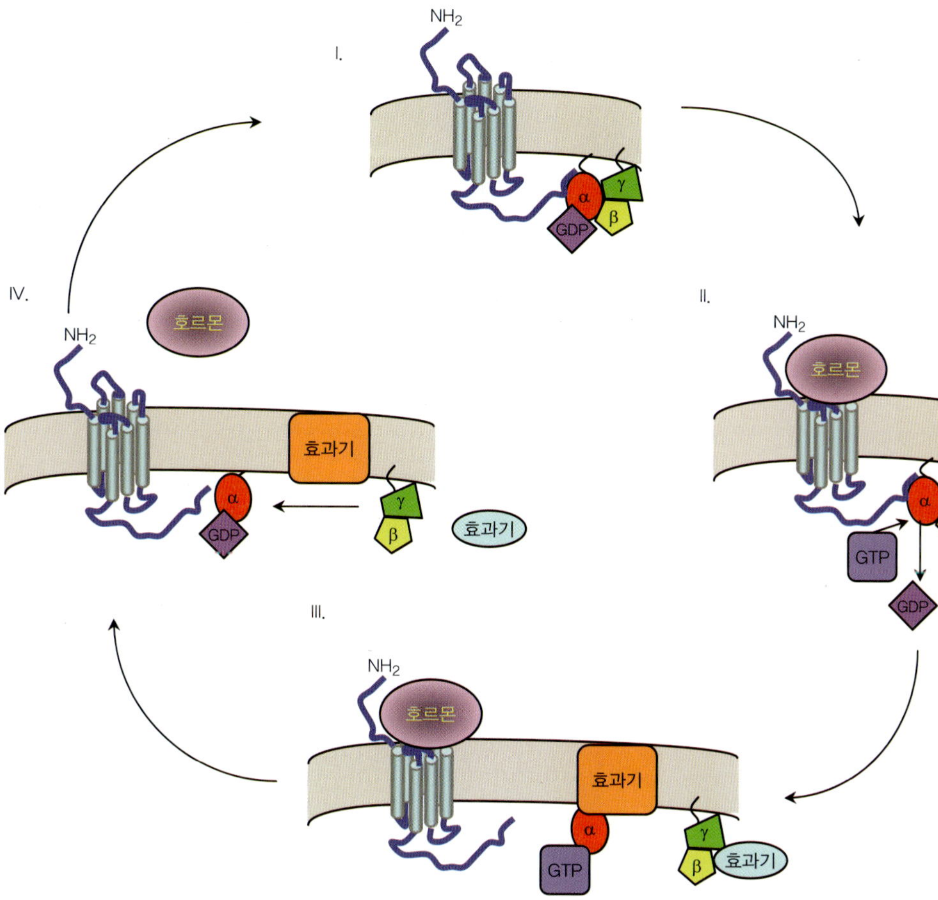

그림 1.17 G 단백질 연계 수용체의 활성화. **(I)** 휴지상태. **(II)** 호르몬 결합이 수용체에서 구조변화를 일으킨다. **(III)** α 소단위체는 GDP를 GTP로 교환하고, βγ 소단위체와 분리되며 이것의 효과기와 상호작용한다. 또한 βγ 소단위체는 그들의 효과기와 상호작용하게 된다. **(IV)** α 소단위체는 GTP를 다시 GDP로 전환하고, 이것은 βγ 소단위체가 α 소단위체에 다시 결합하게 한다. 그리고 수용체에서 호르몬은 떨어져 나가며 휴지기 상태로 돌아간다**(I)**.

합한 하나의 호르몬은 호르몬이 수용체로부터 분리되기 전에 많은 G 단백질들과 순차적으로 반응할 수 있다. 이러한 특성은 신호를 증폭시키는 역할을 한다. 즉, 하나의 수용체 분자와 하나의 호르몬 분자 결합은 한 세포에서 다양한 신호를 생성할 수 있다.

G 단백질 연계 수용체의 α 소단위체는 적어도 3개의 서로 다른 부류가 존재하며 이들 모두는 호르몬 신호를 전달하는 특성을 지닌다. 각각의 부류는 몇몇 밀접하게 연관된 유전자의 생성물이다. 's'(촉진) 등급의 α 소단위체($G\alpha_s$)는 ATP로부터 cyclic-3',5'-adenosine monophosphate (cyclic AMP 또는 cAMP)를 합성하는 효소인 adenylyl cyclase의 촉매 작용을 촉진시킨다(그림 1.18). 'i'(억제) 등급의 α 소단위체($G\alpha_i$)는 adenylyl cyclase의 활성을 억제한다. 'q' 등급에 속하는 α 소단위체($G\alpha_q$)는 세포막 결합 효소인 phospholipase C-β (PLC-β)의 활성을 촉진시킨다. 세포막 인지질의 가수분해를 촉매하는 이 효소의 작용으로 phosphatidylinositol-4,5-bisphosphate는 inositol-1,4,5-trisphosphate(IP_3)와 diacylglycerol (DAG)로 분리된다(그림 1.19).

이형삼중체 G 단백질의 α 소단위체는 핵 안으로 단백질이 유입하는 과정의 조절, 세포내 소낭의 분비와 수송, 그리고 세포골격의 재배열에 관여하는 생화학적 스위치 기능의 작은 G 단백질과 밀접하게 연관되어 있다. 작은 G 단백질(small G−protein)은 α 소단위체처럼 GTP가 결합했을 때 활성 상태이고, GDP가 결합했을 때 비활성 상태인 GTPase가 된다. α 소단위체와는 다르게 작은 G 단백질은 호르몬 수용체와 직접적으로 상호작용하지 않고, βγ 소단위체와 결합한다. 작은 G 단백질은 리간드가 결합된 수용체 대신에 뉴클레오티드 교환 인자(nucleotide exchange factors)라고 불리는 단백질에 의해 GDP가 분리되고 GTP가 결합하면서 활성화 된다. 그들은 느리게 GTP가 GDP로 변환될 때까지 활성화 된 상태로 남아있다. 그러나 이러한 비활성화는 GTPase 활성화 단백질들(GAPs)과 상호작용으로 인해 가속화 될 수 있다.

G 단백질 연계 수용체의 둔감화와 하향 조절

호르몬과 수용체의 단순한 분리 뿐만 아니라, 종종 활성화된 세포

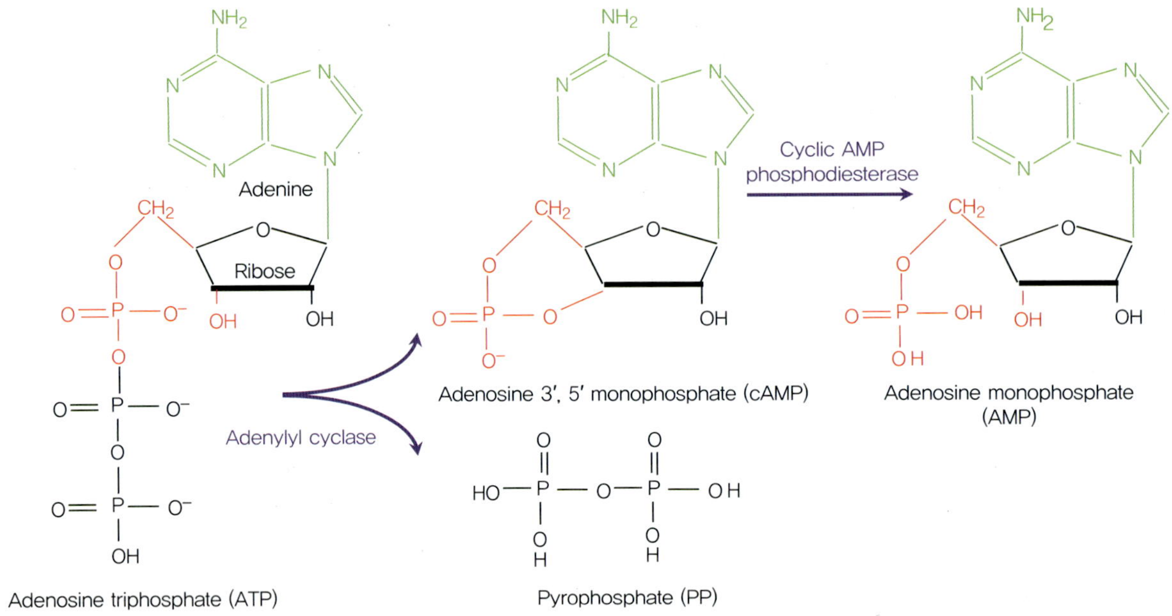

그림 1.18 Cyclic adenosine monophosphate(**cyclic AMP**)의 생성과 분해

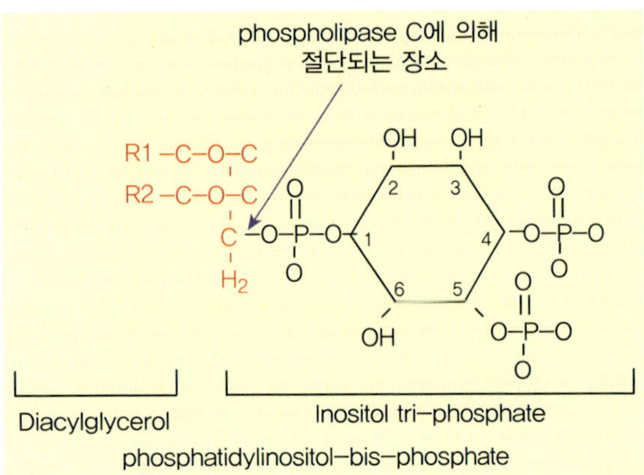

그림 1.19 Phosphatidylinositol bisphosphate 는 phospholipase C에 의해 절단되어 inositol 1,4,5 trisphosphate(**IP_3**)와 diacylglycerol(**DAG**)을 생성한다. **R1**과 **R2** = 긴 지방산 사슬. 육각형의 각 꼭지점에 숫자는 inositol의 탄소번호를 나타낸다.

과정에 의한 지속적인 자극에 의해 신호가 중지되거나 수용체가 덜 민감해진다. G 단백질 연계 수용체는 세포내 루프 중 하나가 G 단백질 수용체 인산화 효소에 의해 인산화 되면 불활성화 된다. 인산화는 수용체를 α 소단위체와 결합시키지 않으며, 세포질 단백질인 β arrestin 패밀리와 결합을 촉진한다. β arrestin과의 결합은 수용체의 내재화를 유도하고, 세포내 소낭 격리를 통해 하향조절된다. 격리된 수용체는 다시 세포 표면으로 재순환되거나 세포자극이 지속되면 리소좀에서 분해된다. β arrestin은 MAP 인산화 효소를 포함하는 여러 단백질을 연결하는 지지대로써의 추가적인 기능을 가지고 있다. 그렇기 때문에 β arrestin은 G 단백질 연계 수용체와 핵 사이 신호전달의 과정을 제공할 수 있게 된다.

2차 전령 개념

세포 표면에서 받아 들여지는 호르몬 신호는 세포내 소기관이나 세포반응을 유도하는 효소로 전달되어야 한다. 세포내 효과기에 도달하기 위해, G 단백질 연계 수용체는 호르몬 자극(1차 전령)에 의해 2차 전령이라고 불리는 매개 분자를 형성하여 세포질로 방출한다. 2차 전령은 세포내 효소를 활성화시켜 신호를 증폭시킨다. 하나의 수용체와 상호작용하는 하나의 호르몬 분자는 수십에서 수백개의 2차 전령 분자를 자극하고, 이 각각의 분자는 그 하위의 효소를 자극하여 수십만 개의 분자를 촉매한다. 2차 전령에 의해 매개되는 대부분의 반응은 보통 인산기를 추가하여 표적 세포의 효소 활성을 조절한다. 구조 변화는 효소의 활성을 증가시키거나 감소시킨다. 효소들은 ATP 말단의 인산기를 단백질의 세린 혹은 트레오닌잔기의 하이드록실 그룹으로 전이를 촉매하는 단백질 인산화 효소(protein kinase)라고 부른다. 티로신 잔기의 하이드록실 그룹도 이 방법에 의해서 인산화된다. 그리고 이 인산화를 촉매하는 효소를 티로신 인산화 효소(tyrosine kinase)라고 한다. 인간 유전체는 단백질 인산화 효소를 암호화하는 약 1,000개의 유전자를 포함하지만, 오직 몇몇 만이 2차 전령에 의해 활성화된다. 많은 단백질 인산화 효소는 다른 인산화 효소에 의해 인산화되어 활성화된다. 단백질 탈인산화 효소(protein phosphatase)는 인산화된 단백질들의 잔기로부터 인산기를 제거하며 이들을 원래의 비활성화 상태로 되돌린다. 대부분의 탈인산화 효소는 원래 활성화된 상태로 존재한다. 그러나 몇몇 특이한 탈인산화 효소는 호르몬 작용에 의해 직접 혹은 간접적으로 활성화 된다.

새로운 세포 단백질을 합성하는 과정과는 다르게 인산화-탈인산화 반응은 매우 빠르게 일어난다. 그러므로 대부분의 2차 전령 매개 반응은 잠복기 없이 빠르게 조절된다. 그러나 2차 전령도 전사인자의 인산화를 촉진하여 핵내 수용체와 동일한 방법으로 특정 유전자의 전사를 조절할 수 있다. 이러한 반응은 핵 수용체-매개 반응과 동일한 시간이 필요하여 반응이 지연된다.

매우 많은 수의 호르몬과 다른 1차 전령이 세포막 수용체에 작용함에도 불구하고, 지금까지 오직 몇몇 물질만이 2차 전령으로 밝혀졌다. 그 이유는 다양한 세포외 신호에 동일한 2차 전령이 사용되기 때문이다. 각각 독특한 세포반응을 일으키는 매우 다양한 호르몬의 작용이 동일한 2차 전령에 의해 매개된다는 가설이 처음 제안되었을 때는 대부분 회의적인 반응을 보였다. 이러한 제안은 세포반응의 특이적 현상이 기작을 시작하는 신호보다는 특정한 효소 기작에 의해 결정된다는 사실이 알려지기 전까지는 널리 받아들여지지 않았다. 활성화 된 간세포에서는 포도당을 생성하고, 평활근 세포는 수축과 이완이 일어난다.

Cyclic AMP 시스템

처음으로 발견된 2차 전령은 cyclic AMP이다. 호르몬에 의한 cyclic AMP 매개 세포 반응의 대략적인 개요는 그림 1.20에 나타나있다. Cyclic AMP는 주로 protein kinase A(PKA) 효소의 활성에 의해 호르몬 신호를 전달한다. Cyclic AMP의 세포내 농도가 낮을 경우, PKA의 두 개 촉매 단위는 조절단위의 이형체에 매우 단단하게 결합한다. 이들은 비활성 상태의 4합체 상태를 유지하게 한다. PKA의 촉매와 조절 단위는 각각 독립된 유전자의 생성물이다. Cyclic AMP 두 분자가 조절 단위에 가역적 결합을 하면 촉매단위가 떨어져 나가게 된다. Cyclic AMP는 cyclic AMP phosphodiesterase라고 불리는 효소 패밀리에 의해 인산과 리보스 3번 탄소의 결합이 절단되어 5' AMP로 분해된다 (그림 1.18). Cyclic AMP의 농도가 떨어지면, 결합된 cyclic AMP

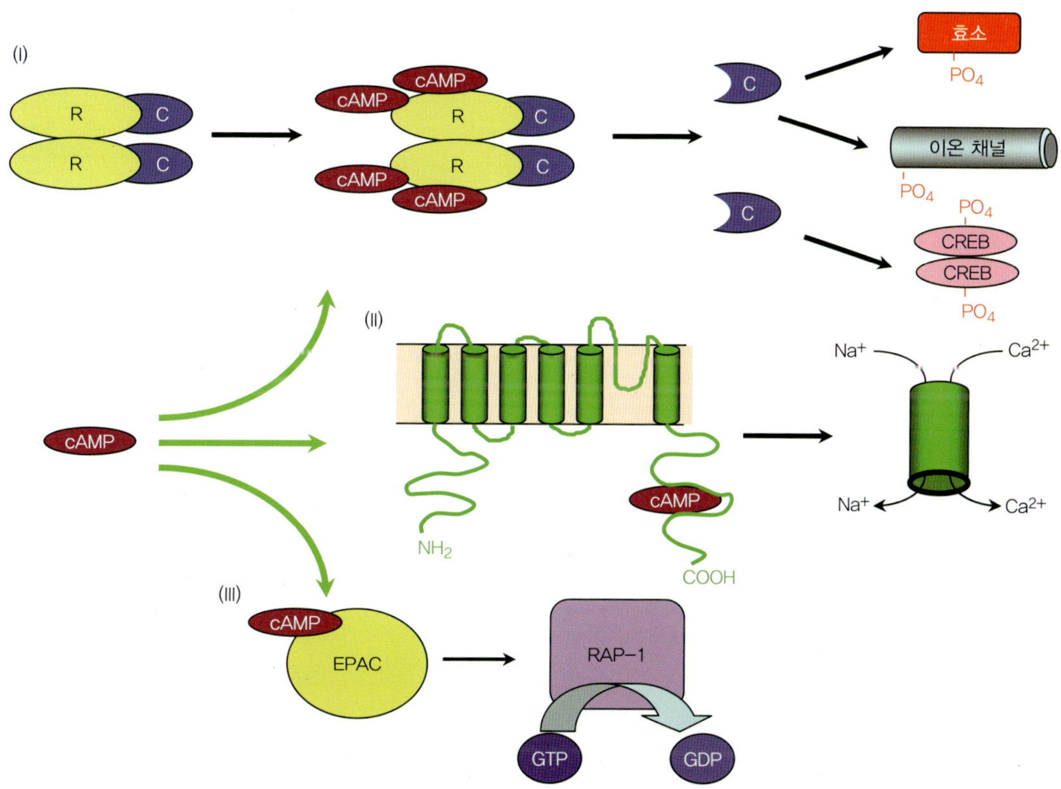

그림 1.20 Cyclic AMP의 효과. **I.** Protein Kinase A의 활성화는 cyclic AMP의 대부분 세포 반응에 관여한다. 불활성 상태의 인산화 효소는 두 개의 촉매 단위(**C**)를 포함한다. 각각은 조절단위(**R**)의 이형체에 결합한다. 두 개의 cyclic AMP 분자가 각각의 조절단위에 결합했을 때, 촉매단위의 활성이 증가한다. 효소, 이온 채널, **CREB**(cyclic AMP response element binding)패밀리의 전사인자의 인산화는 이 단백질들을 활성화 또는 비활성화 시킨다. **II.** Cyclic AMP는 또한 cyclic nucleotide-의존성 이온 채널의 α 소단위체에 결합하여 채널을 열어 나트륨과 칼슘의 이동을 가능하게 한다. **III.** Cyclic AMP는 핵 교환인자(**EPAC** : exchange proteins activated by cyclic AMP)와 결합하고 이를 활성화시킨다. 이러한 변화는 작은 G 단백질인 RAP 1을 활성화시킨다.

가 조절단위로부터 떨어져 나와 다시 촉매 단위와 재결합하여 기본 활성 상태로 돌아간다.

많은 유전자의 조절 부위는 초기에 언급했던 핵 수용체와 결합하는 HRE와 유사한 cyclic AMP 반응 부위(cyclic AMP response element; CRE)를 가진다. 하나 또는 그 이상의 CRE 결합(CRE Binding; CREB) 단백질이 대부분의 세포 핵에서 발견되며, 이는 PKA의 기질로 작용한다. 인산화된 CREB 이형체는 조절되는 유전자의 CREs에 결합하여 다른 핵 단백질을 불러 모아 복합체를 형성한 다음 핵 수용체와 유사한 방식으로 유전자의 전사를 조절한다.

Cyclic AMP의 모든 효과기가 PKA에 의해 매개되는 것은 아니다. Cyclic AMP는 막 채널에도 결합하여 직접적으로 그들을 활성화 혹은 비활성화 시킬 수 있다(그림 1.20). PKA와 독립적인 cyclic AMP의 다른 작용은 새롭게 발견한 EPAC(exchange protein activated directly by cyclic AMP)에 의해 매개된다. EPAC1과 2는 세포내 단백질로서 cyclic AMP와 결합하면 RAP라고 불리는 작은 G 단백질과 상호작용하여 결합된 GDP를 GTP로 교환시킨다. 활성화된 RAP는 이온채널, 세포막 수송분자 활성, 세포와 세포사이 상호작용, 세포내 칼슘 신호 그리고 세포외 배출 작용(exocytosis)을 포함하는 다양한 세포기능에 참여한다.

칼슘-칼모듈린(calmodulin) 시스템

칼슘은 세포 과정의 조절자로 오랫동안 인식되어 왔고 근육수축, 분비, 미세소관의 중합, 다양한 효소활성화와 같은 작용들을 촉진시킨다. 휴지기 세포의 세포질에 존재하는 유리 칼슘 농도는 매우 낮은데 이는 세포외액에서의 농도와 비교할 때 약 만분의 일 정도이다. 이 심한 농도 기울기는 칼슘을 세포 밖으로 내보내거나 소포체 안의 저장장소로 이동시키는 칼슘 ATPase와 하나의 칼슘이온을 배출하면서 세 개의 나트륨이온을 들이는 나트륨-칼슘 교환기의 작용으로 유지된다. 세포가 몇몇 호르몬에 의해서 자극받으면, 몇 초 내에 세포질 칼슘 농도는 10배 혹은 그 이상으로 갑자기 증가한다. 이는 세포막에 위치한 활성화된 칼슘 채널을 통해 칼슘이 밀려들어오거나 소포체 등의 세포내 칼슘 저장 장소에서 칼슘을 방출하므로 일어나게 되는 것이다. 칼슘은 몇몇 단백질의 활성에 직접적으로 영향을 미치긴 하지만, 일반적으로는 혼자서 작용하지는 않는다. 실제로 모든 세포는 가역적으로 4개의 칼슘 이온이 결합하는 칼모듈린(calmodulin)이라고 불리는 단백질과 함께 작용한다. 칼슘이 결합하면 칼모듈린 구조가 바뀌게 되어 단백질 인산화 효소 또는 다른 효소와 결합하여 활성화시킨다. 칼모듈린 의존 단백질 인산화 효소는 PKA와 꽤 유사하다. 칼모듈린 인산화 효소 II는 PKA에 의해 촉매되는 CREB나 다른 전사인자 등 동일한 기질의 인산화를 촉매 한다. 호르몬 자극이 중지되면 세포막과 소포체에 위치하는 칼슘채널은 닫힌다. 그리고 이들 막에 위치한 활성화된 칼슘 펌프(ATPase)는 세포질의 농도를 낮은 휴지기 수준으로 복귀시킨다. 낮은 세포질 농도는 칼모듈린에서 칼슘이 떨어져 나와 활성화된 효소로부터 분리된다.

DAG와 IP_3 시스템

PLC에 의해 촉매된 PIP2(phosphatidylinositol-4,5-bisphosphate)의 가수분해 결과 생성된 DAG와 IP_3는 2차 전령으로 행동한다(그림 1.21). IP_3는 세포질을 통해 확산하여 소포체, 골지체, 핵의 막에 위치하는 수용체에 도달한다. IP_3에 의해 활성화 되는 수용체는 칼슘 이온 채널이며, 이는 칼슘 저장 세포 소기관에서 칼슘을 세포질로 방출시킨다. 이 채널의 작동은 인산화와 칼슘에 의해 조절되고, 낮은 칼슘 농도에서는 촉진되고, 높은 칼슘 농도에서는 억제된다.

지용성인 DAG는 원형질막과 결합한 상태로 남아 막의 phosphatidylserine의 친화력을 증가시켜, protein kinase C (PKC) 등의 또 다른 인산화 효소를 끌어와 활성화시킨다. PKC는 칼슘, 인지질 의존적 인산화 효소라고도 불린다. 왜냐하면 처음에 발견된 이

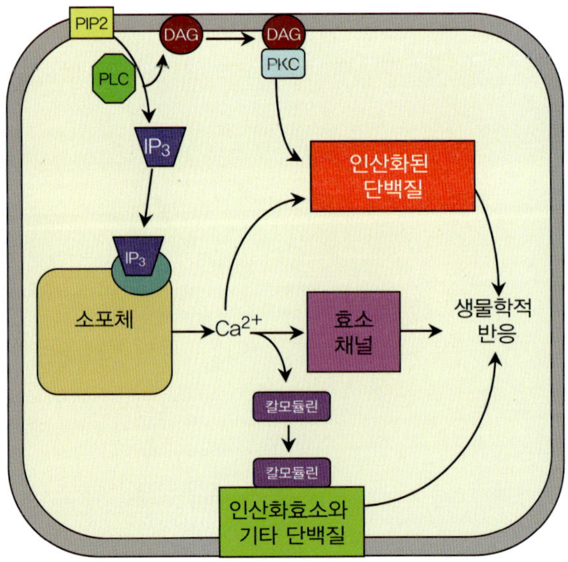

그림 1.21 Inositol triphosphate(**IP_3**)와 diacylglycerol(**DAG**) 2차 전령 시스템을 이용한 신호전달. phosphatidylinositol-4,5-bisphosphate(**PIP2**)는 phospholipase C(**PLC**)에 의해서 DAG와 IP_3로 분리된다. DAG는 각각의 세포 특이적 효과를 나타내는 다양한 단백질을 인산화하는 protein kinase C(**PKC**)를 활성화 시킨다. IP_3는 소포체 막에 위치한 수용체와 결합하여 칼슘의 방출을 유도한다. 칼슘은 PKC 활성을 유도하여 직접적으로 효소와 이온 채널을 활성화화 하거나 억제한다. 또 칼모듈린과 결합하여 단백질인산화 효소와 다른 단백질들을 활성화시킨다.

효소 패밀리의 구성원은 충분한 활성화를 위해서 phosphatidylserine과 칼슘을 요구했기 때문이다. PKC에 의한 IP_3 수용체의 인산화와는 반대로, DAG와 IP_3의 작용에 의한 결과로 증가된 세포질 칼슘농도는 PKC 패밀리의 몇몇 구성원들의 촉매 활성과 함께 그들의 칼슘 방출 능력을 더욱 증가시킨다. 몇몇 PKC 패밀리의 구성원은 세포질의 칼슘 농도가 낮더라도 DAG에 의해 촉진될 수 있다.

IP_3는 이노시톨(inositol)의 순차적인 탈인산화에 의해 세포에서 제거된다. DAG는 인산기가 추가되어 phosphatidic acid을 형성하여 인지질로 재합성되거나 중성지방으로 전환되어 제거된다. 원형질막의 phosphatidylinositide는 phosphatidic acid와 이노시톨이 이노시톨의 단계적 인산화를 통한 융합에 의해 재생산된다.

IP_3와 DAG의 전구체인 phosphatidylinositol은 아라키돈산이라 불리는 20개 탄소로 이루어진 다중 불포화 지방산의 원료이다. 이 지방산은 phosphatidylinositol의 붕괴로 인해 형성된 DAG로부터 diacylglyceride lipase에 의해 분리되며, 전형적으로 인지질의 글리세롤2번 탄소와 에스테르 결합으로 안정화된다. 아라키돈산의 분리는 트롬복산(thromboxane), 프로스타글란딘(prostaglandin), 그리고 류코트리엔(leukotrien)의 생성에 관여하는 속도 결정인자이다(제 4장 참조). 실제 모든 세포에서 생성되는 이 화합물은 원형질막을 가로질러 확산되며, 주변 세포의 국부적인 조절을 수행한다. 그러므로 동일한 호르몬과 수용체의 상호작용은 빈번히 세포 소기관과의 연락을 통해 2차 전령인 DAG와 IP_3를 생산하고, 주변 세포에 정보전달을 하여 반응을 일으키는 아라키돈산을 생성한다. 아라키돈산은 또한 풍부한 막 인지질로부터 칼슘에 의해 활성화되고 PKC나 G 단백질의 $\beta\gamma$ 소단위체에 의해 인산화되는 phospholipase A2의 작용에 의해 방출된다.

Cyclic GMP

Cyclic AMP보다는 덜 광범위하게 사용되기는 하지만, cyclic GMP(cyclic guanosine-3',5'-monophophate)는 많은 세포에서 유사한 역할을 수행한다. 이것의 형성은 구아노신 삼인산으로부터 guanylyl cyclase 효소에 의해서 촉매된다. Guanylyl cyclase과 cyclic GMP 의존적 단백질 인산화 효소 활성은 많은 세포에 존재하지만, guanylyl cyclase의 활성은 adenylyl cyclase와는 꽤 다르다. Guanylyl cyclase 활성은 심방나트륨이뇨호르몬(atrial natriuretic hormone)의 막관통(transmembrane) 수용체의 내인성 특성을 가지고, G 단백질의 조절 없이 활성화 된다. Guanylyl cyclase는 또한 많은 세포의 세포질에 수용성 형태로 존재하고, 산화질소(NO)에 의해서 활성화 된다. 혈관의 평활근에서 cyclic GMP의 증가는 이완과 연관되어 있고, 심방나트륨이뇨호르몬에 의한 혈관확장 반응을 설명할 수 있다(제 9장 참조).

티로신 인산화 효소(Tyrosine kinase) 특성을 가진 수용체

몇몇 호르몬은 2차 전령의 작용없이 세포표면으로부터 세포내 효과기까지 그들의 메시지를 전달한다. 이 호르몬의 수용체들은 이미 언급한 방법에 의해 전사인자와 다른 세포질 단백질을 인산화시키는 효소를 활성화하기 위해서 단백질-단백질 사이의 물질적 상호작용에 의존한다. 티로신 인산화 효소 의존적 수용체는 단백질의 단일 가닥이 한 번 세포막을 가로지르며, 수용체 도메인에 내인성 티로신 인산화 효소 활성을 갖거나 세포질의 티로신 인산화 효소와 상호작용한다. 인슐린, 인슐린유사성장인자(insulin-like growth factors; IGF), 표피성장인자(epidermal growth factor; EGF)에 대한 수용체들은 내인성 단백질 인산화 효소 활성을 갖는다. 프로락틴, 적혈구형성인자(erythropoietin), GH, 사이토카인 수용체들은 JAK2라고 불리는 세포질 티로신 인산화 효소에 의존한다. 일반적으로 티로신 인산화 효소 의존적 수용체는 이형체로 합성되거나 리간드에 의해 활성화 되었을 때 이형체를 형성한다. 호르몬이 수용체의 세포 밖 도메인에 결합했을 때 일어나는 수용체의 구조변화는 수용체 자체의 세포질 부위, 또는 관련 인산화 효

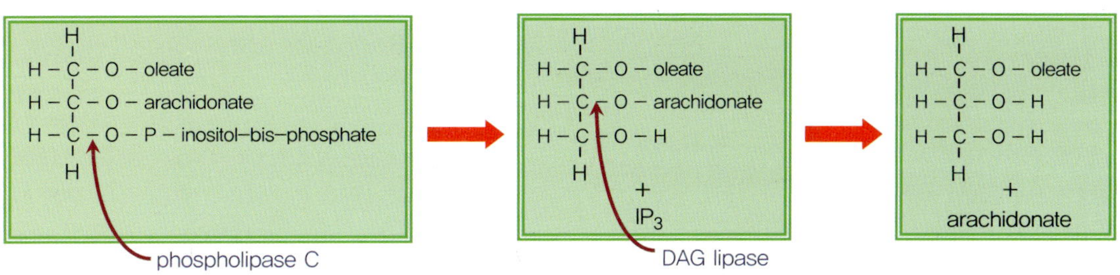

그림 1.22 Diacylglycerol (**DAG**). Phosphatidylinositol 4,5 bisphosphate가 phospholipase C의 활성과 DAG lipase에 의해 절단되어 프로스타글란딘과 류코트리엔의 전구체인 아라키돈산이 생성된다.

소(자동 인산화), 인산화된 수용체와 복합체를 형성하는 다른 세포질 단백질의 티로신 잔기의 수산화기(−OH)를 인산화시키는 티로신 인산화 효소를 활성화 시킨다.

활성화된 수용체 티로신 인산화 효소의 단백질 기질은 촉매 활성을 지니거나 효소 변형을 용이하게 하기 위해 다른 단백질을 모으고 위치시키는 지지대처럼 활동한다. 결과적으로 커다란 다중 단백질 신호 복합체가 생성된다. 인산화된 티로신은 SH2(src homology 2) 도메인을 포함하는 단백질의 부착 장소로 제공된다. SH2 도메인은 라우스육종바이러스의 종양 단백질 티로신 인산화 효소 v-src에서 발견된 티로신 인산 결합 부위의 이름을 따서 명명한 것으로, 다른 단백질의 특정 상보적인 부위를 인식하고 결합하는 단백질 중 하나이다. 전형적인 SH2 도메인은 약 100개의 아마노산 잔기로 이루어져있으며, 티로신 잔기로부터 C 말단 쪽의 3~4개의 아미노산에서 인산화된 티로신 잔기를 인식한다. 인산화된 티로신을 인지하는 다양한 SH2 그룹이 있다. 일반적으로, 다양한 티로신이 인산화되어 여러 SH2 포함 단백질을 불러들여 다양한 신호과정을 시작한다.

티로신 인산화 효소의 활성에 의한 일부 반응은 핵의 관여 없이 세포의 물질대사의 변형을 일으킨다. 그렇지만 이들은 종종 세포분열 또는 분화를 유도하는 유전자의 번역에 영향을 미치기도 한다. 유전체에 영향을 미치는 수용체의 한 가지 방법은 MAP(mitogen activated protein) 인산화 경로를 통해 일어난다(그림 1.23). MAP 인산화 효소(MAP kinase)는 세린이나 티로신 잔기의 인산화에 의해 활성화되는 세포질 효소로서 핵으로 이동하여 전사인자를 인산화시켜 활성화되게 한다. MAP 인산화 효소의 활성은 RAS라고 불리는 작은 G 단백질을 포함하는 간접적인 경로에 의해서도 유도된다. RAS는 처음에 많은 종양 세포에서 활성 상태의 단백질로 발견되었다. 인산화된 티로신 잔기에 부착하는 단백질 중 하나는 성장인자 결합 단백질2(growth factor binding protein 2; GRB2)이다. GRB2는 한 쪽 말단에 SH2 그룹을 갖는 adaptor 단백질이다. 그리고 GRB2의 다른 쪽 말단은 SOS라고 불리는 뉴클레오티드 교환 인자(nucleotide exchange factor)를 포함한 다른 단백질과 결합한다. 활성 수용체 단백질과 다른 단백질 사이의 상호작용를 통한 SOS 활성은 RAS가 GDP에서 GTP로 교환하도록 유도한다. RAS에 의해 활성화된 RAS 인산화 효소는 궁극적으로 핵 내 전사인자를 인산화하는 MAP 인산화 효소의 연쇄 반응을 촉발한다.

Phospholipase C의 γ형은 SH2 도메인을 통해 티로신 잔기에 인산화된 수용체와 결합한다. 이것은 또한 티로신 인산화 효소의 기질이며, 티로신 인산화에 의해 활성화된다. Phospholipase C 패밀리 구성원의 활성은 이미 이전에 논의 되었던 GPCR과 결합하는 효소 β형의 방법과 동일하게 PIP2를 가수분해하고, 그 결과 생성물 DAG와 IP_3를 만든다. 이 방법에서 티로신 인산화 효소 의존적 수용체는 PKC의 매개와 칼모듈린 인산화 효소에 의한 핵 내 전사인자 인산화를 포함하는 칼슘-칼모듈린 2차 전령 시스템에 의해 세포 변화를 촉진할 수 있다(그림 1.23).

유전자 발현을 변화시키는 또 다른 기작은 STAT(signal transducer and activator of transcription) 단백질이라 불리는 단백질 패

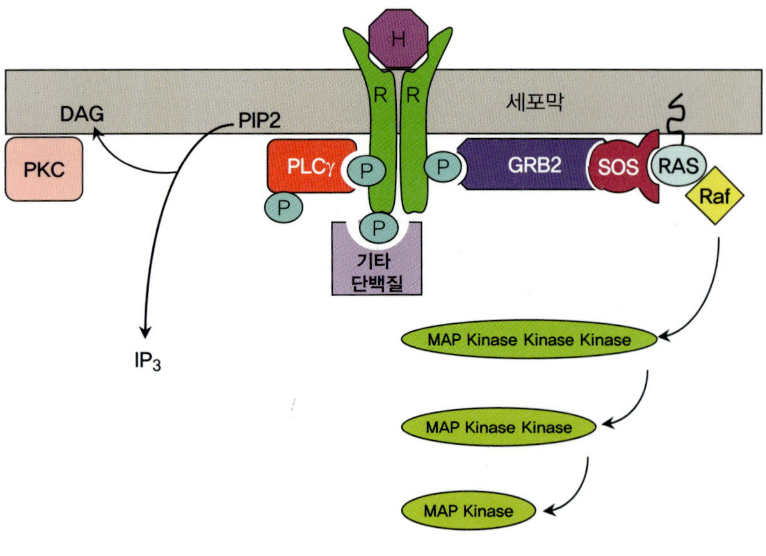

그림 1.23 호르몬(**H**) 부착으로 인해 이형화된 수용체(**R**) 내의 티로신 잔기의 인산화는 호르몬 신호를 전달하기 위한 단백질의 정착장소를 제공한다. Growth factor binding protein 2 (**GRB2**)는 수용체에 존재하는 인산화된 티로신 잔기에 결합하고, 다른 쪽은 뉴클레오티드 교환 인자 SOS와 결합한다. 그리고 이 **SOS**는 GDP를 GTP로 교환하는 작은 G 단백질인 **RAS**의 작용을 촉진시킨다. 활성화된 RAS는 다시 단백질 인산화 효소인 **RAF**를 활성화한다. 또한 이 RAS는 mitogen activated protein (**MAP**) 인산화 효소를 인산화 시키고, 궁극적으로 핵의 전사인자를 인산화하는 MAP 인산화 효소 연쇄 반응이 시작된다. Phospholipase C(**PLCγ**)의 γ isoform은 인산화된 수용체에 정착한다. 그리고 수용체에 의한 인산화로 활성화된 **PLCγ**는 그림 1.20이 나타내는 것과 같이 phosphatidylinositol-4,5-bisphosphate(**PIP2**)를 절단하여 diacylglycerol(**DAG**)과 inositol trisphosphate(**IP_3**)을 생성하고 protein kinase C(**PKC**)를 활성화시킨다.

밀리의 활성에 의해 일어난다. STAT 단백질은 비활성 상태에서 세포질에 위치하는 전사인자로서 티로신 인산화된 단백질에 결합 가능한 SH2 그룹을 갖는다. 수용체 인산화 효소 복합체에 결합하면, STAT 단백질의 티로신은 인산화된다. 이로 인해 그들의 수용체에서 떨어지게 되고, 동형이합체를 형성하게 된다. 그리고 나서 STAT 단백질은 핵 안으로 들어가 특정 유전자의 전사를 활성화한다(그림 1.24).

비록 IRS(insulin receptor substrates) 1-4는 인슐린 수용체 티로신 인산화 효소의 기질로 발견되었지만, 티로신 인산화에 의해 작용하는 많은 호르몬과 사이토카인의 신호전달 과정에서 중요한 역할을 수행한다. 이 큰 단백질은 다양한 티로신 잔기에 인산화되며, 다른 인산화 효소 의존적 신호전달 과정에 관여하는 단백질을 끌어온다. 가장 중요한 단백질 중 하나는 PI-3(phosphatidylinositol-3) 인산화 효소 PIP_3(phosphatidylinositol- 3,4,5- trisphosphate)을 형성하기 위해 세포막 PIP2에 이노시톨의 3번 탄소의 인산화를 촉매한다. PI-3 인산화효소는 SH2 도메인을 포함하는 조절 단위와 촉매 단위를 갖는다. 수용체 연관 복합체의 인산화된 티로신에 조절 단위가 촉매 단위를 활성화한다. PIP_3와 함께 활성화된 효소는

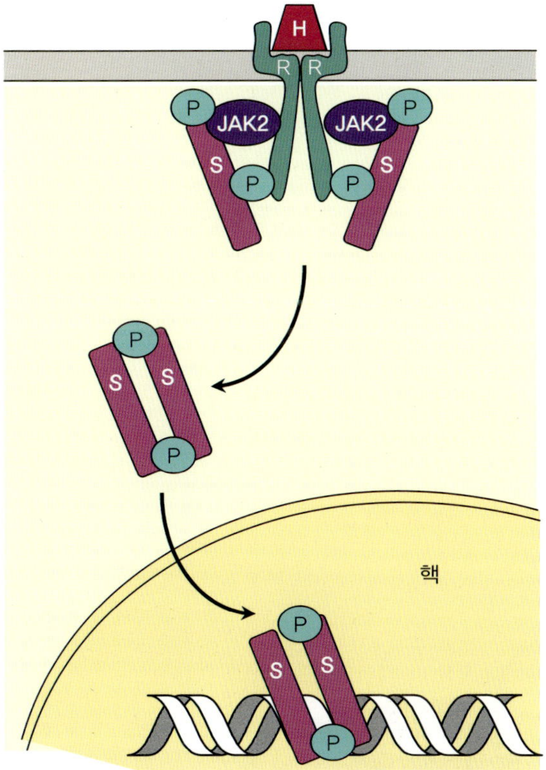

그림 1.24 이합체화된 호르몬 수용체(**R**)는 세포질 단백질 티로신 인산화 효소 JAK 패밀리와 결합하여 티로신 잔기를 인산화한다. 비활성 상태에서 세포질에 위치하는 전사인자인 STAT 패밀리 단백질은 인산화된 수용체에 결합한다. JAK에 의해 인산화된 STAT들은 수용체와 분리되고, 이합체를 형성하여, 핵 내로 이동하여 유전자 전사를 활성화시킨다.

세포대사, 소낭 수송, 세포골격 변화 그리고 다른 반응을 조절하는 단백질 인산화효소이다. 이 반응은 제 7장과 그림 7.19에서 더 자세히 볼 것이다.

티로신 인산화 효소 의존적 수용체에 대한 주목할 만한 특징 중 하나는 호르몬의 종류마다 특정 신호를 전달하는 세포내 신호 과정이 정해져 있지 않다는 것이다. 다양한 호르몬의 활동은 많은 부분 동일한 경로를 통해 이루어진다. 예를 들어 PI-3 인산화효소의 활성에 의한 IRS의 티로신 잔기 인산화는 인슐린, GH, 프로락틴, 렉틴, 몇몇 사이토카인, 그리고 적혈구형성인자 신호에 대한 공통된 과정이다. Cyclic AMP 의존적 호르몬의 작용에서 최종적 목표는 신호전달이 아닌 효소와 전사기작의 상호보완에 의한 특정 표적 세포의 기능 조절이다.

호르몬 분비의 조절

특정 정보를 운반하는 호르몬의 기능을 수행하기 위해서는 호르몬 분비는 반드시 적절한 시간에 조절되어야 한다. 유기체는 언제 호르몬 분비가 필요한지, 얼마나 필요한지, 그리고 언제 없어져야 하는지 등에 대한 정보를 알아내는 몇몇 방법을 반드시 가지고 있어야한다. 내분비 조절 시스템에 필요한 요소는 그림 1.25에 나타나 있다. 이 장과 다음 장에서 호르몬 조절에 대해 공부하며, 각 호르몬 분비의 조절 요소를 알고, 이해하는 것은 매우 중요하다. 왜냐하면 (1) 어떤 조절 요소의 혼란은 내분비계 질병의 원인이 되고, (2) 어떤 요소의 조작은 치료 방법의 기회를 제공해 준다.

음성 되먹임(Negative feedback)

대부분 호르몬의 분비는 음성 되먹임 기전에 의해 조절된다. 음성 되먹임에 의해 최종 분비된 호르몬은 직·간접적으로 분비세포에 작용하여 더 많은 분비를 억제한다. 간단한 예로는 우리가 매일 경험하고 있는 온도 조절 장치이다. 지정해 둔 수준보다 방의 온도가 떨어졌을 때, 온도 조절 장치는 화로에 신호를 주어 열을 생산하도록 한다. 반대로 방의 온도가 지정해 둔 온도보다 높아지면, 온도 조절 장치가 화로에게 전달하는 신호는 정지되어 열 생산은 온도가 다시 떨어질 때 까지 멈춘다. 이것은 간단한 폐쇄 회로 되먹임 시스템이다. 그리고 이 시스템은 글루카곤 분비에도 비슷하게 적용된다. 혈중 포도당 농도 감소는 글루카곤을 분비하는 랑게르한스 섬의 α 세포에서 감지된다. 글루카곤은 간에서 포도당의 분비를 촉진시키고, 결과적으로 혈중 포도당 농도가 올라가게 된다(그림 1.26). 설정된 또는 미리 결정된 수치로 혈당이 회복되면 더 이상의 글루카곤 분비는 억제된다. 이 간단한 예는 오직 분비세포

와 반응 세포만 관여한다. 다른 시스템은 아마 더욱 복잡할 것으로 여겨지며, 하나 또는 그 이상의 매개 반응을 포함할 것이다. 그렇지만 음성 되먹임 조절의 기본골격은 동일하다 : 호르몬은 직접 혹은 간접적으로 그 호르몬의 더 많은 분비를 억제하는 생리적 효과를 생산한다.

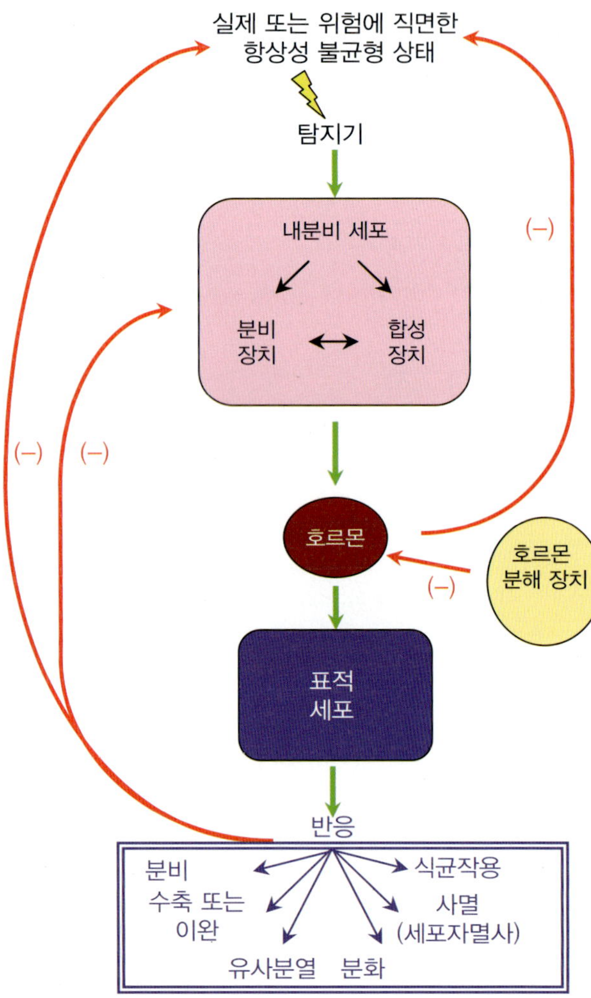

그림 1.25 호르몬 반응 시스템의 구성 성분. 호르몬에 의해 생성된 반응은 분비를 활성화시키는 기관을 자극하여 그 이상의 분비를 억제한다.

이 조절 시스템과 함께 드러나는 문제점은 원래부터 온도가 떨어지는 경향을 보인다면 온도조절장치는 방의 온도를 끊임없이 유지해야 한다는 것이다. 만약 온도가 올라가면, 간단하게 화로장치를 끄는 것만으로는 온도가 조절되지 않는다. 이러한 문제는 적어도 호르몬 시스템에서 부분적으로 해결할 수 있다. 왜냐하면, 생리적으로 설정된 기본 분비량은 보통 0이 아니기 때문이다. 그 예로 혈당이 올라갔을 때, 글루카곤 분비를 줄일 수 있고, 그러므로 간에서 포도당을 방출하게 하는 자극을 줄일 수 있다. 설정을 높이거나 낮추는 몇몇 조절은 단지 하나의 되먹임 고리에 의해 이루어질 수 있다. 이 기작은 몇몇 내분비계 조절 시스템에서 보인다. 조절 시스템은 짧은 시간 내에 더 효율적이고, 정확하게 조절하기 위해서 조절이 적정범위에서 벗어났을 때 활성화되는 반대 되먹임 고리를 갖는다. 혈중 포도당 조절을 예로 들면, 이것의 두 번째 되먹임 고리는 인슐린에 의해 제공된다. 인슐린은 간에 의한 포도당의 생성을 저해하고, 올라간 혈당 수준에 대한 반응으로 분비된다(그림 1.27). 적정 상태에서 벗어나는 것에 대한 방어는 생리적 시스템의 길항적인 조절 시스템에서 일어나는 작용에 의해서 얻는다.

폐쇄 고리 음성 되먹임 조절은 설명한 것처럼 항상 일정 범위 내에 머물 수 있게 한다. 이러한 시스템은 이미 정해진 범위로 부터 높은 혹은 낮은 방향으로의 이탈을 조절하는데 효과적이다. 그러나 환경적 변화는 종종 정상범위로부터 일시적인 이탈을 요구한다. 어떤 경우에 이것은 설정 범위 자체의 조절 또는 설정 범위을 무시하는 신호에 의해 정상적으로 기능할 때도 있다. 예를 들어, 긴박한 상황일 때 에피네프린은 부신 수질에서 분비되어 인슐린 분비를 억제하고, 이미 혈당량이 높더라도 글루카곤 분비를 증가시킨다. 설정범위가 변화하거나 무시되어 정상에서 벗어날 경우 다른 음성 되먹임 시스템에 의한 추가적인 신호의 중재에 의해 정상적으로 조절된다. 추가적인 신호의 유래는 대부분의 경우

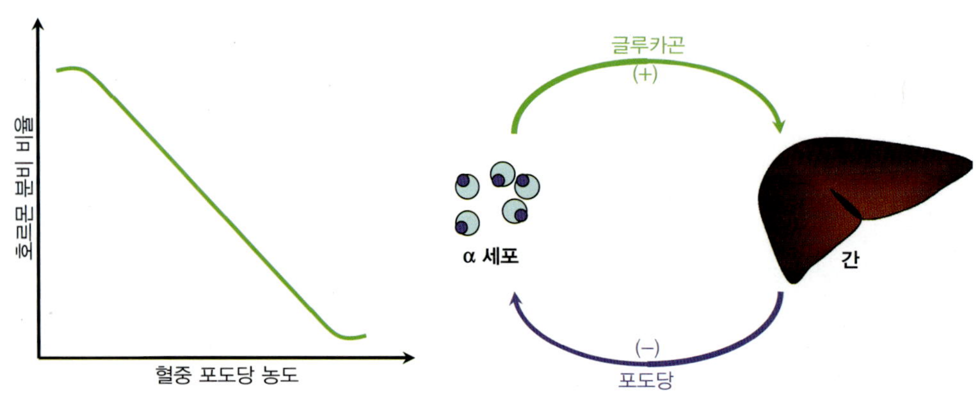

그림 1.26 글루카곤에 의한 간의 포도당 생성 음성 되먹임. (–) = 억제, (+) = 촉진.

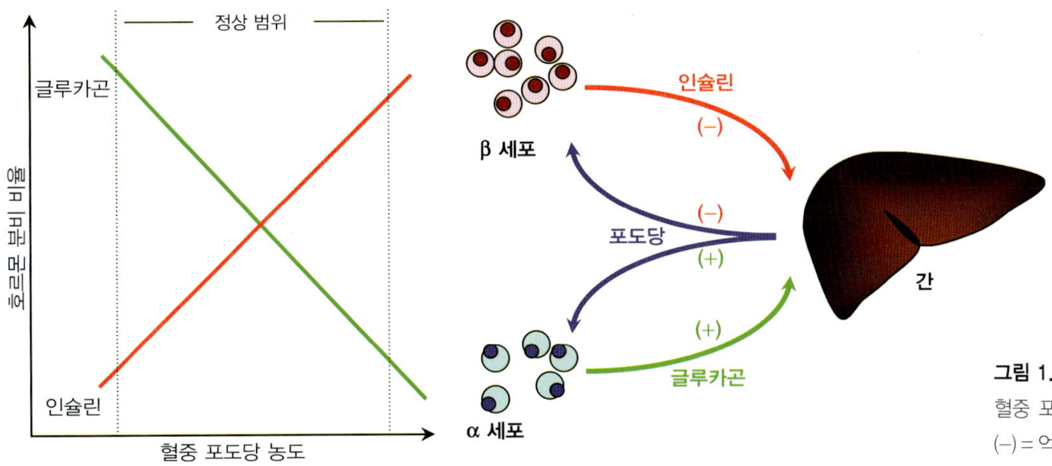

그림 1.27 인슐린과 글루카곤에 의한 혈중 포도당 농도의 음성 되먹임 조절. (–) = 억제, (+) = 촉진.

신경계이다.

호르몬은 또한 일정한 상태로 제한되어 있지 않은 과정들을 개시하거나 조절하기도 한다. 사실 모든 이러한 과정은 스스로 제한하고 그들의 조절은 음성 되먹임으로 나타난다. 그러나 이것은 개방된 조절 형식이다. 예를 들어, 옥시토신은 뇌하수체 후엽에 있는 시상하부 신경세포의 축색돌기 말단에서 분비되는 호르몬이다. 이것의 분비는 유선의 세포내강에서 분비관으로 모유를 분비하기 위해 필요하다. 따라서 유아는 유두에서 제공하는 젖을 먹을 수 있게 된다. 이러한 경우에 유두의 감각신경 말단은 신호를 감지하고 들어온 정보를 중추신경계로 전달하여 뇌하수체 축색 말단의 중추신경으로부터 옥시토신을 분비하게 한다. 옥시토신은 유방의 근상피 세포를 수축하여 유아가 젖을 먹을 수 있게 한다. 유아가 젖을 충분히 공급받으면, 유두에서 빨아들임 자극은 중지된다.

양성 되먹임(Positive feedback)

양성 되먹임으로 우리는 분비 세포에서 더 많은 분비를 유도하는 호르몬 분비 작용에 대해서 논의할 것이다. 음성 되먹임의 자가 제어와는 대조적으로 양성 되먹임은 분비기능이 점점 증가하게 된다. 이러한 양성 되먹임은 생명 현상에서 흔하지 않으나 폭발적인 작용에 의해서 그 분비가 끝난다. 양성 되먹임 시스템의 좋은 예는 분만 시 자궁 근육 수축과 관련한 옥시토신의 생성과 작용이다(그림 1.28). 이 경우 옥시토신 분비 자극은 자궁 경관의 팽창을 유도한다. 감각신경을 통한 이 정보는 뇌로 전달되어 뇌하수체 후엽의 신경 말단에서 옥시토신을 분비하게 한다. 옥시토신 반응에 의해 증가된 자궁 수축은 자궁 경관을 더 크게 팽창한다. 이는 유아가 자궁으로부터 빠져 나올 때 까지 계속 반복해서 옥시토신의 분비를 유도한다.

예측 피드(Feed forward)

예측 피드 조절은 신체의 반응을 예상하여 몸을 준비 시키는 것이다. 예를 들어 식사 시 들어오는 많은 포도당에 따라 소화관 점막의 분비세포는 췌장에서 인슐린을 분비하게 하는 신호를 지닌 호르몬을 분비한다(제 6장, 제 7장 참조). 포도당의 증가와 동시에 이미 증가된 인슐린 분비는 적절한 혈당량 유지를 할 수 있게 한다. 그렇지 않으면 인슐린은 혈당량이 이미 증가된 이후에 분비될 것이다. 되먹임 시스템과는 다르게 예측 피드 시스템은 그들이 만들어낸 변화 결과의 영향을 받지 않는다. 그리고 단순하게 그 촉진 신호가 사라지면 분비도 차단된다.

호르몬의 측정

환자의 질병 진단 목적이든지, 정상적인 생리 반응을 이해하기 위한 조사든지, 얼마나 많은 호르몬이 혈액에 존재하는지를 측정하는 것은 종종 필요하다. 그렇지만, 혈액 내 호르몬의 화학적 탐지는 어렵다. 많은 양의 요오드를 포함하는 티로신 호르몬을 제외한 나머지 호르몬은 생체의 다른 분자들로부터 분리할 수 있는 특이적인 화학적 특징이 없다. 더군다나 호르몬은 매우 적은 양으로 혈액 속에서 순환한다. 따라서 탐지가 어렵다. 결과적으로 호르몬 측정을 위해 개발된 가장 손쉬운 방법은 호르몬의 특이적인 생체 반응 능력을 이용한 바이오 측정이다. 예를 들어, 임신한 여성으로부터 얻은 소변을 토끼에 주입하면 토끼에서 배란이 유도된다는 사실은 태반 호르몬인 융모성 생식선 자극 호르몬이 존재한다는 것을 가리킨다. 이를 이용하여, 수년 동안 토끼를 이용한 검사는 초기 임신의 지표로 사용되어 왔다(제 14장 참조). 호르몬이 화학적으로 동정되기 전에 그들이 만들어 내는 양을 생물학적 반응 단위로 정량화되어야 한다. 예를 들어, 인슐린 하나의 단위는 2kg 토

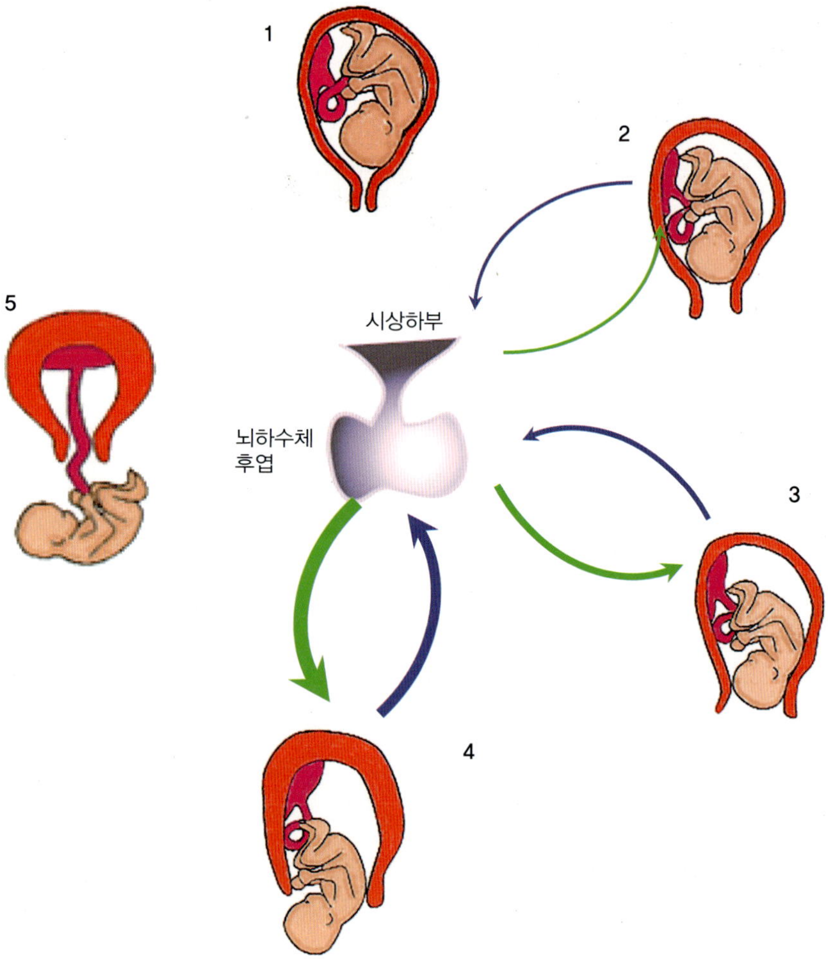

그림 1.28 옥시토신 분비의 양성 되먹임 조절. (**1**) 출산의 시작에서 자궁 수축은 자궁경관에 가벼운 당김을 유도한다. (**2**) 자궁경관(파란색)으로부터 공급되는 감각 반응으로 뇌하수체 후엽에서 옥시토신이 분비된다. 그리고 자궁의 수축이 더욱더 활성화(초록색)되고, 다시 더 많은 옥시토신을 분비하도록 한다. (**3**) 더 많은 자궁 경관의 신장이 일어나면, 더 많은 옥시토신을 분비한다. (**4**) 태아가 나올 때까지 계속된다.

끼의 혈당을 3시간 이내에 3분의 1 수준으로 낮출 수 있는 것으로 규정하였다. 바이오 측정은 현재 거의 쓰이지 않음에도 불구하고, 인슐린을 포함한 몇몇 호르몬에서는 여전히 표준 생물학적 단위의 용어로 이용되고 있다.

면역측정법

호르몬 구조에 대한 지식 증가로 모든 종에서 특정 펩티드 호르몬들이 동일하지는 않다는 것을 알고 있다. 호르몬의 생물학적 활성에 영향을 미치지 않는 아미노산 서열의 작은 차이는 다른 종의 호르몬을 계속 투여하면 항체 반응이 일어난다는 것을 알게 되었다. 하나의 종으로부터 추출된 호르몬은 다른 종의 수여동물에서 외부 물질로 인식된다. 따라서 외부 호르몬에 대한 항체를 생산하게 되는 것이다. 항체는 매우 민감하여 매우 적은 양의 외부 물질(항원)도 인식할 수 있다. 이러한 항체의 특성을 이용하여 호르몬을 측정하고, 매우 적은 양의 항원(호르몬)까지 탐지할 수 있는 기술이 고안되었다.

방사능면역측정법

호르몬이 항체와 반응하면 성질이 바뀐 복합체가 된다. 그 결과 용액에 침전하거나, 전기영동이나 활성탄에 흡착되어 전과 다른 양상을 나타낸다. 전형적인 방사능면역측정법은 높은 특이성을 가지며 방사능 활성을 지닌 요오드가 펩티드 또는 단백질의 티로신 잔기와 손쉽게 결합될 수 있다는 이점을 이용하여 적은 양의 호르몬도 측정할 수 있다. 생체 용액에 함유된 호르몬은 방사능으로 표지하지 않기 때문에 제한된 항체 결합 부위는 방사능 표지된 호르몬과 경쟁을 한다. 방사능면역측정법을 수행하기 위해서, 우선 양을 알지 못하는 호르몬이 포함된 혈장 샘플을 양을 알고 있는 방사능 표지된 호르몬과 양을 알고 있는 항체와 섞어 준다. 표시되지 않은 호르몬은 혈장에서 항체 결합 부위를 두고 요오드로 표지된 호르몬과 경쟁한다. 더 많은 호르몬이 혈장 샘플에 존재하면 상대적으로 요오드가 부착된 호르몬은 항체와 덜 결합하게 된다. 항체와 결합된 방사능 표지된 호르몬은 항체와 결합하지 않은 방사능 표지된 호르몬으로부터 다양한 물리화학적 방법으로 분리될 수 있다. 이를 통해 항체와 결합하지 않은 방사능 표지된 호르몬의 양을 알 수 있다. 혈장에 포함된 호르몬의 양은 기존에 알고 있는 표지되지 않은 호르몬 양을 이용하여 그려진 표준 곡선과 비교함으로 분석할 수 있다(그림 1.29).

이 방법은 원래 단백질 호르몬을 위해 고안되었지만, 이제 모든 호르몬에서 사용이 가능하다. 비단백질성 호르몬에 대한 특이적인 항체의 생산은 혈청 알부민과 같은 몇몇 단백질에 처음 부착하는 화합물에 의해 유도 가능하다. 스테로이드와 같이 요오드 부착 가능 부위가 부족한 호르몬을 위해 다른 방사능 표지를 사용하거나, 티로신을 포함하는 화학적 꼬리를 추가시킬 수 있다. 방사능 요오드를 대신하여 형광 표지 또는 민감하게 탐지되는 다른 표지로 교체하는 방법도 가능하다.

방사능면역측정법의 주요한 한계는 이 실험에 의해 측정된 활성이 생물학적이라기 보다는 면역학적인 것이라는 점이다. 호르몬 수용체에 의해 인식되는 호르몬의 양은 항체에 의해 인식되는 호르몬의 양과 동일하지 않기 때문이다. 그러므로 생물학적으로 불활성화된 단백질 호르몬도 모두 면역학적 활성을 유지하고 있을 수 있다. 예를 들어, 부갑상선 호르몬의 생물학적 활성 부분은 분자의 아미노 말단 3분의 1 지점에 위치한다. 그러나 호르몬의 부분적 분해에 의해 형성된 카르복실 말단 단편은 혈액 내에서 긴 반감기를 갖기 때문에 사람 혈장에서 면역 반응 부갑상선 호르몬의 80%가 여기에 해당한다. 이 문제점이 해결되고, 적절한 조정이 이루어질 때 까지 방사능면역측정법으로 측정된 혈장 내 부갑상선 호르몬의 함량은 극도로 과대평가되어왔다(제 10장 참조). 유사하게, 생물학적으로 비활성된 전구체 호르몬도 아마 탐지될 것이다. 대체로 생물학적 활성과 면역학적 활성 사이의 차이는 심각한 문제점을 초래하지는 않는다.

면역계량검사

항체를 사용하는 매우 민감한 검사방법의 발전으로 호르몬 탐지는 높은 민감도와 특이성을 얻을 수 있다. 이러한 검사는 호르몬 내 다른 면역학적 결정인자를 인지하는 두 가지 다른 항체를 사용해야 한다(그림 1.30). 하나의 항체는 아가로스 구슬과 같은 고형체와 결합시키거나 multi-well 배양기의 플라스틱에 흡착한다. 모든 호르몬이 항체와 결합하도록 하기 위해서 양을 알 수 없는 호르몬을 포함하는 생물의 샘플에 이 호르몬의 양을 초과할 만큼의 많은 항체를 넣어준다. 그 다음, 형광 탐침이나 색이 있는 생성물을 만들 수 있는 효소를 부착한 이차항체를 넣어준다. 그러면 일차항체와의 결합에 참여한 호르몬에 이차항체가 결합된다. 결과적으로, 호르몬은 샌드위치처럼 두 항체 사이에 끼이고, 이들과 함께 행동하게 된다. 이러한 방법에서 고체 제공자와 연결된 항체 연결탐지 시스템의 양은 실험 샘플에 존재하는 호르몬의 양과 직접적으로 비례한다. 이 검사는 이차항체가 기질의 색을 띠는 생성물로 변환시키는 효소와 결합되어 있을 때, 때때로 샌드위치 검사 또는 ELISA (enzyme–linked immunsorbent assay)라고도 불린다.

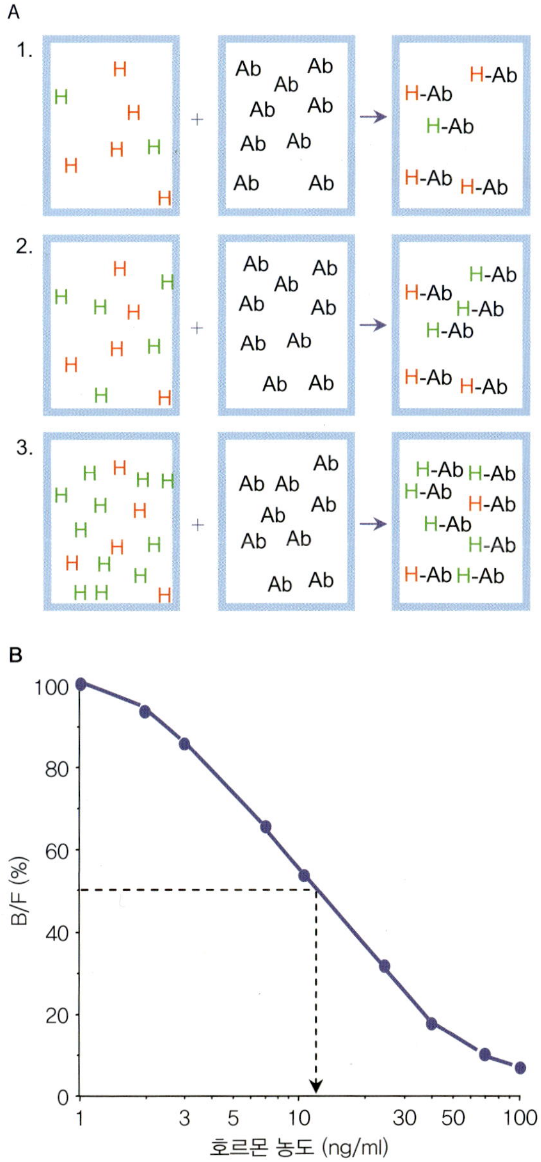

그림 1.29 A. 방사능면역측정법의 기반을 형성하는 경쟁적 반응. 표지된 호르몬(**H**, 빨간색)은 생체 샘플 안의 호르몬(초록색 H)과 제한된 항체(**Ab**) 양을 가지고 경쟁한다. 생체 샘플의 호르몬 농도가 증가하면 항체와 결합된 표지 호르몬의 양이 감소한다. 따라서 표지된 호르몬의 결합/유리(**B/F**)된 비율을 알 수 있다. **B.** 전형적인 표준 곡선은 생체 샘플의 호르몬 양 측정에 사용된다. 이 예에서 50%의 B/F 비율은 12ng/ml 양에 부합한다.

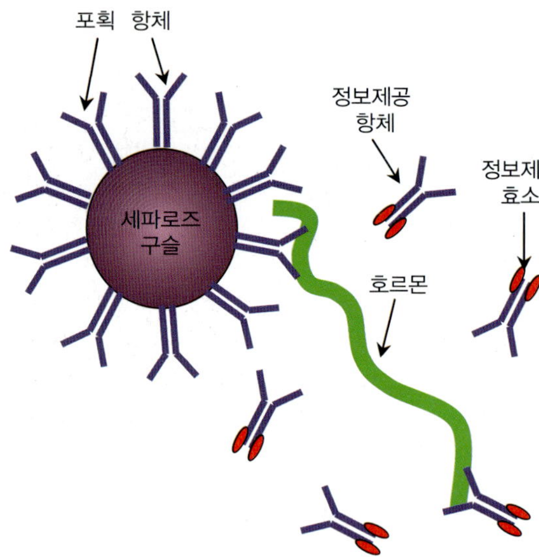

그림 1.30 샌드위치 타입 검사. 첫 번째 항체(포획)는 세파로즈 구슬(sepharose bead)과 같은 고형체와 연결되어 있다. 측정되는 호르몬은 초록색으로 나타나 있다. 이차항체(정보 제공자)는 효소를 부착하고 있는데 이는 시료와 반응하여 색을 가지는 생성물을 만들어낸다. 이 모델에서 측정된 정고 제공 항체의 양은 실험되는 샘플 안의 호르몬 양과 직접적으로 비례한다.

혈액 내 호르몬 농도

혈중 호르몬 농도는 분 단위로 다르고, 하루에도 변화가 많다. 호르몬 분비는 간헐적으로, 또는 연속적으로 생성되거나 하루의 주기적인 리듬에 따라 생성된다(그림 1.31). 따라서 대부분의 경우 과도한 또는 저하된 기능 상태를 진단하기 전에 호르몬의 연속적 측정이 필요하다. 내분비계 질환은 혈중 호르몬 농도가 적절하지 못할 때, 즉 혈중 호르몬 농도가 압도적으로 높거나 낮을 때 발생하게 된다. 또한 호르몬의 분비 양 보다 호르몬 분비 패턴이 호르몬 반응 결정에 더욱 중요할 것이라는 사실이 점점 더 명백해지고 있다. 이 주제는 제 12장에서 논의된다. 신경계처럼 내분비계도 호르몬 자체 신호 뿐 만 아니라 호르몬의 신호전달 빈도에 의해 추가적인 정보를 전달한다는 사실도 주목할 만하다.

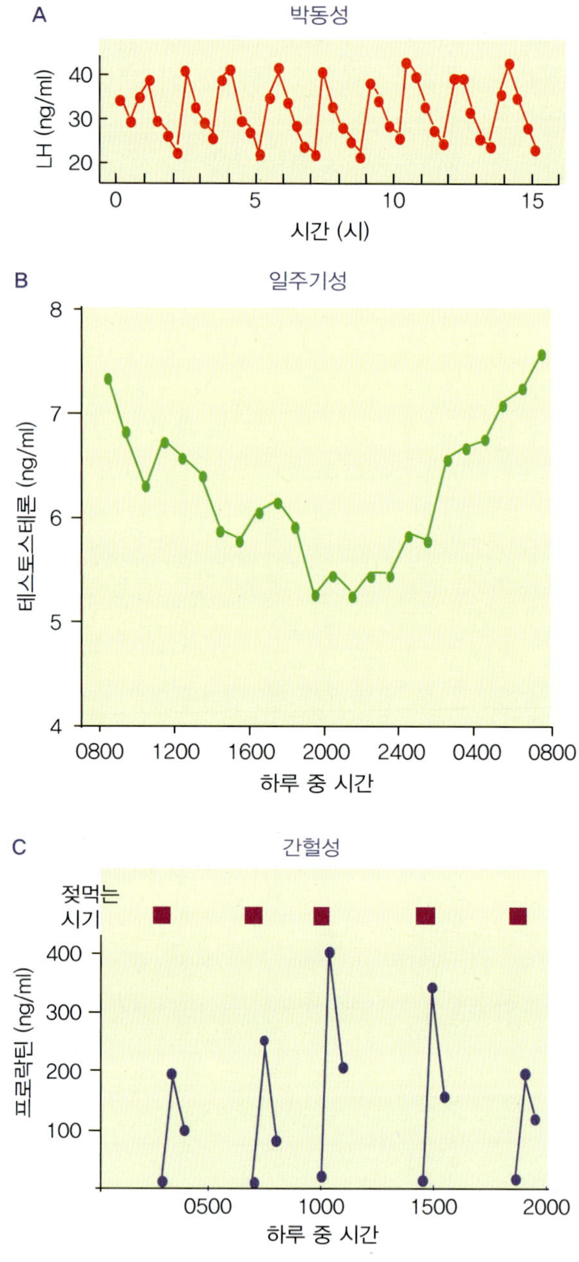

그림 1.31 혈중 호르몬 농도의 변화는 다른 패턴을 따른다. **A.** 황체형성호르몬(LH) 분비의 하루 리듬. (From Bremer et al. (1983) *J. Clin. Endocrinol. Metab.* **56**:1278.) **B.** 테스토스테론 분비의 시간당 리듬. (From yamaji et al. (1972) *Endocrinology* **90**: 771.) **C.** 프로락틴의 간헐적 분비. (From Hwang et al. (1971) *Proc. Natl. Acad. Sci. USA* **68**: 1902.)

추천 문헌들

Conn, P.M., ed. (1999) *Handbook of Physiology, Section 7 Endocrinology. Volume 1: Cellular Endocrinology*. American Physiological Society and Oxford University Press. (This volume provides in-depth coverage of many of the topics considered in this chapter.)

Dannies, P.S. (1999) Protein hormone storage in secretory granules: Mechanisms for concentration and sorting. *Endocr. Rev.* **20**: 3–21.

DeWire, S.M., Seungkirl, A., Lefkowitz, R.J., and Shenoy, S.K. (2007) β-Arrestins and cell signaling. *Ann. Rev. Physiol.* **69**: 483–510.

Gerber, S.H. and Sidhof, T.C. (2002) Molecular determinants of regulated exocytosis. *Diabetes* **51**(Suppl. 1): S3–S11.

Gether, U. (2000) Uncovering molecular mechanisms involved in activation of G protein-coupled receptors. *Endocr. Rev.* **21**: 90–113.

Holz, G.G., Kang, G., Harbeck, M., Roe, M.W., and Chepurny, O.G. (2006) Cell physiology of cAMP sensor epac. *J. Physiol.* **577**: 5–15.

Kim, T., Gondré-Lewis, , Arnaoutova, I., and Loh, Y.P. (2006) Dense-core secretory biogenesis. *Physiology.* **21**: 124–133.

McKenna, N., Rainer, J., Lanz, B., and O'Malley, B.W. (1999) Nuclear receptor coregulators: Cellular and molecular biology. *Endocr. Rev.* **20**: 321–344.

Patterson, R.L., Boehning, D., and Snyder, S.H. (2004) Inositol 1,4,5-Trisphosphate receptors as signal integrators. *Ann. Rev. Biochem.* **73**: 437–465.

Pearson, G., Robinson, F., Beers Gibson, T., Xu, B., Karandikar, M., Berman, K., and H. Cobb, M.H. (2001) Mitogen-activated protein (MAP) kinase pathways: Regulation and physiological functions. *Endocr. Rev.* **22**: 153–183.

Pekary, A.E. and Hershman, J.M. (1995) Hormone assays. In: Felig, P., Baxter, J.D., and Frohman, L.A., (eds.), *Endocrinology and Metabolism*, 3rd ed., 201–218. McGraw-Hill, Inc., New York.

Pratt, W.B. and Toft, D.O. (1997) Steroid receptor interactions with heat shock protein and immunophilin chaperones. *Endocr. Rev.* **18**: 306–360.

Seino, S. and Shibasaki, T. (2005) PKA-dependent and PKA-independent pathways for cAMP-regulated exocytosis. *Physiol. Rev.* **85**: 1303–1342.

Smith, D.F. and Toft, D.O. (1993) Steroid receptors and their associated proteins. *Mol. Endocrinol.* **7**: 4–11.

Spiegel, A.M. (2000) G protein defects in signal transduction. *Horm. Res.* **53**(Suppl 3): 17–22.

2

CHAPTER

뇌하수체

뇌하수체(Pituitary gland)에서 분비되는 호르몬은 갑상선(thyroid), 부신(adrenals), 생식소(gonads)를 포함하는 3개 분비선들의 성장과 활성을 조절한다. 이 때문에 뇌하수체는 흔히 "으뜸샘(master gland)"이라고 여겨져 왔다. 뇌하수체가 으뜸샘으로서 다른 분비선들을 조절하는 한편, 자신의 호르몬 분비는 두뇌, 뇌하수체의 표적선들에서 분비되는 호르몬에 의해서 조절된다. 이런 이유로 뇌하수체는 중추신경계 조절 중심과 말초조직 내분비기관을 연결하는 중개기관으로 이해될 수 있다. 뇌하수체 호르몬들은 내분비선들을 표적으로 하여 작용하는 데 국한되지 않고, 내분비선이 아닌 표적 조직들에도 직접적으로 작용한다. 이러한 호르몬 활성들은 모두 뇌와 말초에서 유래하는 신호들에 의해 조절 제어된다.

형태학

뇌하수체는 두개골 나비뼈(sphenoid bone)의 작게 움푹 패인 안장(sella turcica)에 놓여 있으며 시상하부(hypothalamus)의 바로 아래쪽에 위치한다. 뇌하수체는 시상하부에서 내려오는 깔대기형태의 줄기인 누두(infundibulum)를 통해서 연결되어 있다. 뇌하수체는 전엽과 후엽으로 이루어진 복합기관인데, 이 두 엽 중에 후엽은 신경엽(neurophysis)이라고도 불리며 발생학적 기원이 뇌줄기이다. 전엽은 후엽보다 크기가 크며 샘뇌하수체(adenohypophysis)라고도 불리는데 발생학적으로 살펴보면 원시앞창자인 라트케주머니(Rathke's pouch)가 자라서 형성된 것이다. 이 두 엽의 사이 부분에 중엽이 존재하지만 사람에서는 해부학적으로 구분할 수 없게 퇴화되었다(그림 2.1).

조직학적으로 볼때, 전엽은 커다란 다각형세포(polygonal cells)들이 다발을 이룬 것이 굴모세혈관계(sinusoidal capillary system)로 둘러싸인 형태이다. 대부분의 세포들은 분비과립들을 갖고 있으며, 조직학적 표준염색법이나 면역형광 염색법을 사용하여 각각의 뇌하수체 호르몬을 분비하는 세포들을 구분할 수 있나. 예전에는 각각의 호르몬 합성을 담당하는 세포들이 따로 있을 것으로 여겨졌으나, 근래에는 세포별로 각기 합성하는 호르몬 양의 상대적인 차이가 있는 것으로 이해되고있다. 최근까지 특정한 세포 유형들이 분비선의 중심부나 말초부에 모인 양상도 있으나, 여러 종류의 세포들은 무작위로 섞여 존재한다고 이해되어 왔다. 그러나 기술혁신으로 인해 생쥐 뇌하수체 세포 배열의 3차원적 분석이 가능해졌고, 이를 통해 뇌하수체 세포들이 각각의 세포 유형별로 고도의 조직화된 입체배열을 취하고 있음을 확인할 수 있었다. 뇌하수체에서 가장 많이 존재하는 세포는 성장자극세포(somatotrope)이다. 이 세포들은 인접하여 있는 세포들과 부착연접(adherens junction)을 통해 연결되어 있는데 이를 통해 세포–세포간 의사소통과 동조화(synchronization)가 가능한 것으로 여겨

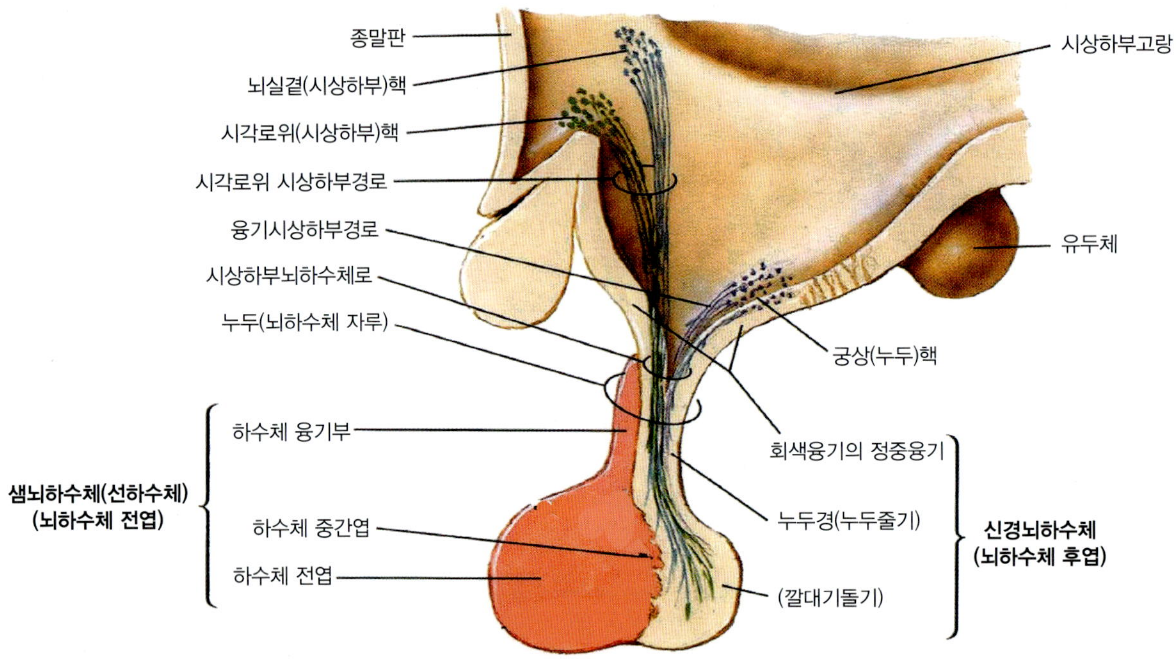

그림 2.1 사람의 뇌하수체와 시상하부의 단면도. (From Netter, F.H. (1989) *Atlas of Human Anatomy*, 2nd Ed. Novartis Summit New Jersey, Icon Learning Systems, LLC, a subsidiary of MediMedia, Inc. Reprinted with permission from Icon Learning Systems, LLC, illustrated by Frank H. Netter, MD. All rights reserved.)

진다. 뇌하수체의 다른 세포 유형에서도 이러한 그물망이 존재하는지에 대해서는 알려져 있지 않다.

후엽은 두 부위로 크게 나눠는데, 누두(infundibulum) 혹은 자루(stalk)가 그 하나이며, 깔대기돌기(infundibular process) 혹은 신경엽(neural lobe)이 다른 하나이다. 후엽에는 전자밀집 분비과립구(electron-dense secretory granules)를 함유하는 민말이집신경섬유(nonmyelinated nerve fibers)가 풍부하며, 이들 섬유조직 세포체들은 시상하부의 뇌실곁핵(paraventricular nuclei)과 시각로위핵(supraoptic nuclei)이 쌍을 이루고 있는 곳에서 시작한다. 이들 세포들은 시상하부의 다른 신경세포들보다 커서 거대세포(magnocellular)라고 부른다. 시상하부의 세포체에서 합성된 분비물질들은 축삭(axon)을 통해서 수송되며 후엽 내부에 위치한 신경의 둥근머리 말단(bulbous nerve endings)에서 저장된다. 이들 섬유의 확장말단(dilated terminals)은 창문내피(fenestrated endothelium)의 풍부한 모세혈관망에 인접해 있어 분비물질의 순환계 유입이 용이하도록 되어있다.

전엽 및 후엽의 혈관공급과 신경분포를 살펴보면, 두 엽의 각기 다른 발생학적 기원을 반영할 뿐만 아니라, 이들의 생리학적 조절에 대한 이해가 가능해진다. 전엽의 경우 신경세포가 별로 없으며, 분비촉진신경이 하나도 존재하지 않는다. 이런 점에서는 뇌하수체가 중추신경계와 말초 분비선의 중개기관 역할을 한다는 것을

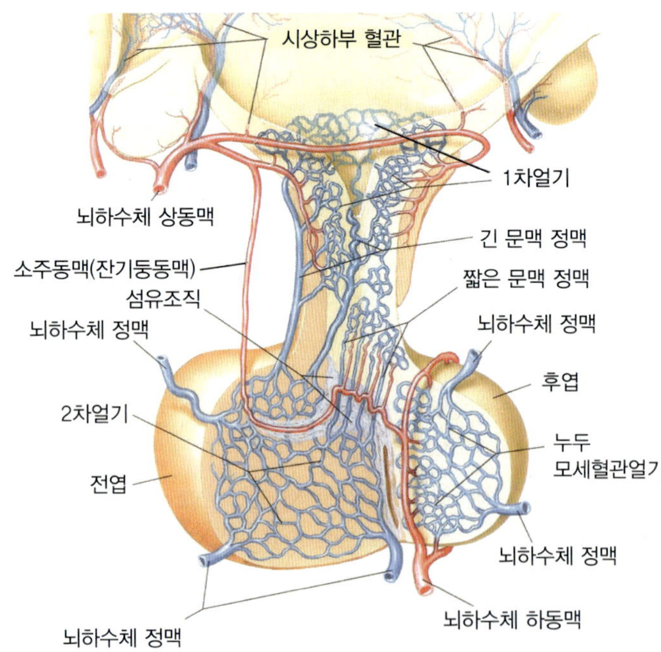

그림 2.2 사람 뇌하수체의 혈액 순환. 1차모세혈관상에서 긴 문맥계가 형성되고, 줄기의 아랫부분 모세혈관상에서 짧은 문맥계가 형성된다. 이들 문맥계는 가지가 갈라져 뇌하수체 전엽의 굴모세혈관계로 유입된다. (From Netter, F.H. (1989) *Atlas of Human Anatomy*, 2nd Ed. Novartis Summit New Jersey, Icon Learning Systems, LLC, a subsidiary of MediMedia, Inc. Reprinted with permission from Icon Learning Systems, LLC, illustrated by Frank H. Netter, MD. All rights reserved.)

의심할 수 있겠지만, 사실 뇌와 뇌하수체 전엽간의 의사소통은 신경통로를 통한 것이 아니라 혈관을 통한 것이다.

뇌하수체 전엽은 대부분의 혈액을 공급하는 시상하부–뇌하수체 문맥(hypothalamo-hypophyseal portal system)을 통해서 뇌줄기(brainstem)와 연결되어 있다. 우선, 뇌하수체 상동맥(superior hypophyseal arteries)이 시상하부 정중융맥(median eminence)의 모세혈관 그물망인 1차얼기(primary plexus)에 혈액을 공급한다. 1차얼기의 모세혈관들은 뇌하수체 긴문맥 혈관을 형성하며 뇌하수체 줄기에 이르게 된다. 이렇게 공급된 혈액은 뇌하수체 후엽의 분비세포들 사이에 배치되는 굴모세혈관(capillary sinusoids)을 통해 분비세포들에까지 전달된다. 뇌하수체 하동맥(Inferior hypophyseal arteries)은 뇌하수체 줄기의 아랫부분에 모세혈관얼기(capillary plexus)까지 이어진다. 이들 모세혈관들은 짧은 문맥으로 배출되는데, 뇌하수체 전엽 내의 둘째 굴모세혈관으로 이어진다. 뇌하수체 전엽에 도달되는 대부분의 혈액은 긴 문맥과 짧은 문맥을 통해서 수송되는 것이며 아주 적은 양의 혈액만이 뇌하수체 상동맥에서 갈라져 나온 기둥동맥을 통해서 공급된다. 이에 반해 뇌하수체 후엽의 혈액 순환은 그리 특이한 것이 없다. 뇌하수체 하동맥에 의해서 혈액이 공급되며, 양 엽을 통과한 혈액은 짧은 정맥들을 통해서 인접한 해면정맥굴(cavernous sinuses)로 흘러들어간다.

이러한 혈액의 문맥순환 배치에 따라, 중추신경계의 신경세포에서 분비된 화학 신호물질들이 문맥 혈액에 전달되고, 문맥 혈액에 전달된 신호물질들은 뇌하수체 전엽의 분비세포에 전달될 수 있는 것이다. 심장이 수송하는 전체 혈액양과 비교할 때, 뇌하수체 문맥 혈류량이 매우 적기 때문에 아주 적은 양의 신경 분비라도 뇌하수체에서 생물학적 효과를 나타내기에 충분한 농도로 도착할 수 있다. 만약 신경 분비가 일어난 후에 전체 혈액에 희석된 후 뇌하수체에 도달한다면 동일한 생물학적 효과를 나타내기 위해 1,000배 이상의 분비물질이 필요할 것이다. 또한 이러한 공간적 배열은 또한 시상하부에서 일어나는 분비의 효과가 뇌하수체에만 국한되게 하는 효과를 갖는다. 생리적 효과를 일으킬 정도의 분비물 농도에 노출되는 기관은 뇌하수체 뿐이기 때문이다.

뇌하수체 전엽의 생리학

뇌하수체 전엽 호르몬들 중에서 생리학적 중요성이 밝혀진 것은 모두 여섯 가지이다. 이들 호르몬들은 갑상선과 부신, 생식소, 젖샘의 기능과 신체 성장을 관장한다. 이들 호르몬의 영문 명칭에는 'trophic' 혹은 'tropic'이라는 접미사가 붙는데 이는 그리스어로 '키운다'는 뜻의 'trophos'나, '향한다'는 의미의 'tropic'에서 유래한다. 일반적으로 두 용어가 모두 허용되는 바, 갑상선자극호르몬은 thyrotropin 혹은 thyrotrophin으로 쓸 수 있다. 성장호르몬(Growth hormone; GH)은 그 효과가 신체(그리스어 soma) 전반에 미치기 때문에 소마토트로핀(somatotropin), 혹은 소마토트로핀 호르몬(somatotropic hormone; STH)이라고도 부른다. 뇌하수체 전엽에서 분비되는 호르몬들은 표 2.1에 정리되어 있다. 뇌하수체를 구성하는 세포들의 이름은 세포들이 생성하는 호르몬의 이름을 따서 갑상선자극세포(thyrotropes), 부신피질자극세포(corticotropes), 성장자극세포(somatotropes), 젖샘자극세포(lactotropes) 등으로 부른다. GH를 생성하는 세포 상당수가 프로락틴(PRL)을 분비하기 때문에 이들 세포를 몸젖샘자극세포(somatomammotropes)라고 한다. 성장자극세포와 젖샘자극세포의 상호 전환 과정중의 중간단계에 몸젖샘자극세포가 존재한다는 설도 있다. 두 가지 생식선자극호르몬 모두 생식선자극세포(gonadotropes)라는 단일한 유형의 세포에서 생성된다.

뇌하수체 전엽에서 생성되는 호르몬들은 모두 단백질이거나 당단백질(glycoproteins)이다. 이들 호르몬들은 리보솜에서 생합성된 이후에 다양한 세포내 기관으로 수송되면서 번역 후 과정을 거치게 된다. 이들 호르몬들은 막에 둘러쌓인 분비과립구(secretory granules)에 포장된 이후에 세포외배출(exocytosis)을 통해서 세포 밖으로 분비된다. 뇌하수체는 며칠간 필요한 생리적 수요에 대응할 수 있을 정도로 비교적 많은 양의 호르몬을 보관한다. 과학자들은 지난 수십 년 간 뇌하수체 호르몬들을 추출, 분리, 정제, 연구해왔으며 이제는 이들 호르몬의 유전자, 생합성 과정의 복잡성, 번역 후 과정에 대한 이해를 바탕으로 당단백질 계열, 성장호르몬과 프로락틴 계열, 부신피질자극호르몬 계열, 이렇게 셋으로 나눌 수 있게 되었다.

당단백질 호르몬

당단백질 호르몬 계열에 속하는 호르몬은 모두 세 가지로 TSH(thyroid-stimulating hormone; 갑상선자극호르몬), FSH(follicle-stimulating hormone; 난포자극호르몬)와 LH(luteinizing hormone; 황체형성호르몬)이다. TSH의 유일한 역할은 갑상선을 자극하여 갑상선호르몬의 분비를 촉진하는 것이다. FSH와 LH의 이름은 비록 여성의 생식선에 대한 역할과 관련이 있으나, 남성의 정소와 여성의 난소의 기능 모두에 중요한 역할을 한다. FSH는 여성의 난소에서 여포가 성장하는 것을 촉진하며, 남성에서는 정소의 생식상피에서 정자의 생산을 촉진한다. LH는 여성

표 2.1 뇌하수체 전엽 호르몬

호르몬	표적기관	사람에서의 주요 기능
당단백질 계열		
갑상선자극호르몬 (TSH) 또는 티로트로핀	갑상선	갑상선호르몬의 합성과 분비 촉진
난포자극호르몬 (FSH)	난소 정소	난포의 성장 촉진, 에스트로겐 분비 촉진 정소의 세르톨리세포에 작용, 정자의 성숙을 촉진
황체형성호르몬 (LH)	난소 정소	성숙한 난포에서 배란과 황체 형성을 촉진; 황체의 에스트로겐과 프로게스테론의 합성 촉진 레이디히 사이(질)세포에서 테스토스테론 합성과 분비 촉진
성장호르몬과 프로락틴 계열		
성장호르몬 (GH) 또는 소마토트로핀 호르몬 (STH)	대부분의 조직	신장과 체중의 성장을 촉진; IGF-I의 합성촉진; 단백질 합성 촉진; 대개 포도당 소모를 억제하며 지질 이용 촉진
프로락틴(PRL)	젖샘	젖분비와 젖샘 성장의 촉진
부신피질자극호르몬 계열 (Proopiomelanociotin; POMC)		
부신피질자극호르몬 (ACTH) 또는 크로티코트로핀	부신피질(겉질)	부신피질호르몬의 합성과 분비 촉진
β 리포트로핀(β-Lipotropin)	지방조직	생리학적 기능 미확립

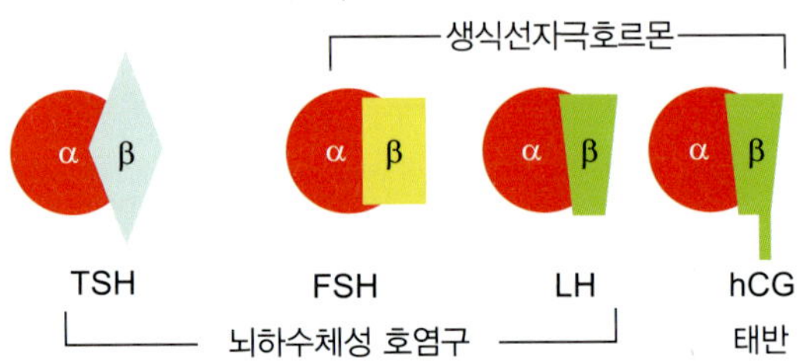

그림 2.3 당단백질 뇌하수체호르몬. 뇌하수체에서 기원하는 3종의 당단백질과 태반호르몬인 사람 융모성 생식선자극호르몬(hCG)들은 모두 동일한 α 소단위체를 갖고 있다.

의 난소에서 성숙한 여포에서 배란이 일어나는 것과, 배란 이후 파열된 여포에 남아 있는 구상세포들로부터 황체가 형성되는 것을 촉진한다. 또한 난소 호르몬인 에스트로겐과 프로게스테론이 합성되고 분비되도록 자극한다. 남성에 있어서 LH는 남성호르몬인 테스토스테론이 정소의 사이(질)세포에서 분비되도록 촉진한다. 그런 이유로 LH는 예전에 사이(질)세포자극호르몬(interstitial cell-stimulating hormone; ICSH)라고도 불리기도 했으나, 더 이상 널리 쓰이지는 않는 이름이다. 이들 호르몬의 역할들은 제 12, 13장에서 기술되어 있다.

이들 세 가지 당단백질 호르몬들은 뇌하수체성 호염기세포(pituitary basophils)에서 생합성되고 보관된다. 각각의 호르몬은 폴리펩티드 사슬의 아스파라긴 잔기에 공유결합으로 연결된 당부분을 갖고 있다. 세 호르몬 모두 α와 β 두 개의 소단위체로 구성되어 있다. 이들 소단위체들간의 결합은 매우 단단하지만 공유결합은 아니다. α 소단위체는 세 호르몬에 대해 모두 동일한 아미노산 서열을 갖고 있으며, 6번 염색체상에 존재하는 동일 유전자가 암호화한다. β 소단위체는 α 소단위체에 비해 좀 더 크며 세 호르몬마다 상이한 생리적 특이성을 갖게 하는 부분이다. α와 β 소단위체 모두 수용체 결합에 참여하며, 생물학적 반응을 일으키기 위해서는 이 두 소단위체 모두 수용체주머니(binding pocket) 안에 존재하여야 한다. β 소단위체는 α 소단위체와는 다른 염색체상에 있는 별도의 유전자들에 의해 암호화되어 있는데, 1번 염색체에 TSHβ, 11번 염색체에 FSHβ, 19번 염색체에 LHβ가 암호화되어 있다. 이렇게 다른 염색체에 존재하는 상이한 유전자에 의해 암호화되어 있으나 이들의 아미노산 서열간에는 그 상동성이 매우 크다. α와 β, 두 소단위체들은 모두 탄수화물부분을 갖고 있으며 펩티드사슬과 비교해볼 때 탄수화물 부분의 유사성은 떨어진다. 생합성 과정 중에 α 소단위체는 β 소단위체에 비해 과량이 생산되기 때문에, β 소단위체의 생합성이 당단백질 호르몬 생산의 속도조절단계로 여겨진다. 두 소단위체의 짝짓기는 소포체에서 시작하여 골지체에 이르기까지 계속 진행되며, 골지체에서는 각 단백질의 번역 후 과정, 특히 당수식화(glycosylation) 과정이 완성된다. 느슨하게 짝지워진 소단위체들은 분비과립구 안에서 자발적인 단백질 재접힘을 거치고 나면 안정적인 활성형 호르몬이 된다. α 및 β 소단위체의 유전자 발현 조절은 완벽한 조화를 이루지는 못하기 때문에 혈장 내에는 활성형 호르몬 외에도 α 소단위체나 세 종류의 β 소단위체들이 단독으로 존재하는 것을 볼 수 있다.

태반호르몬인 사람융모성생식선자극호르몬(human chorionic gonadotropin; hCG)은 뇌하수체에서 분비되는 생식선자극호르몬과는 기능적으로나 화학적으로 밀접한 관계에 있다. α 소단위체는 뇌하수체 호르몬의 α 소단위체와 동일한 유전자의 산물이다. β 사슬은 LH와 동일한 펩티드 서열을 갖되 C 말단에 32개의 아미노산이 추가되어 있는 형태이다. 흥미롭게도 뇌하수체 호르몬의 β 소단위체 유전자는 각각 한 개의 복제수를 갖지만, hCGβ 유전자는 19번 염색체 상에서 LHβ 유전자와 인접하면서 총 7개의 복제수를 갖는다. hCG는 황체에 작용하는 독특한 기능(제 14장 참조) 외에 구조적으로 매우 유사한 LH의 기능과 비슷한 생물학적 활성을 갖는다.

성장호르몬과 프로락틴

GH(Growth hormone; 성장호르몬)은 제 11장에 기술된 바와 같이 정상적인 성인의 키높이의 도달을 위해서 필수적인 요소이며, 성장촉진 효과와 직접 연결되지 않는 대사 효과도 갖고 있다. 대사 효과에는 지방 조직에서의 유리 지방산의 유동화와 근육과 지방 조직에서의 포도당 대사 억제를 들 수 있다. GH의 역할 중 에너지 평형과 관련된 부분은 제 8장에 기술되어 있다. 성장자극세포는 뇌하수체 전엽의 절대 다수를 차지하는 세포들로서 전엽 세포들의 반 이상을 차지한다. GH는 일생 중 내내 분비되는데, 뇌하수체 호르몬 중에서 가장 풍부한 호르몬이다. 사람 뇌하수체는 5~10mg의 GH를 보관하고 있는데 이는 다른 뇌하수체 호르몬의 양들과 비교

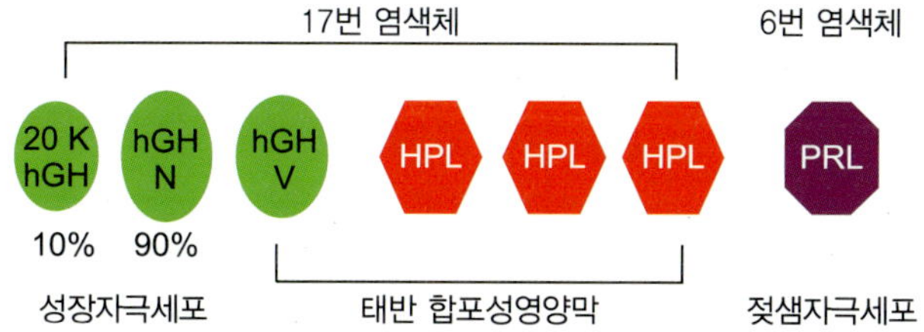

그림 2.4 성장호르몬/프로락틴 계열

해서 20~100배나 되는 양이다. 구조적으로 볼 때, GH는 다른 뇌하수체 호르몬들 중에서 프로락틴과 밀접한 연관성을 갖는데, 프로락틴(prolactin; PRL)은 출산후 여성에게 있어서 유즙 생산에 필요한 호르몬이다(제 14장 참조). 수유하지 않는 여성이나 남성에 대한 PRL의 역할은 아직 뚜렷하게 확립되지 않았지만 일련의 증거들은 PRL이 면역체계의 세포들을 자극할 수 있음을 제시하고 있다. 이들 두 종의 뇌하수체 호르몬들은 또한 태반호르몬인 사람융모성체유선자극호르몬(human chorionic somatomammotropin; hCS)과 밀접한 관계에 있다. hCS는 실험적으로 성장촉진 작용과 유즙생산촉진 작용을 갖고 있음이 밝혀졌다. 이러한 성질때문에 hCS는 사람태반성젖샘자극호르몬이라고도 한다. 비록 이 호르몬의 생리학적 기능은 아직 확립되어 있지 않지만, 임신기간 중 모체의 대사를 조절하고 수유를 위한 유선의 발달(제 14장 참조)을 조절할 것으로 생각된다.

GH, PRL과 hCS 모두 하나의 조상 유전자로부터 복제되면서 진화한 것으로 여겨진다. GH와 PRL 유전자는 척추동물의 출현 이전에 분리되었고, GH와 hCS 유전자는 영장류가 다른 포유동물들과 분리될 때 출현한 것으로 생각된다. 사람의 반수체(haploid) 유전체에는 총 2개의 GH 유전자와 3개의 hCS 유전자가 모두 17번 염색체 상에 존재하며, PRL 유전자는 단일유전자로 6번 염색체 상에 있다(그림 2.4). 이들 유전자들은 뉴클레오티드 서열뿐만 아니라, 전사되는 구간과 전사되지 않는 구간의 배열 등에 있어서 상호 유사성을 갖고 있다. 이들 유전자들은 5개의 엑손이 4개의 인트론으로 분리되어 있는데 인트론의 배열 또한 상호 유사성을 갖고 있다. 세 호르몬 모두 2개의 이황화결합을 포함하는 거대한 단일가닥 펩티드로서 존재하는데, PRL의 경우에는 셋째 이황화결합을 갖고 있는 것이 다른 것들과 상이하다. GH와 hCS의 아미노산 서열을 비교하면 80% 가량이 동일하며, 사람 GH와 PRL은 146개의 아미노산 부위가 상호간에 유사하다. 뇌하수체에서 발현되는 GH 유전자는 hGH N 한 가지 뿐이지만, 이 유전자의 RNA 전사체는 선택적 이어맞추기(alternative splicing)를 거쳐 두 가지의 유사한 GH 동형으로 발현된다. 이들 두 가지 동형 중에 큰 것은 22kDa의 단백질인 22kDa GH이며, 작은 동형은 아미노산 32번에서 46번까지가 생략된 형태의 20kDa GH이다. 22kDa GH가 20kDa GH보다 10배 정도 더 많이 존재한다. 다른 GH 유전자(hGH V)는 태반에서만 발현되는 것으로 보이는데 임신한 여성의 혈중에서 발견되는 GH 대다수가 이에 해당한다. 뇌하수체에서 생성된 GH와 비교시 13개의 아미노산이 다르며 당수식이 된 당단백질인 hGH V의 생물학적 활성은 뇌하수체에서 생성된 호르몬과 동일하다.

구조적인 유사성으로 인해 GH가 PRL이나 hCS과 마찬가지

로 젖샘자극 활성을 갖는 것은 그다지 놀라운 일이 아니다. 그런데 젖소나 집쥐의 GH와 사람 GH를 비교하면 아미노산의 3분의 2 정도가 동일한데도 사람은 젖소나 집쥐의 GH에는 전혀 반응하지 않는다. 사람은 오직 사람이나 원숭이의 GH에 반응할 뿐이다. 영장류의 GH 특이성은 종특이성(species specificity)의 일례로서, 이러한 특이성은 GH 수용체의 결합부위에 있는 1개의 아미노산 변화와, 이에 상응하는 GH 단백질의 1개 아미노산 변화에 기인한다. 이러한 종특이성때문에 재조합 유전자기술의 도래와 함께 무한정의 GH 공급이 가능해지기 전까지 사람 GH의 공급은 매우 제한적이었다.

부신피질자극호르몬 계열

부신피질자극호르몬(Aadrenal corticotropic hormone; ACTH)은 코르티코트로핀(corticotropin)이라고도 하며 부신샘의 피질(겉질)에서 호르몬 생산을 조절한다. 이 계열에 속한 뇌하수체 펩티드 호르몬들로는 α, β, γ 멜라닌자극호르몬(melanocyte stimulating hormone; MSH)과, β, γ 리포트로핀(lipotropin; LPH), 그리고 β 엔도르핀(endorphin)이 있다. 이 중에서 ACTH 만이 유일하게 사람에서 생리적 기능이 확립되어 있다. MSH는 하등 척추동물에서는 피부에 있는 멜라닌세포에서 멜라닌 색소를 퍼뜨리는 역할을 하는데, 사람의 뇌하수체에서 분비되는 MSH의 양은 무시할 정도로 적다. 대신 이들 펩티드들은 멜라닌세포나 피부각질세포에서 자가분비나 측분비로 작용하여 색소 침착을 조절한다. MSH 뿐만 아니라 ACTH나 β, γ LPH 모두 멜라닌세포를 자극하는 MSH의 효과를 유발하는 7개의 아미노산 서열을 갖고 있어서, 이들 호르몬들이 과량으로 분비될 때 피부색이 짙어지거나 갈색으로 바뀌는 현상이 나타날 수 있다. α, β MSH는 뇌하수체 뿐만 아니라 시상하부 궁상핵의 신경세포에서도 분비되는데, 음식물 섭취를 조절하는 데 있어 중요한 역할을 수행한다(제 8장 참조). β LPH는 토끼에서 지방조직의 지방 유동화를 촉진하는 효과를 보이는데 기인하여 LPH로 명명하였으나, 그 생리학적 중요성이 사람에서는 아직 불분명하다. 91개의 아미노산으로 구성된 β LPH 펩티드 사슬의 C 말단에는 β 엔도르핀의 아미노산 서열 전체가 포함된다. β 엔도르핀은 내성(endo) 모르핀이라는 의미에서 명명되었는데, 많은 종류의 세포에서 모르핀과 동일한 수용체를 자극한다.

ACTH 관련 펩티드들은 일종의 군을 형성하게 되는데, 이는 (1) 엑손의 복제에 기인하여 상호 유사한 아미노산 서열의 펩티드 구간을 포함하고 있고, (2) 이들 펩티드들이 모두 동일한 유전자에 의해 암호화되어있기 때문이다. 이 유전자 산물은 POMC (pro-opiomelanocortin)이라고 하며 26개의 신호펩티드를 제거하고 남은 239개의 아미노산으로 구성된다. POMC의 아미노산서열을 살펴보면 염기성 아미노산이 쌍(doublet)으로 배열된 것을 10군데에서 발견할 수 있다. 이들 염기성 아미노산 쌍들은 아르기닌이나 리신의 조합으로 존재하는데, 서브틸리신 유형 펩티드내

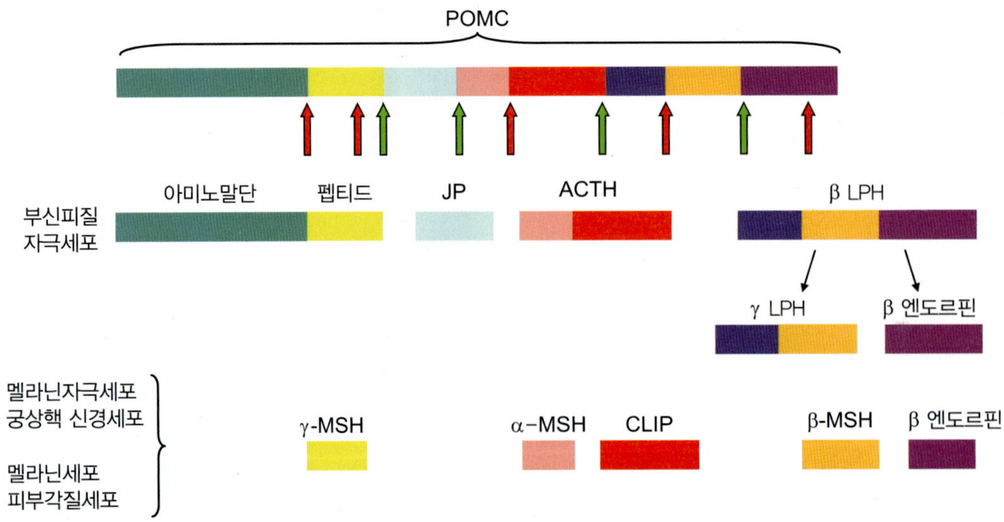

그림 2.5 POMC의 단백질분해 과정을 통한 활성화. POMC분자는 PC1과 PC2에 의해서 각각 녹색 화살표 부위와 적색 화살표 부위에서 절단된다. 부신피질자극세포에서 일어나는 β LPH의 생성은 PC2에 의해서 일어난다.

퇴화된 뇌하수체 중엽에 있는 멜라닌자극세포, 신경, 멜라닌세포, 피부각질세포에는 PC1, PC2 모두 발현되는데 반해, 부신피질자극호르몬에는 PC1 만이 발현된다. **JP**: joining peptide, **CLIP**: corticotropin-like intermediate lobe peptide, 그림에 보이지는 않으나 C 말단의 아미노산 제거, 당화, 인산화 등의 번역 후 변형 과정이 일부 펩티드에서 발생한다.

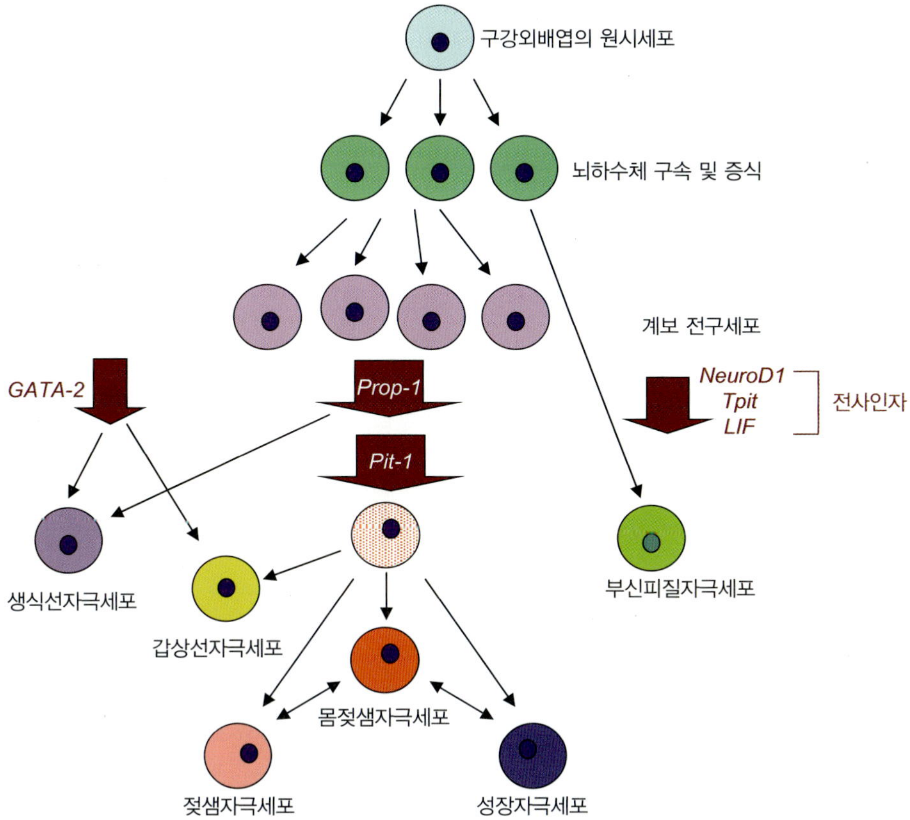

그림 2.6 뇌하수체 전엽에서 주요 세포유형들의 발달과정. 부신피질자극세포는 발달단계 초기에 먼저 갈라져 나와 별도의 계보를 구성한다. 다른 유형의 세포 발달에는 prop-1이 필요하다. 젖샘자극세포, 성장자극세포와 갑상선자극세포는 동일한 전구세포에서 유래하며, 갑상선세포가 분화될 때까지 생식자극세포와 같이 GATA-2 의존성을 갖는다.

부가수분해효소(subtilisin-like endopeptidase)의 일종인 프로호르몬 전환효소(prohormone convertase; PC)에 의해 절단되어 POMC는 작은 조각들로 변환된다. PC 외에도 최소 5 종류의 효소가 번역 후 과정에 작용하게 된다. 부신피질자극세포와 그 외 POMC를 생산하는 다른 세포들 간에는 조직특이적으로 발현되는 변환효소들이 존재하는데 이에 따라 최종적으로 분비되는 펩티드들의 차이가 발생한다. 부신피질자극세포는 PC1만을 발현하는데 반해, POMC를 생산하는 신경세포나 피부세포는 PC1, PC2 둘 다 발현함에 따라 부신피질자극세포는 수는 적지만 크기가 큰 조각들을 생산하게 된다. 사람 부신피질자극세포에서 생산하는 주요 펩티드 산물은 ACTH와 β-LPH이다. POMC의 마지막 변환 과정은 분비과립구에서 일어나므로 ACTH와 함께 β-LPH가 분비된다. 사람 부신피질자극세포에서는 β-LPH의 절단도 어느 정도 일어나기 때문에 ACTH 분비가 활발할 때에는 β 엔도르핀의 분비가 수반될 수도 있다.

뇌하수체 전엽의 발달

뇌하수체 전엽의 다양한 세포유형들은 모두 하나의 공통 원시세포에서 분화되어 형성된다. 원시세포의 발달은 라트케주머니의 구강외배엽 세포들이 간뇌로 발달중인 세포들과 접촉하면서 시작된다. 몇몇 특정 전사인자들이 상이한 조합으로 발현되면서 다른 종류의 세포계보를 형성하는 것으로 보인다(그림 2.6). 이러한 요소들 중에 두 가지의 발현이 결핍될 때, 생쥐에서 왜소증 돌연변이를 발생시키고, 사람에서는 복합적 뇌하수체호르몬 결핍증후군을 발병시킬 수 있다. 갑상선자극세포, 젖샘자극세포, 성장자극세포들의 발달과정에는 호메오도메인(homeodomain) 전사인자의 일종인 prop-1 유전자와 pit-1 유전자가 공통적으로 요구된다. prop-1 유전자의 발현이 발달과정 중에 일시적으로 먼저 일어난 후에 뇌하수체 특이적인 pit-1의 발현이 이루어진다. prop-1의 이름은 pit-1의 예언자(prophet of pit-1)라는 의미를 갖는다. pit-1 전사인자는 세포계보의 발달과정에만 필요한 것이 아니고, 이들 세포들이 GH, PRL과 TSH의 β 소단위체를 계속 생산하는 데 필요하다. pit-1 전사인자는 이 밖에도 GH의 합성과 분비를 조절하는 시상하부 호르몬에 대한 수용체 발현 조절에도 필수적이다. pit-1의 유전적 결함이 있으면 성장자극세포, 젖샘자극세포, 갑상선자극세포의 발달이 불가능해지고, 이러한 발달장애로 인해 GH, PRL과 TSH의 생합성이 일어나지 않게 된다. prop-1 유전자의 결함은 위에 언급한 세 가지

표 2.2 뇌하수체자극호르몬의 종류

호르몬	아미노산 수	생성위치	뇌하수체 생리활성
부신피질자극호르몬방출호르몬 (Corticotropin releasing hormone; CRH)	41	뇌실결핵내의 작은신경세포	ACTH 및 β 리포트로핀 분비촉진
생식선자극호르몬방출호르몬* (Gonadotropin releasing hormone; GnRH)	10	궁상핵	FSH, LH 분비촉진
성장호르몬방출호르몬 (Growth hormone releasing hormone; GHRH)	44	궁상핵	GH 분비촉진
성장호르몬방출펩티드 (그렐린) (Growth hormone releasing peptide; ghrelin)	28	궁상핵	GHRH 반응성 증대 및 GH 분비촉진
성장호르몬방출억제인자(Somatotropin release inhibiting factor; SRIF), 소마토스타틴(Somatostatin; SST)	14 또는 28	앞시상 주위계	GH 분비억제
프로락틴자극인자 (Prolactin stimulating factor)	?	?	프로락틴 분비 촉진(?)
프로락틴억제인자 (Prolactin inhibiting factor; PIF)	도파민	융기뇌하수체 신경	프로락틴 분비 억제
갑상선자극호르몬분비호르몬 (Thyrotropin-releasing hormone; TRH)	3	뇌실결핵 내의 작은신경세포	TSH, 프로락틴 분비촉진
아르기닌바소프레신 (Arginine vasopressin; AVP)	9	뇌실결핵 내의 작은신경세포	ACTH 분비촉진을 위해 CRH와 함께 작용함

*원래 황체호르몬방출호르몬(Luteinizing hormone-releasing hormone; LHRH)으로 명명되었던 것이 바뀜

호르몬의 부재뿐만 아니라, 생식선자극호르몬의 부재도 유발한다. 부신피질자극세포로 예정되는 세포들은 뇌하수체의 세포분화과정 중에서 별개의 세포계보를 형성하게 되며 제일 먼저 호르몬생산을 시작하게 된다. 부신피질자극세포와 생식선자극세포의 발달에는 그 밖에 다른 전사인자의 발현도 함께 요구되는데, 이러한 전사인자 요구조건은 pit-1 의존형 세포유형들의 형질성숙에도 찾아볼 수 있다. 뇌하수체의 기관형성에 대한 좀 더 자세한 고찰은 이 교과서 영역 밖이므로, 이 장 뒤편에 인용된 바와 같이 앤더슨(Anderson)과 로젠펠드(Rosenfeld)의 논문을 참조하기 바란다.

뇌하수체 전엽의 기능 조절

뇌하수체 전엽에서 분비되는 호르몬 분비의 1차적 조절은 중추신경계와 중추신경계에서 뇌하수체로 보낸 신호가 담당하게 된다. 또한 말초에 분포한 분비선에서 분비된 호르몬들이 2차적이지만 필수적인 조절역할을 수행하게 된다. PRL을 제외한 모든 뇌하수체 전엽 호르몬들의 분비는 시상하부의 자극이 없을 때 급격히 감소하게 된다. 이는 수술적으로 뇌하수체를 시상하부에서 멀리 떨어뜨려 이식했을 때 나타난 증상으로 확인되었는데, 흥미롭게도 이 조건에서 PRL의 분비는 급격히 증가하는 것을 관찰할 수 있었다. 이 실험결과를 통해서 분비선이 수술적으로 새로운 위치에 이식된 이후에도 혈관조직을 재발달시켜 안착할 수 있다는 것과, PRL 분비가 평상시에는 시상하부에 의해서 억제되어 있다는

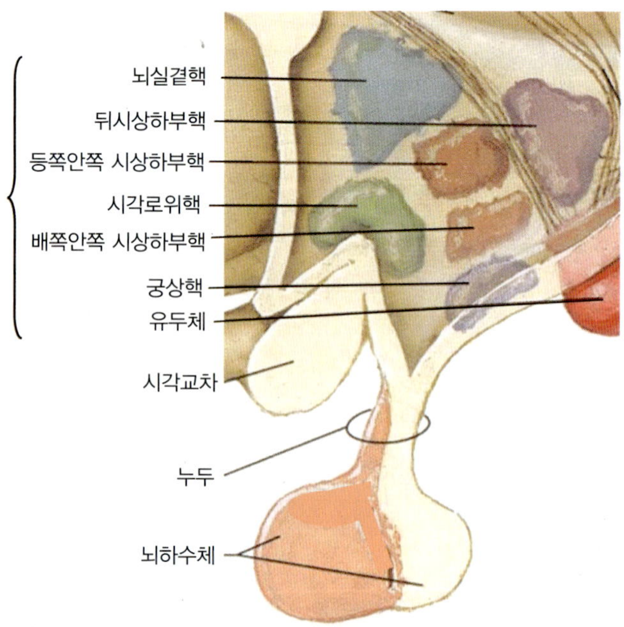

그림 2.7 사람의 시상하부-뇌하수체의 정중시상 절단면. 시상하부의 주요 핵은 묶음표안에 나열된 바와 같다. (From Netter, F.H. (1989) *Atlas of Human Anatomy*, 2nd ed. Novartis Summit New Jersey, Icon Learning Systems, LLC, a subsidiary of MediMedia, Inc. Reprinted with permission from Icon Learning Systems, LLC, illustrated by Frank H. Netter, MD. All rights reserved.)

것을 유추할 수 있다.

뇌하수체 전엽 호르몬의 분비는 활동, 수면, 명암주기를 따르는 일주기 양상(diurnal pattern)을 보인다. 또한 뇌하수체 문맥계의 모세혈관을 통해 방출되는 시상하부 신경호르몬들의 동조화된 펄스(pulse)로 인해 뇌하수체 호르몬의 분비 역시 박동성을 보인다. ACTH 분비의 펄스 간격은 1시간 당 2회 정도 되며, TSH, GH나 PRL의 분비 펄스는 3~4시간 마다 1회 정도이다. 이러한 분비양상에서 분비 펄스의 파장이나 간격이 변화하거나, 간헐적으로 폭발적인 분비가 일어날 수 있는데 이는 내부 또는 외부 환경 변화에 대한 반응으로 인한 분비조절의 결과로 이해할 수 있다. 이어지는 장들에서는 각각의 호르몬 분비 조절과 이를 통한 생리현상 조절의 상관관계에 대해 살펴볼 것이다.

뇌하수체자극호르몬

이미 앞에서 밝힌 바와 같이, 중추신경계와 뇌하수체 사이의 신호전달은 시상하부-뇌하수체 문맥계로 분비되는 신경분비를 통해서 이루어진다. 이들 신경분비 물질들을 뇌하수체자극호르몬(hypophysiotropic hormones)이라 하며 표 2.2에 정리된 바와 같다. 이들 호르몬을 분비하는 신경세포들은 시상하부에서 분비되는 호르몬에 따라 각기 핵을 이룬다. 시상하부 호르몬의 양은 뇌하수체전엽 호르몬의 0.1%에도 미치지 않는다. 이렇게 뇌하수체자극호르몬이 극히 미량으로 합성, 보관, 분비되기 때문에 이들의 분리 및 동정에는 거의 25년이 소요되었다.

갑상선자극호르몬분비호르몬(Thyrotropin-releasing hormone; TRH)

시상하부 신경호르몬 중에서 최초로 분리동정된 갑상선자극호르몬분비호르몬(TRH)은 아미노산 3개로 구성되는 3펩티드 화합물이다. 로제 기유맹(Roger Guillemin)과 앤드루 섈리(Andrew Scaly) 두 명의 과학자들은 거의 동시에 TRH를 분리, 규명, 합성한 공로로 1977년 노벨 생리의학상을 공동수상하였다. 기유맹은 단 1mg의 TRH분리를 위해서 25kg이나 되는 양의 시상하부를 사용하였고, 섈리 역시 8.2mg의 3펩티드를 분리하기 위해서 245,000개의 돼지 시상하부를 사용하였다. 사람 TRH 유전자는 아미노산 242잔기의 프로호르몬전구체(preprohormone)를 암호화한다. 이 프로호르몬전구체는 PC1과 PC2의 단백가수분해작용에 의해서 6 분자의 TRH를 방출하게된다. TRH의 생합성은 주로 시상하부 뇌실곁핵내의 작은 신경세포에서 일어나며, 정중융기의 신경말단에 보관된다. TRH는 시상하부 외에도 중추신경계 전반에서 생합성이 되는 것을 관찰할 수 있는데, 여러 가지 반응들을 매개하는 신경전달물질로 작용한다고 여겨진다. TRH의 TSH의 분비 및 갑상선 조절기능에 대해서는 제 3장에 기술되어 있다.

생식선자극호르몬방출호르몬(Gonadotropin-releasing hormone; GnRH)

GnRH는 뇌하수체자극호르몬 중에서 두 번째로 분리 동정된 호르몬이다. 하나의 시상하부 10펩티드(a single hypothalamic decapeptide)인 GnRH가 뇌하수체의 FSH와 LH 분비를 조절하게 되는데, 초창기 내분비학자들은 하나의 호르몬이 두 가지의 다른 호르몬 분비를 조절한다는 것에 대해 쉽게 수긍할 수 없었다. 왜냐하면 두 호르몬들의 분비가 특정한 상황에서 상호 독립적인 형태로 분비되기 때문이다. 현재는 이러한 FSH와 LH 분비의 부분적 독립성을 설명할 수 있는 다른 요소들이 알려져 있기 때문에, FSH와 LH 분비에 대해 별개의 방출호르몬이 필요하다는 학설은 설득력을 잃었다. GnRH 방출 펄스의 간격에 따라서 FSH와 LH의 방출량 비율이 달라지게 된다. 이에 대해서는 제 12, 13장에서 자세히 다룬다.

GnRH 유전자는 아미노산 92잔기의 프로호르몬전구체를 암호화하고 있는데, 이 프로호르몬전구체는 아미노산 10개의 GnRH 펩티드, 이와 인접한 아미노산 56개의 GnRH연관펩티드(GnRH associated peptide; GAP)를 포함한다. GAP는 신경말단에서 GnRH와 함께 발견되었는데 GnRH와 함께 분비되는 것으로 여겨지면서 생물학적 활성이 어느 정도 있을 것으로 추정된다. 뇌하수체 문맥계로 GnRH를 분비하는 신경세포체들은 대개 궁상핵에 존재하지만 이 외에도 시각교차 앞부분에서도 GnRH를 함유하는 신경세포들이 존재하며 시상하부 외의 지역에까지 뻗어 있다. 이런 영역에서 GnRH 분비는 생식활동의 다양한 측면과 관련된 것으로 여겨진다. 흥미롭게도 사람과 일부 동물들은 뇌의 다른 영역에서 발현되는 GnRH의 두 번째 유전자를 갖고 있는데, 이 호르몬은 생식선자극호르몬의 방출과는 무관한 듯하다.

성장호르몬(GH) 분비의 조절

GH의 분비는 GHRH와 GH 방출억제호르몬인 소마토스타틴에 의해서 조절되는데, 소마토스타틴(SST)은 성장호르몬방출억제인자(somatotropin release-inhibiting factor; SRIF)라고도 부른다. 이들 두 호르몬 외에 최근에 발견된 펩티드인 그렐린(ghrelin)은 GHRH의 활성을 증강시켜 성장자극세포에서 GH 분비를 늘리는 한편, 시상하부에 작용하여 GHRH 분비를 증대시킨다. 그렐린은 시상하부와 위장에서 생합성된다. 위장에서의 그렐린 분비는 음식물 섭취의 신호로 작용하여 성장과 영양을 상호 연결하는 역할을 하는 것으로 생각된다. 아직 그렐린이 GH 분비 조절에 관여하는 생리학적 중요성에 대한 이해는 미흡한 상태이다. 그렐린에 대해서는 제 6, 8, 11장에서 다시 논의될 것이다.

GHRH는 혈관활성 장내 폴리펩티드(vasoactive intestinal peptide; VIP), 글루카곤(제 6장 참조), 뇌하수체 아데닐산고리화효소 활성 펩티드(pituitary adenylate cyclase-activating peptide; PACAP)가 포함된 위장관호르몬계에 속한다. GHRH 함유 신경세포는 대부분 시상하부 궁상핵에 위치하는데, 일부는 배 안쪽 시상하부핵에 존재한다. 흥미롭게도 GHRH의 최초 분리는 췌장암에서 이루어졌는데, 정상인에서 GHRH는 췌장, 소장관 내와 기타 조직에서 발현되는 것을 볼 수 있다. 아직 시상하부 외에서 생산되는 GHRH의 생리학적 역할은 규명되지 않았다.

SST는 시상하부 추출물로부터 GH 분비 억제 능력에 기인하여 분리되었다. SST 유전자는 아미노산 118개의 호르몬전구체를 암호화하고 있는데, 이 전구체의 C 말단에서 단백질 분해효소에 의해 14개, 혹은 28개의 아미노산으로 구성된 SST가 방출되어 나오게 된다. 두 형태 모두 그 활성은 유사하다. SST 전구체의 아미노산 서열이 잘 보존되어 있고, 시상하부 신경말단에서 SST와 동반해 함께 방출되는 펩티드 조각이 존재하기 때문에 SST 유전자가 추가적인 생리활성 펩티드를 암호화하고 있을 가능성이 있다. 또한 SST 수용체의 5가지 동형이 중추신경계와 말초에 두루 분포되어 있다는 점은 SST의 다양한 억제능력과 일관성을 갖는다. GH 분비 조절능력을 가진 SST는 신경조직 중 앞시상핵, 뇌실주위핵, 뇌실곁핵에서 유래한다. SST 수용체는 성장자극세포는 물론이고 궁상핵의 GHRH 함유 신경세포에서 발현된다. SST는 시상하부 신경에서 계속적으로 분비되어 GH 분비를 억제하게 되며, GHRH 분비가 증가되었을 때 잠시 동안만 GH 분비가 가능하게 된다. SST의 방출 감소와 GHRH 방출 증가가 조화를 이루면서 일어나는 GH 분비는 맥동성을 갖게 된다.

부신피질자극호르몬방출호르몬(Corticotropin-releasing hormone; CRH)

CRH는 192개의 아미노산으로 구성된 호르몬전구체에서 유도되는 41개 아미노산의 폴리펩티드이다. CRH는 뇌실곁핵 내의 작은 신경세포에서 풍부하게 발견되는데, 이들 작은신경세포는 정중융기 쪽으로 축삭이 돌출되어있다. 이들 세포들 절반 정도는 CRH로도 작용하는 아르기닌 바소프레신(arginine vasopressin; AVP)도 함께 발현한다. AVP는 뇌하수체 후엽 호르몬으로서 다른 생리적 역할도 수행한다(제 9장 참고). CRH를 함유하는 신경세포들이 널리 분포하는 것은 CRH가 ACTH 분비 조절 외의 다른 역할이 있음을 시사한다. CRH는 태반에서도 생산되는데 임신과 출산에 중요한 기능을 수행한다(제 14장 참고).

도파민(Dopamin)과 프로락틴(prolactin; PRL) 분비의 조절

두개골 나비뼈 안장에 있는 뇌하수체를 다른 조직으로 이식하고 나면 뇌하수체의 PRL 분비가 지속적으로 상승한다는 사실로 인해 도파민은 PRL 분비 억제인자로 여겨지게 되었다. 단순한 모노아민 신경전달물질인 도파민은 실제 PRL 분비 억제인자로서의 기준을 거의 만족시킨다. PRL 방출호르몬이 존재할 가능성도 배제할 수 없으며 여러 후보물질들이 제시되었으나, 아직 그 존재 여부와 성질에 대한 의견일치는 없는 상태이다.

뇌하수체자극호르몬들의 분비와 활성

한 가지 뇌하수체자극호르몬이 한 가지 뇌하수체호르몬의 분비를 자극하는 것이 일반적이지만 적어도 TRH는 TSH의 분비를 증가시키는 기능 외에 PRL의 분비 역시 증가시키는 것이 실험적으로 확인되었다. 이 실험 결과가 갖는 생리학적 의미는 아직 확립되지 않았다. 생리적 환경에서 PRL과 TSH는 상호 독립적으로 분비되는 것으로 보이며, TSH 분비가 증가되는 상황에서 PRL 분비가 반드시 증가하지는 않는다. 실험용 랫트(rat)에서는 유방에서 흡유가 TRH 분비 증기를 시사하는 양상으로 PRL과 TSH의 분비를 동시에 증가시키는 것을 관찰할 수 있는데, 사람에서도 유사할 것으로 여겨진다. 정상적인 개체에서 SST는 GH 분비 외에도 뇌하수체의 다른 호르몬 분비도 억제하는 것으로 추측되는데, 이런 활성의 생리학적 중요성은 아직 확립되지 않았다. 병적 상태에서는 뇌하수체 세포들이 뇌하수체자극호르몬들에 대한 특이성들을 상실하거나, 혹은 외부조절 없이 자체적으로 호르몬을 분비하게 될 수도 있다.

뇌하수체자극호르몬들을 분비하는 신경세포들은 순환하는 호르몬들과 두뇌 안의 여러 영역들로부터 입력되는 신호에 따라 뇌하수체자극 호르몬을 분비하게 되는데 이러한 분비 활동이 독자적인 것은 아니다. 내부나 외부환경의 변화가 임박하거나 실제 일어났을 때, 혹은 감정적 변화, 율동발생기 등에 의해 직간접적으로 흥분되는 신경세포들은 표준적인 신경전달물질이나 신경펩티드 등을 통해서 뇌하수체자극 신경세포들에게 신호를 전달하게 된다. 또한 체내에서 순환하는 호르몬들에 의해서 그 활성이 조절되기도 한다. 이런 모든 종류의 신호들에 대한 반응의 통합은 뇌하수체자극 신경세포들 내에서 일어날 수도 있고, 두뇌의 다른 영역에서 일단 가공된 정보가 뇌하수체자극 신경세포들에 전달되어 일

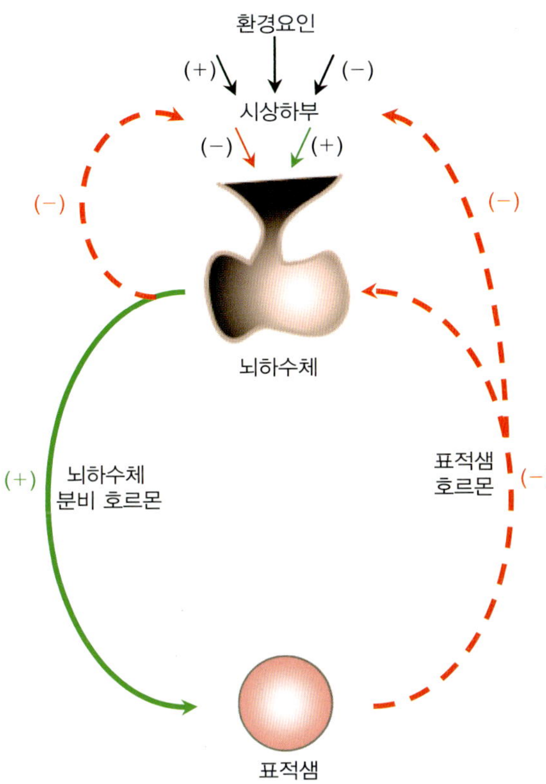

그림 2.8 뇌하수체 전엽호르몬 분비의 조절. 환경 요소에 따라 시상하부호르몬의 증가/감소가 일어나면 뇌하수체의 활성이 증가/감소될 수 있다. 뇌하수체의 분비증가는 표적샘에서 호르몬 증가를 가져온다. 표적샘에서 분비된 호르몬은 시상하부나 뇌하수체에 작용하여 뇌하수체분비를 저해할 수 있다. 또한 뇌하수체 분비가 짧은 되먹임 고리를 형성하여 자체의 분비를 저해할 수 있다.

어날 수도 있다. 역으로 뇌하수체사극호르몬을 분비하는 신경세포들은 이들 세포가 분비하는 뇌하수체자극호르몬을 신경전달물질로 사용하여 중추신경계 내에 흩어져 있는 다른 신경세포들과의 통신을 하게 된다. 이를 통해 뇌하수체호르몬의 분비를 필요로 하는 생리환경에서 적절한 반응을 유도하게 된다.

뇌하수체자극호르몬들은 뇌하수체 호르몬들의 분비와 생성 모두를 증가시키며, 이들 호르몬들의 작용기전을 살펴보면 뇌하수체 전엽세포의 표면에 존재하는 G 단백질 연계 수용체(G-protein-coupled receptors, 제 1장 참조)가 자극된 후 cyclic AMP나 IP_3과 DAG의 2차 전령 형성이 증가하게 한다. 호르몬의 방출은 대부분이 칼슘 이온의 세포질 내 유입에 따라 유발되고 지속되는 과립세포외배출에 의해 이루어진다. 뇌하수체자극호르몬들의 표적 세포들에 대한 기능에 대해서는 다음 장들에서 기술하겠다.

뇌하수체 전엽 기능의 되먹임 제어

앞에서 밝힌 바와 같이 PRL을 제외한 모든 뇌하수체 전엽 호르몬의 분비는 뇌하수체자극 호르몬에 의해서 촉진된다. 표적샘들이 호르몬을 분비하지 않으면 TSH, ACTH, GH나 FSH, LH의 분비는 점차 수배로 증가한다. 뇌하수체 호르몬의 분비는 표적샘에서 분비되는 호르몬들에 의한 음성 되먹임으로 억제된다. 정상적인 개체에 있어 뇌하수체 전엽 호르몬의 분비 조절은 방출호르몬의 촉진 효과와 표적샘에서 방출된 호르몬들에 의한 억제 효과 2가지의 상호작용으로 조절된다(그림 2.8). 표적샘들에서 분비된 호르몬들에 의한 뇌하수체 호르몬의 분비 조절은 음성 되먹임 신호가 (1) 시상하부에서 뇌하수체분비호르몬의 분비를 억제하거나, (2) 뇌하수체분비호르몬의 자극에 대한 뇌하수체의 민감도를 낮추는 방식으로 이루어진다. 실제로 이들 두 가지 기전의 조합을 통해서 PRL을 제외한 모든 뇌하수체 전엽 호르몬들의 분비가 조절된다.

실험동물에서 살펴보면 GnRH의 분비는 유동적이며, 낮의 길이나 교미 등의 행동과 같은 환경요소의 변화에 매우 민감하게 반응하는 것을 알 수 있다. 사람이나 다른 영장류 동물들을 살펴보면 사춘기 이후의 GnRH 분비는 내부와 외부 환경요인 변화에 비교적 덜 민감하게 반응하는 것으로 보이지만, 여전히 내부/외부 환경요인 변화에 의한 영향을 받는다. 정상적인 월경주기에 따라 일어나는 FSH나 LH의 분비 속도 변화는 일정한 간격과 세기로 뇌하수체에 전달되는 GnRH의 맥동에 의해 촉진된다는 것이 레서스원숭이와 사람에서 실험적으로 확인된 바 있다. 뇌하수체 분비의 변화가 일어나려면 난포의 성숙, 배란, 황체의 형성에 동반되는 표적샘 호르몬의 분비변화가 생식자극세포의 GnRH에 대한 반응을 조절해야한다(제 13장 참조). 이 외에도 정상적인 사람에서는 표적샘에서 분비되는 호르몬들이 시상하부 수준에서 작용, GnRH 분비방출의 세기와 간격을 조절하는 것이 분명하다.

ACTH는 뇌하수체의 부신피질자극세포에서 POMC의 전사를 억제하며, 시상하부 신경세포에서 CRH의 합성 및 분비를 억제(제 4장)하는 두 가지 효과를 통해 음성 되먹임 제어를 수행하게 된다. CRH의 분비율은 ACTH에 의한 음성 되먹임뿐만 아니라 내부와 외부 환경 변화에 따라서 바뀌게 된다. 이러한 효과는 부신샘이 존재하지 않을 때에도 관찰되기 때문에 ACTH가 갖는 음의 효과 외에도 양의 효과를 주는 다른 인자들에 의해 CRH 분비가 조절됨을 알 수 있다.

GH 분비의 조절은 CRH의 분비조절보다 훨씬 더 복잡하다. 이는 그 분비 조절에 분비촉진 호르몬인 GHRH는 물론이고, 분비증대호르몬인 그렐린, 분비억제호르몬인 SST 등 여러 요소가 관

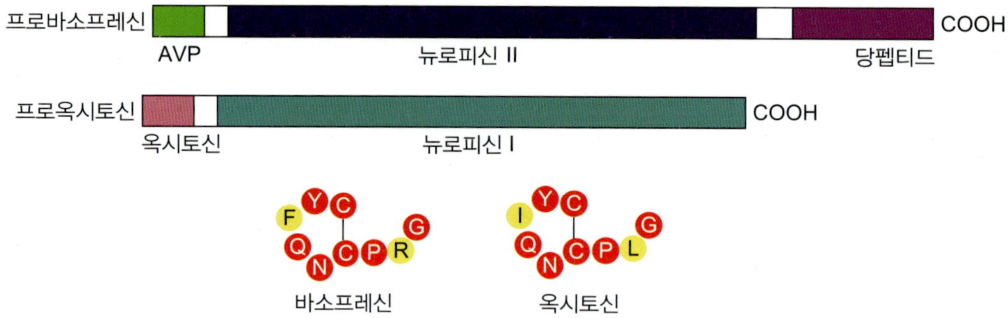

그림 2.9 신경뇌하수체 호르몬과 호르몬전구체의 구조. 프로호르몬의 최종 활성화는 분비과립에서 일어나므로 뉴로피신(neurophysin)과 당단백질 조각들이 옥시토신이나 바소프레신과 함께 분비되지만 생리학적 활성은 알려진 것이 없다. 옥시토신과 바소프레신의 아미노산서열은 일문자표기법에 따라 작성되었다. **C**: cysteine, **Y**: tyrosine, **F**: phenylalanine, **I**: isoleucine, **Q**: glutamine, **N**: asparagine, **P**: proline, **R**: arginine, **L**: leucine, **G**: glycine

여하기 때문이다. 뿐만 아니라, GH의 분비는 말단조직에서 GH 효과의 부산물을 조절하기 위한 음성 되먹임 제어까지 관여하고 있다. 제 11장에서 자세히 다룰 것으로, GH는 인슐린유사성장인자(insulin-like growth factor; IGF)라고 불리는 펩티드의 생합성을 유발하는데 IGF는 GH의 성장 촉진 활성을 매개한다. IGF는 성장자극세포의 GHRH 감수성을 감소시켜, GH 분비에 강력한 억제 효과를 갖는다. IGF는 이 외에도 뇌하수체 신경세포에 작용하여 SST의 방출을 증가시키고 이에 따라 GHRH의 분비를 억제하게 된다. GH는 대사 조절자로서 작용하게 되는데, GH의 대사 산물인 혈중 유리된 지방산과 혈당이 높아지게 되면 음성 되먹임을 통해 GH의 분비는 억제된다.

표적샘에서 분비되는 호르몬들이 뇌하수체에 미치는 조절효과는 해당되는 호르몬 분비를 억제하는 것으로 그치지 않는다. 표적샘의 호르몬들은 다른 뇌하수체 세포들의 촉진호르몬에 대한 감수성을 증가시키거나 다른 뇌하수체 호르몬의 생합성을 증대시키는 방식으로 뇌하수체의 기능을 조절한다. 갑상선과 부신의 호르몬들은 성장촉진세포들의 GHRH에 대한 정상적 반응에 반드시 필요하다.

표적샘의 호르몬들에 의한 음성 되먹임 외에도 뇌하수체호르몬이 뇌하수체 자체 세포에 작용하여 분비를 억제하고, 뇌하수체자극호르몬의 분비를 막는다는 증거들이 있다. 이러한 단거리의 되먹임 시스템과 함께 뇌하수체자극호르몬의 과량노출이 뇌하수체자극호르몬 분비를 막는다는 초단거리되먹임 시스템도 제안되지만, 아직 이들 시스템들의 생리학적 중요성은 확립되지 않았다.

뇌하수체 후엽의 생리학

뇌하수체 후엽은 두 종류의 호르몬 옥시토신과 바소프레신(vasopressin)을 분비한다. 출산할 때 자궁의 수축을 유발하는 데 기인하여 “빠른 출산”이란 의미로 옥시토신(oxytocin)이란 이름이 나왔고, 혈관(vaso)의 평활근을 수축(pressin)시켜 혈압을 상승시키는 능력에 기인하여 바소프레신이란 이름이 나왔다. 바소프레신은 맨 처음 돼지에서 분리되었는데, 사람 바소프레신의 8번 아미노산은 돼지 바소프레신의 8번 라이신과 달리 아르기닌이다. 이런 이유로 사람의 바소프레신을 아르기닌 바소프레신(arginine vasopressin; AVP)라고 부른다. 옥시토신과 바소프레신의 두 펩티드 호르몬 모두 9개의 아미노산으로 구성되며, 아미노산 서열을 비교해 보면 단지 두 개만이 다르다(그림 2.9). 그 2차 구조를 살펴보면 아홉 개의 아미노산 중 제 1번과 6번 시스테인 잔기가 이황화결합으로 연결되어, 아미노산 6개로 구성된 고리에 아미노산 3개의 가지를 갖는 형태를 띠게 된다. 이들 두 호르몬들을 암호화하는 유전자의 구조나 조직화, 펩티드 번역 후 과정들을 살펴보면 단일한 조상 유전자에서 기원했음을 알 수 있다. 이들 유전자는 염색체 20번 상에서 전사방향은 서로 다르지만 매우 인접하여 위치한다.

뇌하수체 후엽호르몬들은 각 호르몬 명칭의 기초가 된 고유 활성 외에도 다른 활성들을 가진다. 우선 옥시토신은 젖샘 분비포의 막을 구성하는 근상피세포의 수축을 촉진하여 아기가 젖을 빨 수 있게 한다. AVP는 항이뇨호르몬(antidiuretic hormone; ADH)이라고도 하는데 신장의 세뇨관에서 “유리수분(free water)”의 재흡수를 촉진하기 때문이다(제 9장 참조). 이러한 두 가지 효과는 두 종류의 G 단백질 연계 수용체에 의해 매개된다. V_1 수용체는 IP_3/DAG 경로(제 1장)를 통한 신호전달로 혈관 근육의 수축을 유

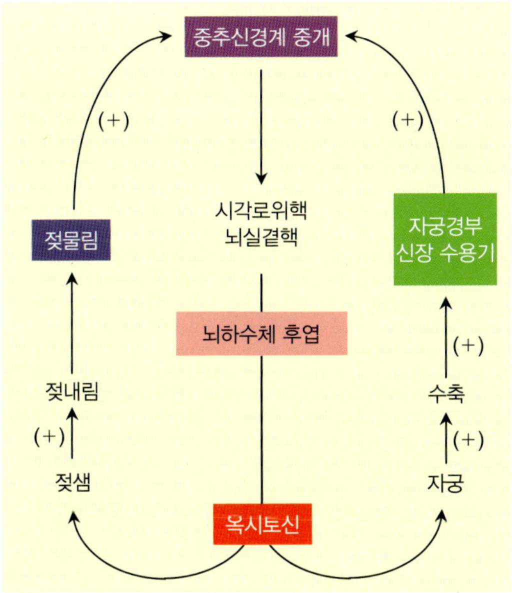

그림 2.10 되먹임에 의한 옥시토신 분비의 조절. 옥시토신은 자궁 수축과 자궁경부 신장을 자극한다. 자궁경부 신장 증가는 신경세포에 의해서 감지되고 시상하부에 신호가 전달되면 더 많은 옥시토신 분비가 유도된다. 젖물림에 의한 옥시토신 분비는 아기가 포만감을 느껴 더 이상 젖을 물지 않을 때 더 이상 양(+)의 입력이 전달되지 못하는 형태의 열린 되물림 고리로 조절된다.

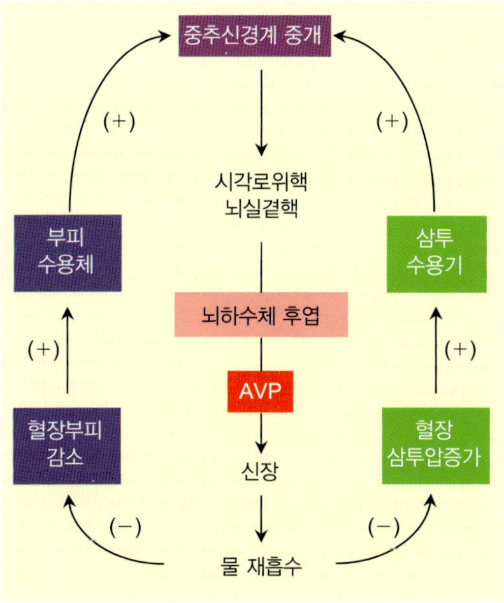

그림 2.11 바소프레신(AVP) 분비의 조절. 혈액 삼투압의 증가 또는 혈액 부피의 증가는 각각 두뇌와 가슴에서 감지되며 바소프레신의 분비를 증가시킨다. 분비된 바소프레신은 주로 신장에서 작용하여 삼투압과 부피의 회복을 유도하게 되며, 음성 되먹음으로 인해 필요 이상의 바소프레신 분비는 차단된다(제 9장 참조).

발하며, V_2 수용체는 cyclic AMP 경로를 통해 세뇨관에서의 항이뇨 효과를 유도한다. 옥시토신은 IP_3/DAG 경로를 통해 작용하는 단일종의 G 단백질 수용체를 통해서 생리적 효과를 발휘한다. 이들 호르몬들의 생리학적 활성에 관해서는 제 9장과 14장에서 다시 다룰 것이다.

옥시토신과 AVP는 신경뇌하수체(neurohypophysis)에 보관되어 있다가 분비되는 호르몬이지만, 그 생합성은 시각로위핵(supraoptic nuclei)과 뇌실곁핵(paraventricular nuclei)에서 주로 발견되는 거대세포 신경(magnocellular neurons)에서 이루어진다. AVP는 시각로위핵의 세포에서, 옥시토신은 뇌실곁핵의 세포에서 주로 합성되는 것으로 여겨진다. 옥시토신과 AVP의 전구체들은 세포에서 골지체(golgi apparatus)로 수송되고 난 뒤, 이들 전구체를 절단하여 최종 호르몬 형태로 만들어줄 효소들과 함께 분비과립에 포장된다. 이렇게 형성된 분비과립은 축삭(axon)을 따라 뇌하수체 후엽에 위치한 신경 말단까지 수송된 이후, 분비될 때 까지 비교적 다량의 과립들이 보관된다. 신경뇌하수체에 보관되는 AVP의 양은 매우 풍부하여 기저수준 분비시에 30~50일 분량, 최대분비율로도 5~7일 분량에 해당하는 것으로 추측된다. 옥시토신과 AVP는 93~95개의 아미노산으로 구성된 뉴로피신(neurophysin) 펩티드와 1:1로 결합된 복합체의 형태로 분비과립에 저장되어 있는데, 뉴로피신은 사실 호르몬전구체상에서 인접해있던 펩티드 가닥에 해당한다(그림 2.9). 뉴로피신은 AVP나 옥시토신과 함께 분비되지만 알려진 호르몬 활성은 없다. 하지만 뉴로피신은 신경뇌하수체호르몬의 번역 후 과정에 필수적인 역할을 수행한다. 이 펩티드의 중심 부분은 많은 종류의 척추동물에서 그 아미노산 서열이 잘 보손되어 있고, 호르몬전구체상에서 이 부위의 돌연변이는 AVP의 유전적 결핍으로 인한 요붕증(diabetes insipidus)을 일으키게 된다. 비록 AVP에 해당하는 펩티드 부위의 아미노산서열이 정상이라도 뉴로피신 부위의 아미노산서열 이상으로 인해 AVP가 결핍되는 것으로 볼 때, 이 부위가 뇌하수체 후엽 호르몬의 접힘(folding) 과정과 분비과립으로의 포장 과정에 필요한 정보를 제공하는 것으로 여겨진다.

앞에서 기술한 바와 같이, AVP는 뇌실곁핵내의 작은세포에서도 생합성되고 이렇게 합성된 호르몬은 뇌하수체 문맥 모세혈관을 통해서 뇌하수체 전엽에 전달되고 ACTH 분비조절 기능을 수행한다. 또한 중추신경계의 다른 영역에서 신경전달물질로서 작용을 수행한다. 대부분의 AVP는 뇌하수체 후엽에 연결되어 있는 큰세포 신경에서 합성된 이후 뇌하수체 후엽의 정맥을 통해서 일반 순환에 도달하게 된다. 큰 세포에서 유래한 AVP가 뇌하수체자극 호르몬으로서 작용할 수 있는 가능성은 별로 없지만, 일반 순환하는 호르몬의 농도가 충분히 높아지면 부신피질자극세포에 도달하여 ACTH의 분비를 촉진할 수는 있다. 마찬가지로 옥시토신은 신경계의 다른 영역들에 있는 작은 세포 신경에서도 합성되어 중추신경계 안의 넓은 영역에 뻗어 있는 축삭 말단에 분비된다. 그 외에 일부 생식기관에서도 만들어지는데 이 경우에는 측분비(paracrine) 요소로 작용한다.

뇌하수체 후엽의 기능조절

뇌하수체 후엽 호르몬들은 신경세포에서 합성되고 보관되기 때문에, 그 분비조절이 일반적인 신경전달물질의 분비조절과 유사하다. 즉 뇌하수체 누두(pituitary stalk)에 있는 축삭 주변 시상하부 세포체들의 시냅스 입력에 기인하는 활동전위(action potential)는 신경 말단에서 칼슘이온 유입을 촉진시키고, 이에 따라 신경분비과립의 분비물질들이 분비된다. 바소프레신이나 옥시토신은 각 호르몬에 상응하는 뉴로피신 및 처리효소와 함께 분비된다. 산도가 높은 분비과립 내부에서 호르몬들은 각각의 뉴로피신에 대한 결합력이 높아 복합체 형태로 존재한다. 일단 분비되고 나면 세포외 환경의 pH는 분비과립 내부보다 높아지는데, pH 변화에 따라서 복합체의 결합력은 낮아지고 호르몬은 뉴로피신에서 해리된 비결합 형태로 존재하게 된다. 옥시토신과 바소프레신의 혈중 반감기는 약 2분 정도로 매우 급격히 제거된다.

제 1장에서 다룬 바와 같이, 옥시토신의 분비를 위한 신호는 말단 조직에서 기인하며 감각 신경을 통해서 뇌로 전달된다. 중추신경계에서 적절한 과정을 겪고 나면 뇌하수체 후엽의 신경 말단은 호르몬을 분비하라는 신호를 시각로위핵(supraoptic nuclei)과 뇌실곁핵(paraventricular nuclei)의 세포들에 전달하게 된다(그림 2.10). 옥시토신 분비에 있어 신경 입력의 중요성은 조건반사를 통해서도 옥시토신이 분비될 수 있다는 사실로 명확해졌다. 수유중인 여성은 때때로 아기가 젖을 물기도 전에 울음소리만으로도 옥시토신을 분비한다. 옥시토신은 수유 중인 여성들 외에도, 남녀 모두에서 동일한 수준으로 미량이 분비되는데 이렇게 항상 분비되는 옥시토신의 생리학적 역할은 밝혀지지 않았다. 최근에는 오르가즘 중에 옥시토신이 분비된다는 사실이 발견되었는데, 이런 사실은 옥시토신의 정자 사정과의 관련성을 시사한다. 혈액 내 삼투압 증가에 대한 반응으로 바소프레신 분비신호가 나오게 되는데, 이 신호는 시상하부 신경, 어쩌면 AVP 분비세포 자신에서 유래한 것으로 추측된다. 삼투수용기(osmoreceptor) 세포들은 삼투압의 미세한 변화에도 민감하게 반응하여 시각로위핵과 뇌실곁핵에서 AVP를 분비하도록 신호한다. AVP는 혈액의 부피 감소에도 반응하여 분비되는데, 혈액의 양은 가슴 내의 맥관계에 있는 압력수용기나 신장수용기(stretch receptor)에 의해 감지된다. 이러한 수용기들에 의해 감지된 정보는 중추신경계 미주신경(vagus nerves)에 있는 수입신경(afferent neurons)으로 전달된다. AVP 분비의 제어는 그림 2.11에 보이는 바와 같으며 제 9장에서 좀 더 자세히 다룬다. 기본 조건에서 혈중의 AVP 농도는 주행성(diurnal)을 띠면서 변동하는데, 그 양상은 ACTH의 혈중 농도변화와 매우 유사하다.

추천 문헌들

Andersen, B. and Rosenfeld, M.G. (2001) POU domain factors in the neuroendocrine system: Lessons from developmental biology provide insights into human disease. *Endocr. Rev.* **22**: 2–35.

Gharib, S.D., Wierman, M.E., Shupnik, M.A., and Chin, W.W. (1990) Molecular biology of the pituitary gonadotropins. *Endocr. Rev.* **11**: 177–199.

Ling, N., Zeytin, F., Böhlen, P., Esch, F., Brazeau, P., Wehrenberg, W.B., Baird, A., and Guillemin, R. (1985) Growth hormone releasing factors. *Annu. Rev. Biochem.* **54**: 404–424.

Miller, W.L. and Eberhardt, N.L. (1983) Structure and evolution of the growth hormone gene family. *Endocr. Rev.* **4**: 97–130.

Osorio, M., Kopp, P., Marui, S., Latronico, A.C., Mendonca, B.B., and Arnhold, I.J. (2000) Combined pituitary hormone deficiency caused by a novel mutation of a highly conserved residue (F88S) in the homeodomain of PROP-1. *J Clin. Endocrinol. Metab.* **85**: 2779–2785.

Palkovits, M. (1999) Interconnections between the neuroendocrine hypothalamus and the central autonomic system. *Frontiers in Neuroendocrinology* **20**: 270–295.

Raffin-Sanson, M.L., de Keyzer, Y., and Bertagna, X. (2003) Proopiomelanocortin, a polypeptide precursor with multiple functions: From physiology to pathological conditions. *Eur. J. Endocrinol.* **149**: 79–90.

Shupnik, M.A., Ridgway, E.C., and Chin, W.W. (1989) Molecular biology of thyrotropin. *Endocr. Rev.* **10**: 459–475.

Vale, W., Rivier, C., Brown, M.R., Spiess, J., Koob, G., Swanson, L., Bilezikjian, L., Bloom, F., and Rivier, J. (1984) Chemical and biological characterization of corticotropin releasing factor. *Rec. Prog. Horm. Res.* **40**: 245–270.

Vitt, U.A., Hsu, S.Y., and Hsueh, A.J. (2001) Evolution and classification of cystine knot-containing hormones and related extracellular signaling molecules. *Mol. Endocrinol.* **15**: 681–694.

3 CHAPTER

갑상선

갑상선호르몬은 정상적인 성인의 거의 모든 기관계에 영향을 미치며, 적절한 양의 갑상선호르몬은 다양한 생리현상의 조절에 필수적이다. 이러한 모든 생리현상을 주관하는 갑상선호르몬은 중재자 또는 이득제어(gain control) 역할을 수행하지만, 특정한 생리활동을 완전히 멈췄다가 다시 활성화시키는 실무율적인(all or none) 반응을 유도하지는 않는다. 갑상선호르몬은 사람의 성장과 발달에 필수적인 역할을 수행한다. 신경계의 정상적인 발달을 위해 적절한 농도의 갑상선호르몬이 반드시 존재해야 하는 결정적인 순간이 있고 이 시기를 지난 이후에 갑상선호르몬을 보충하더라도 회복이 불가능하다. 이 외에도 성장발육 과정에 있어서도 이 과정들을 직접 유도하지는 않지만 일단 시작된 과정들이 정상적으로 진행되는데 필수적인 작용을 하는 것으로 여겨진다. 갑상선호르몬은 신체의 거의 모든 부위에 영향을 미치기 때문에 "갑상선호르몬의 역할은 무엇인가?"와 같이 간단한 질문에 간략한 대답을 내리기 어렵다. 대부분의 내분비학자들은 이 질문에 대한 직접적인 대답보다는 이 호르몬이 과다하거나 결핍되어있을 때 일어나는 현상들을 나열하여 갑상선호르몬의 역할을 정의하려 한다. 실제로 내분비질환 중에서 갑상선 이상에 의한 질병이 제일 많으며, 미국 전체 인구의 4~5%가 영향을 받는다. 요오드가 희박한 지역에서는 갑상선 기능이상 빈도가 더 높을 수 있다.

갑상선의 형태학적 고찰

사람의 갑상선은 목의 받침부위에 있으면서 반지연골(cricoid cartilage) 바로 아래에서 기관(trachea)을 감싸면서 위치한다(그림 3.1). 기도를 중심으로 2개의 커다란 측엽이 갑상선의 대부분을 구성하게 되며 이들 측엽을 연결하는 얇은 협부(isthmus)가 중앙에 있다. 갑상선의 협부 근처에 있는 피라미드엽(pyramidal lobe)은 배아 때 존재하던 갑상혀줄기(thyroglossal stalk)의 잔유물로 남아 있으며 때로는 협부에서 앞쪽으로 손가락 모양의 돌출된 형태로 보이기도 한다. 정상적인 성인에 있어 갑상선의 무세는 약 20g이다. 긴 시간 동안 지속된 자극에 의해서 비정상적인 성장을 한 갑상선은 수백 그램으로 크기가 커질 수 있다. 이렇게 갑상선이 거대해지면 외부에서도 쉽게 관찰할 수 있고 이를 갑상선종(goiter)이라 하는데 갑상선질환 중에서 가장 흔히 보이는 형태중에 하나이다.

갑상선 상동맥과 하동맥을 통해 갑상선으로 혈액이 공급되는데, 이들 두 동맥들은 외경동맥(external carotid artery)과 쇄골하동맥(subclavian artery)에서 유래한다. 갑상선은 다른 조직들과 비교해 볼 때 그 크기에 비해서 매우 많은 양의 혈액이 유입된다. 갑상선으로 흘러들어온 혈액은 갑상선 상, 중, 하정맥을 통해서 배출되어 안쪽 목정맥(internal jugular vein)과 무명정맥(innominate vein)으로 유입된다. 혈액뿐만 아니라 임파계도 많이 연결되어 있는데 이는 호르몬을 신체 내 일반순환으로 전달하는 데에 매우 중요하다. 갑상선에는 교감신경과 부교감신경도 많이 분포한다. 일부 연구에 의하면 교감신경계의 자극이나 에피네프린(또는 노르에피네프린) 주입 시에 갑상선 호르몬의 분비가 증가될 수 있으나, 갑상선의 전반적인 기능 조절 차원에서 볼 때 아주 중요한 기전은 아니다.

갑상선의 기능적 단위는 갑상선 소포(follicle)이며, 주로 당단백질 콜로이드 물질인 티로글로불린(thyroglobulin; TG)으로 채워져 있는 것이다. 각각의 소포체의 크기는 지름 0.02~0.3mm이며, 상피세포들로 둘러싸여 있다. 성인의 갑상선에는 대략 3백만 개의 소포가 존재한다. 소포체를 둘러싸고 있는 상피세포들은 기능에 따라서 입방상피(cuboidal)나 원주상피(columnar)들로 구성되며, 그 활성이 높을 때 상피세포가 두껍게 자란다. 각각의 소포체는 치밀한 모세혈관망에 둘러싸여 있는데, 이 모세혈관망은 뚜렷한 윤곽을 갖고 있는 기저막으로 상피세포들과 분리되어 있다. 티로글로불린으로 채워진 소포체들이 모여서 소엽(lobule)을 구성하게 되는데 이때 소포체들끼리는 결합조직막으로 연결되어 있다. 1개의 소엽은 1개의 작은 동맥에서 혈액을 공급받는다. 각 소엽의 기능적 상태는 인접한 다른 소엽과 다를 수 있다. 갑상선의 분비세포들은 발생학적으로나 계통발생적으로 볼 때 2가지 근원을 갖는다. 전통적인 갑상선호르몬인 티록신(thyroxine)이나 삼요오드티로닌(triiodothyronine)을 분비하는 소포체세포들은 원시인두(primitive pharynx)의 내배엽에서 기인한다. 소포곁세포(parafollicular cells) 또는 C세포는 소포체 사이에 위치하며 칼시토닌(calcitonin)이라는 폴리펩티드 호르몬을 분비하는데(제 8장 참조), 이들은 제 5 아가미궁(branchial arch)과 연결된 아가미후체(ultimobranchial body; 後體)를 발생학적 기원으로 한다.

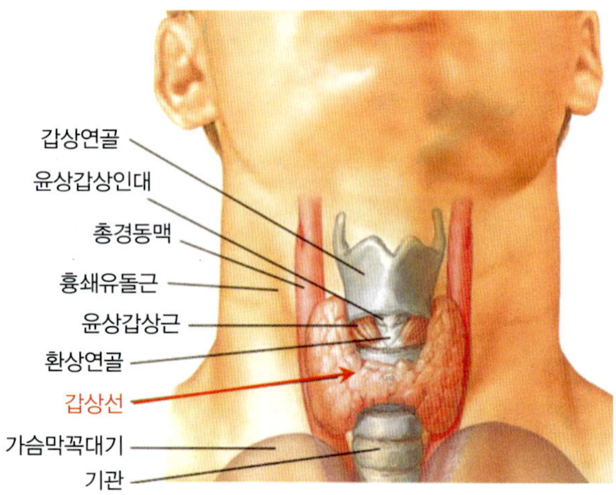

그림 3.1 갑상선의 해부도. (From Netter, F.H. (1989) *Atlas of Human Anatomy*, 2nd Ed. Novartis Summit New Jersey, Icon Learning Systems, LLC, a subsidiary of MediMedia, Inc. Reprinted with permission from Icon Learning Systems, LLC, illustrated by Frank H. Netter, MD. All rights reserved.)

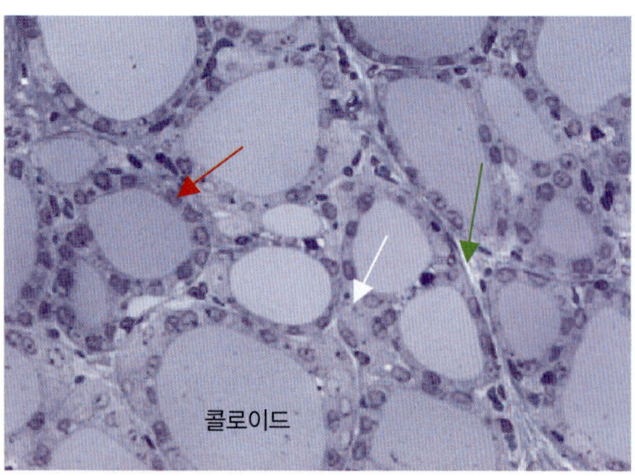

그림 3.2 랫트 갑상선의 현미경 사진. 갑상선 소포는 단일층의 외피세포로 구성되며 균일하게 염색되는 콜로이드로 가득 차 있다(적색 화살표). 소포의 모양이나 크기는 균일하지 않다. 백색 화살표는 소포체곁세포를 가리키며, 녹색 화살표는 두 소엽을 연결하는 결합조직 격막을 가리킨다. (Courtesy of Dr. William Cooke, Department of Cell Biology, University of Massachusetts Medical School.)

갑상선호르몬

갑상선호르몬은 아미노산 티로신의 유도체들이다(그림 3.3). 티로닌 핵은 2개의 벤젠 고리가 에테르 결합으로 연결되어 있으며, 알라닌 곁가지가 안쪽 티로신 고리의 파라(para) 위치에 있고, 히드록실기가 바깥쪽 페놀 고리의 파라 위치에 있다. 티록신은 갑상선

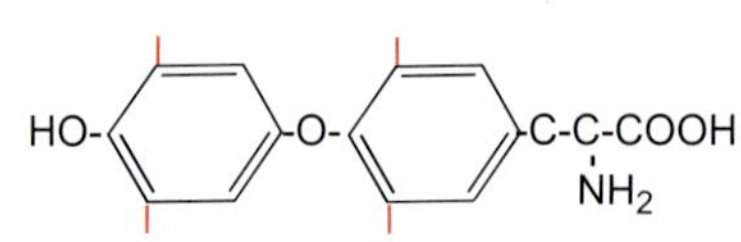

3,5,3',5'-4-요오드티로닌 (티록신; T4)

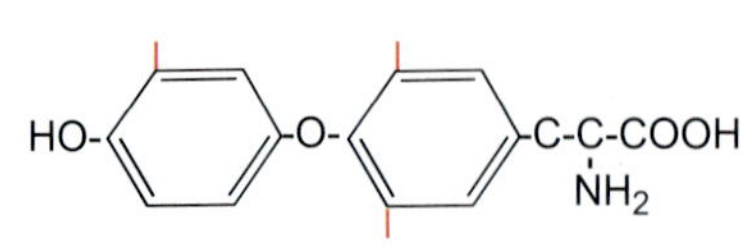

3,5,3'-3-요오드티로닌 (T3)

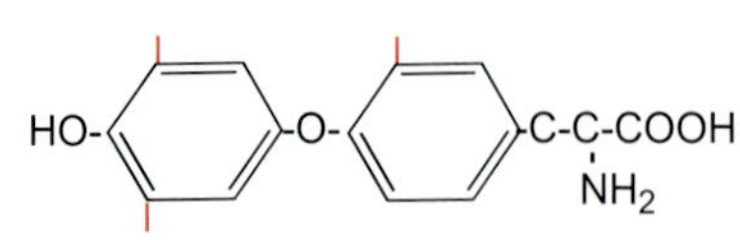

3,3',5'-3-요오드티로닌 (rT3)

그림 3.3 갑상선호르몬.

호르몬 중에서 최초로 분리동정된 물질이다. 티록신이라는 이름은 갑상선 옥시인돌(thyroid oxyindole)에서 비롯되는데, 1914년 처음 분리되었을 때 잘못 결정된 화학구조를 묘사한 표현이다.

삼요오드티로닌은 티록신보다 훨씬 강력한 호르몬 활성을 갖고 있으며, 티록신과 비교할 때 그 양이 매우 적은 관계로 1953년이 되어서야 발견되었다. 두 호르몬 모두 요오드가 풍부한 화합물인데 전체 분자량의 반 이상을 요오드 무게가 차지한다. 티록신은 4개의 요오드를 갖고 있어 T4라는 줄임말로 쓰며, 삼요오드티로닌은 3개의 요오드를 갖고 있어 T3로 쓴다.

생합성

갑상선호르몬의 생산에는 여러 가지 특이사항이 있다.

1 갑상선호르몬은 다량의 요오드를 함유한다. 활성 호르몬의 생산을 위해서는 희귀원소인 요오드가 충분히 공급되어야 한다. 이 수요를 충족하기 위해서 매우 효율적인 에너지 의존적인 수송기전이 존재한다. 이 수송기전은 갑상선 세포들이 요오드를 섭취해서 농축시킬 수 있도록 한다. 갑상선은 음식으로 섭취하는 요오드의 주요 저장고이기도 하다.

2 갑상선호르몬의 합성은 갑상선 소포체세포의 세포 바깥 내강쪽 표면(luminal surface)에서 이루어지며, 그 저장은 소포체의 내강(follicular lumen)에서 이루어진다. 즉 합성과 저장 모두 소포체세포의 외부에서 일어난다.

3 갑상선호르몬은 이중으로 분비되는 샘이다. 우선 소포체세포의 꼭대기 표면(apical surfaces)에서 소포체의 내강으로 갑상선호르몬의 전구체인 티로글로불린이 분비된다. 이렇게 분비된 이후 티로글로불린은 요오드가 삽입된 형태로 바뀐 뒤 소포체세포에 의해 다시 재흡수되고 분해되어 T4와 T3가 해리된다. 해리된 T4와 T3는 소포체세포의 바닥쪽 표면(basal surface)을 통해 혈액으로 이동한다.

4 T4가 주요 분비산물이지만, T4는 호르몬의 생리활성형이 아니며 갑상선을 떠난 이후에 T3로 전환되어야 한다.

갑상선호르몬의 생합성은 몇 가지 과정들의 결합으로 볼 수 있는데(그림 3.4), 이들 과정들 모두 갑상선 소포체세포에서 주로 발현되는 3가지 유전자산물에 의존한다. 이들은 나트륨/요오드화물 동시운반자(sodium iodide symporter, Na^+–I^- symporter; NIS), 티로글로불린, 갑상선 과산화효소(thyroid peroxidase)이다.

요오드 포획

정상적인 조건에서 요오드의 농도를 살펴 보면 갑상선 소포체세포의 세포질 내부 농도가 혈장농도와 비교해서 25~50배 정도 더 높다. 자극이 강한 시기에는 심지어 250배 이상 높을 수도 있다. 요오드는 굉장히 가파른 농도 경사를 거슬러서 축적되어야 하는데, 이러한 축적은 바닥쪽 세포막에 위치한 전기발생 "요오드 펌프"에 의해서 가능하다. 이 펌프는 나트륨/요오드화물 동시운반자(Na^+–I^- symporter; NIS)로서 2개의 나트륨 이온 수송과 1개의 요오드 이온 수송이 짝지어져 있다. 요오드가 농도 경사를 거

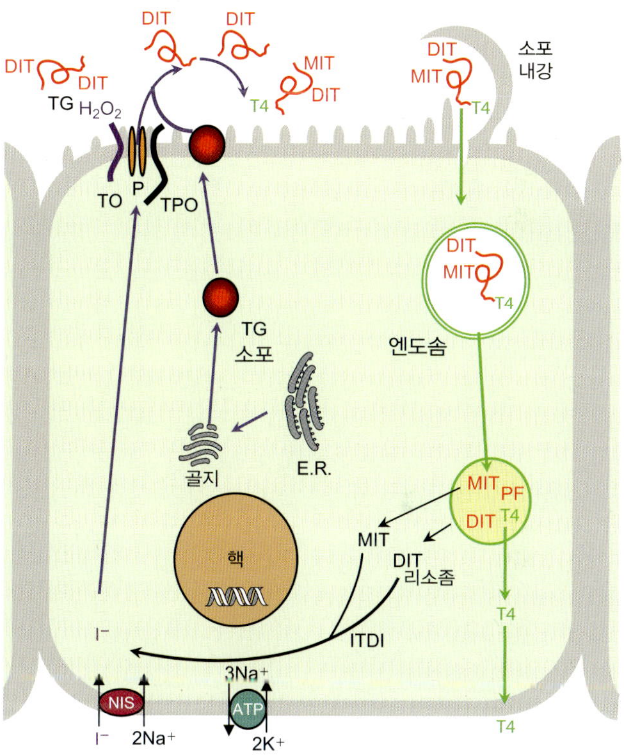

그림 3.4 요오드(**I**)가 갑상선 기저부 세포막에 있는 나트륨/요오드화물 동시운반자(**NIS**)에 의해 세포 안으로 수송되면 펜드린(pendrin; **P**)이라는 요오드 채널을 이용한 수동확산을 통해 소포 내강으로 유입된다. 티로글로불린(**TG**)이 조면소포체상(**ER**)의 미세소체에서 합성된 후에 ER 시스터나와 골지체에서 번역후 변형과정을 거친 후에는 분비과립 안으로 포장된 다음 소포 내강으로 분비된다. 갑상선과산화효소(**TPO**)는 내강쪽 막에서 갑상선산화효소(**TO**)에 의해서 형성된 과산화수소(**H_2O_2**)를 이용하여 요오드를 산화시켜 TG의 티로신 잔기와 반응하여 펩티드사슬 상에서 일요오드티로실기(**MIT**)와 이요오드티로실기(**DIT**)를 형성하게 된다. TPO 반응은 요오드티로신들의 공역반응도 매개하여 TG 안에서 티록신(**T4**)과 적은 양의 삼요오드티로닌(**T3**, 그림에는 없음)을 형성하게 된다. T4의 분비는 TG의 식세포작용, TG로 충만된 엔도솜의 리소좀과의 융합과정, 가수분해효소에 의한 펩티드조각(**PF**), MIT, DIT, T4의 분해과정을 거쳐 진행된다. T4의 분비는 세포의 기저막에서 일어나며, MIT, DIT는 요오드티로신 탈요오드화효소(**ITDI**)에 요오드가 제거된 후 재생된다.

슬러 수송되기 위해 전기화학적으로 호의적인 나트륨 농도 경사를 이용하는 것이다. 전체적으로 살펴보면, 나트륨/칼륨 펌프(Na^+/K^+ ATPase)에서 에너지를 사용하여 3개의 나트륨 이온을 세포막 밖으로 밀어내면서 2개의 칼륨 이온을 세포막 안으로 들여보낸다. 이에 따라 나트륨의 전기화학적 경사는 나트륨 이온이 세포막 밖에 더 많이 존재하는 형태를 취하게 된다. 막전위는 칼륨 이온의 확산으로 유지가 된다. 다른 수송체와 마찬가지로, NIS는 정해진 용량이 있어 포화되는 성질을 갖는다. 이에 따라 과염소산(perchlorate, $ClO4^-$), 과테크네튬산(pertechnetate, $TcO4^-$), 싸이오사이안산(SCN^-)과 같은 음이온들이 NIS에 경쟁적으로 결합하여 수송체를 포화시킬 수 있다. 이 성질은 갑상선 질환의 진단이나 치료목적으로 이용될 수 있다.

티로글로불린 합성

티로글로불린은 T4와 T3의 생합성에 필요한 또 하나의 중요 요소이다. 티로글로불린은 갑상선호르몬의 합성이 일어나는 기질로 쓰이며 분비선에서 호르몬이 저장되는 형태이기도 하다. 안정한 당단백질 이합체로서 분자량은 대략 660kDa이다. 티로글로불린은 다른 분비단백질들과 마찬가지로 리보좀에서 합성되어 소포체 시스터나에서 당단백질화가 일어난 이후 골지체로 이동한다. 골지체에서 티로글로불린은 분비소포 속에 포장된 이후 꼭대기 표면을 통해 내강쪽으로 분비된다. 티로글로불린의 내강분비는 티로글로불린의 합성과 연결되어 있기 때문에 다른 종류의 단백질분비세포들과 달리 소포체세포(follicular cell)에는 분비과립이 많이 축적되지 않는다. 티로글로불린의 요오드화는 일단 티로글로불린이 내강으로 옮겨진 이후에 일어난다.

티로글로불린의 요오드화

소포체세포의 바닥쪽 표면을 통해 유입된 요오드가 호르몬의 생합성에 쓰이기 위해서는 세포질을 통과하고 소포체 내강 쪽으로 전달되어야 한다. 요오드는 소포체세포의 세포질 안에서는 확산 현상에 의해 이동하고, 펜드린(pendrin)이라 부르는 나트륨 비의존적 요오드 수송체에 의해서 세포 꼭대기 쪽 세포막을 빠져나가 내강으로 전달된다. 펜드린은 갑상선 외에 두뇌나 신장에서도 발현된다. 요오드가 티로글로불린의 티로신 잔기에 삽입되기 위해 일단은 산화수가 높은 상태로 전환되어야 한다. 이 단계는 갑상선에 조직특이적으로 존재하는 갑상선 과산화 효소(thyroperoxidase)에 의해서 매개된다. 갑상선 과산화 효소는 칼슘의존적 NADPH 산화효소에 속하며 섬모로 이루어진 세포 끝단에 존재하는데, 갑상선 호르몬 생합성을 주관하는 열쇠라고 할 수 있다. 이 효소는 요오드의 활성화 뿐만 아니라 티로글로불린으로 요오드를 삽입하는 반응도 촉매하는 것으로 여겨진다. 섬모 형태의 세포막을 돌아다니는 이 효소의 활성 부위는 소포체 내강을 향하여 있다.

티로글로불린의 티로신 잔기에 요오드를 덧붙이는 반응을 요오드의 "유기화(organification)"라고 한다. 티로글로불린은 소포체세포의 끝부분에서 세포 밖 내강으로 밀려나가면서 요오드화가 일어난다. 티로글로불린의 요오드화 부위의 숫자가 소포체 내강에 있는 요오드의 양보다 훨씬 많기 때문에 자유 요오드가 축적될 수 없다. 요오드의 여유가 있을 때 마다 모두 티로글로불린에 유기화되기 때문이다. 소포체 단백질에 의해 이루어지는 번역후 과정은 티로글로불린 단백질 요오드화가 더 잘 일어나게 도와주지만 실제 요오드화 자체는 그다지 효율적이지 못하다. 우선 전체 티로글로불린 단백질에 있어 티로신 잔기가 풍부하지 않아 40개 아미노산 당 1개에 그친다. 이합체를 이루는 각각의 티로글로불린 단위체는 132개의 티로신 잔기를 갖지만 이 중에 겨우 10% 정도에서 요오드화가 일어날 수 있는 듯 하다. 맨 처음 일요오드티로신(monoiodotyrosine; MIT)과 이요오드티로신(diiodotyrosine; DIT)이 형성되고 난 후에도 이들 티로신잔기들은 티로글로불린 분자에 계속 연결된 형태로 존재한다. MIT 보다는 더 많은 DIT가 형성되지만, 요오드가 희박할 때 DIT:MIT 비율은 역전될 수 있다.

공역(Coupling)

T4 생합성의 마지막 단계는 두 분자의 DIT가 만나 펩티드 상에서 T4를 형성하게 되는 공역단계이다. 이 반응 역시 갑상선과산화효소에 의해 매개된다. 요오드티로신 중 약 20% 만이 공역단계를 거치게 되고, 나머지는 MIT, DIT 상태로 유지된다. 공역이 일어나고 난 후 각 티로글로불린은 대개 1~3개의 T4를 함유하게 된다. 이 단계에서 생성되는 T3의 양은 매우 적어서 전체 티로글로불린 20~30%에서 T3 분자 하나를 겨우 찾을 정도다. T3는 이미 생성된 T4에서 탈요오드화가 일어나거나 DIT와 MIT가 1:1로 공역되었을 때 형성된다.

공역과정에 대한 자세한 기전은 아직 밝혀져 있지 않다. 한 가지 가능성은 같은 가닥이나 상호 다른 가닥에서 두 개의 요오드티로신 잔기가 근접했을 때 서로 결합하는 것이다. 갑상선과산화효소에 의해서 형성되는 자유 라디칼은 티로닌 핵의 중심에서 에테르결합을 형성하게 한다. 펩티드 사슬의 요오드티로신 중 하나에서 페닐기가 떨어져 나가 T4의 바깥고리를 형성하게 되고, 페닐기가 사라진 티로신 잔기는 세린이나 알라닌으로 바뀌게 된다(그림 3.5). 다른 기전은 DIT가 탈아민화된 상태의 자유 이요오드페닐피

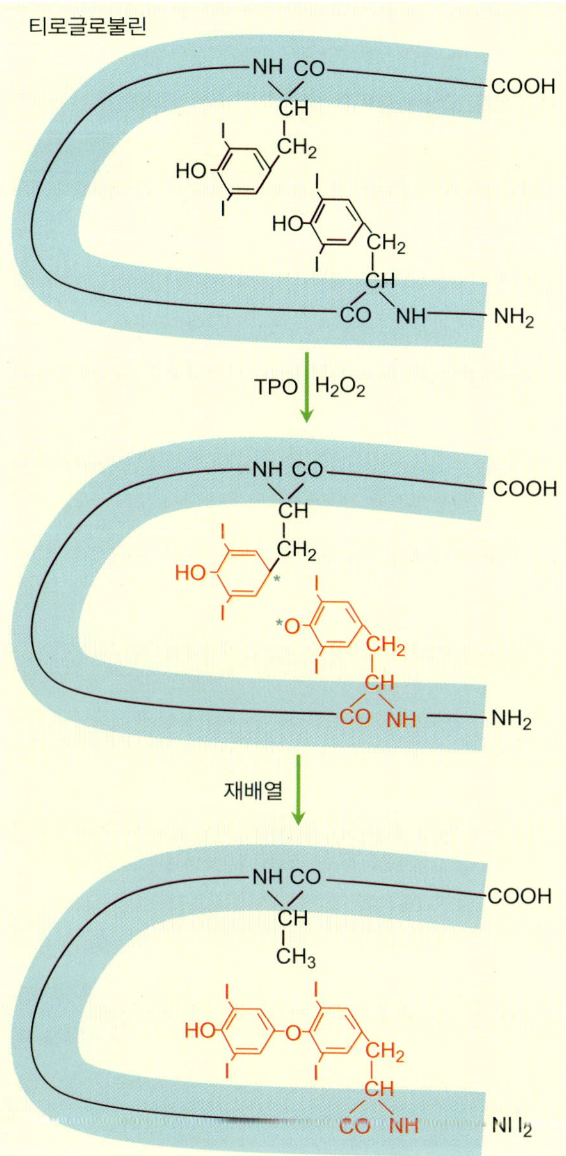

그림 3.5 분자내반응을 통한 T4 형성의 가상적인 공역과정. (Modified from Taurog, A. (2000) In Braverman, L.E. and Utiger, R.D., eds. *Werner and Ingbar's The Thyroid*, 8th ed., p. 71. Lippincott Williams and Wilkins, Philadelphia.)

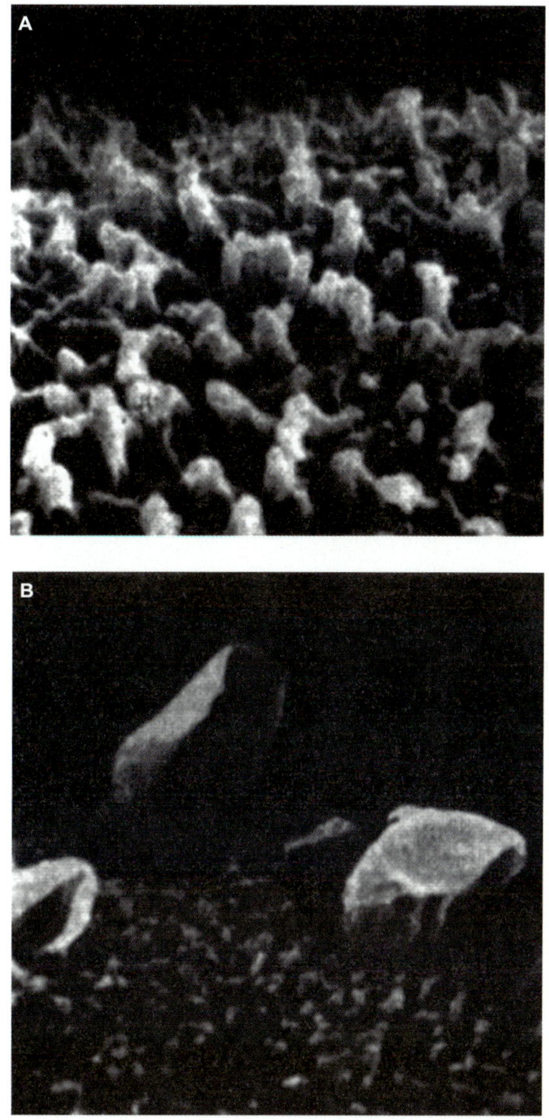

그림 3.6 개 갑상선 소포체세포의 내강면 미세융모의 공초점주사현미경 사진. **A.** 갑상선호르몬 투여에 의한 TSH 분비 억제; 36,000배 확대도. **B.** TSH 투여후 1시간 경과시, 16,500배 확대도. (From Balasse, P.D., Rodesch, F.R., Neve, P.E. et al. (1972) Observations en microscopie a balayage de la surface apicale y de cellules folliculares thyroidiennes chez le chien. *C. R. Acad. Sci.* [D] (Paris), **274**: 2332.)

르브산(diiodophenylpyruvate)이 다른 DIT와 만나는 형태로 공역반응이 진행되는 것이다. 어느 모델이 옳든 티로닌의 핵 형성이나 티로신잔기의 요오드화에 있어 갑상선과산화효소는 중요한 역할을 수행한다. 합성이 끝난 호르몬은 리소좀 효소에 의해 티로글로불린에서 해리되어 분비가 될 때 까지는 티로글로불린 분자의 펩티드사슬에 연결된 형태를 취한다.

호르몬의 저장

갑상선은 세포외 공간인 소포체 내강에 호르몬의 전구체 형태로 호르몬을 저장한다는 점에서 다른 내분비선들과 다르다. 정상적인 성인의 갑상선 전체 중량의 약 30% 정도는 티로글로불린에 해당하는데 이는 2~3개월 정도의 호르몬 공급량이다. 성숙한 티로글로불린은 티로글로불린 전구체 펩티드 이합체로서 10% 정도는 탄수화물이고 0.5%는 요오드로 구성된 고분자물질이다. 펩티드의 C

말단 및 N 말단으로부터 두세 번째에 위치한 티로신(T) 잔기가 주로 요오드티로닌 형성에 이용된다. 다른 곳에 위치한 MIT나 DIT 들은 요오드의 저장 기능을 수행하며 체내 총 요오드의 90% 정도를 담당한다.

분비

소포체 내강에 저장되어 있는 티로글로불린은 세포외액과 모세관 내피로부터 불투과성 소포체 막에 의해 분리되어 있다. 이렇게 저장되어 있던 호르몬이 분비되려면 우선 티로글로불린은 세포내 이입과정(endocytosis)을 통해서 다시 소포체세포로 들어가야 한다. TSH에 의한 급성적인 자극을 받고나면 위족(pseudopodia)이라고 불리는 원형질의 기다란 가닥들이 소포체세포의 끝쪽 표면에서 뻗어 나와 티로글로불린 덩어리들을 휘감아 세포 내 이입 소낭의 형태로 흡수하게 된다(그림 3.6). 만성적인 상황에서는 그림 3.6에 보이는 바와 같이 극적인 장면을 연출하지 않겠지만 여전히 세포내 이입과정이 진행되는 것이다. 세포내 이입 소낭은 소포체세포의 기저부위로 이동하게 되는데, 반대로 세포 기저부위 쪽에서는 리소좀이 세포내 이입 소낭 쪽으로 이동해 와서 융합이 이루어지게 된다. 이렇게 융합된 리소엔도솜(lysoendosome)이 바닥쪽 세포막으로 이동하는 동안에 티로글로불린은 펩티드조각과 T4, T3, MIT와 DIT를 비롯한 유리 아미노산들로 절단된다. 이들 중에서 T4와 T3만이 혈류로 방출된다. 방출 과정은 농도 차이에 따라 일어나는 단순확산과정으로 여겨지는데, T4와 T3는 약 20:1의 비율로 존재한다.

MIT와 DIT는 티로글로빈의 합성에 이용될 수 없기 때문에 미세소체에 존재하는 특이적 탈요오드화효소에 의해서 신속히 분해된다. 요오드티로신에서 방출된 요오드 대부분은 재활용되어 티로글로불린 생합성에 사용된다. 호르몬 생합성에 필요한 요오드의 공급에 탈요오드화가 기여하는 정도는 요오드펌프의 2배 정도나 되기 때문에 호르몬 생합성에 매우 중요하다. 탈요오드화효소 유전자에 결함이 있는 사람들은 소변에서 MIT와 DIT가 발견되며 요오드 결핍으로 고통받기 쉽다. 정상적인 경우에 MIT와 DIT가 갑상선을 벗어나는 경우는 거의 없다.

티로글로불린이 합성된 후 소포체 형태로 소포체 내강에 방출되는 현상이 한쪽에서 일어나고 있는 동시에, 다른 쪽에서는 티로글로불린이 재흡수될 수도 있다. 이렇게 동시에 상호 반대방향으로 진행되는 방출과 흡수과정을 통해서 티로글로불린은 소포체 내강에 과다하게 축적되거나 고갈되지 않고 적절한 양이 저장된다. 어떻게 이러한 제어가 일어나는지 그 생리학적 기전은 아직까지 밝혀지지 않았다.

갑상선 기능의 제어

갑상선자극호르몬의 효과

갑상선은 외부 신호가 없이도 호르몬의 생합성, 보관과 분비에 필요한 전 과정을 수행할 수 있다. 그러나 외부신호가 없을 때에 갑상선의 활동은 너무 느리기 때문에 갑상선의 자율 기능 만으로는 체내에 필요한 갑상선호르몬을 공급하지 못한다. 갑상선 기능의 제 1 조절자는 갑상선자극호르몬(thyroid-stimulating hormone; TSH)이다. TSH는 뇌하수체의 갑상선자극세포에서 분비되는데 이미 제 2장에서 기술한 바와 같이 2개의 당펩티드 소단위체로 구성된다. 이들 두 소단위체 중에서 α 소단위체는 FSH와 LH와 동일하며, β 소단위체가 호르몬의 갑상선자극특이적 기능을 담당하는 것이다. 하지만 α 소단위체에 결합하지 않은 형태의 자유 β 소단위체는 생리활성을 갖지 못하며 갑상선을 자극하기 위해서는 올바른 3차 구조를 가진 α 소단위체와 β 소단위체가 결합해야 한다.

TSH는 갑상선 소포체세포의 바닥쪽 표면 세포막에 위치한 단일 계열의 G 단백질 연계 수용체(G-protein coupled receptor)에 결합한다(제 1장 참조). TSH 수용체는 단일 유전자의 산물이지만 이황화 결합으로 연결된 두 개의 소단위체로 구성된다. 단백질의 접힘이 올바로 이루어 지고 이황화 결합이 형성되고 나면 수용체의 세포막 바깥쪽에 있는 약 50개 아미노산으로 구성된 고리가 단백질가수분해과정을 통해서 제거되는 것으로 여겨진다. α 소단위체는 단백질의 N 말단의 약 3백개 아미노산을 포함하며 TSH와 결합하는 부위의 대부분을 차지한다. β 소단위체는 7개의 막횡단 α 나선 분절과 세포질쪽에 위치한 짧은 C 말단 꼬리로 구성된다. 이황화 결합이 환원되면 α 소단위체가 세포외막으로 해리될 수 있는데, 이렇게 α 소단위체가 떠돌아다니게 되면 TSH 수용체에 대한 항체가 형성되고 갑상선 질환을 일으킬 수도 있다.

TSH가 수용체에 결합하고 나면 $G\alpha_s$를 통해 adenylyl cyclase가 활성화 되고, 동시에 $G\alpha_q$를 통해서 phospholipase C가 활성화된다. 이는 cAMP와 DAG/IP_3의 두 가지 2차 전령들이 모두 증가하는 효과를 가져온다. 알려진 TSH의 효과 전부가 cAMP 처리로 재현되기 때문에 두 가지 경로 중에서 cAMP 경로 활성화가 더 중요한 것으로 생각된다. TSH에 의한 cAMP 증가량이 인지질 회전에 필요한 양에는 미치지 않는데, 아마도 강한 자극이 있을 때에는 IP_3/DAG가 중복적으로 작용하여 cAMP 효과를 강화시켜 주는 것으로 여겨지지만, 어쩌면 이들 2차 전령들이 다른 고유반응을 매개하는 것도 가능하다. 인지질 회전의 증가는 TSH의 갑상선 자극에 의한 아라키돈산 유리, 후속적인 프로스타글란딘 합성 증가와 연관성을 갖는다.

TSH는 호르몬의 생합성과 분비 전반을 조절할 뿐만 아니라, 갑상선으로의 혈류량도 증가시킨다. 갑상선이 지속적으로 TSH에 의해 자극되면 소포체 상피세포가 두껍게 자라고(비대증, hypertrophy), 소포체세포의 세포분열도 일어날 수 있다(증식, hyperplasia). TSH에 의한 갑상선 소포체세포의 자극은 호르몬의 다형질발현성 효과(pleiotropic effect)의 좋은 예가 된다. 하나의 호르몬에 의해서 별개지만 상호 보완적인 작용들이 더해져서 전반적인 반응을 일으키는 것이다. 호르몬의 생합성, 보관과 분비 각 단계들은 상호 앞뒤 단계들과는 독립적으로 cAMP 의존적 과정을 통해 직접적인 자극을 받아 가속화될 수 있는 것으로 보인다. 비록 억제약물에 의한 요오드 펌프 차단으로 요오드 수송이 막히더라도 TSH는 호르몬의 생합성과 분비과정을 가속화한다. 마찬가지로 요오드 유기화 과정이 약물에 의해서 차단되어도 TSH는 여전히 요오드 수송과 티로글로불린의 합성을 촉진한다.

TSH 효과의 대부분은 protein kinase A의 활성화 및 이를 통한 단백질인산화 과정을 통해서 매개된다. 인산화되는 단백질의 예로 CREBP(cyclic AMP response element binding protein, 제 1장 참조)를 들 수 있다. TSH는 나트륨/요오드화물 동시운반자, 티로글로불린, 갑상선 산화효소, 갑상선 과산화효소 등의 유전자 발현을 증가시킨다. 이러한 효과는 TSH에 의해 활성화되는 핵단백질들과 갑상선 특이적 전사인자들의 협력적인 상호작용을 통해서 일어나는데, 전사인자들의 유전자 발현 역시 TSH에 의해 증대된다. TSH는 유발가능형 산화질소합성효소(nitric oxide synthase)의 유전자 발현을 증대시키는데, 이 효소는 강력한 혈관확장제인 산화질소를 생성한다. 또한 모세혈관 성장(혈관신생, angiogenesis)을 자극하는 분비인자의 발현도 증가시키는데, 산화질소의 생성과 함께 혈류량의 증가를 가져오게 된다. 정확히 어떻게 TSH가 갑상선의 성장을 일으키는지는 모르지만, 여러 가지 국부적인 성장 요소들의 합성과 분비가 유도되는 것은 분명하다.

갑상선 자극 면역글로불린의 효과

갑상선호르몬의 과다 생산, 즉 갑상선기능항진증은 그레이브스병(Grave's disease)으로도 알려져 있는데, 대개의 경우 혈장 내 TSH 농도가 극단적으로 저하되어 있다. 그런데도 불구하고 갑상선은 고도로 자극되어 있다. 이런 역설적인 현상은 갑상선을 자극하고 갑상선호르몬의 생성과 분비를 촉진하는 물질이 혈장에 존재하기 때문에 일어난다. 이 물질은 바로 림프구에서 분비되는 면역글로불린으로 TSH 수용체에 반응하는 항체다; 갑상선 자극 면역글로불린(Thyroid-stimulating immunoglobulin; TSI)은 그레이브스병 환자 대부분에서 발견이 되며 질환의 자가면역성 병인을 시사한다.

TSH 수용체에 TSH가 아니라 항체가 결합한 이후에도 TSH-수용체 결합과 동일한 반응을 유발하는 것은 매우 흥미로운 일이다. 이는 TSH에 의한 특징적 세포 반응을 유발하는 데 필요한 모든 정보가 호르몬이 아닌 수용체에 있다는 것을 의미하며, 호르몬의 역할은 단지 대기하고 있던 수용체를 활성화시킬 뿐이라는 것이다. 다른 호르몬 수용체에 대해서도 이렇게 항체에 의한 활성화 효과가 보고되고 있다.

갑상선호르몬의 자동조절

혈장 내 요오드 농도가 너무 높을 때에는 요오드 흡수와 호르몬 생합성이 일시적으로 차단되는데, 이때 가용 요오드 양은 매우 낮아지고 호르몬 생산은 심각한 손상을 입게 된다. 이 효과를 임상적으로 이용하면 갑상선호르몬 분비를 단기적으로 차단시킬 수도 있다. 요오드의 억제 효과는 T4의 과대 생산을 막기 위해 존재하는 자동조절 현상으로 이해할 수 있다. 이러한 조절은 요오드가 특정 유기물질에 편입되는 기전을 통해 이루어진다. 하지만, 갑상선호르몬의 생산차단은 일시적인 것으로 종국에 가서는 분비선이 요오드에 의한 억제 효과를 "탈출"하게 된다. 이를 위해서 나트륨/요오드화물 동시운반자의 하향조절 등이 일어나게 된다.

갑상선의 생합성 활성은 소포체 내강에 축적되는 티로글로빈에 의해서 조절되는 것으로 보인다. 티로글로불린은 소포체세포 끝쪽 표면 수용체에 작용하여 갑상선 특이적 전사인자들의 발현을 감소시키고, 이는 티로글로불린, 갑상선 과산화효소, 나트륨/요오드화물 동시운반자와 TSH 수용체의 발현감소로 이어진다. 티로글로빈의 다른 효과로는 소포체세포에서 내강으로 요오드를 수송하는 펜드린(pendrin)의 전사 증가가 있다. 그러므로 티로글로불린은 자기자신의 생합성을 조절하는 데 중요한 역할을 가지며, 갑상선 기능의 가장 중요한 조절인자인 TSH의 촉진효과도 손상시킬 수 있다.

혈중 갑상선호르몬

혈액을 순환하는 갑상선호르몬의 99.8% 이상이 3종의 혈장단백질인 티록신 결합 글로불린(thyroxine-binding globulin; TBG), 트렌스티레틴(transthyretin, TTR), 알부민에 결합된 형태로 존재한다. 이들 중에 TBG가 양적으로 가장 중요하며 전체 단백질 결합 호르몬(T4, T3 모두 포함)의 70% 이상을 차지한다. 순환중인 T4의 10~15%와 T3의 10% 정도는 TTR에 결합되어 있고, 이와 비슷한 양이 알부민에 결합한 형태로 존재한다. TBG가 혈장 내 농도로 볼 때는 TTR의 6%, 알부민의 0.1%에 불과하지만 가장 많은 양의 호르몬과 결합되어 있다. 이는 TBG의 호르몬 친화력이 다른 단백질들보다 훨씬 크기 때문이다. 비록 T4:T3 비율이 20:1 정도이지만, 3종의 단백질 모두 T3보다는 T4에 대한 친화력이 10배 이상 높기 때문에 자유롭게 비결합 형태로 존재하는 T4와 T3의 혈중 농도는 거의 같다. 또한 이들 단백질들은 크기가 커서 신장에서 여과되기에 갑상선호르몬이 소변을 통해 배출될 가능성은 거의 없다. 또한 모세혈관 내피를 통과하지도 못한다. 갑상선호르몬은 단백질과 결합된 호르몬들과 자유형의 호르몬들이 평형상태를 유지하는데, 모세혈관을 벗어나 생리활성을 갖거나 조직의 효소에 의해 대사될 수 있는 호르몬은 전체 호르몬의 1%도 되지 않는 유리 호르몬 뿐이다.

혈장 단백질에 결합된 갑상선호르몬의 총량은 하루 중에 분비되고 분해되는 호르몬 양의 3배 정도이다. 그러므로 혈장단백질이 갑상선 외부에 존재하는 호르몬 상당량의 저장고 역할을 수행한다 할 수 있다. 이러한 저장고 역할로 인해서 갑상선호르몬의 분비가 갑자기 늘거나 줄어도 순환하는 호르몬의 농도가 그만큼 변하지는 않는다. 예를 들어 T4의 분비가 하루 동안 2배 증가한 경우에, 호르몬 분해율이 변하지 않았다고 가정하면 혈중 호르몬 농도 증가는 30% 이내가 될 뿐이다. 60분 동안 호르몬 분비가 10배 증가해도 순환하는 호르몬의 증가는 1%에 그칠 뿐이다. 반대로 호르몬 분비가 1시간 동안 완전히 멈춰도 농도 감소는 1%에 그친다. 혈장 단백질의 호르몬 결합 용량은 포화시킬 수 없을 정도로 크다. 그러므로 호르몬 분비의 엄청난 증가도 혈중의 유리 호르몬 농도에는 큰 영향을 주지 못한다. 이런 이유로 갑상선호르몬의 분비조절로 신체의 항상성 과정을 분단위로 조절하는 것은 불가능하다. 한편, 순환하는 대부분의 호르몬들이 혈장단백질에 결합한 형태를 취하기 때문에 간 또는 신장 질환에 의한 혈장 단백질의 양적 감소는 순환하는 T4와 T3의 전체량에 심각한 영향을 줄 수 있다.

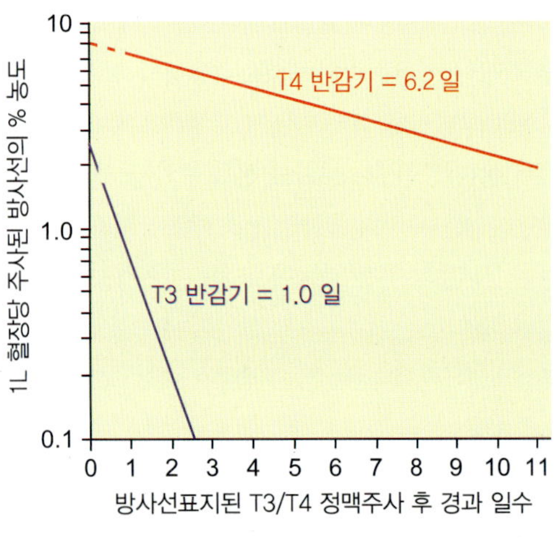

그림 3.7 방사선표지된 T4나 T3의 사람 주사 후 혈장에서의 방사능 감소율 변화. (Plotted from data of Nicoloff, J.D., Low, J. C., Dussault, J.H. et al. (1972) Simultaneous measurement of thyroxine and triiodothyronine peripheral turnover kinetics in man. *J. Clin. Invest.* **51**:473.)

갑상선호르몬의 대사

T4 호르몬의 혈장단백질 결합력이 더 높기 때문에 대다수의 T3는 자유형으로 순환하다가 혈관을 떠나서 세포에 확산해 들어갈 수 있다. 이렇게 세포에 도달한 호르몬은 생리활성을 내거나 대사되어서 분해된다. 그러므로 ^{125}I로 방사선 표지된 T3를 투여하였을 때 반감기가 T4와 비교해 6분의 1 정도 밖에 안 된다. 반감기가 짧다는 것은 T3의 생리활성이 나타나는데 소요되는 시간도 더 적다는 것을 의미한다. 하지만, T4나 T3 모두 단백질결합 때문에 초단위나 분단위가 아니라 수일에 걸치는 혈장내 반감기를 갖는다(그림 3.7). 주목할 점은 갑상선 결핍시에는 반감기의 증가를, 갑상선 기능항진시에는 반감기의 감소가 온다는 것이다.

갑상선에서 주로 분비되는 호르몬은 T4이지만, 호르몬 수용체에 실제 결합하는 것은 주로 T3이다. T4는 갑상선 외부에서 T3의 전구체로 작용하는 전구호르몬으로 볼 수 있다.

사람을 대상으로 한 관찰 결과 갑상선 밖에서 T3가 형성되며, 갑상선의 생물학적 활성 대부분은 T3에 의해 일어남이 확인되었다. 갑상선 절제 후에도 생리학적으로 정상적인 용량의 T4만을 투여했을 때 체내에서 T3가 순환하는 것을 볼 수 있다. 또한, 정상체에서 갑상선이 분비하는 호르몬 양은 1일 당 T3 5μg 정도 밖에 되지 않으나, T3의 대사율을 살펴보면 1일 당 30μg 정도의 T3가 보충된다. 그러므로 매일 회전되는 T3의 85% 정도는 갑상선 외부에서 T4의 탈요오드화에 의해 형성되어야 한다. 갑상선 외부에서 T3 형성은 매일 분비되는 T4의 35% 정도에 해당하며, 나머지는 비활성의 대사체로 분해된다.

T4의 갑상선외 대사를 살펴보면 티로닌 핵에 존재하는 요오드가 선택적이고 순차적으로 제거되어야 하는데, 이 반응들은 3종의 상이한 요오드티로닌 탈요오드화효소(iodothyronine deiodinase)에 의해서 매개된다. 이들 효소들은 모두 셀레노단백질로 셀

레노시스테인(seleno−cysteine)이라는 특이 아미노산이 활성기에 존재한다. I형 탈요오드효소는 주로 간과 신장에서 발현되지만, 중추신경계, 뇌하수체 전엽, 갑상선 자체에서도 발현된다. 이 효소는 세포막에 부착된 효소로서 촉매 영역은 세포질을 향한다. T4는 대부분의 세포에서 발견되며 T3 역시 수송할 수 있는 모노카르복실 수송체 8(monocarboxylate transporter 8)에 의해서 세포막을 통과한 후 효소에 노출된다. 탈요오드 반응이 일어나면 T4는 T3로 전환되고 다시 순환계에 도달하는데, 이렇게 형성된 T3는 전체 혈중 T3의 80%를 차지한다. I형 탈요오드화효소는 T4의 바깥쪽(페놀) 고리나 안쪽(티로신)고리 아무 곳에서나 요오드를 제거할 수 있다. 페놀 고리에 있는 요오드는 3′, 5′으로 표시하며, 안쪽 고리에 있는 요오드는 간단히 3, 5로 표시한다. 고리상에서 3번 위치나 5번 위치는 화학적으로 동등하지만, T4의 바깥쪽 고리나 안쪽 고리 어느 한쪽에서 요오드를 제거하고 나면 기능적으로 다른 결과를 갖게 된다. 바깥쪽 고리에서 요오드가 제거되면 3′,3,5−삼요오드티로닌이 형성되고 이를 흔히 T3라고 하는데, T4를 갑상선호르몬 수용체에 결합할 수 있는 형태로 전환시킨 형태이다. 바깥쪽 고리가 아니라 안쪽 고리에서 요오드가 제거되면 3′,5′,3−삼요오드티로닌이 형성되는데 역 T3 (reverse T3; rT3)라고 부른다. rT3는 갑상선호르몬 수용체에 결합할 수 없어 생리활성은 없다. rT3에 있는 나머지 요오드들은 탈요오드화효소에 의해서 계속 제거될 수 있다. 간에서 발현되는 I형 탈요오드화효소는 T3에 의해서 음성 되먹임으로 조절되므로 T3 농도가 낮을 때 많이 발현된다.

II형 탈요오드화효소는 간을 제외한 조직세포의 소포체에서 찾아볼 수 있는데, 간에는 존재하지 않는다. 정상체에서 갑상선외 T3 생산의 대부분은 이 효소에 의해 이루어진다. 뇌나 뇌하수체 조직에서 호르몬수용체에 결합하는 T3의 절반 정도는 이들 조직에 존재하는 II형 탈요오드화효소에 의해 공급되는 것으로 여겨진다. T3나 T4는 혈중 농도에 의한 촉진확산에 의해 흡수된다. 각 조직의 생리학적 요구가 변함에 따라 필요한 T3의 양은 변화하지만, 순환하는 T3의 농도는 매우 일정하게 유지된다. 그러므로 세포는 호르몬 필요량이 높아질 때에는 순환하는 T3로 필요량을 전부 공급받을 수 없지만, 세포내에서 일어나는 T4의 탈요오드화 반응이 부족분을 채우게 된다. II형 탈요오드화효소의 양은 이렇게 일정하지 않고 변화하는데, T4의 혈중 농도가 낮을 때 그 발현이 가장 왕성하며, 효소의 생합성과 분해 모두 조절된다. II형 탈요오드화효소가 약 20분의 반감기로 빠르게 회전하는 데 비해, I형 탈요오드화효소의 반감기는 수 시간에 이른다. 분해 과정을 살펴보면 유비키틴화(ubiquitylation)가 되면 비활성화가 되고, 단백질분해효소복합체(proteasome)에 의해서 분해된다. II형 효소의 유비키틴화는 가역적인 반응으로 탈유비키틴효소가 활성화되면 이미 유비키틴화가 일어났던 II형 효소가 다시 회복될 수 있다. 효소의 합성은

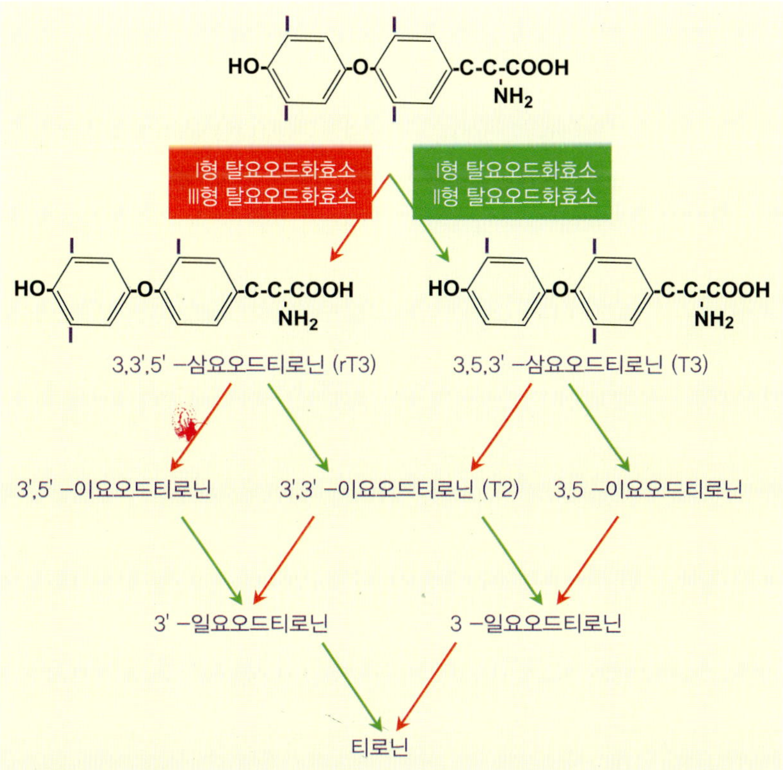

그림 3.8 티록신(T4)의 대사. 전체 T4의 90% 가량은 탈요오드화효소(I, II, III형)에 의해 매개되는 순차적인 탈요오드화 반응을 통해 대사된다; 첫째 반응은 활성형의 T3나 비활성형인 rT3의 페놀고리나 티로실고리 중 하나에서 요오드를 제거한다. 티로닌 핵으로부터 모든 요오드가 회복될 때까지 탈요오드화가 계속된다. 초록색 화살표는 페놀고리에서 탈요오드화를, 빨간색 화살표는 티로실고리의 탈요오드화를 가리킨다. 총 T4의 10% 미만은 탈요오드화 단계 이전에 알라닌 곁가지로 짧아지는 형태로 대사된다.

다른 호르몬들과 GH에 의해서 조절되는데 특히 cAMP 2차 전령을 활성화시키는 호르몬들이 주로 작용한다. 이런 특징으로 인해 II형 효소가 국부적인 T3 수요를 감당한다고 여겨진다.

III형 탈요오드화효소는 T4나 T3의 티로신고리에서 요오드를 제거하며. 신체 전반에서 널리 발현된다. I형과 III형 효소에 의해 rT3가 형성되고, 이렇게 형성된 rT3는 III형 효소에 의해서 안쪽고리의 두 번째 요오드가 제거될 수 있다(그림 3.8). rT3는 I형 효소의 선호기질이기도 하다. 비록 rT3의 형성율은 T3 형성률과 유사하지만 일단 형성된 rT3의 분해율은 T3보다 훨씬 높다. rT3 일부는 TBG나 TTR에 신속히 결합해 세포에서 빠져나가 혈류로 탈출하기도 한다.

세 종류의 탈요오드화효소 모두 부분적으로 탈요오드화된 호르몬 대사체로부터 산화적인 탈요오드화를 매개할 수 있으며 이들 효소들의 협동으로 티로닌 핵에 있는 모든 요오드가 제거될 수 있다. 일단 유리된 요오드는 다시 갑상선이 흡수할 수 있고 호르몬 합성에 재활용된다. 갑상선호르몬의 알라닌 곁가지가 짧아져 사요오드티로아세트산(tetraiodothyroacetic acid; Tetrac)이 형성되고 탈요오드가 더 진행되는 분해과정도 있는데, 양적으로 볼 때 그 비중이 크지는 않다. 갑상선호르몬은 글루쿠론산 결합반응을 한 후 담즙으로 배설될 수도 있다. 배설된 글루쿠론산 결합 갑상선호르몬은 장내 박테리아에 의해 글루쿠론산 결합이 절단되고 나면 T4로 유리될 수 있다. 이렇게 유리된 T4는 장에서 다시 흡수되어 체순환으로 복귀할 수 있다. 이런 담즙 배설과 장내 재흡수 과정을 장간 순환(enterohepatic circulation)이라고 하는데 갑상선 기능이 떨어져 있거나 요오드가 희박할 때에 갑상선 경제성을 유지하는 데 중요할 수 있다. T4는 소장이나 간에서 파괴되지 않아 경구로 투여할 수 있는 극소수의 천연 호르몬 중에 하나이다.

갑상선호르몬의 생리학적 효과

성장과 성숙

골격계

갑상선호르몬의 몇 가지 현저한 효과 중 하나가 신체의 성장이다(제 10장 참조). 비록 태아의 성장은 갑상선호르몬과 무관해 보이지만, 신생아의 성장과 정상적인 성인의 키높이 발달에는 적절한 양의 갑상선호르몬이 필수적이다. 키는 골격의 길이에 의해서 결정되므로 뼈끝 연골에서의 연골 확장과 연골의 경골 치환을 통한 골격의 성장에 T3가 관여할 것으로 기대할 수 있다(제 11장). 성장의 모든 단계에서 연골세포는 갑상선호르몬에 대한 수용체와 II형 탈요오드화효소를 발현한다. 미분화된 전구세포에서 성숙하게 비대화되는 진행과정 모두 T3의 영향을 받으며, 세포외 골기질 단백질 분비도 T3에 의해 촉진된다. 갑상선호르몬은 이런 직접적인 작용 외에도 골격형성을 촉진하는 GH, IGF-I을 비롯한 여러 종류의 성장인자들의 활성에 대해 허용적이거나 상승적인 효과를 갖는다. 또 뇌하수체와 시상하부에 작용하여 간접적으로 뼈의 성장을 촉진한다. 갑상선호르몬은 GH의 정상적인 합성과 분비에도 필수적이다.

골격의 성숙은 골격의 성장과는 다른 개념이다. 골격의 성숙은 골화와 함께 궁극적으로 연골 성장판의 융합을 가져온다. 정상적인 발육 중에 일어나는 이러한 변화는 예측 가능한 수치로 표현할 수 있기 때문에 골화 중심의 방사선 검사를 통해 한 사람의 '골 연령'을 결정할 수 있다. 갑상선호르몬은 골격의 성숙에 깊은 영향을 미치는데, 갑상선호르몬이 결핍된 아동에서는 연령에 비해 골 연령이 더 낮게, 갑상선기능항진증인 경우에는 골 연령이 조숙하게된다. 갑상선호르몬 결핍을 성장기에 방치할 경우 성장 부진과 얼굴 골격의 기형을 유발할 수 있는데 이를 청소년 갑상선기능저하증 또는 크레틴병(cretinism)이라 한다.

중추신경계

정상적인 신경계 발달에 있어 갑상선호르몬의 중요성은 잘 확립되어 있다. 발달중인 태아의 뇌에는 발달초기부터 갑상선호르몬과 수용체가 존재하는데, 시기적으로 아직 태아 자체의 갑상선은 발달하기도 전이다. 원래 T4나 T3는 태반의 투과성이 매우 낮음에도 불구하고, T4와 T3가 태아의 뇌에서 발견될 수 있는 것은 모체에서부터 태반을 통해 전달된 것으로 볼 수 있다. 모체에 갑상선기능저하증이 있을 때 신생아의 신경발달에 결함이 있다는 증거들도 일부 있지만, 모체의 갑상선기능저하가 태아의 뇌발달에 주는 직접적인 영향은 아직 밝혀지지 않았다. 정상적인 갑상선을 가진 모체에서 출산된 신생아가 갑상선 발달장애를 가지는 경우에, 출생 직후부터 갑상선호르몬 요법으로 치료할 경우에는 정상적인 뇌 발육이 가능하다. 출산 전후 시기의 신경계의 성숙에는 갑상선호르몬이 절대적으로 필요하다. 이 시기에는 정상적인 뇌 발달을 위해서 갑상선호르몬이 있어야 한다. 랫트 실험에서, 출산시 갑상선기능저하 상태를 유발하면 대뇌, 소뇌의 성장과 신경 수초형성이 심각하게 지연된다. 전체적인 뇌의 크기가 작아지며, 혈관형성이 특히 모세혈관 수준에서 저하된다. 크기의 감소는 축삭의 밀도와 수상돌기의 분지가 감소하는 것과 부분적인 상관 관계를 갖는다.

갑상선호르몬 결핍은 세포의 이동과 분화에도 특이적인 결함

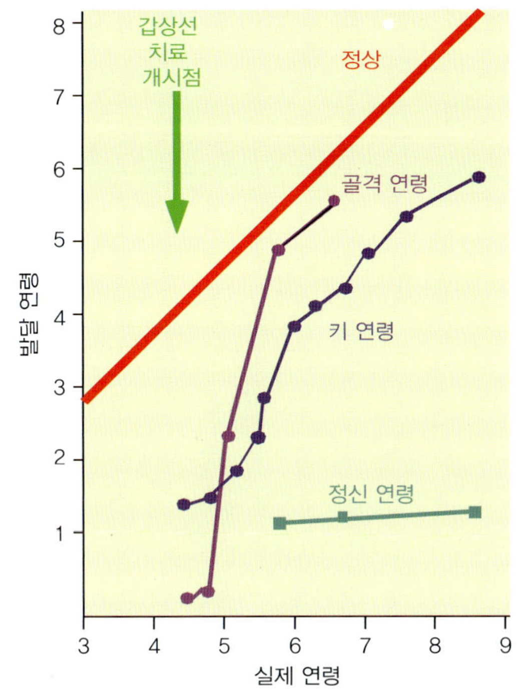

그림 3.9 기능적인 갑상선 조직이 없는 어린이에 대한 갑상선 치료의 성장발달에 대한 효과. 초록색 화살표가 가리키는 바와 같이 연령 4.5세부터 갑상선호르몬을 매일 투여한 경우 골격 연령의 정상회복은 신속하였으며, 키크기 성장곡선은 정상곡선과 평행하게 진행하였다. 그러나 정신발달은 유아상태를 벗어나지 못하였다. (From Wilkins, L. (1965) *The Diagnosis and Treatment of Endocrine Disorders in Childhood and Adolescence.* Charles C Thomas, Springfield, Illinois.)

을 유도한다. 사람의 유아기에 갑상선호르몬이 아예 없거나 결핍한 경우에는 매우 재앙적인 결과를 초래할 수 있다. 이렇게 발생한 정신지체는 영구적이며 비가역적이므로 아동기 이후 시기에 과량의 갑상선호르몬을 보충해도 회복되지 않는다(그림 3.9). 하지만 출산 직후에 호르몬대체요법이 신속히 이루어지는 경우에는 신생아 갑상선기능저하증의 비극적 결과를 피할 수 있다. 미국을 비롯한 많은 나라에서 이런 이유로 신생아 갑상선기능저하증 검사가 의무적으로 이루어지고 있다. 갑상선호르몬이 결정적인 시기에 정확히 무슨 기능을 하는지, 어떻게 그 기능을 발휘하는지, 또한 호르몬대체요법으로 조절이 가능한 기간이 왜 그렇게 짧은지에 대해서 활발한 연구들이 진행 중이다.

T3와 T4가 중추신경계에 미치는 영향은 출산 전후 시기에만 국한되지 않는다. 성인에서도 갑상선기능항진증은 과다흥분성, 과민성, 초조함, 환경자극에 대한 과다반응 등을 유발한다. 감정적인 불안정성으로 인해 완전히 정신병으로 발전할 수조차 있다. 반대로 갑상선호르몬의 감소는 무기력, 에너지 결핍, 느릿느릿한 말투, 감각능력 감소, 기억력 손상, 최면 등의 증상을 유발할 수 있다. 지능이 무뎌지고, 불안과 초조의 정신병이 생길 수도 있다. 갑상선기능저하 환자들은 말초신경 전도속도나 반사반응이 느리다. 이러한 변화들의 발생 기전은 아직 밝혀지지 않았다.

자율신경계

갑상선호르몬과 자율신경계 중에서도 특히 교감신경계의 상호작용은 전 생애에 있어 중요하다. 갑상선호르몬의 분비가 증가하면 교감신경과 부신 수질에서 분비된 에피네프린/노르에피네프린에 의해 매개되는 많은 반응들을 과도화한다(제 4장 참조). 빈맥(빠른 심장 박동), 심장박출량의 증가 등을 비롯한 갑상선기능항진증의 많은 증상들이 교감신경계의 증가된 활동과 유사하다. 갑상선호르몬은 심장근육과 다른 조직에서 에피네프린 수용체(노르에피네프린의 경우에는 β 아드레날린수용체)를 증가시킨다. 갑상선호르몬은 아드레날린수용체와 결합된 자극적 G 단백질($G\alpha_s$)의 발현도 증가시킬 수 있으며, 억제적 G 단백질($G\alpha_i$)의 발현을 감소시킬 수도 있다. 이러한 효과들의 결과 cAMP의 생산이 증대될 수 있다(제 1장 참조). 게다가 교감신경 자극은 cAMP로 매개되어 II형 탈요오드화효소의 활성화를 유도하여 국소적으로 T4의 T3 변환을 가속화한다. 갑상선호르몬은 β 아드레날린수용체에 의해 매개되는 다양한 반응들을 증폭한다. 이런 수용체에 대한 약물에 의한 차단은 갑상선호르몬 기능항진증의 증상들을 완화시키는데 유용할 수 있다. 갑상선기능저하증은 반대로 교감신경계의 다양한 기능들이 약화될 수 있다.

심혈관계

갑상선호르몬은 교감신경계와의 상호작용을 통해서 일어나는 효과 외에도 심혈관계에 여러 방면에서 직접적으로 작용할 수 있다. 갑상선기능항진증이 있으면 근소포체에서 분비되는 칼슘의 방출과 재흡수과정 모두 빨라지게 되어 심장주기의 수축기와 이완기 모두 가속화된다. 갑상선기능저하증에서는 반대의 효과를 관찰할 수 있다. 칼슘채널은 심장수축기에 칼슘이 방출되는 통로로 쓰이고 근소포체 칼슘펌프(sarcoplasmic reticular calcium ATPase; SERCa2)는 이완기에 칼슘 재흡수하는 통로로 쓰이는데, 이들 두 단백질의 유전자 발현은 갑상선호르몬에 의해 증가한다. 또한 T3는 나트륨/칼륨 펌프의 소단위체와 막전위 회복에 필요한 칼륨 채널 단백질에 대한 유전자 발현을 증가시킨다.

심박출량은 갑상선 기능항진에서는 증가하고, 기능저하에서는 감소하게 된다. 갑상선 기능항진증에서는 세동맥 평활근의 이완과 정맥 긴장도의 증가로 인한 말초저항의 감소가 나타난다. 그

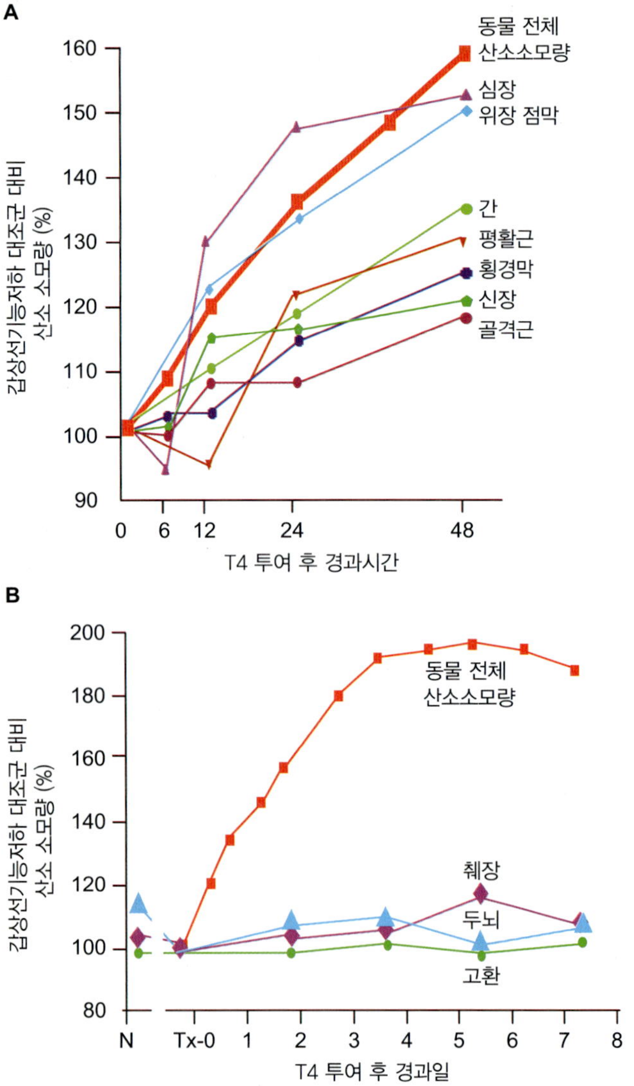

그림 3.10 여러 조직서 산소 소모에 대한 T4의 효과. 단위가 **A**에서는 '시간'이고, **B**에서는 '일'임을 유의할 것. (Redrawn from Barker, S.B. and Klitgaard, H.M. (1952) Metabolism of tissues excised from thyroxine-injected rats. *Am. J. Physiol.* **170**:81.)

결과 정맥환류량은 증가하게 되어 심실충만(ventricular filling)의 양은 증가한다(예압, preload). 감소한 말초 저항은 심실방출(후부하, afterload)에 대한 저항 역시 감소시킨다. 이런 효과들은 간접적일 수 있지만 심근에 대한 직접적인 효과와 증가한 교감신경활성 등과 결합될 때 심혈관계 기능에 지대한 영향을 미친다.

대사

산화적 대사와 열발생

갑상선이 사람의 산화적 대사에 지대한 영향을 준다는 것을 알게 된 지 백 년 이상의 시간이 흘렀다. 기초 대사율(Basic metabolic rate; BMR)은 정해진 휴식 조건 아래에서 산소 소모를 측정하여 정하게 되는데 갑상선의 상태에 매우 민감하게 반응한다. 갑상선호르몬의 결핍시에는 산소 소모가 줄어들게 되며, 갑상선호르몬이 과다할 때에는 BMR이 증가하게 된다. 뇌와 고환, 췌장을 제외한 모든 조직에서 산소 소모는 갑상선의 상태에 민감하게 변화하는데, 갑상선호르몬에 반응하여 산소 소모가 증가하는 양상을 보인다(그림 3.10). 갑상선 기능저하 상태의 실험동물에 갑상선호르몬을 투여할 때, 비록 과량의 호르몬을 투여해도 호르몬의 효과를 관찰할 수 있기까지 몇 시간 가량이 소요된다. 또한 산소 소모율이 최대치로 상승하는 데에는 4일 가량이 소요된다. 이러한 산소 소모량의 증가에 대한 근본적인 기전이 완벽히 밝혀진 것은 아니다.

산소 소모는 미토콘드리아의 활성을 반영하는 것이며 ATP 고에너지 결합의 형성과 결부되어 있다. 일반적으로 산소 소모는 에너지 활용과 비례하지만, 대사 연료에 저장되어 있던 에너지를 ATP로 전환하는 과정은 완벽하지 않기 때문에 일부 에너지는 열로 손실된다. 그러므로 산소 소모와 열 발생은 밀접한 관계를 가지며 갑상선호르몬의 산소 소모에 대한 효과는 열생성에 있어서 호르몬이 갖는 필수적 기능의 부산물로 여길 수 있다. 비록 모든 척추동물에서 갑상선호르몬은 다양한 기능을 가지나 산소 소모에 대한 효과는 조류와 포유류 같은 항온동물(homeotherms)에서만 발견된다. 아무튼 추위에 대한 저항력 감소가 갑상선기능저하증의 고전적인 증상 중 하나이고, 과도한 열 발생과 다한증이 기능항진시에 나타나는 것은 놀랄 일이 아니다. 갑상선호르몬은 ATP 소모율은 증가시키고 ATP 합성 효율은 감소시켜 산소 소모의 증가 및 열 발생을 유도한다.

T3에 의해 가속화되는 ATP 소모 과정들 중에 세포의 이온 경사 유지가 있다. 나트륨/칼륨 펌프는 모든 세포에서 이온 농도의 온전성을 유지하며, 휴식기 산소 소비량의 20%를 담당한다. 또한 세포질에서 근소포체로 칼슘을 수송하는 칼슘펌프의 경우에는 더 많은 산소를 소비한다. 대부분의 나트륨/칼륨 펌프 활성은 두뇌와 신장에 있으며 T3에 의한 대사율 증가가 그리 크지는 않다. 그러나 갑상선호르몬은 다른 세포들에서 나트륨의 유입을 촉진하여 나트륨 펌프의 일을 증가시키는 것으로 여겨진다. 나트륨/칼륨 펌프의 숫자와 활성은 갑상선 기능저하증이 있을 때에는 모두 감소하며, 기능항진증이 있을 때는 증가한다. 휴식 중이거나 운동 중인 골격근 근소포체로의 칼슘 유입과 방출 역시 유사하게 변화하는데, 이러한 칼슘 역학의 변화가 아마도 갑상선 기능저하증일 때 나타나는 뻣뻣함이나 반사반응 지연등을 일으키는 것으로 여겨진다. 또한 당류, 지질, 단백질 대사의 고유 요소인 ATP 소모주기 역시 갑상선호르몬에 의해서 가속화되어 산소 소모량 증가

에 기여하게 된다.

갑상선호르몬은 ATP 생성의 효율을 감소시킨다. 미토콘드리아의 내막을 중심으로 전자전달계가 수소이온 농도경사를 형성하고, 이렇게 형성된 농도경사에 의해 발생하는 에너지로 ADP의 인산화를 통한 ATP 생성이 일어난다. ATP 형성이 산소 소모와 최적화되어 연결되어 있으면 산소 1 분자 소모당 1.5~2.5 분자의 ATP를 생성하게 된다. 수소이온이 미토콘드리아 내막에서 새는 경우에는 농도경사의 일부가 소진되어버리고, 산소 1분자 당 형성되는 고에너지 인산결합의 수는 감소하게 된다. 인산결합으로 저장되었어야 할 에너지는 열로 발산되고 만다. 미토콘드리아의 내막에 존재하는 짝풀림 단백질(uncoupling protein; UCP)은 수소이온이 새는 것을 유도한다. 현재까지 여러 조직에서 짝풀림 활성을 갖는 것으로 확인된 단백질은 3종이 확인되었다. 이들 모두 T3에 의해서 상향조절되는 것으로 여겨진다. 3종의 단백질 중에 UCP-1의 생리학적 중요성은 확립이 되었지만, UCP-2와 UCP-3의 역할은 아직 불분명하다.

갑상선호르몬의 열발생 효과는 체온을 일정하게 유지하는 데 필수적이다. 차가운 온도에 노출되면 열발생은 최소한 두 가지 기전에 의해서 증가하게 되는데, (1) 골격근의 비자발적 활동이 급속히 증가하면서 나타나는 몸의 떨림과 (2) 추운 환경에 적응된 사람들에서 관찰되는 떨림 없는 열발생이다. 앞에서 기술한 바와 같이 T3의 대사효과는 긴 지체시간을 필요로 하므로 차가운 온도에 노출되었을 때 신속히 적응하는 데에 T3는 그리 쓸모가 없다. 몸의 떨림 반응에서 T3의 역할은 단지 교감신경 자극에 대한 조직의 민감도 유지에 국한된다. 이런 맥락에서 보면 T3의 중요성은 차가운 온도에 노출되기 이전에 이미 확립된 활동에서 찾아야 한다. 교감신호 자극에 대한 민감도의 유지는 몸의 떨림 반응을 나타내는 데 필요한 연료 제공을 위해서 저장중인 탄수화물과 지방의 효율적 유동화가 가능하게 한다. 또한 골격근의 활동량 증가에 따라 순환계가 적절한 적응을 할 수 있게 한다. 교감신경계가 하는 또 하나의 반응은 열손실을 막기 위해서 피부로의 혈액순환을 감소시키는 것이다. 동물들이 털을 세우는 것은 모피의 단열층 두께를 증가시키는 역할을 한다. 이러한 반응들은 급성 또는 만성적인 저온 노출에 대한 보호로서 중요하게 작용한다.

만성적인 저온 노출에 의해 일어나는 떨림 없는 열발생은 T3 호르몬의 생산량 증가를 필요로 하는 것으로 보이는데, T3는 이때 교감신경계와 함께 작용하여 열발생의 증가와 열손실 차단을 유도한다. 사람이나 대형동물에서 갑상선호르몬 의존성은 근육에서의 이온펌프 활성을 증가시켜 열발생 증가의 중요 원천을 제공하게 된다. 갈색 지방은 사람의 경우 신생아시기에, 소형동물의 경우 전 생애에 걸쳐서 중요한 열발생원으로 작용한다. 이러한 형태의 지방조직은 미토콘드리아가 매우 풍부하여 독특한 갈색을 띠게 된다. 이러한 조직의 미토콘드리아는 UCP-1을 함유하고 있는데, 열발생단백질(thermogenin)이라고 불리는 이 단백질은 비교적 많은 양의 지방산의 산화를 통해 열을 발생시킨다. T3는 물론이고 교감신경 전달물질인 노르에피네프린도 UCP-1의 발현을 상향조절할 수 있는데, 두 물질이 동시에 작용할 때에는 상승효과로 인해서 각자의 독립적인 활동 합계의 3~4배에 해당하는 UCP-1 상향조절이 가능하다. 뿐만 아니라 T3는 노르에피네프린이 저장된 트리글리세리드에서 지방산을 유리하여 연료로 사용할 수 있도록 하는 활동의 효율성을 높여준다. 갈색 지방조직에는 II형 탈요오도화효소가 교감신경 자극에 의해 상향조절되어 있는데, 이 효소로 인해 T3의 조직내 수요를 충분히 감당하여 공급받게 된다. 성인은 갈색 지방이 거의 없지만 백색 지방과 근육에서도 UCP-2나 UCP-3의 유사한 효과를 통해서 열을 발생할 수 있을지 모른다. 하지만 이러한 가능성을 뒷받침하는 증거는 아직 없다.

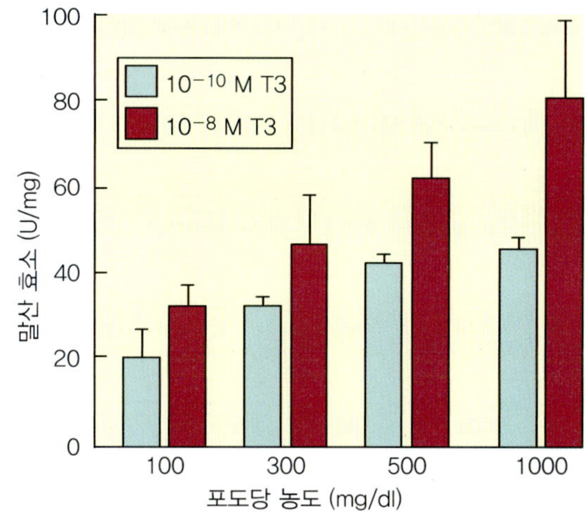

그림 3.11 분리배양된 간세포에서 포도당과 T3의 말산효소(malic enzyme; ME) 유도효과. 성장 중인 세포에서 포도당 농도 증가에 따라 말산효소가 증가하였다. 파란색 막대 그래프는 낮은 농도(10^{-10} M)의 T3 존재 시 포도당의 효과를 나타낸다. 빨간색 막대 그래프와 같이 고농도(10^{-8} M)의 T3 존재 시에는 포도당 효과가 증대되어 나타난다. (From Mariash, G.N. and Oppenheimer, J.H. (1982) Thyroid hormone-carbohydrate interaction at the hepatic nuclear level. *Fed. Proc.* **41**: 2674.)

설치류나 다른 실험동물에서는 저온 노출이 뇌하수체에서 TSH 분비 증가를 촉진하는 중요한 자극으로 작용하며, TSH 분비 증가에 따라 갑상선에서 T4, T3 분비가 증가하게 된다. 사람에서는 신생아의 경우에만 저온 노출을 통해 TSH 분비를 증가시킬 수 있다. 또한 사람이나 실험동물 모두에서 저온 노출은 골격근과 갈색 지방조직의 II형 탈요오드화효소 상향조절을 일으킨다. 효소 증가는 결국 T4의 T3 전환을 통해 외부환경에 의해 증가된 T3 호르몬 요구량을 소화하게 된다. 이러한 II형 효소의 상향조절은 증가한 교감신경 활동에 기인하는 것으로 여겨진다. 교감신경 활동 증가는 많은 조직에서 cAMP 농도를 증가시킨다.

탄수화물 대사

T3는 탄수화물 이용에 관계되는 대사작용 전반에 영향을 미친다. 위장관에서 포도당 흡수를 증가시키며, 간세포에서 글리코겐 분해와 포도당 신생, 간, 지방, 근육세포에서의 포도당 산화를 증가시킨다. 탄수화물 대사경로에서 T3가 탄수화물 대사조절을 위해 특별히 사용하는 표적반응은 존재하지 않는다. 그보다는, ATP 수요 증가, 식사중 탄수화물 함량, 영양상태 등 다른 요소들이 탄수화물 분해를 유발하는 것으로 보인다. 비록 T3가 탄수화물이나 지방 대사에 관련된 특정 효소(예를 들어 말산효소, 포도당-6-P 탈수소효소, 글루콘산-6-P 탈수소효소 등)의 생합성을 유도할지도 모르지만, T3는 주로 다른 신호들과 함께 협력하면서 증폭자로서 혹은 이득제어자로서 활동하는 것으로 생각된다 (그림 3.11). 그림과 같은 예에서 보듯이 간세포에서 카복실산(carboxylic acids)효소 유도는 배지 안에 있는 포도당의 농도와 T3 농도에 모두 의존적으로 반응하였다. 포도당이 없을 때에는 T3가 효소 유도에 미치는 효과는 거의 없지만, 포도당 존재하에서는 포도당의 유전자 발현 유도자로서의 효율성을 증폭시켰다. 이 실험은 T3가 유전자 정보의 해독을 어떻게 증폭시키는지 보여주는 좋은 예다.

지질 대사

간과 지방세포의 지방산 생합성에 있어서 포도당이 중요한 전구체로 작용한다. 그러므로 적정량의 갑상선호르몬이 이들 세포에서 지방산합성에 필요한 것은 어쩌면 당연하다. 지방산합성의 주요 결정인자는 T3가 아니다. 그보다는 가용한 탄수화물의 양이나 인슐린(제 7장 참조)이 중요하고, 갑상선호르몬은 이득제어자로 활동한다. 즉 갑상선 기능저하시에는 지방세포에 있는 저장용 지방구에서 지방산의 유동화가 잘 일어나지 않고, 반대로 갑상선 기능항진시에는 정상수준 이상으로 지방산 유동화가 일어나게 된다.

혈중 저밀도지질단백질(Low density lipoprotein; LDL) 형태의 콜레스테롤이 증가하는 현상(고콜레스테롤증, hypercholesterolemia)이 전형적으로 갑상선 기능저하증에서 발견된다. 갑상선호르몬은 정상인에서는 혈장내 콜레스테롤을 감소시키며, 갑상선기능저하증이 있는 경우에는 혈중 콜레스테롤을 정상으로 회복시킨다. 갑상선 기능저하 상태에서 발견되는 고콜레스테롤증은 콜레스테롤의 과잉 합성보다는 담즙을 통한 콜레스테롤의 배출능력이 떨어져 발생한다. 갑상선 기능저하상태에서는 콜레스테롤 합성에 장애가 온다. T3는 간세포에서 LDL 수용체를 증가시켜 혈중에 있는 콜레스테롤의 간배출을 증가시킬 수 있다.

질소 대사

체단백질은 항상 분해되고 새로 재합성된다. 갑상선호르몬이 없을 때 합성과 분해 모두 느려지게 되며, 반대로 호르몬이 있으면 두 과정 모두 가속화된다. T4, T3가 과잉인 상태에는 분해효과가 지배적으로 나타나며 많은 경우 근육의 심각한 이화작용이 일어난다. 갑상선기능항진 환자의 경우 식욕의 증가와 식사중 단백질 섭취가 증가함에도 불구하고 체단백질 질량이 감소하게 된다. 갑상선 결핍시에는 히알루로산(hyaluronic acid)과 콘드로이틴황산염(chondroitin sulfate)이 단백질과 복합체를 이루어 점액질의 형태로 세포외공간, 특히 피부에 축적되는 현상을 관찰할 수 있다. 삼투압효과에 의해 이 물질은 축적된 부위에서 부종을 일으키게 되는데 갑상선 기능저하증 환자에서 흔히 볼 수 있으며 점액수종(myxedema)이라고 부른다.

갑상선호르몬의 분비조절

앞에서 밝힌 바와 같이 갑상선호르몬 분비는 TSH에 의한 갑상선 소포체세포의 자극에 의해 일어난다. TSH는 신체의 필요에 따라 갑상선 기능을 조절하는 주요인자이다(제 2장 참조). TSH가 없으면 갑상선을 구성하는 세포들은 휴지기에 들어가 위축되며, 반대로 TSH의 투여는 T4, T3 호르몬의 합성은 물론 분비까지 촉진하

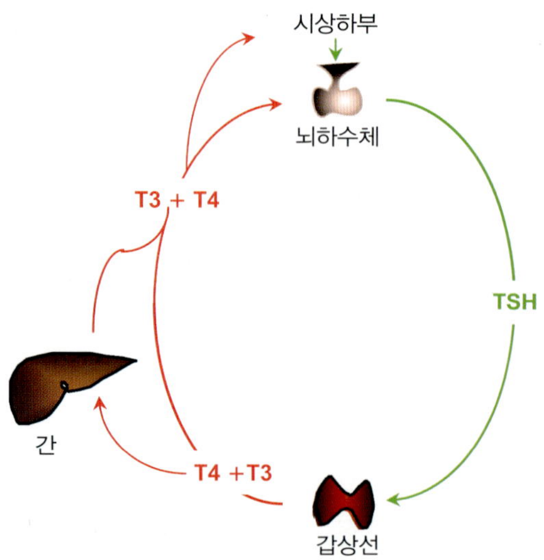

그림 3.12 갑상선호르몬 분비의 되먹임 조절. 녹색화살표: 자극, 빨간색 화살표: 억제

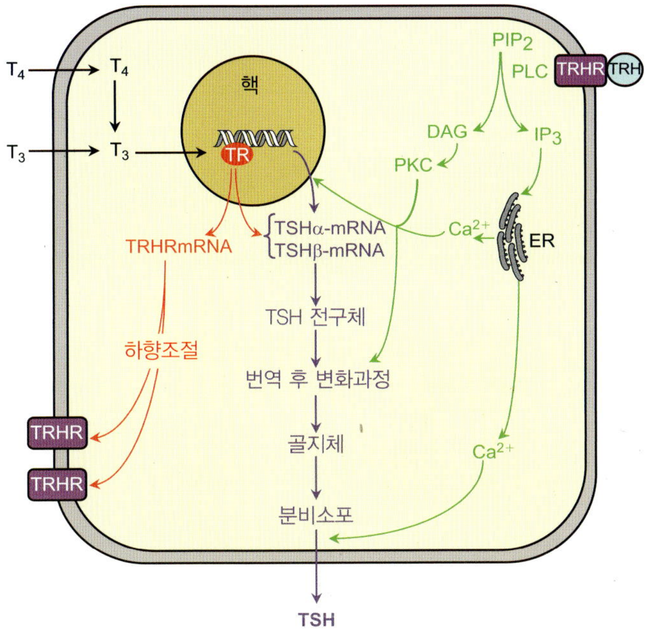

그림 3.13 갑상선자극세포에 대한 TRH, T3, T4의 효과. T3는 TRH수용체(**TRHR**)와 TSH 구성 단위체들의 유전자 발현을 하향조절한다(빨간색 화살표). TRH 효과는 TSH 유전자 발현의 상향조절, TSH 당단백질화 증가, 분비증가이다(초록색 화살표). **TR** = thyroid hormone receptor.

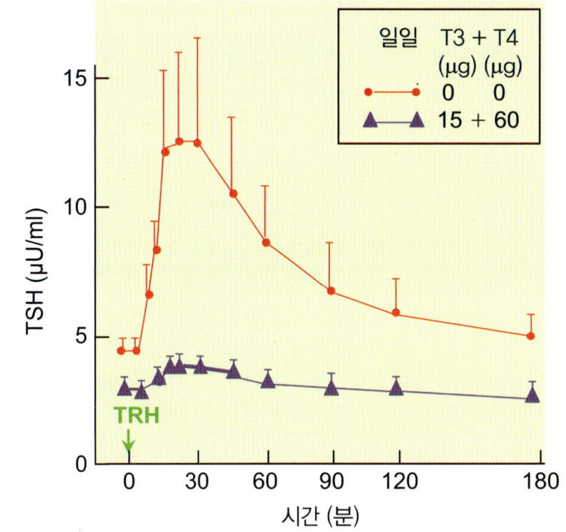

그림 3.14 청년기 정상인에서 갑상선호르몬 투여의 효과. 청년기 정상인에게 3~4주간 갑상선호르몬을 투여할 때 혈장 내 TSH 농도를 측정하여 뇌하수체의 TRH에 대한 반응성 변화를 관찰하였다. 6명의 실험대상은 초록색 화살표가 가르키는 바와 같이 0분에 25mg의 TRH를 투여받았다. 수치는 평균 ± 표준평균오차(SEM)로 표시하였다. (From Snyder, P.J. and Utiger, R.D. (1972) Inhibition of thyrotropin response to thyrotropin-releasing hormone by small quantities of thyroid hormones. *J. Clin. Invest.* **52**: 2077.)

게 된다. TSH 수용체에 결함이 있어 제 기능을 수행하지 못하는 환자들의 경우 출생시에 심각한 갑상선 기능부진 증세를 보인다. 이 경우 체내에 TSH 농도는 매우 높음에도 불구하고 기능을 할 수 있는 갑상선이 전무하다.

뇌하수체에서 TSH 분비는 두 가지의 입력으로 조절되는데, 첫 번째는 시상하부에서 분비되는 TRH에 의한 분비촉진이며, 두 번째는 갑상선에서 분비되는 T3와 T4에 의한 분비억제이다. TRH는 TSH의 α, β 소단위체를 암호화하는 두 유전자 모두의 발현을 증가시키며, 정상적인 역가를 갖게 하는 TSH 단백질의 당수식화에 필요한 번역 후 과정도 증가시킨다. 하지만 TSH의 합성/분비를 위해서 TRH가 필수적인 요소는 아니며, TRH가 없을 때에는 위의 과정들이 감소할 뿐이지 정지하는 것은 아니다. 생쥐 실험에서 TRH 유전자가 파괴된 경우, 뇌하수체가 생산하는 TSH는 대조군과 비교할 때 절반 이하로 떨어진다. 드문 경우지만 유전적인 결함으로 TRH 수용체가 없는 어린이의 경우에도 체내 갑상선호르몬의 양이나 TSH의 양은 정상 수준보다 약간 낮을 뿐이다. 이 경우 발육부진이 약간 나타나기는 해도 갑상선 기능저하증상은 그리 심하지 않다. 마찬가지로 생쥐 모델에서 TRH 유전자를 파괴한 경우에 갑상선호르몬의 수준은 정상보다 떨어지지만 성장, 발육, 생식기능은 거의 정상이다.

일정한 수준의 갑상선호르몬을 유지하는데는 T4, T3에 의한 음성 되먹임이 필요하다. T4, T3 호르몬은 뇌하수체의 TSH 합성과 분비를 억제한다(그림 3.12). 혈중에 자유형으로 순환하는 T4의 역할이 특히 이러한 조절에 중요하다. 갑상선자극세포는 II형 탈요오드화효소가 풍부하므로 T4, T3 중에 더 풍부하게 존재하는 T4를 T3로 전환함으로써 혈중에 존재하는 유리 호르몬의 전반적인 양을 탐지할 수 있다. 갑상선호르몬의 농도가 높을 때, TSH 분비가 완전히 차단될 수도 있으며 이 상태가 지속되면 갑상선의 위축을 유발할 수도 있다. TSH와 갑상선호르몬의 상대적인 양 측정은 갑상선질환의 진단에 유용한 정보를 줄 수 있다. 예를 들어 혈중에서 발견되는 TSH의 농도가 높은데도 불구하고 자유형 T3, T4가 거의 없으면 갑상선의 결함이 일차적인 원인으로 생각할 수 있다. 반대로 TSH의 농도가 높고, T3, T4의 농도도 높다면 뇌하수체나 시상하부에 이상이 있는 것이다. 그레이브스병의 경우 T3, T4의 농도는 높지만 혈중 TSH는 매우 낮은데, 이는 T3, T4에 의한 음성 되먹임 때문이다.

음성 되먹임에 의한 TSH 분비 억제는 갑상선호르몬이 시상하부 뇌실결핵에 있는 TRH 신경세포와 뇌하수체의 갑상선자극세포 두 곳에 작용하여 일어난다. 동물실험 결과 T3, T4 호르몬은 TRH의 합성과 분비를 억제하는 것으로 나타났다. 그림 3.13 은 갑상선자극세포에서 일어날 것으로 예상되는 일련의 사건들을 제시하고 있다. 우선 TRH가 갑상선자극세포의 표면에서 TRH에 결합한 G 단백질 연계 수용체에 결합한다. 이에 따라 phospholipase C의 활성화가 일어나면 2차 전령으로 IP_3와 DAG가 형성된다. IP_3는 칼슘 유동화를 촉진하고, DAG는 protein kinase C를 활성화시키는데 이 두 가지 모두 저장되어 있던 호르몬의 신속한 방출을 유도한다. 이러한 효과는 막 칼슘채널의 활성화에 따라 유입되는 외부 칼슘이온의 농도 증가에 따라 더욱 증가된다. 뿐만 아니라 TSH 호르몬의 두 소단위체를 암호화하는 유전자들의 전사가 증대된다. TRH는 이 외에도 TSH가 최적의 생물학적 활성을 갖는데 필요한 단백질 당수식화 과정도 촉진한다. 이와 동시에 T4와 T3가 갑상선자극세포로 유입되는데, 이들 호르몬의 유입속도는 혈장에 존재하는 유리 호르몬 농도에 따라 결정된다. 일단 유입된 T4는 세포질에 풍부하게 존재하는 II형 탈요오드화효소에 의해 T3로 전환된다. T3는 세포핵으로 들어가 호르몬수용체와 결합하게 되는데, TRH 수용체, TSH α, β 소단위체 유전자의 전사를 하향조절한다. T3는 이 외에도 저장된 호르몬의 분비를 억제하고, TRH 수용체의 파괴촉진 등의 작용을 한다. 이러한 T3 활성의 순효과는 갑상선자극세포의 TRH에 대한 민감도를 저하시키는 것이다(그림 3.14).

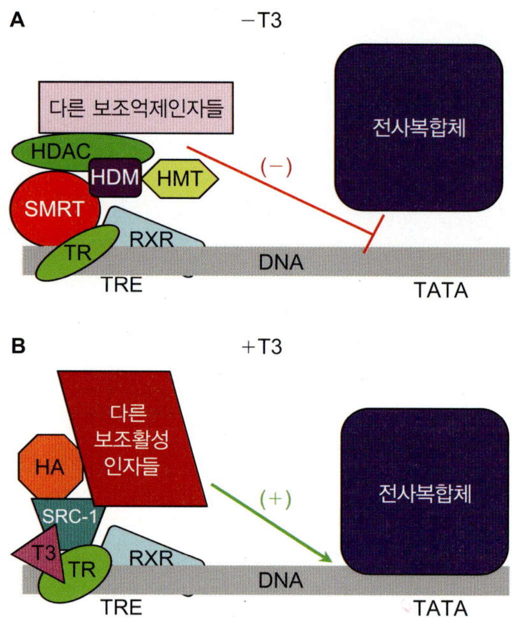

그림 3.15 갑상선호르몬수용체(**TR**)의 유전자 발현 효과 모델. **A.** T3 부재시 TR은 레티노산수용체(retinoic acid receptor; **RXR**)와 결합한 이형이합체로 존재하여 DNA상의 갑상선호르몬 반응부위(thyroid hormone response element; **TRE**)와 결합한다. T3 자리가 비어 있는 TR은 보조억제인자(그림 예: 레티노인산 TR 침묵인자(silencing mediator retinoic acid and TR; **SMRT**))와 결합하여 히스톤 탈아세틸화효소(**HDAC**), 히스톤 탈메틸화효소(**HDM**), 히스톤 메틸화효소(**HMT**) 등을 유인한다. 이러한 단백질들이 유인되어 부착되면 그 부근에 있는 갑상선호르몬 촉진유전자부위에 있는 전사복합체에 RNA 중합효소가 부착되지 못한다. **B.** T3가 TR에 결합하면 단백질 입체구조에 변화가 와서 보조억제인자 복합체들이 떨어지고 보조활성인자(그림 예: 스테로이드수용체 보조활성인자 1, steroid receptor coactivator-1; **SRC-1**)가 결합한다. 이후 히스톤 아세틸화효소(**HA**) 등의 염색질개조 인자들과 다른 보조활성인자가 유인되면 중합효소복합체의 접근이 가능해져 유전자 전사가 시작된다.

갑상선호르몬 작용기전

갑상선호르몬은 세포 종류별로 여러 가지 다른 양상으로 기능적 영향을 미치지만, 대부분의 세포는 정상적인 기능을 수행하기 위해서 적절한 양의 갑상선호르몬을 필요로 한다. T4가 탈요오드화를 거쳐 T3로 전환된 후에는 T3 상태로 세포에 흡수된 호르몬과 동일하며 이들 모두 세포핵으로 이동하여 호르몬수용체와 결합하게 된다. 갑상선호르몬수용체는 전사인자 중에서 핵수용체 슈퍼패밀리(superfamily)에 속하며, T3에 대한 친화력이 T4에 대한 친화력보다 약 10배 정도 높다. 대략 4백 개의 아미노산을 함유하는 이 단백질은 리간드 결합, 다른 수용체와의 이합체 결합, DNA 결합, 보조활성인자(coactivator)나 보조억제인자(corepressor)복합체와의 단백질-단백질 상호작용 등에 필요한 여러 구간(region)이나 영역(domain)으로 구성된다.

갑상선호르몬수용체의 생물학적 작용기전은 아주 복잡하다. 많은 정보들을 유전자조작 생쥐 실험을 통해서 얻을 수 있었지만, 아직까지 갑상선호르몬 작용기전에 대한 모든 것이 정립된 것은 아니다. 갑상선호르몬 수용체는 TRα, TRβ라고 부르는 두 유전자에 의해 암호화된다. TRα 유전자는 사람 염색체 17번에 위치하며 두 개의 동형(isoform)을 가져 각각 $TR\alpha_1$, $TR\alpha_2$로 구별한다. RNA의 선택적 이어맞추기(alternative RNA splicing)는 $TR\alpha_2$ 동형 단백질에서 T3 결합부위를 제거하여 호르몬수용체로서의 구실을 못하게 한다. 그럼에도 $TR\alpha_2$는 아래에서 서술한 바와 같이 매우 중요한 생리학적 역할을 수행한다. TRα 유전자의 하부쪽 촉진유전자자리에서 전사가 시작되는 경우 끝부분이 절단된 형태의 동형이 나올 수 있는데, $\Delta\alpha_1$과 $\Delta\alpha_2$라 하며 DNA 결합부위와 리간드결합부위가 상실된 형태를 갖는다. 이들의 생리학적 기능은 불분명하지만 $TR\alpha_1$에 대해 억제제로 작용할 수 있을 것이다. TRβ 유전자는 사람 염색체 3번에 존재하며 역시 두 개의 동형을 가져 $TR\beta_1$, $TR\beta_2$로 구별한다. 이들 동형은 RNA의 선택적 이어맞추기로 형성되며 이들 모두 호르몬 결합부위를 갖고 있다. $TR\alpha_1$과 $TR\beta_1$이 체내에 널리 분포하며, 두 단백질의 세포핵 내 비율을 살펴보면 조직에 따라 매우 다름을 알 수 있다. 이와 달리 $TR\beta_2$는 주로 뇌하수체 전엽과 두뇌에서 발현된다.

갑상선호르몬수용체는 갑상선 반응부위(thyroid response element; TRE)라고 하는 특정한 염기서열에 결합해 있는데, 대부분의 다른 핵수용체들과 달리 호르몬의 존재 여부에 상관없이 결합된 형태를 유지한다. 단위체로서 DNA에 결합할 수도 있지만, 일반적으로 2개의 갑상선호르몬수용체로 구성된 동형이합체(homodimer) 형태나 레티노산수용체(retinoic acid receptor; RXR)처럼 핵수용체 상과에 속한 다른 수용체와의 이형이합체(heterodimer) 형태로 결합한다. T3가 없을 때, 비어 있는 갑상선호르몬수용체는 다른 보조억제인자 복합체와 결합한 상태로 있다. 이 경우 이들 복합체는 DNA를 꽉 조이며 나선구조로 결합하여 전사활성인자나 RNA 중합효소가 접근할 수 없게 차단함으로써 T3 의존적인 유전자 발현을 억제한다. 이렇게 유전자 발현을 억제하던 수용체 복합체에 T3가 결합하고 나면, 수용체의 3차원 공간배열에 변화가 일어나 보조억제인자 복합체는 떨어져 나가고 보조활성인자 복합체가 대신 결합하게 된다(그림 3.15). 이에 따라 T3 의존적인 유전자 발현이 활성화된다. 일부 유전자의 발현은 T3 존재하에 억제되는 것을 볼 수 있는데 이러한 음성 제어기전은 아직 명확하지 않다.

T3가 일으키는 여러 가지 반응을 각기 다른 T3 수용체에 결부시키고자 하는 연구가 생쥐 배아에서 TRα, TRβ 유전자의 일부, 혹은 전부를 파괴한 이후 관찰하는 형태로 진행되었다. TRβ의 2개 동형 모두를 상실한 생쥐는 생식기능을 유지하며, 뚜렷한 행동 이상을 보이지 않았다. 망막과 달팽이관 발달 장애 외에 별 다른 성장발달 장애도 나타나지 않았다. 하지만 이들 동물에서 TSH, T4, T3의 농도는 비정상적으로 상승되어 있는 것을 볼 수 있었는데 이는 아마도 TRβ2가 T3에 의한 음성 되먹임을 매개하기 때문이다. 이러한 증상들은 갑상선호르몬 내성의 특징을 갖는 희귀유전질환과 매우 흡사하다. 다른 유전자적출(knockout) 생쥐에서 관찰한 바와 같이 이 질환을 갖고 있는 환자들은 뚜렷한 기형이나 장애가 거의 없지만 순환하는 TRH와 T4, T3 호르몬의 수준은 매우 높다. 높은 TSH 수준에 의해 갑상선은 크게 증식되어 있지만(goiter), T4 과다분비에 의한 증상은 거의 없다. 이 질환 환자들을 살펴보면 대개 TRβ 유전자 돌연변이가 관찰된다.

TRα 유전자를 조작하여 α2 동형만 발현되도록 할 경우에 실험동물의 수명이나 생식기능에 유해한 영향이 나타나지는 않았다. α2 동형의 경우 T3 결합능력이 없다. 하지만 TRα1 동형이 발현되지 않는 이들 생쥐 실험동물 모델에서 심박수 감소와 저체온이 나타났다. TRα 유전자를 완전히 제거한 경우의 실험동물들은 2주 후에 성장을 멈췄고, 장관 발달이 되지 않아 젖을 떼고 난 직후에 죽었다. T3에 결합할 수 있는 TR 수용체 3종의 유전자 중 어느 하나를 제거하여도 갑상선기능저하의 증상들은 거의 일어나지 않는다. 오히려 T3 결합능력이 없는 TRα2 동형의 상실은 치명적인 효과를 가져온다. 아마도 TRα 유전자 산물은 T3에 대해 독립성을 가지며 유전자 전사와 발달 등에 필수적인 역할을 수행하는 것으로 보인다.

생쥐 모델의 실험결과는 α, β형의 수용체들의 상호 보완적인 유전자발현 조절을 암시한다. 그러나 이러한 관찰 결과들은 단순히 갑상선호르몬의 영향을 받는 세포들 간에 상이한 양상으로 α, β형 수용체가 분포된 때문일 수도 있다. TRα1, TRβ1, TRβ2가 동시에 결손된 경우에는 TRα1이나 TRβ 동형 중 하나만 결손된 경우보다 갑상선기능저하 증상이 훨씬 명확히 나타났다. 이러한 결과는 이들 수용체들이 상호 간에 중첩되고 중복되는 기능을 갖고 있음을 시사한다. 하지만 이렇게 TR이 없을 때 나타나는 갑상선기능저하 증상들은 오히려 TR은 존재하고 갑상선호르몬은 없을 때와 비교해 훨씬 약하게 나타난다. 유전자 조작을 이용한 동물실험과 배양세포실험에서의 관찰 결과들을 살펴보면 갑상선호르몬 없이 TR만 존재할 때 비어 있는 수용체가 유전자 발현을 억제하여 위해한 효과를 나타낸다고 생각할 수 있다. 그러므로 비어있는 TR에 의한 특정 유전자들의 발현제거 효과에 대한 대항은 T3의 여러 가지 생리학적 기능 중에 하나로 볼 수 있다.

대부분의 T3, T4 효과는 핵수용체를 통해서 매개되지만, 핵수용체 기전 외에도 다른 방식으로 호르몬의 활성이 매개될 수도 있다. 세포의 핵 밖에서도 갑상선호르몬에 특이적으로 결합하는 단백질이 발견되었으며 이들은 세포질, 미토콘드리아에서 발견되었다. 이들 단백질의 특이적 결합은 알려졌으나 아직 그 기능은 모른다. 또한, T3, T4에 대한 반응 중 일부는 유전자 발현을 통해 일어난 것으로 보기에는 너무 신속하게 일어나는 것들이 있다. T3, T4의 중요한 생리학적 기능 중에 핵수용체를 통하지 않는 것들이 충분히 있겠지만 이에 대한 자세한 이해는 더 많은 연구를 필요로 한다. 갑상선호르몬은 출산 전후에 발달과정에 매우 중요한 요소로 존재하며 다양한 항상성 유지 작용에 관여하며 발달의 상이한 단계마다 새로운 역할을 하는 것으로 여겨진다. 갑상선호르몬의 모든 활성을 나타내기 위해서 상당히 다양한 작용기전이 동원되며 아직도 많은 것들이 미제로 남아 있다.

추천 문헌들

Braverman, L.E. and Utiger, R.D., eds. (2005) *Werner and Ingbar's The Thyroid*, 9th ed. Lippincott Williams and Wilkins, Philadelphia. (This book provides excellent coverage of a broad range of basic and clinical topics.)

Bianco, A.C. and Kim, B.W. (2006) Deiodinases: Implications of the local control of thyroid hormone action. *J. Clin. Invest.* **116**: 2571–2579.

de Escobar, G.M., Obregón, M.J., and Escobar del Rey, F. (2004) Role of thyroid hormone during early brain development. *Eur. J. Endocrinol.* **151**: U25–U37.

De La Vieja, A., Dohan, O., Levy, O., and Carrasco, N. (2000) Molecular analysis of the sodium/iodide symporter: Impact on thyroid and extrathyroid pathophysiology. *Physiol. Rev.* **80**: 1083–1105.

Flamant, F., Gauthire, K., and Samarut, J. (2007) Thyroid hormones signaling is getting more complex: STORMS are coming. *Mole. Endocrinol.* **21**: 321–333.

Gershengorn, M.C. and Osman, R. (1996) Molecular and cellular biology of thyrotropin-releasing hormone receptors. *Physiol. Rev.* **76**: 175–191.

Kahaly, G.J. and Dilmann, W.H. (2005) Thyroid hormone action in the heart. *Endocr. Rev.* **26**: 704–728.

Koibuchi, N. and Chin, W.W. (2000) Thyroid hormone action and brain development. *Trends Endocrinol. Metab.* **11**: 123–128.

Oetting, A. and Yen, P.M. (2007) New insights into thyroid hormone action. *Best Practice & Research Clinical Endocrinology and Metabolism* **21**: 193–208.

Rapoport, B., Chazenbalk, D., Jaume, J.C., and McLachlan, S.M. (1998) The thyrotropin (TSH) receptor: Interactions with TSH and autoantibodies. *Endocr. Rev.* **19**: 673–716.

Shao, Y.Y., Wang, L., and Ballock, R.T. (2006) Thyroid hormone and the growth plate. *Rev. Endocr. Metab. Disord.* **7**: 265–271.

Silva, J.E. (2006) Thermogenic mechanisms and their hormonal regulation. *Physiol. Rev.* **86**: 435–464.

Weiss, R.E. and Refetoff, S. (2000) Resistance to thyroid hormone. *Rev. Endocr. Metab. Disord.* **1**: 97–108.

Yen, P.M. (2001) Physiological and molecular basis of thyroid hormone action. *Physiol. Rev.* **81**: 1097–1142.

4 CHAPTER

부신

부신은 복잡한 다기능 기관으로서 생명의 유지를 위해 필요하다. 만약 부신에서 분비되는 물질이 부족하게되면 비정상적인 전해질 또는 탄수화물 대사로 인해 순환계의 붕괴나 저혈당으로 인한 혼수상태 및 사망에 이르게 된다. 부신의 바깥쪽 피질의 호르몬은 스테로이드계로서 유전체에 작용하여 사실상 모든 세포내의 기본 과정인 유전자 발현을 조절한다. 이러한 부신 스테로이드 호르몬에는 세 가지 종류가 있다; 신체의 나트륨과 칼륨 함량을 방어하는 작용을 갖는 무기질코르티코이드(mineralocorticoid); 신체의 연료대사, 상해에 대한 반응 및 일반적 세포기능에 영향을 미치는 당질코르티코이드(glucocorticoid); 남성 생식선호르몬과 유사한 작용을 하는 안드로겐(androgen). 부신피질 호르몬은 이러한 작용들 외에도 직접 또는 간접적으로 거의 모든 생리적 과정에 영향을 미치기 때문에 항상성 유지에 중심이 된다.

무기질코르티코이드의 분비는 신장에서의 레닌의 분비와 그 결과 생성되는 안지오텐신 II에 의해 주로 조절된다. 당질코르티코이드와 안드로겐의 분비는 뇌하수체 전엽에서의 ACTH의 분비를 통해 조절된다. 내부의 부신수질은 사실상 교감신경계의 한 구성성분으로서 신경계의 조절에 관여한다.

부신피질과 수질은 종종 하나의 기능적 단위로 작용하여 내부 또는 외부환경의 변화에 대처하기 위한 놀라운 수용력을 제공한다.

신속하게 작용하는 수질호르몬은 생리적 적응을 위한 신호이며, 보다 느리게 작용하는 피질호르몬은 수질호르몬과 다른 신호들에 대한 조직의 민감성을 유지하거나 증가시킬 뿐만 아니라 그러한 신호들에 반응하는 조직들의 수용력을 유지 또는 증대시킨다. 따라서 피질호르몬은 반응의 개시인자로 작용하기보다는 조절인자로 작용하는 경향이 있다.

형태학

부신은 신장 상부에 위치한 좌우동형의 구조이며, 크기의 4분의 3 이상을 차지하는 외부 피질과 그외 내부 수질로 구성된다(그림 4.1). 수질은 하나의 변형된 교감신경절로서, 아세틸콜린성 전신경절섬유를 통해 도달하는 신호에 반응하여 에피네프린과 노르에피네프린 중 하나 또는 모두를 부신 정맥혈로 방출한다. 피질은 중배엽 조직으로부터 유래하며 스테로이드로 불리는 콜레스테롤로부터 유래된 지용성 호르몬을 생성한다. 피질은 조직학적으로 세 영역으로 구분된다. 외부 또는 구상대(zona glomerulosa) 내의 세포는 사구체로 배열되어 있으며 알도스테론(aldosterone)을 생성한다. 피질의 대부분을 차지하는 속상대(zona fasciculata)에서는 지방으로 가득 찬 세포의 행들이 평행한 다발덩어리로서 방사형으로 배열되어 있다. 피질의 안쪽 부위는 얽힌 세포 망으로 구성되어 있으며 망상대(zona reticularis)로 불린다. 코르티솔과 부

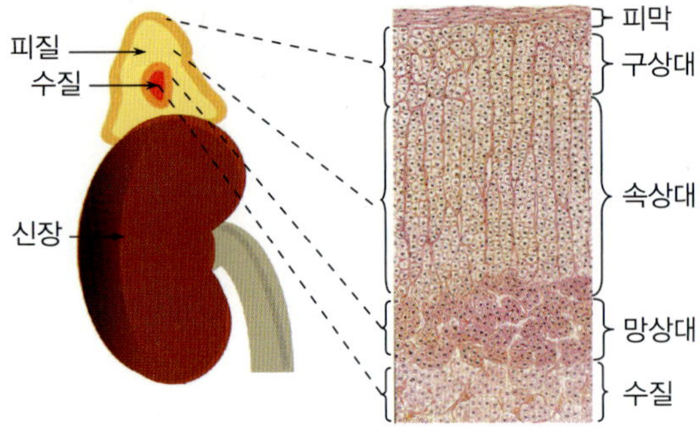

그림 4.1 부신의 해부와 조직. 쌍으로 이루어진 부신은 신장 위에 위치해 있으며 3 가지 기능적 영역을 함유한 외부의 피질과 내부의 수질로 구성되어 있다.

신 안드로겐 모두를 생성하는 속상대와 망상대는 기능적으로 구상대와 분리되어 있다.

부신은 신동맥 또는 대동맥의 요추부위와 이의 다양한 주요 분지로부터 분리되는 다수의 세동맥으로부터 혈액을 공급받는다. 이러한 동맥은 부신피막을 관통하여 나뉘어져 피막하 얼기를 형성하고 이로부터 세동맥 분지들이 수질을 향하여 구심성으로 지나간다. 피막하 얼기는 또한 긴 모세혈관 고리를 발생시켜 속상대 세포의 다발들 사이를 지나 망상대와 수질 내의 동양혈관 안으로 향한다. 동양혈액은 세정맥을 통하여 각 부신 내 단일 대중심 정맥으로 모여 신정맥 또는 하대정맥으로 배출된다.

부신피질

지금까지 연구된 모든 종에서 부신피질은 생명의 유지에 필수적이다. 부신피질의 병리적 파괴 또는 외과적 제거에 의해 발생되는 부신피질 호르몬의 부전(에디슨 병)은 대체요법이 실시되지 않는 한 1~2주 내 사망에 이른다. 부신피질부전으로 인해 사실상 모든 기관계가 뒤틀리지만, 사망을 일으키는 가장 치명적인 원인은 나트륨의 고갈로 인해 유발되는 이차적인 순환계의 붕괴로 여겨진다. 대신, 음식물의 섭취가 불충분할 경우에는 불충분한 양의 혈중 포도당으로 인해 사망에 이른다(저혈당).

부신피질 호르몬은 사망 원인으로부터 보호하는 능력에 기초하여 두 범주로 나뉘어져 왔다. 무기질코르티코이드는 나트륨과 칼륨 균형의 유지를 위해 필요하다. 일부 디옥시코르티코스테론 또한 정상적인 부신에서 생성되는 강력한 무기질코르티코이드이지만, 알도스테론이 생리적으로 중요한 무기질코르티코이드이다(그림 4.2). 특히 코르티솔과 코르티코스테론은 생리적으로 중요한 당질코르티코이드인데, 탄수화물의 예비량을 유지하기 위한 능력 때문에 그렇게 명명되었으며 다른 다양한 효과도 지닌다. 부신피

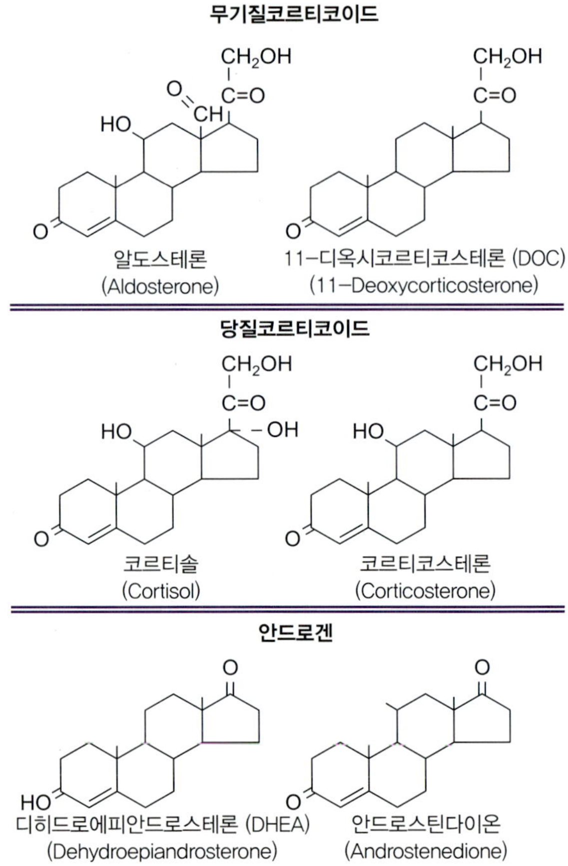

그림 4.2 주요한 부신 스테로이드 호르몬.

질은 또한 안드로겐을 생성하는데, 이는 이름이 함축하듯이 남성 생식선호르몬과 유사한 생물학적 효과를 갖는다(제 12장 참조). 부신 안드로겐은 사춘기에 일어나는 일부의 변화들을 매개하며, 태아기 동안 중요한 역할을 한다(제 14장 참조). 부신 스테로이드호르몬은 정소와 난소에서 생성되는 스테로이드호르몬과 밀접히 연관되며 동일한 전구체들로부터 합성된다.

부신피질 호르몬

모든 부신 스테로이드는 콜레스테롤, 난소와 정소 스테로이드, 담즙산, 및 비타민 D 전구체들에서도 존재하는 다륜성 페난트렌(polycyclic phenanthrene) 핵의 유도체들이다. 고리와 탄소들을 명명하기 위하여 일부의 표준규약을 사용하는데, 스테로이드 호르몬의 구조를 그릴 때 탄소원자는 화학결합을 대표하는 선들의 연접에 의해 표시된다. 그림 4.3에 표시된 바와 같이 탄소는 숫자로 나타내고 고리는 알파벳으로 나타낸다. 스테로이드 호르몬은 복잡한 3차원 구조를 가짐을 명심해야 한다; 이들은 단순성을 위해 표시된 바와 같이 편평한 2차원 분자들이 아니다. 독자를 향하여 투사되는 스테로이드 핵의 치환기들은 보통 접두사 β로 명명된다. 독

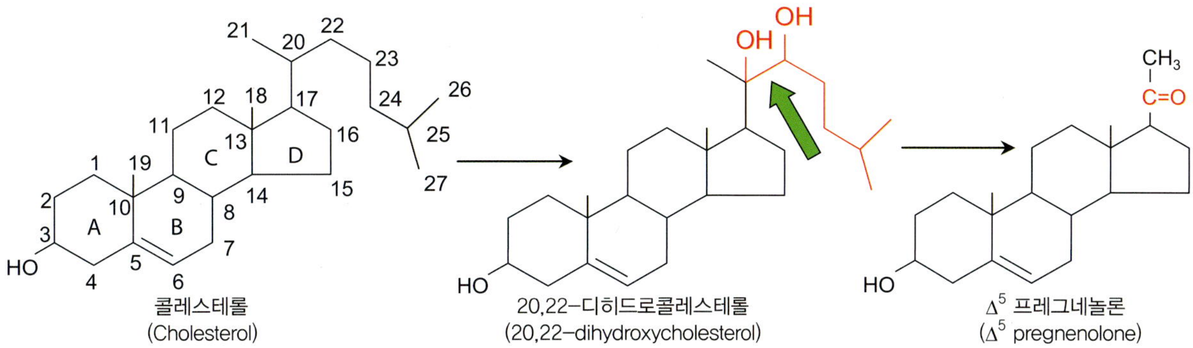

그림 4.3 스테로이드 호르몬 생합성에 있어서 속도제한반응에 해당하는 콜레스테롤로부터 프레그네놀론으로의 전환. 탄소 20번과 22번은 순차적으로 산화된 다음 (순서에 상관없이) 그들 사이의 결합이 산화적으로 절단된다 (초록색 화살표). 모든 3가지 반응들은 하나의 단일효소인 시토크롬 $P450_{scc}$에 의해 촉매된다.

자로부터 반대편으로 투사되는 치환기들은 α로 명명되며 도표에서 점선으로 표시된다.

완전히 포화된 21 탄소 분자를 프레그네인(pregnane)이라 부른다. 하나의 이중결합이 어떤 고리에 존재할 때 끝 부위의 -ane는 -ene로 바뀌거나, 2개의 이중결합이 있을 경우에는 -diene으로 변한다(예, pregnene 또는 pregnadiene). 이중결합의 위치는 그리스 문자 Δ와 위치를 표시하기 위하여 하나 또는 그 이상의 위첨자를 이어서 나타낸다. 히드록실기(OH)의 존재는 끝 부위 -ol로 표시되고, 케토기(O)의 존재는 끝부위 -one으로 표시된다. 따라서 그림 4.3에서 보인 스테로이드 호르몬을 위한 생합성 경로에서 중요한 중간산물은 B 고리에 하나의 이중결합을 갖고, 탄소 20번에는 케토기 그리고 탄소 3번에는 히드록실기를 가짐으로써 Δ^5 프레그네놀론(Δ^5 pregnenolone)으로 불린다.

스테로이드 호르몬 생합성을 위한 시작 물질은 콜레스테롤이며, 이의 대부분은 수용체 매개에 의한 세포내 유입 과정에 의해 혈액으로부터 끊임 없이 흡수되는 저밀도 지질단백질의 형태로 부신피질에 도달한다. 부신피질 세포 또한 탄수화물 또는 지방산 전구체로부터 콜레스테롤을 합성한다. 상당한 양의 콜레스테롤은 스테로이드 호르몬을 생성하는 세포내에서 지방산 에스테르 형태로 저장된다.

부신호르몬의 생합성에 있어서 핵심적인 반응은 다수의 간 해독효소를 포함하는 특정 군의 산화효소인 시토크롬 P450에 의해 촉매된다. 그들은 하나의 황-철 결합을 통해 공유결합으로 연결된 하나의 헴(heme)기를 함유하며 가시범위 내 빛을 흡수한다. P450이란 이름은 일산화탄소에 의해 환원될 때 450nm의 빛을 흡수하는 이러한 색소의 성질로부터 유래한다. P450 효소는 대기의 산소와 $NADPH^+$로부터 제공되는 전자를 이용하여 그들의 기질을 산화시킨다. 비록 그들은 단지 하나의 기질 결합 부위를 갖지만, 일부의 P450 효소는 스테로이드 호르몬 합성에 있어서 한 가지 이상의 산화단계를 촉매한다.

모든 스테로이드 호르몬의 생합성에 있어서 속도제한(rate-determining) 단계는 27 탄소의 콜레스테롤 분자로부터 21 탄소의 프레그네놀론 분자로의 전환이다(그림 4.3). 이러한 전환은 미토콘드리아 내막에 존재하는 하나의 독특한 효소인 P450 곁사슬절단효소(P450 side chain cleavage enzyme; P450scc)에 의해 촉매된다. P450scc는 3가지 순차적인 산화반응인 20번과 22번 탄소의 산화와 곁사슬을 줄여 탄소의 수를 21개로 감소시키기 위하여 그들 사이의 결합을 절단한다. 스테로이드 호르몬 생합성의 속도는 콜레스테롤이 P450scc에 제시되어 프레그네놀론으로 전환되는 속도에 의해 결정된다. 이 효소에 접근하기 위해서, 콜레스테롤은 에스테르가수분해효소의 작용에 의해 세포질 내의 에스테르화된 저장형태로부터 먼저 방출되어야 한다. 이렇게 유리되었지만 물에 불용성인 콜레스테롤은 세포골격 요소들의 관여와 함께 콜레스테롤 결합단백질 매개체를 통해 미토콘드리아 표면으로 전달된 다음 다시 미토콘드리아 내부로 들어가야 한다. 미토콘드리아 막 이중층의 통과는 수명이 짧은 스테로이드 급성 조절(steroid acute regulatory; StAR) 단백질의 합성과 인산화를 필요로 한다. 이 합성에 대한 차단은 스테로이드 합성을 차단한다. StAR 단백질은 콜레스테롤에 결합하여 미토콘드리아로 들어간 다음 불활성화 되지만, 이는 분명히 하나의 막 수송 단백질로서의 단순한 기능 만을 하지는 않는다. StAR이 P450scc 효소에 대한 콜레스테롤의 전달을 어떻게 촉진하는지는 정확히 알려져 있지 않지만, 미토콘드리아 외막에서 발현되는 구성단백질들, 특히 벤조디아제핀(benzodiazepine) 수용체 또한 관여한다. StAR은 태반을 제외한 모든 스테로이드합성 조직에 존재하며, 이의 합성은 스테로이드 호르몬 생합성을 촉진하는 약물에 의해 신속히 가속화된다. 21 탄소 스테로이드는 비교적 자유롭게 미토콘드리아 막을 통과하기 때문에, 미토콘드리아로부터의 배출이 StAR 단백질과는 독립적으로 일어난다.

프레그네놀론은 부신과 생식선에 의해 생성되는 모든 스테로이드 호르몬에 대한 공통적인 전구체이다. 생합성 경로 초기에 3β 히드록시스테로이드 탈수소효소(3β-hydroxysteroid dehydrogenase; 3β-HSD)는 3번 탄소에 위치한 −OH기의 산화를 촉매하고 이중결합을 B고리로부터 A고리로 옮기는 재배열을 일으킨다. 3번 탄소에 위치한 케톤기는 모든 생물학적으로 중요한 부신 스테로이드에서 발견되며 생리적 활성에 필수적인 것으로 여겨진다. 다양한 스테로이드의 생합성은 그림 4.4에 표시된 바와 같이 11, 17, 18 및 21번 탄소들의 산화를 포함한다. 히드록실화 반응의 정확한 순서는 다를 수 있으며, 일부의 반응은 그림에 제시된 것과 다른 순서로 일어날 수 있다. 일단 콜레스테롤−프레그네놀론 봉쇄를 통과한 다음 최종적으로 분비되는 특이적 호르몬은 관여하는 특정 세포의 효소구성에 의해 결정된다. 예를 들어, 11번 탄소의 히드록실화를 촉매하는 2가지 다른 P450 효소가 존재한다. 이들은 8번 염색체 상의 인접한 부위를 차지하는 분리된 유전자들 내에 암호화되어 있다. 이 두 효소는 아미노산 서열의 93%가 동일하며, 육상 척추동물이 출현하기 전 유전자 복사에 의해 생긴 것으로 보인다. 이들 중의 한 효소(P450c11AS)는 유일하게 구상대의 세포내에서만 발현되며 11번과 18번 탄소 모두의 산화를 차례로 촉매하여 알도스테론을 형성한다. 또 다른 효소(P450c11β)는 속상대와 망상대의 세포에서 발견되며 11번 탄소만 산화할 수 있다. 구상대가 아닌 속상대와 망상대의 세포는 P450 17α 히드록실라아제/분해효소로도 불리는 P450c17 효소를 발현하여 17번에 위치한 탄소의 산화를 촉매한다. 이로 인해 구상대 세포는 코르티코스테론, 알도스테론 및 디옥시코르티코스테론을 생성할 수 있지만 코르티솔을 생성할 수 없는 반면, 속상대와 망상대의 세포들은 코르티솔과 17α 히드록시 프로게스테론(17α-hydroxy progesterone)을 형성할 수 있다. 환원당량이 P450c17에 충분히 신속하게 전달된다면 그 반응은 프로게스테론의 17α 히드록실화 과정을 넘어 계속하여 17번과 20번 사이의 탄소결합을 절단한다. 20번과 21번 탄소의 제거는 19 탄소의 안드로겐을 생성한다. 따라서 안드로겐은 이러한 세포들에 의해서는 생성될 수 있지만 구상세포에 의해서는 생성될 수 없다.

스테로이드 화학은 복잡하고 당황스러울 수 있지만, 이러한 화합물들은 생리적으로 매우 중요하기 때문에 이들 구조와 익숙해질 필요가 있다. 우리는 스테로이드 호르몬이 21개의 탄소원자를 함유한 것과 19개의 탄소원자를 함유한 것 그리고 18개의 탄소원자를 함유한 것 등의 3가지 주요 범주들로 분류될 수 있다는 점을 인식함으로써 이러한 과제를 다소 단순화 할 수 있다. 또한, 스테로이드 핵의 변형이 생리적 활성을 결정짓는 경우는 거의 없다.

생리적으로 중요한 21 탄소 계열의 스테로이드 호르몬은 다음과 같다.

- 프로게스테론(progesterone)은 가장 단순한 구조를 가지며 모든 다른 스테로이드 호르몬에 대한 하나의 전구체 분자로서 제공될 수 있다. 21 탄소 스테로이드 핵의 기본 탄소골격에 대한 유일한 변화는 3번과 20번에 위치한 케톤기임을 유의하라. 정상적인 부신피질 세포는 어떤 프로게스테론도 거의 형성하지 않으며 형성된다 하더라도 부신 정맥혈류로 전혀 빠져나가지 않는다. 프로게스테론은 난소와 태반의 주요 분비 산물이다(제 13장과 제 14장).
- 프로게스테론의 21번 탄소에 위치한 −OH기의 존재는 부신피질 활성에 필요한 최소한의 변화이다. 이 첨가는 사실상 당질코르티코이드 활성이 결핍된 하나의 강력한 무기질코르티코이드인 11 디옥시코르티코스테론(11-deoxycorticosterone)을 생성한다. 디옥시코르티코스테론은 정상적인 부신에서도 소수 분비되지만 일부 질병상태에서 중요할 수 있다.
- 11번 탄소에 위치한 −OH기는 모든 당질코르티코이드에서 발견된다. 11번 탄소에 −OH기의 첨가는 디옥시코르티코스테론에 당질코르티코이드 활성을 제공하며 이의 무기질코르티코이드의 활성을 10배 감소시킨다. 이 화합물이 코르티코스테론이며 부신피질의 모든 세 영역의 세포에서 생성될 수 있다. 코르티코스테론은 쥐에서 주요 당질코르티코이드이지만 사람에 있어서는 단지 2차적 중요성을 갖는다.
- 코르티코스테론은 18번 탄소를 알데히드로 산화하여 구상대의 세포에서 생성되는 알도스테론의 전구체이다. 18번 탄소에 위치한 산소는 코르티코스테론의 무기질코르티코이드의 효력을 200배 증가시키며 당질코르티코이드의 활성을 단지 약간만 감소시킨다.
- 코르티솔은 17번 탄소에 위치한 −OH기의 존재에 의해서만 코르티코스테론과 구분된다. 코르티솔은 자연계에 나타나는 당질코르티코이드 중 가장 강력하다. 이는 알도스테론의 10배에 해당하는 당질코르티코이드의 활성을 갖지만, 정상인에서 알도스테론의 활성은 무기질코르티코이드 활성의 0.25% 이하이다. 코르티솔보다 훨씬 더 강력한 효능을 가진 합성 당질코르티코이드가 치료용으로 이용 가능하다.

19 탄소 계열의 스테로이드는 보통 안드로겐(남성 호르몬)의 활성을 가지며 에스트로겐(여성 호르몬)의 전구체들이다. 프레그네놀론 또는 프로게스테론의 17번 탄소에 대한 히드록실화는 부신 안드

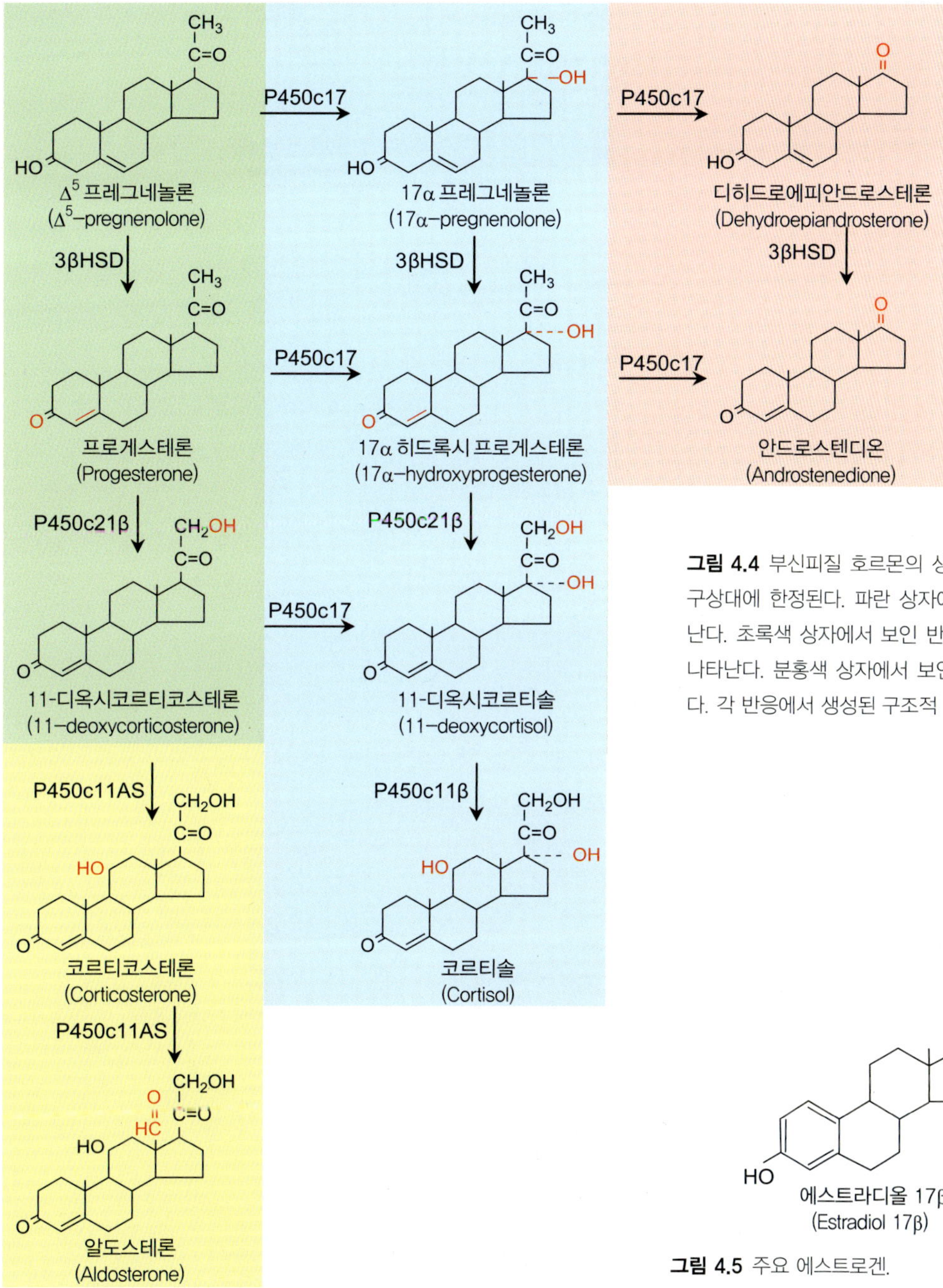

그림 4.4 부신피질 호르몬의 생합성. 노란 상자에 보인 반응들은 구상대에 한정된다. 파란 상자에 보인 반응들은 속상대에서 나타난다. 초록색 상자에서 보인 반응들은 구상대와 망상대 모두에서 나타난다. 분홍색 상자에서 보인 반응들은 주로 망상대에 한정된다. 각 반응에서 생성된 구조적 변화는 빨간색으로 나타나 있다.

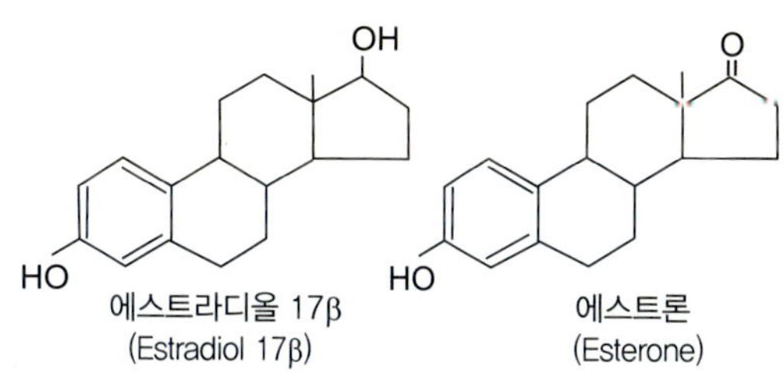

그림 4.5 주요 에스트로겐.

로겐인 디히드로에피안드로스테론(dehydroepiandrosterone) 또는 안드로스텐디온(androstenedione)을 생성하기 위하여 C20, 21 결사슬을 절단하는 데 필요한 매우 주요한 선행조건이다(그림 4.4 참조). 이러한 화합물들은 또한 17 케토스테로이드(17-keto-steroid)로도 불린다. 정소의 주요한 안드로겐은 테스토스테론으로서, 탄소 17번 위치에 케토기 대신 –OH기를 갖는다. 비록 19 탄소 안드로겐은 부신과 생식선 내의 17α 히드록실화를 촉매하는 동일한 효소의 생성물들이지만, 부신에서 17번과 20번 탄소를 연결하는 결합의 절단은 정상적인 경우 사춘기 이후에만 상당부분 일어나며 주로 망상대의 세포에 한정된다.

18 탄소 계통의 스테로이드는 보통 에스트로겐 활성을 갖는다. 에스트로겐은 특징적으로 하나의 불포화된 A 고리를 가진다. A 고리의 산화(방향화로 불리는 과정)는 19번 위치의 메틸 탄소의 상실을 초래한다(그림 4.5). 이 반응은 주로 난소와 태반에서 일어나지만 다양한 비내분비 조직에서도 일어날 수 있다.

부신피질 호르몬 합성의 조절

ACTH의 효과

뇌하수체 전엽(제 2장 참조)에서 분비되는 부신피질자극호르몬(ACTH)은 부신피질의 속상대와 망상대의 정상적인 분비활성을 유지시킨다. 뇌하수체를 제거하면, 속상대 또는 망상대에서의 스테로이드 합성은 거의 혹은 전혀 일어나지 않지만, 구상대는 계속 기능한다. 모든 세 가지 영역의 세포내에서 ACTH는 하나의 G 단백질 연계 수용체인 멜라닌자극호르몬 2 (MR2) 수용체와 상호작용하여 cAMP의 생성을 자극한다. cAMP는 protein kinase A를 활성화하며, 이는 다양한 단백질의 인산화를 촉매하여 그들의 활성을 변화시킨다. 이는 속상대와 망상대에서 콜레스테롤 에스테르의 탈에스테르화를 가속화하고, 미토콘드리아로 콜레스테롤의 운반을 증가시키며, 기존의 StAR 단백질 활성과 StAR 단백질의 합성을 증가시킨다(그림 4.6). 따라서 ACTH의 즉각적인 작용은 프레그네놀론을 형성하기 위한 미토콘드리아 내막의 P450scc 효소로 콜레스테롤의 운반을 가속화한다.

ACTH가 생합성 연속과정 내 일부 후기 반응들도 가속화할 수 있다는 주장도 있긴 하지만, 일단 프레그네놀론이 형성되면 호르몬 생합성의 나머지 단계들은 더 이상의 ACTH 개입 없이도 진행될 수 있다. 또한 ACTH는 계속적인 자극을 통해 cAMP와 protein kinase A를 통해 P450 효소들(P450scc, P450c21, P450c17, P450c11)과 콜레스테롤의 흡수에 관여하는 LDL(low density lipoprotein; 저밀도지단백질) 수용체 및 StAR 단백질 등을 암호화하는 유전자들의 전사를 촉진한다.

ACTH는 부신 안드로겐의 합성을 조절하는 것으로 알려진 유일한 호르몬이다. 이들 19 탄소 스테로이드는 주로 망상대에서 생성된다. 이들의 생성은 먼저 콜레스테롤로부터 프레그네놀론으로의 전환 속도에 의해 그리고 이후 탄소 17-20 결합의 절단에 의해 제한된다. 이미 언급되었듯이, 코르티솔의 탄소 17번의 α 히드록실화를 촉매하는 효소인 P450c17은 또한 C20,21 곁사슬을 제거하는 17번 탄소에서 두 번째 산화반응(17,20-분해효소)을 촉매한다. 일부의 증거는 분해효소의 반응이 P450c17의 인산화에 의해 증가되는 것으로 제시하며, 다른 연구는 안드로겐 생성이 그 반응에 환원당량을 운반하는 망상세포의 능력에 의해 일어난다고 제안한다. 청소년기에서 부신이 단지 초보적인 미발달상태의 망상대 만을 지니기 때문에 안드로겐이 거의 생성되지 않는다. 고유한 효소 보체를 갖는 망상대는 사춘기 직전에 발달한다. 사춘기의 도래는 음모와 겨드랑이 털의 성장에 관여하는 디히드로에피안드로스테론 황산염

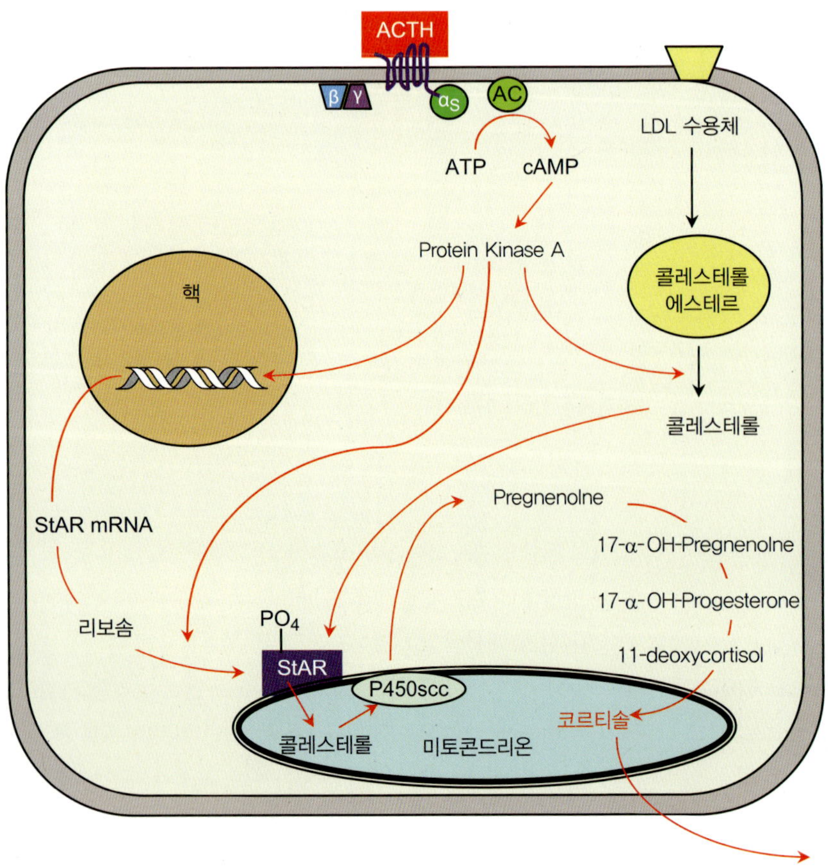

그림 4.6 속상대 세포에서 ACTH에 의한 스테로이드 합성의 자극. 콜레스테롤의 프레그네놀론(pregnenolone)으로의 전환은 콜레스테롤을 이의 저장구로부터 이동시켜 미토콘드리아 내막의 P450scc (곁사슬 절단) 효소로의 운반을 필요로 한다. 자세한 내용은 본문 참조. ACTH는 또한 저밀도 지질단백질(LDL) 수용체의 수 또는 결합력을 증가시켜 콜레스테롤의 흡수를 증가시킬 수 있다. **α_s** = stimulatory α subunit of the guanine nucleotide-binding protein. **AC** = adenylyl cyclase. **βγ** = βγ subunits of the guanine nucleotide-binding protein. **StAR** = steroid acute regulatory protein.

(dehyroepiandrosterone sulfate; DHEAS)이라는 부신 안드로겐 생성(성증발생)의 현저한 증가 후 일어난다. DHEAS의 분비는 점차 증가하여 20~25세에 최대에 도달하며, 그 이후 감소한다. 이러한 양상의 안드로겐 분비는 코르티솔 분비 양상과 매우 다르며, ACTH 의존성 프레그네놀론 형성률 또는 17α 히드록실화효소/분해효소의 활성과는 다른 인자들에 의해 지배된다(그림 4.7). 이러한 발견은 아직 밝혀지지 않은 다른 뇌하수체 호르몬이 부신 안드로겐 생성을 조절하는 것으로 보이지만, 지금까지 그러한 호르몬은 발견되지 않고 있다. ACTH에 의한 속상대와 망상대의 증가된 자극이 부신 안드로겐의 생성을 크게 증가시킬 수 있다는 사실이 중요하다.

ACTH의 부신피질에 대한 효과는 스테로이드 호르몬 생성에 있어서 속도 제한(rate-determining) 단계를 조절하는 데 국한되지 않는다. ACTH는 또한 구상대의 세포로부터 아라키돈산 유래 혈관확장제의 방출을 촉진함으로써 직접 또는 간접적으로 부신에 대한 혈류를 증가시킨다. 증가된 혈류는 필요한 산소와 대사에너지를 공급할 뿐만 아니라, 새로이 분비된 호르몬을 대순환으로 운반할 수 있는 용량을 증가시킨다. ACTH는 부신피질 내부지대의 기능적 통합성을 유지시킨다. ACTH의 결핍은 이러한 두 지대의 위축을 초래하고, 만성적인 자극은 그들의 크기를 증가시킨다.

ACTH에 의한 자극은 1~2분 이내에 스테로이드 호르몬 분비

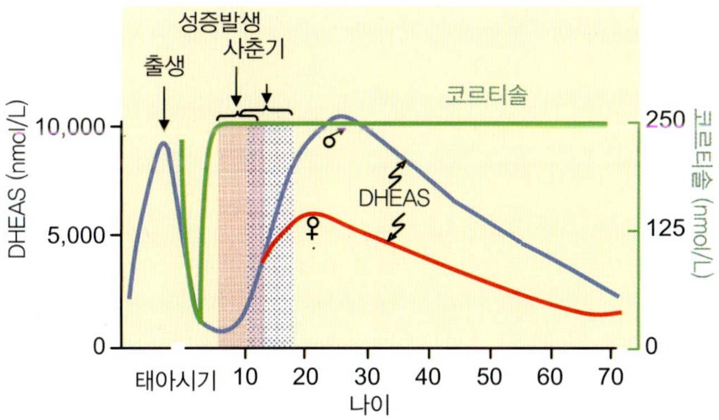

그림 4.7 일생 동안 코르티솔과 디히드로에피안드로스테론 황산염(DHEAS)의 평균 혈장농도. DHEAS는 태아혈장에서 풍부하며 (제 14장 참조) 출생 후 부신의 태아지대가 함몰되면서 급속히 감소한다. DHEAS는 망상대의 크기가 증가하면서 성증발생 동안 증가한다. 비록 난소와 정소 모두 순환하는 DHEAS에 기여하지만, 남성과 여성 사이에서 혈장 농도의 차이는 정소가 더 크게 기여한다. 코르티솔은 임신 후반기에 태아 부신피질에서만 분비된다. 성인의 평균 수준은 출생 직후에 도달하며 일생을 통해 일정한 범위 내에서 유지된다. (Adapted from Rainey, W.E., Carr, B.R., Sasano, H., Suzuki, T., and Mason, J.I. (2002) Dissecting human adrenal androgen production. *Trends in Endocrinology and Metabolism* **13**:234–239.).

를 증가시키며, 정점의 분비 속도는 약 15분 내에 성취된다. 다른 내분비 세포와는 달리, 스테로이드 생성 세포는 호르몬을 저장하지 않기 때문에, 생합성과 분비가 콜레스테롤의 프레그네놀론 전환단계에서 조절되는 하나의 단일 과정의 일부분들이다. 스테로이드 호르몬은 지용성이기 때문에, 원형질 막을 통해 확산할 수 있으며 농도기울기 아래로 단순확산을 통해 순환계로 들어간다. 심지어 기본 조건 아래에서도, 코르티솔 농도는 혈장에서보다 속상대 세포에서 100배 이상 더 높다. 이로인해 생합성의 중간산물이 강한 자극에 의해 순환계 속으로 빠져나갈 수 있게 된다. 성인의 부신은 정상적으로 약 20mg의 코르티솔, 약 2mg의 코르티코스테론, 10~15mg의 안드로겐, 그리고 약 150μg의 알도스테론을 매일 생성하지만, 지속적인 자극으로 이러한 산물을 수 배 증가시킬 수 있다.

알도스테론 합성의 조절

알도스테론 합성의 조절은 당질코르티코이드의 조절보다 더 복잡하다. 비록 구상대 세포가 ACTH 수용체를 발현하고 적절한 분비를 위해 ACTH가 필요할지라도, 대부분의 종에서 ACTH는 알도스테론 생성의 중요한 조절인자가 아니다. 신장에 의해 생성이 조절되는 하나의 옥타펩티드인 안지오텐신 II(후반부와 제 7장 참조)는 알도스테론의 생성 증가를 위한 호르몬 신호이다(그림 4.8). ACTH와 같이, 안지오텐신 II는 특이적인 G 단백질 연계 수용체와 반응하지만, adenylyl cyclase를 활성화 시키거나 cAMP를 2차 전령으로 사용하지 않는다. 대신, 안지오텐신 II는 IP_3와 칼슘을 통해 작용하여 콜레스테롤로부터 프레그네놀론의 형성을 촉진한다. 리간드와 결합한 안지오텐신 수용체는 $G\alpha_q$와 결합하고 phospholipase C를 활성화 하여 막의 phosphatidyl–inositol bisphosphate로부터 IP_3 (제 1장 참조)와 DAG(diacylglycerol)을 방출한다. $G\alpha_q$는 또한 칼륨 채널과 직접 상호작용하여 이들의 폐쇄를 초래할 수 있다. 그 결과로 인한 막의 탈분극은 전압 의존성 작동 칼슘 채널을 개방하여 칼슘의 진입을 허용한다. 동시에 $G\beta\gamma$는 이러한 칼슘통로를 직접 활성화 하여 칼슘 진입을 더욱 촉진한다.

세포내 칼슘 농도는 소포체 내 IP_3와 이의 수용체와의 상호작용에 의하여 저장된 칼슘을 방출함으로써 증가한다. 증가된 세포내의 칼슘은 칼모듈린 의존성 단백질인산화효소(CAM kinase II)를 활성화 하는데, 이는 protein kinase A에 대해 설명한 바와 동일한 방식으로 StAR 단백질의 활성과 합성을 증가시켜 미토콘드리아 내로 콜레스테롤의 운반을 촉진한다. 세포질 칼슘의 증가는 미토콘드리아 내부의 칼슘 농도를 높여 알도스테론 합성의 최종 반응을 촉매하는 P450c11AS를 자극한다. Phospholipase C의 활성에 의해 방출되는 DAG는 StAR 단백질의 인산화와 활성을 촉진할 수

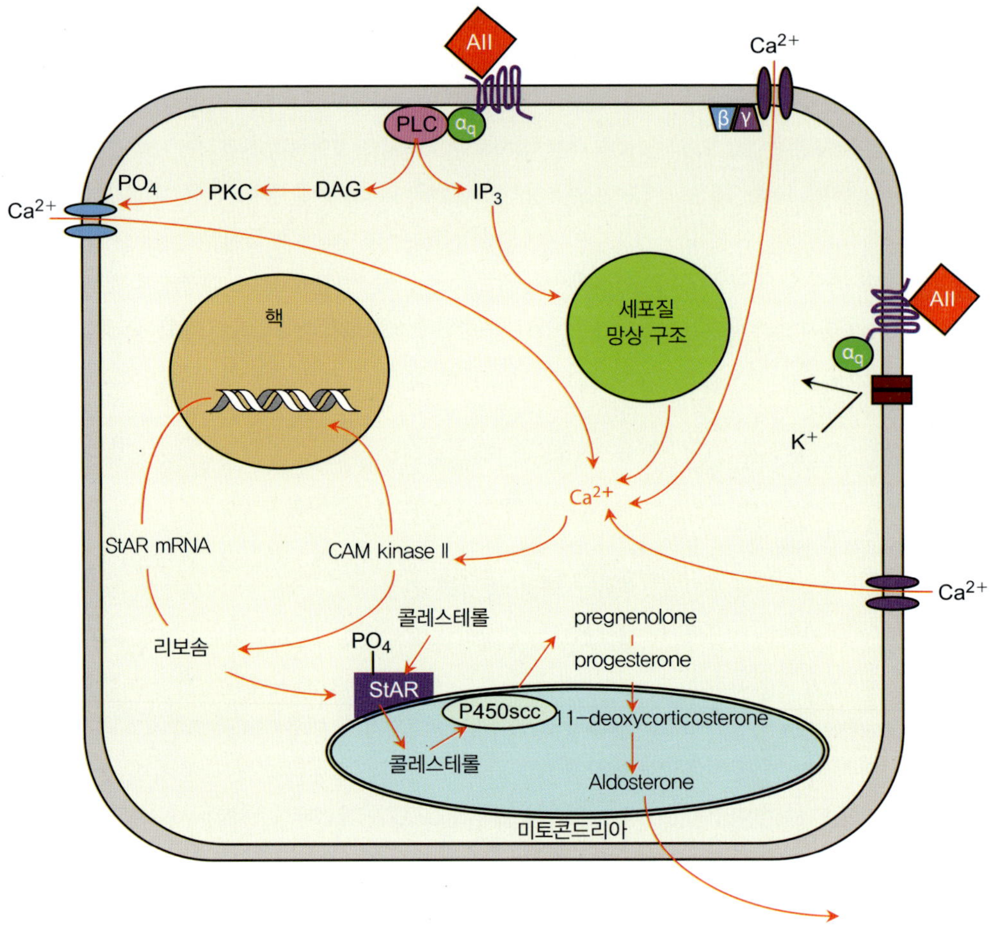

그림 4.8 안지오텐신 II (AII)에 의한 알도스테론 합성의 자극. AII는 콜레스테롤의 프레그네놀론(pregnenolone) 전환과 11 디옥시코르티코스테론(11-deoxycorticosterone)의 알도스테론(aldosterone) 전환을 촉진한다. **α_q, $\alpha\beta\gamma$** = subunits of the guanine nucleotide-binding protein. **PLC** = phospholipase C. **DAG** = diacylglycerol; **IP_3** = inositol trisphosphate; **PKC** = protein kinase C; **CAM kinase II** = calcium, calmodulin-dependent protein kinase II; **StAR** = steroid acute regulatory protein.

있는 protein kinase C를 활성화 하며, 이는 또한 칼슘 채널의 개방에 기여할 수 있다. 또한 protein kinase C는 안지오텐신 II로 부신을 장기간 자극한 후 나타나는 구상대의 과비대를 매개하는 데 중요한 역할을 할 수 있다.

구상대의 세포는 세포외간 용액 내 칼륨의 농도 변화에 민감하며 이에 따라 알도스테론의 합성과 분비를 조절한다. 단지 약 2~3%의 변화인 0.1mM 만큼 적은 양의 칼륨 농도증가가 알도스테론 생성을 25% 만큼 증가시킬 수 있다. 이러한 예민한 민감성은 칼륨의 세포외 "누출"을 일으키는 원형질막 내 2개의 통로를 가진 칼륨 채널의 풍부함에 주로 기인한다. 특히 높은 칼륨 전도도는 세포외 칼륨이 증가하면서 덜 음극화되는 고 음극성 막전위를 생성한다. 전압 의존성 칼슘 채널은 막전위의 작은 감소에 의해 활성화되어 세포내 칼슘의 진입을 허용한다. 증가하는 세포내 칼슘은 막을 더욱 더 탈분극할 뿐만 아니라, 칼모듈린 인산화효소 II (calmodulin kinase II)를 활성화한다. 이러한 칼슘 채널의 인산화는 막전위의 변화에 대한 민감도를 증가시켜 더욱더 많은 칼슘의 세포내 진입을 유도하고 세포외 칼륨의 증가에 대한 반응을 증폭시킨다. 세포내 칼슘은 이미 설명한 바와 같이 알도스테론 합성을 자극하여 안지오텐신 II에 대한 반응성을 고조시킨다.

비록 알도스테론이 신체 나트륨 함량의 주요 조절인자이지만, 나트륨이 구상세포 또는 알도스테론의 분비율에 대해 거의 직접적인 효과가 없음은 주목할 만하다. 그러나 나트륨은 혈액부피에 대한 주요 결정인자로서 간접적으로 알도스테론 합성에 상당한 영향을 미친다. 실질적인 혈장 부피의 감소는 안지오텐신 II 생성의 증가를 초래하는 반면, 부피의 증가는 심방나트륨이뇨인자(atrial natriuretic factor; ANF)의 분비를 촉진한다. 혈액 부피의 조절은 제 9장에서 논의된다. 알도스테론의 합성과 분비는 칼륨 채널을 활성화하여 전압 의존성 칼슘 채널의 개방을 차단하는 ANF에 의해 음성적으로 조절된다. 또한, ANF는 StAR 단백질의 합성과 인산화를 감소시키며 이 유전자의 전사를 억제한다. ANF 수용체는 내재적인 guanylyl cyclase의 활성을 가지며, ANF와 결합할 경우 GTP(guanosine triphosphate)의 cyclic GMP(guanosine monophosphate)로의 전환을 촉매한다. Cyclic GMP의 증가가 정확히 어떻게 알도스테론 합성을 방해하는지는 규명되지 않았다. Cyclic GMP는 cyclic AMP phosphodiesterase를 활성화하는 것으로 알려져 있으며, 따라서 cyclic AMP의 기초 농도를 낮추거나 cyclic

표 4.1 주요 부신피질 호르몬의 혈장농도와 분비율

	오전 8시 혈장농도 (ug/dl)	분비율 (mg/일)	반감기 (분)
코르티솔	15	15	100
코르티코스테론	1	3	30
디옥시코르티코스테론	0.07	0.6	40
알도스테론	.012	0.15	15
DHEA	0.5	4*	<20
DHEAS	150	15*	1,200
안드로스텐디온	0.12	1.5*	<20

(**DHEA** = dehydroepiandrosterone; **DHEAS** = dehydroepiandrosterone sulfate)
*약 30%는 생식선에 기인한다.

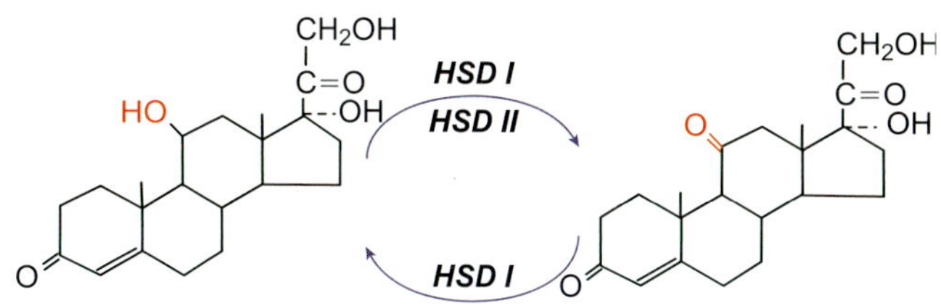

그림 4.9 코르티솔(cortisol)–코르티손(cortisone) 상호전환. 두 가지 효소, 11–히드록시스테로이드 탈수소효소 (HSD I과 HSD II)는 코르티솔을 코르티손으로의 산화를 촉매한다. HSD I은 또한 불활성 코르티손을 코르티솔로 전환하는 역방향 반응을 촉매 할 수 있다.

GMP 의존성 단백질인산화효소를 촉진함으로써 작용할 수 있다.

혈액 내 부신 스테로이드 호르몬

부신 피질 호르몬은 트랜스코르틴(transcortin) 또는 코르티코스테로이드 결합 글로불린(corticosteroid binding globulin; CBG)으로 불리는 특이적인 혈장 단백질에 결합된 채, 그리고 보다 적게는 알부민과 결합하여 혈액 내에서 운반된다. 알부민과 같이, CBG는 간에서 합성되고 분비되지만, 혈장 내 ~1μM의 농도는 알부민 농도의 약 1,000분의 1에 불과하다. CBG는 약 58,000의 분자량을 지닌 당단백질로서, 단백질 중 SERPIN(serine proteinase inhibitor) 패밀리의 한 구성원이다. 이는 코르티솔에 대한 결합력이 알도스테론에 대한 것보다 거의 20배 더 높은 단일 스테로이드 호르몬 결합부위를 갖는다. 혈액 중 코르티솔의 약 95%와 알도스테론의 약 60%가 단백질에 결합한다. 정상적인 상태에서 혈장 내 유리 또는 비결합 코르티솔의 농도는 알도스테론 농도의 약 100배이다. 아마도 이들은 혈장 단백질에 결합된 채 순환하기 때문에, 부신 스테로이드가 혈액 내에서 비교적 긴 반감기를 갖는 것으로 여겨진다: 코르티솔에 대한 반감기는 1.5~2시간이며, 알도스테론은 약 15분이다(표 4.1).

부신피질 호르몬의 분비 후 대사

코르티솔/코르티손 상호전환

스테로이드 호르몬의 대사적 변환은 원래의 분비선에 국한되지 않고 분비 후 계속 진행될 수 있으며, 생물학적 활성을 증가, 감소, 또는 다르게 변화시킬 수 있다. 다수의 스테로이드 대사용 효소들이 스테로이드 표적조직에서 발현된다. 이들 가운데 두 가지 동형의 효소인 11β hydroxysteroid dehydrogenase(11βHSD I과 11βHSD II)가 있다. 두 효소는 서로 나른 유선사들의 산물이며 서로 다른 촉매성질을 갖는다. 11βHSD I은 우세한 산화환원 상태에 따라 코르티솔의 11–OH기를 케톤으로 산화하여 불활성 스테로이드 코르티손을 형성하거나(그림 4.9), 코르티손의 11 케톤기를 환원하여 코르티솔의 형성을 촉매한다. 11βHSD II는 단지 코르티솔이 불활성 형태의 코르티손으로 산화되도록 촉매한다. 조직에서 국지적으로 당질코르티코이드를 활성화 또는 불활성화하는 이러한 반응들은 당질코르티코이드와 무기질코르티코이드 반응 모두의 발현에 매우 중요하다.

부신 스테로이드에 대한 수용체는 원래 무기질 또는 당질코르티코이드에 대한 결합력과 선택성에 기초하여 분류되었다. 제 I 유형의 수용체로도 불리는 무기질코르티코이드 수용체는 알도스테론과 코르티솔에 대하여 거의 동일한 높은 결합력을 가진다. 제 II 유형 또는 당질코르티코이드 수용체는 알도스테론에 대해서보다 코르티솔에 대하여 훨씬 더 강한 결합력을 갖는다. 무기질코르티코이드 수용체의 발현은 주로 알도스테론 표적조직과 뇌에 국한되는 반면, 당질코르티코이드 수용체의 발현은 넓게 퍼져 있다. 자극되지 않은 상태에서 두 수용체는 다른 단백질에 결합된 채 세포질에 위치한다. 호르몬과 결합하면, 그들은 결합된 단백질을 방출하고 이량체를 이루어 핵으로 이동한 다음 유전자 발현을 촉진 또는 억제한다(제 1장 참조).

무기질코르티코이드 수용체는 거의 동일한 결합력으로 알도스테론과 코르티솔에 결합하기 때문에, 두 부류의 스테로이드 호르몬 사이를 구별할 수 없다. 그럼에도 불구하고, 비록 혈액 내 코르티솔의 농도가 알도스테론의 농도보다 약 1,000배 더 높지만, 무기질코르티코이드 반응은 알도스테론의 가용성을 반영한다. 이것은 부분적으로 혈장 단백질 결합의 차이에 기인한다; 거의 40%의 알도스테론에 비하여 단지 3~4%의 코르티솔만이 유리상태로 용액에 존재한다. 비록 호르몬 결합이 가용 호르몬 농도의 불일치를

10배 낮추지만, 유리 코르티솔은 유리 알도스테론의 100배 만큼 풍부하며 무기질코르티코이드 표적세포 내로 쉽게 확산된다. 그렇지만, HSD II 효소가 무기질코르티코이드 수용체와 함께 동일부위에 위치하며 무기질코르티코이드 특이성을 보호한다. 이 효소는

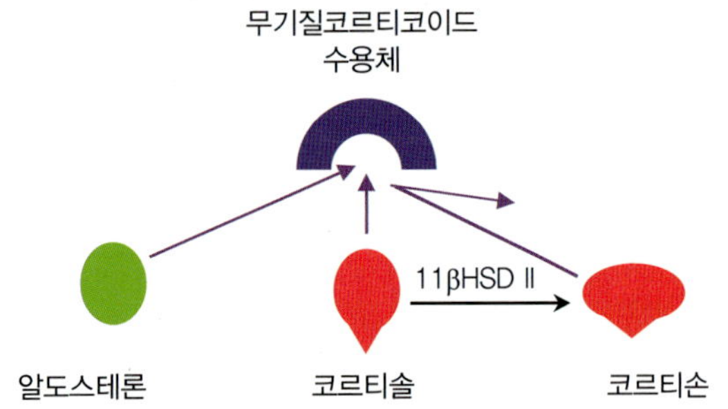

그림 4.10 코르티솔을 코르티손으로의 산화는 이 스테로이드를 무기질코르티코이드 수용체에 결합할 수 없도록 한다.

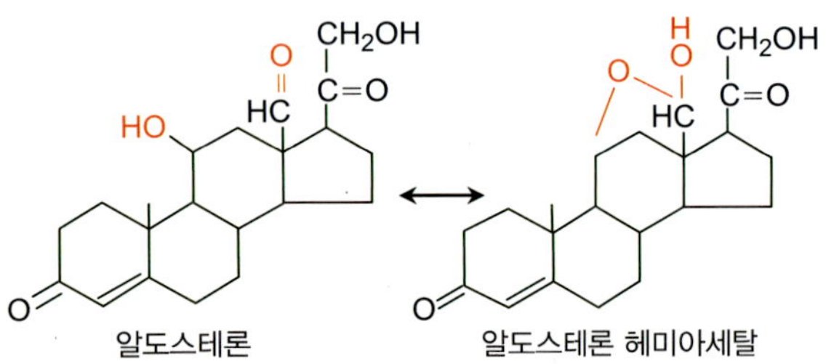

그림 4.11 18번 탄소의 알데히드와 결합에 의한 헤미아세탈 형성은 알도스테론의 11–OH기가 HSD (11–hydroxysteroid dehydrogenase) II에 의해 산화됨을 보호한다.

코르티솔을 코르티손으로 전환하여 불활성화 한 다음 혈액으로 방출시킨다(그림 4.10). 알도스테론의 11–OH기는 18번 탄소에 위치한 알데히드기와 헤미아세탈을 형성하기 때문에 이 효소로부터 보호된다(그림 4.11). 알도스테론에 대한 주요 표적 기관인 신장은 순환하는 코르티손의 주요한 근원이다. HSD II의 유전적 결함을 지닌 사람은 코르티솔에 의한 무기질코르티코이드 수용체의 지속적인 포화의 결과로 무기질코르티코이드 과잉증상(고혈압과 저칼륨혈증)을 앓는다. 후천성 유형의 동일한 질병은 HSD II 억제제를 함유한 감초의 과량복용 후 나타난다.

지방조직과 면역계의 세포를 포함하는 다양한 당질코르티코이드 표적조직은 이러한 조직들에서 반대 방향으로 기능하여 코르티손을 코르티솔로 전환하는 HSD I을 발현한다. 이러한 능력 때문에, 이들 조직 내 가용 코르티솔의 농도는 동맥혈류에서보다 훨씬 더 높으며, 그렇지 않으면 일어날 수 없는 당질코르티코이드 반응을 가능하게 해준다. 이러한 현상은, 정상적인 혈액 수준보다 훨씬 더 높은 호르몬 농도를 필요로 하는 당질코르티코이드 반응들이 생리적 상태에서 어떻게 생성될 수 있는지에 대한 오랜 의문을 해결하는 데 도움을 준다.

안드로겐의 분비 후 변환

망상대의 주요 생성물인 디히드로에피안드로스테론 황산염(dehy-

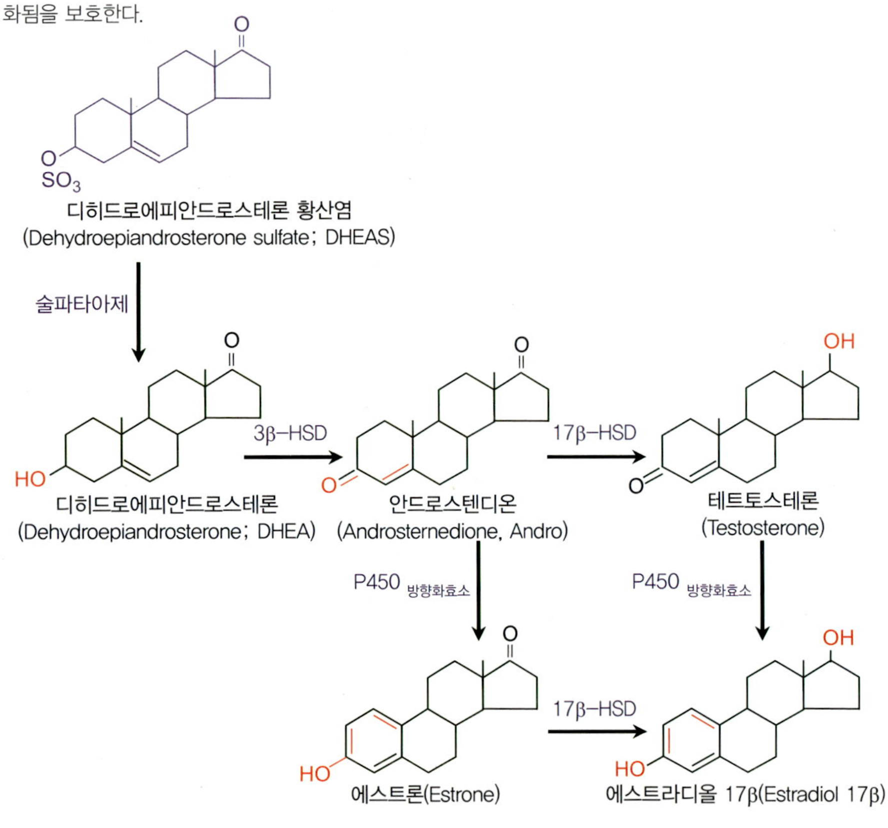

그림 4.12 DHEAS(Dehydroepiandrosterone sulfate)로부터 테스토스테론과 에스트로겐을 생성하는 추가적인 부신의 합성경로. 효소 촉매에 의한 변화는 붉은색으로 표시됨.

droepiandrosterone sulfate; DHEAS)은 순환계에서 가장 풍부한 스테로이드 호르몬이다. DHEAS 또는 이와 밀접한 동족인 안드로스텐디온(androstenedione) 중 어느 것도 안드로겐 수용체에 결합하지 못하지만, 이들 19 탄소 스테로이드는 일부 말초 표적세포들 내에서 활성을 갖는 성호르몬으로 전환된다(그림 4.12). 대부분 이러한 말초 조직에서 형성된 호르몬은 순환계로 진입하지 않으며, 생물학적 작용은 그들이 형성된 세포에 국한된다. 말초 표적세포가 이러한 변환을 수행하는 능력은 전립선과 유방 내 종양의 진행뿐만 아니라 뼈의 정상적 성장과 성숙에도 큰 영향을 미친다(제 11장). 인트라크리놀로지(intracrinology)란 용어는 세포외액으로 흘러들지 않고 세포에 작용하는 호르몬의 생성을 설명하기 위해 사용되어 왔다. 3번 탄소에 위치한 황 에스테르의 제거 후, DHEAS는 테스토스테론 또는 에스트론의 직전 전구체인 안드로스텐디온으로 산화된다.

부신피질 스테로이드의 불활성화

포유동물은 스테로이드 핵의 고리구조를 분해할 수 없다. 스테로이드 호르몬의 불활성화는 수용체에 인식될 수 없게 되는 대사적 변화로 인해 발생한다. 당질코르티코이드의 불활성화는 주로 간에서 일어나며 A 고리와 3번 위치의 케토기의 환원에 의해 일어난다. 그 결과 초래되는 3번 탄소 위 OH기와 글루쿠론산 또는 황산염과의 결합은 수용성을 증가시키고 CBG에 대한 결합을 감소시켜 스테로이드가 신장의 사구체 모세혈관을 통과하여 오줌으로 배출될 수 있게 한다. 부신 스테로이드 호르몬 분해의 주요 산물은 코르티솔로부터 유래된 17 히드록시코르티코스테로이드(hydroxycorticosteroid; 17-OHCS)의 글루쿠로니드 에스테르(glucuronide esters)와 당질코르티코이드 및 안드로겐으로부터 유래된 17-케토스테로이드(ketosteroid; 17 KS) 등이다. 감지할 수 있는 호르몬 유도체들이 오줌으로 배출되기 때문에, 오줌 내 그들의 분포를 측정하는 비외과적 기술에 의해 스테로이드 호르몬의 1일 분비율을 추정할 수 있다.

무기질코르티코이드의 생리학

당질코르티코이드를 포함하는 다수의 천연 부신피질 스테로이드가 무기질코르티코이드 효과를 나타낼 수는 있지만, 알도스테론이 단연코 생리적으로 가장 중요한 무기질코르티코이드이다. 알도스테론의 결핍상태에서는 신장에 의한 나트륨의 점진적인 소실이 일어나며, 이차적으로 세포외액의 소실을 초래한다(제 9장 참조). 이는 신장이 혈장의 초미세 여과물을 형성한 다음 용질과 물의 분비 또는 선택적 재흡수를 포함하는 과정들에 의해 세포외액의 부피와 조성을 조절하기 때문이다. 알도스테론의 결핍상태에서 나트륨의 재흡수는 감소되며, 나트륨의 소실로 수분의 소실이 동반되어 그 결과 혈액 부피가 감소한다. 감소된 혈액 부피(혈량저하증)는 '유리' 수분의 보상정체로 이어져(제 9장 참조) 혈장 내 나트륨의 농도가 140mEq/L의 정상적인 수치로부터 120mEq/L 또는 극단적인 경우 훨씬 더 낮은 수치로 점차적으로 떨어질 수 있는 결과(저나트륨혈증)를 초래할 수 있다.

세포외액의 주요 양이온인 나트륨의 농도 감소로, 세포외로부터 세포내 공간으로 수분의 순 이동이 생겨 혈량저하증을 더욱 악화시킨다. 이로 인해 실사가 종종 나타나며, 혈량저하증을 악화시킨다. 혈장 부피의 소실은 적혈구용적율(적혈구세포의 농도)과 혈액의 점성도(혈액 농축)를 증가시킨다. 나트륨의 소실과 동시에 칼륨의 배설능력이 손상되며, 계속적인 식상섭취와 함께 혈장 칼륨 농도는 4mEq/L의 정상수치로부터 8~10mEq/L(고칼륨혈증)로 증가할 수 있다. 혈액 내 증가된 칼륨 농도와 이로 인한 세포외액 내 칼륨 농도의 증가는 모든 세포 원형질막의 부분적 탈분극을 일으켜 심장부정맥과 심장을 포함한 근육의 쇠약을 일으킨다. 감소된 혈관부피, 감소된 심장수축 및 저나트륨혈증에 의해 야기되는 혈관수축제에 대한 혈관 평활근의 반응 감소 등은 복합적으로 작용하여 혈압을 떨어뜨린다. 경미한 산증이 무기질코르티코이드 결핍과 함께 부분적으로는 교란된 칼륨균형의 결과로, 또는 수소이온 배설에 대한 알도스테론의 직접적인 효과의 결핍으로부터 나타난다.

이러한 생명을 위협하는 변화들은 모두 알도스테론의 투여에 의해 회복될 수 있으며, 신장 세뇨관에서의 상피세포를 통한 나트륨의 세포내 운반과 칼륨과 수소이온의 세포외 배출은 알도스테론에 의해 유도된다. 신장 사구체에서 여과된 나트륨 중 단지 2%의 재흡수를 위해 알도스테론이 필요하다; 알도스테론 없이도 여과된 나트륨의 약 98%는 재흡수된다. 그러나, 매일 여과되는 나트륨의 2%는 약 3.5L의 세포외액과 일치한다. 알도스테론은 땀샘, 대장 및 침샘에 의한 나트륨과 칼륨의 운반을 촉진하기도 하지만 신장이 단연코 가장 중요하다.

신장에 대한 알도스테론의 효과

신장에서 알도스테론의 작용에 대한 초기의 연구는 호르몬 결핍 또는 투여가 오줌의 조성에 미치는 영향을 관찰하여 이루어졌다. 무기질코르티코이드는 오줌 내 칼륨에 대한 나트륨의 농도비율을 감소시킨다; 무기질코르티코이드가 결핍되면 나트륨이 신체로부

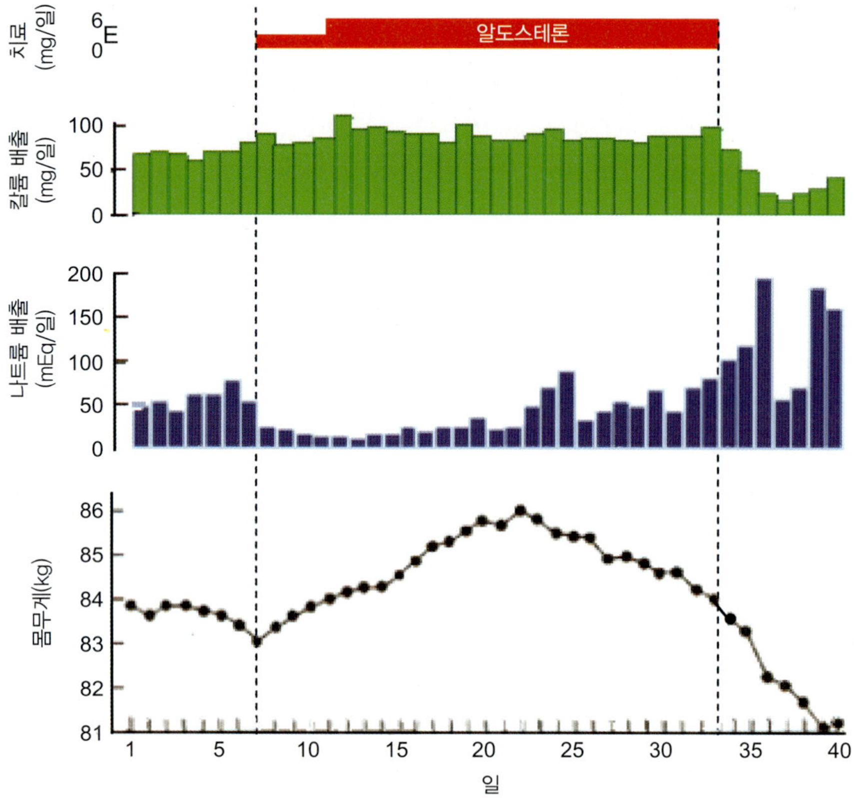

그림 4.13 정상인 남성에게 연속적인 알도스테론 투여의 효과. 알도스테론 (3~6mg/일)은 여기에서 뇨 나트륨 감소에 의한 칼륨 배출과 나트륨 보존을 증가시켰다. 2주 동안 지속적으로 증가된 나트륨의 유지는 액체저류를 야기하고 따라서 체중을 증가시켰다. 피검자는 나트륨의 저류 효과로부터 벗어났지만, 알도스테론이 투여된 기간 동안 증가된 칼륨량을 계속 배출하였다. (From August, J.T., Nelson, D.H., Thorn, G.W. (1958) Response of normal subjects to large amounts of aldosterone. *J. Clin. Invest.* **37**: 1549–1559.)

터 소실되고 칼륨이 잔류되면서 그 비율은 증가한다. 그러나 알도스테론이 나트륨 보존과 칼륨 배출을 모두 촉진하더라도, 이 두 효과는 견고히 연계되어 있지 않으며 나트륨이 단순히 칼륨과 교환되는 것은 아니다. 실제로, 정상인 피검자에게 25일 동안 알도스테론을 투여하였을 때, 나트륨의 유지 효과는 처음 15일 동안만 지속되는 반면 증가된 칼륨의 배출은 호르몬이 투여되는 기간 동안 지속되었다(그림 4.13). 나트륨과 칼륨에 대한 신장의 처리는 복잡하며, 신장 내 알도스테론 둔감부위에 작용하는 보상기전이 정상인에서 나트륨 흡수에 대한 지속적인 알도스테론의 효과를 상쇄할 수 있다(제 9장 참조).

각 신장 내 백만여 개의 세뇨관(네프론)은 알도스테론의 존재 여부와 상관없이 매일 형성되는 180L의 혈장 초미세 여과물을 재흡수한다. 주세포(principal cell)로 불리는 알도스테론 민감 세포는 주로 연결세뇨관과 집합관의 피질부위로 구성된 네프론의 비교적 짧은 구역에서 발견된다(제 9장 참조). 여과물이 이 원위 부위에 도달할 쯤에는 여과물의 10% 이하만 남기 때문에, 알도스테론은 여과된 나트륨의 단지 소량 분획의 재흡수에만 영향을 미친다. 이러한 재흡수는 네프론 전반에 걸쳐 세뇨관 상피세포를 통한 2단계로 이루어진 에너지 의존성 나트륨 운반에 의해 유도된다. 나트륨은 관강막 내의 운반체 또는 통로를 이용하여 세뇨관 세포 내로 진입하며 기저측막 내의 나트륨-칼륨 의존성 ATP 분해효소(나트륨 펌프)의 작용에 의해 세포 사이질 내로 운반된다. 이 효소는 3개의 나트륨 이온을 배출하고 2개의 칼륨 이온을 흡수하는 것을 촉매주기로 한다. 그렇지 않으면 세포내에 축적되는 칼륨은 기저측막 내에 위치한 채널을 통해 수동적으로 확산되어 빠져나간다.

알도스테론 민감성 주세포에는 ROMK 채널로 불리는 (신장 외수질 K^+에 대한) 칼륨 채널이 또한 관강막 내에 존재한다. 따라서 이러한 세포내에서의 강으로부터 세포 사이질로 향한 알도스테론 유도 나트륨의 이동은 세관 강 내로 칼륨의 분비를 동반할 수 있다. 칼륨 분비가 나트륨 재흡수에 의존 할지라도, 이러한 이온 이동의 비율은 일정하지 않다. 오히려, 세포 사이질 내로 확산되어 되돌아가거나 세뇨관 강으로 들어가는 칼륨의 양은 관강 및 기저측막을 통한 전기화학적 기울기의 상대적 크기에 의해 결정되며, 이러한 기울기는 다시 세포사이질 용액의 칼륨농도와 세뇨관 액의 조성과 유속에 의해 결정된다(그림 4.14A).

알도스테론은 주세포의 관강막 내 기능적 상피세포 나트륨 채널($E_{Na}C$)을 증가시켜 주세포 내로 나트륨의 진입을 증가시킨다. 이러한 알도스테론의 작용은 최소 30분의 지연기를 필요로 하며, RNA와 단백질 합성의 억제제에 대하여 민감하고, 핵 수용체들에 의해 개시되는 전사활동에 의해 매개된다(제 1장 참조). 즉, 알도

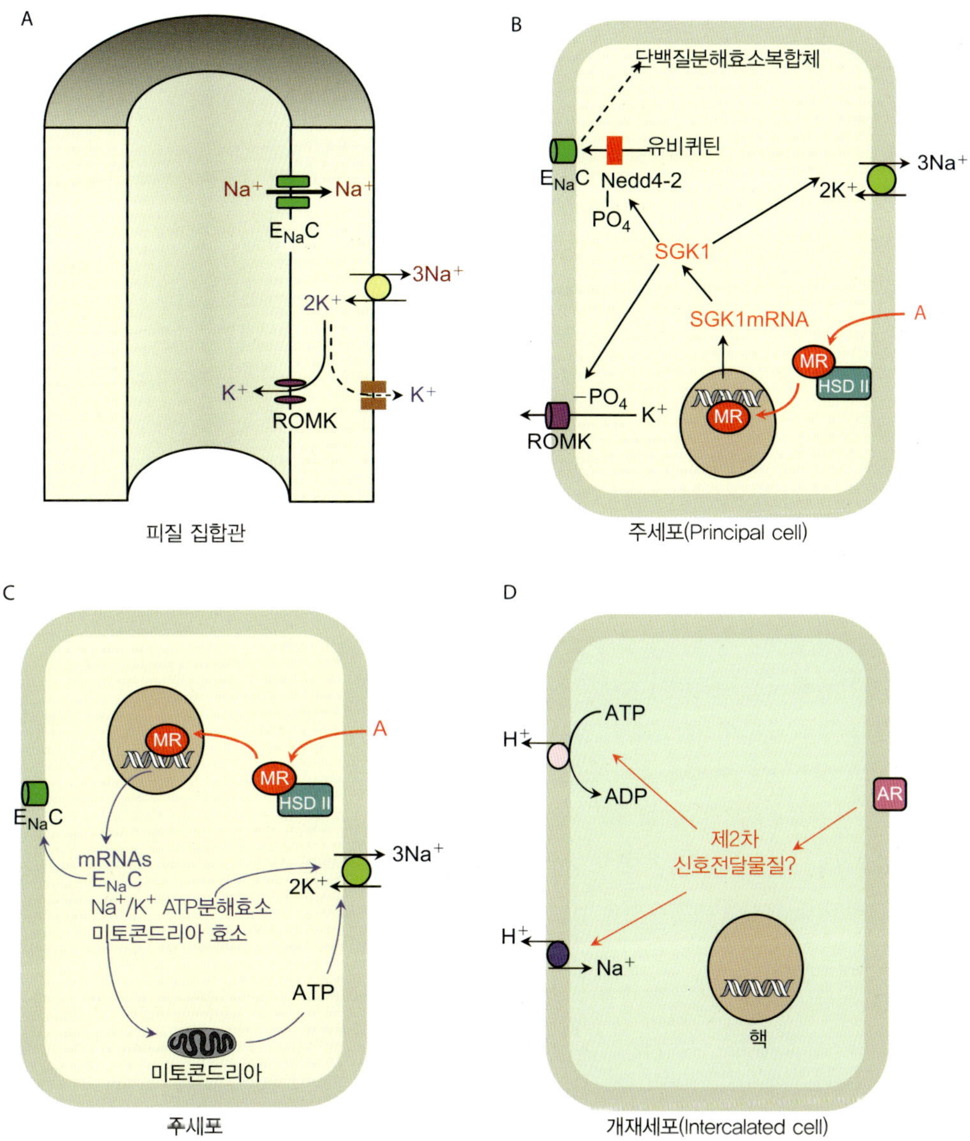

그림 4.14 신장 내 알도스테론의 제안된 작용기전 **A.** 나트륨은 상피세포 나트륨 통로 (**$E_{Na}C$**)를 통하여 피질 집합관 내 주세포로 들어가며, 나트륨–칼륨 ATP 분해효소에 의해 세포사이질로 빠져나온다. 칼륨은 관강표면 내 **ROMK**(renal outer medullary K) 통로를 통하거나 기저측면 칼륨 채널을 이용하여 빠져나간다. **B.** 약 30분의 지연기를 지난 후 알도스테론은 혈청 당질코르티코이드 유도 인산화효소(serum glucocorticoid–induced kinase; **SGK**)의 발현을 증가시킨다. 1. SGK1은 $E_{Na}C$ 회수를 개시하는 유비퀴틴연결효소 **Nedd4–2**를 인산화 및 불활성화하여 관강막 내의 $E_{Na}C$를 증가시킨다. SGK1은 또한 ROMK 통로를 인산화 하여 활성을 증가시킨다. **MR** = 무기질코르티코이드 수용체(mineralocorticoid receptor); **HSDII** = 11 히드록시스테로이드 탈수소화효소II(11–hydroxysteroid dehydrogenase II). **C.** 알도스테론의 후기효과는 증가된 나트륨 운반과 연관된 단백질의 증가된 발현을 포함한다. **D.** 개재세포에서 알도스테론은 핵을 우회하고 아마도 일부 제 2차 신호전달물질을 통해 작용하는 세포표면 위의 알도스테론 수용체(aldosterone receptor; **AR**)를 포함하는 기전에 의해 양성자의 분비를 촉진한다.

스테론 수용체 복합체는 무기질코르티코이드 수용체에 결합한 다음, 특정 유전자들의 전사를 조절하는 호르몬 반응요소에 결합한다. $E_{Na}C$의 세포 표면 발현은 세포외 배출에 의한 막 주입율과 세포내 유입에 의한 회수율에 동등하게 의존한다. 알도스테론은 생성물이 직·간접적으로 $E_{Na}C$의 주입을 증가시키고 회수를 지연시키는 유전자들의 발현을 상향 조절한다. 상피세포의 나트륨 채널은 α, β 및 γ 소단위체로 구성되며, 소포체 내에서 이들의 조합은 그 통로가 단백질 분해에 의해 활성화되고 관강막으로 분포되는 골지체로 이동하기 위해 필수적이다. 이 채널 단백질은 비교적 짧은 반감기 후 세포내 유입에 의해 관강막으로부터 회수된다. $E_{Na}C$의 회수는 유비퀴틴 연결효소(ubiquitin ligase) Nedd4–2에 의한 유비퀴틴화와 이후의 분해를 위한 단백질분해효소복합체로의 운반에 의존한다.

알도스테론에 대한 반응의 초기에 상향 조절되는 중요한 단백질들 중 하나는 SGK1(serunm glucocorticoid dependent kinase 1)이다. 주세포에서 SGK1은 Nedd4-2를 인산화하고 불활성화 시켜 관강막 내 $E_{Na}C$의 반감기를 연장시킨다(그림 4.14B). 알도스테론은 $E_{Na}C$ α 소단위체의 발현을 상향 조절하여, 이 채널 단백질의 가용성을 증가시킨다. 주세포의 관강 표면에서 나트륨의 진입율은 기저측 표면에서의 배출율에 의해 제한된다. 알도스테론은 기저측막 내의 나트륨/칼륨 ATP 분해효소(sodium/potassium ATPase)의 발현과 표면활성을 증가시키고, 미토콘드리아 내 구연산회로의 일부 효소들, 특히 이소시트레이트탈수소효소(isocitrate dehydrogenase)의 합성을 촉진하여 ATP 생성을 위한 용량을 증가시킨다(그림 4.14C). 또한 알도스테론은 SGK1에 의한 인산화를 통하여 관강막 내 ROMK 채널의 활성을 증가시킨다.

원위 네프론과 집합관 내의 개재세포(intercalated cell) 또한 알도스테론의 표적세포이다. 알도스테론은 그들의 관강막 내 전기발생 양성자 펌프(H^+ ATPase)의 활성과 풍부함을 증가시키는데, 이는 나트륨/수소이온 교환기의 활성을 자극하여 수소이온을 배출하기 위해 이러한 세포들을 자극한다. 이러한 효과의 일부 측면은 너무 신속하여 전사에 의존될 수 없고 핵 수용체보다는 막 결합 수용체에 의해 매개될 수 있다(그림 4.14D). 이러한 비유전적으로 매개되는 알도스테론의 작용은 protein kinase C의 활성화를 수반하는 것으로 보이지만, protein kianase C에 의해 인산화 되는 단백질은 확인되지 않았다. 개재세포내 전사적 변화 또한 이러한 효과에 기여한다. 알도스테론에 의해 자극된 양성자의 배출은 혈장의 수소이온 농도를 낮추며, 이는 간접적으로 칼륨농도를 낮추어 주세포에 의해 생성된 칼륨뇨증(칼륨 소실) 효과를 강화시킨다. 혈장 수소이온 농도의 감소는 세포외기질 용액으로부터 흡수된 칼륨이온에 대한 교환으로 세포로 하여금 세포외 기질 용액으로 수소이온을 방출하도록 한다. 이러한 효과는 신체 전반에 걸친 세포의 원형질막 내 나트륨 수소 교환기를 자극하여 세포내 수소이온 농도를 감소시키기 위한 알도스테론의 신속한 비유전적 효과에 의해 강화될 수 있다.

알도스테론은 또한 신장의 주세포에서와 동일한 방식으로 신장외 조직에서 나트륨과 칼륨의 이동을 조절한다. 알도스테론은 대장에서 나트륨의 흡수와 칼륨의 분비를 촉진하고 땀과 침 분비물 내 칼륨 농도에 대한 나트륨의 비율을 감소시킨다. 땀과 침의 초기 분비물 내 NaCl과 칼륨의 농도는 혈장의 농도와 유사하다. 분비관의 상피세포는 용액의 생성 부위로부터 방출 부위로 흐를 때 그 용액의 이온 조성을 변화시킨다. 알도스테론은 관 상피세포와 대장 피복세포를 자극하여 신장 세포에 대하여 설명된 것과 동일한 기전을 통해 나트륨을 재흡수하고 칼륨을 분비한다. 발한은 나트륨 상실을 위한 하나의 중요한 경로가 될 수 있기 때문에, 땀에서 나트륨 소실을 최소화하는 것은 생리적으로 중요하다. 부신부전을 앓고 있는 사람은 더운 환경에 대한 장시간 노출에 특히 민감하며 심하게 탈수될 수 있다.

알도스테론 분비의 조절

ACTH와 고농도의 칼륨 또한 강한 자극이 되지만, 안지오텐신 II(angiotensin II)는 알도스테론 분비를 위한 주요한 자극이다. 안지오텐신 II 생성 과정은 먼저, 레닌(renin) 효소에 의해 혈장단백질 안지오텐시노젠(angiotensinogen)이 분해되어 불활성 데카펩티드인 안지오텐신 I(angiotensin I)이 혈액 내에서 형성된 다음, 안지오텐신 전환효소(angiotensin converting enzyme)에 의해 안지오텐신 II로 전환된다. 안지오텐신 II 생성의 조절은 수입사구체 세동맥의 평활근세포로부터 레닌의 분비를 조절함으로써 이루어진다. 레닌 분비를 위한 주요 자극은 혈관 부피의 감소이다. 비록 알도스테론 분비가 음성 되먹임에 의해 조절될지라도, 이의 혈장 농도는 레닌 분비를 조절하는 조절 변수가 아니다. 레닌 분비에 대한 조절은 제 9장에서 더 논의된다.

알도스테론의 주요한 생리적 역할은 혈관 부피를 지키는 것이다. 신장 내 나트륨의 재흡수는 그에 비례하는 물의 재흡수를 동반하고, 나트륨은 세포외간에 남기 때문에 이의 저류는 세포외간 부피를 확장하며 따라서 혈액 부피를 확장한다. 역으로, 신체 나트륨의 소실은 혈관 부피의 수축을 초래하고 증가된 레닌과 알도스테론 분비의 신호를 준다(그림 4.14). 비록 신체 나트륨의 보존이 알도스테론 작용의 핵심이지만, 혈액 내 나트륨의 농도가 직접 감시되는 것으로 보이지 않으며 혈장 농도의 변동이 레닌 분비에 직접적인 영향을 거의 주지는 않는다.

혈장 나트륨의 농도와는 달리, 칼륨의 농도는 이미 언급되었듯이 증가된 알도스테론의 분비와 함께 반응하는 부신 구상세포에 의해 직접 조절된다. 칼륨 배출을 촉진함으로써, 알도스테론은 혈장 칼륨 농도를 낮춰 이의 분비에 대한 자극을 감소시킨다. 따라서 혈장 칼륨이 알도스테론 분비도 조절하는 두 번째 음성 되먹임이 형성된다(그림 4.15). 이중 조절기전은 서로 모순되는 신호들을 통합하기 위한 기전을 필요로 한다. 통합은 대부분 안지오텐신 II에 대한 반응에 대한 칼륨의 조절효과를 통해 이루어진다. 강화는 혈장 칼륨 농도의 증가와 함께 증폭된다. 구상세포는 혈관부피가 감소되고 칼륨 농도가 높을 때 안지오텐신에 가장 민감하다. 혈관부피가 확장되면, 고칼륨혈증을 유도하는 알도스테론의 분비가 신보상기전의 결과로 더 이상의 나트륨 체류를 야기하지 않고 칼륨 배출을 촉진한다. 혈량저하증이 저칼륨혈증을 동반할 경우에는, 혈

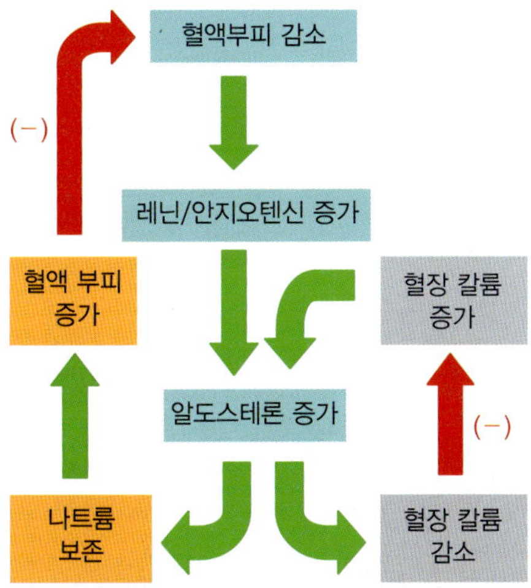

그림 4.15 알도스테론 분비의 이중 음성 되먹임 조절. 한 가지 감시되는 변수는 혈액부피이며, 다른 한 가지는 혈장 칼륨농도이다(세부사항은 본문 참조).

장 부피의 유지가 우선이며, 세뇨관과 간질액 내 낮은 칼륨 농도가 칼륨 재흡수를 선호하기 때문에 칼륨의 혈장 농도는 더 이상 감소되지 않을 수 있다. 물과 이온균형의 전체적 조절에서 안지오텐신 II와 알도스테론의 역할은 제 9장에서 더 논의된다.

당질코르티코이드의 생리학

당질코르티코이드는 탄수화물을 저장하는 데 중요한 역할을 하기 때문에 이름 붙여졌지만, 다양한 생리적 작용을 수행하며, 이들 중 다수가 아직 잘 이해되지 않고 있기 때문에 현상학적으로만 고려될 수 있다. 사실상 신체의 모든 조직은 당질코르티코이드의 과다 또는 결핍에 의해 영향을 받는다(표 4.2). 어떤 단순한 용어로 당질코르티코이드의 역할을 설명할 수 있다면, 그것은 "역경에 대처하는 것"이 될 것이다. 비록 나트륨 균형이 잘 보존되고 탄수화물의 섭취가 에너지요구량을 충족시키기에 충분하다고 할지라도, 부신부전을 겪는 사람은 위협적인 환경에 직면할 때 재난의 위험에 닥칠 것이다. 우리는 여기서 단지 가장 확실히 알려진 당질코르티코이드의 작용만 고려할 것이다.

에너지 대사에 대한 효과

대사연료 저장을 유지하고 의존하는 능력은 다수 호르몬의 작용과 상호작용에 의해 보장되며 부신피질의 정상적인 기능에 매우 중요하게 의존한다. 당질코르티코이드 활성의 전형적인 특징으로서 일반적으로 탄수화물 저장분의 유지를 말하지만, 탄수화물, 단백질 및 지방의 대사는 전체적인 에너지 균형의 분리될 수 없는 구성성분이며 단백질과 지방의 운명은 탄수화물의 운명과 단단히 얽혀있다. 이러한 복잡한 주제는 제 8장에서 상세히 다룬다.

부신기능의 부재상태에서는, 심지어 비교적 짧은 기간의 단식도 혈당의 치명적인 감소를 일으킬 수 있으며(저혈당증) 근육과 간에 저장된 글리코겐의 고갈을 동반한다. 비포도당 전구체들로부터 당을 생성할 수 있는(포도당신합성) 능력은 이러한 사람들로 하여금 그들의 탄수화물 요구량을 충족시키기 위하여 거의 전적으로 식이 당분에 의존하도록 강요한다. 그들의 대사적 문제는 지방산 및 단백질과 같은 대체기질과 접할 수 있는 능력이 감소됨으로써 더욱 복잡해진다. 당질코르티코이드는 보상기전에 의하여 간의 포도당신합성과 간과 근육에서 글리코겐의 저장을 촉진한다(그림 4.16).

표 4.2 당질코르티코이드의 일부 효과

조직	효과
중추신경계	맛, 청각 및 후각: 부신피질 부전과 함께 민감도 증가하고 쿠싱 질환에서 감소 부신피질자극호르몬 방출호르몬 (CRH) 합성과 분비 증가 ADH 분비 감소
심혈관계	에피네프린과 노르에피네프린에 대한 민감도 유지 혈관수축제에 대한 민감도 증가 미세순환 유지
위장관	위산분비 증가 위 점막세포 증식 감소
간	포도당신합성 증가
폐	태아발달 동안 성숙과 표면활성제 생성 증가
뇌하수체	ACTH 분비와 합성 감소
신장	사구체여과율 (GFR) 증가 희석 뇨의 배출에 필요 (유리 수분 청소)
뼈	흡수 증가 형성 감소
근육	피로도 감소 (아마도 심혈관계 작용에 대한 2차적으로) 단백질 이화작용 증가 포도당 산화 감소 인슐린 민감도 감소 단백질 합성 감소
면역계 (본문 참조)	흉선과 림프절 크기 감소 호산구세포, 호염기세포 및 림프구세포의 혈중 농도 감소 세포 면역성 감소
결합조직	섬유아세포의 활성 감소 콜라겐 합성 감소

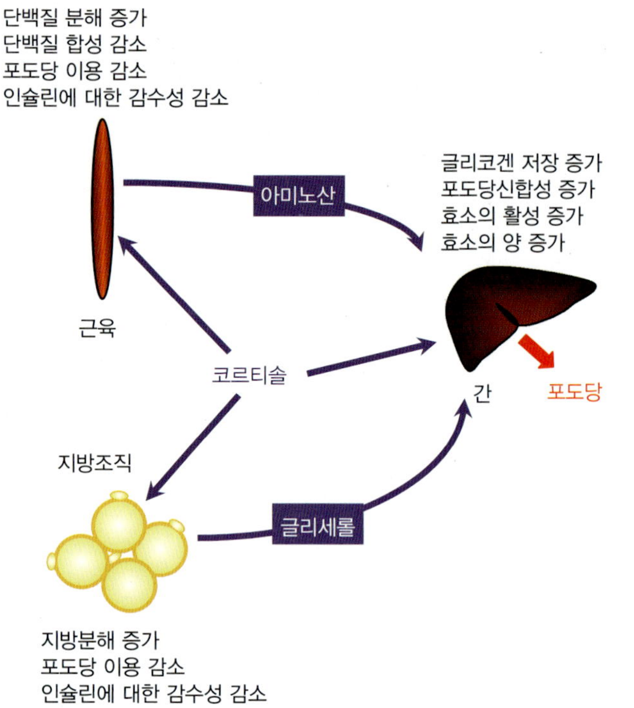

그림 4.16 포도당 생성과 신체 연료 대사에 대한 당질코르티코이드의 주요한 효과

1 간을 제외한 조직에서 작용은 기질을 제공한다. 당질코르티코이드는 근육과 림프조직에서 단백질 분해를 촉진하고 단백질 합성을 억제함으로써 아미노산이 혈액으로 방출되도록 한다. 또한 지방조직에서 중성지방의 분해를 증가시키기 위해 다른 호르몬들과 함께 작용하여 혈중 글리세롤 농도를 증가시킨다.

2 간의 작용은 기존 효소를 통하여 포도당 전구체의 흐름을 촉진하며 아미노산을 유용한 탄수화물 전구체로 전환하는데 필요한 효소들과 함께 추가적인 포도당신합성 효소와 글리코겐 형성 효소들의 합성을 유도한다.

단식 중 질소배출은 정상보다 부신부전에서 더 낮아, 포도당으로 전환된 아미노산의 감소를 반영한다. 부신기능항진 상태에서 보듯이 높은 농도의 당질코르티코이드는 저장 단백질을 위한 창고로 제공되는 근육과 림프조직의 단백질 합성을 억제하고 신속한 분해를 촉진한다. 이러한 효과는 혈중 요소질소(blood urea nitrogen; BUN)의 증가와 질소배출의 촉진을 초래한다. 부신피질의 기능항진(쿠싱질환)을 가진 사람은 특징적으로 가늘고 긴 팔과 다리를 가져 근육 단백질의 분해가 증가되었음을 나타낸다. 이러한 환자들에서 단백질의 낭비는 피부와 결합 조직으로 확대되어 타박상을 일으키는 원인으로도 작용한다.

당질코르티코이드는 또 다른 방식으로 저혈당증을 막는다. 실험동물에서 당질코르티코이드는 근육과 지방조직에 의한 포도당의 이용을 감소시키고 인슐린에 대한 이러한 조직들의 반응성을 낮춘다. 높은 농도의 당질코르티코이드에 대한 장기간의 노출은 종종 당뇨병을 일으킨다(제 7장 참조); 쿠싱질환을 갖는 환자들의 약 20%는 또한 당뇨이며, 사실상 나머지 모두는 다소 경증의 포도당 대사 장애를 갖는다. 증가된 포도당신합성과 연계된 포도당의 이용감소는 근육과 간에서 글리코겐으로의 포도당 저장을 증가시킨다. 실험동물에서 나타나는 인슐린 민감성에 있어서의 상대적 감소와 지방 동원의 증가된 경향에도 불구하고, 쿠싱질환을 앓는 환자들은 얼굴(달덩이 얼굴), 어깨사이(들소형 육봉) 그리고 복부(몸통비만) 내에 지방을 축적한다. 이러한 조직들은 지방세포 분화에 대한 당질코르티코이드의 효과에 특히 민감하다(제 8장 참조).

수분균형에 대한 효과

부신이 없으면, 신장으로의 혈류와 사구체여과가 감소되고 농축되거나 희석된 뇨 생성이 어려워진다. 부신피질부전에 대한 진단검사의 하나는 수분 부하 시 배출되는 속도이다. 당질코르티코이드는 유리수분의 배출을 촉진하며 이러한 관점에서 무기질코르티코이드보다 더 중요하다. 이러한 효과에 대한 기전은 여전히 논란이 되고 있다. 당질코르티코이드는 사구체 또는 사구체 혈류에 직접 작용하거나 또는 간접적으로 심방나트륨이뇨호르몬의 작용이나 생성을 촉진하여 정상적인 사구체 여과율을 유지할 수 있다고 알려져 왔다(제 9장 참조). 또한, 당질코르티코이드가 결핍되면 항이뇨호르몬(바소프레신)의 분비가 증가된다.

폐 발달에 대한 효과

신생아에게 필수적인 급격한 생리적 변화 중의 하나는 산소와 이산화탄소 교환부위가 태반에서 폐로 전환되는 것이다. 당질코르티코이드는 폐포의 성숙과 폐의 팽창을 촉진시키는 표면활성제의 생성에 중요한 역할을 한다. 대부분 인지질과 일부 단백질로 구성되는 표면활성제는 폐탄성을 증가시키고 흡입된 공기의 고른 분포를 허용하는 폐포의 표면장력을 감소시킨다.

조산의 주요 문제들 중의 하나는 폐포와 표면활성제 생성의 불완전한 발달로 초래되는 손상된 폐환기에 의해 야기되는 호흡곤란증후군이다. 태아의 부신이 임신 약 24주 째에 일부 당질코르티코이드를 분비할 수 있지만, 이의 주요 분비 생성물은 태반의 에스트로겐 합성을 위한 전구체로 제공되는 안드로겐이다(제 14장 참조). 임신 마지막 달이 되어야만 태아의 당질코르티코이드의 생성이 폐와 다른 기관계의 성숙을 자극하기에 충분하게 된다. 조산의 위험성을 안고 있는 태아를 가진 여성에게 투여되는 다량의 당질코르티코이드는 폐포 벽의 얇아짐을 촉진하고 표면활성제에서 발견되는 단백질을 암호화하는 유전자의 전사를 유도함으로써 호흡곤란증후군의 발생을 감소시킨다. 표면활성제 단백질을 위한 정상 상태의 mRNA 수준은 태아가 당질코르티코이드에 노출된 후 약 15시간 내에 도달될 수 있다.

당질코르티코이드와 부상에 대한 반응

당질코르티코이드의 가장 놀라운 효과 중의 하나는 1940년대 후반에 우연히 발견되었는데, 그때 당질코르티코이드가 류마티스관절염을 앓고 있는 환자에서 질환의 심각성을 현저히 감소시켰음이 관찰되었다. 이러한 발견은 노벨상을 수상하게 했으며, 이러한 효과를 임상에 적용하기 위해서는 높은 농도가 필요하기 때문에 일부 연구자들에 의해 약리적 부작용으로 간주되어 왔던 당질코르티코이드의 항 염증성 효과에 대한 주의를 환기시켰다. 또한 항 염증성 작용에 대한 이해가 증가하면서 당질코르티코이드가 염증반응의 생리적 조절인자라는 사실이 분명해졌다. 유리 코르티솔 농도는 일반 순환계보다 조직이 손상된 지엽적 부위에서 더 높다. 활성화된 단핵백혈구세포에 의해 분비되는 단백질분해효소인 엘라스테라제(elastase)에 의한 CBG의 부분적 분해는 결합단백질로부터 코르티솔을 방출하여 염증 부위에서 지엽적으로 이의 농도를 증가시킨다. 이 외에도, 염증매개인자에 의한 11β HSD I의 상향조절은 코르티솔이 작용하는 염증세포 내에서 순환하는 코르티손을 코르티솔로 전환시킨다.

제약 산업에서 개발된 당질코르티코이드 관련 화합물은 독담쟁이, 천식, 수많은 염증성 질환 및 여러 자가면역 질환 등과 같은 다양한 질병을 치료하는 데 있어 중요한 치료제로 사용된다.

항 염증성 효과

염증은 부상에 대한 조직의 다양한 반응을 의미하는 용어이다. 이는 발적, 열, 부기, 통증 및 기능의 상실 등으로 특징된다. 발적과 열은 증가된 혈류의 표시이며 혈관확장으로부터 초래된다. 부기는 모세혈관과 세정맥이 단백질을 누출하기 때문에 모여지는 단백질 축적물의 형성에서 기인한다. 통증은 세포손상의 화학적 생성물 또는 신경종말에 대한 기계적 손상에 의해 일어난다. 기능의 상실은 부상의 직접적인 결과 또는 부상이 야기하는 통증과 부기에 대한 2차적인 결과일 수 있다. 조직손상에 대한 초기 반응에 긴밀히 관련된 요소는 손상부위에 대한 백혈구세포의 동원과 뒤이은 면역반응의 개시이다.

염증반응의 초기 양상은 병원체에 대한 인과적 반응과는 무관하다. 이러한 반응은 방어적이며 회복과정에 필요한 선행반응일 수도 있다. 증가된 혈류는 침입하는 외부물질 또는 유기체와 싸우고 손상되고 죽은 세포 잔해들을 청소하는 백혈구세포들의 이동을 가속화한다. 증가된 혈류는 또한 백혈구세포에 대한 케모카인(chemokine)의 살포를 용이하게 하고, 손상부위에 대한 그들의 이동을 촉진한다. 뿐만 아니라, 증가된 혈류는 손상부위의 세포에 더 많은 산소와 영양분을 제공하여 독소와 노폐물의 제거를 용이하게 한다. 미세혈관계의 증가된 투과성은 액체를 손상부위 근처의 혈관외 공간 내에 축적하여 유해물질을 희석시킨다.

비록 우리는 생리적 반응을 유익한 효과를 가지는 것으로 생각하는 데 익숙해 있지만, 염증의 일부 측면은 사실상 조직손상을 야기하거나 확대할 수도 있다. 세포조각이나 침입하는 유기체를 포식하는 동안 방출되는 리소좀 가수분해효소는 초기 공격에 의해 해를 입지 않았던 근처 세포들에 손상을 줄 수 있다. 손상부위의 미세혈관으로부터의 용액의 손실은 혈액의 점성도를 증가시키고, 혈류를 느리게 하며, 심지어 정체된 적혈구세포에 의해 일부 모세혈관이 막힐 수도 있다. 감소된 관혈류는 세포손상을 더 야기할 수 있다. 뿐만 아니라, 혈관외 공간으로 다량의 산재된 용액 손실은 때때로 심혈관 기능을 위태롭게 한다. 따라서 염증반응의 장기간 유지는 염증반응의 방어적이고 긍정적인 측면이 파괴적으로 되는 것을 막기 위하여 견제와 균형이 적용되어져야 함을 요구한다. 우리는 염증반응을 조절하는 당질코르티코이드의 생리적 역할을 그러한 견제와 균형의 주요한 요소로 간주할 수 있다. 당질코르티코이드를 이용한 이러한 생리적 조절은 염증 억제를 유도하는 치료제로 활용할 수 있다.

염증은 다양한 근원으로부터 유도된 다수의 화학적 매개체의 방출에 의해 개시되고, 지속되며 증폭된다. 사이토카인은 크기가 약 8kDa으로부터 약 40kDa까지 이르는 하나의 다양한 펩티드 군이며 주로 조혈 및 면역계의 세포에 의해 생성되지만, 사실상 어떤 세포에 의해서도 합성되고 분비될 수 있다. 사이토카인이 관여하는 특정 세포에 따라 염증생성을 촉진하거나 대항할 수 있으며, 또는 염증유발과 항 염증 효과의 혼합을 가질 수 있다. 프로스타글란딘(prostaglandin)과 류코트리엔(leukotriene)은 주로 혈관 내피세포와 대식세포로부터 방출되지만, 사실상 모든 세포에서 생성하고 방출할 수 있다. 그들은 또한 형성되는 특정 화합물과 작용하는 세포에 따라 염증유발 또는 항 염증 효과를 나타낼 수 있다. 히스타민과 세로토닌은 비만세포와 혈소판으로부터 방출된다. 사멸되었거나 죽어가고 있는 세포 또는 포식작용에 의해 잔해를 제거하는 세포로부터 방출되는 효소와 과산화물은 면역 및 응고체계와 연관된 체액 전구체로부터 생기는 다른 매개인자들(예: 브래디키닌)과

백혈구 유인물질을 활성화하여 직간접적으로 염증의 확산에 기여한다. 당질코르티코이드는 염증 매개인자들의 합성, 분비 및 작용을 조절하는 다양한 조직 특이적 작용에 의해 사실상 모든 측면의 염증반응을 조절한다.

당질코르티코이드와 아라키돈산의 대사물질

프로스타글란딘(prostaglandin) 및 이와 밀접히 연관된 류코트리엔은 다불포화 필수 지방산인 아라키돈산(arachidonic acid)으로부터 유래된다(그림 4.17). 이들의 20 탄소 골격으로 인하여 때때로 집합적으로 아이코사노이드(eicosanoid)로 일컫는다. 이들 화합물은 염증반응에 중심 역할을 한다. 일반적으로 이들을 생성한 세포와 생성 인접부위 세포에 지엽적으로 작용하지만, 일부는 또한 먼 거리 조직에 작용할 수 있을 만큼 혈액에서 오랫동안 생존한다. 프로스타글란딘은 혈관에 직접 작용하여 혈관확장을 일으키며 히스타민과 브래디키닌(bradykinin)의 작용을 강화하여 간접적으로 혈관 투과성을 증가시킨다. 프로스타글란딘은 히스타민, 세로토닌, 브래디키닌 및 물질 P(substance P)와 같은 염증의 다른 매개인자들에 대하여 통증섬유의 신경종말을 민감하게 만들어 촉각에 대한 감수성을 증가시킨다(통각과민증).

류코트리엔은 사이토카인의 생성을 촉진하며 미세혈관에 직접 작용하여 투과성을 증가시킨다. 류코트리엔은 또한 부상부위에 백혈구세포를 유인하여 혈관 내막세포에 대한 그들의 끈적거림을 증가시킨다. 아라키돈산 대사물질의 생리는 복잡하며, 완전한 논의는 여기서 불가능하다. 다른 생물학적 활성을 지닌 이러한 화합물들의 다수가 존재한다. 비록 일부의 아이코사노이드는 전반적인 염증반응을 제한할 수 있는 항 염증성 작용을 보유하지만, 아라키돈산 유도체는 염증의 주요 기여 인자들이다.

아라키돈산은 부상, 포식작용 또는 반응성 세포내의 다양한 다른 자극들에 의해 활성화되는 인지질분해효소 A2 (PLA2; 제 1장 참조)에 의해 막 인지질로부터 방출된다. 활성은 멜리틴(mellitin)으로 불리는 벌 독 내의 한 단백질과 매우 닮은 세포질 PLA2 활성단백질에 의해 매개된다. 뿐만 아니라, PLA2의 활성은 증가된 효소합성의 결과로 증가한다. 아라키돈산이 프로스타글란딘으로 전환되는 첫번째 단계는 세포질 효소인 cyclooxygenase에 의해 촉매된다. COX 1으로 불리는 이 효소의 한 동형은 구성적으로 발현된다. 두번째 동형인 COX 2는 염증반응의 사이토카인 매개인자들에 의해 유도된다. 당질코르티코이드는 COX 2의 합성을 억제함으로써 그리고 PLA2와 프로스타글란딘 합성경로 내의 다른 효소들을 억제하는 단백질의 발현을 유도함으로써 프로스타글란딘의 형성을 억제한다. 당질코르티코이드는 프로스타글란딘 합성

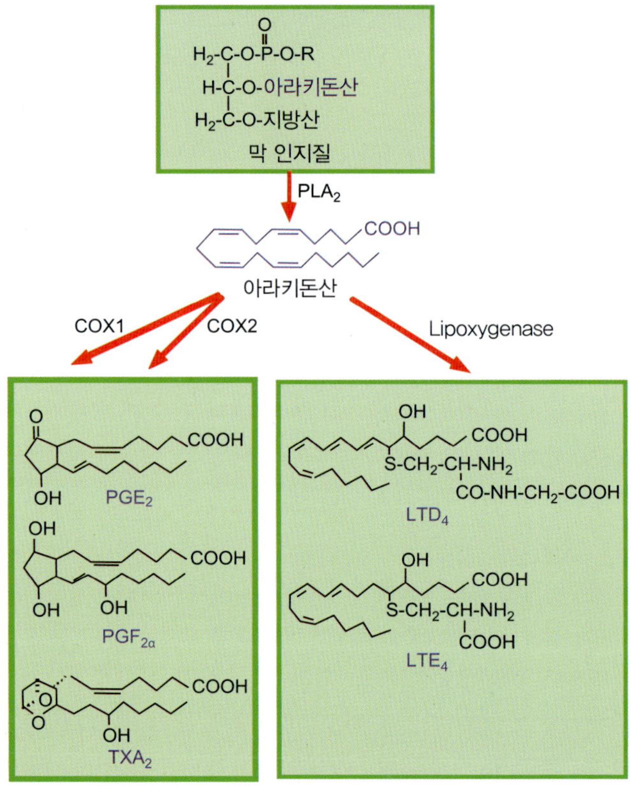

그림 4.17 일부 아라키돈산 대사물질의 합성과 구조. **R**은 콜린, 이노시톨, 세린 또는 에타놀아민 등이 될 수 있다. **PLA_2** = phospholipase A_2. **COX** = cyclooxygenase. **PG** = prostaglandin. **LT** = leukotriene. **TX** = thromboxane. **E_2** 또는 **$F_{2\alpha}$**의 표시는 PG의 고리구조에 대한 치환기를 지칭한다. **D4**와 **E4**의 표시는 LT의 6번 탄소에서 황화에스테르 결합 내의 글루타티온 유도체를 지칭한다.

에 대한 많은 효과를 매개할 수 있는 annexin I의 발현을 촉진한다. 인도메타신과 아스피린과 같은 비스테로이드성 항 염증약 또한 COX 1과 COX 2 모두에 의해 촉매되는 cyclooxygenase 반응을 차단한다. 보다 새로운 항 염증성 약물들 중 일부는 특히 COX 2를 차단한다. 프로스타글란딘은 다양하고 광범위한 효과를 나타내기 때문에, cyclooxygenase 억제제로 그들의 생성을 차단하면 바람직하지 않는 결과를 초래할 수 있다.

당질코르티코이드와 사이토카인

사이토카인으로 지칭되는 100여 가지 이상의 화합물은 한 가지 또는 그 이상의 인터류킨 동형(interleukin; IL-1부터 IL-32까지), 종양괴사인자(tumor necrosis factor; TNF) 군, 인터페론(interferons; IFN-α, -β, -γ), 집락자극인자(colony stimulating factor; CSF), 과립구 대식세포 집락자극인자(granulocyte macrophage colony stimulating factor; GM-CSF), 전환성장인자 군(transforming growth factor; TGF), 백혈병억제인자(leukemia inhibiting factory), 온코스

타틴(oncostatin) 그리고 다양한 세포 또는 조직 특이적 성장인자들을 포함한다. 정확히 얼마나 많은 이러한 호르몬 유사 분자들이 생성되는지는 명확하지 않다. 모두가 염증에 역할을 하지는 않으며, 사이토카인 생물학에 대한 일반적 논의는 이 본문의 범위를 벗어난다. 그러나 두 가지 사이토카인, IL-1과 TNFα는 염증의 발생과 당질코르티코이드의 생리에 특히 중요하다. 이 두 가지 사이토카인의 세포내 신호경로와 생물학적 작용은 매우 유사하다. 그들은 염증반응에서 서로의 작용을 높이며, TNFα는 세포자멸사(세포사멸)를 촉진하는 반면 IL-1은 그렇지 않다는 점에서만 다르다.

IL-1은 주로 대식세포에 의해 그리고 보다 적게는 다른 연결조직 요소인 피부와 내피세포에 의해 생성된다. 대식세포로부터 이의 방출은 면역복합체, 활성화된 림프구 그리고 특히 류코트리엔과 같은 아라키돈산의 대사물질 등과의 상호작용에 의해 촉진된다. IL-1은 그의 유래세포에 저장되지 않고 증가된 세포내 칼슘과 protein kinase C에 의해 매개되는 반응에서 자극 1시간 내에 합성되고 분비된다(제 1장 참조). IL-1은 다수의 세포에 작용하여 다양한 반응을 일으키는데, 이러한 반응의 모두는 염증/면역 반응의 구성요소들이다. 그들은 그림 4.18에 도해되어 있다. 이러한 작용들에 대한 결과의 다수는 바이러스 감염의 비특이적 증상과 같은 개인적인 경험으로부터 인식될 수 있다.

TNFα는 또한 부상과 면역복합체에 반응하여 대식세포와 다른 세포에서도 생성되며, 그것을 분비하는 세포를 포함하여 다수의 세포에 작용할 수 있다. IL-1과 TNFα 모두의 분비 그리고 이들의 수용체는 일부의 사이토카인과 그들이 생성을 증가시키는 다른 염증 매개인자들에 의해 증가되어, 하나의 증폭작용을 하는 양성 되먹임 연쇄반응이 작동된다. 이러한 사이토카인들 중 일부 산물은 또한 그들의 생성에 음성 되먹임으로 작용하여 염증반응을 조절한다. 당질코르티코이드는 IL-1과 TNFα의 생성을 억제하고, 그들의 신호전달 경로를 방해하며, 그들 생성물의 작용을 억제함으로써 IL-1과 TNFα 효과의 음성 조절인자로서 중요한 역할을 한다. 당질코르티코이드는 또한 다른 인자들 중 IFN-γ, IL-2, IL-6 그리고 IL-8 등을 포함하여 다른 염증 유발 사이토카인의 생성과 방출을 방해한다.

IL-1 및 TNFα의 생성과 표적세포에 대한 그들의 효과들 중 다수는 전사조절인자인 NF-κB(Nuclear Factor kappa B)에 의해 유전자를 활성화하여 매개된다. 불활성화 상태에서 NF-κB는 NF-κB inhibitor protein(I-κB)에 결합된 채 세포질에 위치한다. 어떤 조직에 대한 공격 또는 IL-1과 TNFα가 그들 각각의 수용체에 결합함으로써 일어나는 연쇄신호전달의 자극은 I-κB를 인산화 하여 NF-κB로부터 분리시켜 분해되도록 야기하는 인산화효소(I-κK)의 활성에 의해 시작된다. 유리 NF-κB는 핵으로 이동하여 IL-1, TNFα, IL-6 및 IL-8 등의 사이토카인과 PLA2, COX2 및 nitic oxide synthase 등과 같은 효소 유전자들을 포함하여 그것이 조절하는 유전자들 내 반응염기서열요소에 결합할 수 있다(그림 4.19). IL-6은 시상하부, 간 그리고 다른 조직들에 작용하는 하나의 중요한 염증유발 사이토카인이다. IL−8은 백혈구세포 유인물질로서 중요한 역할을 한다. 산화질소(nitric oxide)는 혈관확장제로서 중요하며 다른 작용도 가질 수 있다.

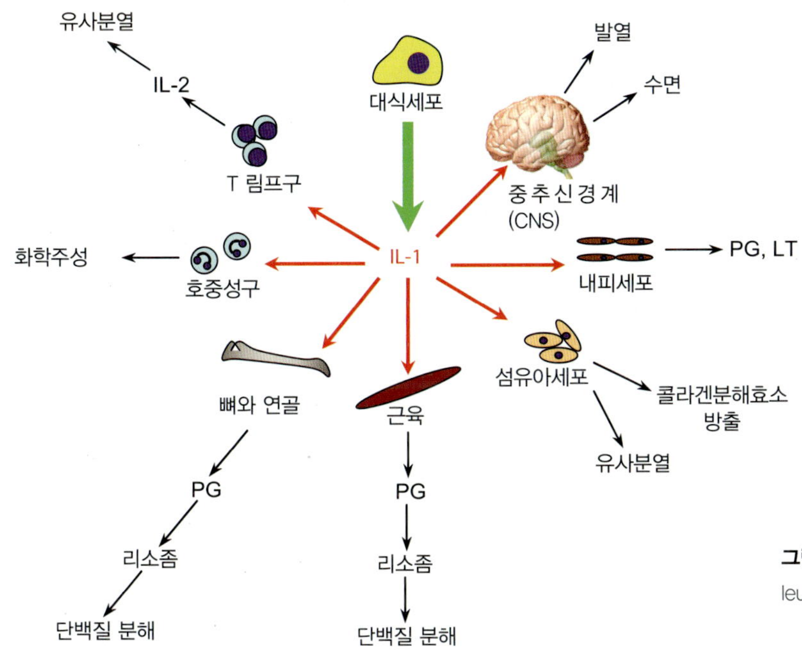

그림 4.18 IL−1의 효과. **PG** = prostaglandin. **LT** = leukotriene. 코르티솔의 항 염증 작용.

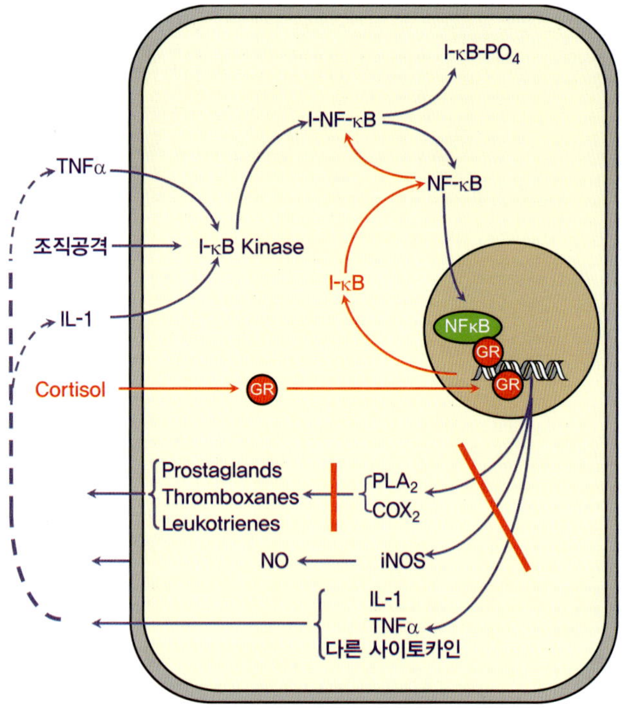

그림 4.19 코르티솔의 항염증 작용. 코르티솔은 핵 인자 **κB** (**NF-κB**)에 결합하여, **NF-κB**가 핵으로 진입해 표적유전자를 활성화하는 것을 방지하는 핵 인자 **κB**의 억제제 (**I-κB**)의 형성을 유도한다. 활성화된 당질코르티코이드 수용체 (**GR**) 또한 **NF-κB**가 DNA 내 그의 반응염기서열요소에 결합하는 것을 방해하여 phospholipase A2 (**PLA2**), cyclooxygenase 2 (**COX2**) 및 the inducible nitric oxide xynthar (iNOS)의 유도를 막는다. **TNFα** (tumor necrosis-α)와 **IL-1** (인터류킨-1)의 추가적인 생성을 차단함으로써, 당질코르티코이드는 이러한 사이토카인을 포함하는 양성 되먹임 주기를 교란한다. **NO** = nitric oxide.

당질코르티코이드는 두 가지 방식으로 NF-κB 의존성 IL-1과 TNFα의 작용을 방해한다. 그들은 NF-κB를 세포질에 가두는 I-κB의 합성을 촉진하고, 핵으로 진입하는 NF-κB가 표적유전자를 활성화하는 능력을 방해한다. 유전자 활성을 방해하는 기전은 당질코르티코이드 수용체와 NF-κB 사이의 단백질-단백질 상호작용을 야기하여, 영향을 받는 유전자의 프로모터 부위에 NF-κB, 보조활성인자 또는 RNA 중합효소 등의 접근이 차단되도록 하는 것으로 생각된다. 당질코르티코이드는 또한 이와 유사한 방법으로 AP-1(activator protein-1) 전사 복합체에 의한 IL-1 또는 TNFα 의존성 타 유전자들의 활성화를 방해한다. 뿐만 아니라, 코르티솔은 PLA2를 억제하고 COX2 mRNA를 불안정화 하여 프로스타글란딘 합성을 감소시키는 아넥신 1의 발현을 유도한다. IL-1에 기인한 반응의 다수가 프로스타글란딘 또는 다른 아라키돈산 대사물질에 의해 매개될 수 있다는 사실은 주목할 만하다. 예로, 한 때 내인성 발열물질로 불렸던 것과 동일한 IL-1은 시상하부의 체온조절중추 내 프로스타글란딘의 형성을 유도하여 발열을 일으킬 수 있다. 따라서 당질코르티코이드는 두 가지 수준에서, 즉 IL-1 생성을 억제하여 대식세포의 수준에서, 그리고 프로스타글란딘 합성을 방해하여 시상하부의 수준에서 그들의 해열작용을 발휘할 수 있다.

당질코르티코이드와 다른 염증매개인자들의 방출

과립백혈구, 비만세포 그리고 대식세포는 세로토닌, 히스타민 또는 분해효소로 채워진 소낭을 함유하며, 이 모두는 염증 반응에 기여한다. 이들 매개인자와 리소좀 효소는 아라키돈산 대사물질, 세포손상, 항체와의 작용에 반응하거나 또는 침입하는 병원균의 포식작용 동안 방출된다. 당질코르티코이드는 세포의 탈과립을 억제하여 모든 이러한 화합물들의 방출을 막는다. 당질코르티코이드는 히스타민 형성을 억제하고 리소좀 막을 안정화하는 것으로 알려져 왔지만, 이러한 작용에 대한 분자적 기전은 알려져 있지 않다.

당질코르티코이드와 면역 반응

외부의 물질 또는 유기체를 파괴하고 제거하는 기능을 지닌 면역계는 골수에서 형성되어 간이나 비장에서 발달하는 B 림프구와 흉선 유래 T 림프구로 구성된다. 체액면역은 형질세포로 분화되면 항체의 생성에 관여하는 B 림프구의 영역이다. 다수의 B 림프구가 혈액 내 순환하거나 림프절에 거주한다. 외부 물질(항원)과의 반응은 B 세포를 자극하여 분열시키고 그 항원을 인식하고 항체를 생성할 수 있는 세포의 클론을 생산한다. 그러한 세포증식은 대식세포와 보조 T세포(helper T cell)로부터 방출되는 사이토카인에 의존한다. 순환하는 면역글로불린인 항체는 외부 물질과 결합하여 그들을 파괴시키기 위한 표지를 한다. 대식세포와 T 세포에 의한 사이토카인 생성을 억제함으로써, 당질코르티코이드는 B 세포의 정상적인 증식을 감소시키고 순환하는 면역글로불린의 농도를 감소시킨다. 그들은 또한 B 세포에 직접 작용하여 항체 생성을 억제하고 심지어 세포자멸사에 의해 B 세포를 죽일 수 있다.

T 세포는 세포성 면역을 담당하며, 침입하는 병원성 세균 또는 바이러스 감염이나 종양세포로 전환 후 나타날 수 있는 외부 표면항원을 발현하는 세포의 파괴에 참여한다. IL-1은 T 림프구를 자극하여 항원과의 접촉에 의해 활성화 된 T 림프구의 증식을 촉진하는 IL-2를 생산한다. 항원의 자극은 그 항원을 인식하는 T 세포에서만 IL-2 수용체의 일시적 발현을 자극한다. 그 결과, T 림프구가 그들의 특이적 항원과 상호작용할 때까지는 T 림프구의 막표면에 IL-2에 대한 수용체가 없기 때문에, 단지 T 세포의 특정 클론

만 분열하도록 자극된다. 당질코르티코이드는 IL-2의 생성을 차단하지만 아마도 이에 대한 반응을 차단하지는 않으며, 이로 인해 T 림프구의 증식을 억제한다. IL-2는 또한 T 림프구를 자극하여 바이러스에 감염되었거나 또는 종양 세포의 파괴에 관여하는 INF-γ를 생성하고, 대식세포를 자극하여 IL-1을 생성한다. 그러므로 대식세포, T 림프구 및 분비 생성물은 하나의 양성 되먹임 관계에서 배열되어 자가 증폭 연쇄반응을 일으킨다. 당질코르티코이드는 그 각각의 매개인자들의 생성을 억제하여 그 주기를 제한한다(그림 4.20). 당질코르티코이드는 또한 일부의 T 림프구에서 세포자멸사를 활성화한다.

체액면역과 세포면역에 대한 당질코르티코이드의 억제효과에 대한 생리적 의미는 완전히 이해되지 않고 있다. 면역 반응의 억제는 손상된 세포 절편들의 방출로부터 따를 수 있는 자가면역의 발달을 막을 수 있다고 제시되어 왔다. 그러나, 치료용량의 당질코르티코이드에 의해 생성되는 많은 면역억제는 생리적 조건에서는 결코 도달할 수 없는 농도를 필요로 한다. 높은 용량의 당질코르티코이드는 면역반응을 상당히 손상시켜 비교적 무해한 일부 유기체의 감염이 압도적으로 되어 사망을 초래할 수 도 있다. 따라서 과도한 항면역성 또는 항염증성 영향은 억제되지 않는 면역 또는 염증 반응만큼이나 손상을 줄 수 있다. 정상적인 생리적 상태에서는 이러한 영향들이 균형을 이루며 방어적이다. 그럼에도 불구하고, 당질코르티코이드의 면역억제 성질은 치료적으로 매우 중요하며, 이식된 조직의 거부와 싸우고 다양한 면역 및 알레르기 반응을 억제하기 위하여 고용량의 당질코르티코이드가 종종 투여된다.

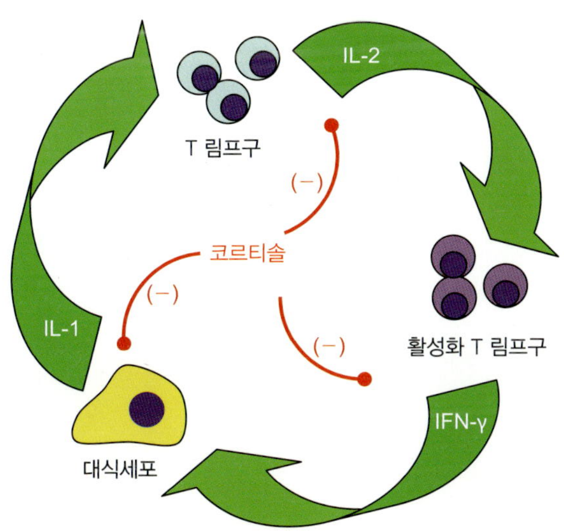

그림 4.20 코르티솔은 사이토카인의 분비를 방해하여 활성화 T 세포의 증식을 억제한다. **IL-1** = interleukin-1; **IL-2** = interleukin-2; **INF-γ** = interferon-γ.

림프조직에 대한 당질코르티코이드의 다른 효과

지속적으로 높은 농도의 당질코르티코이드는 흉선, 비장 및 림프절을 포함하는 모든 림프조직의 질량을 극적으로 감소시킨다. 흉선은 림프구에 대한 배 중심을 함유하며, 그 안에서 다수의 T 림프구가 형성되고 성숙된다. 림프절은 다수의 T와 B 림프구를 함유한다. 양쪽 계통의 미성숙 림프구는 당질코르티코이드 수용체를 발현하여, 전사되는 DNA가 세포자멸사를 위한 프로그램을 함유한 것을 제외하고는 다른 스테로이드 반응성 세포에서 나타나는 것과 동일한 일련의 작용에 의한 호르몬의 자극에 반응한다. 비록 그 생리적 중요성은 알려져 있지 않지만, 사이토카인 물질로 작용하는 한 호르몬의 특이한 상태가 존재한다. 흉선과 림프절의 질량상실은 기질 또는 지지요소 보다는 림프구의 파괴에 의한 것으로 설명될 수 있다. 성숙한 림프구와 배 중심은 당질코르티코이드의 이러한 작용에 반응하지 않는다.

당질코르티코이드는 또한 림프구의 순환 농도, 특히 호산구로 알려진 한 군의 백혈구 세포를 감소시킨다. 이러한 감소는 일부는 앞에서 설명된 세포 용해 작용에 기인하며, 일부는 비장과 폐 내의 격리에 기인한다. 신기하게도, 당질코르티코이드가 또한 골수로부터 호중구의 상당한 동원을 야기하기 때문에, 총 백혈구 수는 감소하지 않는다.

카테콜아민에 대한 혈관반응의 유지

염증 및 부상에 대한 반응에 관련된 당질코르티코이드의 마지막 작용은 자율신경 종말 또는 부신수질로부터 방출되는 노르에피네프린의 혈관수축 작용에 대한 혈관 평활근육의 민감도 유지이다. 염증 매개인자들의 지엽적 혈관확장 효과에 대한 길항작용에 의해, 노르에피네프린은 혈류를 감소시키고 염증 삼출물을 형성하도록 용액의 가용성을 제한한다. 뿐만 아니라, 세동맥 수축은 모세혈관과 세정맥의 압력을 감소시키고 세포외 용액의 재흡수를 선호하여 부종을 감소시킨다. 노르에피네프린의 혈관수축 작용은 당질코르티코이드의 결핍상태에서 발휘되지 못한다. 이러한 당질코르티코이드의 작용에 대한 기전은 알려져 있지 않지만, 고농도에서 그들은 노르에피네프린의 불활성을 차단할 수 있다.

스트레스 동안 부신피질의 기능

1930년대 중반 동안, 캐나다의 내분비학자 Hans Selye는 동물이 외관상으로는 관련이 없는 위협적이거나 유독한 다양한 환경에 부신의 크기 증가, 흉선의 퇴화 그리고 모든 림프조직의 질량 감소 등을 포함하는 하나의 특징적인 변화 양상으로 반응한다는 사실을 관찰했다. 그는 동물이 그가 "스트레스"라고 부른 어떤 비우호적 상태에 노출될 때마다 부신이 자극된다고 추론했다. 스트레스는 부신피질 기능에 직접 영향을 주지 않지만, 오히려 뇌하수체로부터 ACTH의 생성을 증가시킨다(이후 참조). 사실상, 스트레스는 내분비학자들에 의해 종종 ACTH 분비를 증가시키는 어떤 다양한 상태로서 기능적으로 정의된다. 비록 내부 또는 외부 환경에서의 비교적 온화한 변화가 부신이 없으면 치명적일 수 있다는 사실은 분명하지만, 우리는 스트레스로부터 보호하기 위하여 코르티솔이 무엇을 할 수 있는지에 관하여 Seley 박사가 이해한 수준 밖에 이해하지 못한다. 이러한 문제를 조사하기 위하여 사용된 좋은 실험모델은 부신을 제거한 동물이었는데, 이는 이미 복잡한 실험적 질문을 더욱 복잡하게 했을 뿐이다.

많은 세포의 기능이 그들의 유지를 위해 직접 또는 간접적으로 당질코르티코이드를 필요로 한다는 사실은 분명하다. 뿐만 아니라, 비록 스테로이드 자체가 이러한 약물이 없이는 유사한 반응을 시작할 수 없지만, 당질코르티코이드는 다른 호르몬 또는 약물에 대한 정상적인 반응을 위해 필요하다는 사실이 발견되었다. 이러한 발견은 스테로이드 호르몬이 대부분 세포의 정상적인 작용에 기본적인 일부 과정을 지배할 수 있음을 시사한다. 대안으로, 최근 알려진 유전체 자료는 당질코르티코이드가 아마 10,000개 유전자의 발현을 직접 또는 간접적으로 조절함을 나타낸다. 따라서 당질코르티코이드 민감성 유전자 산물은 사실상 모든 세포유형에서 넓은 범위의 기능에 관여할 가능성이 크다. 당질코르티코이드가 없으면, 다수의 체계는 심지어 스트레스의 부과 전에도 단지 미미하게 기능하며, 따라서 어떠한 공격도 불가항력적으로 입증될 수 있다.

부신이 제거된 동물에 스트레스가 발생하기 전이나 발생동안에 지속적으로 소량의 당질코르티코이드를 처리하면, 스트레스의 파괴적인 작용을 방지하고 자극에 대한 예상된 반응을 유도한다. 이를 통해 당질코르티코이드가 하나의 정상화 또는 허용적인 방식으로 작용한다는 것을 유추할 수 있다. 즉, 세포의 정상적인 작동을 유지함으로써 당질코르티코이드는 정상적인 조절기전이 작용할 수 있도록 허용한다. 스트레스를 받는 부신피질제거 동물의 생존을 보장하기 위하여 부신 코르티코이드의 양을 증가시킬 필요가 없기 때문에, 비록 그들의 존재는 필수적이지만 당질코르티코이드의 증가된 분비는 스트레스와 싸우기 위해 필요하지 않다고 결론지을 수 있다. 그러나 이 결론은 임상적 경험과 일치하지 않는다. 비록 다른 경우, ACTH의 결핍상태에서도 부신에 의해 생성되는 적은 양의 당질코르티코이드에서 적절히 지낼 수 있지만, 뇌하수체 부전을 앓거나 뇌하수체절제술을 받은 사람은 스트레스 상황을 견디기 매우 어려워한다. 부신 부전을 앓는 환자는 수술 또는 다른 스트레스성 절차를 겪기 전에 일상적으로 증가된 용량의 당질코르티코이드가 투여된다.

당질코르티코이드의 작용기전

대부분의 경우, 당질코르티코이드 호르몬의 분자수준에서의 생리적 작용은 제 1장에서 설명된 스테로이드 호르몬 작용의 일반적 양상과 일치한다. 당질코르티코이드 수용체에 대한 유전자는 RNA의 대체 스플라이싱 결과로 두 가지 동형을 생성한다. α 동형은 당질코르티코이드와 결합하고, 그의 결합단백질과 떨어져, 핵으로 이동한 다음 표적 유전자 내 반응염기서열요소에 결합하는 동종이합체를 형성할 수 있다. β 동형은 호르몬에 결합할 수 없으며, 항상 핵에 위치하고, DNA에 결합할 수 없다. 그러나 β 동형은 α 동형과 이합체를 형성할 수 있으며, 그의 전사활성 능력을 감소시키거나 차단 또는 다른 전사조절인자들과 단백질-단백질 상호작용을 형성한다. 일부 증거에 의하면 β 동형의 형성은 당질코르티코이드의 반응성을 조절하는 하나의 조절과정이 될 수 있다.

당질코르티코이드는 매우 다양한 세포들에 작용하며 특정 유전자의 전사를 활성화하거나 억제하는 데 의존하는 광범위한 효과를 일으킨다. 다른 조직에서 다른 유전자를 조절하는 능력은 아마 각기 분화된 세포유형 내 활성화된 당질코르티코이드 수용체에 대한 당질코르티코이드 반응 유전자의 차별적인 접근성을 반영하며, 염색질 구조의 차이뿐만 아니라 다양한 보조활성인자와 보조억제인자의 존재 여부를 반영한다. NF-κB에서 설명되었듯이, 당질코르티코이드는 또한 당질코르티코이드 반응염기서열요소가 결핍된 일부 유전자의 발현을 억제한다. 그러한 억제작용은 유전자 전사를 활성화하기 위한 전사조절인자들의 능력을 변형하기 위한 당질코르티코이드 수용체와 다른 전사조절인자들 사이의 단백질-단백질 상호작용의 결과로 생각된다. 히스톤 아세틸화에 대한 작용을 통하여 당질코르티코이드는 전사조절인자 또는 RNA 중합효소 복합체에 대한 유전자 프로모터의 접근성을 조절할 수 있다. 당질코르티코이드 수용체는 세린 잔기에 인산화 될 수 있는데, 이러한 인산화는 호르몬, DNA 또는 보조활성인자나 억제인자들에 대한 그의 결합력을 조절할 수 있다. 마지막으로, 당질코르티코이드는 또한 핵으로부터 리보솜으로 mRNA의 수출을 제한하고, mRNA를 불안정화 하여 반감기를 짧게 하며, mRNA 번역을 방해함으로써 전사 후 유전자 발현에 영향을 줄 수 있다.

당질코르티코이드 분비의 조절

당질코르티코이드의 분비는 부신피질의 내대에 대한 작용이 앞에서 설명된 호르몬 ACTH를 통하여 뇌하수체 전엽에 의해 조절된다. ACTH의 결핍상태에서 혈중 코르티솔의 농도는 매우 낮은 수준으로 감소하고, 부신피질의 내대는 위축된다. ACTH 분비의 조절은 시상하부와 뇌하수체 전엽 사이의 혈관접촉을 필요로 하며, 부신피질자극호르몬방출호르몬(CRH)에 의해 주로 작동된다. CRH를 함유한 신경세포는 전뇌와 뇌간에 넓게 분포되지만, 바소프레신 분비 신경세포와 밀접하게 연관된 뇌실결핵 내에 주로 집중되어 있다. 그들은 뇌하수체 문맥 모세혈관으로 CRH를 방출함으로써 뇌하수체를 자극하여 ACTH를 분비한다(제 2장 참조). 바소프레신(AVP)은 또한 CRH에 대한 반응을 강화함으로써 ACTH 분비에 대하여 중요한 영향을 미친다. AVP는 특히 스트레스에 반응하여 CRH와 함께 분비된다. CRH와 함께 뇌하수체 문맥으로 분비되는 AVP는 혈액 삼투압 또는 부피의 변화에 반응하며, 이는 뇌하수체 후엽에 의해 분비되는 AVP를 생성하는 것과는 다른 무리의 뇌실결핵 신경세포에서 생긴다(제 2장 참조).

ACTH의 자극으로, 부신피질은 코르티솔을 분비하며 이는 전형적인 음성 되먹임 방식에서 더 많은 ACTH의 분비를 억제한다(그림 4.21). 코르티솔은 시상하부의 CRH 신경세포와 뇌하수체 전엽의 부신피질자극세포 모두에 대하여 억제효과를 발휘한다. 이러한 효과는 당질코르티코이드 수용체에 의해 매개된다. 분비에 대한 음성 되먹임 작용은 칼륨통로를 활성화 하거나 이러한 통로에 대한 PKA 촉매 인산화 작용의 효과를 차단하는 단백질을 암호화 하는 유전자의 전사에 의존하며, 또한 분비소낭 수송의 수준에서 작용할 수 있다. 당질코르티코이드의 초기작용은 저장과립으로부터 CRH와 ACTH의 분비를 억제한다. 그 이후의 당질코르티코이드 작용은 아마 CRH와 POMC 발현을 조절하는 전사조절 인자와 당질코르티코이드 수용체의 직접적인 상호작용에 의하여 시상하부 신경세포와 부신피질자극세포 내 CRH와 POMC에 대한 유전자 전사의 억제로부터 초래된다. 비록 부신 ACTH 체계가 훨씬 더 역동적이고 간헐적 변화에 의존하지만, 이 되먹임 체계는 앞에서 설명한 갑상선 호르몬 분비의 조절에 대한 것(제 3장 참조)과 매우 유사하다.

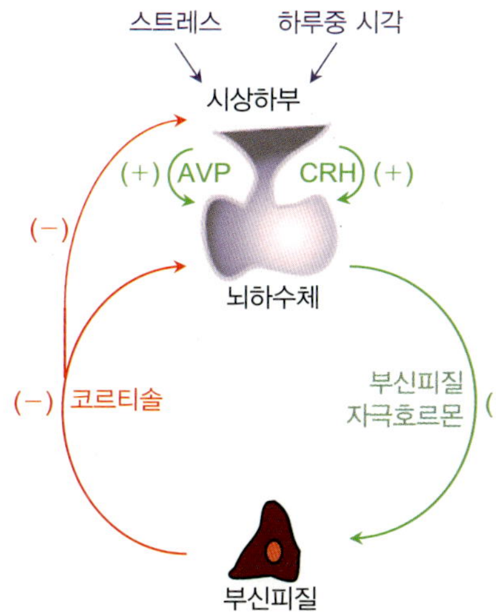

그림 4.21 당질코르티코이드 분비의 음성 되먹임 조절. **CRH** = corticotropin-releasing hormone; **AVP** = arginine vasopressin. (+) = 자극함, (−) = 억제함.

CRH는 부신피질자극세포 원형질 막 내의 G 단백질 연계 수용체(G-protein coupled receptor)에 결합하여 adenylyl cyclase를 활성화 한다. 그 결과 초래되는 cAMP의 증가는 protein kinase A를 활성화 하며, 이는 최소한 두 부류의 칼륨 통로를 통하여 직접 또는 간접적으로 칼륨 유출을 억제한다. 부신피질자극세포 내 양이온의 축적은 막 전하를 덜 음성으로 만들고, 활성화 된 전압감도 칼슘통로를 통하여 칼슘 유입을 초래한다. Protein kinase A 의존성 칼슘통로의 인산화는 활성화를 위한 그들의 역치를 낮추어줌으로써 칼슘 유입을 증가시킬 수 있다. 증가된 세포내 칼슘과 아마도 분비소낭 수송에 대한 protein kinase A의 추가적인 작용은 ACTH 분비를 촉발한다. Protein kinase A는 또한 POMC 전사를 촉진하는 AP−1 복합체의 생성을 시작하는 CREB을 인산화 한다. AVP는 그의 G 단백질 연계 수용체와 결합하며 phospholipase C를 활성화하여 DAG와 IP_3의 방출을 야기한다. 이러한 AVP의 작용은 CRH의 결핍 상태에서는 ACTH 분비에 거의 영향을 주지 못하지만, 합성에 영향 없이 ACTH 분비에 대한 ACTH의 효과를 증폭시킨다. 제 1장에서 설명한 바와 같이 IP_3은 세포내 저장으로부터 칼슘의 방출을 촉진하며, 비록 ACTH 분비에 있어서 이 효소의 역할은 알려져 있지 않지만 DAG는 protein kinase C를 활성화 한다. 이러한 작용은 그림 4.22에 요약되어 있다.

ACTH 분비의 음성 되먹임 조절을 위한 뇌하수체와 뇌실결핵의 CRH 생성 신경세포의 상대적 중요성은 CRH 유전자의 파괴에 의해 CRH가 결핍되도록 만들어진 생쥐에서 탐구되어 왔다. 이러한 CRH 유전자제거 생쥐는 기본조건에서 정상적인 양의 ACTH와 당질코르티코이드를 분비하며, 그들의 부신피질자극세포는 정상적인 수준의 POMC mRNA를 발현한다. 정상적인 생쥐에서, 외과적 부신의 제거에 의한 음성 되먹임의 붕괴는 POMC 유전자 발현과 ACTH 분비 모두를 즉시 증가시킨다. CRH 유전자제거 생쥐의 부신절제술은, 비록 POMC mRNA는 정상적으로 증가했지만, ACTH 분비를 전혀 증가시키지 않았다. 이러한 동물은 또한 심각한 장애를 겪지만, 스트레스에 반응하는 ACTH 분비의 완전한 결핍을 겪지는 않는다. 따라서 뇌하수체/부신 음성 되먹임 체계의 기본적 기능은 CRH를 필요로 하지 않지만, CRH는 기본적 수준 이

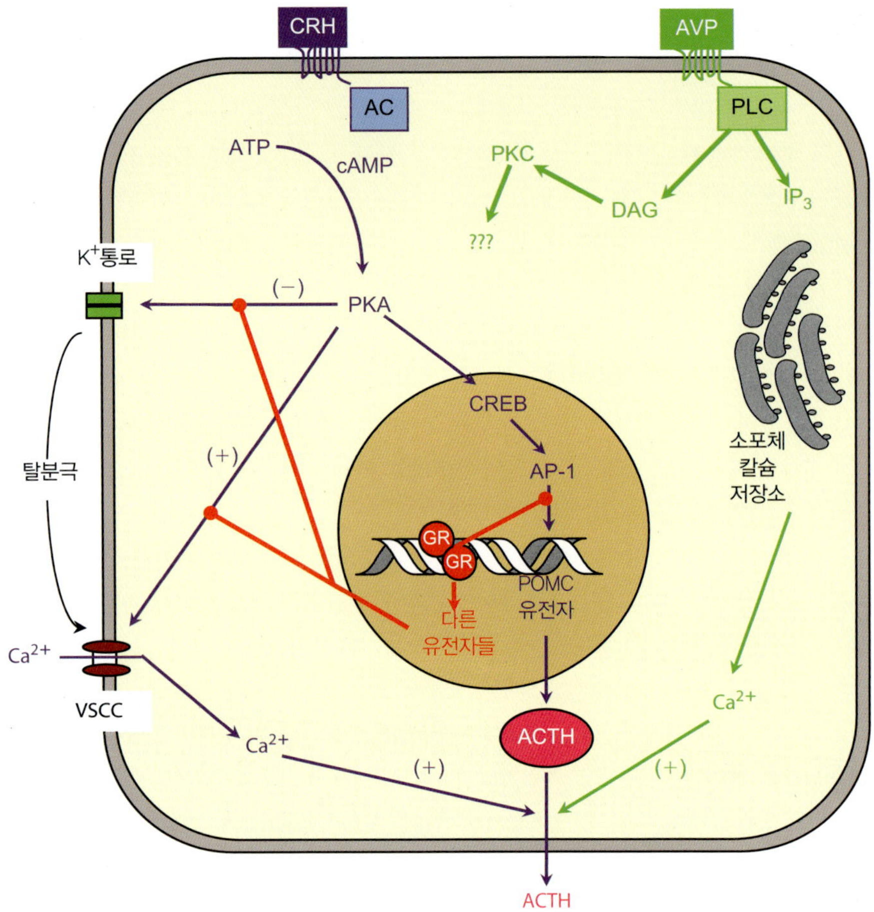

그림 4.22 뇌하수체 부신피질자극세포에 의해 ACTH 분비를 조절하는 호르몬의 상호작용. 당질코르티코이드는 POMC 유전자 발현과 막 탈분극을 방해하여 그들의 음성 되먹임 효과를 일으킨다. **CRH** = corticotropin releasing hormone; **AVP** = arginine vasopressin; **AC** = adenylyl cyclase; **PLC** = phospholipase C; **ATP** = adenosine triphosphate; **cAMP** = cyclic adenosine monophosphate; **PKC** = protein kinase C; **DAG** = diacylglycerol; **IP_3** = inositol trisphosphate; **PKA** = protein kinase A; **CREB** = cyclic AMP response element binding protein; **ER** = endoplasmic reticulum; **AP-1** = activator protein-1; **GR** = glucocorticoid receptor; **POMC** = proopiomelanocortin; **VSCC** = voltage sensitive calcium channel.

상의 ACTH 분비를 증가시키기 위해서는 중요한 것으로 여겨진다. 또한 POMC 유전자의 전사는 심지어 기본조건에서도 당질코르티코이드에 의해 억제되는 것으로 여겨진다.

음성 되먹임 체계는 조절되는 변수의 항상성을 보장한다는 사실을 1장에서 언급하였다. 그러나 스트레스가 없어도 혈장 내 ACTH와 코르티솔의 농도는 일정하지 않고 24시간 주기 내에서 진동한다. 이러한 소위 활동일주기는 일일의 물리적 활동 양상에 민감하다. 야간근무를 하는 사람을 제외한 모두에 대하여, 호르몬 수준은 깨어나기 직전 이른 아침시간에 가장 높고 저녁에 가장 낮다(그림 4.23). 이러한 ACTH 분비의 율동적 양상은 그림 4.21에 나타난 음성 되먹임 모델과 일치하며, 하루 전반에 걸쳐 당질코르티코이드의 입력에 민감하다. 음성 되먹임 체계에서, 음성 사지(혈중 코르티솔 농도)가 어떤 기준점에 도달할 때 양성 사지(CRH와 ACTH 분비)는 억제된다. 기본적인 ACTH 분비를 위하여, 부신피질자극세포와 CRH 분비세포의 기준점은 24시간 동안 코르티솔에 대한 그의 민감도에 따라 변동한다.

이른 아침 코르티솔의 억제효과에 대한 감소된 민감성은 CRH, ACTH 및 코르티솔 생성의 증가를 초래한다. 하루가 진행됨에 따라 코르티솔에 대한 민감성은 증가하고, CRH 그리고 결

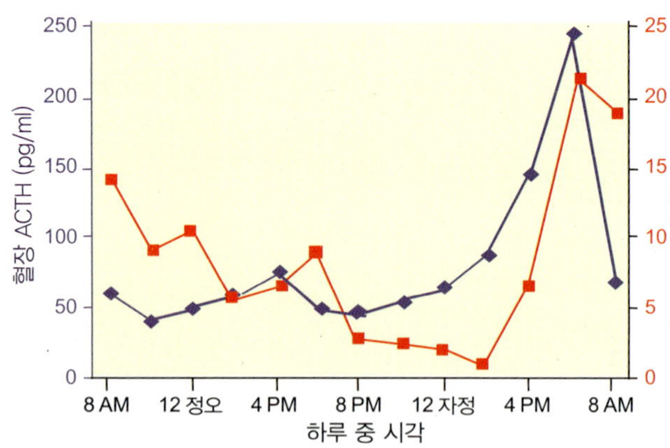

그림 4.23 하루 중 ACTH와 코르티솔의 혈장농도의 변화. (From Matsukura, S., West, C.D., Ichikawa, Y., Jubiz, W., Harada, G., Tyler, F.H. (1971) A new phenomenon of usefulness in the radioimmunoassay of plasma adrenocorticotropic hormone. *J. Lab. Clin. Med.* **77**: 490–500.)

국 ACTH와 코르티솔의 생성이 감소한다. 기준점의 주기적 변화를 뒷받침하는 세포의 기전은 이해되지 않고 있지만, 하루 중의 시간에 따라 다를지라도, 혈중 코르티솔 농도는 하루 전반에 걸쳐 정확하게 조절된다.

음성 되먹임은 또한 대부분의 스트레스성 자극에 대한 뇌하

수체-부신 축의 반응을 지배한다. 스트레스 반응의 각 단계에서 다른 기전이 적용되는 것으로 여겨진다. 스트레스가 많은 자극의 부과로, CRH와 AVP에 의해 유도되는 ACTH 분비가 급속히 증가한다. ACTH 분비율은 CRH 분비 신경세포에 대한 자극의 강도와 코르티솔의 음성 되먹임 영향 모두에 의해 결정된다. 스트레스 반응의 초기 순간에는, 뇌하수체 부신피질자극세포와 CRH 신경세포가 코르티솔의 절대적 농도보다는 변화율을 감시하며 이에 따라 그들의 생성을 제한한다. 약 2시간 이후에는, 음성 되먹임이 스트레스가 많은 사건동안 분비되는 전체 코르티솔의 양에 비례하는 것으로 보인다. 만성적인 스트레스에서는 새로운 항정상태에 도달하며, 음성 되먹임 체계는 기준점을 보다 높은 수준으로 재조정하여 다시 혈중 코르티솔의 농도를 감시하는 것으로 보인다.

음성 되먹임의 각 단계는 다른 세포기전을 수반한다. 첫 몇 분 동안 코르티솔의 억제 효과는 정체기 없이 일어나며 아주 신속히 발현되기 때문에 변화된 유전체 발현에 의해 매개될 수 없다. 실제로, 코르티솔의 신속한 억제 작용은 단백질 합성의 억제제에 의해 영향을 받지 않는다. 이의 분자적 기반은 알려져 있지 않지만, 신경세포 막 내의 스테로이드 수용체가 설명되어 왔다. 다음의 구간에서 코르티솔의 음성 되먹임 작용은 정체기 이후 나타나며 앞에서 논의된 스테로이드 작용에 전형적인 RNA와 단백질 합성을 필요로 하는 것으로 보인다. 이 시기에서 코르티솔은 CRH와 ACTH의 분비를 제한하지만 그들의 합성을 제한하지는 않는다. 이때, 부신피질자극세포는 CRH에 덜 민감하다. 만성적인 당질코르티코이드의 투여 또는 만성적인 스트레스 상태에서, 음성 되먹임은 또한 POMC mRNA와 ACTH 합성의 수준에서 발휘된다.

ACTH 분비조절의 주요한 특징은 다음을 포함한다.

- ACTH의 기초적 분비는 CRH에 의해 주도되는 하나의 일주기 리듬을 따른다.
- 스트레스는 신경경로를 통하여 CRH와 AVP 분비를 증가시킨다.
- ACTH 분비는 기초조건에서와 가장 스트레스가 많은 자극에 반응하는 동안 음성 되먹임 조절을 겪는다.
- 코르티솔은 CRH와 ACTH 모두의 분비를 억제한다.

면역계의 세포에 의해 생성되는 사이토카인이 시상하부-뇌하수체-부신 축에 의한 분비에 직접 영향을 줄 수 있다는 증거도 있다. 특히, IL-1, IL-2 및 IL-6는 CRH 분비를 자극하며, 뇌하수체에 또한 직접 작용하여 ACTH 분비를 증가시킬 수 있다. IL-2와 IL-6는 또한 부신에 대한 직접적인 작용을 통해 코르티솔 분비를 촉진할 수 있다. 뿐만 아니라, 림프구는 ACTH와 POMC 유전자의 관련 생성물을 발현하고 CRH의 촉진효과와 당질코르티코이드

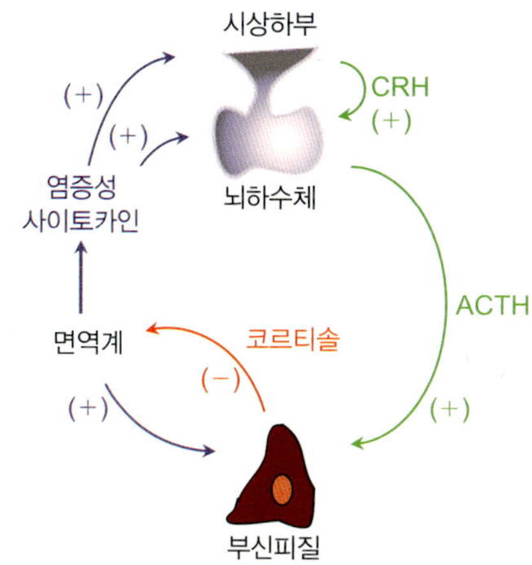

그림 4.24 염증성 사이토카인에 의한 시상하부-뇌하수체-부신 축의 음성 되먹임 조절. **CRH** = corticotropin releasing hormone.

의 억제효과에 반응한다. 당질코르티코이드는 사이토카인 생성을 억제하기 때문에, 면역계와 부신사이에 또 다른 음성 되먹임 관계가 존재한다(그림 4.24). 내분비계와 면역계 사이의 이러한 소통은 침입하는 유기체나 항원의 존재를 신체에 경고하는 기전을 제공하는 것으로 알려져 왔다.

부신과 뇌하수체 사이의 음성 되먹임 관계의 이해는 중요한 진단적 및 치료적 적용을 갖는다. 정상적인 부신피질 기능은 많은 용량의 당질코르티코이드의 주입으로 억제될 수 있다. 교란된 기능을 검사하기 위하여 보통 하나의 강력한 합성 당질코르티코이드인 덱사메타손이 투여되고 일정 시간 후 혈액이나 오줌 속의 자연 스테로이드 또는 그들의 대사산물을 측정한다. 만일 시상하부-뇌하수체-부신 체계가 손상되지 않으면, 코르티솔의 생성은 억제되고 이의 혈중 농도는 낮다. 반면에 코르티솔 농도가 높게 유지되면, 자율 부신 또는 ACTH 생성 종양이 존재할 수 있다.

또 다른 임상적 적용은 부신성기증후군의 치료이다. 앞에서 지적된 바와 같이, 부신은 당질코르티코이드에 대한 합성경로의 연장에 의해 안드로겐성 스테로이드를 생성한다(그림 4.4). 당질코르티코이드 생성의 결함은, 특히 21번 또는 11번 탄소의 히드록실화반응에 관여하는 효소에서, 부신 안드로겐 생성의 증가를 초래한다. 여성 환자에서 안드로겐의 과잉 생성은 남성화를 초래하는데, 이는 예를 들어 음핵의 팽대, 증가된 근육의 발달 및 안모의 성장에 의해 징후를 나타낸다. 경미할 경우 여성에서 과도한 안모(다모증)의 성장으로 나타날 수 있는 반면, 심할 경우에는 신생여아의 생식기의 남성화를 초래하고 남자아기에서는 초 남성화된 "허큘리스 신생아"를 형성한다.

ACTH에 의한 부신피질의 자극은 프레그네놀론 생성을 증가시키는데, 이의 대부분은 정상적으로 ACTH 분비의 음성 되먹임

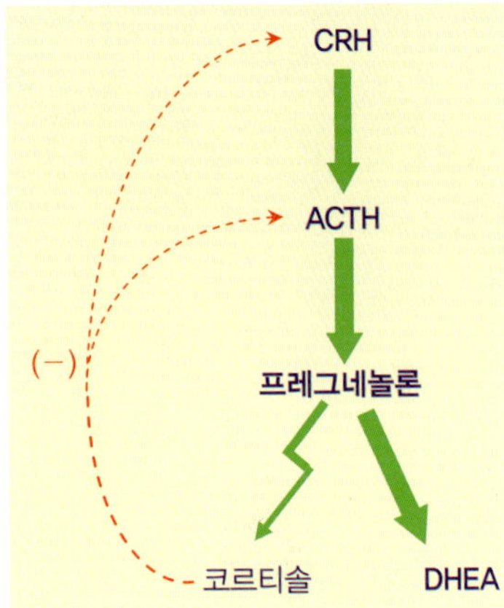

그림 4.25 11− 또는 21−히드록실화효소(hydroxylase)의 결함에 의한 코르티솔 생성의 부분적인 차단의 결과. 프레그네놀론은 ACTH 분비에 대한 어떠한 되먹임 활성도 발휘하지 않는 안드로겐으로 우회된다. 화살표의 두께는 상대적인 양을 나타낸다. 점선 화살표는 되먹임 체계의 억제기전을 가리킨다. 당질코르티코이드의 투여는 ACTH 분비를 억제하여 안드로겐 생성을 정지시킨다.

억제를 발휘하는 코르티솔로 전환된다. 코르티솔 생성을 부분적으로 차단하면, 많은 프레그네놀론은 ACTH 분비에 대한 억제효과를 전혀 갖지 않는 안드로겐으로 우회된다. 따라서 ACTH 분비는 높게 유지되고 더 많은 프레그네놀론 생성을 자극하여 부신증식을 야기한다(그림 4.25). 결국 활동과잉의 부신은 충분한 코르티솔을 생성하지만, 높은 안드로겐 생성율을 유지하는 대가를 치르고야 음성 되먹임이 작동된다. 그 전체의 체계는 충분한 당질코르티코이드를 투여하여 ACTH 분비를 감소시키고 따라서 안드로겐 생성을 위한 자극을 제거함으로써 적절한 균형에 도달될 수 있다.

부신수질

부신수질은 부신 질량의 약 10%를 차지하며 비록 피질과 수질 호르몬은 종종 상호보완적인 방식으로 작용하지만, 피질과 수질은 발생학적 및 생리학적으로 구별된다. 부신수질의 세포는 조직학적 준비과정에서 크롬 염에 대한 친화력을 가지기 때문에 크롬친화세포로도 불린다. 이들은 신경외배엽에서 유래하며 세포체가 척수의 흉요부위 내 중간외측간 세포기둥에 놓여있는 신경세포에 의해 신경이 분포된다. 이러한 세포들의 엑손은 척추주위의 교감신경절을 통과하여 부신수질 크롬친화세포와 연접하는 내장신경을 형성한다. 따라서 크롬친화세포는 변형된 절후 신경섬유이다. 이들의 주요 분비생성물인 에피네프린과 노르에피네프린은 아미노산 티로신의 유도체들이며 카테콜아민으로 불리는 화합물 군에 속한다. 약 5~6 mg의 카테콜아민이 크롬친화세포 내 막 결합 과립에 저장되어 있다. 사람의 부신수질에서 에피네프린은 노르에피네프린보다 약 9배 풍부하며, 노르에피네프린만 절후 교감신경세포와 부신외 크롬친화조직에서 발견된다. 부신수질은 또한 혈관확장인자, 아드레노메둘린(adrenomedullin) 및 아편 유사 펩티드인 β 엔케팔린(β enkephalin) 등을 포함하는 다수의 신경펩티드를 생성하고 분비한다. 그러나 아직 수질 신경펩티드의 생리적 역할은 완전히 이해하지 못하고 있다. 비록 수질호르몬이 사실상 신체의 모든 조직에 영향을 미치고 스트레스에 대한 급성반응에 중요한 역할을 하지만, 교감신경계가 온전한 한 부신수질은 생존에 필수적이지 않다.

부신수질 카테콜아민의 생합성

에피네프린과 노르에피네프린에 대한 생합성 경로는 그림 4.26에 나타나 있다. 티로신을 히드록실화하여 디히드록시페닐알라닌(dihydroxyphenyl-alanine; DOPA)을 형성하는 것은 속도결정반응이며 티로신 히드록실화효소(tyrosine hydroxylase)에 의해 촉매된다. 이 효소의 활성은 카테콜아민(생성물에 의한 억제)에 의해 억제되며 인산화에 의해 촉진된다. 이러한 방식으로, 조절적응이 신속히 이루어지며 분비의 폭발과 긴밀히 연결된다. 분비활성의 지속적 증가는 약 12시간의 지체기 이후 추가적인 효소의 합성을 유도한다. 티로신 히드록실화효소와 DOPA 탈카르복실화효소(DOPA decarboxylase)는 세포질 효소들이지만, 도파민의 β-히드록실화반응을 촉매하여 노르에피네프린을 형성하는 효소는 분비과립 내에 존재한다. 도파민은 에너지 의존성, 입체특이적 운반과정에 의하여 과립 안으로 뿜어진다. 교감신경 종말과 노르에피네프린을 생성하는 부신수질 세포에서 합성 과정은 노르에피네프린의 합성과 함께 완성되며, 호르몬들은 분비될 때까지 과립 내에 남는다. 그러나 에피네프린은 노르에피네프린이 최종 메틸화반응을 거쳐야 합성되므로, 노르에피네프린이 세포질로 재진입해야만 한다. 이 반응에 필요한 효소인 페닐에타놀아민 N 메틸전달효소(phenylethanol amine-N-methyltransferase; PNMT)는 최소한 부분적으로 당질코르티코이드에 의해 유도될 수 있다. 유도는 말초혈액에서 발견되는 것보다 상당히 더 높은 코르티솔의 농도를 필요로 한다. 부신에서의 혈관배열은 수질세포를 둘러싸고 있는 간질용액이 피질로 배출하는 정맥혈과 평형을 유지할 수 있어 동맥혈액보다 훨씬 더 높은 함량의 당질코르티코이드를 갖는다. 따라서 당질코르티코이드는 노르에피네프린에 대한 에피네프린의 생성율을 결정할 수 있다. 일단 메틸화되면, 에피네프린은 막이 저장된 카테콜아민을 세포질 효소에 의한

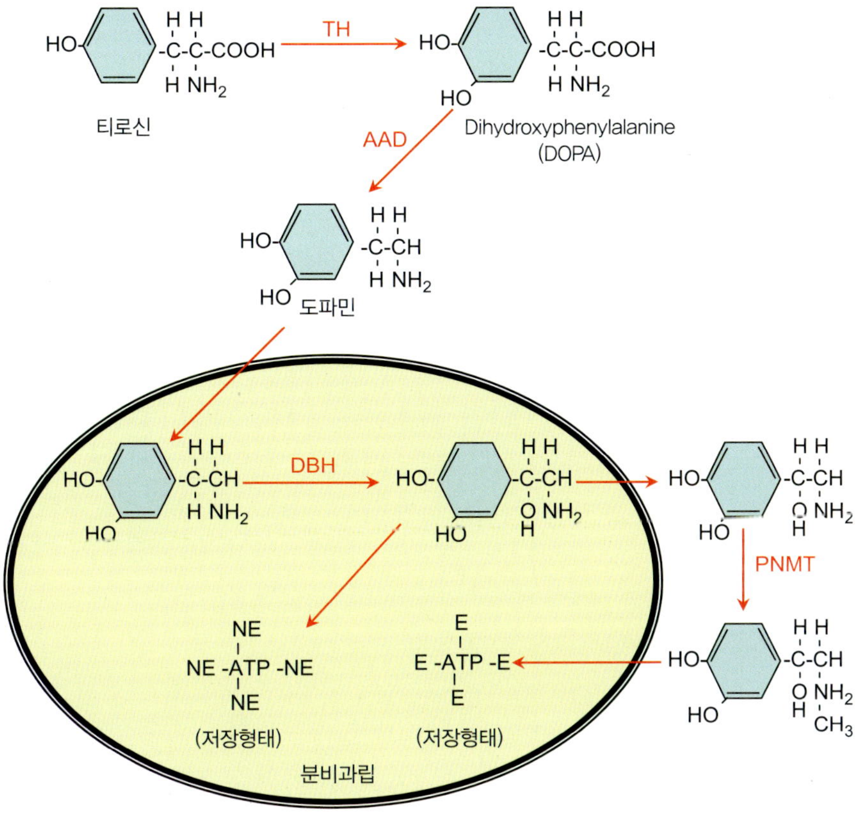

그림 4.26 부신수질 세포에서 에피네프린 **E**와 노르에피네프린 **NE**에 대한 생합성 순서. **TH** = tyrosine hydroxylase; **AAD** = aromatic L-amino acid decarboxylase (also called DOPA decarboxylase); **DBH** = dopamine betahydroxylase; **PNMT** = phenylethanolamine-N-methyltransferase.

산화로부터 보호해 주는 저장과립 안으로 뿜어진다.

부신수질 호르몬의 저장, 방출 및 대사

카테콜아민은 4:1의 몰 비율로 ATP와 밀접한 결합 속에서 분비과립 내에 저장되는데, 이는 양전하의 아민과 ATP 위의 4개 음전하 사이의 일부 정수 상호작용을 제시한다. 엔케팔린, β 엔돌핀 및 그들의 전구체들을 포함하는 일부 아편 유사 펩티드 또한 이러한 과립 내에서 발견되며 카테콜아민과 함께 분비된다. 신경세포의 자극 동안 방출되는 아세틸콜린은 크롬친화세포 원형질 막의 나트륨 전도도를 증가시킨다. 그 결과로 초래되는 나트륨이온의 유입은 원형질 막을 탈분극시켜, 전압감도 통로를 통한 칼슘의 유입을 이끈다. 카테콜아민의 분비는 대부분의 다른 저장된 호르몬의 분비와 마찬가지로, 세포질 칼슘 농도의 증가로 유발된다(1장 참조). ATP, 아편 유사 펩티드, 그리고 과립의 다른 내용물은 에피네프린 및 노르에피네프린과 함께 방출된다. 아직 부신에 의한 아편 유사제 분비의 생리적 중요성은 알려져 있지 않지만, 이러한 화합물의 진통효과가 스트레스 반응에 중요할 수 있다는 사실이 제시되었다.

혈중 모든 에피네프린은 부신에서 유래한다. 그러나, 노르에피네프린은 부신에서 분비 또는 교감신경 연접으로부터 확산에 의해 혈액에 도달할 수 있다. 말초순환에서 수질호르몬의 반감기는 에피네프린에 대하여는 10초 이내, 노르에피네프린에 대하여는 15초 이내로 추정된다. 카테콜아민의 90%는 모세혈관을 통과할 때 제거된다. 혈액으로부터의 제거는 신경성 및 비신경성 조직 모두에서 흡수 과정을 통해 시작한다. 상당한 양의 노르에피네프린은 교감신경 말단에서 흡수되어 분비과립 내에 병합된다. 저장능력을 초과하여 흡수된 에피네프린과 노르에피네프린은 주로 모노아민산화효소(monoamine oxidase; MAO)에 의해 신경세포 기질에서 분해된다. 이 효소는 에피네프린, 노르에피네프린 그리고 다른 생물학적으로 중요한 아민들의 산화적 탈아민화를 촉매한다(그림 4.27). 내피세포, 심장, 간 그리고 다른 조직에 의해 섭취된 카테콜아민은 또한 S 아데노실 메티오닌(S-adenosyl methionine)으로부터 하나의 히드록실기에 메틸기의 전달을 촉매하는 카테콜아민 O 메틸전달효소(catecholamine-O methyl transferase; COMT)에 의해 주로 효소적으로 불활성화 된다. 이러한 두 효소 모두 광범위하게 분포되며 에피네프린과 노르에피네프린을 대사적으로 불활성화 하는 데 있어 어떠한 순서로든 연속적으로 작용할 수 있다. 이러한 효소들의 작용을 변형하여 교감신경의 반응을 수정하기 위한 다수의 제약물질들이 개발되었다. 불활성화 된 카테콜아민들, 주

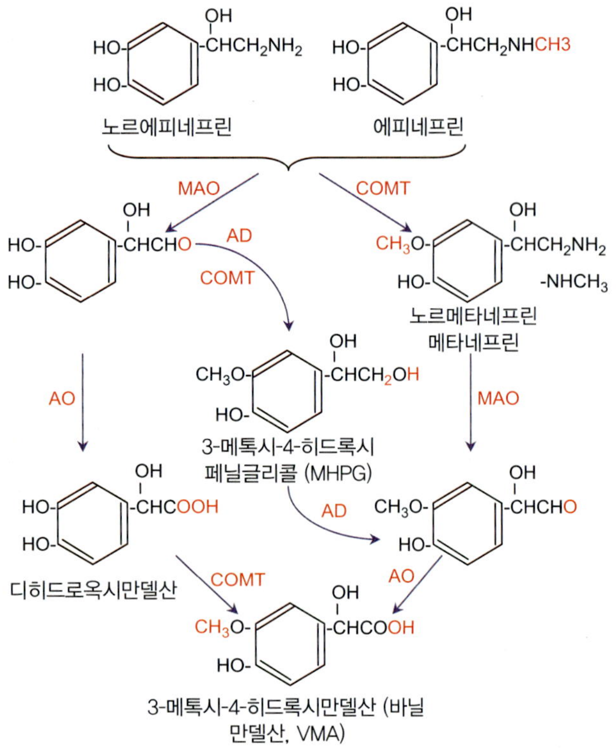

그림 4.27 카테콜아민 분해. **MAO** = monoamine oxidase; **COMT** = catechol-O methyltransferase; **AD** = alcohol dehydrogenase; **AO** = aldehyde oxidase. (From Cryer 1987; in *Endocrinology and Metabolism*, 2nd ed., Felig et al., eds. McGraw Hill, New York.)

로 바닐만델산(vanillylmandelic acid; VMA) 그리고 3-메톡시-4-히드록시페닐글리콜(3-methoxy-4-hydroxyphenylglycol; MHPG)은 황산염 또는 글루쿠로니드(glucuronide)와 결합되어 오줌으로 배설된다. 스테로이드 호르몬과 같이, 카테콜아민의 뇨 대사산물의 측정은 진단적 정보를 위한 하나의 유용한 비침습성 근원이다.

부신수질 호르몬의 생리적 작용

교감신경계와 부신수질 호르몬은, 피질 호르몬과 함께 다양한 조직에 작용하여 휴식상태에서와 내부 및 외부의 도전에 직면할 때 내부환경의 항상성을 유지한다. 카테콜아민은 우리가 위급상황에 대처할 수 있도록 하고 Cannon이 "두려움, 싸움 혹은 탈출"이라고 불렀던 것에 대비하도록 한다. 반응조직은 혈액 유래의 카테콜아민과 신경 종말로부터 지엽적으로 방출되는 것들 사이의 구별을 하지 못한다. 부신피질 호르몬과는 반대로, 카테콜아민의 효과는 수초 이내에 발현되며 호르몬이 제거되면 신속히 소멸된다. 따라서 부신수질 호르몬은 변화하는 환경에 의해 요구되는 신속한 단기조정을 하는데 이상적으로 적합한 반면, 최소한 30분의 지체기를 거친 후에만 작용하는 피질호르몬은 스트레스의 시작단계에는 거의 소용이 없다. 그러나 피질과 수질은 함께, 피질 호르몬이 수질 호르몬의 효율성을 유지하고 심지어 강화시키는, 하나의 효과적인 "하나 둘 펀치"를 제공한다.

사실상 신체의 모든 조직의 세포는 그들의 원형질막 표면에 에피네프린과 노르에피네프린에 대한 G 단백질 연계 수용체를 발현한다(제 1장 참조). 이러한 소위 아드레날린 수용체는 다양한 약물에 의한 그들의 활성화 또는 억제화에 기초하여 원래 α와 β의 두 가지 부류로 나뉘었다. 그 이후, α와 β 수용체는 α1, α2, β1, β2 및 β3 수용체로 더 세분되었다. 이 모든 수용체는 최소한 어느 정도까지는 에피네프린과 노르에피네프린 모두를 인식하며, 하나의 주어진 세포는 한 부류 이상의 아드레날린 수용체를 가질 수 있다.

신호전달의 생화학적 기전은 아드레날린 수용체의 약리학적 세분을 따른다. β 수용체들 중 어느 것을 자극하여도 adenylyl cyclase를 활성화하지만, 그들사이에는 미묘한 차이가 있다. β-아드레날린 반응은 전형적으로 증가된 cAMP의 생성으로 초래되지만, β3 수용체는 G_s와 G_i 이종삼합체 단백질 모두와 연계될 수 있기 때문에 덜 강한 반응을 나타낼 수 있다. 생리적인 측면에서 본다면, β1과 β2 수용체들 사이의 유일한 차이는 노르에피네프린에 대한 β2 수용체의 낮은 민감도이다. α2 수용체의 자극은 adenylyl cyclase를 억제하며 다른 물질에 의해 생성되는 cAMP의 증가를 차단할 수 있다. α2 효과를 위해, 수용체는 억제성 G 단백질(G_i)을 통하여 adenylyl cyclase와 소통한다. G_q와 연계하는 α1 수용체에 의해 시작되는 반응은 IP_3/DAG 기전에 의해 매개된다(제 1장 참조). 당질코르티코이드는 일부 조직에서 β 아드레날린 수용체 또는 αG_s 소단위를 상향조절하여 카테콜아민에 대한 반응을 증가시킨다.

카테콜아민의 일부 생리적 작용은 표 4.3에 열거되어 있다. 비록 이러한 작용들이 다양해 보이지만, 실제로 그들은 Cannon이 "신체의 지혜"라고 부른 하나의 거대하게 조화된 반응체제를 구성한다. 카테콜아민은 그들의 작용을 나타낼 때, 생존에 대한 도전을 해소하기 위하여 다양한 조직들 각각의 기여도를 최대화한다. 전체적으로, 심혈관계 효과는 심박출량을 최대화하고 뇌와 일하는 근육의 관혈류를 보장한다. 대사효과는 에너지가 풍부한 기질의 충분한 공급을 보장한다. 기관지 근육의 이완은 폐 환기를 촉진한다. 눈에 대한 효과는 시력을 증가시킨다. 골격근육과 운동신경세포로부터 전달물질의 방출에 대한 효과는 근육의 성능을 증가시키고, 장의 정지는 이들 효과를 강화하기 위하여 혈류, 산소 및 연료의 우회를 허용한다.

표 4.3 부신수질의 자극에 대한 생리적 반응

표적	반응
심혈관계	
심장	수축의 힘과 비율 증가
	전도도 증가
	혈류 증가 (관상 세동맥의 확장)
	글리코겐 분해 증가
세동맥	
피부	수축
점막	수축
골격근	수축
	확장
대사	
지방	지방분해 증가
	혈중 유리 지방산 및 글리세롤 증가
간	글리코겐분해 및 포도당신합성 증가
	혈당 증가
근육	글리코겐분해 증가
	젖산 및 피루브산 방출 증가
호흡계	기관지 근육의 이완
위와 장	운동성 증가
	괄약근 수축 증가
	괄약근 수축 증가
방광	
피부	발한 증가
눈	홍채의 복사근 수축
침샘	아밀라제 분비 증가
	수분 분비 증가
신상	레닌 분비 증가
	나트륨 재흡수 증가
골격근육	장력 생성 증가
	신경근육전달 증가 (피로 효과)

부신수질 기능의 조절

부신수질 구성요소를 포함하는 교감신경계는 내·외부 환경의 어떤 실제적이거나 위협적인 변화에 의해 활성화된다. 이는 물리적 변화, 감정적 자극 그리고 증가된 물리적 활동에 대한 예측 등에 반응한다. 자극은 교감신경분포를 통하여 부신수질에 도달한다. 시상하부와 다른 통합중추에서 유래하는 신호는 교감신경계의 신경과 호르몬 구성성분 모두를 활성화하지만 반드시 하나의 실무율 방식으로 일어나지는 않는다. 활성은 일반적이거나 구체적 표적에

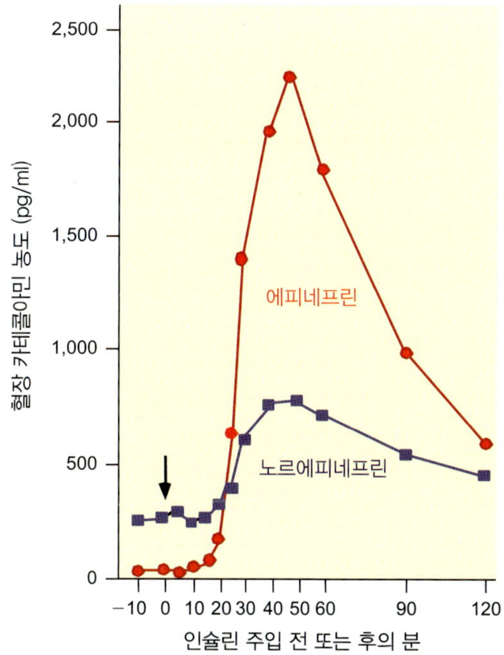

그림 4.28 저혈당에 반응한 에피네프린과 노르에피네프린의 혈중 농도변화. 저혈당을 일으키는 인슐린은 화살표에 표시된 시간에 주입되었다 (From Garber, A.J., Bier, D.M., Cryer, P.E., and Pagliara, A.S. (1976) Hypoglycemia in compensated chronic renal insufficiency. Substrate limitation of gluconeogenesis. *J. Clin. Invest.* **58**:7–15.)

선택적으로 제한될 수 있다. 노르에피네프린 또는 에피네프린 분비 세포는 그림 4.28에 나타난 것처럼 우선적으로 또는 독립적으로 자극될 수 있다. 중추신경계의 포도당 감시세포에 의해 탐지된 저혈당에 반응하여, 혈중 노르에피네프린의 농도는 3배 증가하는 반면, 보다 더 효율적인 고혈당 물질의 경향을 지니는 에피네프린의 농도는 50배 증가할 수 있다. 에피네프린의 대사작용은 제 8장에서 더 논의된다.

추천 문헌들

Bateman, A., Singh, A., Kral, T., and Solomon, S. (1989) The immune-hypothalamic pituitary-adrenal axis. *Endocr. Rev.* **10**: 92–112.

Belvisi, M.G. (2004) Regulation of inflammatory cell function by corticosteroids. *Proc. Am. Thorac. Soc.* **1**: 207–214.

Chapman, K.E., Coutinho, A., Gray, M., Gilmour, J.S., Savill, J.S., and Seckl, J.R. (2006) Local amplification of glucocorticoids by 11β-Hydroxysteroid Dehydrogenase Type I and its Role in the Inflammatory Response. *Ann. N.Y. Acad. Sci.* **1088**: 265–273.

De Bosscher, K., Berghe, W.V., and Haegeman, G. (2003) The interplay between the glucocorticoid receptor and nuclear factor-B or activator protein-1: Molecular mechanisms for gene repression. *Endocr. Rev.* **24**: 488–522.

Funder, J.W. (1991) Steroids, receptors, and response elements: The limits of signal specificity. *Rec. Prog. Horm. Res.* **47**: 191–210.

Funder, J.W. (2005) The nongenomic actions of aldosterone. *Endocr. Rev.* **26**: 313–321.

García, A.G., García-De-Diego, A.M., Gandía, L., Borges, R., and García-Sancho, J. (2006) Calcium signaling and exocytosis in adrenal chromaffin cells. *Physiol. Rev.* **86**: 1093–1131.

Heltzer, M.D., Wolf, I.M., Sanchez, E.R., Witchel, S.F., and Defranco, D.B. (2007) Glucocorticoid receptor physiology. *Rev. Endocr. Metab. Disord.* 8:321–330.

Hillhouse, E.W. and Grammatopoulos, D.K. (2006) The molecular mechanisms underlying the regulation of the biological activity of corticotropin-releasing hormone receptors: Implications for physiology and pathophysiology. *Endocr Rev* **27**: 260–286.

Keller-Wood, M.E. and Dallman, M.F. (1984) Corticosteroid inhibition of ACTH secretion. *Endocr. Rev.* **5**: 1–24.

Labrie, F., Luu-The, V., Labrie, C., and Simard, J. (2001) DHEA and its transformation into androgens and estrogens in peripheral target tissues: Intacrinology. *Front. Neuroendocrinol.* **22**: 185–212.

McKay, L.I. and Cidlowski, J.A. (1999) Molecular control of immune/inflammatory responses: Interactions between nuclear factor-B and steroid receptor-signaling pathways. *Endocr. Rev.* **20**: 435–459.

Miller, W.L. (2002) Androgen biosynthesis from cholesterol to DHEA, molecular and cellular. *Endocrinology* **198**: 7–14.

Needleman, P., Turk, J., Jakschik, B.A., Morrison, A.R., and Lefkowith, J,B. (1986) Arachidonic acid metabolism. *Annu. Rev. Biochem.* **55**: 69–102.

Orth, D.N. (1992) Corticotropin-releasing hormone in humans. *Endocr. Rev.* **13**: 164–191.

Payne, A.H. and Hales, D.B. (2004) Overview of steroidogenic enzymes in the pathway from cholesterol to active steroid hormones. *Endocr. Rev.* **25**: 947–970.

Sapolsky, R.M., Romero, L.M., and Munck, A.U. (2000) How do glucocorticoids influence stress responses? Integrating permissive, suppressive, stimulatory, and preparative actions. *Endocr. Rev.* **21**: 55–89.

Snyder, P.M. (2005) Minireview: Regulation of epithelial Na^+ channel trafficking. *Endocrinology* **146**: 5079–5085.

Spät, A. and Hunyady, L. (2003) Control of aldosterone secretion: A model for convergence in cellular signaling pathways. *Physiol. Rev.* **84**: 489–539.

Stocco, D.M. (2001) Star protein and the regulation of steroid hormone biosynthesis. *Ann. Rev. Physiol.* **63**: 193–213.

Tomlinson, J.W., Walker, E.A., Bujalska, I.J., Draper, N., Lavery, G.G., Cooper, M.S., Hewison, M., and Stewart, P.M. (2004) 11ß-hydroxysteroid dehydrogenase type 1: A tissue–specific regulator of glucocorticoid response. *Endocr. Rev.* **25**: 831–866.

Williams, G.H. (2005) Aldosterone biosynthesis, regulation, and classical mechanism of action. *Heart Failure Reviews* **10**: 7–13.

5

CHAPTER

호르몬 통합의 원칙

지금까지 개개의 호르몬과 내분비선과 이들의 생리학적 기능에 대한 기초적인 정보를 살펴보았다. 학생들 입장에서 볼 때 한 번에 하나의 호르몬, 하나의 내분비선에 대해 공부하는 것도 도움이 되겠지만, 생명체라는 것은 이보다 훨씬 복잡하다. 그렇기 때문에 하나의 생리학적인 문제에 대한 내분비학적 해결책에는 동시다발적으로 일어나는 복잡한 현상들의 통합이 필요한 것이다. 여기에서 통합의 의미는 각각 다른 생리학적 요구에 대한 반응들이 조화를 이루면서 전반적으로 균형 있는 반응 또는 일련의 반응들이 일어나게 함을 의미한다. 이 장에서는 세포 수준, 전체 신체 수준에서의 내분비적 통합의 일반적인 원칙에 대해 살펴볼 것이다. 이 장 이후부터는 항상성의 조절, 성장과 발달, 생식 등의 생리현상을 지배하는 통합적인 호르몬 활성에 대해 살펴볼 것이다.

세포와 분자수준에서 호르몬 신호 통합

증강, 길항, 상승작용

통합은 전체 신체 수준 뿐만 아니라 세포 수준에서도 일어난다. 전체 신체수준에서 살펴보면, 우리들의 신체는 일상생활 속에서 여러 가지 감각기관에서 전달되는 신호들에 대해 통합적으로 반응해야 한다. 마찬가지로, 개개의 세포들도 역시 각 세포에 동시다발적으로 전달되는 신호세례에 대해 통합적인 반응을 해야 한다. 대부분의 세포들은 여러 가지 호르몬과 신호전달 물질에 대한 수용체를 갖고 있다. 이들 신호들은 각각 흥분적이거나 억제적일 수 있으며, 때로는 서로 상충하는(흥분 또는 억제) 호르몬 자극들이 동시에 하나의 세포에 전달될 수도 있다. 각 호르몬들은 상호간에 독립적으로 호르몬 수용체를 자극하여 신호 전달 연쇄 반응을 유발하며, 그에 따라 상응하는 세포 반응의 크기와 성격이 결정된다. 그러므로 표적 세포들은 각각의 수용체 뿐만 아니라 수용체 이후 신호 전달 단계 수준에서의 반응들을 통합하여 외부 신호에 대한 반응을 하게 된다. 구체적으로 어떻게 각각의 세포가 이러한 임무를 완수하는지에 대해서는 아직도 많은 연구가 필요하고 이 책의 범위를 넘어선다. 대신 이 장에서는 여러 가지 호르몬 활성을 통합하기 위해 각각의 세포들이 해결해야 할 문제점들에 대해 알 수 있도록 몇 가지 실례와 기전에 대해 소개할 것이다.

그림 5.1에 보이는 가상적인 예를 살펴보면 B 호르몬은 2차 전령인 cAMP의 생성을 촉진시킨다. cAMP 농도를 증가시키는 B의 활성은 A와 C 호르몬에 의해서 저해된다. A는 생성된 cAMP의 분해를 촉진시키며, C는 cAMP의 형성을 더디게 하는 기능을 갖는다. 이와 동시에 C 호르몬은 DAG/IP_3 2차 전령을 활성화시키면서 다른 종류의 반응을 유발할 수도 있다. 세포의 최종 반응은 A, B, C의 세 호르몬의 상

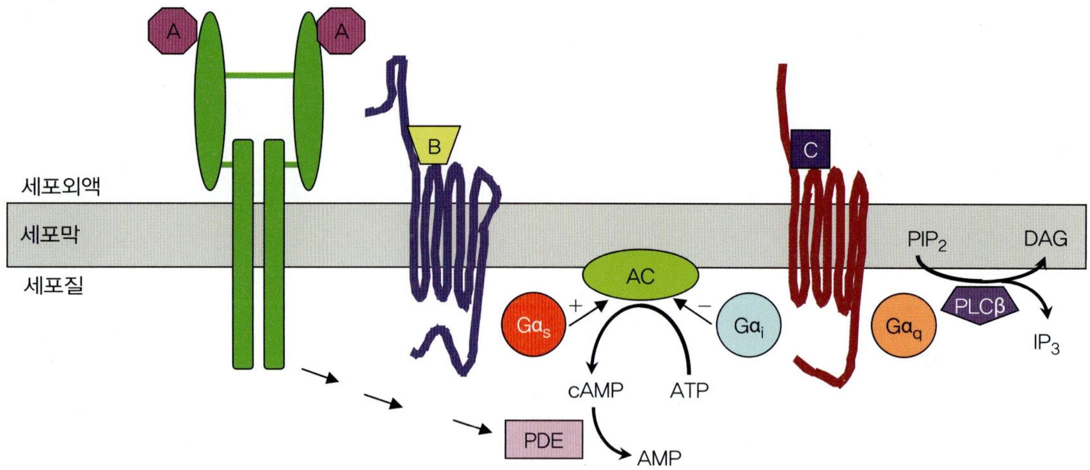

그림 5.1 세포수준에서 신호 통합. 하나의 세포는 A, B, C 세 호르몬으로부터 신호입력을 동시에 받을 수 있다. B 호르몬은 G 단백질 연계 수용체를 통해 자극적 G 단백질 (**$G\alpha_s$**)을 활성화하고, adenylyl cyclase(**AC**)를 활성화시킨다. C 호르몬은 억제적 G 단백질 (**$G\alpha_i$**)를 통해 adenylyl cyclase를 억제하고, 동시에 Gαq를 통해 phospholipase C를 활성화시켜 phosphatidylinositol bis-phosphate(**PIP_2**)의 절단을 통한 diacylglycerol(**DAG**)과 inositol triphosphate(**IP_3**)의 형성을 유도한다. A 호르몬은 티로신키나아제 수용체를 통해 cAMP phosphodiesterase(**PDE**)를 활성화시켜 cAMP를 분해한다. cAMP 농도는 이 세 가지 호르몬 활성의 통합효과로 결정된다.

대적인 자극의 세기에 따라 결정될 것이며, 궁극적으로는 이들 호르몬들을 분비하게 되는 생리학적 상황에 따라 다양할 것이다. 어떤 때는 B 호르몬 활성이 지배적인 역할을 할 것이며, 또 다른 상황에서는 A 호르몬 단독, 또는 C 호르몬 단독의 활성이 지배적일 수 있고, B 호르몬의 활성이 A, C에 의해서 상쇄될 수도 있을 것이다.

어떤 호르몬에 대한 세포의 반응에 다른 호르몬이 영향을 줄 수도 있는데, 이는 그 호르몬의 신호전달 과정 자체나 신호전달 과정에 필요한 구성요소의 유전자 발현을 조절함으로써 이루어질 것이다. 예를 들어 에피네프린에 대한 반응은 아드레날린수용체라 불리는 수용체와 G 단백질, 하류신호 매개자의 가용성에 의존한다. 갑상선호르몬은 특정 조직에서의 아드레날린수용체의 발현을 증가시키며, 코르티솔(cortisol)은 아드레날린수용체의 발현뿐만 아니라, $G\alpha_s$를 비롯한 G 단백질 신호 전달 구성요소의 발현을 촉진한다. 그러므로 갑상선호르몬과 코르티솔의 결핍시에는 에피네프린에 대한 세포 반응이 둔감해지거나 결핍될 것이다. 반대로 티록신과 코르티솔의 분비가 증가한 이후에는 에피네프린에 대한 반응이 과도할 수 있다.

여러 호르몬들의 상호작용은 각각의 호르몬들에 대한 수용체 이후 신호전달 단계에서 통합되어 최종적으로는 세포 수준에서의 반응으로 나타날 것이다. 둘 이상의 호르몬이 상호간에 중복되는 효과를 나타낼 수 있다고 하자. 이 호르몬들이 동시에 작용할 때 세포에서의 반응은 두 호르몬 효과의 단순합계와 비교할 때 동일할 수도 있지만, 더 크거나 작을 수도 있다. 두 호르몬이 서로 독립된 신호전달 경로를 통해서 호르몬 반응을 일으킨다고 하자. 이

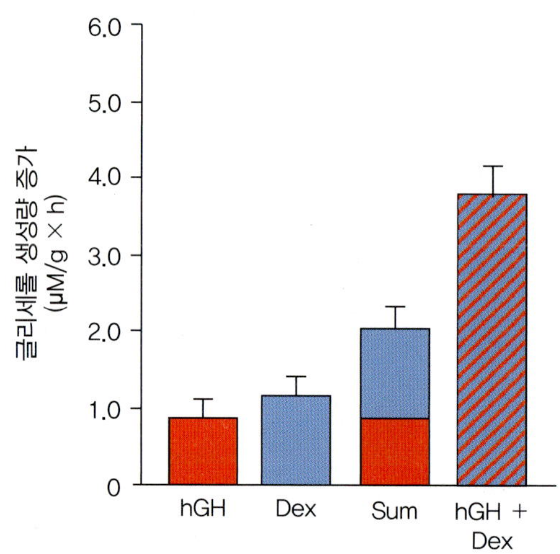

그림 5.2 사람 성장호르몬(**hGH**)과 합성 당질코르티코이드 덱사메타손(**DEX**)의 상승효과. hGH와 DEX 두 가지 호르몬의 지방분해에 대한 상승효과를 랫트 지방세포에서의 글리세롤 분비량 측정으로 관찰하였다. 호르몬의 개별 투여시에도 어느 정도 효과가 있지만 두 호르몬이 동시에 투여되면 각 호르몬 효과의 단순합보다 더 큰 효과가 유발된다. (From Gorin, E., Tai, L.R, Honeyman, T.W., and Goodman, H.M. (1990) Evidence for a role of protein kinase C in the stimulation of lipolysis by growth hormone and isoproterenol. *Endocrinology* **126**: 2973.)

경우 두 호르몬의 복합 효과는 단순합계일 수도 있다. 하지만 이들 독립된 신호전달 경로 중에서 한 가지 구성성분이 동일하다면, 이 구성성분을 위해 두 경로는 서로 경쟁할 것이고 전체적인 호르몬 효과는 각각의 호르몬 효과의 단순합계보다 작을 수 있다. 반대로, 두 호르몬의 신호전달 과정이 상호 간에 보완적인 성격을 띠

면, 두 호르몬이 동시에 작용할 때의 효과는 각 호르몬이 단독으로 행동할 때 보다 몇 배 이상 증가할 수도 있다. 이러한 현상을 상승작용 혹은 강화현상이라 한다. 예를 들어서 성장호르몬과 코르티솔은 모두 지방세포에서의 지방분해를 어느 정도 촉진하는 능력이 있다. 이들 호르몬이 함께 작용할 때에는, 세포에서의 글리세롤 합성률로 지방분해율을 측정(제 7장 참조)할 때, 두 호르몬 효과의 단순합계보다 두 배 정도 높은 효과를 나타낸다(그림 5.2). 분자 수준의 기전이 알려지지 않은 경우에도 많은 경우에 상승작용을 관찰할 수 있다.

허용성

하나의 호르몬이 다른 호르몬이나 다른 자극에 대한 허용 활성을 가질 수 있다. 어떤 호르몬이 특정한 반응의 시작을 유발하지는 않지만 그 반응의 발생에 꼭 필요하다면 이를 허용활성이라고 한다. 이 경우 두 호르몬은 다른 하나가 없을 때는 일으킬 수 없는 효과를 갖게된다. 이러한 현상은 제 4장에서 당질코르티코이드 활성을 다루면서 소개한 바 있고 당질코르티코이드 생리학을 연구하는 과정에서 발견되었다. 하지만 다른 호르몬에서도 이 현상은 발견된다. 이 현상의 분자수준에서의 기전이 다 밝혀진 것은 아니지만, 호르몬들이 정상적인 세포 경제를 유지하는 데 필요한 많은 유전자들의 발현에 영향을 주기 때문이라고 생각된다.

신호충실성의 유지

우리가 알고 있는 호르몬의 숫자는 신호전달 경로의 수보다 훨씬 많으며, 하나의 신호전달 경로가 단 하나의 호르몬에 의해 독점되는 일도 없다. 다양한 종류의 호르몬들이 갖는 최종적인 효과는 고유한데도 불구하고, 신호전달 과정을 살펴보면 동일한 분자나 분자복합체를 활성화시켜 이루어지는 듯하다. 세포는 자신에게 전달된 다양한 호르몬들이 각각의 신호 전달 경로를 활성화시킬 때 이들 효과들을 통합하여 최종적인 반응을 증가 또는 감소시키지만, 각 호르몬 신호의 고유성은 보존되며 각각의 호르몬이 특정한 신호 전달 구성성분을 공유할 때에도 마찬가지다. 각각의 세포들은 여러 가지 호르몬에 대한 수용체를 갖고 있는데 이들 수용체에 의해 활성화되는 신호전달 경로는 사실 동일하다. 이렇게 동일한 신호전달 경로들이 활성화되지만 세포의 반응을 살펴보면 각 호르몬의 특이성이 유지된다. 이러한 현상을 신호충실성이라고 하며 비록 그 기전이 모두 명확히 밝혀지지 않았지만, 여러 가지 요소들이 존재하여 각 호르몬 활성의 특이성을 보장하는 것으로 여겨진다. 하나의 호르몬이 세포에 전달될 때, 단순하게 일직선의 반응들만을 촉발하지는 않는다. 그보다는 여러 개의 세포내 신호전달 경로들이 병렬로 진행되기 마련인데, 이러한 경로들의 고유한 조합이 궁극적으로 고유한 결과를 이끌어내는 것으로 생각된다. 최근 들어 알려진 사실은 복잡한 세포내 신호 전달과정을 매개하는 단백질 분자들은 단순히 세포질 내에서 자유롭게 떠다니는 것이 아니라, 세포내 특정한 위치에 닻을 내리고 고정되어 형태를 취한다는 것이다. 이러한 공간적 고정에는 특정단백질 분자가 세포골격이나 세포내 소기관막, 또는 거대 신호전달 복합체와 갖는 특이적 상호작용에 의해 매개된다. Protein kinase A를 예로 들면, A 키나아제 부착단백질(A kinase anchoring proteins; AKAPs)이라는 단백질과의 상호작용을 통해 세포내 특정 위치에 고정되어 있다. AKAPs는 신호전달 연쇄 반응에 참여하는 다른 단백질을 고정하는 뼈대로 작용할 수 있다.

신호전달 과정의 기본적인 패턴은 그리 다양하지 않는데도 불구하고 그 실제적인 운영을 살펴보면 매우 다양하다. 세포내 신호전달 분자들을 살펴보면 거의 모두 여러 가지 동형의 형태를 갖고 있는데, 각각의 동형들은 사람의 유전체 안에서 별개의 유전자에 의해 암호화된다. 또는 동일한 유전자에 의해 암호화되더라도 mRNA의 선택적 이어맞추기나, 번역 후 과정에 의해서 조금씩 다른 동형이 되기도 한다. 하나의 세포 안에는 특정한 신호 전달 분자의 다양한 동형들이 있고, 각각의 동형들은 자신의 고유한 조절활성을 갖는다. 때때로 이들 동형들은 세포내에서 서로 다른 장소에 위치하여 자신의 고유 기능을 매개하기도 한다. cAMP를 만드는 adenylyl cyclase를 살펴보면, 많은 세포에 있어 한 가지 이상의 adenylyl cyclase가 존재한다. 9종류의 adenylyl cyclase 동형들 모두 4가지의 $G\alpha_s$ 중 하나에 의해서 활성화된다. 그러나 다른 종류의 protein kinase C에 의해서 활성화 또는 억제되는 성질이

호르몬반응의 세기 결정인자

A. 표적세포 표면에서의 호르몬 농도
1. 분비율
2. 순환에 의한 호르몬 전달률
3. 호르몬 분해율

B. 표적세포의 민감도
1. 세포당 기능성 수용체의 수
2. 수용체의 호르몬친화력
3. 수용체결합후 신호증폭 능력
4. 가용한 효과분자의 수

C. 기능할 수 있는 표적세포의 수

그림 5.3 호르몬반응의 세기 결정인자.

호르몬반응의 지속시간 결정인자

A. 효용호르몬의 지속성
   1. 분비의 지속성
   2. 분비량
   3. 혈중 반감기

B. 세포 반응의 유도 양상
   1. 가역적인 공유결합 변형
   2. 유전자 변화
      a. mRNA 합성에 필요한 시간
      b. mRNA의 반감기
      c. 단백질 생합성에 필요한 시간
      d. 단백질의 반감기

C. 보상적 변화의 신속성
   1. 대응반응
   2. 수용체 둔감화, 하향조절

그림 5.4 호르몬반응의 지속시간 결정인자.

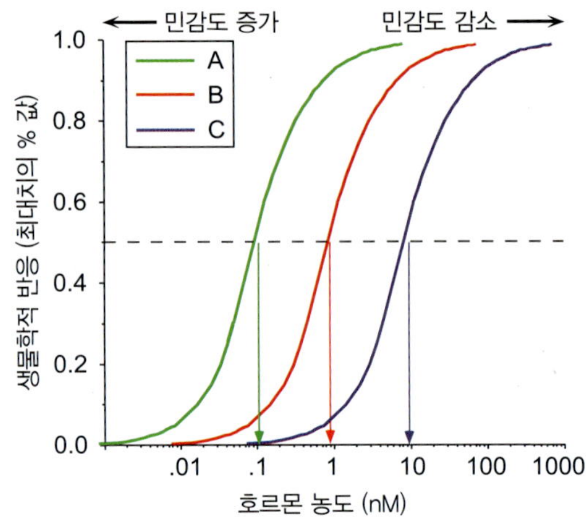

그림 5.5 상이한 민감도에서 호르몬 농도와 반응의 상관관계. 화살표는 각 민감도 수준에서 최대치 절반 수준의 반응을 유발하는 데 필요한 호르몬의 농도를 가리킨다. x축의 호르몬 농도는 로그스케일임을 유의할 것.

나, 칼슘이온은 물론이고 50가지 이상의 상이한 G 단백질 βγ 소단위체 동형조합에 의해 다른 형태로 활성화 또는 억제되는 성질이 다르다. Adenylyl cyclase 뿐만 아니라 고리형아데노신 1인산 가수분해효소(cAMP phosphodiesterase; cAMP PDE)나 PI3 키나아제들 역시 여러 가지 다른 동형들이 존재하고 이들의 활성은 각기 고유한 방식으로 조절된다. 이러한 현상은 신호 전달을 매개하는 phospholipase C, 티로신 키나아제, 핵수용체 신호 전달에서도 똑같이 발견된다. 예를 들어 핵수용체 신호 전달을 매개하는 CREB 유전자는 선택적 이어맞추기를 통해 7종의 상이한 단백질을 발현한다. 아무튼 전체 유전체의 20% 이상이 신호 전달에만 쓰이는 유전자를 구성하는 것으로 예상되는데, 이렇게 많은 유전자들이 존재한다는 것은 호르몬에 의해 제어되는 여러 기능들이 매우 복잡하게 조절됨을 의미한다.

반응계의 조절

생명체에서 일어나는 일들은 매우 역동적이다. 주어진 상황의 변화에 따라 분비되는 호르몬의 양이 달라지면 이에 따른 표적세포들의 반응의 크기나 정도 역시 달라진다. 특정호르몬에 대한 반응은 다른 호르몬의 활성을 포함하는 여러 가지 요소들에 의해서 다르게 나타난다. 이에 따라 반응의 세기와 지속시간이 결정된다(그림 5.3과 그림 5.4). 이러한 요소들 중에서 표적 세포를 둘러싼 세포외액 중에 존재하는 호르몬의 농도, 반응을 유발하는 농도 이상으로 호르몬이 유지되는 지속시간, 표적세포가 호르몬 신호를 받아들여 반응할 수 있는 능력, 이 3가지가 제일 중요하다. 분비의 박동성이 있는 호르몬의 경우 각각의 펄스마다 분비되는 호르몬의 양, 펄스의 간격이 표적세포에 도달하는 호르몬의 양과 지속시간을 결정한다. 특정호르몬의 표적세포 도달 농도는 혈장농도 외에 혈류의 속도, 모세혈관의 투과성, 혈장단백질에 결합되어 있는 호르몬의 비율 등에 의해서 조절되는데 이들 요소들 모두 생리학적 환경의 변화와 호르몬의 활성 변화에 민감하게 반응한다. 호르몬 농도를 결정짓는 또 하나의 요인으로는 표적조직이나 혈류 내에서 호르몬이 분해되는 속도가 있다. 티록신의 대사과정에서 살펴보았듯이 호르몬 분해속도는 환경변화에 따라 달라진다.

민감도와 수용력

호르몬의 표적 조직이 호르몬 자극에 대해 갖는 민감도와 반응성이 항상 동일하지는 않다. 변화하는 생리학적 혹은 병리학적 환경에 따라서 이들 능력은 변화한다. 호르몬에 대한 반응에 있어 자극에 대한 민감도와 반응할 수 있는 능력은 서로 상호 연관되어 있으나 구별되어 있는 능력이다. 민감도(Sensitivity)란 세포나 표적기관에 주어지는 신호 크기에 비례하여 그 신호를 인지하고 반응할 수 있는 예민함(acuity)을 의미한다. 반응 수용력(Capacity to respond)이란 특정조직이나 표적기관이 이룰 수 있는 최대 반응한계를 의미하며 표적세포의 수와 세포들의 반응능력에 지배된다. 호르몬은 그 호르몬 자체에 대한 표적기관의 민감도와 수용력을 조절하고, 때로는 다른 호르몬에 대한 민감도와 수용력을 조절하기도 한다.

호르몬에 대한 반응의 크기와 그 반응을 일으키는 호르몬의

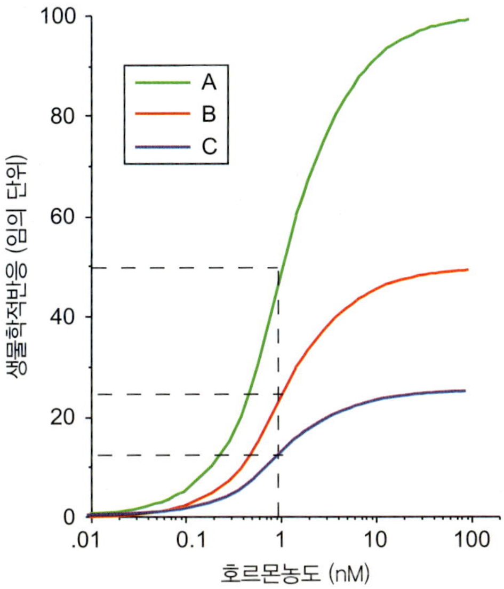

그림 5.6 상이한 수용력에 따른 농도–반응의 상관관계. 최대치 절반 수준의 반응을 유발하는데 필요한 호르몬 농도는 동일하며 반응의 크기가 달라질 뿐이다. x축의 호르몬 농도는 로그스케일임을 유의할 것.

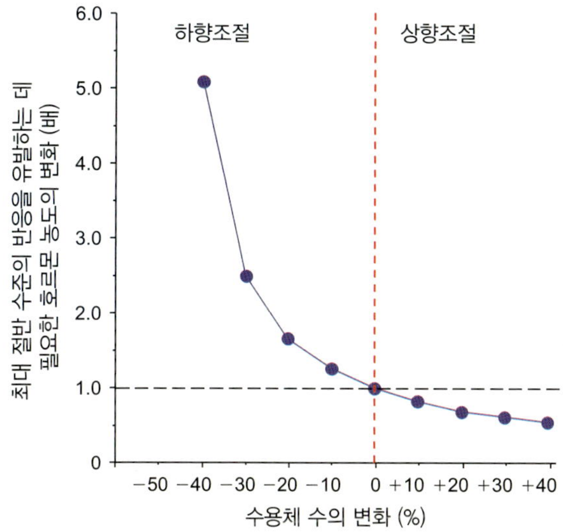

그림 5.7 수용체수 증가/감소에 따른 호르몬 자극 민감도의 변화. x축의 호르몬 농도는 로그스케일임을 유의할 것.

농도의 상관관계를 수치적으로 묘사하여 용량–반응곡선으로 나타내면 S자형의 곡선이 된다(그림 5.5). 전형적인 용량–반응곡선은 반응의 크기를 Y축에 놓고, 용량이나 농도를 X축에 놓는다. 측정할 수 있을 만큼의 반응을 유발하는 최소한의 호르몬 양이나 농도를 역치(threshold)라고 한다. 농도의 증가에도 불구하고 더 이상의 반응 크기가 증가하지 않는 순간이 되면 그 반응을 최대치로 생각할 수 있다. 용량–반응곡선의 직선구간에서의 기울기는 호르몬 단위 농도변화 당 반응변화율이 된다. 호르몬 반응에 있어서 아주 미세한 반응을 측정하는 것은 어렵기 때문에 수용력을 묘사할 때 역치를 흔히 사용하지는 않는다. 대개의 경우 역치개념보다는 최대치 절반 수준의 반응을 유발하는 호르몬의 농도로 민감도를 표현하며, 이 농도를 EC_{50}라고 부른다. 민감도가 증가하면 더 낮은 농도의 호르몬으로도 최대치 절반 수준의 반응을 유발하게 되며, 반대로 민감도가 감소하면 더 높은 농도의 호르몬이 요구된다. 그림 5.5의 예에서 B 곡선과 같이 1nM의 호르몬 농도로 최대치 절반 수준의 반응을 일으킬 때를 기본, 또는 정상적인 민감도라고 하자. A 곡선은 민감도가 이보다 10배 증가하였을 때를, C 곡선은 반대로 10배 감소하였을 때를 나타낸다. 달리 표현하면, 민감도의 증가는 그래프에서 반응곡선을 왼쪽으로, 민감도의 감소는 반응곡선을 오른쪽으로 이동시킨다.

호르몬에 의해서 유도되는 반응의 최대치를 반응계의 능력으로 생각할 수 있다. 수용력의 변화에 따른 용량–반응곡선의 변화는 그림 5.6에 보이는 바와 같다. 여기에서 B 곡선이 기본, 정상적인 수용력이라고 가정한다면, 최대반응은 증가하거나(A 곡선), 감소할 수 있다(C 곡선). 하지만 세 곡선 모두 호르몬에 대한 민감도는 EC_{50} 값 1nM로 동일하게 유지되어 있다.

호르몬에 대한 민감도를 조절하는 기전 중에 하나는 이용 가능한 호르몬 수용체의 양적 조절이다. 이미 제 1장에서 기술한 바와 같이 호르몬에 대한 반응이 일어나는 데 필요한 첫째 반응은 호르몬과 수용체의 결합이다. 호르몬의 농도가 높으면 높을수록 수용체와 결합할 가능성은 커질 것이다. 만약에 호르몬에 대한 수용체가 없다면 반응은 일어날 수 없을 것이고, 호르몬에 대한 수용체가 많으면 많을수록 호르몬 반응이 일어날 가능성은 커진다. 다시 말해, 호르몬과 수용체가 상호간에 만나게 될 확률은 호르몬과 수용체 두 결합파트너의 양에 비례한다. 호르몬 수용체의 양적 변화가 호르몬의 민감도에 미치는 효과는 그림 5.7과 같은데 그래프에서 보이는 바와 같이 그 상관관계가 직선성을 갖지는 않는다. 수용체의 수를 2배로 증가시킬 때 EC_{50} 값은 2배가 감소하며, 반대로 수용체의 수를 반으로 감소시킬 때 EC_{50} 값은 2.5배가 증가한다.

많은 종류의 호르몬은 자신의 표적 조직에서 그 호르몬에 대한 수용체 수를 줄이는 능력이 있다. 이러한 조절현상을 하향조절(downregulation)이라고 하는데, 인슐린 과다 상태에서 일부세포들이 세포막 표면의 인슐린수용체 숫자를 줄임으로써 민감도를 감소시키는 현상이 현대 내분비학자들에 의해 최초로 발견되었다. 하지만 이보다 훨씬 앞서 캐논(Cannon)과 로젠블루스(Rosenblueth)가 "신경이 절제된 조직의 과대민감도(supersensitivity of denervated tissues)"로 표현한 유사한 현상을 관찰하여 보고한 바 있다. 캐논의 최초 발견은 신경이 차단된 심장이 순환하는 에피네프린과 노르에피네프린에 대해 과도한 민감도를 보인다는 것이다. 이러한 현상의 내분비적–신경적 조절의 일반성은 다른 현상에서도 확인되었는데, 근육조직에서 신경을 절제하였을 때 아세틸콜린수용체는 늘어나고, 다시 신경을 연결하면 수용체의 수가 감소하는 것이다. 약물에 반복적으로 노출된 이후에 그 반응성이 떨어지게 되는 현상을 속성내성이라고 하는데, 이는 수용체 하향조절의 또 다른 실례이다. 수용체 하향조절이 반드시 수용체의 숫자 조절에 국한되지는 않는다. 세포의 표면에서 공유결합의 변화를 포함하는 수용체의 불활성화나 다른자리 입체성변화, 또는 내재화된 막 수용체의 제거율 증가, 수용체의 분해나 생합성의 조절 등을 통해 하향조절을 이룰 수도 있다.

하향조절이 특정 호르몬 자체에 대한 수용체에 국한되어 있는 것은 아니며, 수용성 호르몬이라 해서 세포 표면 수용체에만 국한되는 것도 아니다. 하나의 호르몬이 다른 호르몬의 수용체를 하향조절 할 수도 있다. 예를 들어 T3는 뇌하수체 갑상선자극세포의 TRH 에 대한 민감도를 감소시킨다(제 3장 참조). 이와 유사하게 난소 호르몬인 프로게스테론은 프로게스테론 수용체는 물론이고 에스트로겐 수용체 역시 하향조절할 수 있다. 하향조절 뿐만 아니라 상향조절, 즉 이용가능한 수용체 숫자의 증가가 일어날 수도 있다. T3와 코르티솔은 일부 조직에서 아드레날린수용체 증가를 유발할 수 있으며, 프로락틴과 성장호르몬은 호르몬 자신에 대한 수용체를 증가시킨다. 에스트로겐은 난소세포에서 에스트로겐 수용체는 물론이고, LH 수용체의 증가도 유발한다. 이러한 증가는 생리주기중에 관찰되는데 프로게스테론의 발현에 필수적이다(제 13장 참조).

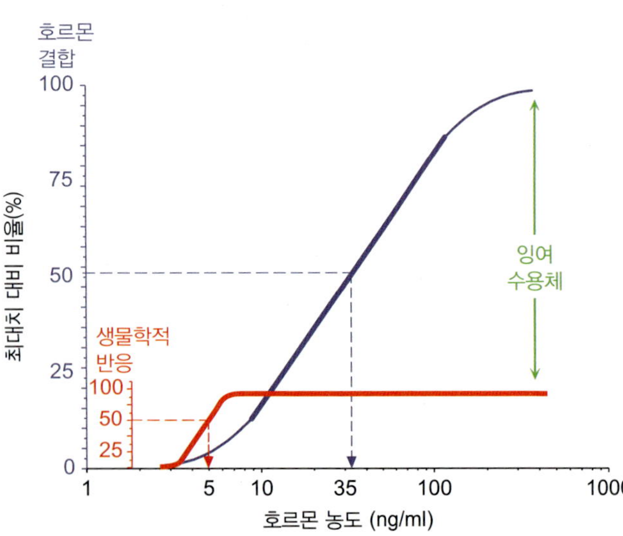

그림 5.8 잉여수용체. 최대치 절반 수준의 반응을 유발하는 데 필요한 호르몬의 양이 전체 수용체의 절반을 포화시키는데 필요한 호르몬의 양보다 적다. x축의 호르몬 농도는 로그스케일임을 유의할 것.

잉여 수용체

호르몬의 민감도를 조절하는 또 다른 결정요소로는 수용체와 호르몬 상호간의 친화력이 있다. 호르몬과 수용체 간의 가역적인 결합은 질량작용의 법칙을 따른다. 친화력이란 결합의 "단단함" 정도를 반영하며, 호르몬과 수용체가 우연히 마주쳤을 때 결합된 형태를 유지할 것인가에 대한 가능성을 의미한다. 이러한 친화력은 주어진 전체 수용체의 절반이 호르몬에 결합되어 있을 때의 호르몬 농도로 정량화할 수 있다. 호르몬에 대한 수용체의 결합력은 인산화나 탈인산화 등 공유결합 변화에 의해서 증가/감소할 수 있다. 하지만 친화력의 변화보다는 수용체의 수적인 변화가 주된 조절기전으로 작용한다.

호르몬에 의한 생물학적 반응이 호르몬-수용체 결합과 반드시 직선성을 갖는 것은 아니며, 이러한 이유로 생물학적 반응은 수용체와 호르몬간의 결합 친화력에 의해 제한되지 않는다. 생물학적 반응은 호르몬-수용체 결합 이후에 일어나는 일련의 사건에 의존하기 때문에 아직 수용체가 포화되지 않은 상태에서도 충분히 최대 반응이 유발될 수 있다(그림 5.8). 어떤 세포에서 호르몬에 대한 최대 반응을 유발하기 위해 모든 수용체가 포화되지 않아도 될 때, 그 세포들은 "잉여수용체(spare receptors)"를 갖고 있다고 한다. 예를 들어 지방세포에서의 포도당 흡수는 인슐린에 농도의존적으로 자극이 되지만, 전체 수용체의 아주 일부가 인슐린과 결합했을 때 이미 최대 반응이 일어난다. 결과적으로 인슐린에 대한 세포의 민감도는 인슐린 수용체의 민감도보다 훨씬 강하다고 할 수 있다. 민감도는 생리학적으로 의미 있는 지표인 생물학적 반응을 기준으로 측정하는데 반해, 수용체의 친화력은 생물학적 반응을 유발하는 호르몬-수용체 결합 이후 경로에 대해 독립적이기 때문이다. 호르몬에 대한 세포 수준에서의 반응의 크기는 호르몬에 결합한 각각의 수용체가 유발하는 신호 전달 경로 과정의 합으로 결정된다. 그러므로 활성화된 수용체의 숫자가 중요하지 전체 수용체들 중에서 호르몬에 결합된 수용체의 비율이 중요한 것이 아니다. 하지만 전체 수용체 숫자가 증가하면 증가할수록, 비록 같은 수의 수용체가 호르몬과 결합하고 있더라도, 결합된 형태의 수용체 비율은 감소할 것이다. 세포가 최대 반응을 일으키는데 필요한 최소한의 수용체 숫자보다 5배의 수용체를 갖고 있을 때 그 민감도는 7배 증가하는 것을 그림 5.8에서 확인할 수 있다.

잉여수용체의 유용성은 혈중에서 펩티드호르몬이 신속히 청소되는 현상에서도 나타난다. 펩티드호르몬이 혈중에서 제거되어 분해되기 위해서는 우선 펩티드호르몬의 수용체에 의해 세포내부로 내재화되어야 단백질분해효소에 의해서 절단된다.

잉여 수용체란 개념은 호르몬에 대한 세포의 최대반응을 일으키는데 필요한 수용체 숫자를 초과하는 남는 수용체를 말하지만, 이렇게 수용체-리간드를 분해하는 측면에서 보면 중요한 생리학적 기능을 담당한다고 할 수 있다. 실제 어떤 수용체들은 리간드와 결합한 이후 신호전달에 필요한 요소는 갖고 있지 않은 경우가 있는데, 심방나트륨이뇨인자(atrial natriuretic factor; ANF)가 그중 하나이다. 이러한 수용체의 유일한 생리학적 역할은 수용체 리간드의 분해제거이다. 그러므로 잉여 수용체들은 호르몬 농도의 급격한 변화에 따라 생기는 해로운 과잉반응을 막고, 호르몬이 혈중에서 청소되는 것을 돕는다고 할 수 있다.

호르몬 자극에 대한 민감도는 수용체의 숫자와 친화력을 조절하는 방법 외에도 다른 방식으로 조절할 수 있다. 수용체결합 이후 단계에서 일어나는 조절은 호르몬의 효과가 발생하는 생물학적 경로 어디에나 영향을 줄 수 있다. 효소나 이온채널, 수축단백질 등 효과분자들의 상향/하향조절은 호르몬 반응을 증폭시키거나 심화할 수 있으며 수용체결합과 반응의 세기 상관관계에 영향을 미칠 수 있다. cAMP 가수분해효소(phosphodiesterase)를 예로 들어 보자. 뇌하수체 호르몬이 없을 때, 지방세포에서 이 효소의 활성은 증가한다. 제 1장에서 보여준 바와 같이 이 효소는 cAMP를 분해한다. 에피네프린 같은 호르몬에 의해서 활성화된 adenylyl cyclase가 cAMP를 생성하더라도, cAMP 가수분해효소 활성이 증가하면 cAMP의 축적은 일어나지 않을 것이다. 그러므로 모든 조건이 동일하다고 할 때, 뇌하수체호르몬의 결핍시에 동일한 지방분해효과를 갖기 위해서는 더 많은 양의 에피네프린을 필요로 할 것이다. 이 기전은 뇌하수체 기능이 저하된 동물의 지방세포에서 에피네프린에 대한 반응 저하를 일으키는 여러 가지 요인 중의 하나이다. 이런 조직에서는 G 단백질의 구성비율도 달라져 있고, 호르몬에 민감한 지방분해효소가 적게 발현된다. 결국 세포의 모든 수용체가 호르몬과 결합하고 있어도 최대 반응을 살펴보면 정상적인 경우보다 낮다. 민감도 뿐만 아니라 수용력 역시 감소했다고 볼 수 있다.

조직, 장기, 혹은 전체 신체 수준에서 호르몬에 대한 반응은 자극을 받은 모든 세포들의 기여도의 합으로 생각해야 한다. 그러므로 반응의 크기는 반응할 수 있는 세포의 수는 물론이고 그 세포들의 능력에 의해 결정된다. 예를 들어 ACTH는 정상적인 사람에서 용량의존적으로 혈중 코르티솔 농도를 증가시킬 수 있다. 하지만 부신샘(adrenal gland) 중 하나가 제거된 직후에는 ACTH에 의해 증가하는 코르티솔의 양은 2개의 부신샘이 있을 때의 절반밖에 되지 않는다. 부신샘 제거 이전과 동일한 양의 코르티솔 농도를 유지하기 위해서는 더 많은 양의 ACTH 투여가 필요할 것이다. 그러나 시간이 지나면 부신피질세포들은 ACTH 수용체의 숫자를 증가시키고 스테로이드 호르몬 생합성 능력을 증대시켜서 일정수준의 코르티솔 생합성에 필요한 ACTH의 양을 감소시키게 된다. 이렇게 전체 신체 수준에서 세포수와 반응능력을 변화시키는 예는 월경주기 초기에 나타나는 에스트라디올(estradiol) 분비의 점진적 증가에서도 볼 수 있다. FSH의 농도는 월경 주기 중에 불변하거나 감소하는데도 불구하고 에스트라디올 생합성은 증가한다. 이는 에스트라디올을 합성하는 세포수의 증가를 통해 FSH에 대한 민감도를 증가시켰기 때문이다.

전체 신체 수준에서 호르몬 활성 통합

중복기전

인류를 비롯한 생명체가 때때로 적대적인 환경 속에서 생존할 수 있었던 것은 필수적인 생체기능을 주관하는 데 있어 실패 불가능

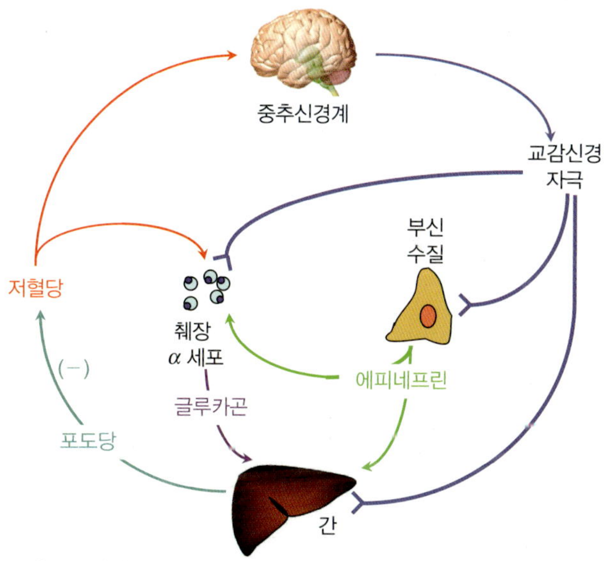

그림 5.9 간에서의 포도당합성 자극을 위한 중복기전. 생명을 위협할 수 있는 저혈당 상태를 막기 위해 호르몬기전과 신경자극기전이 중복되어 있다.

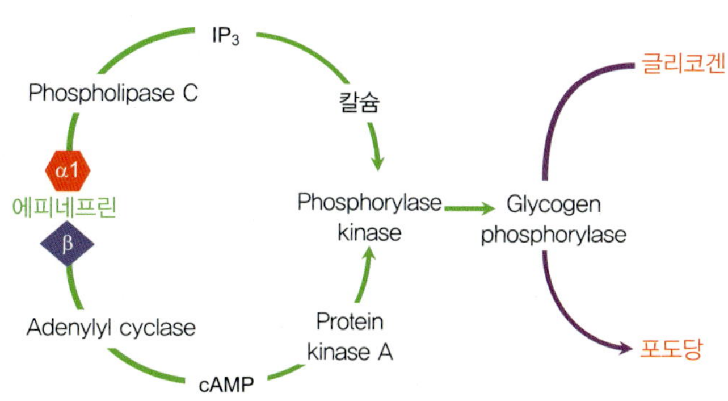

그림 5.10 에피네프린 α1수용체와 β 수용체를 통한 glycogen phosphorylase 활성화 중복 기전.

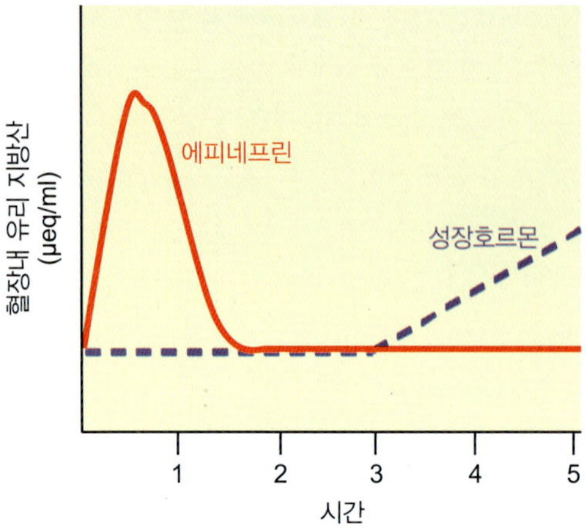

그림 5.11 에피네프린과 성장호르몬의 혈중 유리 지방산 농도에 대한 효과.

한 기전(fail-safe mechanisms)을 갖도록 진화하였기 때문이다. 각각의 신체 기관들이 일상적인 매일 매일의 일과에서 필요한 능력 이상을 갖고 있듯이, 조절 능력 역시 2중, 3중의 제어를 통해서 유지된다. 간단히 말하자면 우리의 신체는 특정한 목적을 이루기 위해 하나 이상의 수단을 갖고 있다. 간에 있는 글리코겐을 혈중 포도당으로 변환하기 위해서 최소한 둘 이상의 호르몬이 작용한다. 하나는 췌장의 α 세포에서 분비되는 글루카곤이고, 다른 하나는 부신수질에서 분비되는 에피네프린이다(그림 5.9). 이 둘 모두 간에서 cAMP의 생성을 증가시키고, 증가한 cAMP는 글리코겐 분해를 촉매하는 글리코겐 가인산분해효소를 활성화시킨다. 두 호르몬은 각기 다른 조직에서 분비되고, 서로 다른 상황에 반응해서 분비될 때도 있지만, 똑같은 결과를 낳는다. 두 호르몬이 동시에 존재할 때 이들의 효과는 서로 더해져 전체 반응은 두 호르몬 모두에 의존적이 된다. 한 가지 호르몬이 결핍되거나 과잉인 경우, 다른 호르몬의 분비는 증가하거나 감소하면서 보상하여 최종 반응은 변하지 않게 유지한다.

이러한 중복기전은 분자수준에서도 관찰할 수 있다. 간조직의 글리코겐이 혈중 포도당으로 변환되는 과정을 이제 분자수준에서 살펴보자. 에피네프린의 가인산분해효소 활성화에는 두 가지 경로가 있다. 우선 에피네프린은 위에서 본 바와 같이 β 아드레날린수용체를 자극하여 cAMP의 형성을 촉진한다. 또한 α1 아드레날린수용체를 자극하여 포스포리파제 β를 활성화시키고, 활성화된 효소에 의해 디아실글리세롤(diacylglycerol; DAG)과 이노시톨 3인산(inositol triphosphate; IP_3)이 생성된다. IP_3의 효과로 세포내에 보관되어 있던 칼슘 이온 역시 가인산분해효소를 활성화시킨다(그림 5.10).

중복 기전은 필수적인 과정이 반드시 일어나도록 보장할 뿐만 아니라 유연성을 제공하고, 이와 동시에 그 과정의 미세조절을 가능케 한다. 두 가지 서로 다른 호르몬이 중복되는 효과를 갖고 있지만, 일반적으로 두 호르몬의 효과는 모든 점에서 동일할 수 없다. 글루카곤의 혈중 생리학적 농도 구간에서의 역할을 살펴보면 위와 같이 간에서의 글리코겐 분해를 담당하고 있지만, 간조직 외의 다른 조직에서 매우 다양한 기능을 갖는다. 에피네프린의 경우 간에서 글리코겐 분해를 증가시키는 효과 외에도 다양한 반응을 다른 장기에서 유발한다. 이들 두 가지 호르몬의 상대적인 입력 변화를 통해서 매우 광범위한 범위에서 혈당조절이 일어나는데, 이는 에피네프린에 의한 심박수 증가 정도보다 훨씬 광범위한 범위에서 일어나는 것이다.

똑같은 효과를 갖는 두 가지 호르몬이 활성 범위에서만 차이를 갖는 것이 아니라 시간 상수에서도 차이를 가질 수 있다(그림 5.11). 한 호르몬은 매우 신속한 반응을 보이면서 그 지속성이 짧고, 다른 호르몬은 오랫동안 효과가 지속되지만 신속한 반응을 유발하지 않을 수 있다. 예를 들어, 에피네프린은 혈 중에 유리 지방산(free fatty acids; FFA)의 농도를 증가시키는데, 그 반응은 몇 초에서 몇 분 안에 일어나는 매우 신속한 반응이다. 또한 에피네프린 분비가 멈추면 그 효과도 바로 사라지고 만다. 성장호르몬 역시 혈중에 유리 지방산의 농도를 증가시키지만 그 효과가 일어나려면 두세 시간이 필요하고, 여러 시간 동안 지속된다. 그러므로 에피네프린은 단시간적인 반응에 유용하고, 성장호르몬은 지속적인 반응을 유발하는 데 유용하다.

중복기전은 똑같은 목적을 위해 둘 이상의 생리학적 수단이 이용될 때에도 살펴볼 수 있다. 예를 들어 혈중의 칼슘 농도 증가는 골격 안에 결정형태로 보관되어 있던 칼슘(제 10장 참조)을 유동화 시키는 부갑상선호르몬(parathyroid hormone; PTH)에 의해서도 가능하고, 장관에서 칼슘의 흡수를 촉진하는 비타민 D에 의해서도 가능하다. 앞에서 살펴 본 바와 같이, 이러한 과정들도 서로 다른 시간 상수를 갖고 있다.

정상적인 생리현상이나 내분비 질환을 이해하는 데 있어 중복기전의 기능은 하나의 조절기전이 부분적으로, 혹은 완전히 실패했을 때 다른 기전에 대한 의존도가 높아지면서 실패한 기전에 의한 결함을 보충하는 데에서도 살펴볼 수 있다. 이러한 관점은 유전자제거 실험결과의 해석에서도 많이 볼 수 있다. 많은 경우에 필수적이라고 생각했던 단백질을 제거했을 때에 특별한 기능 변화가 나타나지 않을 때가 있는데, 아마도 중복기전에 의한 결과일 것이다. 그런 이유로 기능적 결함이 생기더라도 다른 중복 기전에 의해서 그 결함은 완충되어 매우 미미한 결과를 얻게 된다. 물론 어떤 결함은 적절한 도발이나 시스템의 동요를 거친 후에나 명시적인 질병 상태를 유발할 수 있다. 하지만, 특정 생리현상을 증대, 또는 감소하고자 하는 치료요법의 전략을 짤 때에는 그러한 과정을 조절하는 입력에 중복기전이 있음을 잘 고려해야 한다. 단순히 한 가지 조절을 지속시키거나 차단시킨다고 해서 원하는 효과가 나타나는 것은 아니다. 중복 경로를 독립적으로 조절할 수 있는 다른 경로가 치료요법 전략이 조절하는 기전에 의한 효과를 완전히 상쇄할 수도 있는 것이다.

강화

하나의 호르몬이 단 하나의 효과를 갖는다고 생각하면 이는 지나친 일반화이다. 특정 목표를 이루기 위해서 대부분의 호르몬들은 같은 세포에서 다른 영역을, 또는 다른 조직이나 장기에서 상호 별개지만 서로 강화되는 반응을 유발한다. 어떤 경우에는 특정 호르몬이 서로 다른 지점에서 매우 다른 반응을 유발하기도 하는데, 이런 경우에도 생명체 전체의 관점에서 바라보면 서로 강화되는 효과가 될 수 있다. 예를 들어 ACTH가 부신피질 속 상피세포에 작용하여 코르티솔 분비를 촉진하는 방식을 살펴보자.

- 호르몬 합성의 기질로 작용하는 콜레스테롤의 흡수 증가
- 저장용 지방구(storage droplet)에서 콜레스테롤 유동화를 위한 에스테라아제(esterase)의 활성화
- 콜레스테롤을 프레그네놀론으로 전환시키는 미토콘드리아내 효소로 전달시키는 데 필요한 스테로이드 급성 조절 단백질(steroid acute regulatory; StAR)의 생합성 및 활성 증가

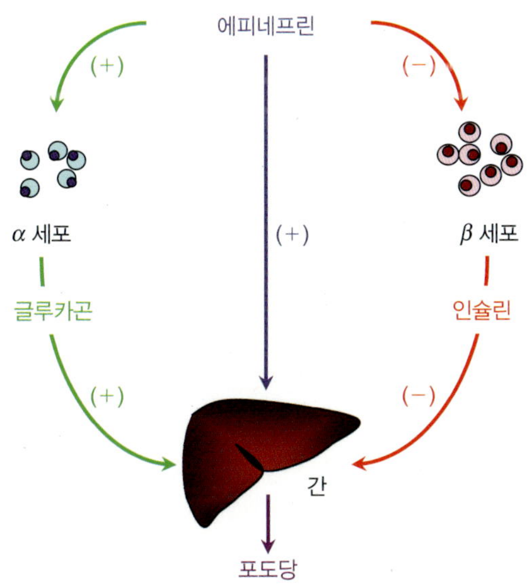

그림 5.12 밀고 당기기 기전. 에피네프린은 글루카곤 분비를 촉진함과 동시에 인슐린 분비를 억제한다. 이 두 가지 효과는 간에서 포도당 생산은 증가시키고, 억제적 영향들은 완화시킨다.

- 부신피질로의 콜레스테롤 전구체의 유입과 합성된 호르몬의 전달을 촉진하기 위한 부신으로의 혈류 증가

이들 각각의 효과를 통해서 체내에 코르티솔이 전달되는데, 이들 효과가 총체적으로 작용하게 되면 훨씬 짧은 시간 안에 거대하고 폭넓은 반응이 일어나게 할 수 있다.

강화는 하나의 호르몬이 여러 부위에서 작용하여 상호 보완적인 효과를 갖는 데에서도 찾아볼 수 있다. 좋은 예로서 포도당신생을 촉진하는 당질코르티코이드의 활성을 들 수 있겠다. 이미 앞에서 살펴본 바와 같이(제 4장, 그림 4.12), 당질코르티코이드는 근육과 림프조직에서 단백질 분해를 촉진하여 혈중에 아미노산을 유리시킨다. 지방 조직에서는 트리글리세리드의 지방분해를 촉진하여 글리세롤 유리를 촉진한다. 간에서는 이와 달리 아미노산, 글리세롤 및 다른 기질들로부터 포도당을 합성하는 데 필요한 효소의 생합성을 유도한다. 간조직 밖에서 기질의 양을 증대시키는 효과나, 간에서 기질의 이용을 증대시키는 효과 모두 결과적으로 포도당신생을 증가시킨다. 이들 효과들은 상호 보완적이며 반응의 크기와 속도를 전반적으로 증대시킨다.

밀고 당기기 기전(Push-pull mechanism)

제 1장에서 논의된 바와 같이, 중요한 생리과정들은 상호 길항하는 조절기전에 의해서 이중으로 조절된다. 이러한 이중 조절은 단일

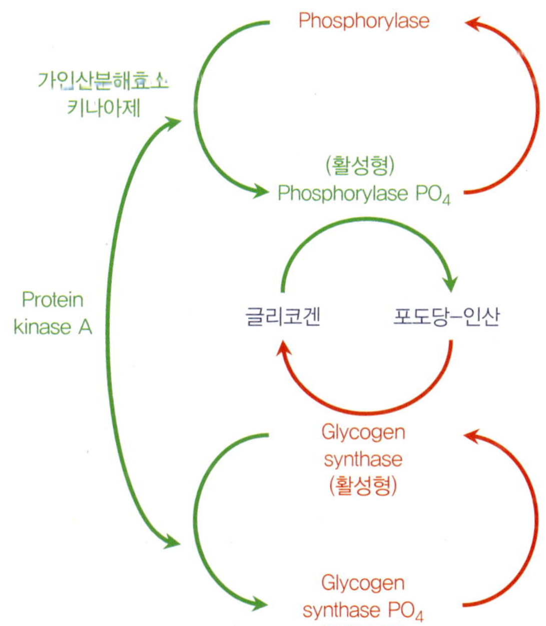

그림 5.13 Glycogen phosphorylase의 활성화와 glycogen synthase의 억제로 구성된 밀고 당기기 기전.

조절 시스템과 비교할 때, 음성 되먹임을 통해서 좀 더 정밀한 조절을 가능하게 한다. 간에서의 포도당 생합성은 글루카곤에 의해 증가하고, 인슐린에 의해 감소한다. 응급상황이나 운동 중에 부신수질에서 분비되는 에피네프린/노르에피네프린과 교감신경은 인슐린의 분비를 억제하고 글루카곤 분비를 자극하면서 음성 되먹임계를 무효화시킨다(그림 5.12). 자극적인 영향이 더해지고 동시에 억제적인 영향은 제거되어 그 효과는 신속하고 커진다. 이런 효과는 호르몬 효과 단독이나, 에피네프린/노르에피네프린의 글리코겐분해 효과 단독으로 일어난 반응보다 훨씬 크다.

분자수준에서의 밀고 당기기 기전의 예를 들어보자. 포도당으로부터 글리코겐의 생합성은 두 가지 효소의 활성에 의존한다. 글리코겐합성효소(glycogen synthase)는 포도당을 이용한 글리코겐 합성을 촉매하고, 글리코겐 가인산분해효소(glycogen phosphorylase)는 글리코겐의 분해를 촉매한다(그림 5.13). 순반응률은 이 두 효소의 활성 균형에 의해서 결정되는데, 이들 두 효소의 활성 모두 인산화에 의해 조절되며 그 조절의 방향은 서로 반대이다. 인산기가 붙은 가인산분해효소는 활성화가 되지만, 합성효소는 인산기가 붙고 나면 불활성화 된다. 이 경우에 cyclic AMP은 protein kinase A를 활성화시킴으로써 가인산분해효소는 활성화시키고 동시에 합성효소는 억제하는 것이다.

다음 장부터 계속해서 여러 가지 호르몬들이 생리학적 문제를 해결하는데 어떻게 상호 작용하게 될 것인가에 대해 알아보고, 앞서 말한 호르몬 활성 통합의 원칙들이 어떻게 드러나는지 살펴보도록 한다.

6

CHAPTER

소화계 호르몬

위장관(Gastrointestinal tract; GI 관)은 신체에서 제일 크고 복잡한 내분비 기관이다. 비록 GI 관에 분포하는 세포의 1% 정도 만이 호르몬을 분비하지만, 이들의 전체 수는 다른 내분비선에 있는 세포들보다 많다. 더군다나 이들 세포들은 내분비 역할을 하는 10개 이상의 펩티드를 분비한다. GI 관에서 분비되는 잘 알려지지 않은 펩티드도 호르몬과 함께 국부적인 측분비인자로 작용한다. GI 관 기저부에는 각기 다른 장내분비(enteroendocrine) 세포가 20종 이상 동정되었으며, 이들 대부분은 하나 이상의 물질을 분비하는 것으로 알려져 있다. 전형적인 내분비선과는 달리, GI 관의 호르몬 분비세포는 분리된 조직으로서 군집을 형성하지 않고 점액성 비내분비세포들과 함께 분산되어 있다. 이러한 세포들은 내부와 외부 신경 요소들과 방대하게 상호 정보를 교환하며, 소화계 기능 조절뿐만 아니라 뇌와도 양방향 교신을 하고 있다. GI 관은 감각기관으로 호르몬계와 신경계의 조합을 통해 자체 활성을 조절하고 체내 영양소 유입 부족을 경고하며, 음식 섭취의 시작과 마무리에 대한 정보를 뇌에 제공한다. 따라서 이번 장에서는 GI 관의 신경내분비적 조절에 대해 설명하고자 한다. 제 7장에서는 영양소 동화작용, 제 8장에서는 음식 섭취 조절에 대한 GI 호르몬의 역할에 대해 설명하겠다.

GI 관의 기능적 해부

GI 관은 대략 9미터이며, 외부 환경에 노출되어 있는 입에서 항문까지의 속이 빈 긴 관으로 기능과 형태적으로 차이가 나는 서로 다른 성분들로 구성되어있다(그림 6.1). 췌장과 간은 십이지장으로 췌장액과 담즙을 분비하는 보조 소화기관이다. GI 관과 이들 보조 기관들은 상층과 하층 동맥으로 부터 혈액을 공급받는다. 위와 소장에서 나오는 정맥은 췌장과 담낭으로부터 나오는 정맥과 함께 체내 혈액 순환을 하기 전에 간정맥(hepatic portal vein)을 통하여 간으로 이동한다. 이와 달리 소장에서 흡수된 지방은 림프절을 통과한 다음 흉관을 통해 직접 체내를 순환한다.

길이에 따라 GI 관의 벽은 두께가 다른 동심원 층 조직으로 구성되어 있다. 점액성 표면은 형태가 일정하지 않으며, 표면적을 증가시켜 흡수와 분비가 용이하게 깊은 겹 주름으로 되어 있다. 점막층은 고유판(lamina propria)에 의해 지지되어 있으며 상피세포의 단층으로 주로 결합조직으로 구성되어 있다. 점막(muscularis mucosae) 평활근의 얇은 층이 수축하면 점막층의 주름이 변하게 되어 분비와 흡수를 위한 표면적을 증가시키게 된다. 점막근 아래에 분포하는 점막하층(submucosa)은 밀집된 결합조직층으로 소동

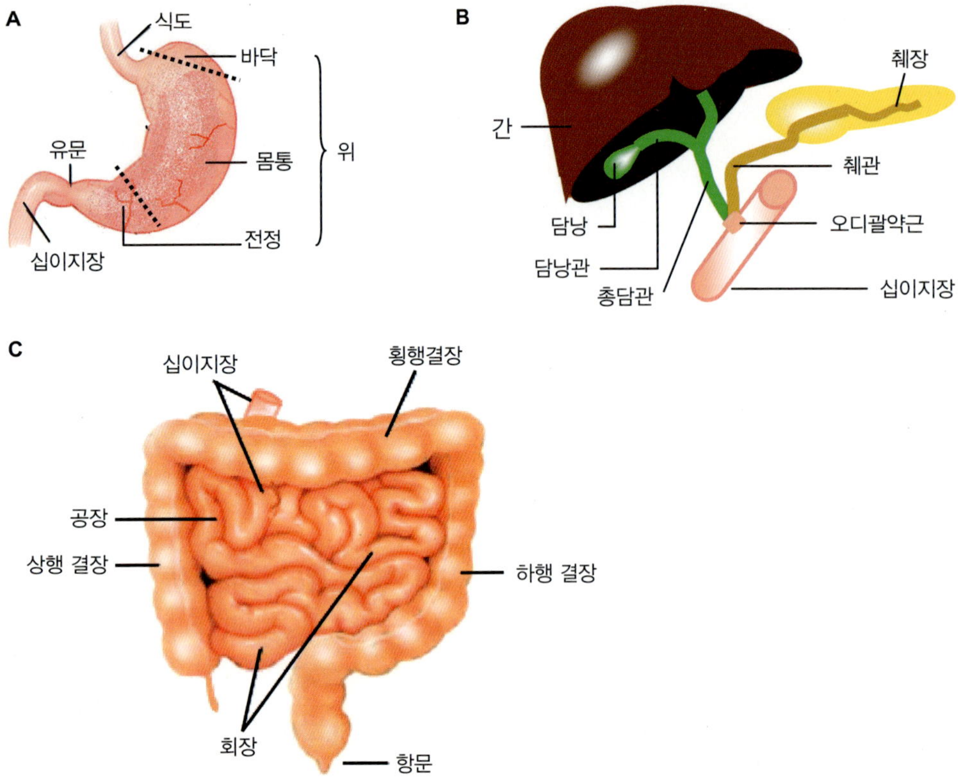

그림 6.1 위장관 구조 및 기능적 명칭 **A.** 위. 위의 몸통 부위 표면에는 산을 분비하는 벽세포 점막층이 있다. 유문과 전정은 십이지장으로 진입을 통제한다. **B.** 부속소화기관인 간과 췌장. 담즙은 배설물, 스테로이드, 인지질을 가지고 있으며 유입된 지방을 유화시키고 이들의 소화와 흡수를 촉진한다. **C.** 소장. 십이지장은 대략 30cm 길이이며, 그 다음 공장(대략 2.5m 길이)과 회장(3.8m 길이)이 있다. 가장 큰 장은 결장으로 상행 결장과 하행 결장으로 구성되어 있다.

맥, 소정맥, 림프관들이 위치한다. 점막층 막을 둘러싼 환상형과 종주형 평활근층의 평활근층은 수축하면서 내강 내용물을 혼합하고 소화관벽을 따라 이동시킨다.

점막층에 분포하는 위샘과 장관샘은 점막층 표면의 깊은 합입구에 단일 상피세포층을 형성한다. 이 부위를 위에선 오목(pits)이라 하고, 장에선 움(crypt)이라 불린다(그림 6.2). 세포간액에 작용하는 신호전달물질이나 호르몬을 분비하는 세포들은 기저막부위에 분비소포를 함유하고 있어 장내분비(enteroendocrine) 세포라 한다. 과립세포는 조직학 분석을 할 경우 크롬을 흡수하기 때문에 장크롬친화성(enterochromaffin) 세포라 한다. 장크롬친화성 세포는 세로토닌과 국지적으로 작용하는 기타 다른 물질을 분비한다. 이들이 장내분비 세포의 대부분을 차지함에도 불구하고 아직 연구가 많이 되어 있지 않다. 위샘에서 산(acid)을 분비하는 세포는 벽세포(parietal cells 또는 oxyntic cells)라 부르고, 산을 분비하는 위의 표면부위를 벽세포점막(oxyntic mucosa)이라 한다. 벽세포는 위 몸체에 있는 위샘에 많이 분포하나 전정점막(antral mucosa)에는 거의 존재하지 않는다. 이외에도, 벽세포점막 부위의 위샘은 펩시노겐과 리파아제를 분비하는 주세포(chief cells), 점액 분비세포, 히스타민을 분비하는 장크롬친화성(enterochromaffin like; ECL) 세포, 그리고 소마토스타틴(somatostatin), 그렐린(ghrelin), 기타 다

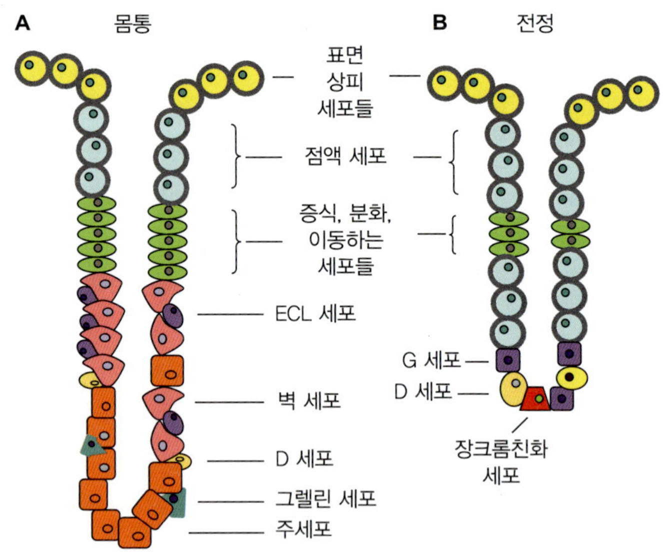

그림 6.2 위샘. 위와 장관의 상피세포층에 위치한 호르몬 분비세포들은 점막층의 깊은 함입부에 위치한다. **A.** 벽세포 점막층 함입부의 도식적 묘사. 산을 생성하는 벽세포, 효소를 생산하는 주세포, 점액생성 세포, 그리고 점막층을 새로 형성하는 분화세포들은 모두 내강에 위치하여 직접 내강 내용물들과 접하게 된다. ECL(장크롬친화) 세포, 소마토스타틴 분비 D 세포들 그리고 그렐린 생산 세포들은 안쪽에 위치하여 내강 내용물들과 직접 접하지 않는다. **B.** 전정 함입부의 도식적 묘사. 벽세포는 결손되고, 소마토스타틴 분비 D 세포들, 가스트린 생산 G 세포들, 장크롬친화 세포들은 내강쪽에 위치하여 직접 내강 내용물과 접촉한다. 비슷한 패턴이 소장과 대장의 함입된 점막층에도 분포한다.

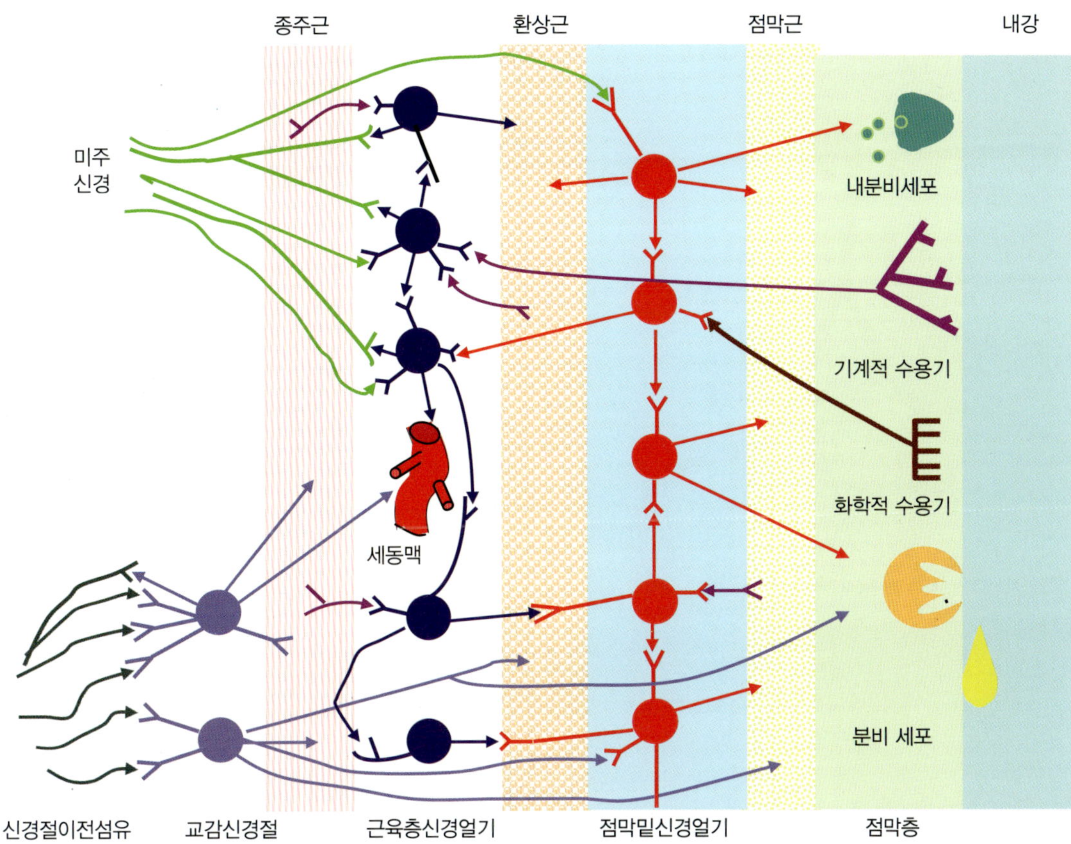

그림 6.3 장관신경계와 교감신경, 부교감신경간의 상호 연관성에 대한 도식적 묘사. 장관신경계의 운동 뉴런과 감각 뉴런의 세포체와 사이뉴런이 종주와 환상 평활근사이에 있는 점막밑신경얼기와 근육층신경얼기에서 관찰된다. 신호는 장관벽 측면을 통해 GI 관으로 전달된다. 장신경세포는 교감신경절이후신경섬유, 감각과 운동 미주신경섬유와 서로 정보를 교환하고, 직접 혈관, 장평활근, 점액분비세포들을 자극한다. (Redrawn from Johnson, L.R. (2003) Essential Medical Physiology, 3rd ed., 469. Elsevier, Academic Press, San Diego.)

튼 호르몬들을 분비하는 장내분비 세포들이 있다. 점막상피세포(장세포)는 수분, 이온, 점액을 내강으로 분비하거나 수분, 이온, 영양소의 흡수를 위해 특화되어 있다. 계속 분열하고 특정 세포형태로 분화하는 능력을 가진 다능성 줄기세포는 장관의 내강면에서 빠르게 소멸되는 세포들을 대신하거나 재생시킨다.

GI 관에는 구심성과 원심성 교감 및 부교감신경이 방대하게 분포하고 있다. 이외에도 장관신경계(enteric nervous system)를 구성하는 점막차신경총과 장근신경총의 신경 네크워크도 분포하고 있다. 이들은 종종 제 3의 자율신경계라 하며, 척수와 비슷한 1억개 뉴런으로 구성되어 있다. 장 뉴런은 감각, 운동뉴런 상호간 기능을 가지며, GI 관의 분비, 흡수, 수축활성을 조율한다. 여기서는 GI 관을 따라 신호를 전달하고, 교감신경과 부교감신경간의 정보를 교환 한다(그림 6.3). 외부 자율신경계와 내부 장관 신경계간의 신경전달은 고유한 신경전달물질인 아세틸콜린, 카테콜아민에 만 국한되지 않는다. 오히려 이들 뉴런은 신경호르몬과 신경조절물질로 작용할 수 있는 많은 펩티드를 이용하기도 한다. 이들 신경분비물들과 장관내분비세포에서 분비되는 모든 호르몬들은 뇌에서도 발현이 되어 신경전달물질이나 신경조절물질로 작용한다.

위, 소장, 결장 근위 부위에 분포하는 부교감신경은 미주신경에 의해 조절된다. 골반 신경은 결장의 나머지 부분의 부교감신경을 조절한다. 미주신경줄기 축색돌기의 4분의 3은 위와 소장에 분포하는 기계수용기와 화학수용기로 부터 뇌간으로 감각 자극을 전달한다. 뇌간에 있는 통합센터에서는 미주신경에 있는 운동 신경섬유를 통해 분비와 수축반응을 유도한다. 이들 반사는 미주신경줄기에 있는 구심성 섬유와 원심성 섬유를 통해 신호를 전달하기 때문에 미주 신경반사(vago-vagal reflexes)라 한다(그림 6.4). 이들 반사에 의해 나타나는 대부분의 반응은 위장관 호르몬에 의해서도 생성된다. 이외에도, 미주섬유는 이들 호르몬을 위한 호르몬 수용

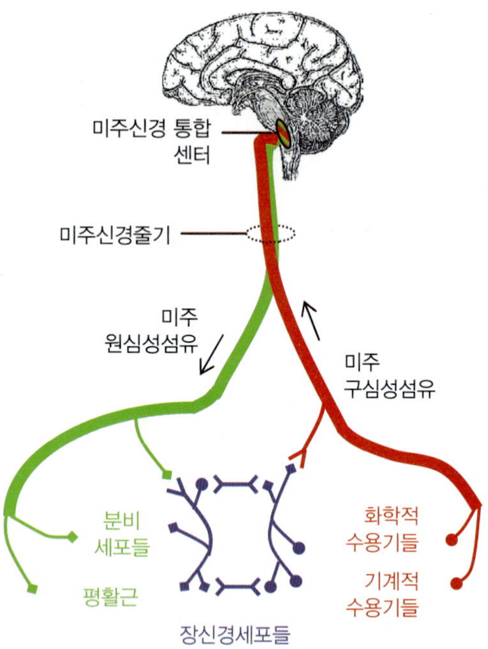

그림 6.4 미주신경 반사. 화학적 또는 기계적 수용기로부터 직접 발생한 감각 신호는 미주신경줄기를 통해 고립로의 핵에 있는 신경세포들에게 전달되어 미주신경등쪽핵과 의핵(미주신경 통합센터)에 있는 원심성섬유와 정보를 교환한다. 원심성섬유로부터 생산된 신호는 미주신경줄기를 따라 이동하여 장관신경계를 거쳐 직간접적으로 분비 또는 수축 기능을 활성 또는 억제 시킨다.

체를 발현한다. 결과적으로 위장관 호르몬은 간접적으로 반사작용에 의해, 직접적으로 표적세포의 수용체 자극에 의해 생성된다. 부가적으로 미주신경에 의한 호르몬 자극은 뇌에 있는 통합기관 간의 정보 교환을 위한 수단으로 작용한다.

소화와 흡수 개요

음식은 입에서 침효소와 함께 혼합되면서 소화가 시작된다. 삼켜진 음식은 식도를 통해 위로 이동한다. 위의 상단부 위벽에 있는 평활근은 압력의 증가없이도 1.5L까지 이완될 수 있다. 위에서 분비되는 염산은 위내 pH를 낮추게 된다. 낮은 pH은 불활성화 펩시노겐을 활성화된 형태로 전환시킨다. 이외에도, 낮은 pH는 소화된 단백질을 변성시키고, 효소에 보다 많이 노출되게 하며, 유입된 미생물의 활성을 억제시키는 역할을 한다. 위 리파아제(gastric lipase)는 음식에 함유되어 있는 지방을 소화시키기 시작한다. 위벽 근육의 수축은 혼합하고 잘게 부수는 근육 운동을 유도하여 남은 음식물을 작게 파쇄하고 염산, 펩신, 리파아제, 그리고 기타 위점막층에서 분비된 점액들과 혼합시키는 역할을 한다. 그 결과 액상 형태의 유미즙(chyme)은 유문으로부터 십이지장으로 이동할 수 있다. 이러한 위 배출은 2~3시간 걸린다. 위근육의 수축은 신경계와 내분비계에 의해 영향을 받는다.

십이지장으로 유입된 산성 상태의 유미즙은 췌장 분비액인 중탄산염과 담즙에 의해 중화된다. 인지질과 담즙산은 유미즙에 있는 지방성분을 유화시켜 췌장에서 분비된 리파아제에 의해 소화된다. 췌장 분비액인 단백질분해효소와 아밀라아제는 장세포의 끝표면에 있는 효소와 함께 단백질과 탄수화물을 소화시킨다. 영양분의 흡수는 십이지장에서 시작되며 연동운동으로 공장과 회장으로 유미즙을 이동시킨다. 연동운동은 주로 장관신경계에 의해 조절된다. 대부분의 유기물질, 수분, 염, 비타민, 광물질은 소장에서 흡수된다. 남아 있는 유미즙은 결장으로 이동하여 남은 수분과 염이 흡수되고 소화되지 않은 영양분과 간에서 분비된 배설물 만이 배출될 때까지 장에 남아 있게 된다.

위장관 호르몬

소화기관의 추출물로부터 수십개의 생물학적 활성을 갖는 펩티드와 작은 분자들이 동정되었다. 이들의 정확한 생리학적 역할은 아직 알려져 있지 않다. 위장 펩티드들은 장내분비세포와 내재성 및 외재성 신경에 의해 생산 분비된다. 이들 펩티드는 혈액순환을 하여 특정 표적세포에 작용하게 되며 이는 제 1장에서 설명한 고유한 호르몬의 정의를 충족한다. 또 다른 펩티드는 세포간액을 통해 국지적으로 작용하여 인근 표적세포에만 작용하는 경우도 있다. 그렇지만, 위장계에서는 이들 펩티드들이 하나 이상의 경로를 통해 작용하기 때문에 내분비, 측분비인자, 신경성 분비의 구분이 명확하지 않다. 국지적으로 작용하는 펩티드가 또한 체순환을 하기도 하고, 또는 미주반사를 통해 미주신경의 수용기를 자극하기도 한다. 이외에도 어떤 펩티드는 세포 간질을 통해 확산되어 장관신경계 뉴런을 자극하여 국지적인 효과를 나타내거나 위장관의 다른 부분으로 신호를 전달한다. 드물게는 직접 장내강으로 분비되어 장점막층에 있는 표적부위에 작용하기도 한다. 대부분의 GI 호르몬은 서로 겹치는 기능이 있어서 이들은 부가적인 또는 상승작용을 하는 것으로 보인다(제 5장 참조). 이들 간의 구조적 유사성 때문에 많은 GI 호르몬들은 그룹으로 묶어서 패밀리로 구분한다. 지금부터는 이들 분자들에 대해 주로 내분비 역할에 초점을 맞추어서 설명하고자 한다.

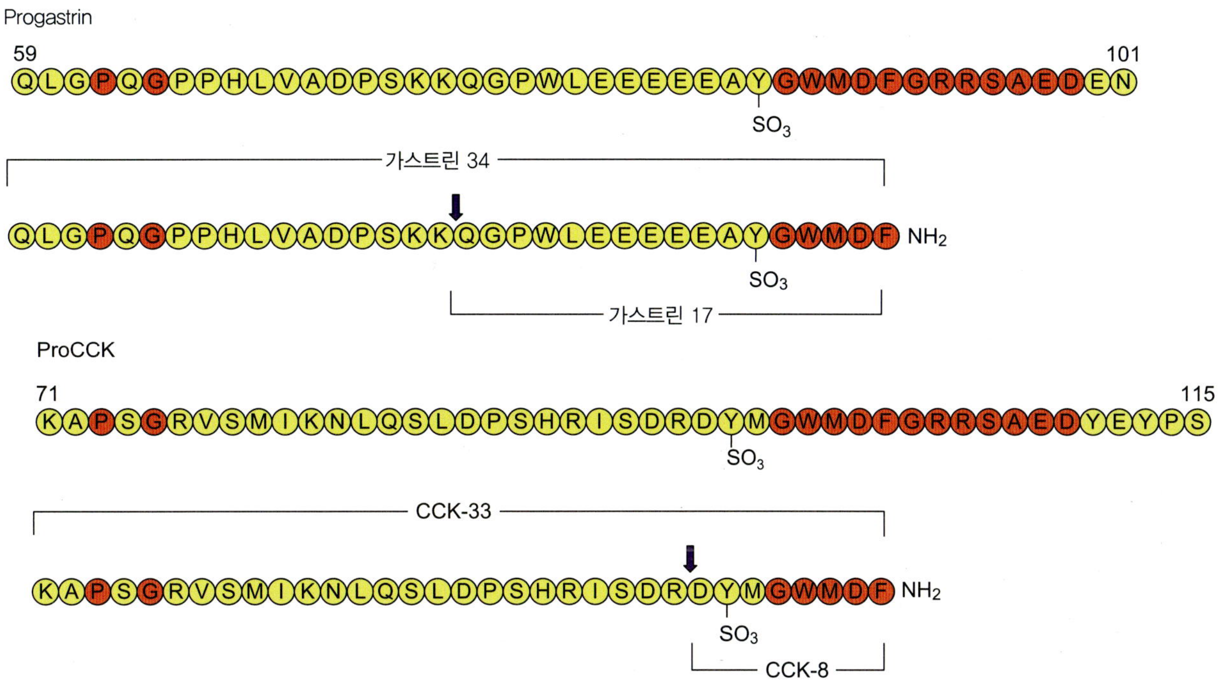

그림 6.5 전구가스트린(**progastrin**), 전구콜레시스토키닌(**proCCK**)과 번역후 과정. 아미노산은 단일 글자 아미노산 암호로 나타냈다. 양쪽 호르몬의 상응하는 위치에 있는 동일한 아미노산 잔기는 빨간색으로 표시하였으며, C 말단에서 일반적으로 관찰된다. 번역후 과정을 통해 전구가스트린의 C 말단으로부터 8개의 아미노산이 제거되고, proCCK로 부터는 11개의 아미노산이 제거된다. C 말단의 글리신이 그 다음에 제거되어 새로운 C 말단의 페닐알라닌에 있는 아미드 형태로 아미노 그룹이 남게 된다. 아미드화는 양쪽 호르몬의 생리활성을 위해 매우 중요하다. 그 다음 호르몬 전환효소에 의해 절단된(파란색 화살표) 가스트린과 CCK가 가장 일반적인 형태가 된다. A = alanine, C = cysteine, D = aspartic acid, E = glutamic acid, F = phenylalanine, G = glycine, H = histidine, I = isoleucine, K = lysine, L = leucine, M = methionine, N = asparagine, P = proline, Q = glutamine, R = arginine, S = serine, T = threonine, V = valine, W = tryptophan, Y = tyrosine.

가스트린/콜레시스토키닌 패밀리

대략 5억년 전 척추동물이 출현한 시기에 조상 유전자들이 원시척색동물에서 복제되어 가스트린(gastrin)과 콜레시스토키닌(cholecystokinin; CCK) 호르몬을 합성하는 유전자들이 되었다. 이들 가스트린과 CCK 유전자는 서로 비슷한 구조를 가지고 있으며, 3개 액손과 2개 인트론으로 구성되어 있다. 구조적 유사성은 5′-UTR 부위와 액손 3번 위치에서 찾아 볼 수 있다. 프리프로호르몬(preprohormone) 상태에서는 가스트린이 101개, CCK가 115개 아미노산으로 되어 있으며, C 말단에 12개의 동일한 아미노산이 분포한다(그림 6.5). 두 호르몬은 비슷한 세포내 가공과정을 거쳐 신호 펩티드가 소포체에서 제거되고, 티로신 잔기의 황산화는 트랜스 골지체를 지나면서 일어난다. 분비소포에서 호르몬 전환효소는 펩티드 사슬을 더 작게 절단하여 동일한 C 말단을 갖는 펩티드 혼합물을 생성하게 된다. C 말단에 펩티드 결합의 절단 이후 페닐알라닌 복합체의 아미드화가 일어난다. 이러한 번역후 과정은 C 말단의 아미드화된 서로 다른 길이의 펜타펩티드(pentapeptide) 서열을 가진 CCK와 가스트린 분자를 생성한다.

이들 호르몬의 C 말단에 있는 4개의 아미노산은 생물학적 활성을 가지는데 필수적이다. 특히 이들 아미노산은 가스트린의 모든 활성을 나타내는데 중요하다. 펜타가스트린(pentagastrin)은 C 말단에 5개의 아미노산으로 구성되어 있으나 생물학적으로 실제 생산되지는 않는다. 그렇지만, 연구와 임상에서 가스트린의 효과를 나타내는 용도로는 사용된다. CCK와 가스트린을 구분하는 중요한 구조적 차이는 C 말단으로부터 7번째 잔기에 위치한 티로신의 황산화 에스테르이다(그림 6.5). 황산화 에스테르가 소실된 CCK는 가스트린과 동일한 기능을 나타낸다. C 말단으로부터 6번째 잔기에도 티로신이 황산화가 될 수 있지만 이 부위의 황산화 에스테르는 가스트린 활성에 거의 영향을 미치지 못한다. 대략 동일한 양의 비황산화 가스트린(gastrin-I)과 황산화 가스트린(gastrin-

II)이 정상적으로 생산된다.

가스트린과 CCK의 밀접한 구조적 진화 관계는 이들 수용체에서도 나타난다. 이들 수용체는 50% 정도 상동성을 지니며 초기에 CCK 표적 조직에서 주로 연구가 되어 아직도 CCK 수용체라고 부른다. 설치류 췌장 소포에 분포하는 수용체는 가스트린 보다 CCK와 500~1,000배 정도 높은 친화력을 가진다. 따라서 이들 수용체를 CCKA 또는 CCK1 수용체(CCK1-R)라 한다. 뇌에 특이적으로 분포하는 수용체들은 CCK와 가스트린에 대해 동일한 친화력을 가지며, 이들을 CCKB 또는 CCK2 수용체(CCK2-R)라 한다. C 말단으로부터 7번째 황산화 티로신 잔기는 CCK1-R과의 결합에 필수적인데 반해 CCK2-R은 황산화 여부에 구애받지 않는다. 생리적인 상태에서 CCK1-R은 위장관에서 CCK 작용을 매개하고, CCK2-R은 가스트린의 작용에 관여한다. 비록 CCK2-R은 CCK에 의해 활성화되지만, 정상인 경우 가스트린이 CCK보다 5~10배 더 높은 농도로 혈장에 존재하기 때문에 가스트린이 상대적으로 우성 리간드이다.

CCK1-R과 CCK2-R은 이종삼량체(heterotrimeric) G 단백질과 결합하여 여러 신호전달체계를 통해 상대적으로 반응 속도가 빠른 단백질 인산화 반응과 상대적으로 느린 전사 조절기전이 일어난다. 양쪽 수용체는 $G\alpha_q$/11과 phospholipase C와 반응하여 2차 전령인 DAG/IP_3과 칼슘을 통해 신호를 전달한다. CCK2-R를 제외하고 CCK1-R은 $G\alpha_s$와도 결합하여 cyclic AMP 증가를 통해 신호를 전달한다. CCK2-R은 성장 반응을 매개하고 src와 EGF 수용체를 포함한 티로신 인산화 효소와 JAK/STAT 신호전달 경로에 반응한다(제 1장 참조).

가스트린의 생리학적 작용

가스트린은 100여 년 전에 마취한 고양이에 주입할 경우 위산 분비를 자극하는 위점막 추출물로서 발견되었다. 그렇지만, 이 호르몬의 존재는 곧 의심을 받았다. 왜냐하면 벽세포 점막(oxyntic mucosa)에 많이 존재하는 히스타민이 점막 추출물에서 발견되었으며, 위산 분비를 증가시키는 것으로 알려졌기 때문이다. 60년의 시간이 지나서 가스트린이 동정되고 인공 합성이 가능하게 된 다음부터 가스트린은 호르몬으로서 인정받았으며 위산을 분비하는 역할이 있음이 공식적으로 승인되었다.

가스트린은 위의 전정부와 십이지장의 근위부 일부분에 있는 G 세포에서 분비된다. 전정부 G 세포에서 분비되는 대표적인 형태는 17개 아미노산으로 구성된 펩티드(G-17)로서 작은 가스트린이라 부른다. 보다 큰 34개 아미노산으로 된 펩티드(G-34 또는 큰 가스트린)은 주로 십이지장에 있는 G 세포에서 분비된다. 가스트린 분자의 C 말단에 생물학적 활성을 갖는 부위가 있기 때문에, N 말단 부위는 수용체와 결합하는 호르몬의 능력에는 큰 영향을 미치지 않는다.

큰 가스트린과 작은 가스트린은 표적 세포에 동일하게 작용을 하지만, N 말단의 크기에 따라 혈액에서 반감기가 달라진다. 즉, 작은 가스트린은 혈액내 반감기가 7분인 데 반해 큰 가스트린은 38분이다.

가스트린 분비는 내분비, 측분비, 신경기작에 의해 복잡하게 조절된다(그림 6.6). 벽세포는 직접 가스트린과 아세틸콜린에 반응한다. 가스트린과 미주신경 자극은 간접적으로 히스타민을 방출하는 ECL 세포를 자극하여 산 분비를 증가시킨다. ECL 세포를 활성화 시키는 신경절 이후 부교감신경에서 방출되는 신경전달물질은 신경펩티드로서 PACAP(pituitary adenylcyclase activating peptide)라고 한다. 히스타민 H_2 수용체의 차단은 히스타민 뿐만 아니라 가스트린과 아세틸콜린에 의해 유도되는 산 분비를 대부분 억제한다. 산 생성을 증가시키는 히스타민, 가스트린, 아세틸콜린

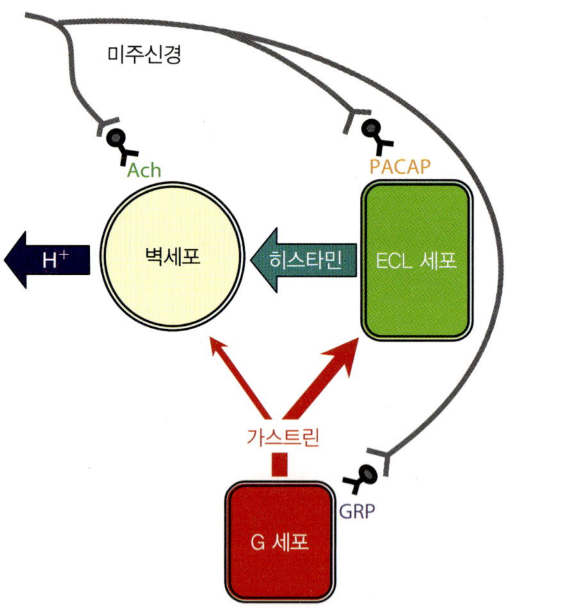

그림 6.6 위산분비 자극. 장크롬친화(ECL) 세포에서 분비된 히스타민은 벽세포에서 산(H^+)을 분비시키는 주된 자극제이다. 벽세포는 콜린성 (Ach) 신경 신호를 직접 받거나 가스트린으로부터 내분비 신호를 받는다. 미주신경은 신경절이후 신경전달물질인 PACAP(pituitary adenylcyclase activating peptide)를 ECL 세포에 공급하고, 신경절이후 신경전달물질인 GRP(gastrin releasing peptide)를 가스트린 생산 G 세포에 제공한다. G 세포는 또한 전정 내강에 있는 펩티드와 아미노산에 의한 직접적인 자극에 의해 가스트린을 분비한다.

의 상호작용은 상승효과의 좋은 예로서 이들 성분들은 서로 다른 신호전달 체계를 통해 산의 분비를 촉진시키기 때문에 하나하나의 효과보다 더 큰 효과를 나타낸다. 히스타민은 H_2 수용체를 통해서 cyclic AMP 생산과 protein kinase A 활성을 증가시킨다. 아세틸콜린(무스카린성 3 수용체)과 가스트린(CCKR-2) 모두에 대한 수용체는 또한 G 단백질과 반응하나 IP_3/DAG 2차 전령과 증가된 세포내 칼슘 이온에 의해 신호가 전달된다. 활성화된 protein kinase C 이형체와 칼모둘린 의존성 인산화 효소는 여러 단백질 인산화 반응을 촉매하며, 이들 효소의 기질들이 중복되기도 한다. 서로 다른 인산화 효소에 의해 인산화된 단백질들은 아마도 상호 보완적이어서 아세틸콜린과 가스트린에 대한 히스타민의 효능을 증폭하는 결과를 나타내는 것으로 추정된다(그림 6.7).

세포막에서 칼륨이온과 세포내 수소이온을 교환하는 ATP 의존성 "펌프"(H^+/K^+ ATPase)는 위산 분비에 필수적인 역할을 한다. 불활성화된 휴지기 상태에서 H^+/K^+ ATPase 펌프 분자는 벽세포의 내강과 접하여 있고 원형질막층 밑에 존재하는 소낭 안에 격리되어 있다가 산 분비가 증가하면서 소낭이 내강쪽 원형질막으로 이동하여 융합되면서 표면적을 증가시키고 구불구불한 주름을 생성하게 된다. 염화 채널과 칼륨 채널이 활성화되어 수동적으로 이들 이온이 이동하게 되면 전기적 평형이 형성되어 휴지기 막전위를 유지한다. 기저측막에서 염화이온과 중탄산염의 교환은 필요한 염화이온을 세포로 부터 공급받고, 수소이온을 생성할 때 만들어진 중탄산염을 배출한다. 활성화된 단백질 인산화 효소의 잠재적인 기질들에는 이온채널, H^+/K^+ ATPase, 세포골격 성분 등이 있다. 그렇지만, 가스트린과 히스타민의 신호 전달 체계에 대한 정확한 작용기전은 아직 알려져 있지 않다.

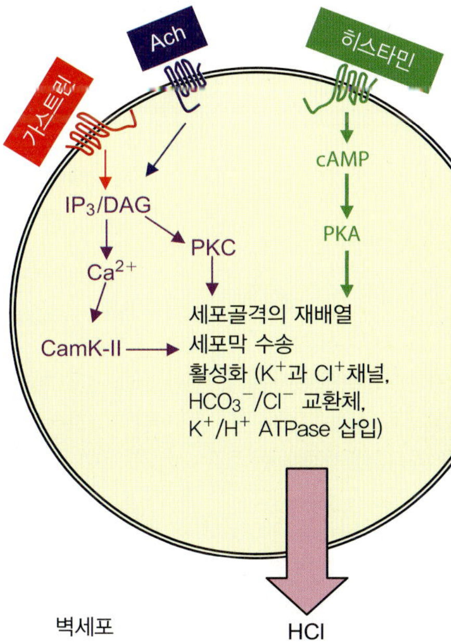

그림 6.7 벽세포에서 가스트린, 아세틸콜린, 히스타민의 세포내 작용. 이들 신호 경로의 수렴은 염산 생산의 상승적인 증가를 유도한다.

가스트린은 ECL 세포를 자극하여 히스타민을 분비시키고 히스타민 합성과 저장에 관여하는 유전자들의 전사를 촉진한다(그림 6.8). 즉, 히스티딘 탈카복실화효소의 발현과 활성을 증가시켜 아미노산 전구체로부터 히스타민 형성을 촉매시키는 작용을 한다. 가스트린은 분비과립에 새로 합성된 히스타민의 저장과 농축, 수송을 위해 필수적인 chromogranin A와 모노아민 수송체 종류 2(monoamine transporter type 2) 발현을 증가시킨다. Chromogranin A은 히스타민과 함께 분비되며 부분적으로 절단된 단편 형태의 pancreastatin은 몇몇 실험에서 췌장의 내분비와 외분비 기능을 억제시키는 것으로 알려져 있다. 그렇지만, 정확한 pancreastatin의 생리적 역할은 아직 알려져 있지 않다.

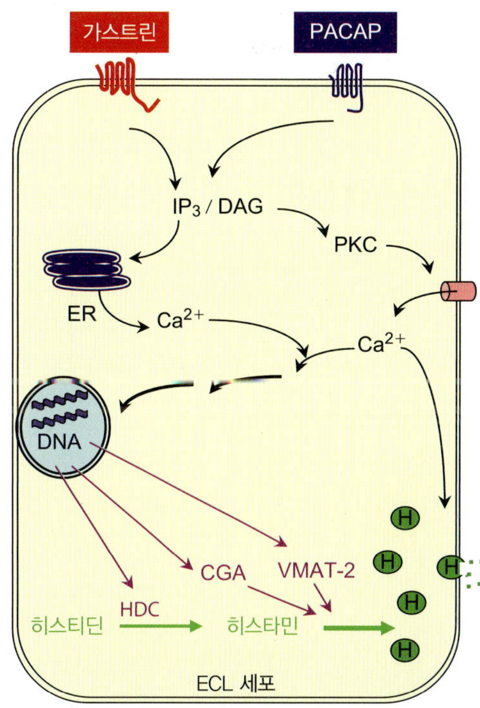

그림 6.8 ECL 세포에서 가스트린과 PACAP의 작용. 가스트린과 PACAP는 G 단백질 연계 수용체를 자극하여 IP_3/DAG 경로를 활성화하고 세포내 Ca^{2+} 농도를 증가시킨다. IP_3는 소포체(ER)로부터 Ca^{2+} 방출을 자극하고, DAG 의존성 protein kinase C (**PKC**)는 세포막 칼슘 채널을 인산화하여 활성화 시킨다. 증가된 Ca^{2+}은 저장과립으로부터 히스타민을 방출하게 하고, 히스타민 형성을 촉매하는 histidine decarboxylase (**HDC**)의 발현을 유도하며 chromagranin (**CGA**)와 vesicular monoamine transporter type 2 (**VMAT-2**) 등 적어도 2개의 단백질 발현을 증가시킨다.

가스트린은 또 다른 방법으로 위산 분비를 촉진시킨다. 가스트린은 영양호르몬으로 산을 분비하는 벽세포 점막층의 증식을 유도한다. 가스트린 분비의 만성적인 억제나 G 세포의 소실은 벽세포 점막층의 위축과 ECL 세포 수와 활성을 심각하게 감소시킨다. 반대로 가스트린의 과발현은 벽세포 점막층의 비대와 증식을 초래하여 위산이 과도하게 분비되어 위궤양과 십이지장궤양을 유발시킨다. 이러한 과도한 가스트린 생산에 의해 생기는 질병을 졸링거-엘리슨 증후군이라 하며, 췌장에서 발견되는 가스트린 분비 종양이다. 점막층의 모든 세포들은 동일한 다능성 줄기세포에서 유래하지만, 이들 세포들은 가스트린 수용체가 부족하기 때문에 다른 성장인자에 의해 증식을 해야 한다. ECL 세포는 자기 증식을 할 수 있으며, 과도한 가스트린이 있으면 비정상적으로 증가한다. 이들과 벽세포는 아마도 줄기세포의 증식과 분화를 조절하는 성장인자의 합성을 유도하는 것으로 추정된다.

가스트린 분비 조절

음식을 섭취하면 혈중 가스트린의 농도는 2~3배 증가하고, 공복시에는 감소한다. 초기 뇌상 단계(cephalic phase)에서는 냄새, 맛의 감지에 의해 가스트린이 분비된다. 심지어 음식을 생각하는 것만으로도 벽세포 점막층의 부교감신경 자극에 의해 호르몬의 분비가 유도된다. 미주 신경에 의해 전정 점막층에 있는 분비촉진신경섬유로 부터 27개 아미노산으로 구성된 신경전달물질인 가스트린 방출 펩티드(gastrin-releasing peptide; GRP)가 방출된다. GRP는 포유동물과 양서류 피부의 말초 뉴런과 중추 뉴런에서 발현되는 대규모 집단에 속한다. C 말단의 14개 아미노산 중에서 13개의 염기서열이 봄비아 봄비나(Bombina bombina) 개구리 피부에 분포하는 펩티드 아미노산 서열과 일치한다.

위상 상태(gastric phase)에서 위로 들어온 음식은 공복상태로 있는 위를 중성화시킨다. 이러한 위의 pH와 팽창 증가는 화학수용기와 기계수용기에 의해 감지되어 미주신경 반사에 의해 G 세포에서 가스트린을 분비하게 한다. 위의 전정부위에서는 일부 분해된 단백질, 펩티드와 아미노산(특히, 페닐알라닌와 트립토판)들이 직접적으로 G 세포를 자극하여 가스트린을 분비 한다. 칼슘 이온도 잠재적인 가스트린 분비인자이다. 그렇지만, 어떻게 G 세포가 이러한 대사산물들에 반응하는 지는 아직 모르고 있다. 부갑상선 등에 의해 발현이 증가한 G 단백질 연계 칼슘 반응 수용체(G protein-coupled calcium sensing receptor)가 G 세포에서도 전사를 증가시킨다. 아미노산과 펩티드들은 칼슘 수용체에 반응하여 세포 내 신호 경로를 활성화시켜 결국 가스트린 분비를 증가시키는 것으로 생각된다.

유미즙이 십이지장으로 이동하면 장상 단계(intestinal phase)가 시작된다. 십이지장 점막층에도 일부 G 세포가 분포하지만, 가스트린을 분비하는 세포는 매우 적다. 장상 단계에선 가스트린 분비 억제가 주로 일어난다. 산성이며 지방을 함유한 유미즙이 십이지장으로 유입되면 호르몬과 신경 작용으로 가스트린과 위산 분비가 직간접적으로 감소하게 된다. 위산 분비와 위 활성을 억제하는 장 내 분비물들을 장내가스트론(enterogastrones)이라 부른다. 몇몇 장에서 분비되는 호르몬들은 장내가스트론처럼 작용한다. 즉, 위점막에 있는 D 세포를 자극하여 SST을 분비하고 위활성을 간접적으로 억제한다. 이외에도, 동일한 자극에 의해 개시되는 미주신경반사는 GRP 분비를 억제하고 소마토스타틴 분비를 유도한다(그림 6.9).

소마토스타틴

소마토스타틴(Somatostatin; SST)은 가스트린과 위산 분비를 억제하는 중요한 음성 되먹임 억제자이다. SST는 성장호르몬의 분비를 억제하는 시상하부 펩티드로 처음 발견되었으나, 후속 연구를 통해 시상하부 외의 다른 부위에서도 분비가 된다는 사실이 알

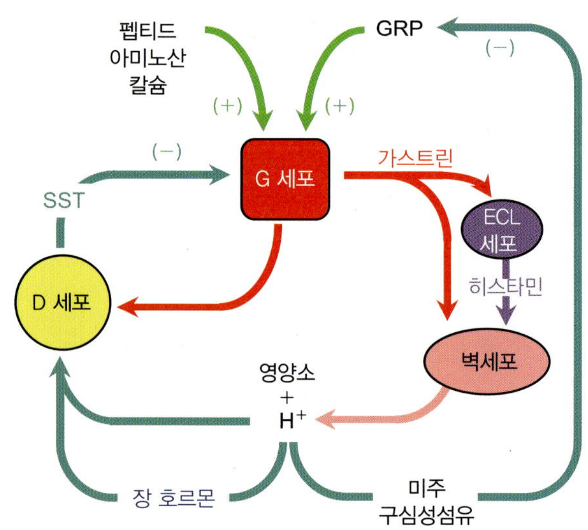

그림 6.9 가스트린의 직·간접적인 되먹임 기전. 가스트린 분비는 내강내 영양소와 GRP(gastrin releasing peptide)와 정비례하고, SST(somatostatin)와는 반비례한다. 가스트린은 측분비와 내분비 경로를 통해 전정부와 벽세포 점막층에 있는 D 세포를 자극하여 SST 분비를 유도한다. 증가된 내강내 H^+ 농도는 전정위와 십이지장 D 세포를 자극하여 SST 분비를 유도한다. 십이지장에서 H^+ 농도 증가와 소장에서 내강내 영양소 증가는 장관호르몬 분비를 증가시키게 되며, 이를 통해 위와 십이지장 점막층에 분포하는 D 세포를 자극하여 SST 분비를 유도한다. 증가된 내강내 H^+ 농도는 신경계 화학적 수용기에 의해 감지되어 미주신경반사를 자극하여 GRP의 방출과 D 세포의 콜린성 억제를 감소시킨다.

려졌다. SST는 췌장샘에 있는 δ 세포와 위와 장의 점막층에 넓게 분포한 장관 신경계와 D 세포에서 합성 분비된다. 장관내분비 세포에 의해 분비되는 SST는 국지적으로 작용하는 측분비인자와 호르몬으로 모두 작용한다. 14개(SST-14) 또는 28개(SST-28) 아미노산으로 구성된 2개의 생물학적 활성 형태는 116개 아미노산인 프리프로소마토스타틴(preprosomatostatin) 유전자의 정상적인 프로세싱 과정을 통해 생산된다. 양쪽은 카르복실기에 동일한 14개 아미노산 서열을 가지고 있다. 시스테인 잔기 11개 아미노산은 카르복실기에 이황화결합을 하여 환상형 분자를 형성한다. SST-28은 혈액에서 보다 긴 반감기를 가지고 있지만(15분과 2분), SST-14와 SST-28은 유사한 능력을 가진다. SST는 5 종류의 수용체에 의해 매개되며, 이들 모두는 G 단백질을 통해 adenylyl cyclase의 억제와 특정 이온 채널의 활성 및 억제를 위한 여러 신호전달 통로를 활성화시킨다.

벽세포와 전정부위 점막층에 분포하는 D 세포는 해부학적 특성과 생리학적 특성에 있어 다소 차이가 난다. 벽세포 점막층의 D 세포는 긴 세포질을 가진다. 이들 세포로부터 분비되는 SST은 순수한 측분비 방식으로 ECL 세포로부터 히스타민 분비를 억제하고 주세포로부터 산 분비를 억제하는 것으로 보이지만, G 세포에 의한 가스트린 분비에는 영향을 미치지 않는 것으로 알려져 있다. 벽세포 점막층에 있는 D 세포는 위 내용물과 직접적으로 접촉하지는 않기 때문에 위내 pH을 감지할 수는 없다. 이들 세포에 의한 SST 분비는 ECL과 벽세포의 자극과 함께 미주 콜린성 신경섬유에 의해 억제된다. SST 분비는 교감신경과 장관 호르몬에 의해 방출되는 카테콜라민에 의해 자극된다.

전정 점막층에 있는 D 세포는 전정 부위의 내강에 있는 유미즙과 접촉하고, 낮은 pH에 반응하여 SST을 분비한다. SST은 G 세포로부터 가스트린의 분비를 억제하는 측분비인자이며, 혈액을 통해서 전정부위와 벽세포 점막층안에서 멀리 떨어져 있는 세포에도 전달된다. SST의 혈액 내 농도는 음식을 섭취한 다음에는 6배에서 10배 증가하지만, 혈중 SST 농도에 이들 장관 벽세포, 전정부위 D 세포들이 얼마나 영향을 미치는 지는 아직 알려진 바가 없다. 증가된 수소이온 농도는 직접적으로 전정부위 D 세포을 자극하는 것으로 보인다. 장관 내강에 존재하는 펩티드, 아미노산, 지방들은 신경과 체액성 중재을 통해 전정부위 벽세포 점막층과 장관 D 세포를 자극하는 것으로 보인다(그림 6.10)

콜레시스토키닌(CCK)

1928년에 아이브와 오들버그는 십이지장 점막층으로부터 추출한 성분에서 담낭을 수축하여 담즙을 방출하는 물질을 발견하고 이

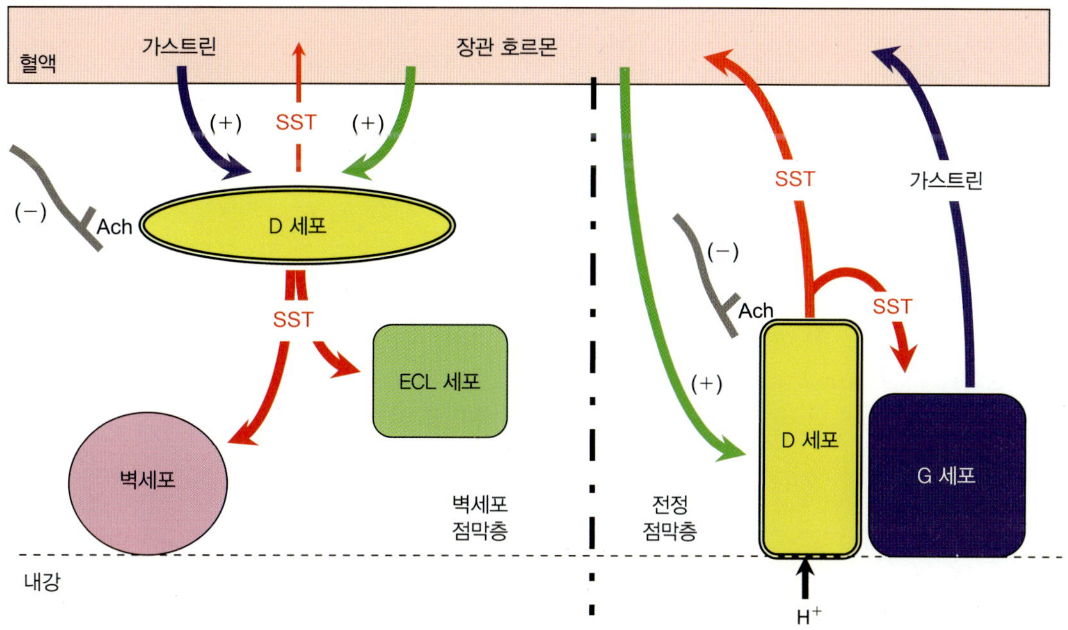

그림 6.10 위 점막층에서 SST와 이들의 분비조절. 벽세포 점막층에 분포하는 SST를 분비하는 D 세포는 내강 내용물들과 직접 접촉하지 않기 때문에 GI 관에 있는 내분비세포에서 분비된 호르몬을 통해 자극 신호와 미주 콜린성 신경에 의한 억제 신호를 받는다. 이들 세포에 의해 분비된 SST는 주로 측분비 인자로 작용한다. 벽세포 점막층에 있는 D 세포는 증가된 H^+ 농도와 혈액 내 장관 호르몬에 의해 자극 받고, 미주 콜린성 신경에 의해 억제된다.

를 "담낭을 흥분시킨다"는 의미로 콜레시스토키닌(cholecystokinin; CCK)이라 명명하였다. 15년 후에는 십이지장 점막층의 추출물을 주입하면 췌장에 영향을 미쳐 효소원(자이모겐) 과립형태로 저장된 소화효소가 분비된다는 사실이 밝혀졌다. 이런 추출물 내 활성화된 성분을 판크레오지민(pancreozymin; PZ)이라 한다. 20여 년 후 CCK-33이 정제된 후에 담낭을 수축하는 물질과 췌장 내 소화효소 분비를 촉진하는 물질이 동일하다는 것이 확인되었으며, 잠시 동안 이들을 CCK/PZ 라 불렀으나, 지금은 단순히 CCK라 한다. GI 호르몬으로서 역할 외에도, CCK는 말초신경, 특히 위장관 기능과 관련된 신경전달 물질로서 기능을 한다. CCK-8은 인체의 뇌에서 생산되는 가장 풍부한 신경펩티드로 알려져 있다.

CCK는 십이지장과 공장 점막층에 있는 I 세포에서 생성된다. 인간 혈장에 있는 CCK의 주된 형태는 33개 아미노산 펩티드 이지만, 58, 22, 8개 아미노산을 가진 CCK도 이들 세포에서 분비된다. CCK의 활성화된 형태는 모두 동일하게 아미드화된 C 말단과 CCK-1 수용체에서 인식되는 티로신-황화 옥타 펩티드를 가지고 있다. 혈중 CCK 펩티드는 일분도 안 되는 반감기를 가진 CCK-8에서부터 5분이나 되는 CCK-58까지 다양하다. CCK는 대부분 신장에서 제거된다.

CCK의 생리학적 활성

췌장 효소 분비

섭취된 단백질, 지방, 녹말의 효율적인 분해와 흡수는 췌장 세포에서 합성되는 효소의 촉매 활성이 필요하다. 췌장은 체내에서 가장 높은 단백질 합성률을 나타내며, 하루에 십이지장으로 단백질을 15g이나 방출한다. 췌장 효소는 아세틸콜린과 CCK에 의해 활성화된 칼슘-의존성 과정에 의해 췌장 외분비관으로 분비된다. 단백질 분해효소는 효소원(자이모겐)이라 부르는 불활성화된 전구효소로 분비되어 십이지장 내강에서 프로테아제에 의해 활성화된다. 리파아제(지방분해효소)와 아밀라아제는 활성화된 효소로 분비된다. 자극에 의해 췌장외분비세포는 효소를 수송하는 수용액을 췌장 도관을 통해 분비한다. 췌장 도관은 오디괄약근 부위에서 총담관과 합류하여 십이지장으로 담즙과 함께 소화효소 용액을 내보낸다.

CCK 혈장 내 농도는 단백질과 지방이 함유된 음식을 섭취한 후 30분 이내에 5~10배까지 증가한다(그림 6.11). 따라서, 장관 내에 출현하는 췌장소화효소와 혈중 CCK 농도 증가사이에는 어떠한 연관성이 있다. 혈중 증가하는 양과 동일하게 CCK를 주입하면 췌장 소화효소 분비가 증가하게 된다. CCK 수용체(CCKR-1)는 설치류 췌장 외분비 조직에서 추출되었다. 추출한 설치류 외분비 세포에 CCK를 투여하면 세포내 칼슘 농도가 증가하여 효소원들이 세포막에 융합되는 현상이 일어나는 것이 관찰되었다. 그렇지만 인간의 경우 인체 췌장 외분비세포들은 매우 적은 양의 CCK-1 수용체를 발현하고, 추출한 인간 췌장 외분비세포에 직접 CCK를 투입하면 CCK의 효소분비 효과가 거의 나타나지 않는다. 인체에서는 부교감신경에서 방출되는 아세틸콜린이 췌장 외분비에 직접적으로 관여한다. 콜린성 섬유 자극은 설치류에서와 동일

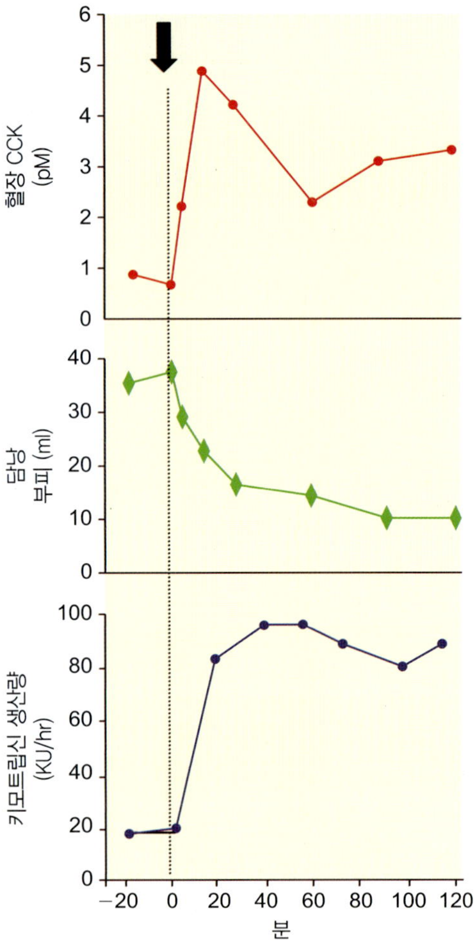

그림 6.11 정상인에서 표준화된 액상 음식의 섭취(화살표)가 혈중 CCK, 담낭 수축, 췌장내 키모트립신 분비에 미치는 영향. (Redrawn from data of Liddle, R.A., Godlfine, I.D., Rosen, M.S., Taplitz, R.A., and Williams, J.A. (1985) Cholecystokinin activity in human plasma. Molecular forms, response to feeding and relationship to gall bladder contraction. J. Clin. Invest. **75**: 1144–1152; and Owyang, C., Louie, D.S., and Tatum, D. (1986) Feedback regulation of pancreatic enzyme secretion. Suppression of cholecyctokinin release by trypsin. J. Clin. Invest. **77**:2042–2047.)

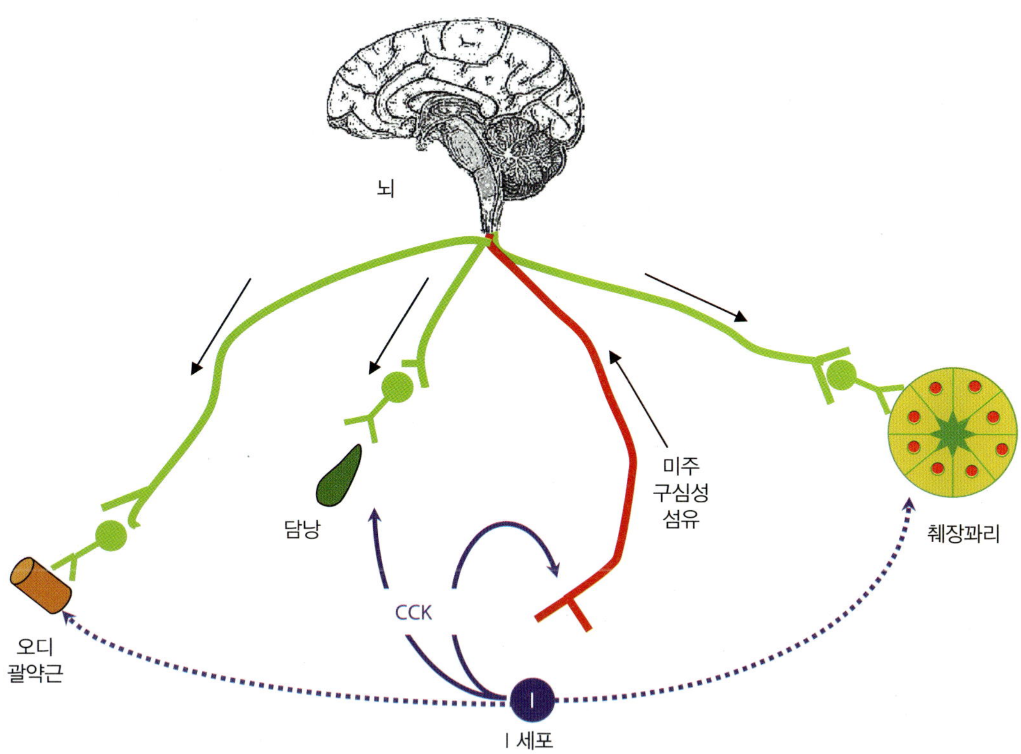

그림 6.12 CCK 활성에 의한 췌장 분비와 담즙 흐름. 주요한 직접적인 작용은 파란색 굵은 화살표로 표시 하였으며, 아직 명확하게 밝혀지지 않은 생리적 작용은 파란색 점선으로 표시 하였다.

한 신호전달체계를 통해 작용하게 된다. 미주섬유는 CCK-1 수용체를 발현하여 CCK와 결합한 다음 췌장에서 분비촉진신경을 활성화하는 반사작용을 개시한다(그림 6.12). 비록 아세틸콜린이 췌장에서 CCK 분비를 위해 부교감신경으로부터 분비되지만, CCK가 사람에서 췌장소화효소 분비에 직접 관여하는지는 아직 밝혀지지 않았다.

담낭 수축

담즙은 인지질, 콜레스테롤, 담즙산으로 구성되어 있으며, 지방을 유화하고 소장에서 지방의 소화와 흡수를 촉진하는데 필요하다. 담즙은 또한 독성이 제거된 대사산물을 배출하는 수단으로도 이용된다. 간세포는 담즙을 담소관으로 분비하며, 소엽사이관에 모인 다음, 궁극적으로 총담관으로 배출된다. 담낭으로부터 담즙이 출입하는 관인 담낭관은 간으로부터 나온 총담관과 이어져 있다(그림 6.1). 담관벽에 분포하는 상피세포(담관 세포)는 중탄산염이 풍부한 수용액을 분비한다. 희석된 1리터 담즙이 매일 생산되며, 이들의 반은 직접 총담관을 통해 십이지장으로 분비된다. 십이지장으로 흘러가는 담즙은 십이지장벽을 통해 총담관으로 연결된 오디괄약근에 의해 조절된다. 괄약근은 십이지장벽에 있는 종주근과 환상근으로 구성된다. 공복시 이들 근육의 위상 수축은 총담관 입구를 닫게 하며, 담낭으로 담즙을 우회시킨다. 담낭은 수분과 전해질의 재흡수로 유기물을 20배까지 농축시킨다. 담낭은 50ml 용량을 가진 속이 빈 주머니 모양으로, 담낭벽은 횡단근, 종근, 경사 평활근섬유로 구성된 단일 상피세포층으로 되어 있다. 담낭, 담관, 오디 괄약근들은 교감신경과 부교감신경들이 풍부하게 분포하고 있다.

CCK는 담낭 수축을 유도하여 담즙을 배출시킬 수 있게 한다. 이때 CCK는 오디 괄약근도 이완시켜 십이지장으로 담즙이 방출되게 한다. 미주신경도 담낭과 오디 괄약근을 자극하여 담즙 배출을 용이하게 한다. 인체에 있는 담낭 평활근은 CCK(CCKR-1)와 아세틸콜린(M3) 수용체를 가지고 있다. CCKR-1은 미주와 장관 신경섬유에도 분포하며, CCK에 의한 이들 수용체 자극은 담낭에 대한 CCK의 직접적인 활성을 강화시키는 반사작용을 개시한다. 즉, CCK는 직간접적으로 모두 담낭의 수축에 관여한다. 비록 CCKR-1은 오디 괄약근에 존재하지만, 이완은 신경계 작용에 의해 주로 일어난다(그림 6.12). 담낭에 있는 CCKR-1의 활성은 평활근의 이완보다는 수축에 관여된 세포내 칼슘을 증가시킨다. 혈관작용성 장펩티드(vasoactive intestinal peptide; VIP)은 이완 작용을 하는 아세틸콜린 신경전달물질 보다 cAMP 2차 전령을 통해 작용한다.

CCK의 기타 효과

비록 CCK는 ECL 세포와 벽세포에 있는 가스트린과 동일한 수용체(CCKR-2)에 결합하지만, 위에서 효과는 위산 분비를 촉진시키는 것 보다는 오히려 억제하는 역할을 한다. 억제 효과는 SST를 분비하는 위내 D 세포에 대한 자극의 결과로서 잘 설명할 수 있다. CCK 또한 아마도 SST의 분비 증가에 의해서 주세포에 의한 펩시노겐과 위 리파아제의 방출을 억제하는 것으로 보인다. 지연된 위 배출은 위의 평활근층에 의한 복잡한 작용에 의해 일어난다. CCK는 유문, 전정 그리고 십이지장 평활근의 위상 수축을 자극하는 동시에, 기저부에 있는 평활근을 이완시킨다. 적어도 어느 정도는 이런 활성이 평활근에 분포하는 CCKR-1에 의해 매개되지만, 미주신경에 작용하는 CCK에 의해 개시되는 혈관미주신경 반사가 더 중요하게 작용 한다. CCK에 의해 자극된 미주신경은 또한 음식 섭취량에 대한 CCK의 억제 효과에 영향을 미친다. 위 배출 지연은 포만감을 주게 된다. 음식 섭취량 조절에 영향을 미치는 요인에 대한 설명은 제 8장에서 더 설명하기로 한다. CCK는 환상 평활근과 종주 평활근의 율동적인 수축 자극을 통해 장을 따라 유미즙의 이동을 유도한다. CCK의 이러한 효과가 직접적인 효과인지 혈관미주신경 반사에 의한 효과인지는 좀 더 연구가 필요하다. CCK-8이 장내 평활근에 분포하는 뉴런에서 분비된다는 것은 주목할 일이다. CCK의 어떤 효과는 호르몬 보다는 신경전달물질로서 기능을 할 가능성도 있는 것으로 보인다.

CCK 분비 조절

앞에서 언급한 바와 같이, 혈중 CCK 농도는 음식을 섭취한 직후에 급격하게 증가한다(그림 6.11). CCK를 분비하는 I 세포의 표면은 십이지장과 공장의 장관 안쪽에 노출되어 있다. 설치류 그리고 아마 인간에서도 장내 점막층은 CCK 분비를 자극하는 장관 내 CCK 분비요소(luminal CCK releaseing factors; LCRF)라 부르는 펩틴을 분비한다. 췌장 단백질분해효소에 의한 LCRF 분해산물은 공복시에 간헐적으로 십이지장으로 방출되어 낮은 수준의 CCK 분비를 유지시킨다. 음식 섭취 후에는 CCK 분비는 증가하고, LCRF는 섭취한 단백질과 경쟁을 통해 단백질 분해효소에 의한 분해를 모면할 수 있다. CCK 분비는 또한 유미즙에 있는 성분들에 의해 증가된다. 이들 중 가장 중요한 성분은 12개 이상의 탄소를 가진 지방산이다. 아직 정확히 알려지지 않은 기전이지만, 지방산이 I 세포에 노출되면 세포내 칼슘 농도가 증가하여 CCK 분비를 자극하게 된다. 지방산은 소포체를 자극하여 칼슘을 세포질로 방출 한다는 연구 결과 보고가 있다. 또 다른 연구에서는 지방산이 I 세포막에 있는 G 단백질 연계 수용체를 활성화한다는 보고도 있다. 아미노산과 작은 펩티드들은 또한 G 단백질 연계 칼슘 수용체를 통해 CCK를 분비하는 I 세포를 자극하게 된다. 탄수화물은 CCK 분비에 거의 영향을 미치지 않는 것으로 보인다.

CCK 분비의 되먹임 기전은 I 세포의 직접적인 억제와 촉진 자극의 제거 및 감소를 통해 일어난다(그림 6.13). CCK 반응에 의해 십이지장으로 방출된 담즙은 직접 I 세포에 작용하여 추가적인 CCK 분비를 억제시킨다. 이외에도 담즙은 지방의 흡수를 촉진하고 CCK 분비를 위한 자극을 감소시킨다. 유사하게 췌장 단백질 분해효소는 LCRF 분해와 유미즙에 있는 펩티드의 분해를 촉진한다. CCK는 위점막층에 있는 D 세포를 자극하여 SST 분비를 유도하고 주세포로부터 소화효소, ECL 세포로부터 히스타민, G 세포에서 가스트린, 벽세포로부터 산 분비를 억제시킨다. 이러한 효과와 천천히 위 비우기는 I 세포에 반응하는 지방산, 펩티드, 아미노산을 감소시켜 CCK 분비 과정을 약화시킨다. SST도 직접적으로 I 세포을 억제하는 것으로 알려져 있다. 마지막으로 포만감을 느끼게 되면 CCK는 음식 섭취량을 줄이게 한다.

세크레틴/글루카곤 슈퍼패밀리

세크레틴/글루카곤 슈퍼패밀리(그림 6.14)은 9개의 높은 상동성을 나타내는 호르몬, 측분비 인자, 또는 신경펩티드로 구성되어 있다. 이들 펩티드는 액손과 유전자 복제에 의해 고대 DNA 염기에서 진화한 것으로 추정된다. 세크레틴과 글루카곤 이외에도, 슈퍼패밀리에는 GIP(glucose dependent insulinotropic peptide), GLP-1, 2(glucagon like peptides 1 and 2), VIP(vasoactive intestinal peptide), PHM(peptide histidine methionine), PACAP(pituitary adenylate cyclase activating peptide), GHRH(growth hormone releasing hormone) 등이 포함된다. 글루카곤, GLP-1, GLP-2은 동일한 유전자의 서로 다른 액손을 암호화한다. VIP 유전자 또한 PHM을 암호화한다. PACAP 유전 산물은 상동성이 있는 PRP(PACAP related peptide)을 포함하지만, 이 펩티드는 생물학적 활성은 없다. 흥미롭게도 조류에서는 PACAP 유전자가 또한 GHRH을 암호화한다. 이 슈퍼패밀리에서 다른 두 유전자는 도마뱀에서 발견되며 GLP-1, PACAP과 유사한 4개의 펩티드(exendins 1-4)를 암호화한다. 이들 펩티드는 독이 있는 큰도마뱀의 침샘에서 분비된다.

세크레틴, GLP-1, GLP-2, GIP은 소장의 점막층에 있는 내분비세포에서 생산된다. 이에 반해 VIP, PHM, PACAP은 장근신경총과 미주신경에서 생산된다. 미량의 GHRH와 글루카곤은 또한

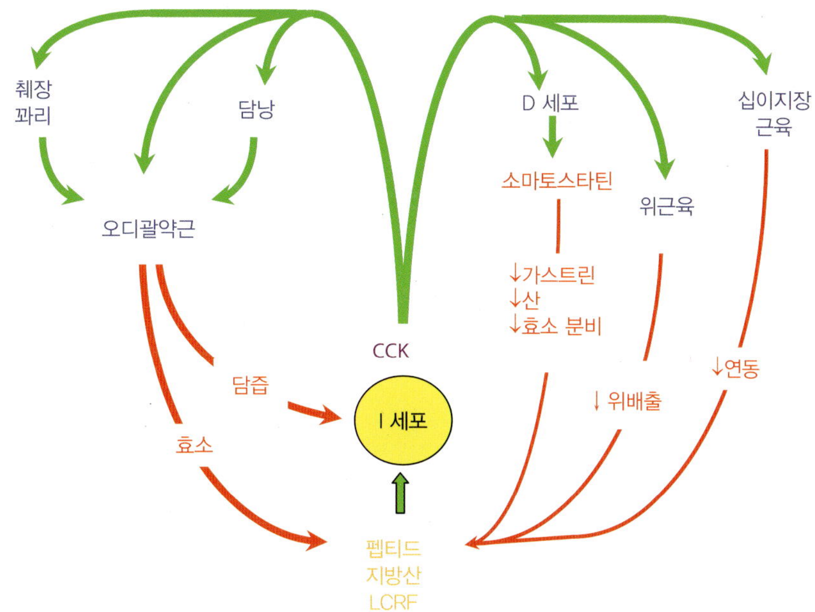

그림 6.13 CCK 분비 조절. 빨간색 화살표는 억제 효과를 나타낸다. **LCRF** = Luminal Cholecystokinin Releasing Factors.

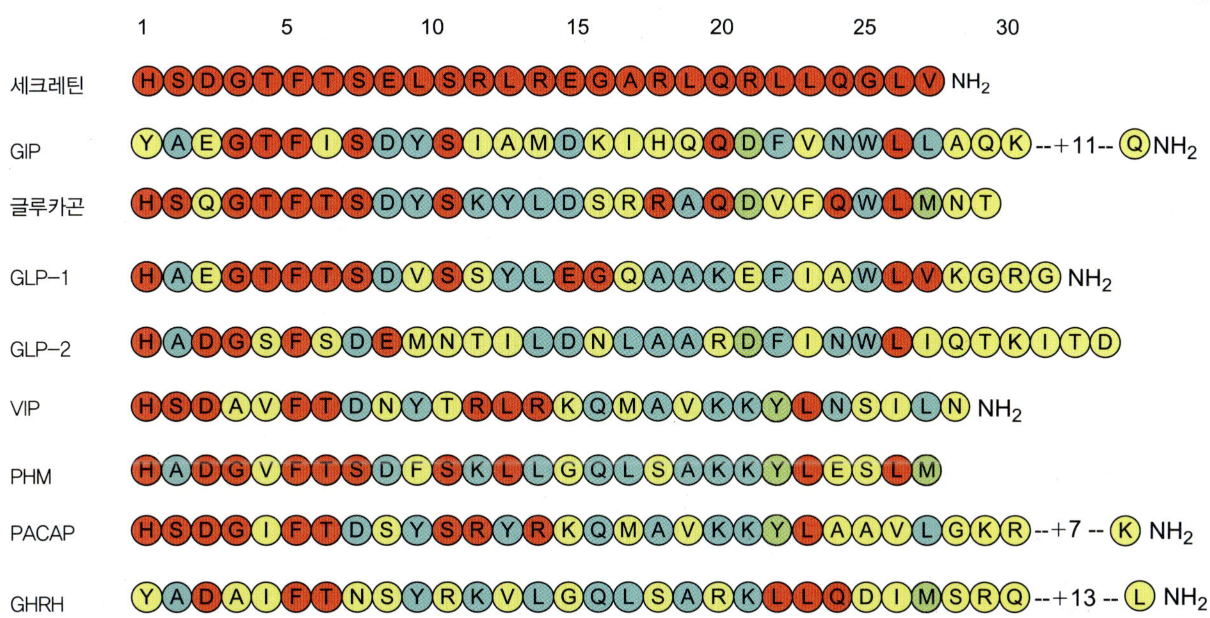

그림 6.14 세크레틴/글루카곤 패밀리의 펩티드 구조. 아미노산은 단일 글자 아미노산 암호로 나타내었다. 빨간색 잔기들은 세크레틴의 상응하는 위치와 동일하며, 청록색 또는 녹색 잔기는 적어도 3개 패밀리 펩티드에서 상응하는 위치가 동일하다. 30 잔기 이상의 C 말단 잔기에선 염기서열이 다양하고, 대부분의 펩티드에서 C 말단 아미노산은 아미드화가 되었다. A = alanine, C = cysteine, D = aspartic acid, E = glutamic acid, F = phenylalanine, G = glycine, H = histidine, I = isoleucine, K = lysine, L = leucine, M = methionine, N = asparagine, P = proline, Q = glutamine, R = arginine, S = serine, T = threonine, V = valine, W = tryptophan, Y = tyrosine.

위장관에서도 발견되나, 이들은 시상하부와 췌장샘에 더 풍부하게 분포한다. 이들 펩티드는 뇌에 분포하는 신경에서도 생산되어 신경전달물질과 신경조절물질로 작용한다. 이들 펩티드의 수용체는 구조적으로 서로 유사하며, 시각수용체인 로돕신을 포함한 G 단백질 연계 수용체 슈퍼 패밀리에 속한다. 이들은 고대 공동 수용체 조상으로부터 유래한 것으로 추정되며, G 단백질 연계 수용체에 의해 cyclic AMP 2차 전령이 활성화되어 신호를 전달한다.

세크레틴

베이리스(Bayliss)와 스타링(Starling)에 의해 1902년에 발견된 세크레틴은 내분비학의 개념을 정립하는데 효시가 되었다. 즉, 특정 자극에 의해 한 기관에서 혈액으로 화학물질이 방출되어 다른 기관에 신호를 전달하는 성분을 내분비 물질이라고 하는 개념을 도입하게 하였다. 이들 연구자는 산성물질을 개의 공장 조직에 주입하면 신경이 손상을 받아도 췌장액의 분비가 유도되는 것을 관찰하였다. 또한 십이지장 점막층에서 추출한 물질을 개에게 주입하여도 동일한 결과를 얻었다. 이들은 이 성분을 활성물질 세크레틴이라 불렀으며, 그리스어로 격려하다, 개시하다, 자극하다 등의 뜻을 가진 '호르몬'이란 신조어가 사용되었다. 세크레틴의 발견 전에는 기관 사이의 상호 연락은 단지 신경에 의해서만 가능한 것으로 생각했었다.

세크레틴은 십이지장과 근위 공장 점막층에 있는 S 세포에서 생산된다. 이들 분비는 소장안의 pH가 4.5 이하가 되면 급격하게 증가한다. 세크레틴의 주요 생리적 역할은 담관과 췌장의 분비관 주변에 분포하는 상피세포에서 중탄산염과 수분의 분비를 자극하는 것이다. 증가된 중탄산염이 십이지장으로 운반되면 유미즙에 있는 수소이온을 완충하는 작용을 하여 pH를 중성으로 올려놓게 된다. 췌장액과 담즙은 십이지장의 내용물을 중성화시키는 작용을 하며, 췌장액이 상대적으로 큰 역할을 발휘한다.

세크레틴의 세포내 효과

세크레틴은 췌장과 간의 담관을 형성하는 상피세포의 세포막을 통해 이온의 이동을 조절하여 수분과 중탄산염의 분비를 자극한다(그림 6.15). 다른 극성화된 상피 세포처럼 이들도 도관 부분에 접한 세포막(끝표면)과 세포간질에 노출된 세포막(기저표면) 사이에는 서로 다른 이온채널 단백질, 교환체단백질, 수송단백질 등이 존재한다. 이들 세포들은 접합체에 의해 상호 연결되어 있으며 수분은 쉽게 통과하지만, 다른 이온들은 선택적으로 통과시킨다. 전해질 이동의 추진력은 세포질과 세포외액 사이의 급격한 전기화학적 나트륨 농도 구배에 의해 이루어진다. 수분이 내강 안으로 이동하는 추진력은 이들 이온의 이동에 의해 형성된 삼투구배에 의해서 생성된다. 나트륨 이온은 운반체를 통해 기저층막을 가로질러 하나의 나트륨이온이 2개의 중탄산염을 수송한다. 중탄산염은 염화물과 교환에 의해 세포의 끝표면막에서 내강으로 내보내진다. 음이온인 염화물이온은 세포막의 끝표면 염화이온 채널을 통해 배출되기 때문에 세포질 내에 축적되지 않는다. 염화물은 내강에서 중탄산염이 누적될 때 재활용된다. 음이온 전하를 띤 중탄산염은 전기적 구배를 생성하여 세포간 접합을 통해 확산되는 나트륨에 대한 추진력을 발휘한다. 나트륨 중탄산염의 증가는 상피세포 사이와 상피세포를 통해 수분을 이동시키는 삼투압을 생성한다. 이러한 시스템에 필수적인 나트륨 구배는 기저막층에 분포하는 나트륨/칼륨 ATPase(나트륨 펌프)에 의해 나트륨이 지속적으로 배출되기 때문에 유지된다. 이러한 시스템의 작동에 의해 중탄산염이 풍부한 췌장액을 하루 1L까지 생산할 수 있다.

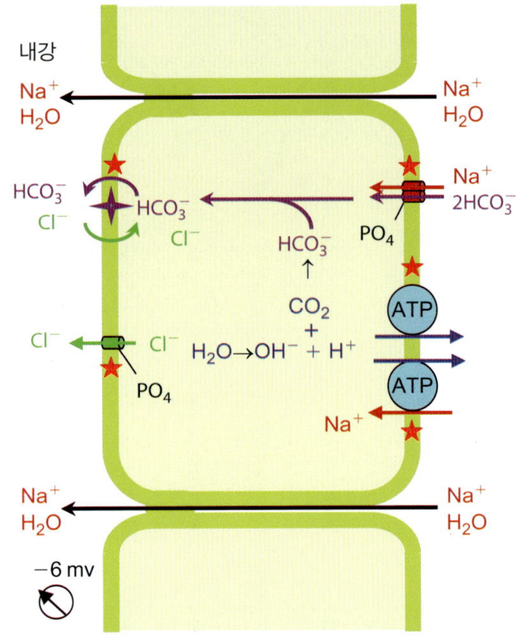

그림 6.15 췌장과 담도 상피세포에서 중탄산염 분비를 위한 세크레틴의 작용. 별표는 세크레틴에 의해 유도되는 증가된 cyclic AMP 생성과 protein kinase A 의존성 인산화를 통해 일어나는 일련의 과정을 나타낸다(자세한 내용은 본문 참조).

현재 모델에 의하면, 자극이 없는 휴식 상태에서는 염화물/중탄산염 교환체, 염화물 채널, 아쿠아포린 1(aquaporin 1)이란 수분 채널 등이 분포한 막은 세포막의 끝표면층 아래인 세포질에 소낭 형태로 격리되어 분포한다. 세크레틴에 의한 자극이 오면 세포골격과 관련한 주요 단백질들이 cyclic AMP 의존적으로 인산화되어 이들 소낭들을 세포막의 끝표면층와 융합을 유도한다. 이외에도, 새로 삽입된 낭성 섬유종 막조절자(cystic fibrosis transmembrane regulator; CFTR)란 염화물 채널은 protein kinase A에 의해 인산화되어 활성화된다. 이 채널의 활성화는 용액 분비의 중요한 요소이다. CFTR 염화물 채널의 유전적 결손은 췌장뿐 만 아니라 세기관지 점막층 등의 분비과정에 심각한 문제를 야기하여 낭성섬유증이라는 무서운 질병을 유발시킨다.

상피세포의 기저측 막에서는 protein kinase A가 나트륨/중탄산염 공동수송체를 인산화시켜 활성화 형태를 유도하고 중탄산염의 유입을 증가시킨다. 대부분의 중탄산염은 간질액과 혈장으로부터 유래하나, 때로는 탄산무수화효소에 의해 상피세포에서 이산화탄소와 수분으로부터 유래되기도 한다. 즉, 탄산무수화효소가 이산화탄소와 수분을 탄산으로 촉매하게 된다. 세포내 알칼리성 환경은 탄산이 중탄산염과 수소이온으로 해리되는 것을 촉진한다. 수소이온은 나트륨 교환이나 기저측 막에 분포하는 ATP 의존성 수소이온 펌프에 의해 제거된다. 나트륨/수소 이온 교환체와 수소이온 펌프는 세포막 아래에 소낭으로 격리되어 있다가 cyclic AMP 의존적 과정에 의해 기저측막에 융합된다. 세크레틴에 의한 자극효과와 더불어, 세포외액과 동일한 나트륨 농도, 혈장보다 5배 높은 중탄산염 농도, 그리고 이와 연관된 염화물 농도가 췌장액과 담즙 생산을 유도한다.

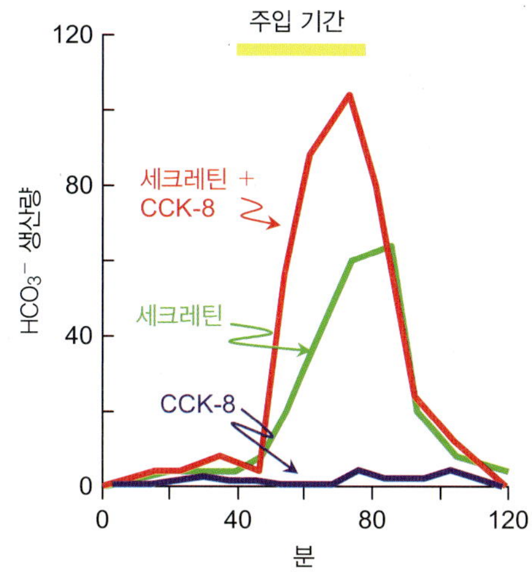

그림 6.16 중탄산염 분비를 위한 세크레틴과 CCK의 상승효과. 6명의 정상인에게 정맥 주사로 세크레틴 단독, CCK 단독, 세크레틴과 CCK 조합을 주입하였다. 중탄산염 생산량은 코-위장 관을 통해 수거한 십이지장액 표본을 통해 분석하였다. (Redrawn from data of Refeld, J.F. (2004) Best Practice and Research in Clinical Endocrinology and Metabolism **18**:569–586.)

세크레틴/CCK/아세틸콜린 상호작용

세크레틴, CCK, 아세틸콜린은 췌장액 분비를 조절하는 주된 자극제이다. 부교감신경에서 방출된 아세틸콜린과 CCK는 꽈리세포을 자극하여 소량의 용액과 함께 단백질을 분비하게 한다. 이들 물질 단독으로는 수분과 중탄산염 분비에 영향을 미치지 못한다. 그렇지만, CCK와 미주신경에서 분비되는 아세틸콜린은 수분과 중탄산염 분비에 영향을 미치는 세크레틴의 활성을 자극한다(그림 6.16). 이러한 결과는 cyclic AMP와 IP_3/DAG 2차 전령에 의해 활성화된 단백질들에 의해 유도된다. 세크레틴, CCK, 아세틸콜린의 각각에 대한 독립적인 기능은 따로 설명하겠지만, 정상적인 생리 활성에 있어서 이들의 통합적인 기능도 간과해서는 안된다.

세크레틴의 기타 효과

췌장과 담관에서 생산되는 중탄산염의 주된 기능은 유미즙의 중성화이다. 세크레틴는 위에서 분비된 수소이온이 십이지장으로 이동하는 것을 감소시키는 보상적인 효과를 나타낸다(그림 6.17). 세크레틴은 간접적으로 SST를 분비하는 전정위 점막층에 분포하는 D 세포를 자극하여 위산 생성과 가스트린 생산을 억제한다. SST는 G 세포, ECL 세포, 벽세포에 의한 산 생성을 억제한다. 세크레틴과 CCK는 SST 분비에 상승 효과를 가진다는 몇몇 보고가 있다. 이외에도, 미주신경 수용체의 활성화에 의해 세크레틴과 CCK은 D 세포의 억제 효과를 감소시키고, 위배출시간 지연, 근위 소화위에 분포하는 평활근의 이완을 유도한다. 위에 대한 또 다른 효과에는 점액, 펩시노겐, 위 리파아제 분비의 자극 등이 포함된다. CCK와 함께 세크레틴은 영양호르몬(trophic hormone)으로 외분비 췌장의 성장을 자극한다. 세크레틴 수용체는 뇌를 포함한 여러 기관에서 발견된다. 그렇지만, 소화기관 외에서는 생리적 기능이 아직 밝혀져 있지 않다.

세크레틴 분비 조절

내강내 pH 감소는 십이지장 S 세포로부터 세크레틴이 방출되는 주된 자극이 된다. 유미즙에 있는 지방산은 두 번째 자극제이다. 비록 S 세포는 직접적으로 내강내 성분들과 접촉하지만, 내강내 pH에 직접 반응하지는 않고, 오히려 아직 밝혀지지 않은 다른 화학수용기 세포로부터 십이지장 내강으로 분비된 "세크레틴 방출 인자"에 반응한다. 설치류에서 세크레틴 방출 인자는 작은 펩티드이지만, 사람에서는 아직 동정되지 않았다. 췌장액에 있는 단백질 분해 효소에 의한 세크레틴 방출 인자의 분해는 음성 되먹임 기전으로 작용한다. 유사하게 십이지장으로 이동하는 산 농도가 감소하면 분비 능력도 감소하게 된다. 마지막으로 위점막층과 십이지장의 D 세포에서 분비되는 SST는 세크레틴 생산량을 감소시킨다(그림 6.17).

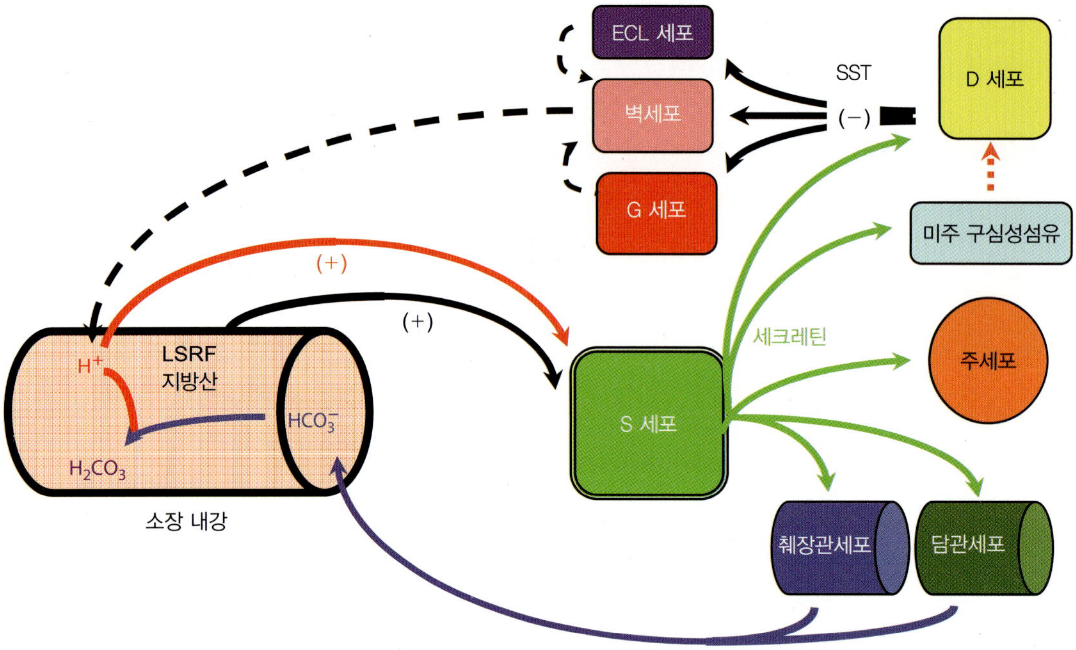

그림 6.17 세크레틴 작용과 이들의 되먹임 조절에 대한 도식적 묘사. 짙은 화살표는 자극을 나타내고, 점선 화살표는 억제를 나타낸다. **LSRF** = Luminal Secretin Releasing Factors.

GIP (Glucose-dependent insulinotropic polypeptide/gastric inhibitory peptide)

CCK와 세크레틴을 제외한 42개 아미노산 펩티드는 장 점막 추출물에서 동정되었으며, 개에서의 위산 분비와 위운동을 억제하는 능력이 있어 Gastric Inhibitory Polypeptide(GIP)라 명명하였다. GIP는 개, 쥐와 다른 실험용 동물들에서 발휘하는 효능에도 불구하고 인체에서는 이러한 위 억제능력이 관찰되지 않았다. 그렇지만, 계속적인 연구를 통해 인체와 실험동물에서 포도당 의존적 인슐린 분비자극에 의해 GIP가 생산된다는 사실이 밝혀졌다. 이후 이 펩티드의 이름을 Glucose-dependent insulinotropic polypeptide로 변경하였다. GIP와 glcuagon-like peptide-1은 인크레틴(incretin)이라 불리고 장 호르몬으로서 인슐린 분비를 증가시킨다. 이들의 기능은 인슐린에 의한 영양소의 빠른 체내 유입과 배분을 유도한다. 인크레틴의 실제 예를 그림 6.18에 제시하였다. 비록 정맥주사가 혈액내 포도당 농도를 크게 증가시켰지만, 혈장 인슐린 농도는 포도당을 정맥주사 했을 때 보다 소장내 공장부위에 주입하였을 때 더 빠르고 크게 증가하였다. 인크레틴 작용은 제 7장에서 더 자세히 설명하기로 한다.

GIP는 주로 근위 십이지장과 공장 일부분에 존재하는 K 세포에서 합성 분비된다. 말초 혈관에서 GIP 농도는 탄수화물과 지방이 많은 음식을 섭취하였을 때 급격하게 증가한다(그림 6.19). 최고 농도는 섭취된 영양소의 10% 만이 십이지장에 도달하였을 때인 20~30분 이내에 관찰된다. 유사한 빠른 증가는 혼합된 영양소

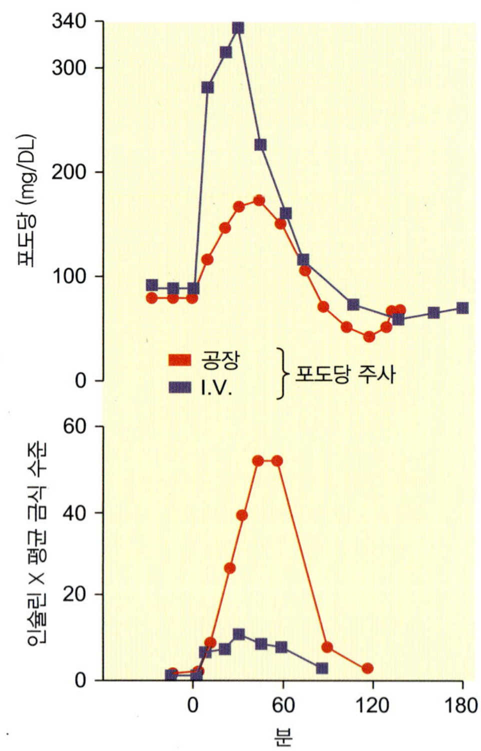

그림 6.18 인크레틴 효과. 500mg의 포도당 용액을 공장에 주입한 경우가 동일한 양의 포도당을 정맥 주사 한 것 보다 더 작게 증가하였다(위 그림). 그렇지만 인슐린 분비에는 공장부위 주입이 더 크게 증가(55배 대 12배) 하였다. (Reproduced from McIntyre, N., Holdsworth, C.D., and Turner, D.S. (1965) Intestinal factors n the control of insulin secretion. J.Clin.Endocrinol. Metab. **25**: 1317.)

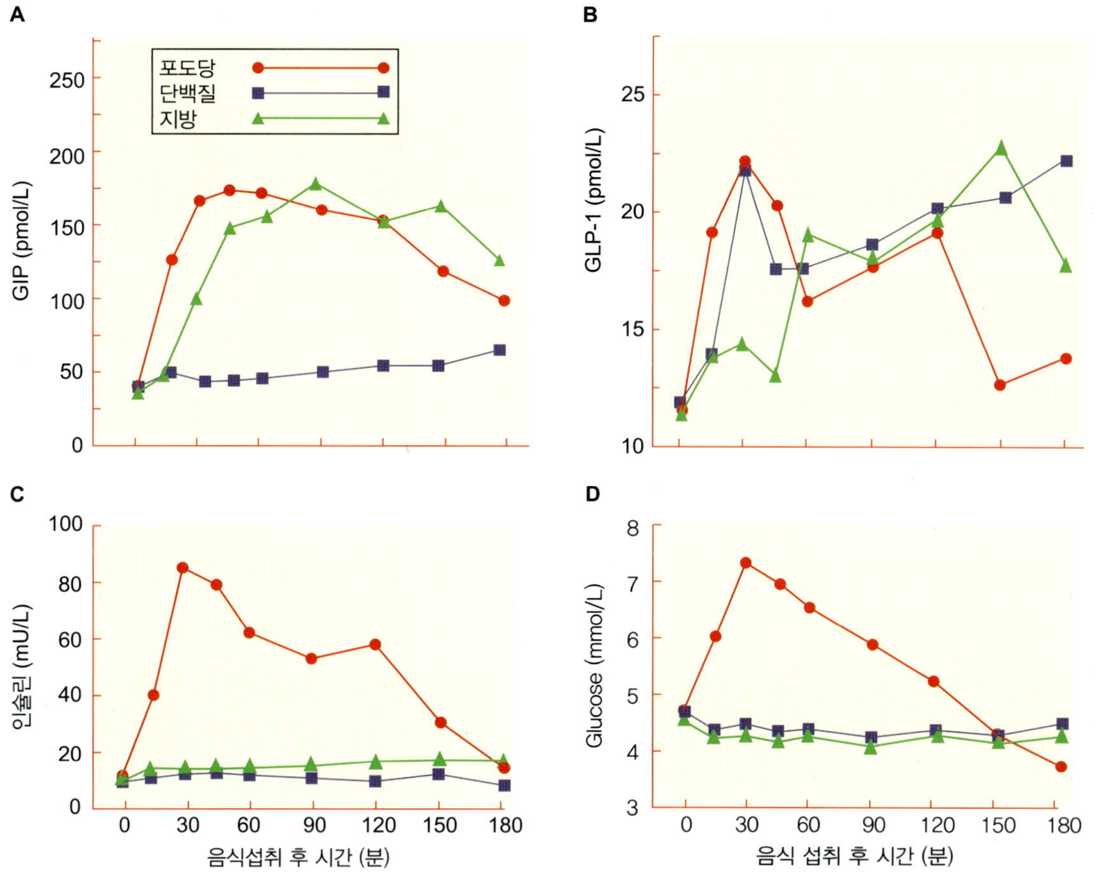

그림 6.19 음식물 종류가 인크레틴 호르몬 분비에 미치는 영향. 여덟 명의 건강한 지원자들에게 오직 포도당, 단백질, 또는 지방만으로 구성된 375 칼로리 식사를 제공하고 정해진 시간에 채혈하였다. **A.** 포도당과 지방은 급격하게 혈장 GIP(glucose-dependent insulinotropic peptide) 농도를 증가시켰지만, 단백질은 GIP 분비에 아무 영향이 없었다. **B.** 포도당과 단백질은 혈장 GLP-1(glucagon-like peptide 1) 농도를 급격히 증가시키지만, 지방이 많은 식사에 대한 반응은 늦어졌다. 패널 A와 B에서 GIP와 GLP 혈장 농도의 단위 차이에 주목하고, 포도당 식사 후 30분 이내에 두 호르몬들의 혈장내 농도가 최고점에 도달한다는 사실도 주목하기 바란다. **C.** 인슐린의 혈장 농도는 오직 포도당 식사 후에 증가하였고, 이때 혈장 포도당 농도도 증가하였다(패널 D). **D.** 혈장 포도당과 인슐린 농도는 GIP와 GLP-1의 분비 증가에도 불구하고 단백질 또는 지방을 섭취 후에는 변화가 없었다. 이것은 포도당 의존적인 인크레틴 효과를 나타낸다. (Redrawn from the data of Elliot, R.M., Morgan, L.M., Tredger, L.A., Deacon, S., Wright, J., Marks, V. (1993) Glucagon-like peptide-1 (7-36) amide and glucose-dependent insulinotropic polypeptide secretion in response to nutrient ingestion in man: Acute post-prandial and 24-h secretion patterns. J. Endocrinol. **138**: 162.)

나 포도당만을 인체의 십이지장에 직접 주입하였을 때도 나타난다. 장 내강 안의 포도당 존재는 분비 작용에 주된 자극제이다. 직접 내강과 접한 K 세포들의 끝표면 층은 섭취한 영양소를 감지하는 작용을 한다. 포도당의 감지는 cyclic AMP와 칼슘 의존적 반응을 유도하여 GIP을 장점막층으로 분비하게 한다. 뇌상단계동안 장 신경계의 뉴런에서 분비된 GRP(gastrin releasing peptide)는 GIP 분비를 자극한다.

십이지장안에 있는 포도당은 GIP 분비를 빠르게 증가시키지만, 혈액에 포도당을 주입할 경우에는 아무런 변화가 없었다. 이러한 결과는 K 세포의 내강과 접한 끝표면층에서만 포도당과 민감하게 반응한다는 것을 의미한다. 그렇지만 어떻게 포도당이 K 세포에 의해 감지되는 지는 아직 추측만 할 뿐이다. GIP 분비를 효과적으로 자극하기 위해서 당은 SGLT(sodium coupled glucose transporter)에 의해 세포막의 끝표면층을 통과해야 한다. 포도당, 갈락토오스, 대사산물이 아닌 운반된 포도당 유사체들은 GIP 분비를 자극한다. 이에 반해 촉진확산에 의해 장세포로 유입된 과당은 효과적인 자극제가 되지 못한다. 당과 함께 세포막으로 유입되는 양전하 나트륨 이온에 의해 세포막 끝표면층의 부분적인 탈분극이 형성되면 전압 의존적인 칼슘 채널을 활성화하여 일련의 반응을 거쳐 궁극적으로 GIP 방출을 유도한다. 또한 혀의 단맛을 내는 수용체와 유사한 G 단백질 연계 수용체가 장점막에 분포하며, 아마도 K 세포나 장신경에 위치하는 것으로 보인다. 포도당에 의한 이러한 '맛 수용체'의 자극은 cyclic AMP 신호 경로를 통해 GIP 분비를 유도한다.

생물학적 활성을 위해 오직 작은 C 말단 단편만이 필요한 CCK나 가스트린과는 달리, 세크레틴/글루카곤 패밀리의 GIP와 다른 펩티드는 수용체의 활성화를 위해서 N 말단과 C 말단이 모두 필요하다.

GIP는 N 말단의 두 개의 펩티드를 절단하는 효소인 DPP-IV(dipeptidyl peptidase)에 의해 빠르게 불활성화 된다. DPP–IV는 혈액에서 수용성 상태이며, 모세혈관 내피세포의 표면에 결합된 외생효소로 존재한다. GIP는 혈장 안에서 5~7분 사이의 반감기를 갖고 있다. 아미노산 염기서열의 2번 위치가 세린 잔기인 글루카곤과 세크레틴은 효소에 대한 반응이 미약하지만, 세크레틴/글루카곤 패밀리의 다른 멤버들, 특히 2번 위치에 알라닌 잔기를 가진 펩티드들은 DPP-IV 효소에 의해 빠르게 불활성화된다.

GIP의 가장 중요한 생리학적 표적은 췌장샘의 인슐린 분비 β 세포이다. GIP는 유일하게 혈장 포도당 농도가 절식 수준 이상일 때만 인슐린 분비를 유도한다(그림 6.19). 이러한 증가폭은 포도당 농도에 비례한다. 정상인의 경우 췌장에서 인슐린 분비의 최대 30% 까지가 GIP의 자극에 의해 유도되는 것으로 산출되었다. β 세포는 GIP 수용체를 발현하고 증가된 cyclic AMP를 유도하여 protein kinase A 활성을 통해 인슐린 유전자의 전사와 분비 과정을 촉진시킨다. GIP는 또한 β 세포의 증식을 자극하고, 세포 사멸을 감소시킨다. 이에 대한 보다 자세한 설명은 제 7장에서 설명하기로 하자.

GIP 분비 조절

GIP 분비는 음식 섭취에 의해 증가한다. 그런데 다른 호르몬과 달리 GIP의 주된 작용인 인슐린 분비 증가에 대한 음성 되먹인 기전은 존재하지 않는다. 즉, 인슐린은 GIP 분비를 억제하지 못한다. GIP는 SST 분비를 어느 정도 증가시킨다. 또한 SST도 GIP 분비를 억제시킬 수도 있다. 장내에 포도당이 존재하는 한, 혈장 GIP 농도는 높게 유지되기 때문에 십이지장 내강으로부터 영양소의 제거가 GIP 분비를 멈추게 하는 중요한 신호가 된다.

Glucagon-like peptide 1과 2(GLP-1과 GLP-2)

글루카곤 유전자는 생물학적으로 중요한 세 개의 펩티드들을 암호화 한다: 글루카곤, glucagon-like peptide-1, glucagon-like peptide-2. 이들 유전자는 장점막의 L 세포들, 췌장 내분비 부위의 α 세포들과 뇌 안의 몇몇 신경세포에서 발현된다. 프로글루카곤(Proglucagon) 유전자는 160개 아미노산으로 구성된 폴리펩티드로서, 효소에 의해 절단되는 6쌍의 염기성 아미노산 부위와 적어도 하나의 단일 염기성 아미노산 절단 부위로 구성되어 있다. 이들 세포에 의해 분비되는 최종 산물의 성질과 길이는 유전자가 발현되는 각 세포에 분포하는 효소 종류에 따라 결정된다. 특정한 펩티드 결합의 절단은 다른 비율로 일어나며, 대략 15개의 서로 다른 펩티드를 생성하게 된다. 이러한 과정에 관여하는 효소들의 분포와 분비과립 안에서 작용 때문에 불완전하게 진행된 산물들은 성숙한 호르몬들과 함께 혈류로 유입될 수 있다.

췌장과 장 세포들에서 프로글루카곤 변화 과정은 절단되어 두 개의 큰 단편을 형성하는 단계에서 부터 시작된다(그림 6.20). 글루카곤을 함유한 N 말단 단편은 돼지 회장의 장점막에서 추출하였으며, 100개 아미노산으로 구성된 것으로 착각하여 100(센트) 아미노산의 glucagon like immunoactive 펩티드란 의미의 "glicentin"이라 명명하였다. 췌장 α 세포에서 glicentin은 30개 아미노산 펩티드인 GRPP(glicentin related pancreatic peptide), 진짜 글루카곤과 작은 펩티드 단편으로 절단된다. 췌장 α 세포에서 더 이상 절단이 되지 않는 C 말단 펩티드는 "주요 프로글루카곤 단편"이라고 이름이 붙여졌다. α 세포에서 이러한 산물 중에 오직 글루카곤 만이 생

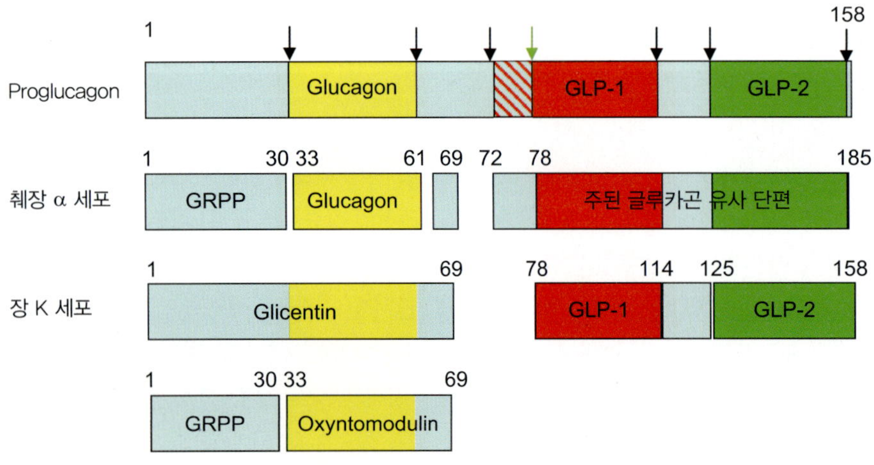

그림 6.20 프로글루카곤(proglucagon)의 번역후 과정. 검은색 화살표들은 호르몬 전환효소에 의해 분해되는 두 개 염기 위치를 나타낸다. 초록색 화살표들은 단일 염기의 분해 위치를 나타낸다. 대각선으로 표시된 부분은 미성숙 glucagon–like peptide 1 (GLP–1)에서 발견되는 6개 펩티 N 말단 부위를 나타낸다. 췌장 α 세포와 장 L 세포들에서 최종 산물은 두 세포에 존재하는 서로 다른 호르몬 전환효소에 의해 결정된다. **GRPP** = Glicentin–related pancreatic peptide; **GLP–2** = glucagon–like peptide–2

물학적으로 활성을 가지고 있다(제 7장 참조). L 세포에서 glicentin은 절단되어 GRPP와 더 큰 펩티드인 oxyntomodulin을 생성한다. Oxyntomodulin은 C 말단에 여덟 개의 아미노산이 더 있는 글루카곤으로 이루어져있다. Oxyntomodulin은 혈액에 높은 농도로 존재하며 위산 분비를 억제한다.

장에서 프로글루카곤의 생리학적으로 중요한 산물은 GLP-1과 GLP-2이다. 이들은 주요 프로글루카곤 단편으로부터 유래하였으며, GLP-1은 프로글루카곤의 72번째 아미노산에서 108번째 아미노산에 해당되는 37개 아미노산으로 구성된다. 하지만, 이 37개 아미노산 펩티드를 합성하면 생물학적 활성을 갖지 않는다. L 세포들은 이 펩티드를 가공하는 효소를 생산하는데 이들은 N 말단으로부터 6개의 아미노산을 제거하고, C 말단에 있는 글리신을 아미드화 한다. 이러한 반응의 산물을 GLP-1 (7-36) 아미드라 부르고, 생물학적으로 활성을 가진 호르몬을 GLP−1이라 한다. 소량의 37개 아미노산 펩티드는 부분적으로 가공된 다른 프로글루카곤과 함께 혈액에서 부분적으로 절단되어 GLP-1과 GLP-2와 함께 발견된다.

L 세포는 위장관의 내분비세포들 중에서 가장 많은 펩티드를 생산한다. 이들은 소장과 결장에 걸쳐 분포하며, 원위 회장과 결장 안에서 제일 많이 존재한다. 장의 내강과 접하는 끝표면층은 유미즙에 있는 영양소를 감지한다. L 세포들은 세포내 칼슘 농도 증가와 GLP-1과 GLP-2 방출과 함께 포도당, 아미노산 또는 지방산에 반응 한다(그림 6.19). K 세포에 의한 포도당 감지 외에도, L 세포들도 췌장 α 세포와 동일한 기전으로 포도당을 감지하는 것으로 추정된다. 아미노산들과 긴사슬을 가진 지방산들은 세포막 끝표면층에 분포하는 G 단백질 연계 수용체와 반응한다. 장 신경계의 화학 수용기들도 영양소 감지에 도움을 주고, 작은 분자의 신경 전달물질들과 함께 L 세포에 신호를 보낸다.

섭취된 영양소의 대부분이 흡수되는 부위를 지나 소장의 원위 부위에 L 세포가 가장 많이 분포한다는 사실은 영양소를 감시하고 인슐린 분비를 신호하는 L 세포의 역할과 모순되는 것처럼 보인다. GLP-1 분비는 GIP처럼 음식을 섭취한 후 빠르게 증가한다(그림 6.19). 이들은 십이지장과 근위 회장의 K 세포에 분포한다. 장관 신경세포는 십이지장에서 영양소를 감지하고 멀리 떨어져 위치한 L 세포와 정보를 교환하는 것처럼 보인다. 이외에도, 비록 전체 L 세포 중에선 소량이긴 하지만, 십이지장과 공장에 분포하는 L 세포들의 숫자는 K 세포와 비슷하다. 더군다나, 공장과 십이지장 점막에 있는 어떤 세포들은 GLP-1과 GIP 모두를 분비한다.

GLP−1의 생리학적 작용

GLP-1의 주요한 역할은 식사 후 영양소의 분배를 촉진하고, 혈장 포도당과 아미노산의 농도 변화를 최소화 하는 것이다. 췌장, 위, 뇌의 상호 협동 작용으로 이러한 역할을 수행한다.

췌장에 미치는 효과

앞에서 언급한 것처럼 GLP-1은 인크레틴이고, GIP처럼 포도당 의존형으로 인슐린 분비를 자극한다. GLP-1은 GIP 보다 효능이 더 뛰어나지만, GIP 혈중 농도가 GLP-1보다 훨씬 높기 때문에 두 인크레틴들은 대략 비슷하게 인슐린 분비에 관여한다. 글루카곤을 분비하는 췌장 α 세포들도 GLP-1과 GIP에 반응한다. 인슐린은 혈장 포도당 농도를 감소시키고, 글루카곤은 반대 작용을 한다. GLP-1은 글루카곤 분비를 억제하여 인슐린의 효과를 극대화시킨다. 대조적으로 GIP는 글루카곤 분비를 약하게 자극한다. 실험 동물과 추출된 조직실험을 통해 GLP-1은 인슐린 합성을 증가시키고, 새로운 인슐린을 생산하는 β 세포들의 분화를 촉진시키며 β 세포의 세포 사멸을 억제한다. 이러한 작용과 영향은 제 7장에서 더 자세히 설명하기로 한다.

위에 미치는 효과

GLP-1은 위 배출 시간을 지연시킴으로써 소화된 영양소가 소장으로 늦게 이동하게 하여 식후 고혈당증세를 완화하는 데 도움을 준다(그림 6.21). GLP-1은 위의 근위 부위에 분포하는 평활근을 이완하여 위의 압력을 낮춰주고, 유문과 전정 십이지장 부위에 있는 평활근의 수축을 유도한다. 이러한 효과들은 미주신경의 도움이 필요하다. GLP-1은 미주신경반사를 시작하기 위한 미주 구심성 신경섬유를 자극하거나 뇌의 미주운동센터의 활성에 직접 작용하여 위배출 시간을 지연시킨다. GLP-1은 또한 GLP-1를 위한 수용체를 발현하는 벽세포를 직접 억제하거나 SST를 분비하는 D 세포의 자극을 통해 위산 분비를 줄일 수 있다.

뇌에 미치는 효과

실험 동물과 인체에 대한 연구를 통해 GLP-1이 음식 섭취를 억제한다는 사실이 밝혀졌다. GLP-1 수용체는 시상하부와 뇌간 부위에 분포하며 식욕 조절에 관여한다. 이들 수용체는 소장에서 분비되어 혈액뇌장벽을 가로질러 운반된 GLP-1과 뇌에서 합성된 GLP-1에 의해 자극을 받는다. 이외에도, GLP-1은 구심성 미주신경안의 수용체를 활성화하여 뇌에 있는 식욕 센터에 신호를 보낸다. 지연된 위 배출에 의해 GLP-1은 제한된 식사 양으로도 포만감을 느끼는데 도움을 준다. 식욕 조절은 복잡하여 여러 신호체계에

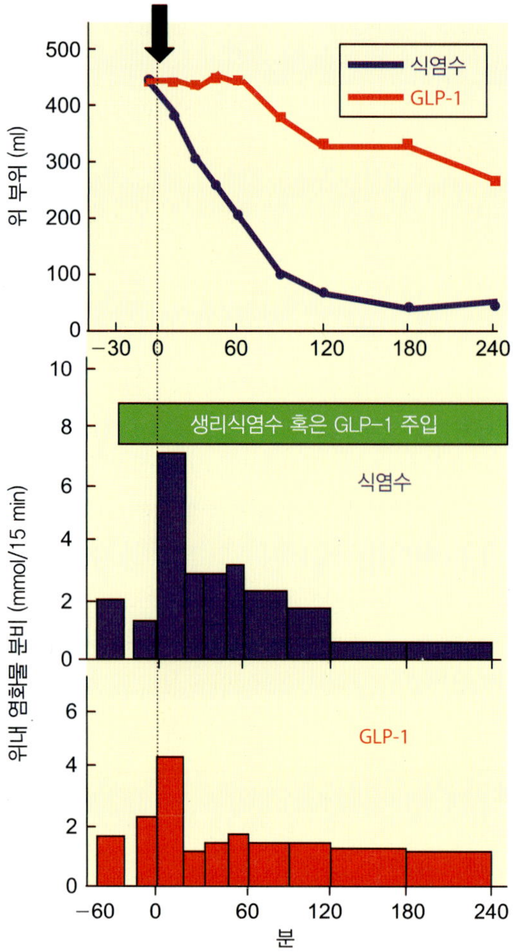

그림 6.21 표준 액상 음식 섭취 후 9명의 건강한 남성 지원자에서 glucagon-like peptide 1(GLP-1) 주입이 위 배출과 산 분비에 미치는 효과. 식사 30분 전부터 4시간 동안 생리식염수 또는 1.2 pmole GLP-1/kg/분을 일정하게 주입하였다(초록색 막대). 화살표는 음식 섭취 시간을 나타낸다. (Redrawn from the data of Nauck, M.A., Niedereichholz, U., Ettler, R., Holst, J.J., Orskov, C., Ritzel, R., Schmiegel, W.H. (1997) Glucagon-like peptide 1 inhibition of gastric emptying outweighs its insulinotropic effects in healthy humans. Am.J.Physiol.Endocrinol.Metab. **273**: E981-E988.)

의해 조절된다. GLP-1은 이중 단지 한 예에 불과하다. 보다 자세한 관련 내용은 제 8장에서 언급하도록 한다.

회장 제어 기전

GLP-1의 또 다른 생리학적 역할은 "회장 제어(ileal brake)" 기전이다(그림 6.22). 회장 제어는 원위 회장에 분포하는 아직 흡수되지 않은 영양소에 의해 유도되는 위와 췌장의 외분비 기능을 포함한 위 배출과 장 운동의 지연을 의미한다. 원위 회장과 결장에 풍부하게 분포하는 L 세포들은 소장의 근위 부위에서 일어나는 효율적인 영양소 흡수를 감시한다. 소장의 원위부위에 도달했을 때 유미즙에는 탄수화물은 거의 남아 있지 않기 때문에 포도당 보다 지방

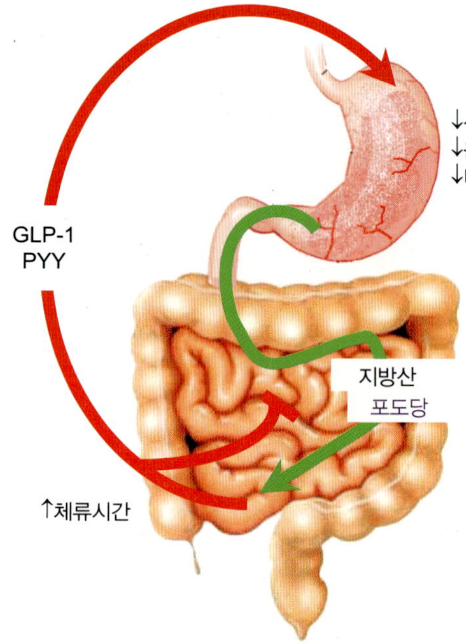

그림 6.22 회장 제어(The ileal brake). (**GLP-1** = glucagon-like peptide-1)

산이 이러한 반응에 더 중요하다. GLP-1의 분비는 위에 되먹임 신호를 제공하여 소장으로 영양소가 이동하는 것을 지연시킨다. 아마도 미주신경의 반사작용에 의해 GLP-1은 소장 평활근의 수축을 느리게 하여 장에 머무는 시간을 높임으로서 영양소의 흡수 기회를 증가시키는 것으로 보인다.

GLP-1 분비 조절

내강에 존재하는 영양소는 GLP-1 분비를 위한 가장 중요한 자극제이다. 그러나, 장 신경에 의한 L 세포의 자극은 식후 혈중 내 GLP-1 농도를 급격하게 증가시키는 데 도움을 준다. L 세포는 포도당, 지방산, 또는 인슐린의 혈중 농도 변화에는 반응을 하지 않는다. GLP-1은 위, 장과 췌장샘에 있는 D 세포에서 SST의 분비를 자극하여 L 세포의 분비 활성을 억제한다. 그렇지만, GLP-1은 일반적으로 L 세포로의 포도당과 지방 이동을 감소시켜 분비를 조절한다.

GLP-2의 생리학적 작용

GLP-2는 동일한 농도로 GLP-1과 같이 분비된다. 비록 비슷하게 생산되지만, GLP-1 보다 위 운동성과 산 생산에 미치는 효과가 적으며, 인슐린 분비 효과는 극소량이거나 거의 없다. 주된 생물학적 표적은 소장 점막층으로 세포의 증식을 촉진하고 세포자멸사를 억제하는 효과를 나타낸다. 소장 점막층의 깊은 주름은 영양소 흡수를 위한 표면적을 늘리게 한다. 이외에도, GLP-2는 장세포에 의한 아미노산과 포도당 수송을 자극하고, 내강에 접한 세포

막의 끝표면층에서 나트륨과 결합된 포도당 운반체의 발현을 증가시킨다. GLP-2는 또한 점막의 복구에 도움을 주고, 장 손상에 대한 염증반응을 감소시키며 박테리아와 장독소에 대항하기 위한 점막 장벽을 유지시킨다. 전체적인 장세포 숫자와 활성 변화는 GLP-2의 작용에 의해 유도되지만, 정작 GLP-2 수용체는 기능이 알려지지 않은 장내분비세포, 근육섬유화세포와 장 신경에서만 발현된다. 장세포와 점막 함입부의 줄기세포에서 GLP-2 수용체가 결손된다면 이들 효과는 간접적으로 알려지지 않은 성장인자를 매개로 일어나게 된다. 임상 실험 결과 염증성 장 질환 또는 장 절제술(작은창자증후군) 치료를 받은 환자에서 GLP-2가 중요한 효과가 있다고 한다.

췌장 폴리펩티드 패밀리

췌장 폴리펩티드(pancreatic polypeptide; PPP)는 조류의 췌장 추출물에서 인슐린을 정제하는 과정 중에 분리되었다. 구조적으로 유사한 두 개의 펩티드, PYY(peptide YY)와 신경펩티드 Y(neuropeptide Y; NPY)가 장점막과 뇌 추출물에서 동정되었다. PYY는 장점막으로부터 추출된 펩티드로 C와 N 말단에 티로신 잔기가 존재한다(그림 6.23). 단일 글자 아미노산 암호 Y는 티로신을 가리킨다. NPY는 중추신경과 말초신경에만 분포하며 뇌에 가장 많이 분포하는 신경펩티드 중 하나로서 음식 섭취를 조절하는 중요한 역할을 수행한다(제 8장 참조). 비록 티로신 잔기가 양쪽 말단에 있지만 이름 안의 N은 신경세포에 분포한다는 의미이다. 모두 세 개의 펩티드들은 36개 아미노산을 가지며, C 말단은 아미드화가 되어 있다. 이들은 U 모양 삼차 구조로 인해 PP-fold 펩티드 패밀리라는 다른 이름으로도 불린다.

췌장 PPP는 췌장 주변부에 위치한 F 세포와 꽈리세포 사이에 흩어져 있는 작은 덩어리 부위에서 생산된다. Peptide YY는 회장의 원위 부위와 결장에 분포하는 L 세포의 glucagon-like peptides와 함께 생산된다. 이들 세포에 저장된 대부분의 PYY와 혈중 호르몬의 대략 40%는 3-36 PYY라고 부르며, dipeptidylpeptidase IV 효소에 의해 N 말단의 두 개 펩티드가 제거된다. PYY의 양쪽 형태는 생물학적 활성을 갖는다. PYY는 물질 대사를 조절하는 말초신경과 중추신경에서도 생산된다. PP-fold 펩티드와 유사한 3차구조로 인해 이들은 유사 수용체 종류에 모두 결합할 수 있지만, 결합력에서 차이가 난다. 5개의 서로 다른 G 단백질 연계 수용체 이성체들이 뇌와 장관에 분포하며 이들 펩티드의 작용을 매개한다.

췌장 폴리펩티드 호르몬 패밀리의 생리학적 작용

PPP와 PYY의 혈장 농도는 식사를 한 후 금방 증가하고, 이후 몇 시간동안 계속 높은 수준을 유지한다. PPP의 분비는 영양성분 없이 위가 물로 팽창되어 있거나, 음식 냄새만 맡아도 또는 맛을 보며 삼키지 않고 씹기만 할 때(헛급식)도 증가한다. 이러한 반응은 췌장 F 세포의 미주신경 자극에 의해 발휘된다. 장 또는 미주 신경은 원위 회장과 결장에 있는 L 세포에서 PYY 분비를 자극하지만, 주된 자극제는 회장에 있는 긴 사슬 지방산이다. 일반적으로 PYY의 혈장 농도는 GLP-1의 농도와 함께 증가한다.

PYY는 GLP-1과 함께 분비될 뿐 만 아니라, 회장제어 기전의 또 다른 요소인 GLP-1과 같이 기능 한다(그림 6.22). 생리적인 양을 실험 대상에 주입하면 PYY와 PPP는 위산 분비, 위운동과 위 배출을 억제한다. PPP와 PYY는 췌장에서 효소 분비와 담낭 수축에 대한 CCK와 세크레틴의 효과들을 길항작용 한다. 이외에도, PYY는 장을 따라 유미즙의 이동을 느리게 한다. GI 관에 대한 이러한 효과와 췌장과 간 분비물의 장으로 이동 효과는 주로 미주반사에

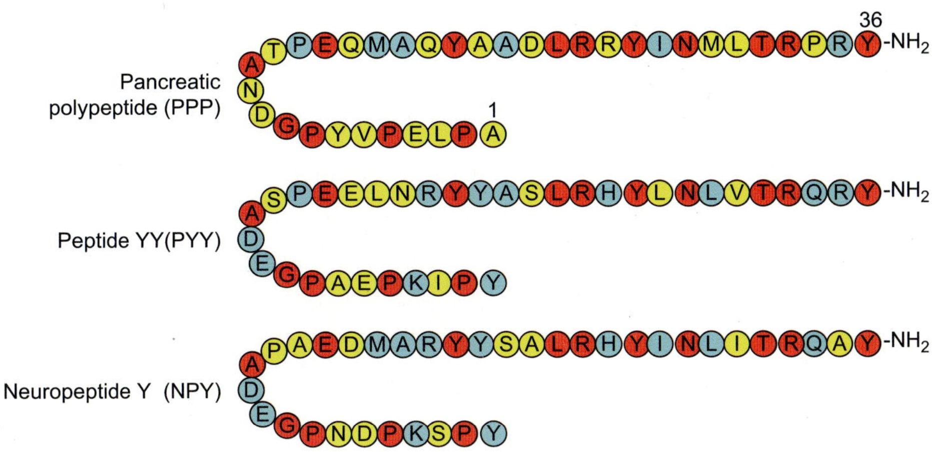

그림 6.23 단일 글자 아미노산 암호를 사용한 PPY(PPfold) 펩티드 패밀리의 염기서열. 빨간색으로 표시된 잔기들은 세 펩티드 모두 동일한 위치에 분포한다. 청록색 또는 초록색으로 표시된 잔기들은 두 패밀리 멤버에서 동일한 위치를 나타낸다. A = alaine, C = cysteine, D = aspartic acid, E = glutamic acid, F = phenylalanine, G = glycine, H = histidine, I = isoleucine, K = lysine, L = leucine, M = methionine, N = asparagine, P = proline, Q = glutamine, R = arginine, S = serine, T = threonine, V = valine, W = tryptophan, Y = tyrosine.

의해 일어난다. 마지막으로 PYY, 특히 3–36 절단 단편은 포만감 신호를 뇌로 보내 음식의 섭취 제한을 유도하는 역할을 한다. 근위 위장관에서 발휘되는 이러한 효과들은 영양소들이 원위 회장과 결장으로 이동하는 것을 지연시킨다. 대부분의 PYY 작용은 GLP-1 작용과 유사하며, 아마도 GLP-1의 기능을 강화시키는 것으로 추정된다. 그렇지만, GLP-1와 달리, PYY는 인슐린 또는 글루카곤 분비에는 영향을 미치지 않는다.

뉴로텐신(Neurotensin)

뉴로텐신(Neurotensin)은 공장 후반부와 회장에 분포하는 N 세포에서 분비되어 회장제어기전에 관여하는 3번째 인자이다. 뉴로텐신은 탄수화물과 아미노산에도 어느정도 반응하지만, PYY와 GLP-1과 같이 뉴로텐신도 장내 지방산에 반응하여 주로 분비된다(그림 6.24). N 세포들은 긴사슬 지방산들과 다른 영양소에 직접 반응하지만, 신경계를 매개로 한 자극도 가능하다. 뉴로텐신은 위산 분비를 억제하고, 위 배출을 지연시키며 소장 운동을 감소시킨다. 이에 반해 결장의 수축운동은 증가시킨다. 뉴로텐신은 장점막에 대한 영양 효과를 가지고 있어 점막세포의 증식과 복구를 유도한다. 비록 뉴로텐신 수용체들은 장의 평활근과 위점막에서 발견 되지만, 이들 중 일부는 미주신경반사와 SST에 의해 간접적으로 매개되는 것 같다.

뉴로텐신은 또한 지방의 소화와 흡수 촉진제로도 작용한다. 지방 소화에 필수적인 췌장 리파아제와 담즙산의 분비 증가 외에도 담즙산의 간공급을 증가시킨다. 담즙산은 간세포에 의해 담즙으로 분비되고 장간순환을 통해 간으로 재순환한다. 뉴로텐신은 회장에 있는 장세포에서 담즙산의 흡수를 자극하고, 담즙의 재분비를 위해 간으로 담즙이 복귀하는 것을 촉진시킨다. 이외에도 뉴로텐신은 담즙 분비를 자극하고, 담낭의 수축을 증가시켜 장내강으로 담즙산의 이동을 유도한다. 마지막으로 소장을 통한 유미즙의 이동을 느리게 하여 지방의 소화와 흡수 시간을 증가시킨다.

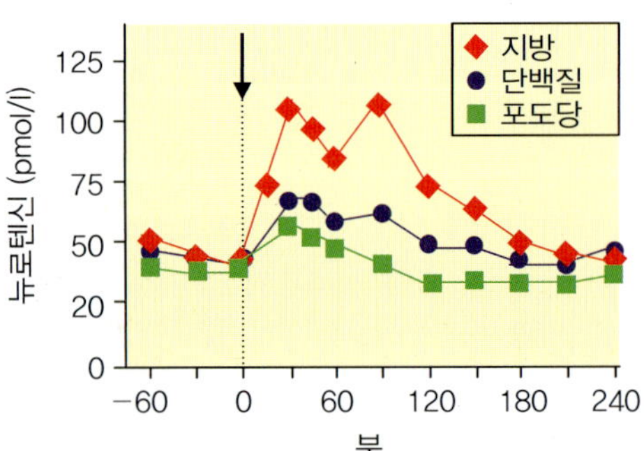

그림 6.24 탄수화물, 단백질과 지방의 동일 칼로리 음식 시험이 건강한 청소년의 뉴로텐신 혈장 농도에 미치는 효과. (Redrawn from Rosell, S. and Rökaeus, Ä.(1979) The effect of ingestion of amino acids, glucose and fat on circulating neurotensin-like immunoreactivity (NTLI) in man. Acta. Physiol. Scand. **107**:263–267.)

뉴로텐신은 원래 소 시상하부로부터 추출되었으나 곧 GI 관이 10배 이상 높은 수준으로 발현 된다는 사실이 밝혀졌다. 뉴로텐신은 148개 잔기를 가진 전구 단계로 합성이 된다. 이 호르몬 전구체는 생물학적인 활성을 가진 6개 펩티드로 구성된 뉴로메딘 N(neuromedin N)을 포함하고 있다. 장에 분포하는 N 세포는 뉴로메딘 N 보다는 뉴로텐신을 더 많이 분비한다. 뉴로메딘 N은 전구단계 호르몬에서 불완전하게 절단된 단편이다. 뉴로텐신과 뉴로메딘 N은 뇌 신경세포에서도 생산이 되며 신경전달물질과 신경조절자로서 역할을 한다. 이 두 펩티드들은 C 말단에 동일한 네개의 아미노산 염기를 가지고 있으며, 동일한 수용체에 결합한다. 결과적으로 이들은 장에 동일한 작용을 하지만, 뉴로메딘은 수용체에 대한 친화력이 떨어져 상대적으로 효과가 적다. 뉴로텐신에 대한 위장관 수용체(NTR1)는 G 단백질 연계 패밀리에 속하며 IP_3/DAG 2차 전령에 의해 신호를 전달한다. 구조적으로 매우 유사한 수용체인 NTR2은 뇌에서 대부분 발현되고, 세 번째 수용체는 단일 막횡단 단백질로서 NTR1과 이형체를 형성한다.

모틸린/그렐린(Motilin/ghrelin) 패밀리

지금까지 언급한 장 호르몬들은 음식 섭취에 의해 분비되고, 영양소의 소화, 흡수와 관련된 위장관 기능을 조절하는 것이었다. 이제 언급하는 모틸린/그렐린 패밀리에 속하는 오직 두 GI 호르몬들만이 소화기간 사이에 작용한다. 이 패밀리의 두 개 단일 유전자가 모틸린이라 부르는 22개 아미노산 펩티드와 그렐린이라 부르는 28개 아미노산 펩티드의 전구체를 N 말단에서 암호화한다. 그렐린과 모틸린의 아미노산 염기는 30%가 일치한다. 그렐린 전구체(그림 6.25)는 부가적으로 생물학적 활성을 가진 오비스타틴(obestatin)이라 부르는 펩티드를 포함한다. 그렇지만, 프로모틸린에서 방출되는 C 말단 펩티드는 활성을 가지지 않는다. 그렐린의 구조상 특징은 3번 세린 위치에 옥테인산이 에스테르 결합으로 연결되어 있다. 옥테인산은 번역후 과정에서 첨가되었으며, 그렐린 수용체와의 결합과 혈액뇌장벽을 통과하는데 필요하다. 하지만 분비과립에 축적된 그렐린의 4분의 1 이하 만이 옥테인화 되어있고, 혈액에 순환하는 호르몬에선 단지 5% 만이 옥테르화되어 있다. 이는 활성을 가진 호르몬의 반감기가 10분인데 반해 탈아실화된 그렐린의 반감기는 30분이기 때문이다. 모틸린과 그렐린은 GI 관의 점막세포

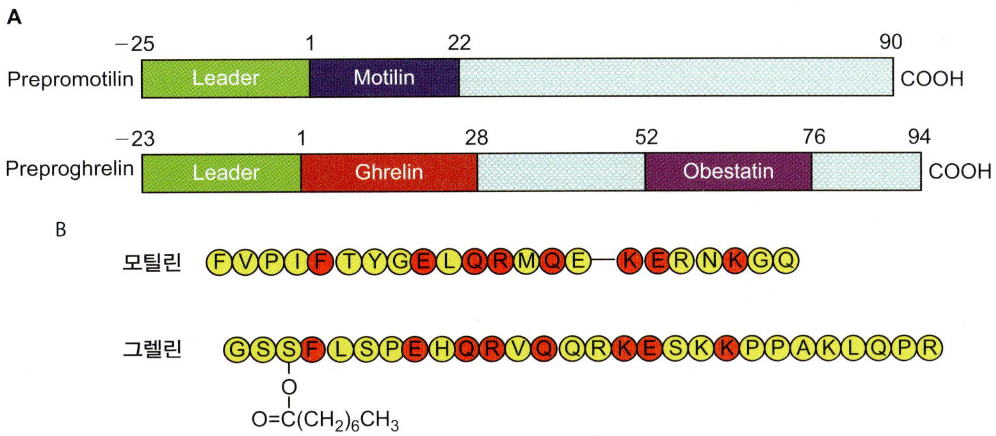

그림 6.25 모틸린/그렐린 패밀리. **A.** Prepromotilin과 preproghrelin의 번역 후 과정. 프로그렐린이 분해되어 N 말단으로 부터 그렐린과 생물학적 활동이 있는 것으로 보이는 두 번째 펩티드 obestatin을 생산한다. **B.** 모틸린과 그렐린의 아미노산 염기서열을 단일 아미노산 암호로 나타냈다. 모틸린의 15번과 16번째 잔기사이에 상응하는 그렐린 부위에 추가 아미노산이 삽입되어 있기 때문에 이 부분이 모틸린에서는 결손된 것으로 추정된다. 그렐린의 3번 세린 잔기는 옥테인산이 에스테르 결합으로 연결되어 있으며 활성을 위해 중요하다.

뿐 만아니라 뇌와 말초 신경에서도 발현된다. 다른 리간드와 같이, 모틸린과 그렐린에 대한 수용체도 구조적으로 유사하고, 반 이상의 아미노산 염기서열이 동일하다. 이들 수용체와 obestatin을 위한 수용체는 이형삼합체 G 단백질과 반응하여 IP_3/DAG 2차 전령 경로를 통해 신호를 전달한다.

모틸린의 생리학적 작용

위는 공복기에 대략 90분 정도 짧은 수축을 제외하고는 위가 비워진 상태와 다음 식사 시작때까지는 휴식상태에 있다. 공복기 수축은 위의 중간부분에서 시작하여 유문쪽으로 이동하며, 이를 이동성 위장관 복합운동(migrating motility complex)이라 부르며, 남은 음식물과 누적된 점액을 십이지장으로 보낸다. 이러한 수축 파동은 십이지장을 거쳐 공장으로 전달되며 강도는 점점 약해진다. 수축작용은 십이지장과 공장 상부에 있는 장관내분비 세포에서 분비되는 모틸린의 효과와 일치한다(그림 6.26). 모틸린의 또 다른 효과들은 위와 췌장에서 효소 분비 자극과 담낭의 수축이다. 이런 효과들은 위와 장을 비워서 다음번 식사를 준비하게 하는 모틸린의 역할과 일치한다. 모틸린 분비 조절에 대한 상세한 이해는 아직 부족한 상태이다.

십이지장 점막에 있는 모틸린 분비 세포들은 장관 신경으로부터 콜린성 신경신호를 받는다. 그렇지만, 이들 신경의 활성에 대한 생리학적 기전은 아직 모르고 있다. 모틸린 분비는 헛급식과 십이지장에 있는 지방산에 의해 억제된다. 모틸린 수용체는 위 평활근에서 가장 많이 발견되며, 십이지장, 소장과 결장에서도 어느 정도 발견된다. 이들은 구심성 미주신경과 근육층신경얼기에서도 발견된다. 흥미롭게도 모틸린 외에 이들 수용체들은 에리트로마이신 항생제에 의해서도 활성화 되어 위와 장의 강한 수축을 유도한다. 이러한 발견은 몇몇 질병에서 유발되는 위배출 지연 치료를 위한 구강 약물 개발에 응용되고 있다.

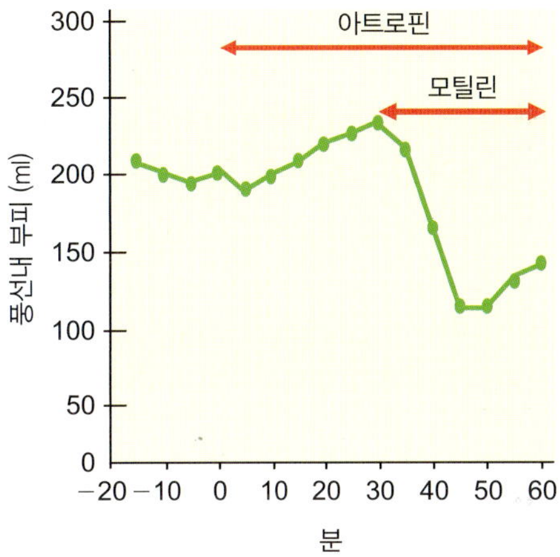

그림 6.26 위 근육 긴장도에 미치는 모틸린의 효과. 단식한 지원자들의 위 안에 풍선을 설치하고 공기로 채웠다. 위 근육긴장도의 변화는 풍선 부피의 변화로 측정하였다: 근육 긴장이 증가하면 풍선 부피는 줄어든다. 아세틸콜린 수용체을 억제시키는 아트로핀의 주입은 풍선을 팽창 시켜서 근육 긴장도를 감소시킨다. 모틸린 만의 주입(제시되지 않았음) 또는 아트로핀의 지속적인 주입은 풍선의 부피를 감소시키기 때문에 위의 긴장도를 증가시킨다. 이런 모틸린의 효과는 위 근육의 부교감신경 자극에 의해 조절되지는 않는다. (Redrawn from the data of Cuomo, R., Vandaele, P., Coulie, B., Peeters, T., Depoortere, I., Janssens, J., and Tack, J. (2006) Influence of motilin on gastric fundus tone and on meal-induced satiety in man: Role of cholinergic pathways. Am. J. Gastroenterol. **101**: 804–811.)

그렐린의 발견

그렐린은 우연하게 발견되었다. 십여년 전에 성장호르몬의 분비를 촉진시키는 신경펩티드 엔케팔린(enkephalin)의 유사체를 찾는 일이 시작되었다. 이후에 성장호르몬 방출 펩티드(GHRPs)을 동정함으로써 이에 반응하는 수용체를 시상하부와 뇌하수체에서 관찰하기 위한 연구가 진행되었다. 그 결과 척추동물에서 잘 보존되고 모틸린 수용체와 유사한 G 단백질 연계 수용체가 발견되었다. 이 수용체와 결합하는 내생 리간드를 찾기 위한 노력의 결과 쥐의 위 추출물로부터 펩티드를 동정하여 인도 게르만 공통 조상언어로 "성장"이라는 의미의 그렐린으로 명명하였다. 그렐린은 벽세포점막에 위치한 X/A 내분비세포에서 주로 분비되지만, 소장과 대장의 점막층과 전정부에서도 어느 정도 발견이 되고 있다. 어떤 그렐린 생산 세포들은 췌장의 내분비선에서도 발견된다. 발생단계에서는 그렐린 생산 세포들은 췌장에 주로 분포한다. 활꼴핵에 있는 시상하부 뉴런들도 그렐린을 생산하지만, 대부분의 혈액 순환을 하는 그렐린은 벽세포 점막에서 기원한다.

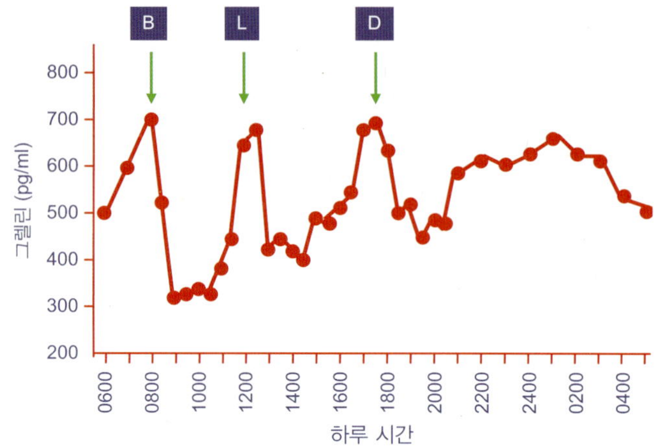

그림 6.27 정해진 시간(0800, 1200과 1730)에 아침(B), 점심(L), 저녁(D) 식사를 한 10명의 지원자들의 24시간 동안 평균 혈장 그렐린의 농도. (From Cummings, D.E., Purnell, J.Q., Frayo, R.S., Schmidova, K., Wisse, B.E., and Weigle, D.S. (2001) A preprandial rise in plasma ghrelin levels suggests a role in meal initiation in humans. Diabetes **50**: 1714–1719.)

그렐린의 생리학적 작용

위에서도 언급했지만, 그렐린은 성장호르몬의 분비를 향상시키기 위한 노력의 결과로서 발견되었다. 이런 효과는 시상하부 뉴런에서 분비된 그렐린에 의한 것이지만, 시상하부의 성장호르몬 분비세포와 GI 관의 X/A 세포간의 상호 작용에 의해서도 일어난다. 성장 호르몬 분비를 조절하는 그렐린의 역할은 제 11장에서 좀 더 자세히 설명하도록 한다.

위장관에 대한 그렐린의 생리적 작용은 모틸린과 유사하다. 그렐린 수용체들은 평활근과 위와 장의 뉴런에서 발견된다. 그렐린은 위산 분비, 위운동과 위 배출을 증가시킨다. 또한 소장과 대장을 통한 유미즙의 이동을 가속화 한다. 이런 작용의 일부분은 미주신경과 장운동뉴런에서 방출된 신경펩티드와 아세틸콜린에 의한 간접적인 평활근 자극에 의한 것이다. 위장관 벽에 있는 구심성 뉴런의 그렐린 수용체 흥분은 미주신경반사와 장관신경계의 국부적 반사를 시작하게 한다. 결장 수축에 대한 유사한 작용은 골반신경으로부터 방출된 아세틸콜린에 의한 반사 작용과 관련이 있다. 그렇지만 그렐린이 결손된 생쥐에선 위장관에 대한 이상 증상이 나타나지 않기 때문에 이러한 효과는 필수적인 것이 아니거나 결손을 대체할 수 있는 다른 장치가 있는 것을 의미한다.

혈액 내 그렐린 농도는 소화와 소화사이 기간에 증가한다. 이들은 음식 섭취전에 증가하고 지방과 탄수화물을 섭취하게 되면 감소 한다(그림 6.27). 이러한 패턴은 그렐린이 음식 섭취를 조절하는 역할을 할 수 있음을 의미한다. 인체와 설치류을 이용한 실험에서 그렐린은 배고픔을 더 느끼게 하였으며, 식욕 조절 센터가 있는 시상하부 뉴런을 자극하였다. 실험동물에 그렐린을 투여하면 사료 섭취량이 증가하여 체중이 늘어난다. 그렐린 분비 조절은 명확하게 에너지 균형과 관련이 있으나, 아직 관련 기전은 잘 알려져 있지 않다. 식욕조절에 대한 그렐린의 잠재적 역할과 인슐린 분비와의 관련성은 제 8장에서 자세히 설명하기로 한다.

최종 주석

위장관의 신경내분비계 조절은 대단히 복잡하고 아직 완전하게 이해되지 않은 상태이다. 조절 기전의 중복성, 군집을 이루지 않아 따로 적출이 어려운 내분비 세포들의 분포양상, 다양한 종간 차이 등은 인체 소화 내분비학 연구를 매우 힘들게 하고 있다. 위장관 조절기전과 전반적인 에너지 균형에 대한 이해는 상대적으로 상당한 진전이 이루어지고 있다. 여기서는 호르몬에 의한 GI 내분비 호르몬에 초점을 맞춰서 설명을 하였으며, 다음에 제시하는 표는 주요 표적기관에 작용하는 호르몬을 요약한 것이다. 위장관의 내분비 조절기전에 대해서는 아직 많은 연구가 필요하며, 현재까지 정리된 호르몬의 주요한 기능에 대해서만 표로 정리하였다.

표 6.1 위의 기능을 조절하는 호르몬과 신경 펩티드.

펩티드	분비장소	표적세포	작용
가스트린(Gastrin)	전정부 G 세포	ECL 세포 벽세포	↑ 히스타민 합성과 분비 ↑ 산 분비 벽세포 점막층의 성장과 유지
Gastrin Releasing Peptide (GRP)	미주와 장관 원심성 뉴런	전정부 G 세포	↑ 가스트린 분비
소마토스타틴(Somatostatin; SST)	벽세포 점막과 전정부 D 세포	G 세포, ECL 세포, 벽세포	↓ 가스트린, 히스타민, 산 분비
그렐린(Ghrelin)	전정부 A/X 세포	미주와 장관 구심성 뉴런 평활근세포	↑ 위 운동 ↑ 위 배출
모틸린(Motilin)	십이지장과 공장 내분비세포	미주와 장관 구심성 뉴런 평활근세포	↑ 위 운동; 이동성 위장관 복합운동 개시
Glucagon-like Peptide (GLP-1)	장 점막층 L 세포	위 D 세포 벽세포 구심성 뉴런	↑ SST 분비; ↓ 산 분비 ↓ 위 운동; 위배출 지연
Glucagon-like Peptide (GLP-2)	장 점막층 L 세포	위 D 세포 벽세포 구심성 뉴런	↑ SST 분비; ↓ 산 분비 ↓ 위 운동; 위배출 지연
Oxyntomodulin	장 점막층 L 세포 췌장 α 세포	위 D 세포 벽세포 구심성 뉴런	↑ SST 분비; ↓ 산 분비 ↓ 위 운동; 위배출 지연 (GLP-1 수용체 활성화)
Pancreatic Polypeptide (PPP)	췌장 F 세포	미주 구심성 뉴런과 장관섬유?	위 배출 지연
Peptide YY (PYY)	회장과 결장 L 세포	위 D 세포 구심성 뉴런?	↑ SST 분비; ↓ 산 분비 ↓ 위 운동; 위배출 지연
세크레틴(Secretin)	십이지장 S 세포	벽세포점막과 전정부 D 세포 주세포	↑ SST 분비; ↓ 산 분비 ↓ Pepsinogen과 lipase 분비
콜레시스토키닌(Cholecystokinin; CCK)	십이지장 I 세포	벽세포점막과 전정부 D 세포 구심성 뉴런 평활근세포	↑ SST 분비 ↓ 산 분비, Pepsinogen과 lipase 분비 전정부-유문부 부위 수축과 위저부 이완; 위배출 지연
뉴로텐신(Neurotensin)	공장과 회장 N 세포	벽세포점막과 전정부 D 세포, 주세포 ? 구심성 뉴런 ? 평활근세포 ?	↓ 산 분비 ↓ 위 운동; 위배출 지연
Pituitary Adenyl Cyclase Activatig Peptide (PACAP)	미주와 장관 원심성뉴런	ECL 세포 평활근세포	↑ 히스타민 분비 ↑ 평활근 이완
Vasoactive intestinal peptide (VIP)	미주와 장관 원심성뉴런	평활근세포	↑ 이완

표 6.2 췌장과 간 기능을 조절하는 호르몬과 신경 펩티드.

펩티드	분비장소	표적세포	작용
콜레시스토키닌(Cholecystokinin; CCK)	십이지장 I 세포	담낭평활근 췌장꽈리세포 미주 구심성 뉴런	↑ 담낭수축 ↑ 담즙 분비 ↑ 췌장효소 분비 췌장꽈리세포의 성장과 유지
세크레틴(Secretin)	십이지장 S 세포	담관세포 췌장관세포	↑ 수분과 중탄산염 분비
Glucose dependent Insulinotropic Peptide (GIP)	십이지장 K 세포	췌장 β 세포 췌장 알파 세포	↑ 인슐린 분비 ↑ 글루카곤 분비 β 세포의 성장과 유지
Glucagon like Peptide 1 (GLP-1)	장 L 세포	췌장 β 세포 췌장 알파 세포	↑ 인슐린 분비 ↓ 글루카곤 분비 β 세포의 성장과 유지
Pancreatic Polypeptide (PPP)	췌장 F 세포	췌장꽈리세포와 췌장섬세포	↓ 효소와 호르몬 분비
Peptide YY (PYY)	장 L 세포	췌장꽈리세포와 췌장관세포, 간세포	↓ 효소, 중탄산염, 수분, 담즙 분비
뉴로텐신(Neurotensin)	장 N 세포	간세포 담낭평활근 췌장꽈리세포 미주 구심성 뉴런	↑ 담즙 생산 ↑ 수축 ↑ 효소 분비
Gastrin Releasing Peptide (GRP)	미주 날신경섬유	췌장꽈리세포	↑ 효소 분비
Vasoactive inhibitory peptide (VIP)	미주 날심경섬유	오디괄약근의 평활근	↑ 이완
소마토스타틴 (Somatostatin; SST)	GI관 D 세포 췌장 델타 세포	췌장꽈리세포와 췌장섬세포 담관세포	↓ 호르몬, 효소, 중탄산염, 수분, 담즙 분비

표 6.3 장 기능을 조절하는 호르몬과 신경 펩티드

펩티드	분비장소	표적세포	작용
모틸린(Motilin)	장 내분비 세포	평활근	↑ 수축
그렐린(Ghrelin)	벽세포 점막층 A/X 세포	평활근	↑ 수축
GLP-1	L 세포	평활근 ? 장관 신경 ?	↓ 수축
GLP-2	L 세포	장세포 ? 명확하지 않음	↑ 영양소 흡수 ↑ 점막층의 성장, 복구, 유지
Luminal secretin releasing peptides	위 또는 십이지장 점막층 ?	십이지장 S 세포	↑ 분비
Luminal CCK releasing peptides	위 또는 십이지장 점막층 ?	십이지장 I 세포	↑ 분비
PYY	회장과 공장 L 세포	평활근 ? 장관 신경 ?	↓ 수축
소마토스타틴(Somatostatin; SST)	위와 장 D 세포과 췌장 δ 세포	내분비세포 평활근 세포	↓ 분비 ↓ 수축
뉴로텐신(Neurotensin)	공장과 십이지장 N 세포	장세포 ? 명확하지 않음	↑ 영양소 흡수 ↑ 점막층의 성장, 복구, 유지

추천 문헌들

Ballantyne, G.H. (2006) Peptide YY(1-36) and peptide (3-36): Part 1. Distribution, release, and actions. *Obes. Surg.* **16**: 651–658.

Chey, W.Y. and Chang, T.M. (2003) Secretin, 100 years later. *J. Gastroenterol.* **38**: 1025–1035.

Deacon, C.F. (2005) What do we know about the secretion and degradation of incretin hormones?. *Regul. Pept.* **128**: 117–124.

Dockray, G., Dimaline, R., and Varro, A. (2005) Gastrin: old hormone, new functions. *Pflugers. Arch.* **449**(4): 344–355.

Dockray, G.J. (2004) Clinical endocrinology and metabolism. Gastrin. *Best Pract. Res. Clin. Endocrinol. Metab.* **18**: 555–568.

Dufresne, M., Seva, C., and Fourmy, D. (2006) Cholecystokinin and gastrin receptors. *Physiol. Rev.* **86**: 805–847.

Kieffer, T.J. and Habener, J.F. (1999) The Glucagon-Like Peptides. *Endocr. Rev.* **20**: 876–913.

Konturek, S.J., Zabielski, R., Konturek, J.W., and Czarnecki, J. (2003) Neuroendocrinology of the pancreas; role of brain-gut axis in pancreatic secretion. *Eur. J. Pharmacol.* **481**: 1–14.

Mayo, K.E., Miller, L.J., Bataille, D., Dalle, S., Göke, B., Thorens, B., and Drucker, D.J. (2003) International Union of Pharmacology. XXXV. The Glucagon Receptor Family. *Pharmacol. Rev.* **55**: 167–194.

Nathan, J.D. and Liddle, R.A. (2002) Neurohormonal control of pancreatic exocrine secretion. *Curr. Opin. Gastroenterol.* **18**: 536–544.

Owyang, C. and Logsdon, C.D. (2004) New insights into neurohormonal regulation of pancreatic secretion. *Gastroenterology* **127**: 957–969.

Poitras, P. and Peeters, T.L. (2008) Motilin. *Curr. Opin. Endocrinol. Diabetes Obes.* **15**: 54–57.

Rehfeld, J.F. (2004) Clinical endocrinology and metabolism: Cholecyctokinin. *Best Prac. Res. Clin. Endocrinol. Metab.* **18**: 569–586.

Schonhoff, S.E., Giel-Moloney, M., and Leiter, A.B. (2004) Minireview: Development and differentiation of gut endocrine cells. *Endocrinology* **145**: 2639–2644.

Sherwood, N.M., Krueckl, S.L., and McRory, J.E. (2000) The origin and function of the pituitary adenylate cyclase-activating polypeptide (PACAP)/glucagon superfamily. *Endocr. Rev.* **21**: 619–670.

Wang, B.J. and Cui, Z.J. (2007) How does cholecystokinin stimulate exocrine pancreatic secretion? From birds, rodents, to humans. *Am. J. Physiol. Regul. Integr. Comp. Physiol.* **292**: R666–R678.

Williams, J.A. (2006) Regulation of pancreatic acinar cell function. *Curr. Opin. Gastroenterol.* **22**: 498–504.

7

CHAPTER

췌장섬

인슐린(insulin)과 글루카곤(glucagon)은 췌장의 중요한 호르몬으로서, 이들 호르몬은 간에 상반된 효과를 미쳐 간 내 에너지가 풍부한 연료의 저장, 생산을 되게 끔하고 또 그 에너지의 방출을 조절한다. 인슐린은 신체 전체에 걸쳐 탄수화물, 지방 및 단백질의 저장을 촉진하는 합성 호르몬이다. 이러한 인슐린의 강력한 작용들은 주로 골격근, 간 및 지방조직에서 이루어지지만, 글루카곤의 작용은 간에 국한되며, 에너지가 풍부한 수용성 연료인 포도당, 아세토아세트산 및 β 하이드록시부틸산을 생성 및 분비한다. 이들 두 호르몬의 상호작용은 모든 세포에 대사 연료의 가용성을 일정하게 해주는 역할을 한다. 소마토스타틴(somatostatin) 역시 췌장에서 분비되는 호르몬이지만 췌장 소마토스타딘의 생리적 기능에 대해서는 아직 명확하게 정리되지 않고 있다. 제 4의 물질인 췌장 폴리펩티드는 제 6장에서 논의하였다.

글루카곤은 다른 연료를 동원하는 호르몬과 함께 작용하여 인슐린의 연료 저장 기능에 반대 역활을 하면서 항상성을 유지한다. 이들 모든 호르몬들의 분비에 있어서 보상적인 변화가 쉽게 일어나기 때문에 글루카곤의 과잉 또는 결핍 상태는 사람의 질병을 거의 초래하지 않는다. 반대로, 독자적인 효능을 가진 인슐린 없이는 오래 살지 못한다. 충분하지 않은 생산으로 인한 인슐린의 부적절은 제 1형 당뇨병을 초래하며, 제 2형 당뇨병은 주로 인슐린에 대한 말초 장기들의 감수성 저하로 인해 발병된다.

내분비 췌장의 형태학

사람의 췌장에는 약 1~2백만 개의 섬이 있으며, 크기는 직경이 50~500mm이며, 50~300개의 내분비 세포를 포함한다. 전체적으로, 섬은 췌장 조직의 1~2%를 차지할 뿐이다. 혈관이 잘 발달되어 있기 때문에 거의 모든 세포에 직접 모세혈관이 연결되어 있다. 췌장 동맥에 의해서 혈액이 공급되며, 문맥 정맥으로 혈액이 빠져나오기 때문에 전체 췌장 호르몬의 유출은 간으로 운반된다. 하나 또는 그 이상의 세동맥을 통하여 각 섬으로 들어가는 혈액은 반대 끝으로 빠져 나오기 전에 모세혈관 접합 망상조직으로 흐른다. 이러한 사람 섬 내에서의 혈류 양상은 설치류에서 연구된 섬 혈류 양상과는 다르다.

섬은 교감 및 부교감 신경 섬유에 연결되어 있으며, 이들 신경섬유들은 분비세포 또는 근처에서 끝난다. 부교감 신경절전 섬유는 미주신경의 등쪽 운동핵 내 세포체에서 기원되며, 췌장 신경절내 신경절후의 콜린성 및 펩티드성 뉴런과 시냅스를 이룬다. 시상하부에서 유래한 신경절전 교감 신경섬유의 세포체는 복강과 척추주위의 신경절내 신경절후 신경과 시냅스를 이룬다. 이들 신경세포들은 노르에피네프린과 다수의 신경펩티드를 분비한다. 섬들은 또한 내장신경과 합쳐져서 척수로 들어가는 감각섬유들의 풍부한 보체를 포함한다.

조직학적으로, 섬들은 3개의 주요 및 최소 2개의

소수 세포 형태로 이루어진다. 인슐린을 합성하고 분비하는 β 세포는 전형적인 섬의 약 60%를 차지하고, α 세포는 글루카곤의 근원이며, 섬 조직의 30% 정도를 차지한다. 현저하게 적게 존재하는 δ 세포는 소마토스타틴을 생산한다. 췌장 폴리펩티드를 분비하는 F 세포는 췌장의 외분비 부분에 나타난다. 그렐린(ghrelin)을 분비하는 제5의 세포 형태는 최근에 태아와 성인의 섬 모두에서 발견되었다. 사람의 경우, 이들 세포들과 F 세포는 섬의 주변부를 차지하며, α, β 및 δ 세포는 내부에 무작위로 산재하며(그림 7.1), 특별한 순서없이 모세혈관을 따라 분포한다. 이러한 세포 구조는 β 세포가 중앙부위에 위치하고 α 세포 덮개로 둘러싸인 설치류 내의 섬과 극명하게 다르다. 그러나 설치류와 함께 사람에서 다른 세포 형태 사이의 밀접한 접촉은 측분비(paracrine) 소통을 선호하며, 섬 세포 기능을 조절하는데 어떠한 역할을 하는 것으로 생각된다.

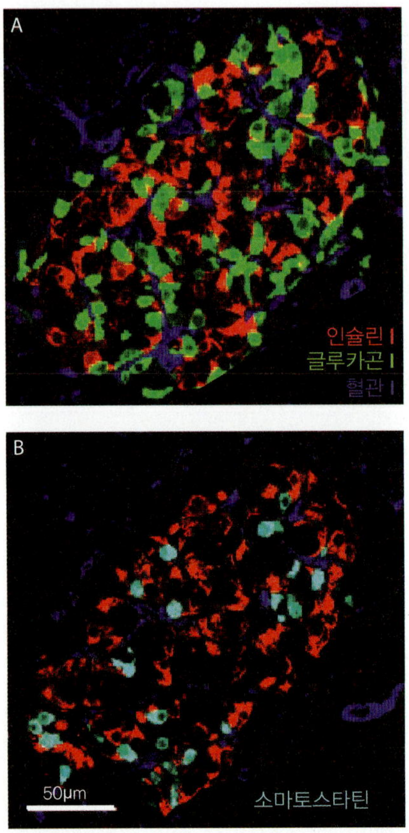

그림 7.1 면역염색 후 공초점 주사 현미경 이미지로 나타낸 전형적인 사람 췌장 섬의 세포 구조. 내분비 세포는 혈관세포들과 가깝지만 무작위적으로 관련되어 있다. 대부분 인슐린(빨간색), 글루카곤(초록색) 및 소마토스타틴 (청록색) 면역반응 세포들은 평활근 세포 액틴(파란색)에 대한 면역반응성 혈관세포와 인접해 있다. 내분비 세포들은 무작위적으로 혈관을 따라 배열해 있다. (From Cabrera, O., Berman, D.M., Kenyon, N.S., Ricordi, C., Berggren, P.O., and Caicedo, A. (2006) The unique cytoarchitecture of human pancreatic islets has implications for islet cell function. Proc. Natl. Acad. Sci. USA **103**: 2334–2339, with permission.)

글루카곤

생합성, 분비 및 대사

글루카곤은 29개의 아미노산이 가지 없이 단순하게 결합된 펩티드로서 분자량은 약 3,500이다. 글루카곤의 아미노산 서열은 척추동물이 진화하는 동안에 놀라울 정도로 잘 보존되었다. 2번 염색체에 있는 글루카곤 유전자는 췌장의 α 세포, 소장 상피세포의 L 세포 및 멀리 떨어진 뇌 부위에서 주로 발현된다. 글루카곤 합성과 동일 유전자의 다른 산물 및 다른 호르몬과 신경펩티드의 관계에 대해서는 제 6장에서 논의하였다. 글루카곤은 막에 쌓인 입자내에 포장이 되어 저장되며, 다른 펩티드 호르몬과 같이 세포외유출(exocytosis)에 의하여 분비된다. 글루카곤은 운반단백질에 결합하지 않은 채 순환이 되며 혈액 내에서 반감기는 약 5분이다. 말초혈액내 글루카곤의 농도는 문맥 정맥혈내 농도에 비하여 현저하게 낮다. 이러한 차이는 일반순환 내에서 희석이 더 빠를 뿐만 아니라 분비된 글루카곤의 약 25%는 간을 통과하는 동안에 파괴가 된다는 사실을 반영한다. 신장은 또 다른 중요한 분해 장소이며, 순환하는 글루카곤의 상당 부분이 혈장 펩티드 가수분해효소에 의하여 파괴된다.

글루카곤의 생리학적 작용

글루카곤의 생리적인 역할은 간에서 포도당의 합성과 그 보다는 적은 양의 지방산에서 유래하는 케톤체의 합성 및 분비를 자극하는 것이다. 정상적인 환경 하에서, 간과 췌장의 β 세포는 글루카곤 작용의 유일한 표적이다. 지방과 심장을 포함한 많은 다른 조직들이 글루카곤 수용체를 발현하며, 실험적으로 글루카곤에 반응할 수 있으나 말초혈액에서 정상적으로 발견되는 것 보다 현저히 높은 농도의 글루카곤을 필요로 한다. 글루카곤은 간에서 포도당을 방출하도록 자극하여 혈당을 즉각 증가시킨다. 간에서 유리되는 포도당은 저장된 글리코겐 분해(glycogenolysis) 및 포도당 신합성(gluconeogenesis)에 의하여 얻어진다. 포도당 신합성을 위한 주 전구물질은 아미노산, 특히 알라닌이기 때문에 글루카곤은 또한 간에서 아미노 그룹으로부터 요소 생성(ureogenesis)을 증가시킨다. 글루카곤은 또한 긴사슬지방산의 대사를 산화로 유도하는 한편 에스테르화와 지단백질로의 유출을 저해함으로서 케톤체 생성(ketogenesis)을 증가시킨다. 동시에 글루카곤은 간내 중성지방을 분해시켜 긴사슬 지방산을 생성하는데, 이는 말초 지방 저장소로부터 간에 도달하는 지방산과 같이 케톤체 생성을 위한 기질을 제공한다.

글루카곤의 모든 효과는 cyclic AMP에 의해 이루어지는 것으로 보인다. 사실 cyclic AMP의 발견과 2차 전령으로서의 기능을 밝히게 된 것은 글루카곤의 글리코겐 분해 작용에 대한 연구였다. Cyclic AMP에 의한 단백질인산화효소 A의 활성화는 효소의 활성을 증가 또는 감소시키는 인산화를 초래하거나, 대개 표적 유전자의 전사를 증가시키는 전사조절인자인 CREB의 인산화를 초래한다. 글루카곤은 또한 단백질인산화효소 A의 활성화에 의존하는 기작에 의해서 세포내 칼슘의 농도를 증가시킨다. 증가된 세포내 칼슘은 글루카곤의 cyclic AMP에 의한 작용, 특히 글리코겐 분해작용을 강화시킨다.

포도당 생산

글루카곤이 간세포에서 어떻게 포도당을 방출하는 지 이해하기 위해서는 먼저 간 내에서 포도당 대사에 관여하는 생화학 반응을 알아야 한다. 이들 반응을 연결하는 생화학적 경로는 그림 7.2에 나타내었다. 우선 살아 있는 세포에서 모든 효소 반응이 가역적이지 않다는 것을 파악하는 것이 중요하다. 대개 기질의 인산화 및 탈인산화는 별도의 효소들을 필요로 한다. 이러한 (탈)인산화과정은 어느 한쪽 또는 양쪽의 상반된 반응에 작용하는 어떤 조절 기능이 결여된 상황에서도 기질 회로가 돌아가게 한다. 이들 반응은 종종 대사 경로의 분화 지점 또는 근처에 위치하여, 기질을 한 방향 또는 다른 방향으로 흐르게 한다.

조절은 세포내에 이미 존재하는 효소의 활성도를 조정하거나 효소의 합성 속도에 따라서 효소 분자의 양을 증가 또는 감소시킴으로써 가능하다. 효소 활성도는 기질 또는 보조인자와의 상호작용에 의해 생산된 효소의 구조 변화에 의하여 알로스테릭(allosteric)하게, 또는 효소 자체 내 조절 부위의 인산화 또는 탈인산화 작용에 의하여 공유적으로 조절될 수 있다. 효소의 활성도 변화에는 단 몇 초가 소요되지만, 효소의 양을 변화시키기 위해서는 수 분 또는 수 시간이 소요된다.

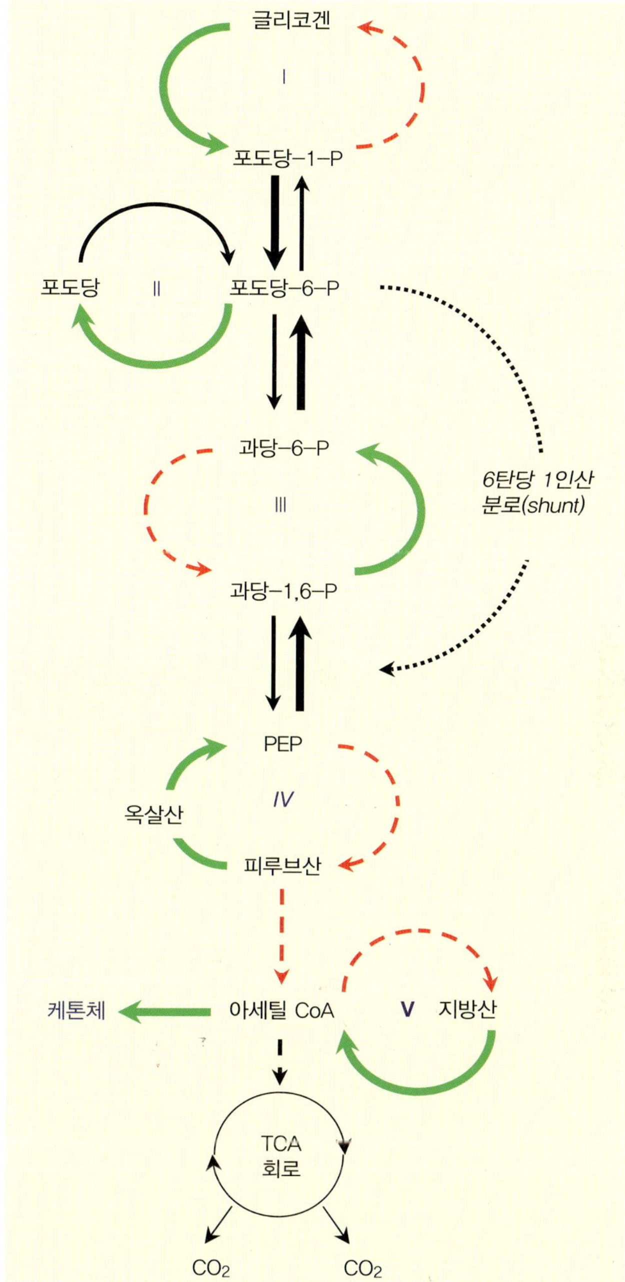

그림 7.2 간세포에서 포도당 대사의 생화학적 경로. 글루카곤의 존재로 가속화되는 반응들은 녹색으로 나타내었다. 붉은색 점선 화살표는 protein kinase A에 의해 촉매된 인산화에 의해 억제되는 반응을 나타낸다. 6탄당-일인산 분로는 간접적으로 억제된다. 로마 숫자는 기질 회로를 나타낸다.

글리코겐 분해

간세포의 표면에서 G 단백질 연계 수용체(G-protein coupled receptor)와 글루카곤의 상호작용에 의해 생성된 cyclic AMP는 인산화를 촉매시켜서 가인산분해효소 키나아제(phosphorylase kinase)라고 하는 효소를 활성화 시키는 단백질인산화효소 A를 활성화시킨다(그림 7.3). 이 효소는, 이어서 다른 효소인 글리코겐 가인산분해효소(glycogen phosphorylase)의 인산화를 촉매시켜 단계적으로 글리코겐을 분해하여 포도당-1-인산을 유리시킨다. 포도당-1-인산은 포도당을 글리코겐으로의 결합을 촉매시키는 글리코겐 합성효소(glycogen synthase)의 기질이다. 글리코겐 합성효소는 또한 단백질인산화효소 A의 기질이며, 인산화가 되면 불활성화된다. 따라서, cyclic AMP의 생성을 증가시킴으로서 글루카곤은 글리코겐의 분해를 촉진시키는 동시에 포도당이 글리코겐으로 재활용되는 것을 방지한다. 포스포프럭토키나제(phosphofructokinase)와 아세틸

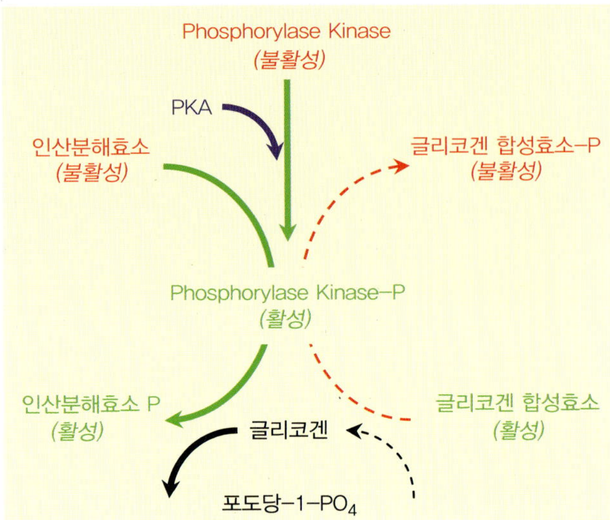

그림 7.3 글리코겐 대사에서 protein kinase A (cyclic AMP 의존성 protein kinase)의 기능

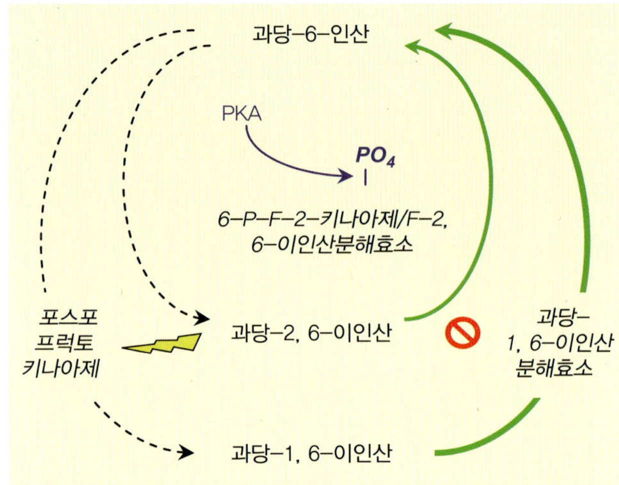

그림 7.4 Protein kinase A (cyclic AMP 의존성 protein kinase)에 의한 과당-1,6-이인산 대사의 조절. 과당-1,6-이인산의 생성은 포스포프럭토키나아제를 촉진하고, 과당-1,6-인산분해효소를 억제하는 과당-2,6-이인산에 의하여 가속화된다. Protein kinase A는 인산분해효소 활성도를 증가시키는 양면성의 6 포스포과당-2 키나아제/과당-2,6-이인산분해효소의 인산화에 의해서 과당-2,6-이인산의 농도를 낮춘다. 결과로 나타나는 과당-2,6-이인산 농도의 감소는 포스포프럭토키나아제의 자극과 과당-1,6-인산분해효소의 억제를 제거하고 기질의 흐름을 과당-1,6-이이산으로부터 과당-1-인산으로 유도한다.

CoA 카르복실화효소[acetyl coenzyme A (CoA) carboxylase] (뒷부분 참조) 단계에서 해당과정을 조절하는 효소의 cyclic AMP 의존성 인산화는 새롭게 탈중합화된 포도당의 탈인산화와 이렇게 생산된 포도당에 대한 주요 경로로 개방된 혈류로의 운송을 피함으로서, 간 자체에 의한 포도당-6-인산의 소모를 최소화한다.

포도당 신합성

포도당 전구물질들은 3 또는 4 탄소 화합물의 형태로 포도당 신합성 경로로 들어간다. 글루카곤은 이들 전구물질들을 과당 인산으로의 축합 반응을 가속화하는 동시에 포도당 신합성(그림 7.2의 경로 Ⅲ과 Ⅳ) 경로로부터 빠져나가지 못하도록 차단함으로써 이들이 포도당으로 전환되도록 한다. Cyclic AMP는 과당-2,6-이인산(fructose-2,6-bisphosphatase)이라고 하는 대사의 잠재 알로스테릭 조절인자의 생산을 조절한다. 이 화합물은 미량으로도 포스포프럭토키나아제를 활성화시키고, 과당-1,6-이인산분해효소(fructose-1,6-bisphosphatase)를 억제시켜서 기질을 포도당 합성 보다는 분해 방향으로 흐르게 한다(그림 7.4). 과당-1,6-이인산과 혼돈하면 안되는 과당-2,6-이인산은 그 자신의 인산화 상태에 따라 과당-6-인산을 과당-2,6-이인산으로 인산화시키거나 과당-2,6-이인산을 과당-6-인산으로 탈인산화시키는 특이한 양면적 기능을 지닌 효소의 작용에 의하여 과당-1,6-이인산으로부터 생성된다. 이 효소는 단백질인산화효소 A의 기질이며, 인산화가 되면 인산분해효소(phosphatase)로서 활동한다. Cyclic AMP의 존재하에 그 활성도는 간세포내 과당-2,6-이인산을 재빨리 고갈시키기 때문에 기질은 포도당 생산으로 흐른다.

포도당 신합성의 또다른 중요한 조절 단계는 피루브산(pyruvate)의 인산화 및 탈인산화이다(그림 7.2의 회로 Ⅳ). 3 또는 4 탄소 절편들이 포도당 신합성 경로로 들어가거나 빠져나가는 곳이 이 곳이다. 생리적 조건하에서 피루브산의 직접적인 인산화는 일어나지 않는다는 것이 알려지기 전에는 포스포에놀피루브산(phosphoenol pyruvate; PEP)의 탈인산화를 촉매시키는 세포질 효소는 피루브산 키나아제(pyruvate kinase)라고 잘못 명명되어졌으며, 이 효소는 탈인산화 방향으로만 작용한다(그림 7.5).

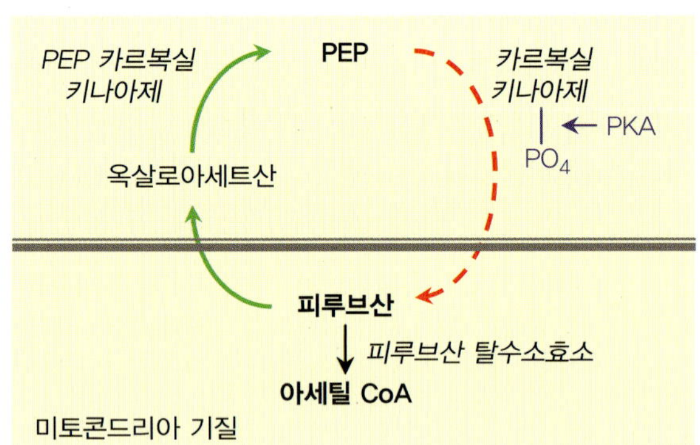

그림 7.5 Protein kinase A (cyclic AMP 의존성 protein kinase)에 의한 포스포에놀피루브산(**PEP**)의 조절. Protein kinase A(**PKA**)는 인산화를 촉매하고, 따라서 PEP를 피루브산으로 전환을 제한하는 피루브산 키나아제의 불활성화를 촉매한다.

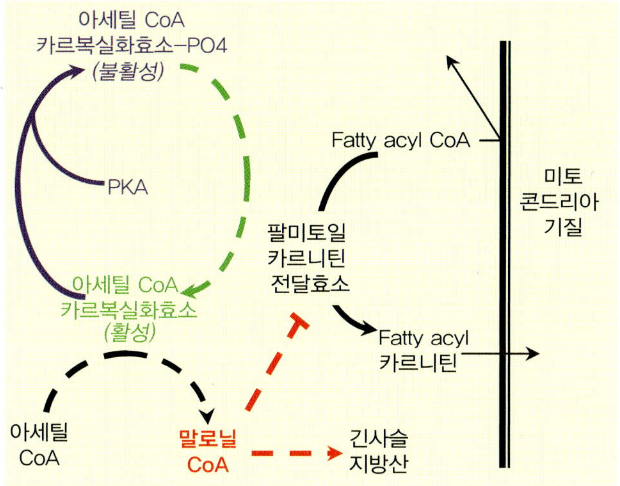

그림 7.6 단백질인산화효소 A (cyclic AMP 의존성 단백질분해효소)는 **말로닐 CoA**의 생성을 감소시키고, 따라서 미토콘드리아내 산화 효소로 지방산의 접근성에 대한 제한을 제거함으로써 케톤체 생성을 간접적으로 촉진한다.

피루브산 키나아제는 단백질인산화효소 A의 또 다른 기질이며 인산화가 되면 강력하게 억제가 되지만, 이 억제는 과당-1,6-이인산에 의해 알로스테릭하게 극복될 수 있다. 따라서 단백질인산화효소 A의 활성화는 양면적인 효과를 지니고 있는데, 직접 피루브산 키나아제 활성도를 저하시키는 것과 그림 7.4에 나타난 바와 같은 반응에 의한 활성인자, 과당-1,6-이인산의 양을 감소시키는 것이다. 피루브산 키나아제를 억제시키는 것은 포도당 신합성 경로에 대한 글루카곤의 가장 중요한 작용이다. 긴 시간으로 보면, 글루카곤은 피루브산 키나아제의 합성을 억제한다. 피루브산의 인산화는 일련의 복잡한 반응을 필요로 하는데, 먼저 피루브산은 미토콘드리아로 들어가서 탄소화되어 옥살로아세트산(oxaloacetic acid)을 생성한다. 피루브산이 미토콘드리아 막을 통과하여 유입되는 것은 글루카곤에 의하여 촉진되지만 그 효과에 대한 기작은 알려지지 않고 있다. 옥살로아세트산은 포스포에놀피루브산 카르복실화효소(phosphoenol pyruvate carboxykinase; PEPCK)의 촉매 활성에 의해 세포질 내에서 PEP로 변환된다. 이 효소의 합성은 cyclic AMP의 증가에 의하여 가속화된다.

지방합성 및 케톤체 합성

미토콘드리아 내에서 피루브산의 다른 운명은 탈탄소화 반응으로 아세틸 CoA를 생성하는 것이다(그림 7.6). 이 탄소 두 개의 아세틸 단위는 지방산의 기본 물질이며, 궁극적으로 지방산 합성(lipogenesis)이 일어나는 세포질로 되돌아간다. 지방 합성은 탄소 세 개 전구물질에 대하여 포도당 신합성의 주된 경쟁자이다. 지방산 합성에서 가장 먼저 이루어지는 단계는 아세틸 CoA의 탄소화에 의해 말로닐 CoA(malonyl CoA)가 생성된다. 이 작용을 촉매시키는 효소인 아세틸 CoA 카르복실화효소(acetyl-CoA carboxylase)는 단백질인산화효소 A의 또 다른 기질로서 인산화에 의해 강력하게 억제된다. 지방산 합성의 억제는 포도당 신합성을 위한 기질을 보존시킬 뿐만 아니라 6탄당 일인산 회로에 의한 포도당의 산화를 방지한다(그림 7.2). 이 회로의 활성에 요구되는 NADP는 이 경로의 초기 반응에서 환원되며, 길어지는 지방산 사슬에 양성자 전이에 의해서만 재생된다.

지방산 합성과 산화는 cyclic AMP 작용을 위한 또 다른 기질 회로와 조절 부위를 구성한다. 지방산 합성을 억제하는 동일 반응이 지방산 산화 및 이어지는 케톤체 합성 작용을 촉진한다(그림 7.6).간에 도달한 긴사슬 지방산 분자들은 산화가 되거나 에스테르화 되어 저밀도 지단백질(low density lipoprotein; LDL)의 중성지질 성분 형태로 지방조직으로 운송된다. 에스테르화되기 위해서는 지방산은 세포질에 머물러야 하며, 산화가 되기 위해서는 미토콘드리아로 들어가야 한다. 긴사슬 지방산은 카르니틴과 결합할 경우에만 미토콘드리아 막을 통과할 수 있다. 이 연결을 촉매하는 카르니틴 아실전이효소(carnitine acyltransferase)는 말로닐 CoA에 의해서 강력하게 억제된다.

따라서 말로닐 CoA는 두 가지 전혀 다르면서도 중요한 기능을 가지고 있다: 지방산 합성을 위한 필수 대사산물이며, 지방산을 산화되도록 하는 효소의 알로스테릭 조절인자이기도 하다. 간 내 말로닐 CoA의 농도가 높으면, 지방산 합성이 일어나는 동시에 지방산 산화는 억제된다. 거꾸로 농도가 낮으면, 지방산은 쉽게 미토콘드리아로 들어가서 아세틸 CoA로 산화된다. 긴사슬 지방산은 전형적으로 16 및 18개의 탄소를 지니고 있기 때문에 산화되는 매 분자로 부터 8개 또는 9개의 아세틸 CoA 분자가 생성된다. 케톤체, β-하이드록시부틸산과 아세토아세트산은 두 분자 아세틸 CoA의 축합과 이어지는 CoA 성분의 제거에 의해서 생성된다.

말로닐 CoA의 생성을 차단함으로써, 글루카곤은 케톤체 생성 단계를 형성하지만 케톤체 생성을 위한 실제 속도는 산화에 동원 가능한 긴사슬 지방산이 얼마나 풍부하느냐에 의해 결정된다. 간에서 산화되는 대부분 지방산은 지방조직에서 유리되는 혈장 유리 지방산에서 기인된다. 나아가서 글루카곤은 cyclic AMP 생성 자극을 통하여 간의 리파아제(lipase)를 활성화 하여 간의 중성지방 분해로부터 이용 가능한 지방산을 만든다.

요소 합성

아미노산의 탄소 사슬들이 포도당 신합성 작용을 위한 기질로 이용 될 때마다 아미노 그룹은 요소 형태로 배설이 되어야 하기 때문에 요소는 포도당 신합성의 부산물이다. 따라서 글루카곤은 포도당 신합성을 촉진할 뿐만 아니라 요소의 생성을 증가시킨다(요소 합성). 대부분 아미노산들의 탄소 골격은 포도당으로 전환될 수 있지만, 말초 대사의 특이성 때문에 알라닌이 양적으로 가장 중요한 포도당 합성 아미노산이다. 피루브산으로부터 포도당으로 전환을 가속화함으로서(전술한 부분 참조) 글루카곤은 간접적으로 알라닌을 피루브산으로 아미노기 전이 반응을 증가시킨다. 또한 글루카곤은 새로운 RNA와 단백질의 합성을 요구하는 반응에 의하여 간 원형질막을 가로지르는 아미노산들의 이동을 증가시킴으로써 요소합성을 촉진시킨다. 나아가 글루카곤은 일부 요소 회로 효소의 합성을 증진시킨다.

글루카곤 분비의 조절

정상적인 사람에서 혈당 농도는 글루카곤 분비의 가장 중요한 결정 요소이다. 혈당 농도가 200mg/dL를 초과할 경우, 글루카곤의 분비는 최대한 억제된다. 포도당의 억제 효과는 낮은 농도에서는 비례적으로 약하며, 50mg/dL 이하로 농도가 떨어지면 억제 효과가 사라진다. 탄수화물이 많은 식사 직후를 제외하면, 혈당 농도는 90mg/dL 정도의 일정 수준을 유지한다. 이 포도당 농도 조절점은 글루카곤 분비가 조절되는 범위 내 잘 맞추어져 있기 때문에, α 세포는 혈당의 변이에 따라 글루카곤의 생성을 증가 또는 감소하도록 반응한다. β 세포는 포도당 농도를 직접 감지할 수 있지만, 그러한 감지 능력을 설명하는 분자 기작은 아직 더 밝혀져야 한다. 대신에, 잘 알려진 혈당 농도 감지 능력을 가진 인접한 β 세포에서 분비되는 인슐린에 의하여 통제를 받는 것 같다. 인슐린은 글루카곤 분비를 억제시키며 포도당 억제 효과를 나타내는데 필요하다. 저혈당증에 반응한 인슐린 분비의 급격한 감소는 글루카곤의 분비를 촉발한다. 인슐린 결핍으로 고생하는 사람은(뒷 부분 참조) 글루카곤 분비가 저해되고, 혈당 농도가 높은데도 불구하고 글루카곤 분비가 활발하거나 저혈당증에 반응하여 글루카곤 분비가 증가하지 않는다. 소마토스타틴, GLP-1 (제 6장 참조) 및 유리 지방산(FFA) 또한 글루카곤 분비에 억제 효과를 발휘한다(그림 7.7).

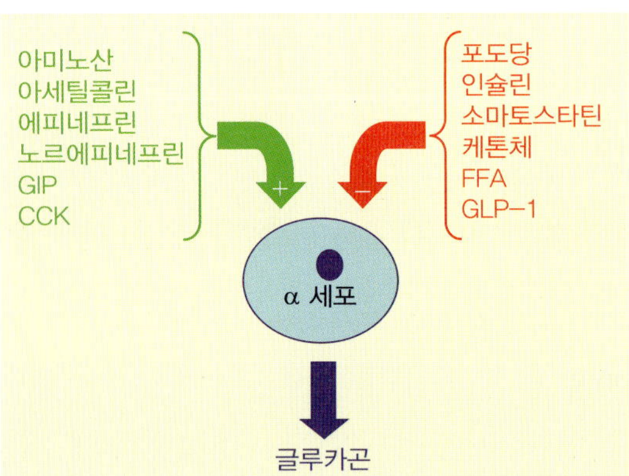

그림 7.7 글루카곤 분비에 대한 촉진 및 억제 신호들.

저혈당증은 췌장섬에서만 감지되는 것이 아니라, 이 생명을 위협하는 상황이 되면 시상하부내 포도당-감지 뉴런에 의해 감지되어 자율신경계를 자극하여 교감신경과 부교감신경 반응을 활성화한다. 췌장섬 내 부교감 신경 종말은 신경전달 물질인 아세틸콜린, VIP (vasoactive intestinal peptide) 그리고 PACAP (pituitary adenyl cyclase activating peptide)를 방출하고, 교감신경섬유로부터는 노르에피네프린(norepinephrine) 및 NPY (neuropeptide Y)를 방출한다. 이들 펩티드에 대해서는 제 6장에 서술하였다. 췌장의 α 세포는 이들 모든 신경전달물질에 대한 수용체를 지니고 있어서 부교감 및 교감 모두의 자극에 반응하여 글루카곤 분비를 증가시킨다. 저혈당증에 대한 교감 반응 또한 부신수질을 자극하여 에피네프린과 노르에피네프린을 분비하게 한다(제 4장 참조). 이들 부신수질 호르몬들은 간에서 글루카곤의 글리코겐 분해 작용을 증대시킬 뿐만 아니라, 나아가서 α 세포로 하여금 글루카곤을 분비하도록 자극한다.

글루카곤의 분비는 아미노산이 풍부한 식이에 의해서도 자극된다. α 세포는 특정 아미노산, 특히 인슐린 분비를 증가시키는 알지닌의 혈액내 증가에 대하여 직접적으로 반응한다. 나아가서, 단백질이 풍부한 음식의 소화는 십이지장 점막 세포로부터 CCK(cholecystokinin)와 GIP(glucose-dependent insulinotropic peptide)의 방출을 촉발한다(제 6장 참조). CCK는 췌장 효소와 같이 췌장섬 호르몬들에 대한 분비를 자극하며, GIP는 인슐린 뿐만 아니라 글루카곤의 분비를 자극한다. 이들 두 GI 호르몬들은 급격한 아미노산의 유입에 대하여 α 세포를 자극한다. 결과적으로 글루카곤의 분비 증가는 여분의 아미노산을 포도당 신합성으로 보내도록 간을 준비하게 할 뿐만 아니라, 간에서 포도당을 방출하여 아미노산에 의해서 같이 증가된 인슐린의 잠재적인 저혈당 효과에 반대로 작용하게 한다(뒷 부분 참조).

인슐린

생합성, 분비 및 대사

인슐린은 가지가 없는 두 개의 펩티드 사슬이 두 개의 이황화결

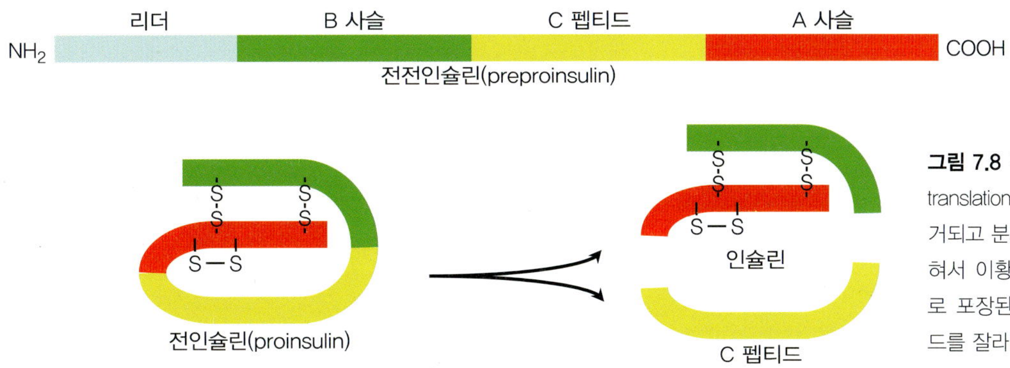

그림 7.8 전인슐린의 번역후 과정(post translational modification). 리더 서열이 제거되고 분자는 시스테인의 배열에 따라 접혀서 이황화 결합이 형성된다. 분비 입자로 포장된 후, 전호르몬 전환효소가 펩티드를 잘라낸다.

합으로 연결된 것이다(그림 7.8). 110개 아미노산의 전전인슐린(preproinsulin) 분자를 암호화하는 단일 유전자는 염색체 11번에 3개의 엑손과 2개의 인트론으로 구성된다. 소포체 내에서 리더 염기서열을 제거한 전인슐린(proinsulin) 분자는 분비 입자에 포장되고, 아연과 복합체로 저장되는 골지체로 운반되기 전에 접힘과 이황화 결합 형성을 한다. 단일 사슬 전인슐린을 두 개의 사슬을 가진 성숙한 인슐린으로 가공하는 과정은 결합 펩티드(connecting peptide, C 펩티드)라고 하는 31개 아미노산 잔기의 펩티드가 전구 호르몬 전환효소 2와 3(prohormone convertasea 2, 3)이라고 하는 두 개의 엔도펩티다아제(endopeptidase)의 순차적인 작용에 의하여 잘려지는 분비 입자내에서 일어난다. 따라서 C 펩티드는 인슐린과 동일한 분자량 만큼 입자내에 축적된다. 인슐린이 분비되면 분비 소낭의 모든 내용물이 세포외액으로 흘러든다. 그 결과로, C 펩티드와 잔여 전인슐린 및 가공 과정의 중간산물들이 인슐린과 함께 순환계로 들어간다. 분비 속도가 빠르면, 전인슐린은 인슐린 항체로 검출할 경우 순환하는 펩티드의 20%까지 차지하지만, 생물학적 활성은 미약하다. C 펩티드의 일부 생물학적 작용이 보고되고 있지만, 아직 확실하게 정립되지 않았다.

인슐린 저장 입자는 인슐린이 분비될 때 마다 같이 분비되는 다양한 단백질을 함유하고 있다. 이들 단백질의 대부분은 인슐린의 저장과 가공을 위한 최적의 조건을 유지하는 것으로 생각되지만, 일부는 생물학적인 활성을 가지기도 한다. 이들 단백질들의 운명과 작용에 대해서는 대부분 알려져 있지 않다. 그러나 아미린(amylin)이라고 불리는 단백질과 같은 것은 인슐린 과다 분비 상태의 β 세포 안과 주위에 축적되어 췌장섬의 병리에 이바지하는 아밀로이드(amyloid)의 생성에 기여한다. 아미린의 광범위한 생물학적인 작용은 다양한 조직에서 인슐린에 대한 반대 작용, 식욕의 감소 및 위내정체 시간의 지연 등을 포함하지만, 아미린의 생리학적인 작용에 대해서는 더 많은 정립이 필요하며, 일부는 논란의 대상이 되기도 한다.

인슐린은 반감기가 4~6분으로서 순환계에서 신속히 없어진다. 인슐린 분해의 첫 단계는 엔도좀성 기작에 의한 수용체 매개 내재화(receptor mediated internalization)이다. 분해는 엔도좀이 리소좀과 융합이 된 후 일어난다. 간은 인슐린 분해의 주된 장소이며, 간문맥 혈액 내에서 간에 도달하는 인슐린의 30~70%가 불활성화된다. 간내 인슐린의 분해는 대사 연료의 가용성 변화와 생리적인 환경 변화의 지배를 받는다. 따라서 간은 체순환계로 들어가는 인슐린의 양을 조절한다. 신장은 사구체 여과물과 후사구체 혈장 두 곳으로부터 수용체 매개 내재화에 이어 순환하는 인슐린의 절반 정도를 분해한다. 정상적으로 소변에는 인슐린이 미약하거나 거의 없다. 잔여분은 근육과 신체 전체에 퍼져있는 인슐린 감수성 조직에서 분해된다. 전인슐린은 인슐린의 최소 두 배 이상의 반감기를 가지며, 췌장 바깥에서는 인슐린으로 전환되지 않는다. 신장은 전인슐린과 C 펩티드 분해의 주요 장소이다. 간에서 C 펩티드가 조금 분해되기 때문에, 혈액내 C 펩티드의 농도는 인슐린 분비율을 추정하거나 β 세포의 기능을 평가하는 데 유용하다.

인슐린의 생리학적 작용

인슐린 결핍 효과

내분비학의 많은 부분에서, 호르몬의 생리학적인 기능에 대한 고찰은 그 호르몬이 결여된 현상을 조사함으로써 가능하다. 이러한 연구에서 2차적 또는 3차적인 효과는 1차적인 세포 손상을 못 보게 할 수도 있음에도 불구하고 궁극적으로는 전체 개체의 범위에서 세포 반응에 대한 이해를 넓혀 준다. 인슐린의 생리학적인 과정에 대한 이해는 먼저 임상적 관찰로부터 얻어진다. 그러므로 이 질병의 전형적인 몇몇 증상에 대한 고찰은 인슐린의 생리학을 토론하기에 좋은 출발점을 제공한다.

고혈당증

정상적인 개체에서 혈액내 포도당 농도는 90mg/dL (5mM) 정도에서 유지된다. 당뇨병 환자에서 혈당은 300~400mg/dL이며, 때

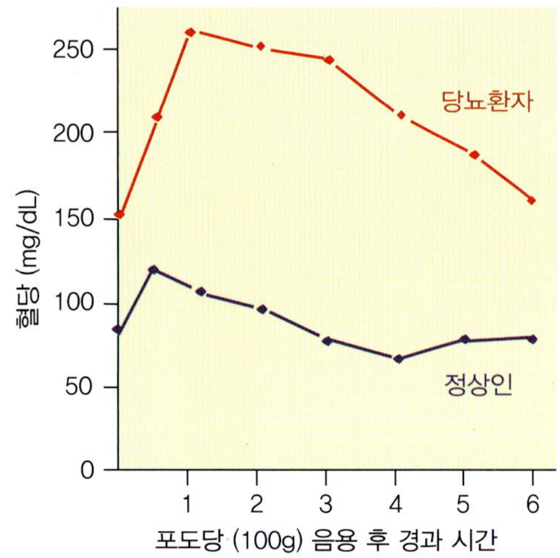

그림 7.9 정상인 및 당뇨환자에서 이상적인 포도당 내성 실험. 개인 별로 포도당 표준용액을 마시게 한 다음, 그림에 나타낸 시간에 혈액 시료를 채취하였다. 그 결과 포도당 근본원인의 결손이 정상인 보다 더 컸으며, 장시간에 걸쳐 혈당 농도가 증가하였다.

로는 1,000mg/dL에 이르기도 한다. 당뇨병 환자들은 특히 혈액내 과도한 포도당을 제거하는 데 어려움이 있다. 정상적으로 탄수화물이 풍부한 식이섭취 이후에는 증가한 포도당이 혈장으로부터 빨리 제거되어 일시적으로 약간 증가할 뿐이다. 그러나 포도당 비내성 당뇨병 환자는 혈장으로부터 포도당을 제거하는 능력이 심각하게 손상되어 있다.

포도당 부하를 처리하는 능력을 조사하는 경구복용 포도당 내성 실험은 현재의 당뇨 상태를 진단하는 데 이용된다. 경구복용은 표준화된 포도당 부하를 주고 4시간 동안 주기적으로 혈당 농도를 측정한다. 정상 개체에서는 혈당 농도가 2시간 이내에 원래 수치로 회복이 되며, 최고 수치도 180mg/dL를 초과하지 않는다. 당뇨병 또는 '전당뇨병'의 경우, 혈당 수준이 아주 높으며 기본 수준으로 되돌아오는데 시간도 오래 걸린다(그림 7.9).

당뇨

정상적으로 신장 세뇨관은 사구체에서 여과되는 모든 포도당을 운반하고 재흡수하는 적절한 능력을 지니고 있기 때문에 소변으로는 미량으로 빠져 나가거나 거의 빠져 나가지 않는다. 그러나 고혈당증 때문에 사구체 여과액 내 포도당의 농도가 높아져서 신장의 포도당 운반체의 능력을 초과하게 되면, 포도당은 소변으로 배출되어 '당뇨(포도당을 소변으로 배출)'를 유발한다.

다뇨증

다뇨증은 과도하게 소변이 생성되는 것으로 정의할 수 있다. 원위 세뇨관에 의해서 재흡수되는 것 보다 많은 양의 포도당이 사구체 여과액에 존재하게 되면, 일부는 세뇨관에 잔류하여 네프론에서 삼투압에 의한 물과 소금의 재흡수를 방해한다. 정상적인 경우 사구체 여과액의 3분의 2 정도가 재흡수되는데, 비정상적으로 많은 여과액이 과량 잔류하면 네프론의 원위 세뇨관에서 제대로 재흡수가 되지 못하여 수분의 배설이 증가하게 된다(삼투 이뇨). 또한 네프론으로 증가된 유량은 소변으로의 나트륨과 칼륨 손실을 증가시킨다.

조갈증

많은 양의 소변 배설로 인한 탈수는 갈증(조갈증이라고 불리는 상태)과 과도한 음수를 자극한다. 치료를 받지 않은 당뇨병 환자는 특징적으로 갈증을 느끼며, 소변으로 배설되는 수분을 보상하기 위하여 많은 양의 물을 섭취한다. 조갈증은 종종 당뇨병 환자나 당뇨병 어린이의 부모에서 관찰된다.

다식증

음식 섭취를 조절하는 인슐린의 작용에 의해 소변으로 포도당이 손실되는 것에 대한 보상 기전으로 식욕이 증가한다. 이러한 상태를 다식증(과다한 음식의 섭취)이라고 한다.

체중 손실

식욕과 음식 섭취의 증가에도 불구하고, 인슐린의 결핍은 모든 합성 과정을 감소시키고 분해 과정을 가속화한다. 특히 근육에서 가속화된 단백질 분해는 포도당 신합성을 위한 기질을 제공한다. 저장된 지방의 가동과 이용의 증가는 혈장 내 중성지방의 농도를 증가시켜 종종 지방 혈증(혈액내 지방의 농도가 높음)을 초래한다. 간에 의한 지방산의 산화는 케톤체(ketosis)를 증가시켜, 이것이 혈액으로 유리되어 케톤체 혈증(ketonemia)를 유발한다. 케톤체는 작고 쉽게 여과되는 분자로서 제한된 능력의 신장 기작에 의하여 활발하게 재흡수되며, 케톤체의 높은 혈액 내 수준은 소변 내 케톤체의 유실로 인한 케톤뇨증(ketonuria)을 유발하기도 한다. 케톤체는 유기산으로서 케톤 산독증(ketoacidosis)를 초래하여 소변내 과도한 칼륨의 배설에 의해 악화된다. 인슐린 처치가 이루어지지 않으면 혈장내 pH가 내려가서 산독성 혼수 상태에 이어 사망하게 된다.

이 모든 상황을 유발시키는 고혈당증은 근육과 지방조직에 의한 포도당의 이용 저하 및 간에서 포도당의 과다 생산에 의해 시작된다. 아미노산 기질의 주 근원인 근육 단백질의 소모로 포도당 신합성이 증가된다. 그 결과, 저장지방의 소모와 함께 근육의 소비가 두드러지게 일어난다. 종종 동맥경화증, 관상동맥질환 및 심장마비와 같은 무서운 심혈관계 질환들은 혈액 지질 농도가 높아서 일어난다. 그 외 망막과 신장의 미세혈관 및 말초신경의 손상과 같이 덜 뚜렷하게 관련된 질환들은 장기간의 고혈당증으로 유발되며 임상적인 현상을 나타내게 된다.

인슐린 결핍의 실질적인 효과는 글리코겐, 지방 및 단백질 저장 능력의 심각한 저하이다. 거꾸로 말하면 인슐린의 생리학적인 작용은 대사 연료의 저장을 촉진하는 것이다. 인슐린은 여러 종류의 세포에 다양한 효과를 지닌다. 단일 세포에서 조차도 인슐린은 상보적이며 보강적인 복합 작용을 나타낸다. 인슐린은 지방조직, 골격근 및 간에 작용하여 중성지방, 글리코겐 및 단백질의 저장을 억제 및 확대한다. 인슐린을 정맥주사한 후 수분 이내에 혈장 내 포도당, 아미노산, 유리 지방산, 케톤체 및 칼륨의 농도가 현저하게 감소한다. 인슐린의 주사량이 너무 많을 경우, 혈당 농도가 중추신경계가 요구하는 것 보다 너무 낮아져서 저혈당성 혼수상태가 발생할 수 있다. 인슐린은 혈당을 두 가지 경로로 낮추는데: 인슐린은 근육과 지방조직에서 흡수를 증가시키며, 간에서의 배출을 감소시킨다. 인슐린은 근육에서 아미노산의 흡수를 자극하고 방출을 감소시킴으로서 아미노산 농도를 저하시킨다. 인슐린은 지방세포로부터 포도당의 방출을 방해함으로써 유리 지방산의 농도를 저하시키고, 이러한 작용은 혈액내 케톤체 수준을 저하시킨다. 근육, 간 및 지방세포의 원형질막내 나트륨/칼륨 ATP 가수분해효소(나트륨 펌프)의 자극에 의하여 칼륨이 감소된다. 이러한 인슐린에 대한 반응의 생리학적인 중요성은 알려져 있지 않다.

지방조직에 대한 영향

지방조직 내 지방의 저장은 다양한 인슐린-감수성 반응들: (1) 포도당으로부터 긴사슬 지방산의 합성; (2) 지방산과 글리세롤로부터 중성지방의 합성(에스테르화); (3) 글리세롤과 긴사슬 지방산을 유리하는 중성지방의 분해(지방분해); 및 (4) 혈액의 지단백질로부터 지방산의 유입에 따라 결정된다. 관련된 생화학 경로는 그림 7.10에 나타낸 바와 같다.

지방분해와 에스테르화는 지방세포 생리에서 중심이 되는 현상들이다. 중성지방 형태의 지방은 페리리핀(perilipin)이라고 하는 단백질에 싸인 단일 대형 지방입자로 저장된다. 지방분해 속도는 중성지방을 지방산과 글리세롤로 분해하는 호르몬 감수성 리파아제(hormone-sensitive lipase; HSL)라고 하는 효소의 활성도에 많이 의존한다. 자극이 없을 경우, 세포질에 있는 HSL은 페리리핀에 쌓인 지방입자에 접촉이 거부되어 지방분해는 낮은 속도로 진행이 된다. 자극에 반응하여 cyclic AMP가 생성되고 단백질인산화효소 A를 활성화시켜 HSL과 페리리핀의 인산화를 촉진한다. 결과적으로 활성화된 HSL이 지질 입자에 관계하여 현저하게 중성

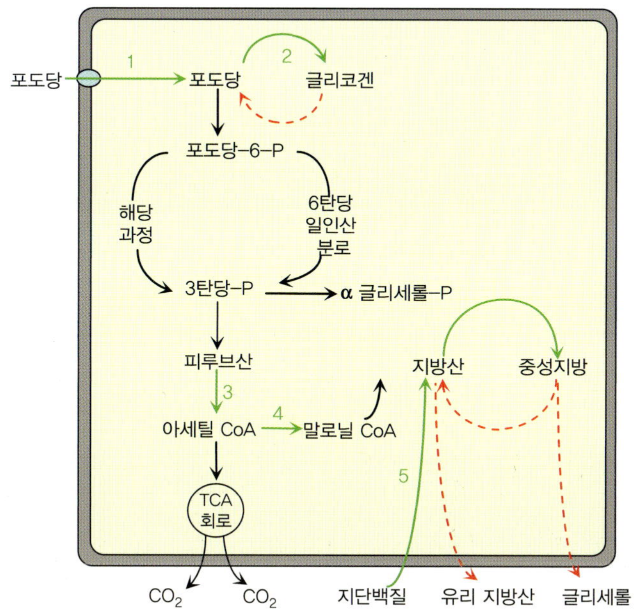

그림 7.10 지방조직에서 탄수화물과 지방의 대사. 인슐린(녹색 화살)에 의해 증가된 반응들은 다음과 같다: (**1**) 지방세포로 포도당의 운반; (**2**) 여분 포도당의 글리코겐으로 전환; (**3**) 피루브산의 탄소 탈락; (**4**) 지방산 합성의 시작; (**5**) 순환하는 지단백질로 지방산의 흡수. 중성지방의 분해는 인슐린(붉은 점선 화살)에 의해 억제된다. 지방산의 중성지방으로 에스테르화는 α 글리세롤 인산의 가용성에 따른다.

지방을 지방산으로 분해를 증가시켜 지방세포를 빠져 나오거나 혈액 내 유리 지방산이 되거나 중성지방으로 재에스테르화가 된다.

지방산의 에스테르화는 α 탄소에 인산화가 된 글리세롤을 필요로 하며: 유리 글리세롤(free glycerol)은 이용이 될 수 없다. 지방조직은 α 글리세롤 키나아제 효소(α-glycerol kinase)가 결여되기 때문에 지방분해로부터 생성된 모든 유리 글리세롤은 혈액으로 빠져 나간다. 지방산의 에스테르화에 이용되는 α 글리세롤 인산은 주로 포도당의 산화로부터 생성된 인산화 된 3-탄소 중간산물에서 유래된다. 그러나 절식과 같이 포도당 공급이 부족할 경우, 일부 α 글리세롤 인산들은 PEP 카르복실키나아제(PEP carboxykinase)의 가용성에 의존하는 글리세롤 신합성 과정(glyceroneogenesis)에서 혈장 젖산 또는 알라닌으로부터 형성될 수도 있다.

이름이 의미하듯이, 지방분해 호르몬들에 의해 활성화된 호르몬 감수성 리파아제는 cyclic AMP의 형성을 자극하고, 단백질 인산화효소 A에 의해서 효소의 인산화 및 페리리핀의 인산화를 자극한다. 인슐린은 cAMP phosphodiesterase의 활성화에 의하여 cyclic AMP의 분해를 촉진시킴으로서 지방분해 활성화를 저해한다. 동시에 인슐린은 α 글리세롤 인산의 가용성을 증가시키는 포도당 산화를 가속화함으로서 지방산의 에스테르화 속도를 증가시킨다. 이들 반응의 순수 결과는 혈장 내 농도가 급격하게 저하되

는 유리 지방산을 소모함으로서 중성지방 저장을 보존하는 것이다. 혈당에 영향을 미치기에는 너무 낮은 인슐린 투여량에서 유리 지방산 농도의 감소가 관찰되며, 이는 인슐린에 대한 가장 민감한 반응일지도 모른다.

포도당은 원형질막을 통하여 쉽게 확산될 수 없기 때문에 지방세포를 비롯한 대부분의 세포로의 유입은 운반체 매개 운송에 의존한다. 인슐린은 포도당 및 구조적으로 유사한 당의 막 통과 운송을 가속화함으로서 포도당의 세포내 유입과 대사를 증가시킨다. 이러한 작용은 원형질막내 포도당 운반체의 가용성에 의존된다.

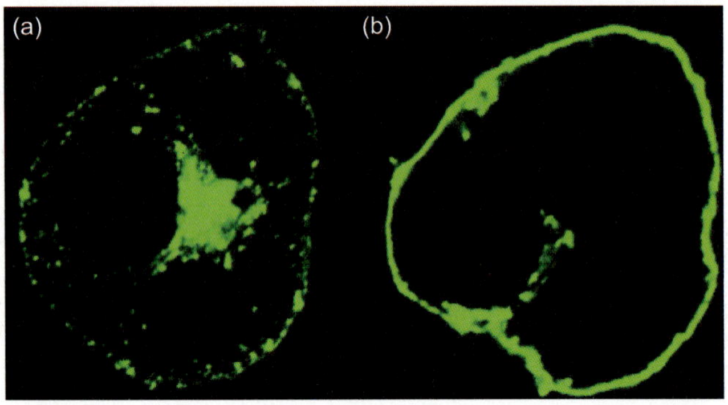

그림 7.11 녹색 형광 단백질에 결합시킨 GLUT4를 전이시킨 후 30분 동안 인슐린의 존재 (A) 또는 부재 (B) 상태로 배양한 생쥐 지방세포의 공초점 형광현미경 사진. 인슐린의 자극은 GLUT4를 세포내 저장소에서 원형질막으로 전이를 초래하였다. (From Watson, R.T., Kanzaki, M., and Pessin, J. (2004) Regulated membrane trafficking of the insulin-responsive glucose transporter 4 in adipocytes. Endocr. Revs. **25**: 177–204, with permission.)

포도당 운반체(glucose transporter; GLUT)는 원형질 막을 12번 짜깁듯이 통과하는 큰 단백질로서, 포도당이 농도 기울기에 의하여 확산되는 입체특이적인 채널을 형성한다. 최소한 5개의 GLUT 이성체가 여러 세포 형태에서 발현된다. 대부분의 세포 원형질막에 존재하는 GLUT1과 더불어 지방세포와 같은 인슐린 감수성 세포는 GLUT4가 풍부한 세포내 막성 소낭 집합을 함유하고 있다. 인슐린은 GLUT4 보유 소낭을 세포 표면으로 위치 이동시켜 막을 지방세포 원형질막과 융합을 촉진시킴으로써 지방세포 표면에 포도당 운반체 수를 증가시킨다(그림 7.11).

인슐린은 포도당의 유입을 증가시키고 포도당 탄소를 지방산 합성으로 보내는 최소한 두 개의 효소를 활성화함으로써 지방산의 합성을 촉진한다. 인슐린은 긴사슬 지방산 합성을 위한 기초 블록을 제공하는 피루브산을 아세틸 CoA로 전환을 증가시키며, 지방산 합성의 시작이면서 속도 결정 반응인 아세틸 CoA를 말로닐 CoA로 탄소화를 자극한다. 사람에서 지방조직은 지방산 합성의 중요한 장소가 아니며, 특히 지방이 풍부한 식이를 섭취하는 서양문화에서는 더 그렇다. 지방조직에 저장된 지방은 주로 식이 지방과 간에서 합성된 트리글리세리드에서 유래한다. 저장되는 지방은 저밀도 지단백질(LDL)과 카일로마이크론(chylomicron) 형태로 지방조직에 도달한다. 지단백질로부터 지방의 흡수는 지방산을 유리하는 지단백질 리파아제(lipoprotein lipase)에 의하여 중성지방내 에스테르 결합의 분해에 의존한다. 지단백질 리파아제는 지방세포에서 합성 및 분비되며 근처의 모세혈관 상피세포에 부착된

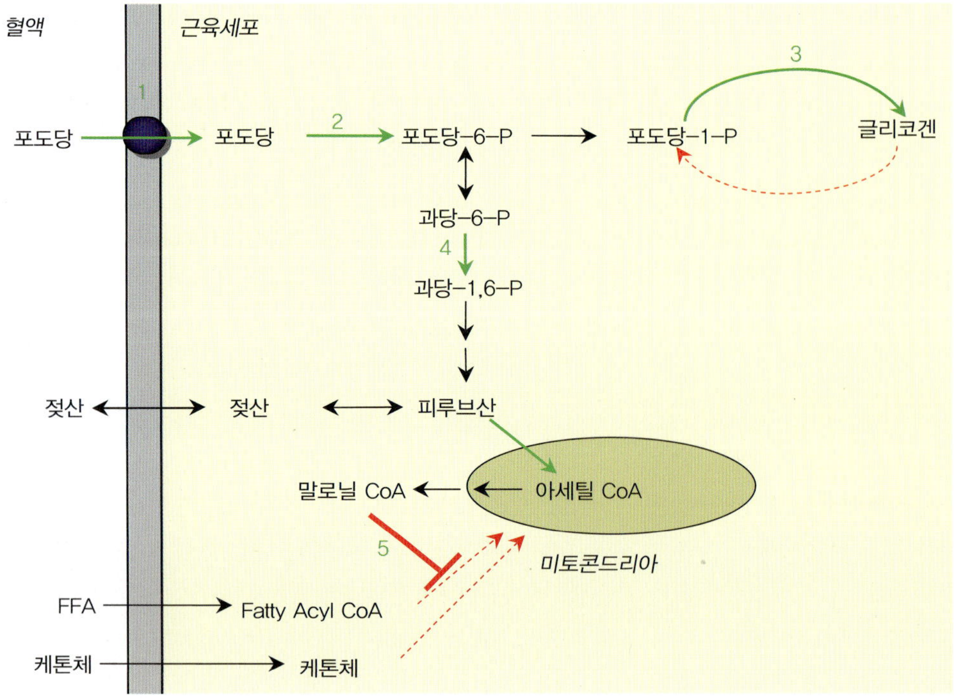

그림 7.12 근육에서 탄수화물과 지방의 대사. 인슐린(녹색 화살표)에 의해 가속화된 속도 제한 반응들은: (**1**) 근육세포로 포도당의 이송; (**2**) 헥소키나아제에 의한 포도당의 인산화; (**3**) 글리코겐 형태로 포도당의 저장; (**4**) 포스포프럭토키나아제에 의한 두 번째 인산의 첨가; (**5**) 말로닐 CoA에 의해 지방산의 미토콘드리아내 유입 억제. 붉은색 화살표는 억제된 반응을 나타낸다.

다. 인슐린은 지단백질 리파아제의 합성을 촉진시켜 지단백질로부터 지방산을 지방세포 내 트리글리세리드 저장 입자로 전환을 용이하게 한다.

근육에 대한 영향

인슐린은 근육세포에 포도당의 흡수를 증가시켜 세포내 대사를 글리코겐 생성으로 유도한다(그림 7.12). 근육은 신체 질량의 거의 50%를 차지하기 때문에 근육에 의한 포도당의 흡수는 인슐린 투여 후 혈액에서 없어지는 포도당의 대부분에 해당된다. 지방세포에서와 같이 근육에서 포도당의 이용은 원형질막의 투과성에 의해 제한된다. 인슐린은 지방세포에서 작동하는 것과 같은 원리에 의한 GLUT4 함유 소낭의 이동에 의해 포도당의 근육내 유입을 가속화한다. 포도당의 대사는 근육에 존재하는 헥소키나아제(hexokinase)의 두 가지 이성체 어느 쪽에 의해서든지 포도당-6-P로 전환되는 것부터 시작된다. 인슐린은 헥소키나아제 II의 합성을 증가시킬 뿐만 아니라, ATP에 대한 접근을 최적화하는 미토콘드리아 외막과의 관계 증진에 의한 헥소키나아제 II 활성도의 효율성을 증진시키기도 한다. 기초상태에서 포도당은 세포내로 들어가는 것 만큼이나 빨리 인산화가 되기 때문에 세포내 유리 포도당 농도는 세포외액 포도당의 10분의 1에서 3분의 1 정도 밖에 되지 않는다.

포도당-6-P는 헥소키나아제의 알로스테릭한 저해인자이며, 글리코겐 합성효소(glycogen synthase)의 알로스테릭 촉진인자이다. 인슐린과 포도당-6-P에 의한 글리코겐 합성의 촉진은 근육내 포도당의 유입속도가 빠를 때 포도당-6-P의 억제 효과로부터 헥소키나아제를 보호한다. 글리코겐 합성효소는 인산화가 될 때 활성도가 낮으며, 탈인산화가 될 때 증가한다. 글리코겐 합성효소의 인산화 정도는 키나아제와 인산분해효소 활성도의 균형에 의해 결정된다. 인슐린은 일부 글리코겐 합성효소 키나아제 3(glycogen synthase kinase 3; GSK-3) 효소를 억제하고, 일부는 인산가수분해효소를 활성화함으로써 탈인산화 쪽으로 균형을 이동하게 한다. 글리코겐 합성효소의 탈인산화는 직접적으로 활성도를 증가시킬 뿐만 아니라, 기질인 포도당-6-P에 의한 자극 반응성을 증가시킨다. 따라서 근육 글리코겐 합성에 미치는 인슐린의 강력한 작용은 포도당 수송의 증가, 포도당 인산화의 증가 및 글리코겐 합성 효소 활성도의 증가와 같은 서로 보완적인 효과에 의해서 이루어진다.

포도당-6-P의 또 다른 운명인 해당과정에서 피루브산으로의 대사 또한 인슐린에 의해 증가된다. 해당 과정으로의 유입은 활성도가 ATP, ADP 및 과당-2,6-이인산과 같은 알로스테릭 효과 인자의 복합에 의해 정교하게 조절되는 포스포프럭토키나아제(phosphofructokinase)에 의해 보호된다. 이 복잡한 효소는 손상되지 않

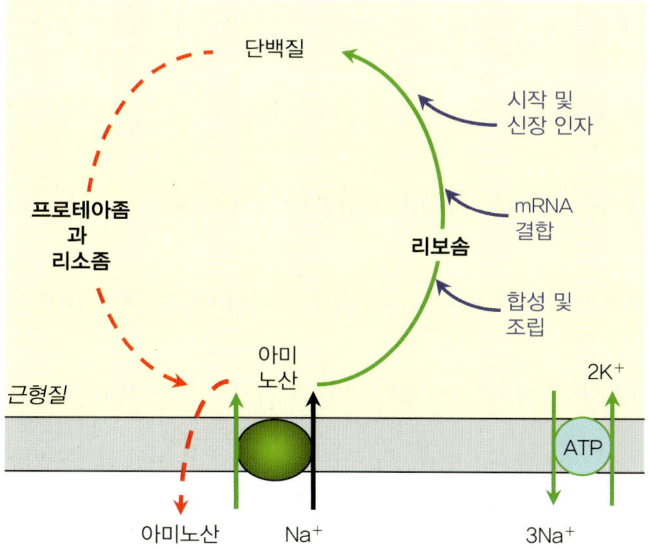

그림 7.13 근육에서 단백질 전환에 대한 인슐린의 영향. 인슐린에 의해 촉진된 반응들은 초록색으로 나타내었다. 붉은색 점선 화살표는 인슐린에 의해 억제되는 반응을 나타낸다.

은 세포와 효소 조절 연구를 위해 생화학자들이 전형적으로 이용하는 손상된 세포 준비물에서 다르게 작용한다. 다양한 실험 조건하에서 얻어진 상충되는 결과들 때문에 인슐린이 어떻게 포스포프럭토키나아제 활성도를 증가시키는 지에 대한 보편적인 합의에는 도달하지 못했다. 간에서 일어나는 반응과 다르게 근육에서 과당-2,6-이인산을 생성하는 효소의 이성체는 cyclic AMP에 의해 조절이 되지 않는다. 인슐린의 효과는 간접적인 것으로 보인다.

근육에서 지방의 산화는 포도당 대사에 깊이 영향을 미치며, 지방조직에 대한 간접적인 작용으로 유리 지방산 생성을 감소시키는 것과 같이 인슐린은 근육에서 포도당 대사의 모든 면을 증가시킨다. 인슐린 농도가 낮을 때, 증가된 지방산의 산화는 피루브산의 탈인산화와 근육세포 막을 통과하는 포도당의 운반을 억제함으로써 포도당의 산화를 감소시킨다. 나아가서 지방산 산화 생성물은 또한 헥소키나아제를 억제시키는 것으로 보이지만, 최근의 연구들은 지방산의 산화가 포스포프럭토키나아제를 억제한다는 초기 발견의 타당성에 의문을 제기한다. 인슐린은 지방산의 가용성을 제한할 뿐만 아니라, 그 산화도 억제시킨다. 인슐린은 간에서 언급한 것과 같이 미토콘드리아내로 긴사슬 지방산의 유입을 차단하는 말로닐 CoA의 생성을 증가시킨다(그림 7.7). 이들 효과들은 제 8장에서 더 상세히 언급하겠다.

단백질 합성과 분해는 모든 조직에서 일어나는 과정으로서, 성장을 하지 않는 개체에서는 완벽하게 균형을 유지하며, 평균적으로 순수 체단백질의 증가 또는 감소가 없다(그림 7.13). 인슐린

은 몇몇 단계에서 단백질 전환을 중재하며, 빠르고 느린 효과 모두를 지니고 있다. 인슐린 결핍의 확실한 증상 중 하나는 근육 단백질의 대규모 분해이다. 단백질 분해는 분해되는 단백질 분자에 유비퀴틴(ubiquitin)의 부착으로 시작된다. 유비키틴화 된 단백질은 프로테아좀으로 들어가서 작은 조각으로 나누어진 다음 리소좀에서 아미노산 구성 성분으로 가수분해 된다. 인슐린은 유비퀴틴 결합 효소 (ubiquitin conjugating enzymes) 발현 감소와 그 구성분의 프로테아제 활성도 조절로 유비퀴틴 프로테아좀 시스템의 단백질 분해 활성도를 감소시킨다.

단백질 합성은 tRNA에 결합하는 아미노산을 적절하게 공급하고 이를 단백질 합성 기구로 운반하는 것으로 시작되는 복잡한 과정이다. 인슐린은 GLUT4 보급과 유사한 방식으로 원형질막에 운반체 분자를 보급함으로써 혈액으로부터 근육세포로 아미노산의 운반을 자극한다. 아미노산은 나트륨에 대한 우호적인 전자화학 기울기에 의해 작동되는 2차 능동 수송 과정에 의해 나트륨 이온과 함께 원형질막을 통과하여 운반된다. 나트륨 기울기는 원형질막내에서 나트륨/칼륨 ATP분해효소(Na^+/K^+ ATPase)의 작동에 의해 보존된다. 이 '나트륨 펌프'의 각 주기마다 나트륨 세 이온이 세포외 공간으로 배출되고, 칼륨 두 이온으로 교환된다. 인슐린은 원형질막에 펌프 분자를 보급하고 인산화를 촉진함으로서 나트륨 펌프 활성도를 증가시킨다. 더 많은 양 이온(Na^+)이 배출되기 때문에 세포 내부는 세포외액에 비하여 더욱 음이온화 되며, 나트륨을 동반하는 아미노산 유입을 위한 전자화학적 추진력은 증가된다. 나트륨 펌프에 대한 인슐린의 효과는 임상적으로 매우 중요하다. 정상적인 혈장 칼륨 농도는 아주 낮기(4mM/L 이내) 때문에 근육으로 소량이라도 유입이 되면 혈장에서는 상대적으로 크게 감소하는 결과를 초래하여 심장부정맥과 다른 문제를 야기시킨다.

단백질 합성은 mRNA의 리보솜 부착을 요구한다. 인슐린은 인산화에 이어 mRNA가 리보솜에 결합하는데 중심적인 역할을 하는 진핵생물 개시인자 4(eukaryotic initiation factor 4; eIF4)의 활성도를 자극한다. 특정 단백질의 합성 개시는 mRNA 내 시작 코돈과 함께 메티오닌 적재 tRNA의 관여로 시작된다. 이 관여는 인산화가 될 때 불활성인 진핵생물 개시 인자 2(eIF2)에 의존된다. 인산화를 촉매하는 효소들 중 하나는 이미 언급한 바와 같이 인슐린에 의해서 억제되는 GSK이다. GSK의 불활성화에 의하여 인슐린은 eIF2의 탈인산화를 촉진한다. 초기 단백질의 연장은 각각 아미노산의 첨가 이후 mRNA를 따라 리보솜의 단계적인 이동을 요구한다. 이 과정은 인슐린이 또한 인산화를 촉매하는 키나아제를 억제함으로서 활성화되는 신장인자(elongation factors)에 의해 조절된다. 긴 시간으로 보면, 인슐린은 rRNA의 합성을 증가시킨다.

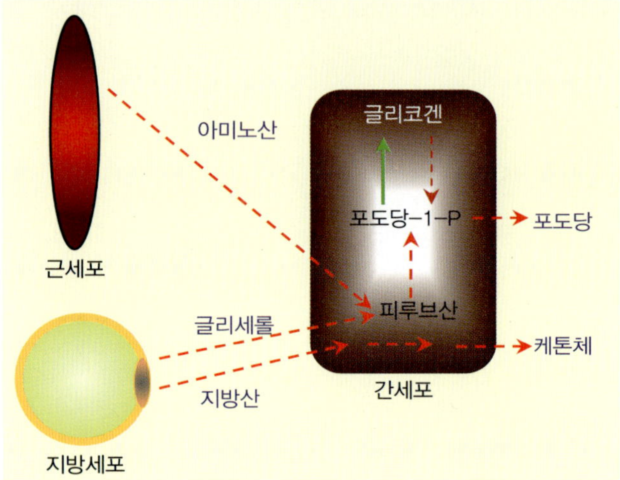

그림 7.14 인슐린은 전구물질의 가용성을 제한하는 근육과 지방조직에 작용하여 간에서 포도당과 케톤체 생산을 감소시킨다.

간에 대한 영향

인슐린은 간으로부터 포도당의 배출을 억제하고 글리코겐으로 저장을 촉진한다. 인슐린은 글리코겐 분해, 포도당 신합성, 요소 합성 및 케톤체 생성을 억제하고, 지방산과 단백질의 합성을 촉진한다. 이러한 효과들은 일부 간 효소 활성도와 다른 효소들의 합성 속도 변화와 같은 공동작용에 의하여 이루어진다. 따라서 인슐린의 모든 작용이 같은 시간범위에서 일어나는 것은 아니다. 비록 인슐린의 작용을 설명하기 위하여 '제어'나 '억제'와 같은 용어들을 사용하지만, 이들 동사들은 절대적인 의미가 아니라 상대적인 의미에서 사용된다는 것을 상기하는 것이 중요하다. 드물게 효소적 변화의 억제가 절대적이기도 하다. 더불어 간에 미치는 인슐린의 모든 영향들은 근육과 지방에 대한 인슐린의 작용으로 간접적으로 보강되어 포도당 신합성과 케톤체 합성을 위한 기질의 유입을 감소시킨다(그림 7.14).

간 대사에 미치는 인슐린의 작용은 대사산물, 글루카곤 및 다양한 다른 조절제에 의한 조절 효과의 배경 위에 언제나 겹쳐진다. 따라서 인슐린에 의해 발생되는 모든 변화의 크기는 인슐린의 농도에 의해서 뿐만 아니라 이들 다른 효과들의 반대 또는 협동 작용의 강도에 의해서도 결정된다. 인슐린과 글루카곤 모두 분비 속도는 생리적인 요구에 의해 결정된다. 그러나 간의 기능에 미치는 이들의 대립 작용 때문에 전체적인 간의 반응을 결정하는 것은 이들 두 호르몬의 절대 농도보다는 비율이다(그림 7.15).

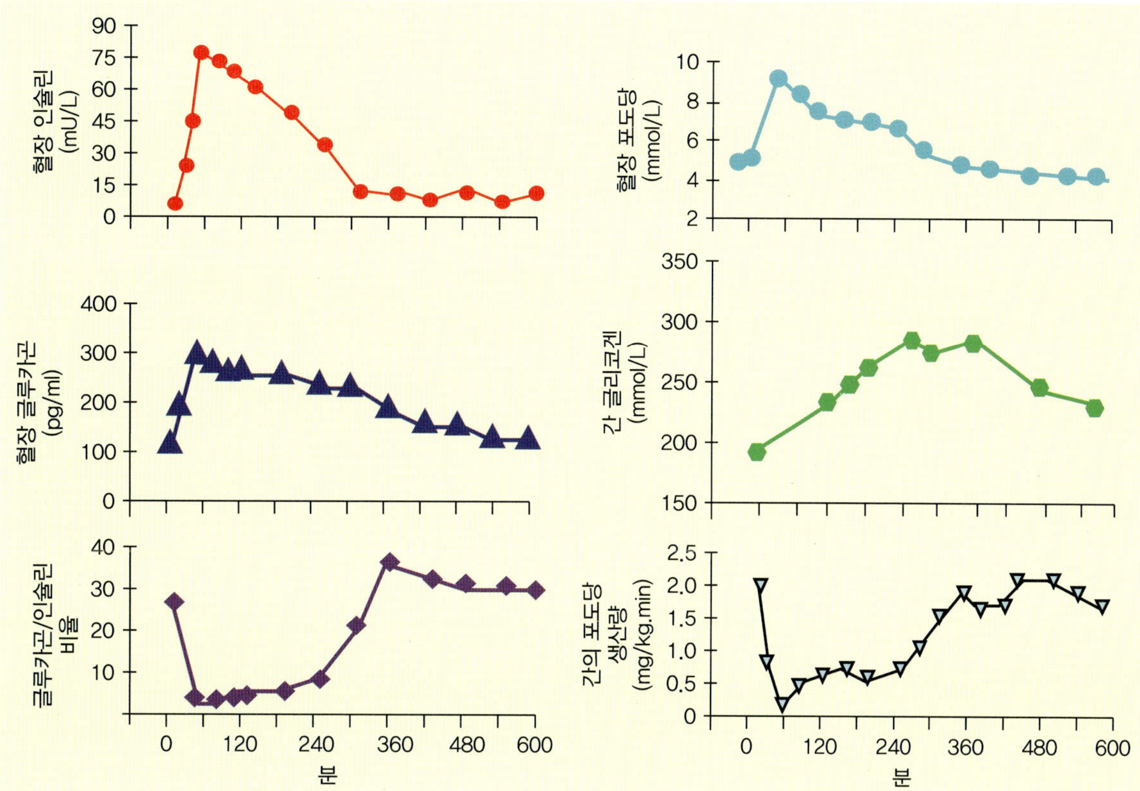

그림 7.15 혈장 내 인슐린과 글루카곤의 변화 및 탄수화물이 풍부한 액상 식이를 섭취한 이후 정상 개체에서 탄수화물의 대사. 비록 인슐린과 글루카곤 모두 분비가 자극되었지만, 인슐린은 약 25배 증가하였고, 글루카곤은 단 3배 증가하였으며, 그 결과로 글루카곤 대 인슐린의 비율이 현저히 저하되었다. 혈장 포도당은 일시적으로 증가하였지만, 간으로부터 포도당의 방출은 급격하게 떨어졌으며, 간 글리코겐은 증가하였다. (From Taylor, R., Magnusson, I., Rothman, D.L., Cline, D.W., Caumo, A., Cobelli, C., and Shulman, G.L. (1996) Direct assessment of liver glycogen storage by ^{13}C nuclear magnetic resonance spectroscopy and regulation of glucose homeostasis after a mixed meal in normal subjects. J. Clin. Invest. **97**: 126–132, with permission.)

포도당 생산

일반적으로 순환되는 농도가 높을 때 간은 포도당을 흡수하고 혈액내 수준이 낮을 때 포도당을 방출한다. 간세포 내·외부로 포도당의 운반은 인슐린 불감성 포도당 운반체(insulin-insensitive glucose transporter), GLUT2의 높은 능력에 의존한다. 포도당의 이동은 수동적이기 때문에 순수 흡수 또는 방출은 유리 포도당의 농도가 세포외 또는 세포내 용액 어느 쪽이 더 높으냐에 달려있다. 유리 포도당의 세포내 농도는 포도당의 인산화 및 탈인산화 사이의 균형에 의존한다(그림 7.2, 회로 II). 인산화를 촉매하는 두 가지 효소들은 헥소키나아제로서 포도당과 다른 6탄당에 대하여 높은 친화도를 지니며, 글루코키나아제(glucokinase)는 포도당에 대하여 특이적이다. 글루코키나아제의 운동 특성은, 전체 생리적 범위에 걸쳐 포도당 농도에 비례하여 인산화를 증가시키는 것이다. 또한, 글루코키나아제의 활성도는 포도당에 의해 조절된다. 포도당 농도가 낮을 때, 글루코키나아제의 많은 부분이 효소를 핵 내에 격리시키는 억제 단백질과 결합한다. 포도당 농도의 증가는 글루코키나아제를 억제인자로부터 유리시켜서 효소를 포도당 인산화가 일어나는 세포질 내로 이동시킨다.

인산화된 포도당은 간세포 막을 통과할 수 없다. 포도당의 탈인산화는 포도당-6-인산분해효소(glucose-6-phophatase)의 활성도를 요구한다. 인슐린은 포도당-6-인산분해효소의 합성을 억제하고, 글루코키나아제의 합성을 증가시켜서 포도당의 순수 유입을 촉진하는 한편 순수 유출을 감소시킨다. 인슐린에 대응한 이 반응은 상대적으로 느려서 즉각적인 조절보다는 장시간의 적응에 기여한다. 포도당 방출을 억제하는 인슐린의 급격한 효과는 포도당-6-P의 가용성을 감소시켜 인산분해효소 기질을 없애는 간접적인 작용이다. 글루코키나아제에 의한 흡수와 인산화는 포도당-6-P의 유일한 근원이다. 포도당-6-P는 또한 글리코겐 분해 작용과 포도당 신합성 작용에 의해서도 생산된다. 인슐린은 이들 과정을 억제할 뿐만 아니라 이들을 반대 방향으로 향하게 한다.

간에 대한 인슐린 작용의 대부분은 앞서 논의한 바와 같이 글루카곤의 반대이며, cyclic AMP의 축적을 억제하는 것이라고 볼 수 있다. 인슐린의 빠른 작용은 간세포 내 이미 존재하는 효소의 인산화 상태 변화에 의존한다. 인슐린은 cyclic AMP phosphodi-

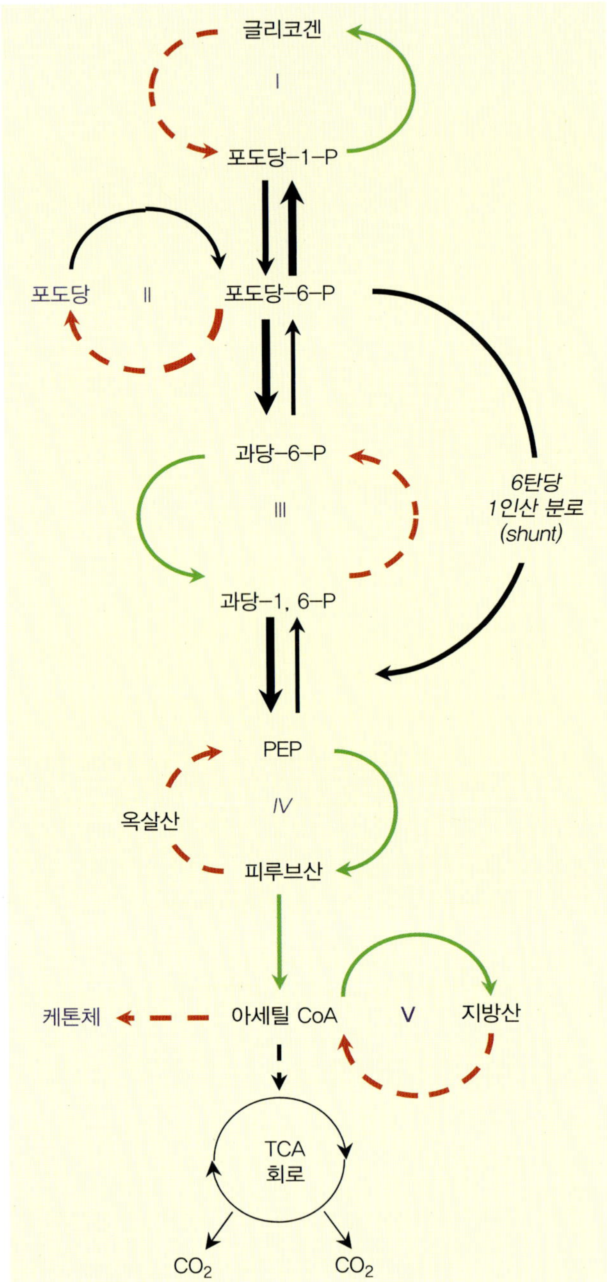

그림 7.16 간세포에서 포도당 대사에 대한 인슐린의 영향. 초록색 화살표들은 증가된 반응을 나타내고, 붉은 점선 화살표는 감소된 반응을 나타낸다.

esterase에 의한 분해를 가속화함으로써 간 내 cyclic AMP의 농도를 감소시키고, cAMP 생성과 protein kinase A의 활성화를 방해한다. 즉각적인 현상들은 그림 7.16에 나타나 있으며, 그림 7.2에 나타낸 글루카곤에 의해 초래된 포도당 대사 변화와는 확실히 대조적이다. 인슐린은 글리코겐 합성을 촉진하며, 글리코겐 분해를 억제한다. 이들 영향은 이들 반응을 반대 방향으로 추진하는 cyclic AMP 의존성 과정의 복합적인 방해에 의하여(그림 7.3) protein kinase A와 같이 글리코겐 합성효소 키나아제(glycogen synthase kinase)의

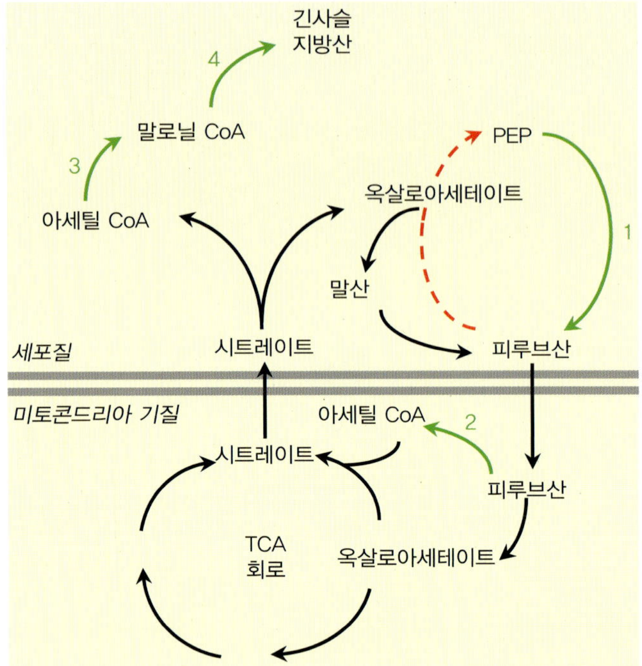

그림 7.17 간에서 지방합성에 대한 인슐린의 영향. 초록색 화살표들은 증가된 반응을 나타내고, 붉은색 점선 화살표는 감소된 반응을 나타낸다. 1. 피루브산 키나아제. 2. 피루브산 탈수소효소. 3. 아세틸 CoA 카르복실라아제. 4. 지방산 합성효소.

억제는 글리코겐 합성효소(glycogen synthase)를 불활성화하고; 또한 글리코겐 합성효소와 인산화효소 모두를 탈인산화하는 인산가수분해효소의 활성에 의해 이루어진다. 순수 효과는 포도당-6-P가 글리코겐에 합쳐지는 것이다.

인슐린은 cyclic AMP 농도를 낮춤으로써, 잠재적으로 포스포프락토키나아제를 자극하고 포도당을 피루브산으로 전환시키는 과당-2,6-P산의 분해를 감소시키고, 생성을 증가시킨다. 인슐린은 PEP 기질 회로의 여러 효소에 영향을 미쳐(그림 7.16, 회로 IV), 기질의 흐름을 포도당 신합성으로부터 멀어지고 지방합성으로 향하도록 한다(그림 7.17). 피루브산 키나아제(pyruvate kinase)의 억제를 완화함으로써 PEP는 피루브산으로 전환되어 미토콘드리아로 들어갈 수 있다. 인슐린은 미토콘드리아 피루브산 탈수소효소 복합체(mitochondrial pyruvate dehydrogenase enzyme complex)를 활성화시켜 피루브산을 아세틸 CoA로 탈카르복실화시킨다. 인슐린은 또한 지방산 산화에 의하여 부과된 억제를 감소함으로써 간접적으로 이 반응을 가속화한다. 피루브산을 아세틸 CoA로 탈탄소화하는 과정은 이들 탄소들을 포도당 신합성 경로로부터 비가역적으로 제거해서 이들을 지방산 합성에 이용하도록 한다. 아세틸 탄소들이 미토콘드리아막을 통과하여 지방합성이 일어나는 세포질로 이동하는 우회적인 과정은 옥살로아세트산과 축합하여 시트르

산염를 형성하는 과정이 요구된다. 시트르산염은 세포질로 운반되어 아세틸 CoA와 옥살로아세트산을 유리하도록 분해가 된다. 앞서 논의한 것을 되새겨 보면, 옥살로아세트산은 포도당 신합성에서 아주 중요한 중간산물이며, PEP 카르복시키나아제(PEP carboxykinase)에 의해 PEP로 전환된다. 인슐린은 PEP 카르복시키나아제의 합성을 억제함으로써 이 지방합성 기질이 포도당 신합성 풀(pool)로 들어가는 것을 제어한다. 세포질 내 옥살로아세트산에게 남겨진 유일한 운명은 피루브산으로 탈카르복실화가 되는 것이다.

마지막으로, 인슐린은 지방산 합성 속도를 결정하는 반응을 촉진하는 아세틸 CoA 카르복실라아제(acetyl-CoA carboxylase)의 활성도를 증가시킨다. 일부는 cyclic AMP 의존성 억제의 구제에 의해서, 일부는 불활성 소단위의 다량체 형성으로 활성화된 복합체로 촉진에 의해서 활성화가 이루어진다. 결과물인 말로닐 CoA는 아세틸 CoA와 축합 반응이 일어나 긴사슬 지방산을 생성할 뿐만 아니라 새롭게 생성된 지방산의 미토콘드리아 내 유입을 막아서 산화를 방지한다(그림 7.7). 긴 시간 관점에서 보면, 인슐린은 아세틸 CoA 카르복실라아제의 합성을 증가시킨다.

간에서 포도당이나 지방산의 산화는 아세틸 CoA의 세포질로 운반을 증가시키지만 케톤체 생성은 지방산의 산화에 의해서만 이루어진다는 것을 유념하여야 한다. 주된 이유는 지방합성은 대개 포도당 이용을 수반하고 아세틸 CoA의 처리를 위한 다른 경로를 제공한다. 또한 두 기질로부터 아세틸 CoA의 생산 비율에 있어서 양적인 차이는: 지방산 1mole로 부터 8mole 또는 9mole의 아세틸 CoA를 생산하는 것과 비교하여 1mole의 포도당은 단 2mole의 아세틸 CoA를 생산한다.

인슐린 작용의 기작

인슐린이 분자 수준에서 만들어 내는 많은 변화들, 즉, 막 운반, 효소 활성화, 유전자 전사 및 단백질 합성에 대하여 지금까지 서술하였다. 이들 변화들을 인슐린과 인슐린수용체의 상호작용으로 연결시키는 분자적인 현상은 아직 완전하게 알려져 있지 않다. 100개 이상의 상이한 분자들이 활성화된 인슐린 수용체에 의해 일어나는 복잡한 현상에 참여하는 것으로 이미 밝혀졌다. 인슐린 신호의 전달은 단순한 생화학적 변화 시리즈로 이루어지는 것이 아니라, 복잡한 세포내 신호전달 경로가 동시에 활성화되고 최종 결과가 나타나기 전에 하나 또는 그 이상의 지점에서 교차하여 이루어진다.

인슐린 수용체는 두 개의 α와 두 개의 β 당단백질 소단위체로 구성된 사량체로서 α 단량체들 간 그리고 β 단량체와 연결해주는 이황화 결합에 의해 서로 결합되어 있다(그림 7.18). 인슐린 수용체

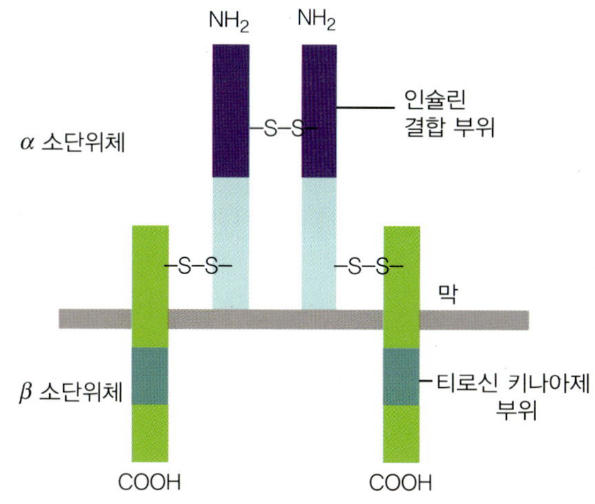

그림 7.18 인슐린 수용체.

의 α와 β 소단위체는 22개의 엑손을 포함하는 하나의 유전자에 암호화되어 있다. α 소단위체는 완벽하게 세포외부에 위치하며, 인슐린 결합 부위를 포함하고 있다. β 소단위체는 원형질막에 뻗쳐 있으며, 세포질쪽 영역에는 티로신 키나아제(tyrosine kinase) 활성이 있다. 인슐린과의 결합은 각 β 소단위체의 α 소단위체에 대한 억제효과를 제거하는 구조적 변화를 유발함으로써, 그 자신과 다른 단백질의 티로신 잔기를 인산화 시킨다. 완전한 활성을 위해서는 키나아제 영역의 자가 인산화 반응이 요구된다. 수용체의 티로신 인산화는 또한 호르몬 신호를 전달하는 과정에 참여하는 다른 단백질에 대한 결합 장소를 제공한다. 인산화 된 수용체는 수용체 키나아제에 의해 인산화되는 다른 단백질을 적절하게 위치시킨다.

인슐린 수용체 키나아제에 의해 티로신 잔기에 인산화가 되는 단백질 중에는 인슐린 수용체 기질(insulin receptor substrates; IRS-1, IRS-2, IRS-3 및 IRS-4)이라고 하는 4개의 세포질 단백질이 있다. 상대적으로 큰 이들 단백질들은 다수의 티로신 인산화 위치를 가지고 있어서 다른 단백질들이 모이는 발판으로 작용하여 큰 신호전달 복합체를 형성한다. IRS-1과 IRS-2는 모든 인슐린 표적세포에 존재하는 것으로 보이며, IRS-3와 IRS-4는 다소 제한된 분포를 나타낸다. 그 IRS라는 이름에도 불구하고, 단백질들은 기능적으로 인슐린 신호의 전달에 국한되지 않고 다른 호르몬과 성장인자들이 효과를 발휘하는데 관여한다. 더 나아가서 이들 단백질들은 인슐린 수용체 키나아제의 유일한 기질이 아니다.

SHC와 CBL이라고 하는 다른 두 개의 발판 단백질들도 유사한 기능을 한다. 인슐린 수용체 키나아제의 의해 티로신이 인산화된 다양한 다른 단백질들 역시 밝혀졌다. 인슐린 수용체와 IRS 단백질에 보급된 단백질들은 효소 활성도를 지니고 있거나, 다른 단백질 탐색을 위한 결합 부위를 제공하는 연결 기능을 지니고 있다.

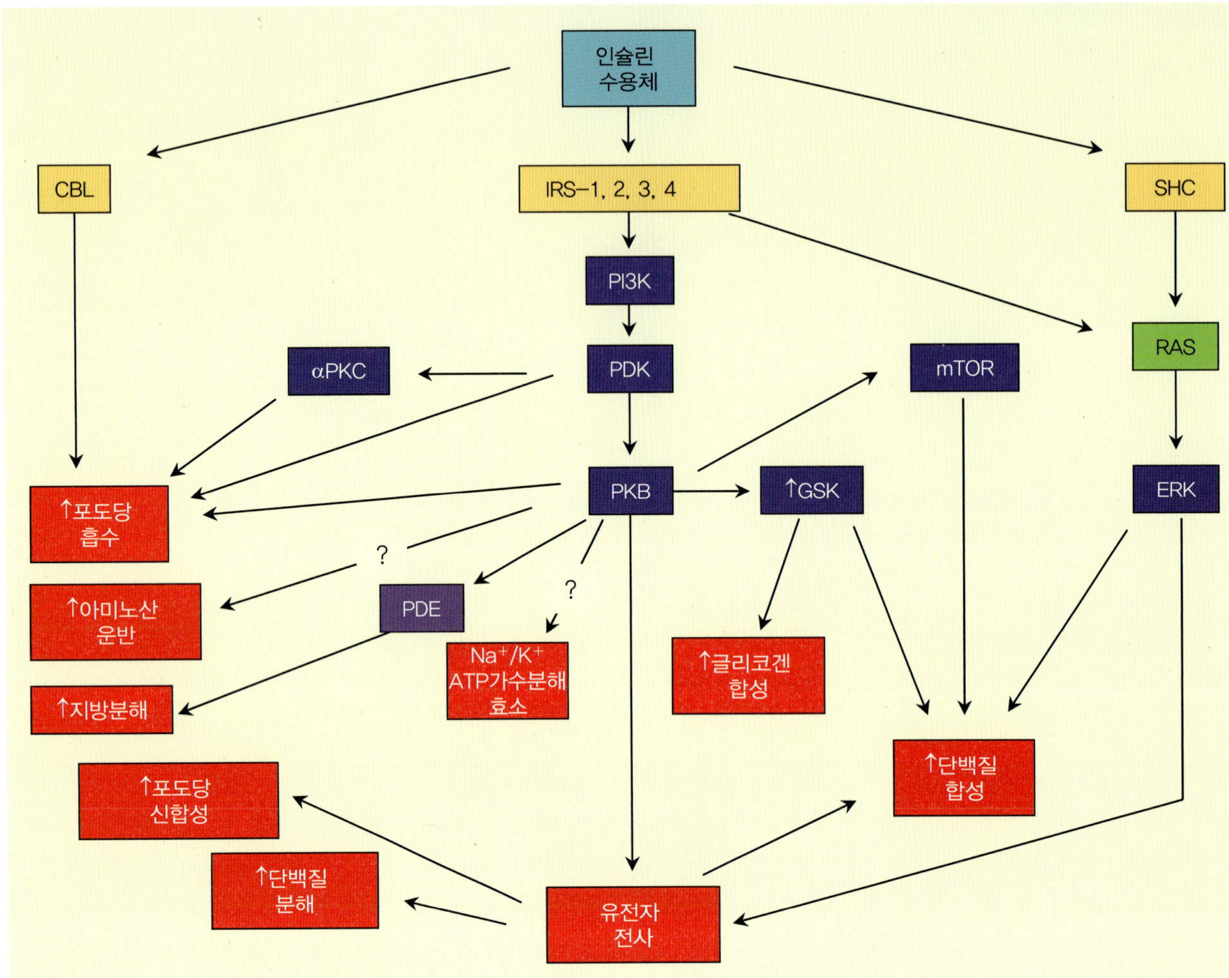

그림 7.19 인슐린 신호전달 경로의 간략화한 모델. 인슐린 수용체 단백질(**IRS-1,2,3,4**), **CBL**, **SHC** 및 인슐린 수용체의 β 소단위체는 인슐린 수용체 키나아제에 의해 티로신 잔기에 인산화가 되며, 신호전달의 다단계를 형성하는 세포질 단백질을 위한 결합 장소를 제공한다. 푸른 상자에 나타낸 단백질들은 세린/트레오닌 키나아제들이다. 특수 이성체 와/또는 기본단위 및 관련 인산가수분해효소는 나타내지 않았다. **SHC** = Src homology containing protein; **CBL** = Cacitas B lineage lymphoma protein; **PI3K** = phosphoinositol-3-kinase; **PDK** = phosphoinositide dependent kinase; **αPKC** = α isoform of protein kinase C; **PKB** = protein kinase B; **PDE** = phosphodiesterase; **RAS** = Ras oncogene, a small G-protein; **mTOR** = mammalian target of rapamycin; **GSK** = glycogen synthase kinase; **ERK** = extracellular receptor kinase.

단백질의 조립은 궁극적으로 앞서 언급한 인슐린의 다양한 작용을 나타내는 다단계 신호전달을 시작하게 한다.

활성화되는 단백질 중 가장 중요한 단백질은 PI-3 키나아제(phosphophatidylinositol-3 kinase; PI3K)이다. PI3K는 글리코겐 합성과 GLUT4 전이에 대한 인슐린 영향에 관여하는 단백질인산화효소 B(AKT라고도 불림)를 포함한 많은 단백질을 활성화시키는 데 중요한 역할을 한다. IRS 단백질과 같이 PI3K는 또한 인슐린의 작용과는 독립적인 작용을 하는 다양한 다른 호르몬, 사이토카인 및 성장인자들에 의해서 활성화된다. 인슐린에 대한 반응의 특이성은 복합 신호경로의 동시 활성과 인슐린 표적 세포내에서 발현되는 효과기 분자(effector molecule)의 특이 세트에 의해 발생하는 생화학적 연쇄반응의 독특한 조합을 나타낸다. 인슐린은 150개 이상의 유전자의 발현을 조절하는 것으로 알려져 있지만, 이들 유전자에 암호화된 많은 단백질의 기능과 수용체가 이들 조절 단백질과 어떻게 소통하는 지에 대해서는 아직 광범위한 연구가 진행 중이다. 그림 7.19는 인슐린에 대한 세포내 반응을 만드는 일부 신호전달경로의 단순화된 지도를 나타낸다. 인슐린 작용을 통제하는 복잡한 분자 수준에서의 현상에 대한 더 상세한 토론은 이 장의 마지막에 정리된 논문들에서 찾을 수 있다.

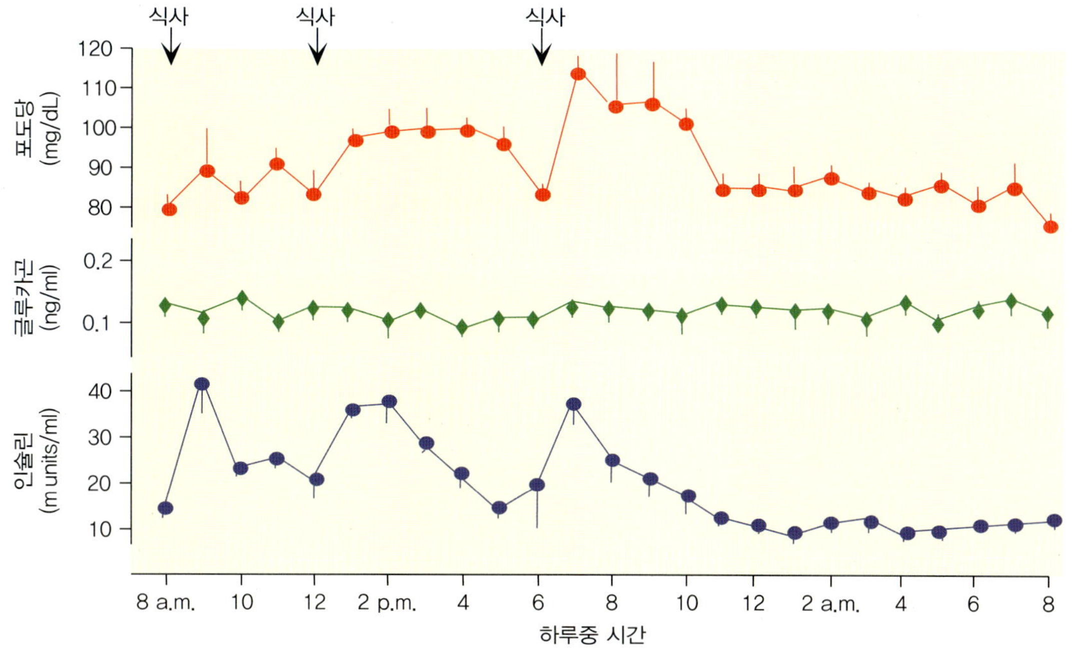

그림 7.20 혈장 포도당, 면역 반응성 글루카곤(**IRG**) 및 면역반응성 인슐린(**IRI**) 농도의 하루 중 변화. 수치는 평균 ± SEM (n = 4). (From Tasaka, Y., Sekine, M., Wakatsuki, M., Ohgawara, H., and Shizume, K. (1975) Levels of pancreatic glucagon, insulin and glucose during twenty-four hours of the day in normal subjects. Horm. Metab. Res. **7**: 205–206.)

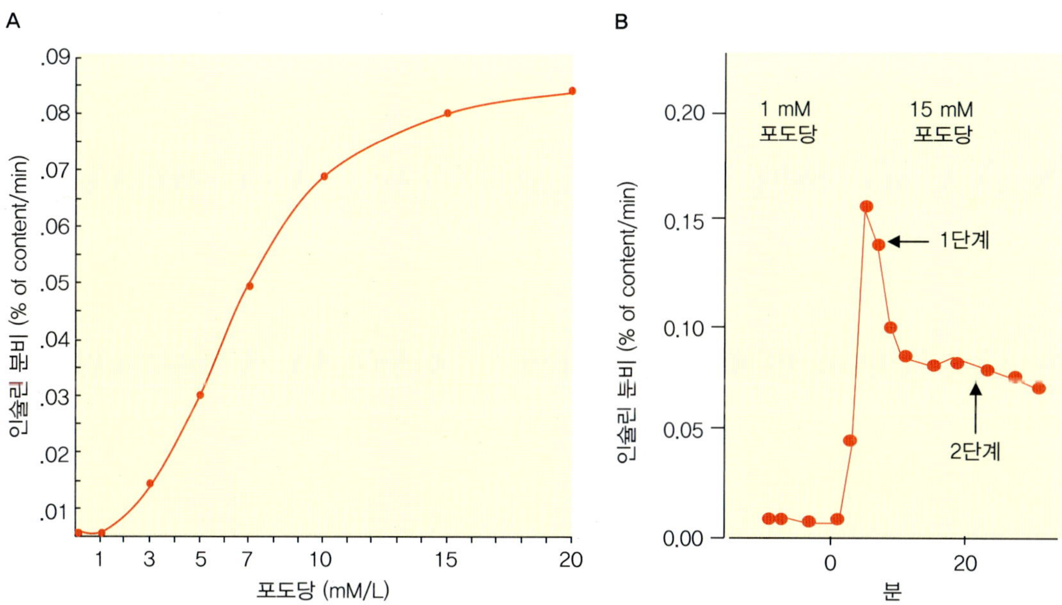

그림 7.21 분리한 사람 췌장 섬에서 포도당 농도의 증가에 따른 인슐린 분비. **A.** 자극:반응 곡선. 생체내 분비 증가에 대한 역치는 여기에 나타낸 1~3mM/L 사이 보다 다소 높다. **B.** 포도당의 급격한 증가에 따른 인슐린 분비는 두 단계를 가진다: 초기 일시적인 스파이크에 이어 지속적인 평형. (Drawn from the data of Henquin, J.C., Dufrane, D., and Nenquin, M. (2006) Nutrient control of insulin secretion in isolated normal human islets. Diabetes 55: 3470–3477.)

인슐린 분비의 조절

에너지원의 저장 촉진이 생리적인 기능인 호르몬에 대해 예측할 수 있는 것과 같이, 인슐린의 분비는 식사 직후에 최대이며 식사 사이 동안 감소한다(그림 7.20). 에너지 생산에 대한 변동적인 요구 뿐만 아니라 영양 상태에 따른 인슐린 분비의 조정은 대사산물, 호르몬 및 신경 신호에 의한 β 세포의 자극을 통하여 이루어진다. 인슐린은 대사에 이용될 에너지원의 저장과 동원에 있어서 가장 중요한 기능을 하기 때문에, β 세포는 음식 섭취와 절식에 관해서 뿐만 아니라 환경의 변화하는 요구와 같은 신체적 요구를 끊임없이 알아야 한다. 어떤 사람의 주위 환경이 평화로운 상태에 있거나 생존을 위해 싸울 때와 같이 에너지 요구는 광범위하게 다르다. 내부 환경의 항상성을 유지하는 것은 순환하는 대사산물들을 β 세포 자체적으로 직접 모니터링함으로써 이루어진다. 이러한 입력은 사람이 음식의 유입을 재빨리 저장하거나 환경 요구에 적절하게 대응하도록 저장 연료의 대규모 동원을 준비하는 호르몬이나 신경신호에 의해 무시되거나 촉진될 수 있다.

포도당

포도당은 인슐린 분비를 위한 가장 중요한 조절인자이다(그림 7.21). 정상적인 사람의 경우 혈액 내 인슐린 농도는 밤새 절식 후 70 또는 80mg/dL에서 포도당이 풍부한 식이 섭취 직후 150mg/dL의 좁은 범위 내에서 유지된다. 혈당이 올라가면, 인슐린 분비도 비례해서 증가한다. 포도당 농도가 낮을 때 인슐린 분비의 조정은 포도당 효과의 증폭기 또는 억제기로 작용하는 다른 자극(아래 참조)에 의해 가장 크게 영향을 받는다. 따라서 이들 제제의 효능은 포도당 농도가 낮아질수록 감소한다.

기타 순환 대사산물들

아미노산들은 인슐린 분비를 위한 중요한 자극이다. 단백질이 풍부한 식이를 섭취한 후 혈장 내 아미노산들의 일시적인 증가는 인슐린 분비 증가를 수반한다. 아르기닌, 라이신 및 류신은 인슐린 분비를 자극하는 가장 강력한 아미노산들이다. 이때 분비된 인슐린은 식이 아미노산들을 단백질로 저장을 촉진하고 포도당 신합성으로 유출되는 것을 방지한다. 아미노산들은 혈당 농도가 적절할 때에만 인슐린 방출을 위한 효과적인 신호로 작동한다. 포도당 공급이 부족할 때 인슐린 분비 증가의 실패는 탄수화물 함량이 적은 단백질 식이 섭취 이후 발생할 수 있는 저혈당증을 예방한다. 지방산과 케톤체 또한 인슐린 분비를 증가시키지만, 비교적 이들의 농도가 높을 때에만 그렇다. 인슐린에 의하여 지방산의 동원과 케톤체의 합성이 억제되기 때문에 인슐린 분비를 자극하는 능력은 과다한 지방산의 동원과 케토시스로 부터 보호하기 위한 되먹임 조절 기작을 제공한다.

호르몬 및 신경성 조절

장내 탄수화물에 반응하여 장 점막은 인크레틴(incretin)이라 불리는 최소 두 개 이상의 호르몬들을 분비하여 순환계를 통해 췌장에 도달한다. 혈당 증가가 적은 데도 불구하고 이들은 β 세포를 자극해서 인슐린을 방출하게 한다(그림 6.18). 인크레틴들은 포도당의

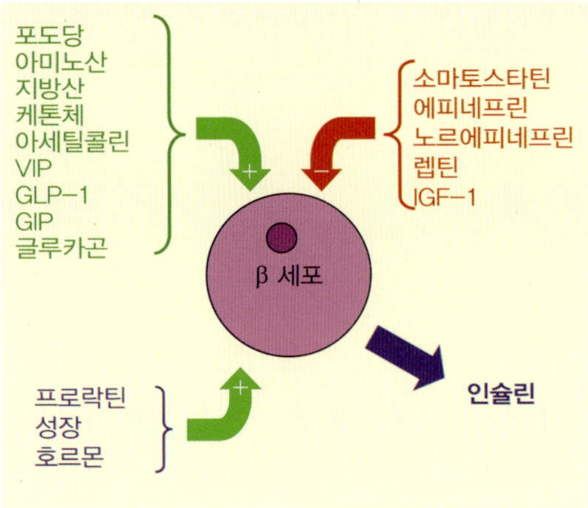

그림 7.22 인슐린 분비에 대한 대사성, 호르몬성 및 신경성 인자들.

효과를 증폭 또는 자극함으로써 작용하는 것으로 생각된다. 이러한 인슐린의 예상 분비는 유입하는 포도당에 대처하고, 그렇지 않으면 혈당이 대폭 증가하는 상황을 완화하도록 조직을 준비시킨다. 가스트린, 세크레틴, 콜레시스토키닌(CCK), 글루카곤 유사 펩티드(GLP-1) 및 포도당 의존성 인슐린 자극 펩티드(GIP)와 같은 다양한 위장관 호르몬들은 실험적으로는 인슐린 분비를 자극할 수 있지만, 이들 중 GLP-1과 GIP 만이 생리학적으로 중요한 인크레틴인 것 같다.

음식 섭취에 따른 인슐린의 분비는 신경 경로에 의해서도 조절된다. 음식의 맛이나 향기 또는 음식에 대한 기대는 음식 섭취의 대뇌난계 동안 인슐린 분비를 증가시킨다. 미주신경내 부교감신경섬유는 아세틸콜린이나 신경펩티드 VIP를 분비함으로서 β 세포를 자극한다. 이 경로의 활성화는 뇌의 통합 센터에서 시작되며, 입, 위, 소장 및 문맥 정맥 내 감각신경 종말로부터의 입력도 포함된다. 문맥 혈액 내 포도당 농도의 증가는 문맥 정맥의 벽에 있는 포도당 센서에 의해 감지되고, 그 정보는 미주 구심성 섬유를 경유해서 뇌로 전달된다. 이에 따라, 미주 원심성 신경이 췌장으로 하여금 인슐린을 분비하고 간에서 포도당을 흡수하도록 자극한다.

인슐린 분비는 혈액 순환 또는 교감신경에 의하여 β 세포로 운반되는 에피네프린 또는 노르에피네프린에 의하여 사실상 중지된다. 이 억제 효과는 저혈당에 반응할 때 뿐만 아니라 혈당 수준이 높을 때도 발견할 수 있다. 이는 β 세포의 표면에 있는 α_2 아드레날린성 수용체를 이용하여 이루어진다. 따라서 교감신경계를 활성화시키는 생리적인 여건은 인슐린 분비를 중지시킬 수 있으며, 그에 따라 비상시에 필요한 대사 연료의 동원에 대한 주 제어인자를 제거한다.

β 세포의 분비 활동은 아직까지 알려지지 않은 기작에 의해 분비된 성장호르몬과 프로락틴에 의해서 증대된다. 임신과 비유 동안

에 인슐린 분비 능력은 굉장히 증가한다(제 14장 참조). 비록 성장 호르몬은 직접적으로 분비 반응을 유발하지는 않지만 과량으로 존재할 때 기초 인슐린 분비가 증가하여 β 세포는 인슐린 분비를 위한 신호에 과민하게 된다. 성장호르몬이나 코르티솔의 과도한 분비는 인슐린에 대한 조직 감수성을 감소시키며, 기초 및 자극 분비에 있어서 보상 증가를 자극한다. β 세포가 과중한 부담이 있을 때 이들 호르몬들은 일시적이거나 영구적인 당뇨병을 생기게 할 수 있다(제 8장 참조). 농도가 높을 때, 당질코티코이드는 직접적으로 인슐린 합성과 분비를 억제시키며, 나아가서 β 세포의 사멸까지도 유발할 수 있으나 역설적으로 코르티솔이나 성장호르몬이 결핍될 때 인슐린 분비가 감소한다. 지방세포 호르몬인 렙틴(제 8장 참조) 또한 인슐린 유전자 발현을 억제시킨다. 인슐린 분비를 조절하는 인자들은 그림 7.22에 나타내었다.

세포내 현상

β 세포는 포도당 농도 증가에 노출된 수 초 이내에 인슐린 분비 속도를 증가시키며, 분비를 재빨리 중지시킬 수도 있다. 갑작스런 포도당의 증가에 대응한 분비는 두 가지 뚜렷한 단계에서 일어난다(그림 7.21B). 초기 일시적인 증가는 저하에 의해서 그러나 지속적인 증가는 포도당 농도가 증가하는 동안 유지된다. 처음 단계에서 분비되는 인슐린은 이미 신호를 가지고 원형질막에 있는 융합 위치에 결합한 저장 과립으로부터 유리된다(제 1장 참조). 이들 입자는 β 세포내 저장된 입자의 약 5%를 차지하는 "즉시 분비 가능한 풀"의 일부분이다. 분비의 두 번째 단계는 세포질 깊숙이 위치한 더 큰 "저장 풀"로부터 저장 과립에 의한 즉시 분비가능한 풀로의 보충으로 막의 특정 부위에 결합하여 신호부여 및 궁극적으로 융합하여 호르몬을 분비하게 한다. 정상적인 β 세포내 저장 풀은 생체내 합성이 필요없이 장시간 동안 최대한으로 분비를 유지하기에 충분할 만큼 크지만, 분비를 증가시키는 신호는 한편으로 인슐린 유전자 발현을 활성화시켜 저장 풀을 보충하게 한다.

인슐린 분비를 촉발하는 것은 전압 감수성 채널을 통한 세포외부 칼슘의 유입이다. 두 과정 모두에서 인슐린 분비는 세포내 칼슘 증가에 의존하며, 세포외 포도당의 가용성, 호르몬에 의해 유도된 cyclic AMP와 다른 2차 전령 및 세포내·외부 지방과 다른 대사산물에 민감한 과정에 의해 확대된다. 정상적인 β 세포는 각 진동이 일시적인 세포내 칼슘의 증가와 일치하는 맥박성 양식으로 인슐린을 분비한다. 이들 복잡한 현상을 지배하는 세포 기작은 제 2형 당뇨병에서 β 세포의 기능 이상을 치료하는 방법 개발에 대한 필요성 증가에 의한 집중적인 연구의 주제이다.

포도당 농도가 어떻게 감시되고, 인슐린 분비로 어떻게 연결되는 지에 대한 의문은 완벽한 답을 얻지 못하고 있지만 많은 중요한 과정은 알려져 있다. β 세포는 분비를 증가시키거나 억제시키는 호르몬과 신경전달 물질에 대한 특이 수용체를 가지고 있지만, 포도당에 대한 특이 수용체는 가지고 있지 않다. 인슐린 분비를 자극하기 위하여 포도당은 β 세포에 의하여 대사가 되어야 하며, 이는 포도당 자체 보다는 포도당 산화 결과가 중요한 결정인자라는 것을 의미한다. 포도당을 많이 수용할 수 있지만 포도당에 대한 친화력은 낮은 두 개의 운반체, GLUT1과 GLUT2에 의하여 세포로 들어간다. 혈장 내 농도가 약 100mg/dL 또는 그 이상에서, 포도당은 운반체의 능력에 의해서가 아니라 농도에 의해서 결정되며 주로 GLUT2에 의하여 β 세포로 들어간다. 포도당은 어쩌면 인산화가 되는 속도 보다 100배 빠르게 세포막을 이동할 수 있다. 포도당 대사의 반응을 촉진하는 글루코키나아제(glucokinase)는 포도당 센서로서 작용하는 필수적인 운동 특성을 지니고 있다. 기능에 영향을 미치는 돌연변이는 포도당에 반응한 인슐린 분비의 감소를 초래하고, 당뇨병 유형을 유발하기에 충분히 심각하다. 포도당 대사의 증가는 ATP를 형성하기 위한 ADP의 인산화를 증가시킨다.

포도당 대사와 칼슘의 유입은 세포내 ATP와 ADP 농도와 상호 연관성이 있다. 휴식 상태의 β 세포에서 개방된 ATP 감수성 칼륨 채널(K_{ATP})로 칼륨의 유출은 완만한 양 전하의 유입과 상쇄되어 막전압을 약 −70mV로 유지시킨다. K_{ATP} 채널은 4개의 작은 구멍을 형성하는 기본단위가 SUR(sulfanylurea receptor)이라고 불리는 4개의 조절 기본단위에 결합된 8량체이다. SUR 기본단위는, 인슐린 분비를 자극하는 sulfanylurea라고 하는 약물의 작용에 대한 영향 때문에 이름 붙여졌다. 이들 채널은 조절 기본단위에 결합하는 MgADP에 의하여 활성화(개방)되며, 작은 구멍을 형성하는 기본단위에 결합하는 ATP에 의하여 억제(폐쇄)된다. 혈당 농도가 낮을 때, 비록 β 세포의 세포질 내 농도가 ATP의 3분의 1 밖에 되지 않는다 하여도 ADP의 효과가 지배적이다. 포도당 농도가 증가하면, 가속화된 포도당 산화는 ADP를 ATP로 인산화 속도를 증가시킨다. 그 결과로 ATP의 억제 효과가 우세하게 된다(그림 7.23).

K_{ATP} 채널의 폐쇄는 세포내 양 전하를 축적하여 막의 탈분극을 초래한다. 전압 감수성 칼슘 채널은 탈분극 되는 막 전압이 약 −50mV에 도달할 때 열린다. 양 전하를 띤 칼슘의 유입은 일시적인 막 전압의 반전을 초래한다. 이러한 세포질 내 칼슘의 증가는 전압 감수성 칼슘 채널을 억제하고, 칼슘 감수성 및 전압 감수성 칼륨 통로를 활성화시켜 칼륨의 배출을 허용하여 세포가 간단하게 재분극되도록 한다. 칼슘은 원형질막내 칼슘 ATP분해효소(칼슘 펌프)의 작용에 의하여 세포를 빠져나간다. 이들 현상의 전기적 기록 결

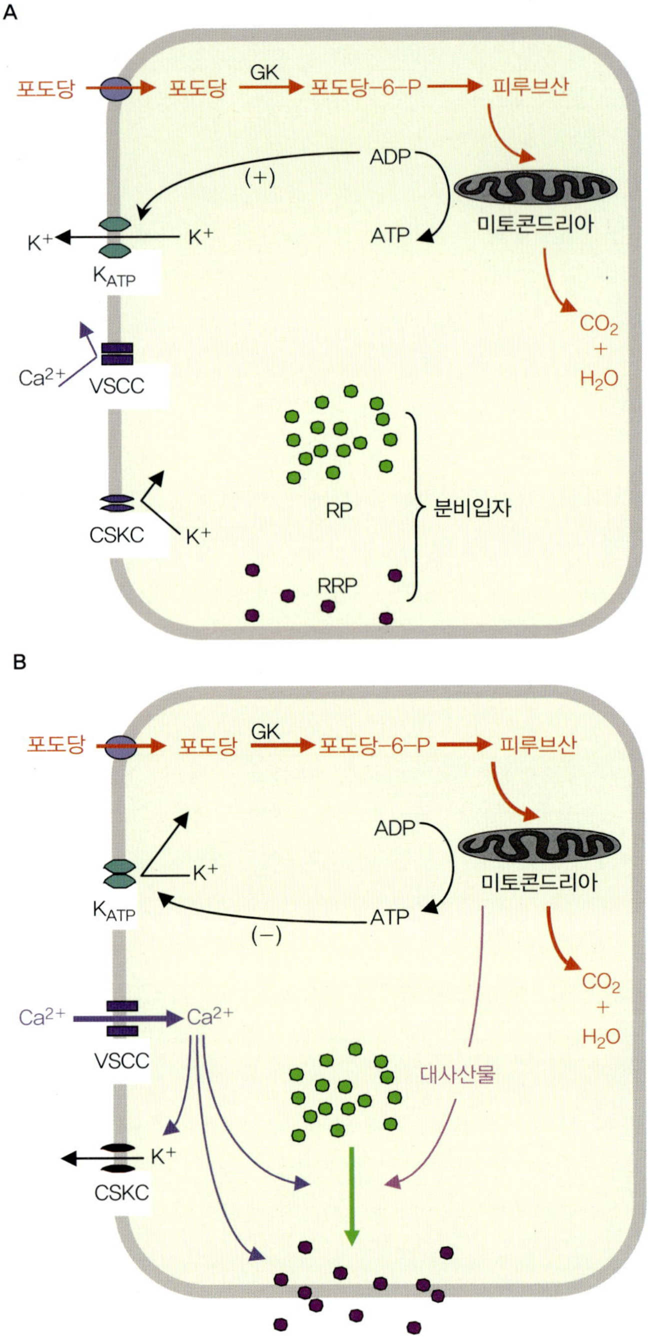

그림 7.23 포도당에 의한 인슐린 분비의 유발. **A.** "휴식" β 세포(혈액 포도당 < 100mg/dl). ADP/ATP 비율이 충분히 높아 ATP 감수성 칼륨 채널(**K_{ATP}**)이 열리며, 막전압은 약 −70mV이다. 전압 감수성 칼슘 채널 (**VSCC**)과 칼슘 감수성 칼륨 채널(**CSKC**)은 닫힌다. **B.** 혈당의 증가에 따른 β 세포 반응. 증가된 포도당의 유입과 대사는 ADP/ATP 비율을 감소시키며, K_{ATP} 채널은 닫힌다. 전압 감수성 칼슘 채널(VSCC)는 활성화되며; 칼슘이 들어가서 인슐린 분비를 자극한다. 포도당과 칼슘에 반응하여 형성된 미토콘드리아 대사산물들은 분비를 증폭시킨다. 칼슘의 유입은 전압 감수성 칼슘 채널을 억제하고, 칼슘 감수성 및 전압 감수성 칼륨 채널을 활성화하고, 이에 따라 세포막의 재분극을 허용하고 칼슘 채널이 닫히도록 한다. 칼슘은 막 칼슘 ATP 가수분해효소에 의해 배출이 된다. 높은 포도당의 지속은 전기적 방전의 반복적인 스파이크와 세포내 칼슘 농도의 진동을 초래한다.

과, 활동전위와 유사한 전압 변화 패턴을 발견하게 되었다. 따라서 생성된 막 전압의 진동은 세포질 칼슘 농도의 진동과 인슐린 분비의 폭발을 동반한다. β 세포내에서 전기적인 방전의 빈도와 기간은 포도당 농도가 증가할수록 증가한다.

칼슘의 역할은 원형질막과 융합할 준비가 된 저장 과립으로부터 인슐린의 방출을 촉발하는 데 그치지 않는다. 세포질 내 칼슘의 증가는 또한 칼슘 유발 칼슘 방출이라고 알려진 과정에 의해서 소포체 저장으로부터 칼슘의 방출을 자극한다. 칼슘은 쉽게 방출이 가능한 풀을 보충하기 위한 저장 과립을 동원하고 기폭제 역할을 하는 다기능을 지니고 있다. 칼모듈린과 함께 칼슘은 또한 adenylyl cyclase와 cAMP 생성을 활성화한다. Cyclic AMP는 protein kinase A와 구아닌 뉴클레오타이드 전환 인자(guanine nucleotide exchange factor; EPA, 제 1장 참조)를 활성화 하고, 다시 작은 G 단백질 조절인자를 활성화하여 과립을 원형질막으로 이동시켜 융합한 다음 세포외 유출을 통한 인슐린 분비를 자극한다.

세포질 내 칼슘의 증가는 미토콘드리아 내 칼슘의 증가를 반영한다. 미토콘드리아는 ATP 생산 외에 인슐린 분비 증가에도 관여한다. 미토콘드리아 내 증가된 칼슘은 인슐린 분비를 조절하는 대사산물을 생산하는 데 중요한 피루브산 탈수소효소와 다른 탈수소효소의 활성도를 증가시킨다. 피루브산은 해당 작용의 주요 생산물이며, 미토콘드리아 내에서 피루브산 탈수소효소 복합체에 의하여 탈카르복실화가 되어 아세틸 CoA를 생성하거나, 탄소첨가에 의하여 옥살로아세트산을 생성한다. 이들 두 생성물이 결합하여 시트르산염을 형성하고, 이는 세포질로 이동하여 말로닐 CoA의 전구물질과 섬 세포 대사의 다른 대사 조절자로 작용한다.

자극을 받지 않은 β 세포는 긴사슬 지방산의 산화에 의하여 막대한 에너지를 끌어내지만 말로닐 CoA는 지방산 CoA를 산화장소인 미토콘드리아 내로의 접근을 차단시켜 β 세포로 하여금 주된 연료로 포도당을 이용하도록 전환시킨다. 세포질 내 축적되는 긴사슬 지방산은 분비과립 이동과 효소 및 이온 채널의 활성에 영향을 미침으로서 인슐린 분비를 증가시킨다. 지방산은 또한 추가적인 신호전달 기능을 가진 것으로 보이는 더 복잡한 지방으로 전환된다. 시트르산과 아미노산으로부터 유래하였거나 인슐린 분비를 유발하거나 증가하는데 기여하는 미토콘드리아의 구조 변화로부터 유래되는 다른 대사산물들도 현재 활발한 연구의 주제로 남아 있다.

포도당은 인슐린 분비 자극 뿐만 아니라 인슐린 합성의 가장 중요한 자극인자이다. 포도당과 cyclic AMP 모두 인슐린 유전자의 전사를 증가시키고, 포도당은 mRNA 전사를 안정화 시킨다. 인슐린을 위한 mRNA 주형은 서서히 새로 고쳐지며 약 30분의 반감기

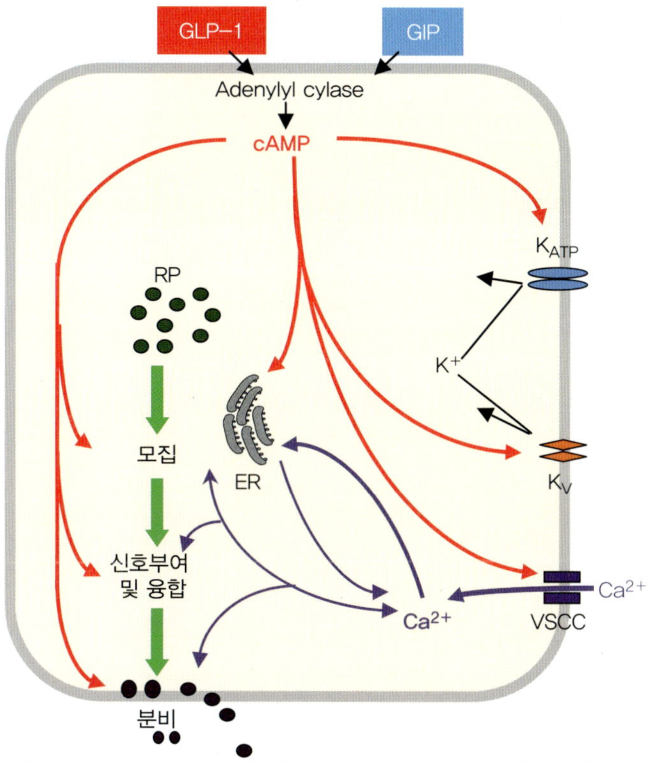

그림 7.24 인크레틴의 주요 급성 세포 작용. G 펩티드 연관 수용체를 통하여 작용하는 **GLP-1** (glucagon-like peptide 1) 및 **GIP** (glucose-dependent insulinotropic peptide)는 adenylyl cyclase를 활성화하여 세포 내 cyclic AMP (**cAMP**) 농도를 증가시킨다. Cyclic AMP는 protein kinase A의 활성을 증가시키거나 GTP(guanosine triphosphate) 교환 인자에 결합하여 세포질 칼슘을 증가시키고 인슐린 분비의 칼슘 효과를 강화한다. $\mathbf{K_{ATP}}$ = ATP-sensitive potassium channels; $\mathbf{K_V}$ = voltage sensitive potassium channels; **VSCC** = voltage sensitive calcium channels; **RP** = reserve pool of secretory granules; **ER** = endoplasmic reticulum.

를 가진다. 저혈당증은 분해를 가속화하는 한편, 고혈당증은 그 반감기를 연장시킨다. 나아가서 포도당은 시작 및 연장 반응 모두를 자극해서 전구 단계 인슐린 mRNA의 번역을 증가시킨다. 동시에, 포도당은 또한 전구 단계 인슐린을 인슐린으로 가공하는 전환 효소의 생성을 상승 조절한다.

인크레틴의 효과

GIP와 GLP-1(제 6장 참조)는 장관 내 영양소에 반응하여 소장 점막의 K와 L 세포에서 분비된다. 이들은 β 세포의 특이 G 단백질 연계 수용체를 활성화시켜 소장 내 흡수에 의하여 생성된 혈장 포도당 농도의 증가와 같은 방식으로 포도당 의존성 인슐린 분비를 가속화한다. 이들 성분에 의한 β 세포의 자극은 매일 분비되는 인슐린의 60%정도까지 담당한다. GLP-1과 GIP 수용체의 자극에 이어 cyclic AMP의 생산은 자극 분비 경로내 다수의 위치에서 포도당 의존성 인슐린 분비를 증대시킨다(그림 7.24). 원형질막 수준에서 cyclic AMP 의존성 채널 단백질의 인산화는 ATP에 반응한 K_{ATP}의 폐쇄를 촉진하고, 재분극에 기여하는 전압 감수성 K 채널의 개방을 방해한다. 동시에 cyclic AMP 의존성 인산화는 전압 감수성 칼슘 채널을 부분적으로 활성화하고 개방된 상태를 지속시킨다. 이들 효과들은 다 같이 혈장 포도당의 증가에 의해 초래된 칼슘의 유입을 증가시킨다. 세포내 저장으로부터 cyclic AMP 의존성 칼슘의 유리는 세포질 내 칼슘을 더욱 증가시킨다. 세포질 내 칼슘의 증가에 더하여 인크레틴은 칼슘의 효과에 대한 분비 기구를 감지하여 쉽게 방출 가능한 풀로부터 인슐린의 분비와 저장 풀로부터 보충 모두를 촉진한다.

장기간 측면에서 보면, 포도당와 관련한 GLP-1은 인슐린 유전자의 전사를 증가시키고, 그 mRNA 전사물을 안정화시킨다. GLP-1의 오랜 자극은 β 세포의 증식 자극과 세포자멸사 억제에 의하여 섬 세포의 질량을 증가시킨다. 또한, 일부 자료에 따르면 GLP-1은 줄기세포 전구체로부터 β 세포의 신합성을 자극한다. GLP-1의 이러한 작용은 제 2형 당뇨병 치료를 위한 잠재적인 치료제로서의 중요성을 강조한다. GLP-1의 모든 작용들은 GIP와 공유하지만, 저혈당증에 의하여 GIP 수용체는 하강 조절되는 경향이 있다.

다른 호르몬과 신경전달물질의 효과

$G\alpha_q$를 통하여 phospholipase C와 수용체가 연결된 아세틸콜린과 CCK는 IP_3/DAG 2차 전령 시스템 방식에 의하여 인슐린 분비를 자극한다. IP_3는 세포내 저장 위치로부터 칼슘의 방출을 자극하고, 포도당 대사에 의해 유발된 세포외 칼슘의 유입을 확대한다. 또한, 활성화된 단백질인산화효소 C는 칼슘 의존성 및 비의존성 분비 과정을 모두 증대시킨다. 노르에피네프린과 SST에 대한 수용체는 억제성의 구아닌 뉴클레오타이드 결합 단백질 G_i에 연결되고, 주로 adenylyl cyclase의 억제와 cyclic AMP의 감소로 인슐린 분비를 차단한다. 이온 채널에 미치는 영향을 통하여 SST 수용체의 βγ 소단위체들은 원형질막의 과분극을 유발하고, 따라서 전압 감수성 칼슘 채널의 활성화를 억제한다.

소마토스타틴

δ 세포에서 생산되고 췌장 섬 호르몬 중에서 세 번째로 많지만, 췌장 SST의 생리적인 중요성은 알려져 있지 않다. 주된 작용은 아

마도 인슐린과 글루카곤의 주변분비(paracrine) 조절인자일 것이다. 원래 SST는 성장호르몬의 분비를 억제하는 시상하부 추출물에서 분리가 되었다. 췌장 섬 외부의 많은 분비세포, 특히 위장관을 따라 발견되며(제 6장 참조) 신경전달물질로서 기능을 하는 것으로 짐작이 되는 많은 신경조직에 광범위하게 분포한다. 지방이나 단백질이 풍부한 식이를 섭취한 후에 대부분 섬 세포 보다는 소장 세포에서 분비되는 SST는 말초 혈액 내 농도를 측정 가능할 정도로 증가된다. 혈액으로부터 빠르게 소거되며 단 3분 정도의 반감기를 가지고 있다. SST에 대한 자세한 토론은 제 2, 6 및 11장에서 찾아 볼 수 있다.

추천 문헌들

Becker, A.B. and Roth, R.A. (1990) Insulin receptor structure and function in normal and pathological conditions. *Ann. Rev. Med.* **41**: 99–116.

Burant, C.F., Sivitz, W.I., Fukumoto, H., Kayano, T., Nagamatsu, S., Seino, S., Pessin, J.E., and Bell, G.I. (1991) Mammalian glucose transporters: Structure and molecular regulation. *Rec. Prog. Horm. Res.* **47**: 349–387.

Drucker, D.J. (2006) The biology of incretin hormones. *Cell. Metab.* **3**: 153–165.

Gromada, J., Franklin, I., and Wollheim, C. (2007) α-cells of the endocrine pancreas: 35 years of research but the enigma remains. *Endocr. Rev.* **28**: 84–116.

Jefferson, L.S. and Cherrington, A.D. (2001) *The Endocrine Pancreas and Regulation of Metabolism, Handbook of Physiology Section 7*. Oxford University Press, New York. **Volume II.** (This volume covers a wide range of topics relevant to items discussed in this chapter.)

Pilkis, S.J. and Granner, D.K. (1992) Molecular physiology of the regulation of hepatic gluconeogenesis and glycolysis. *Ann. Rev. Physiol.* **54**: 885–909.

Rajan, A.S., Aguilar-Bryan, L., Nelson, D.A., Yaney, G.C., Hsu, W.H., Kunze, D.L., and Boyd, A.E. III. (1990) Ion channels and insulin secretion. *Diabetes Care* **13**: 340–363.

Rorsman, P. and Renström, E. (2003) Insulin granule dynamics in pancreatic beta cells. *Diabetologia* **46**: 1029–1045.

Taniguchi, C.M., Emanuelli, B., and Kahn, C.R. (2006) Critical nodes in signaling pathways: Insights into insulin action. *Nat. Rev. Mole. Biol.* **7**: 85–96.

Taylor, S.I., Cama, A., Accili, D., Barbetti, F., Quon, M.J., de la Luz Sierra, M., Suzuki, Y., Koller, E., L evy-Toledano, R., Wertheimer, E., Moncada, V.Y., Kadowaki, H., and Kadowaki, T. (1992) Mutations in the insulin receptor gene. *Endocr. Revs* **13**: 566–595.

Watson, R.T. and Pessin, J.E. (2006) Bridging the GAP between insulin signaling and GLUT4 translocation. *Trends Biochem. Sci.* **31**: 215–222.

8

CHAPTER

연료 대사의 호르몬성 조절

춥고 힘든 환경에서 포유류는 생존을 위해 체온을 유지하고, 위험으로부터 도망가고, 성장 및 번식을 하기 위한 대사 연료를 끊임없이 공급한다. 음식 섭취와 에너지 소비가 매우 가변적이지만 뇌와 다른 중요 장기에는 언제나 포도당을 비롯한 에너지가 풍부한 대사 연료들이 공급되어야 한다. 이용하고 남은 잉여 에너지원인 탄수화물, 지방 및 단백질은 주로 간, 지방조직 및 근육에 저장하였다가 필요할 때 이용할 수 있다. 본장에서는 연료의 저장과 동원, 다른 생리적 조건에서 소비되는 연료 및 음식 섭취 조절에 의해서 어떻게 매시간, 매일 그리고 매년 에너지원의 항상성이 유지되는 지 공부한다.

항상성은 내분비계와 자율신경계가 조절한다. 호르몬의 항상성 조절 기작은 절식이나 운동을 하는 동안 뇌와 다른 포도당 이용성 세포가 포도당을 충분히 이용할 수 있도록 혈중 포도당 농도를 일정하게 유지시키는 것이다. 식이로 섭취하거나 저장된 탄수화물이 부족할 때 포도당의 공급은 (1) 젖산, 글리세롤 및 알라닌으로부터 포도당 신합성을 하거나 (2) 필요로 하는 에너지를 다른 기질, 특히 지방산과 케톤체로부터 공급받을 수 있도록 한다. 연료의 항상성을 조절하는 주된 호르몬들은 인슐린, 글루카곤, 에피네프린, 코르티솔, 성장호르몬(GH), 티록신(T4) 및 렙틴(leptin)이다. 이들 호르몬들의 주된 표적 장기는 지방조직, 간 및 골격근이다.

에너지 대사의 일반적인 특징

호르몬이 어떻게 연료 대사를 조절하는가를 설명하는 데 있어서 호르몬에 의해 조절되는 에너지원의 특성과 생화학적 조절기전을 먼저 고찰해 보기로 한다.

체내 에너지원

포도당

포도당은 모든 세포에서 쉽게 산화되며, 포도당 1g은 약 4kcal를 생산한다. 평균 70kg인 남성은 하루에 약 2,000kcal를 필요로 하기 때문에, 하루 동안 음식을 공급받지 못하는 상황에서 살아남는데 충분한 기질을 공급받기 위해서는 약 500g의 포도당이 공급되어야 한다(그림 8.1). 만약 포도당이 동일 삼투농도를 가진 용액으로 저장된다면 하루 필요로 하는 에너지를 공급하기 위해서 약 10L(10kg)의 물이 필요할 것이며, 70kg인 남성이 일주일 동안 절식 상태에서 살아남기 위해서 자신의 체중과 거의 같은 저장고를 지니고 다녀야 한다. 세포외액에는 약 20g의 유리 포도당, 또는 약 2시간 정도의 에너지를 공급할 만큼의 포도당만 있다.

글리코겐

포도당이 글리코겐으로 중합체를 형성하면 다량의

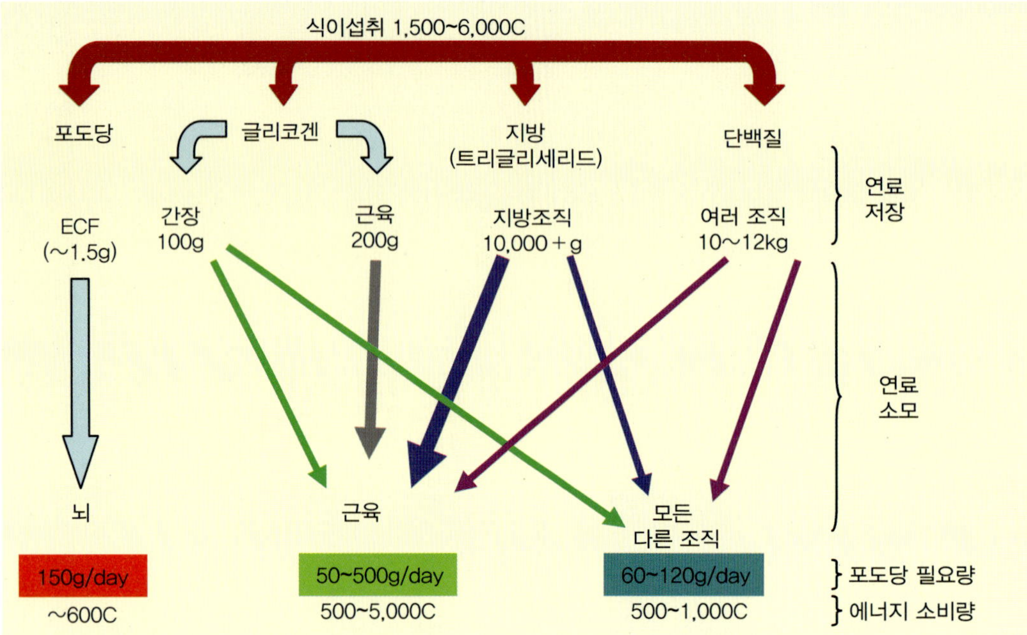

그림 8.1 생물학적 연료의 저장과 이용.

물에 대한 삼투압을 낮출 수 있다. 하루 동안 필요 에너지를 충족하기 위해서는 1.8kg의 글리코겐이 요구되며, 500g의 글리코겐은 약 1.3L의 물을 필요로 한다. 영양 상태가 좋은 70kg의 남성에 저장된 글리코겐은 간에 약 100g 그리고 근육에 약 200g으로서, 이는 하루에 필요로 하는 에너지 요구의 일부만 충당할 수 있다.

단백질

칼로리는 어떤 측면에서 더 농축된 형태인 단백질로 저장될 수도 있다. 그러나 단백질의 저장 역시 물의 저장을 필요로 하며, 단백질의 산화는 독특한 부산물인 암모니아(대사적인 측면에서 에너지가 필요한 요소 생성으로 독성이 제거되어야 함)와 황 함유 산들을 만든다. 질소 균형 상태의 정상적인 70kg 남자의 신체는 약 10~12kg의 단백질을 보유하며, 이 단백질의 대부분은 골격근이다. 에너지원으로 동원되기 위해 저장된 단백질은 거의 없기 때문에 에너지 공급을 위한 단백질 이용은 필연적으로 일부 기능적인 결손을 초래한다. 장기간 절식 상태에서는 대개 호흡 근육의 기능 정지로 죽기 전까지 많게는 약 절반에 가까운 체단백질이 에너지를 위하여 소모된다.

지방

트리글리세리드(triglyceride)는 고에너지 연료(9kcal/g)의 가장 농축된 저장 형태이며, 기본적으로 물없이 저장 가능하다. 하루에 필요로 하는 에너지는 트리글리세리드 250g 이하로 충당할 수 있다. 따라서 10kg의 지방을 지니고 있는 70kg의 남성은 40일 이상의 에너지 필요량을 충족할 수 있는 연료를 저장하고 있는 것이다. 대부분의 지방은 지방조직에 저장되지만, 근육과 같은 다른 조직들도 소량의 트리글리세리드를 함유한다.

포도당과 지방을 대사연료로 이용하는 과정에 내재된 문제

지방은 가장 흔하고 효율적인 에너지 저장 형태이지만 대사 이용에 있어 효율성은 높지 않다. 식이 탄수화물을 지방으로 전환할 때 약 25%의 에너지가 열로 소모된다. 또한, 포도당으로부터 지방산의 합성은 비가역적인 과정이다. 일단 포도당의 탄소들이 지방산으로 전환되면, 포도당으로 재전환될 수 없다. 트리글리세리드의 글리세롤 부분은 포도당으로 전환될 수 있지만 글리세롤은 트리글리세리드 질량의 약 10% 밖에 되지 않는다.

지방의 제한된 수용성은 조직간 운반을 어렵게 한다. 트리글리세리드는 저장부위로 운반되기 위해서는 혈액 내 LDL 또는 카일로마이크론 형태로 '포장'된다. 세포 표면이나 근육 또는 지방세포의 모세혈관 내에 있는 지질단백질 리파아제(lipoprotein lipase)에 의해 지방산으로 분해된 후 세포에 유입된다. 저장된 트리글리세리드의 동원 역시 지방산으로 분해가 되어야 하며, 유리 지방산(free fatty acid; FFA) 형태로 지방세포를 떠난다. 유리 지방산은 물에 잘 녹지 않으며, 알부민에 단단히 결합하여 혈액에서 운반된다. 알부민에 결합되기 때문에, 유리 지방산은 뇌와 같은 조직에 제한적으로 접근되지만, 간에서는 수용성 형태로 가공되어 혈액-뇌 장벽을 통과할 수 있도록 탄소가 4개인 케토산(케톤체)으로 전환된다.

포도당으로부터 유래되는 에너지는 산소 소모가 없이도 생성될 수 있지만, 지방의 분해에는 산소가 요구된다. 따라서 포도당은 미토콘드리아가 없는 적혈구와 낮은 산소 장력하에서 작용하는 신장 수질에 있는 세포의 요구를 충족시키기 위하여 혈액 내에 끊임없이 공급되어야 한다. 기초 대사만으로도 이들 세포는 하루에 약 50g의 포도당을 소모하며 혈액내로 동일한 양의 젖산을 방출한다. 그러나 젖산은 간에서 쉽게 포도당으로 재전환되기 때문에 이들 조직은 탄수화물 저장을 빼내는 작용은 하지 않는다.

영양 상태가 좋은 사람의 뇌는 필요로 하는 에너지를 충당하는데 거의 전적으로 포도당에 의존하며, 하루에 거의 150g을 소모한다. 뇌는 유리 지방산이나 아미노산의 산화로부터 발생하는 에너지는 이용하지 않는다. 케톤체는 포도당을 대체하는 유일한 기질이지만, 실험동물을 이용한 연구 결과, 뇌의 특정 지역에서만 케톤체로 포도당을 대체 가능하다. 뇌가 필요로 하는 에너지의 상당량을 제공할 정도로 혈액내 케톤체의 농도가 충분히 높기 위해서는 총 4~5일 동안의 절식이 요구된다. 총 수 주간의 절식 후에도 뇌는 필요로 하는 에너지의 약 3분의 1을 포도당으로부터 공급받는다. 뇌는 글리코겐을 거의 저장하지 않기 때문에 순간 순간 연료 요구량을 충족하기 위해서는 혈액을 순환하는 글리코겐에 의존하여야 한다.

포도당 운반 속도는 동맥혈내 농도, 혈류 속도 및 추출의 효율성에 의존한다. 비록 증가된 혈류 속도가 감소된 포도당 농도를 보상할 수도 있지만, 뇌에 혈류를 조절하는 기작은 포도당 보다는 산소와 이산화탄소에 민감하다. 기초 상태에서 동맥혈 내 포도당의 농도는 약 5mM (90mg/dL)로서, 이 중에서 약 10%를 뇌에서 사용한다. 이렇게 뇌에서 사용되는 부분은 포도당 농도가 낮을 때 2배 또는 심지어 3배까지 될 수 있지만, 혈당 농도가 약 30mg/dL 이하로 떨어지면 대사와 기능은 손상 받는다. 따라서 뇌는 급격하게 혼수상태나 사망을 유발할 수 있는 저혈당증에 대하여 대단히 취약하다.

연료 소모

하루 동안 소모되는 대사연료의 양은 광범위하며, 정상적으로는 음식의 섭취 범위내에서 균형을 갖추지만 트리글리세리드를 저장하는 지방조직은 연료 섭취와 소모의 불균형을 조절하기 위하여 위축되거나 팽창할 수 있다. 근육은 체질량의 약 50%를 차지하며, 대사연료의 주된 소비처이다. 휴식할 때 조차 근육 대사는 산소 소모의 약 30%를 차지한다. 정상인 56kg 여자나 70kg 남자가 보통 하루에 1,600 또는 2,000kcal를 소모하지만, 하루 칼로리 요구량은 완전한 휴식 상태에서의 1,000kcal부터 장시간 신체 활동시의 6,000kcal까지 넓은 범위를 가질 수 있다. 예를 들어, 마라톤은 단 세 시간 만에 3,000 칼로리를 소모한다.

기초 상태에서 전형적인 혼합 식이를 섭취하는 사람은 하루에 필요로 하는 에너지의 약 절반을 포도당의 산화로 부터 얻고 단백질의 소모로부터 소량, 나머지는 지방으로부터 얻는다. 절식이나 장시간 운동을 할 경우 근육의 탄수화물 소모가 빠르기 때문에 빨리 고갈되며, 나머지 필요 에너지 요구량은 지방의 이용으로 충족된다. 사실 단순히 근육에 지방을 제공하는 것 만으로도 탄수화물 소모 능력을 제한할 수 있다. 호르몬성 에너지 균형 조절의 대부분은 에너지가 풍부한 지방산과 그 유도체들이 근육으로 유입되는 것을 조절함과 더불어 탄수화물과 단백질을 절약함으로써 가능하다.

포도당 지방산 회로

근육에서 지방산의 가용성은 포도당 이용성을 제한하는 한편, 풍부한 포도당이 지방의 이용을 제한하는 상호 밀접한 관계를 가지고 있으며, 이를 포도당 지방산 회로(그림 8.2)라고 한다. 이러한 관계를 설명하기 위하여 처음으로 제안된 생화학적 기작은 설치류 근육에 대한 연구에서 기초하였으며, 최근에는 사람을 대상으로 한 연구가 수행되었다. 그럼에도 불구하고, 지방산은 근육에 의

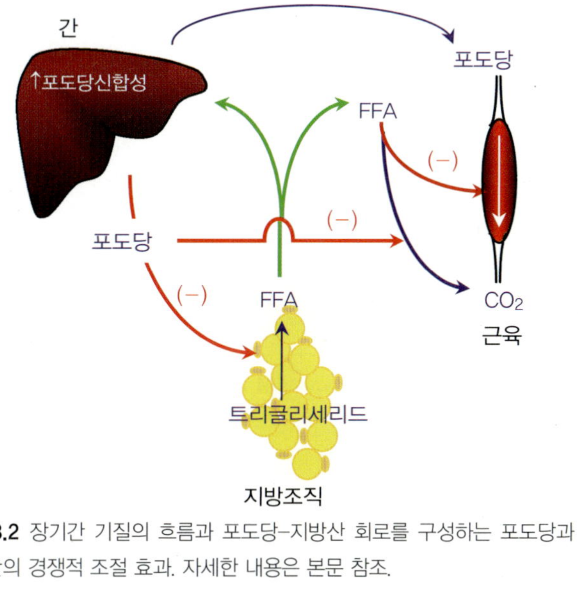

그림 8.2 장기간 기질의 흐름과 포도당-지방산 회로를 구성하는 포도당과 지방산의 경쟁적 조절 효과. 자세한 내용은 본문 참조.

한 포도당 대사를 축소하고, 포도당은 지방산의 가용성을 축소하여 지방산 산화가 대사 조절의 기본으로 남게 된다. 지방산은 지방조직에서 일어나는 지방분해와 재에스테르화(reesterification) 회로에서 중성지방 저장형태로부터 유리된다. 재에스테르화가 끝난 지방산들은 지방세포 밖으로 확산되어 혈장 내 유리 지방산이 된다.

순환하는 지방으로부터 유리 지방산의 재에스테르화나 흡수는 지방세포 내에 α 글리세롤 인산의 가용성에 좌우된다. 지방조직은 인산화하는데 필요한 효소가 결여되어 있기 때문에 트리글리세리드로부터 유리된 글리세롤을 재사용하는 것과 같이 식이를 섭취한 개인에 있어서 α 글리세롤 인산의 유일한 공급원은 포도당 산화로부터 생성된 삼탄당 인산 풀이다. 그러므로, 포도당과 인슐린이 풍부할 때, α 글리세롤 인산이 쉽게 동원되며, 지방분해와 비교해서 재에스테르화 속도가 높고, 유리 지방산의 유리 속도가 낮다. 거꾸로 말하면, 포도당이 희박하거나 인슐린 농도가 낮을 때, 더 많은 지방산이 빠져나가서 혈장 유리 지방산 농도가 증가한다.

유리 지방산들은 혈장 농도에 비례하여 근육에 흡수된다. 근육이 몇 시간 동안 증가된 유리 지방산에 노출되면 포도당의 원형질 막 통과 운반과 포도당-6-P로의 인산화가 감소한다. 이러한 효과에 대한 기작은 완전하게 알려져 있지 않지만, 지방산 유래 일부 대사산물의 축적이 포도당 운반체가 원형질 막을 찾아서 머물게 하는 인슐린 신호전달 경로의 구성요소를 방해하는 것과 같다. 포도당 운반의 감소는 포도당-6-P도 감소시키는데, 이는 글리코겐 합성효소의 기질이자 알로스테릭성 활성화 인자이며, 글리코겐 생성과 해당과정에 의한 포도당 산화를 감소시킨다. 탄수화물 대사에 대한 하부 효과도 발생한다. 지방산이나 케톤체의 산화는 피루브산을 아세틸 CoA로 산화하는 것을 제한한다.

긴사슬 지방산이 산화되는 미토콘드리아내로 유입되기 위해서는 카르니틴과 연결되어야 한다는 것을 상기할 필요가 있다(제 7장 참조). 축적되는 긴사슬 지방산 CoA 분자들은 미토콘드리아 내로 들어가기 위해서 필요한 아실카르니틴 전달효소(acylcarnitine transferase)의 활성도를 알로스테릭하게 증가시킨다. 미토콘드리아 내에서 긴사슬 지방산 또는 케톤체는 제한된 양의 CoA(coenzyme A)와 보조인자 NAD(nicotinamide-adenine dinucleotide)의 산화 형태에 대하여 피루브산과 경쟁한다. 결과적으로 NAD와 CoA의 희소성은 피루브산의 분해를 제한한다. 피루브산의 아세틸 CoA로의 산화는 포도당으로 전환이 가능한 대사산물의 풀로부터 탄소를 비가역적으로 제거하는 반응이라는 것을 명심하여야 한다.

간으로의 지방산의 유입은 케톤체 생성과 포도당 신합성 반응을 촉진한다. 긴사슬 지방산의 대사는 미토콘드리아 내에서 피루브산의 아세틸 CoA로의 산화를 저해한다. 피루브산, 젖산, 알라닌 또는 글리세롤의 형태로 간에 도달하는 포도당 신합성 전구물질들은 구연산 회로 내에서 산화에 영향을 미치지 않는 대신에 PEP(phosphoenol pyruvate)에 이어 포도당으로 전환된다. 거꾸로, 포도당이 많으면 포도당-6-P 농도가 증가하고 과당-1,6-이인산 생성 단계와 피루브산 키나제(pyruvate kinase) 단계에서 포도당 신합성 반응은 억제된다(제 7장, 그림 7.3). 이러한 상황 하에서는 말로닐 CoA의 생성이 증가하고 지방산이 미토콘드리아로 들어가서 분해되는 것이 억제된다.

포도당과 지방산의 상호 작용을 통하여 포도당은 자신의 이용과 생산 속도를 대사산물과 포도당 지방산 회로 효소의 내재적인 알로스테릭 조절 특성에 의존하는 음성 되먹임 작용으로 간접적으로 조절한다. 호르몬들은 효소의 활성도나 양을 바꾸어서 대사산물의 흐름에 영향을 미침으로써 연료 대사를 조절한다. 포도당 지방산 회로는 혈액 내 포도당의 농도가 거의 일정하게 유지될 때에도 정상적인 생리상태에서 작용한다. 사실 혈당과 근육 글리코겐 저장의 유지를 위한 호르몬, 특히 당질코티코이드와 GH의 기여는 일부 포도당 지방산 회로에 의존한다. 반대로, 포도당의 근육 내 유입 자극에 더하여 인슐린은 지방조직으로부터의 유리 지방산 동원을 감소시킴으로써 포도당 대사를 간접적으로 증가시켜 포도당 지방산 회로의 억제 효과를 감소시킨다. 이러한 효과는 간과 근육에서 말로닐 CoA의 생성을 증가시켜서 미토콘드리아 산화 기구로 가는 지방산을 감소시켜, 중성지방 형성으로의 위치를 재조정하는 인슐린의 효과에 의하여 가속화된다.

AMP-activated protein kinase(AMPK)

모든 세포는 생존하기 위하여 적절한 양의 ATP를 요구하며, 에너지 생산을 최대화하고 에너지 이용을 최소화하도록 대사를 조절하는 능력을 지니고 있다. 세포내 에너지의 고갈은 ATP와 비교해 5′-AMP의 축적으로 감지된다. 에너지 소모 과정은 ATP를 ADP로 전환하여 연료를 공급한다는 것을 상기하자. ATP는 적절한 대사 연료가 가용적일 때, 미토콘드리아내에서 산화적 인산화와 한 ADP에서 다른 것으로 높은 에너지를 지닌 인산기를 운반하는 반응: ADP + ADP → ATP + AMP에 의하여 재생산된다. 따라서 ATP의 소모가 미토콘드리아에서의 생산을 초과할 경우, 세포내 AMP의 농도는 현저하게 증가하고, ATP 농도는 떨어진다. ATP에 대한 AMP 농도 비율의 증가는 도처에 존재하는 효소인 AMP에 의해 활성화된 키나제(AMP-activated protein kinase; AMPK)를 알로스테릭하게 활성화한다. AMPK의 활성도는 또한 인산화에 의하여 증가한다. AMPK는 대사연료의 가용성을 증폭시키고, ATP 소모 과정을 억제시키는 반응을 촉진한다.

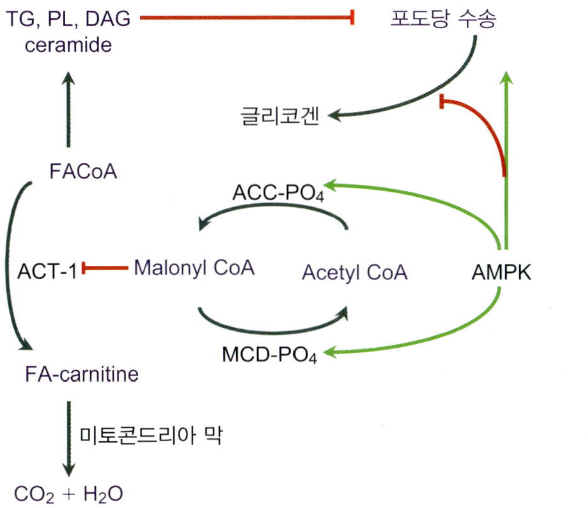

그림 8.3 AMP-activated protein kinase(**AMPK**)는 근육에서 지방산과 포도당의 산화를 증가시킨다. 인산화는 아세틸 CoA 카르복실라아제(**ACC**)를 불활성화하고 말로닐 CoA 디카르복실라아제(**MCD**)를 활성화한다. (자세한 내용은 본문 참조). **TG** = triglyceride; **PL** = phospholipids; **DAG** = diacylglycerol; **FACoA** = Fatty acyl coenzyme A; **ACT-1** = acyl carnitine transferase-1; **FA-carnitine** = Fatty acyl carnitine.

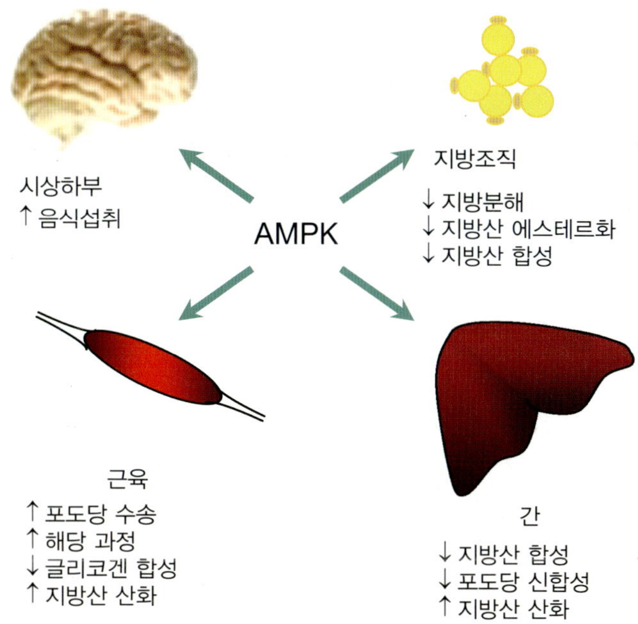

그림 8.4 열량 생산 반응을 증가시키고 열량 소비 반응을 억제시키는 것으로 누적되는 AMP에 의해 활성화된 키나아제(**AMPK**)의 다중 효과.

근육에서(그림 8.3) AMPK는 제 7장에서 인슐린을 언급할 때 논의하였던 것과 유사한 방법으로 원형질 막으로 포도당 운반체 GLUT4의 이동을 자극함으로써 포도당 가용성을 증가시킨다. AMPK는 또한 해당과정을 자극하고 글리코겐 합성을 억제한다. 활성화된 AMPK는 지방산 산화를 증가시킨다. AMPK는 인산화를 촉진하여, 말로닐 CoA를 생성하는 효소인 아세틸 CoA 카르복실라제(acetyl CoA carboxylase; ACC)의 불활성화를 유도하기 때문에 미토콘드리아 내 산화 기구에 지방산의 접근을 방해하는 말로닐 CoA를 고갈시킨다. 근육 내 지방 산화의 증가는 앞서 논의한 바와 같이 포도당 운반을 억제하는 부가적인 구제 효과가 있다.

근육에서와 같이 간에서도, AMPK는 중성지방과 지질단백질 형성과 같은 에너지 소모 과정으로부터 멀리 미토콘드리아 내 산화 방향으로 말로닐 CoA와 긴사슬 지방산 CoA 분자들을 감소시킨다(그림 8.4). 말로닐 CoA 생성은 지방산 합성에서 속도 결정 단계이기 때문에, 합성의 감소는 지방산 합성의 ATP 소모 과정을 감소시킨다. AMPK는 또한 아세틸 CoA를 콜레스테롤로 전환하는 주 효소를 억제한다.

지방조직에서 AMPK는 호르몬 감수성 리파제(hormone-sensitive lipase)와 포도당 운반 모두를 억제하여 에너지가 많이 드는 지방분해작용-회로와 재에스테르화를 지연시킨다. 이 과정에 관여하는 지방산의 극히 일부분만이 유리 지방산 형태로 빠져나오기 때문에 이 역설적인 효과는 혈장 유리 지방산의 공급을 유의하게 단절시키지 않으면서 ATP를 보존할 수 있다. AMPK는 또한 지방산 합성, 순환하는 지질로부터 지방산의 흡수 및 트리글리세리드로의 재에스테르화를 억제한다.

AMPK의 활성화가 ATP 결핍 상태에서 포도당과 지방산 모두의 대사를 가속화하기 때문에 이는 포도당과 지방산 사이의 경쟁에 우선한다. 개별 세포내에서 국소적인 상황에 반응하는 것 외에도 AMPK는 또한 호르몬과 신경 조절에도 반응하여 전체 신체 수준에서 조화된 작용에 관여한다. 이 장의 뒷 부분에서 논의하는 바와 같이, 이러한 조화는 식이 섭취와 과도한 지방 저장 상태에서 탄수화물 대사의 인슐린 자극에 대한 감수성을 보존하는 데 반영된다. 뇌의 주요 부위에서 말로닐 CoA 수준을 조절하는 AMPK의 효과는, 식이 섭취와 에너지 소모를 조절하는 데 중요하게 반영되는 신체의 "연료 측정기"로 작용을 하는 이 대사물의 전체적인 작용과 상호 보완적이다.

혈당 농도의 전체적인 조절

식이 섭취의 변화와 음식 소비의 큰 변동에도 불구하고, 혈액 내 포도당의 농도는 아주 일정하게 유지된다. 포도당의 농도는 유입 속도와 여러 조직에서의 제거 속도에 의해서 결정된다(그림 8.5). 혈액으로부터 포도당이 제거되는 속도는 신체 활동과 환경 온도에 따라 광범위하게 변한다. 식사 직후에서 조차도 소장

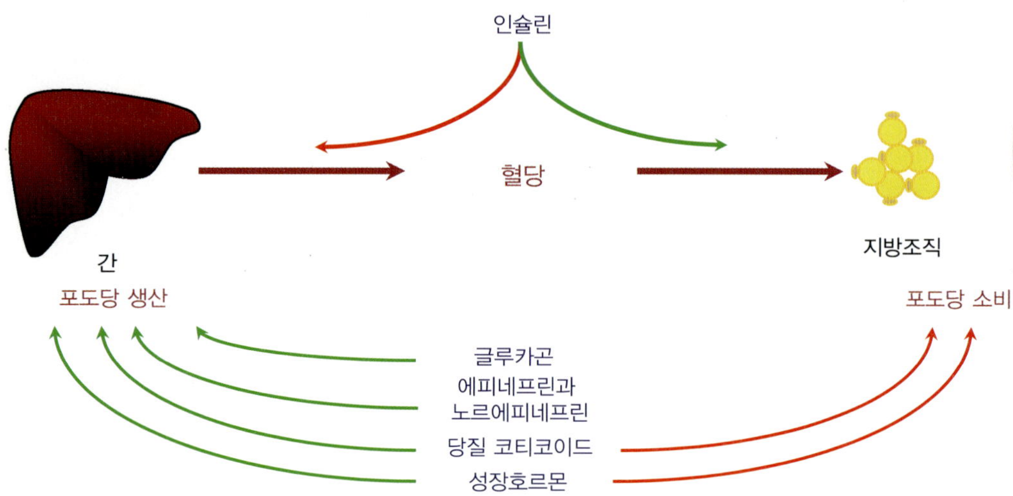

그림 8.5 혈당 농도를 유지하기 위한 호르몬들의 상호작용. 녹색 화살표는 증가를 뜻하고; 붉은색 화살표는 감소를 뜻한다.

으로 흡수된 포도당과 다른 대산 산물은 순환계로 들어가기 전에 간을 통과하여야 하기 때문에, 이 때의 포도당 유입 속도는 간의 활성도를 반영한다.

간 글리코겐은 대부분의 상황에서 혈당의 즉각적인 공급원이 된다. 간에서 포도당 신합성은 직접적으로 혈당량에 기여하며, 글리코겐 저장은 포도당을 계속 공급하는 데 중요하다. 신장 역시 포도당 신합성이 가능하지만, 혈당에 기여하는 정도는 간에서 만큼 완전하게 연구되지는 않았다. 그러나, 최근의 추정치에 따르면 신장은 절식 시에 유리되는 포도당의 20~40%를 생산한다고 한다. 산 중독증일 때, 신장에서 글루타민산으로부터의 포도당 생산은 암모늄의 생산과 배설을 동반한다.

단기간 조절

분 단위의 혈당치 조절은 (1) 에너지원의 저장을 촉진함으로써 포도당 농도를 떨어뜨리는 인슐린과 (2) 저장된 에너지원을 동원함으로써 포도당 농도를 증가시키는 글루카곤과 그 보다는 미약한 카테콜아민에 의존한다. 이들 호르몬들의 효과는 초 또는 분 단위로 작용하며 빨리 사라진다. 인슐린은 간에 작용하여 포도당의 유출을 억제하고, 근육과 지방에 작용하여 포도당의 흡수를 증가시킨다.

간은 근육과 지방에 비하여 인슐린에 더 민감하며, 해부학적인 위치 때문에 높은 호르몬 농도에 노출된다. 포도당 생산을 억제하는 데는 포도당 흡수를 촉진하는 것 보다 인슐린 농도가 조금 증가하는 것이 더 효과적이다. 글루카곤과 카테콜아민은 간에 작용하여 글리코겐 분해와 포도당 신합성을 촉진한다. 이들 호르몬은 말초 조직에서 포도당 흡수에 대한 직접적인 작용을 하지는 않지만, 에피네프린과 노르에피네프린은 근육과 지방조직에서 대체연료인 글리코겐과 지방을 동원함으로써 혈당 요구를 감소시킨다. 증가된 혈당은 췌장의 β 세포에 의해 직접적으로 감지되어 인슐린 분비로 반응한다.

저혈당증은 췌장 섬의 글루카곤을 분비하는 α 세포에 의해서 뿐만 아니라 시상하부와 후뇌에 있는 뉴런에 의해서도 감지된다. 이들 뉴런들은 자율신경센터에 있는 뉴런과 소통하여 랑게르한스 섬, 간 및 부신 수질로 교감신경성 유출을 활성화한다. 췌장 섬의 교감신경성 자극은 글루카곤의 분비를 증가시키고, 인슐린의 분비를 저해한다. 또한, 저혈당증은 뇌하수체로부터 ACTH와 GH 분비를 자극하는 시상하부의 방출 호르몬들의 분비를 자극한다. ACTH에 반응하여 분비되는 코르티솔과 GH은 상당한 지연 후에야 작용하기 때문에 혈당의 급속한 복구에 기여하지는 않는다. 그러나, 이들 호르몬들은 장기간 저혈당 상태를 견디는 데 중요하다. 종합하면, 혈당에 대한 인슐린의 작용과 반대되는 호르몬들을 역조절 호르몬(counter-regulatory hormones)이라 한다(그림 8.6).

장기간 조절

수 시간 또는 수 일에 걸쳐 일어나는 장기간 조절은 많은 호르몬들의 직·간접적 작용에 의존하며, 궁극적으로는 (1) 말초조직에서 포도당 저장이 빠져 나가는 것을 최소화하며, (2) 포도당에 의존하는 세포의 순간 순간 요구를 충족하기 위한 적절한 글리코겐을 간이 보유하고 있어야 한다. 이 결과를 이루기 위하여 말초조직(주로 근육)은 다른 기질을 공급받아야 하며, 포도당의 소비가 제한되어야 한다. 동시에 포도당 신합성 과정이 자극을 받아야 하며, 적절한 전구물질을 공급받아 뇌와 다른 포도당 의존성 조직이 매일 요구하는 150~200g의 포도당을 공급하여야 한다. 장기간 조절은 글리

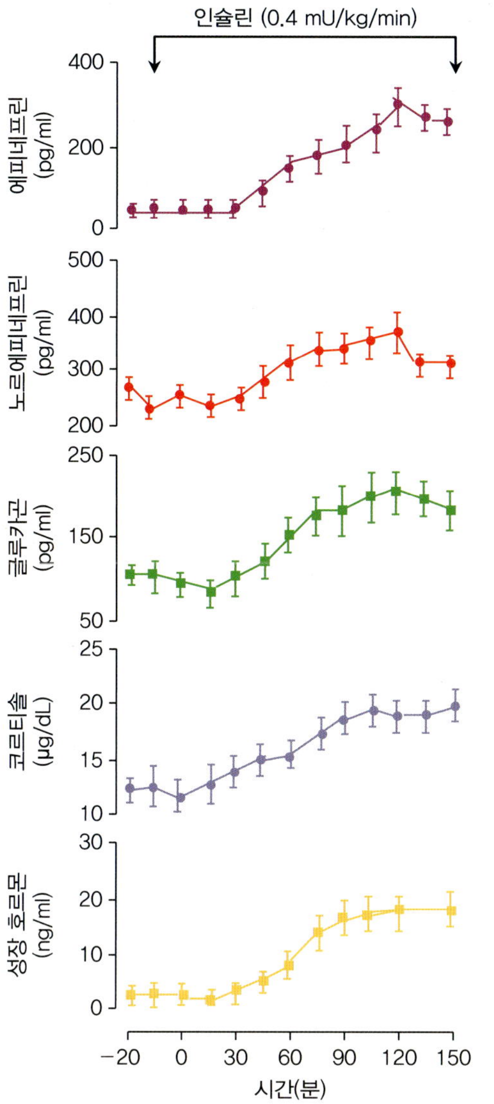

그림 8.6 인슐린 유도 저혈당증에 대한 역조절 호르몬 반응들. 인슐린 투여는 혈당 농도를 50~55mg/dL로 감소시켰다. (From Sacca, L., Sherwin R., Hendler, R., and Felig P. (1979) Influence of continuous physiologic hyperinsulinemia on glucose kinetics and counterregulatory hormones in normal and diabetic humans. *J. Clin. Invest.* **63**: 849–857.)

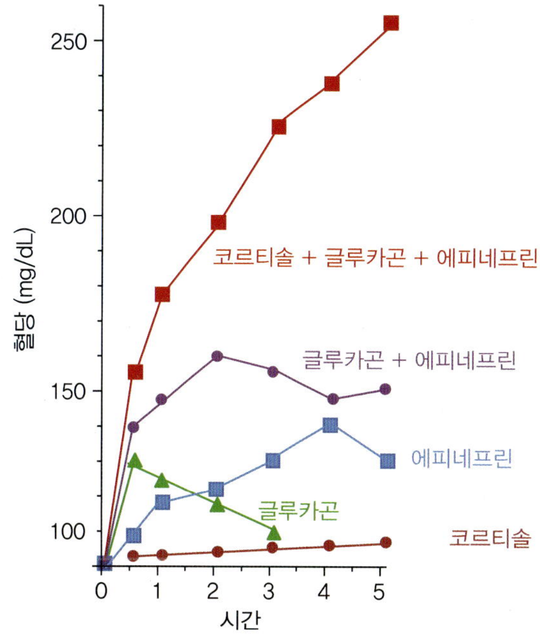

그림 8.7 혈당 농도 증가에 대한 코르티솔, 글루카곤 및 에피네프린의 상보 효과. 세 호르몬 주입에 대한 고혈당 반응이 개별적으로 주입한 세 호르몬을 합친 것 보다 훨씬 더 큰 것에 주목하라. (Redrawn from data of Eigler, N., Sacca, L., and Sherwin, R.S. (1979) Synergistic interactions of physiologic increments of glucagon, epinephrine, and cortisol in the dog. *J. Clin. Invest.* **63**: 114–123.)

코겐, 단백질 또는 트리글리세리드로의 연료 저장을 통제하는 모든 반응과 함께 포도당의 이용을 통제하는 모든 반응을 포함한다.

대사성 호르몬의 종합적인 작용

장으로부터 흡수된 에너지원들은 주로 간, 지방세포 및 근육에서 저장 형태로 변환된다. 저장이라고 하는 것은 단순한 화합물들을 더욱 복잡한 저장 형태로 전환하고 연료 동원을 억제하는 생화학적 반응을 자극하는 인슐린의 고유 영역이다. 연료를 동원하고 포도당 농도를 방어하는 역조절 호르몬들에는 글루카곤, 에피네프린, 노르에피네프린, 코르티솔 및 GH가 있다. 이들 호르몬들 대부분 또는 모두의 분비는 에너지 요구가 커질 때 마다 증가한다. 이들 호르몬들은 상승적으로 같이 작용하여 개별적인 작용의 합보다도 더 큰 영향을 미친다. 그림 8.7에 나타난 예에서 글루카곤과 에피네프린은 주로 간 내 생산 증가에 의해 혈당 수준을 올린다. 코르티솔 혼자 주어졌을 때는 효과가 적지만, 코르티솔이 동시에 부여될 때 이들 효과들은 증폭된다. 트리이오도타이로닌(triiodothyronine; T3)의 작용은 연료 소비 속도와 인슐린과 역조절 호르몬들에 대한 표적 세포의 감수성을 증가시키는 것과 같은 이러한 범주에서 고려되어야 한다. 이들 호르몬들의 신체 전체에서의 상호작용을 조사하기 전에 각 효과들이 개별 조직에 미치는 영향을 요약하는 것도 도움이 된다.

지방조직

지방조직 대사의 핵심은 지방산 에스테르화와 트리글리세리드의 지방분해 회로이다(그림 8.8). 비록 지방산들의 재에스테르화가 지방세포로부터 유리 지방산의 유출을 조절하지만, 지방분해의 조절에 이어 회로가 돌아가는 속도의 조절은 광범위한 조절을 제공한다. 기초 상태에서 지방분해로 유리된 지방산들의 20%는 트리글

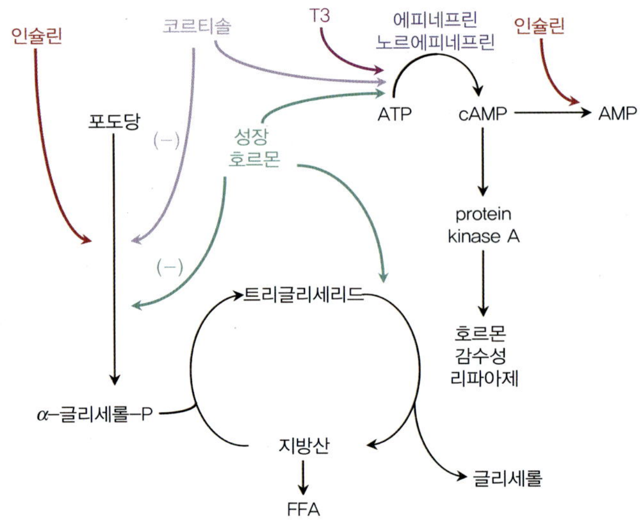

그림 8.8 유리 지방산 생산에 대한 호르몬의 영향. 에피네프린과 노르에피네프린은 cyclic AMP 매개 과정을 통하여 호르몬 감수성 리파제를 자극한다. 인슐린은 cyclic AMP 분해를 촉진함으로써 이 효과에 반대 작용을 한다. T3, 코르티솔 및 성장 호르몬은 에피네프린과 노르에피네프린에 대한 지방세포의 반응을 증가시킨다. 또한 성장호르몬은 직접적으로 지방분해를 자극한다. 인슐린은 에스테르화 증가에 의하여 유리 지방산의 방출에 대하여 간접적으로 반대 작용을 한다. 성장호르몬과 코르티솔은 재에스테르화 억제로 유리 지방산의 방출을 증가시킨다.

리세리드로 재에스테로화되고, 재에스테르화는 활발한 연료 소모 동안에는 9~10% 정도 감소된다. 동일한 조건하에서 지방분해는 10배 범위 내에서 변동이 있다. cyclic AMP 대사에 대한 대립적인 효과에도 불구하고, 카테콜아민과 인슐린은 호르몬 감수성 리파아제의 활성도를 증가시키거나 감소시킨다. 사람 지방세포는 β 아드레날린성 수용체를 발현하여 증가된 cyclic AMP로 신호가 전달되며, 이어서 지방분해를 증가시킨다. 다른 호르몬들, 특히 코르티솔, T3 및 GH는 인슐린과 카테콜아민에 대한 지방세포의 감수성을 조절한다. 이러한 조정은 호르몬 농도의 갑작스런 변화에 대한 반영이 아니라 대사 기계장치의 장시간에 걸친 조율이다. 마지막으로, GH는 약 2시간 정도의 지연 후에 지방을 지속적으로 분해시킨다. GH와 코르티솔은 또한 지방조직에서 포도당 대사를 직접 억제하고, 인슐린에 대한 반응성을 감소시킴으로써 지방산의 에스테르화를 감소시킨다. 이들 지방조직에 대한 호르몬의 영향은 그림 8.9에 요약되어 있다.

근육

유리 지방산의 동원을 억제함으로서, 인슐린은 즉각적으로 혈장 유리 지방산 농도를 떨어뜨리며, 따라서 근세포로 포도당의 수송을 촉진시키는 동시에 근육에서 포도당 이용을 억제하는 인자를

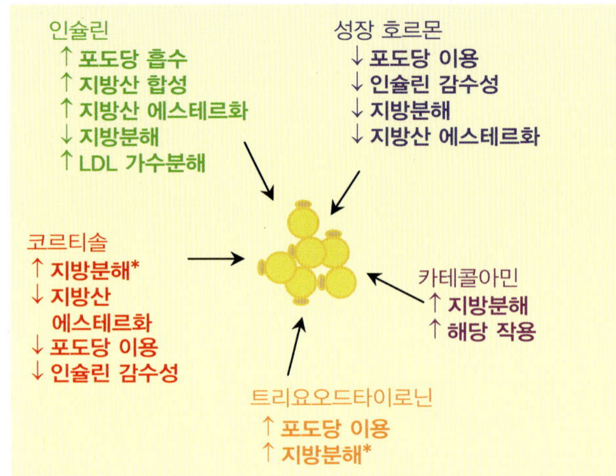

그림 8.9 지방조직에 대한 대사성 호르몬들의 효과. *코르티솔의 지방분해 효과는 허용 효과이다.

제거한다. 인슐린에 대한 반응은 두 가지로 구분할 수 있다. 포도당 운송과 글리코겐 합성의 자극은 직접적인 효과로서 수 분 이내에 일어난다. 지방 유도 억제의 방출로 초래된 포도당 산화의 증가는 수시간 소요된다. 에피네프린과 노르에피네프린은 즉각적으로 cyclic AMP 생산과 글리코겐 분해작용을 증가시킨다.

글리코겐으로부터 포도당 생산 속도가 ATP 생산 요구를 초과할 경우, 근육세포는 간에서 포도당으로 재전환 될 수 있는 피루브산과 젖산을 유리한다. GH와 코르티솔은 근육에서 포도당의 흡수를 직접적으로 억제하며 간접적으로는 유리 지방산 동원에 작용함으로써 근육세포 내 포도당 대사를 감소시킨다. 포도당 대사를 간접적으로 억제함으로써 GH와 코르티솔은 글리코겐 분해를 감소시킨다. 결과적으로 근육 글리코겐의 보호는 GH의 포도당 안정 효과라고 불리며, 이는 당질코티코이드라고 불리는 코르티솔의 전체 효과 중 일부이다.

코르티솔은 또한 아미노산의 유입과 이들의 단백질로의 혼입을 억제하고 동시에 근육 단백질의 분해를 촉진한다. 결과적으로, 근육은 간에서 포도당 신합성을 위한 기질을 제공하는 아미노산의 순수 방출체가 된다. 이 작용들은 그림 8.10에 요약되어 있다. 인슐린과 GH는 근육 단백질 대사에 대하여 코르티솔의 효과와는 반대이다.

간

간에서 포도당 신합성, 케톤체 생성 및 글리코겐 대사에 미치는 인슐린과 글루카곤의 길항적인 효과는 제 7장에 서술하였다. Cyclic AMP에 미치는 효과로 인하여 에피네프린과 노르에피네프린은 글

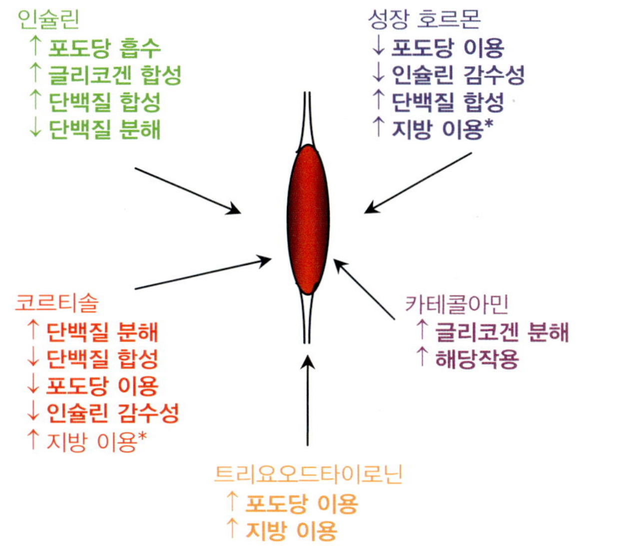

그림 8.10 골격근에 대한 대사성 호르몬들의 효과. *성장호르몬과 코르티솔에 의한 지방산 산화 자극은 간접적이며 지방산 동원의 증가로 나타난다.

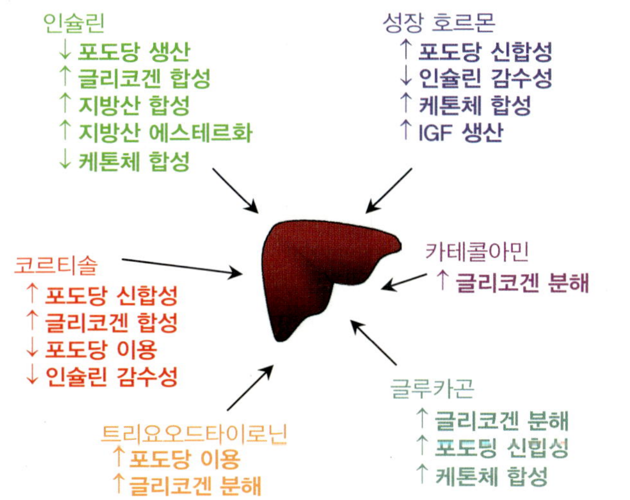

그림 8.11 간에 대한 대사성 호르몬들의 효과.

루카곤의 모든 작용을 공유한다. 또한 이들 수질성 호르몬들은 α1-아드레날린성 수용체를 활성화하고, DAG/IP_3/Ca^{2+} 시스템의 매개를 통하여 이들 효과를 강화한다(제 1장 참조). 코르티솔은 포도당 신합성과 글리코겐 분해 작용에 대한 글루카곤과 카테콜아민의 작용을 위해 필수적이다. 근육에서 단백질 분해에 대한 작용 덕분에, 코르티솔은 또한 포도당 신합성을 위한 기질을 제공하는 데 필수적이다. T3는 포도당 대사와 지방 생성을 위해 요구되는 효소의 합성 촉진에 의하여 간에서 포도당 이용을 촉진한다. GH는 유리 지방산 동원을 증가시켜 간의 포도당 생산을 증가시키는 것으로 생각되며, 또한 GH는 주로 유리 지방산의 동원 증가를 통하여 케톤체 합성을 증가시킨다. 간 대사에 미치는 이들 호르몬의 영향에 대해서는 그림 8.11에 요약되어 있다.

췌장 섬

췌장 섬의 α와 β 세포는 대사성 호르몬의 표적이자 글루카곤과 인슐린을 생산한다. 글루카곤은 인슐린의 분비를 자극할 수 있지만, 이러한 작용의 생리적인 중요성에 대해서는 알려져 있지 않다. 인슐린은 글루카곤의 분비를 저해하고, 포도당에 대한 α 세포의 반응이 결핍되면 심각한 상태가 된다. 역으로, 인슐린은 β 세포에 대하여 자가분비 기능이 있으며, 증가된 포도당 농도에 대하여 정상적인 분비 반응을 나타내는데 필요하다. 에피네프린과 노르에피네프린은 인슐린 분비를 저해하고, 글루카곤 분비를 자극한다. GH, 코르티솔 및 T3는 β 세포의 정상적인 분비 활성을 위해 필요한데, 이들 호르몬이 없을 경우 인슐린 분비 작용이 감소한다.

인슐린 분비에 대한 GH와 코르티솔의 효과는 어떻게 보면 역설적이다. 비록 지방조직, 근육 및 간에서의 효과들은 인슐린, GH 및 코르티솔의 작용과 반대임에도 불구하고 인슐린 분비를 위한 신호에 대한 β 세포의 감수성을 증가시키거나 저혈당증에 대한 반응이 증폭되지는 않는다. 코르티솔이나 GH가 과다하게 존재할 경우, 혈당을 정상적인 범위로 유지하는데 요구되는 정상적인 인슐린 농도 보다 높은 농도가 요구된다. 인슐린 자체의 높은 농도는 지방과 근육에서 인슐린 수용체를 하향 조정함으로서 감수성을 저하시킨다. GH 또는 당질코르티코이드 어느 쪽이든 장시간 과다할 경우 당뇨병이 초래된다. 약 30% 정도의 환자들은 과다한 GH로 고통받고(선단거대증), 쿠싱 질병(과다한 당질코티코이드)으로 고통받는 비슷한 비율의 환자들은 합병증으로 제 2형 당뇨병으로 발전한다. 당뇨병 초기 단계는 가역적이며, 과다한 뇌하수체 또는 부신 분비가 보완되면 없어진다. 그러나, 시간이 지나면 당뇨병은 비가역적으로 되며, 섬 세포들이 파괴 된다. 이러한 소위 당뇨병 유발성 효과(diabetogenic effect)는 만성 당질코르티코이드 치료에 중요한 고려사항이며, 따라서 운동선수가 근육량을 늘리기 위하여 GH를 과다하게 사용하면 위험하다.

섭식 및 절식 동안의 대사 조절

식후 기간

식사 직후에 대사 활동은, 장으로 흡수된 에너지가 풍부한 기질의 가공과 제거쪽으로 향하게 된다. 이 단계는 β 세포에 대한 세 가지의 신호에 반응하여 분비되는 인슐린에 의하여 지배된다. 섭식의 대뇌 또는 심리적인 측면에서는 섬을 신경 지배하는 미주신경에서 유리되는 아세틸콜린과 혈관 작용 억제펩타이드(vasoactive inhibitory peptide; VIP)를 통하여 인슐린 분비가 촉진된다. 소장 내 음식은 인크레틴, 글루카곤 유사 펩타이드-1(glucagon-like peptide-1; GLP-1) 및 포도당 의존성 인슐린 촉진 펩타이드(glucose-dependent insulinotropic;GIP)의 분비를 자극한다. 마지막으로, β 세포는 동맥 혈액 내에서 직접적으로 증가된 포도당이나 아미노산에 반응한다(제 7장 참조). 식후 기간 동안에 말초 혈액 내 인슐린 농도는 휴식시 수치인 약 10~50μ units/ml까지 올라간다. 이 때에 동맥 혈액 내 아미노산에 반응하여 글루카곤의 분비도 증가한다. 식이내 아미노산은 또한 GH 분비도 자극한다.

특이하게도, 식후 기간 동안에 교감 신경계는 상대적으로 조용하며, 이때에 부신 수질 및 피질의 분비 활동도 거의 없다. 인슐린의 지배적인 영향 하에서는 식이내 탄수화물과 지질은 간, 지방조직 및 근육의 저장 부위로 이동하고, 아미노산들은 여러 조직에서 단백질로 전환된다. 간 외의 조직들은 간 글리코겐이나 지방조직으로부터 동원된 지방산에서 유래한 포도당 대신 식이 포도당과 지방을 이용한다. 간 글리코겐은 섭취한 탄수화물의 약 절반에 해당하는 양까지 증가한다. 지방산의 동원은 혈액 내 인슐린과 포도당의 높은 농도에 의해서 억제된다. 물론 식이의 조성이 식후 반응에 심대하게 영향을 미친다. 탄수화물이 풍부한 식이는 주로 지방으로 구성된 식이와는 양적으로 다른 반응을 초래한다.

장내 흡수 후 기간

섭식 몇 시간 후, 장으로 대부분의 에너지원들이 흡수될 때, 신체는 식후 기간 동안에 저장된 연료를 끌어내기 시작한다. 이 기간 동안에 인슐린 분비는 상대적으로 낮은 기초 수준인 약 5mM (90mg/dL)로 돌아가며, 혈액 내 포도당 농도에 의해서 지배된다. 간에서 분비되는 포도당의 약 75% 정도는 글리코겐에서 유래하며, 나머지는 글루카곤에 의해서 주로 가동되는 포도당 신합성에서 유래한다. 이 때 글루카곤 분비율은 상대적으로 낮지만, 인슐린의 감소는 글루카곤 작용이 우세하도록 해준다. GH와 코르티솔은 또한 흡수후 기간 동안에 상대적으로 낮은 기초 수준으로 분비된다. 이 기간 동안에 간외 조직에 의하여 소모되는 포도당의 약 75%는 연료 소모가 인슐린에 비의존적인 뇌, 혈구 및 다른 조직으로 흡수된다. 인슐린에 고도로 의존적인 근육과 지방조직은 나머지 25%를 차지한다.

지방조직이 식후 기간 동안에 점차적으로 고 인슐린 수준에 의한 제약으로부터 풀려남에 따라 혈액 내 유리 지방산 수준은 증가한다. 이 기간 동안에 혈당은 일정하게 유지되지만, 포도당-지방산 회로의 제한적인 효과가 작동함에 따라 근육의 포도당 대사는 감소한다. 간에서는 점차 저장된 글리코겐이 고갈되며, 간외 조직에서 소모되는 포도당을 보충하기 위하여 아미노산과 글리세롤로부터 포도당 신합성 작용에 많이 의존하기 시작한다.

절식

마지막 식이 섭취 후 24시간 이상이면 그 사람은 절식 상태라고 할 수 있다. 이 때에는 순환하는 인슐린 농도가 더욱 떨어지고, 글루카곤과 GH가 증가한다. 코르티솔은 이 초기 단계의 절식에 영향받지 않고 기본적인 하루 중의 리듬 패턴을 따르지만(제 4장 참조), 코르티솔의 기초 농도는 포도당 신합성과 지방분해가 진행되도록 필수적인 허용 작용을 한다. 당질코르티코이드와 GH는 또한 근육과 지방조직에서 포도당 대사를 억제한다. 인슐린 농도가 더욱 감소함에 따라 지방분해 억제인자가 더욱 감소된다. 지방분해 회로는 속도가 붙고, 지방산 에스테르화는 감소하며, 유리 지방산 동원은 더욱 가속화된다. 이러한 효과는 GH와 코르티솔에 의해서 지지되고 가속화된다. 감소된 인슐린은 근육 단백질의 순수 분해를 허용하며, 이어서 근육을 떠나는 알라닌과 같은 아미노산들은 포도당 신합성을 위한 기질로 제공된다. 24시간 절식 후의 에너지원 소모는 그림 8.12에 나타내었다.

3일 이상 장기간 절식에 따라 증가된 GH와 저하된 인슐린은 유리 지방산의 동원을 더욱 증가시킨다. 글루카곤의 작용에 의해 추진되는 케톤체 생성이 중요해진다. 기아의 3일째 정도까지는 혈액내 케톤체는 2~3mM의 농도에 도달하며, 뇌의 대사 요구에 상당량을 제공하기 시작한다. 소변으로의 질소 배설은 흡수 후 수준까지 또는 빨리 전환되는 단백질이 소멸하는 저장 수준이하까지 감소한다. 이어지는 완전한 절식 기간 동안에 아미노산 유래의 탄소 골격은 포도당 신합성을 위한 기질과 TCA 회로 유지에 요구되는 중간산물을 제공하면서 낮지만 안정된 속도를 유지한다.

트리글리세리드로부터 유리된 글리세롤은 포도당 신합성을 위한 다른 주요 기질을 제공한다. 글루타민산을 이용하여 신장에서 일어나는 포도당 신합성은 케토산독증(ketoacidosis)에 의해 자극된 암모늄의 생산을 수반한다. 사실상 모든 다른 에너지 요구는 트리글리세리드 저장이 고갈될 때까지는 지방산과 케톤의 산화에 의해 충족된다. 누적되는 단백질 손실이 생존을 어렵게 할 때까지 포도당 신합성은 다시 한번 짧게 증가한다. 신기하게도 고도 비만

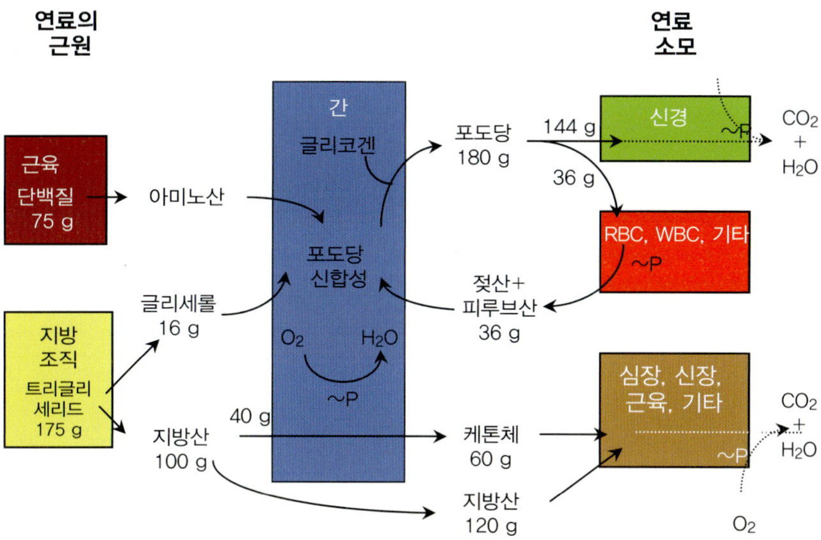

그림 8.12 24시간 동안 절식 후 (−1,800 칼로리) 기초 상태 가상의 사람에 있어서 기질의 양적인 전환. (From Cahill, G.F. Jr. (1970) Starvation in man. *N. Engl. J. Med.* **282**: 668–675.)

개체의 절식 동안 지속적이고 완만한 단백질의 손실은 저장 지방이 고갈되기 전에 단백질 고갈로 죽음에 이르게 한다.

그림 8.13은 섭식에서 절식 상태로 전환되었을 때, 혈장 내 호르몬 농도 변화의 일부를 나타낸 것이다. 절식 상태의 후반부까지 코르티솔 수치는 변화가 없거나 오히려 조금 감소하는데, 이는 코르티솔 결합 글로불린의 감소를 반영한 것이다. 표에 나타낸 코르티솔의 농도는 아침 수치와 절식으로 인해 바뀌지 않는 하루 중 리듬에 따른 변화를 나타낸다(제 4장 참조). 비록 절식 동안에 코르티솔의 농도가 증가하지는 않지만, 그럼에도 불구하고 생존 기작의 필수 요소이다. 코르티솔이 없으면 탄수화물을 생산하고 절약하는 기작은 작동하지 않으며, 저혈당증으로 인한 죽음을 피할 수 없다.

절식 시에 당질코리티코이드의 역할은 허용 작용의 대표적인 예인데, 어떤 호르몬은 대사 조정 수단을 유지하기 때문에, 다른 물질들이 이들 수단을 효과적으로 조정하는 것을 허용 작용이라 한다. 저혈당증 또는 비특이적 스트레스는 절식의 마지막 단계에서 코르티솔이 증가하는 것을 설명해 준다.

혈장 T3 농도의 감소는 TSH 또는 갑상선 호르몬의 분비 저하에 대한 지표는 아니고, 오히려 혈장 내 T4가 T3로 전환감소되는 것을 반영한 것이다. 최소한 절식 처음 몇 일 동안에는 혈장 내 T4의 농도는 일정하게 유지된다. 더욱 긴 시간 동안의 절식에 따른 약간의 T4의 감소는 혈장 결합 단백질의 감소를 반영하는 것이다. 대부분 갑상선외 조직에서 만들어지는 T3는 생물학적으로 활성화 형태라는 것을 상기하라(제 3장 참조). T4에서 요오드의 탈락은 T3를 형성하게 하거나 비활성 대사산물 rT3를 생성한다. 절식에 따라, 혈장 내 rT3의 농도는 증가하고, 이는 T4의 대사가 활성 대사산물에서 비활성 대사산물의 생성으로 바뀌었다는 것을 의미한다. 이러한 증가의 일부는 rT3의 분해속도가 일부 느려짐에 의

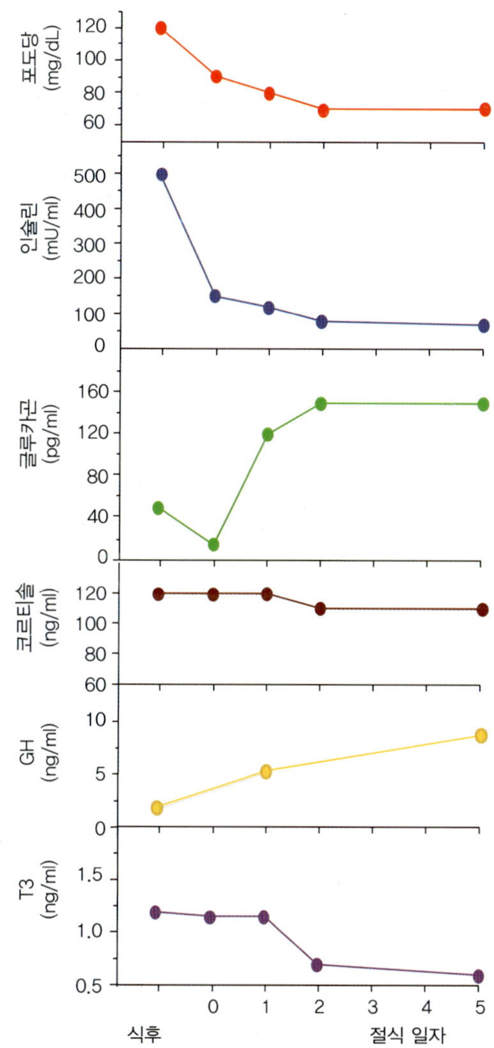

그림 8.13 절식 동안 혈당과 대사 호르몬들의 대표적인 수치. 성장호르몬 수치는 24시간에 걸쳐 평균한 것이다. 코르티솔의 소량 감소는 코르티솔 결합 단백질의 감소를 반영한 것이다.

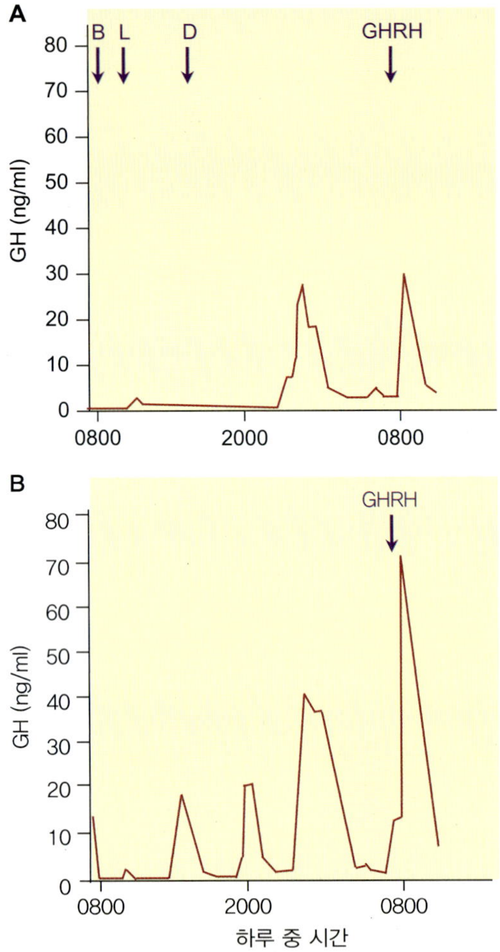

그림 8.14 하루 동안 절식이 GH 분비에 미치는 영향. **A.** 정상적으로 섭취한 젊은 남성. B,L,D는 섭취 시간을 나타낸다. 화살표로 표시한 시간에 GHRH(1μg/kg)를 정맥으로 주입하였다. **B.** 24시간 절식 후 동일 개체에서 혈장내 GH 농도. 매 20분 간격으로 혈액을 채취하였다. GH 분비는 맥박성이며, 자연발생적인 분비 폭발의 진폭 및 절식에 의한 GHRH의 증가를 주목하라. (From Ho, K.Y., Veldhuis, J.D., Johnson, M.L., Furlanetto, R., Evans, W.S., Alberti, K.G., Thorner, M.O. (1988) Fasting enhances growth hormone secretion and amplifies the complex rhythms of growth hormone secretion in man. *J. Clin. Invest.* **81**:968.)

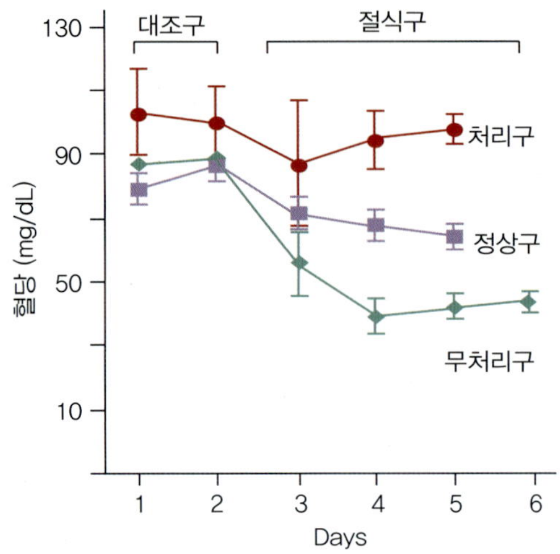

그림 8.15 정상적인 음식 섭취의 대조구 기간 동안과 절식 동안에 정상 개체와 GH 결핍으로 고통받는 환자에 있어서 혈당 농도. 일부 GH 결핍 환자는 처치를 하지 않았으며, 다른 사람들은 하루에 5mg의 hGH를 투여하였다(처리구). 2일 째에 혈액 채취 후 절식을 시작하였다. (From Merimee, T. J., Felig, P., Marliss, E., Fineberg, S.E., Cahill, G.F. Jr. (1971) Glucose and lipid homeostasis in the absence of human growth hormone. *J. Clin. Invest.* **50**:574–582.)

해 설명될 수 있다. T3 생산의 감소는 전체적인 대사속도의 감소를 초래하고 대사 연료의 보호를 위한 적응 기작이라고 볼 수도 있다.

GH의 분비는 맥박성 패턴을 따르며, 절식 동안에는 확대된다(제 11장 참조). 절식은 분비 맥박의 빈도와 진폭 모두 증가시킨다(그림 8.14). 그림 8.13에 나타낸 GH 수치들은 평균치이며, 24시간 동안에 걸쳐 아주 느린 속도로 계속해서 뽑아낸 혈액 샘플을 혼합한 것을 대표하는 농도이다. GH 분비의 증가에 의해 생성된 대사의 변화는 인슐린 분비의 감소로 나타나는 결과와 유사하다. GH는 지질 분해를 증가시키고, 근육과 지방에서 포도당의 이용을 감소시키며, 간에서 포도당 생성을 증가시킨다. 이러한 GH의 영향들은 사라진 인슐린 분비로 인한 영향에 비교하면 상대적으로 적은 것이다. 그러나 GH의 결핍으로 고통을 받는 사람들은 절식 동안에는 저혈당이 되며, GH의 처치는 혈당치를 유지하는 데 도움이 된다(그림 8.15).

절식하지 않는 사람에 있어서, GH는 간과 다른 조직을 자극해서 IGF-1(insulin like growth factor-1)을 분비하게 하고, 이는 단백질 합성을 자극한다(제 11장 참조). 그러나, 절식 동안에 이러한 GH의 영향에 대하여 간은 무감각하게 되며, 혈장 내 IGF−1의 농도는 현저하게 떨어진다. 이것 역시 포도당 신합성과 필수 단백질의 보충을 위한 아미노산의 가용성을 최대화하는 적응 기작이다.

운동 동안 호르몬의 상호 작용

잘 훈련된 젊은 운동선수의 경우, 운동하는 동안 전체적인 산소 소모량은 10~15배 증가한다. 에너지원 요구량은 AMPK의 활성도 증가에 의해 근육세포 내 저장분의 동원과 근육외 저장된 에너지원에 의해 충족된다. 혈액으로부터 포도당의 빠른 흡수는 잠재적으로 고갈될 수 있거나, 최소한 위험할 정도로 포도당 농도가 낮아져서 다른 생리적인 조절 작용이 없으면 위험하게 된다. 우리는 두 가지 유형의 운동을 고려할 수 있다: 수 초 동안 전력질주로 특징되는 단기간의 무산소 운동과 최대의 노력과 마라톤 달리기로 특징되는 오랫동안의 유산소 운동이다.

단기간 최대 영향

100야드(대략 90m)를 질주하는 수 초 동안에 근육에 있는 내인성 ATP, 인산 크레아틴 및 글리코겐은 주 에너지원이다. 또한 ATP는 한 분자의 ADP로부터 다른 것으로 고에너지 인산기를 전이함으로서 생산되며, AMP가 축적되고 AMPK의 활성화가 된다. 단기간 최대의 효과를 위하여 요구되는 산소를 공급하기 위하여 순환계 적응 전에 혐기적으로 연료로부터 에너지가 방출되어야 한다. AMPK의 활성화는 세포외액으로부터 포도당 운송을 증가시킨다. 포도당과 글리코겐이 젖산으로 분해되면서 필요한 ATP를 제공한다. 신경 자극에 대응한 근형질소포체로부터 유리된 칼슘은 근육 수축을 촉진할 뿐만 아니라 글리코겐 가인산분해효소(glycogen phosphorysase)를 활성화시킨다. 이들 고유의 기작들은 교감신경계의 중추 활성화에 대응하여 부신수질 및 교감신경 말단에서 분비되는 에피네프린과 노르에피네프린에 의해서 보다 강화된다.

내분비계는 특히 근육 내에서 연료 저장의 유지 및 재충전을 위해서 중요하다. 호르몬과 이미 논의한 포도당–지방산 회로를 통하여 휴식 중인 근육에 글리코겐 저장은 한계치에 가까이 유지되며, 그 때문에 근육은 항상 최대 효과를 발휘할 수 있는 준비를 한다. 회복단계 동안에 운동을 하는 근육으로부터 유리된 젖산은 간에서 포도당으로 전환되고, 전통적인 코리 회로(Cori cycle)를 통해서 근육으로 되돌아간다. AMPK에 의해 자극받은 가속화된 지방산 산화와 포도당의 운반 증가는 글리코겐 저장의 재충전에 기여를 하고, 이러한 영향들은 포도당 또는 아미노산들의 식이 섭취 증가에 반응하여 분비된 인슐린에 의해 보강된다.

지속적인 호기성 운동

혈액으로부터 흡수가 되거나 근육 글리코겐에서 유래한 포도당 또한 적당한 운동의 초기 단계에서 가장 중요한 연료이지만, 계속된 운동은 지방산 증가에 의존한다. 저장 측면에서 보면 지방이 포도당에 비하여 더 효율적인 연료이지만, 포도당은 산소 소비 측면에서는 지방산에 비하여 더 효율적이어서, 산소 리터당 약 5% 더 많은 에너지를 생산한다. 그림 8.16은 최대 산소 소비량의 30% 운동을 하는 사람의 일시적인 연료 소모변화를 나타낸 것이다. 운동을 하는 근육들은 잘 훈련된 운동선수에서 조차 지방의 산화로부터 약 70% 이상의 에너지를 얻기는 어렵다. 저혈당증과 극도의 피로는 근육 글리코겐이 고갈되었을 때 일어난다. 지속적인 운동과 함께 모든 역조절 호르몬들의 증가를 수반한 인슐린의 감소는 운동하는 근육에 지방을 공급하고 포도당 신합성을 최대화한다(그림 8.17).

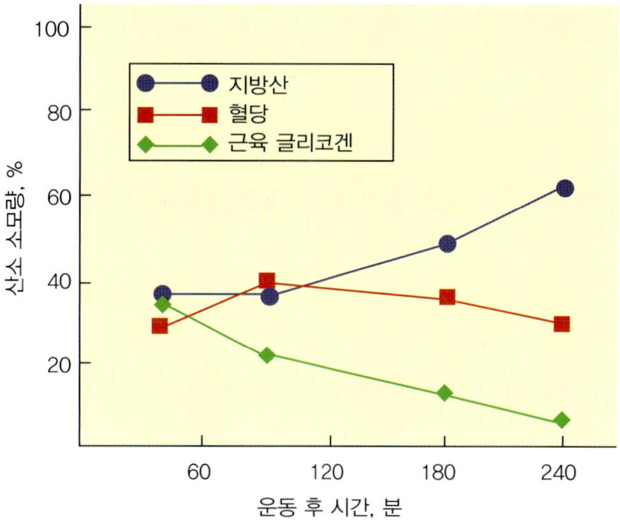

그림 8.16 최대 산소 소모의 30%로 장기간 운동하는 동안에 이용되는 연료 공급원의 변화. (Drawn from the data of Ahlborg, G., Felig, P., Hagenfeldt, L., Hendler, R., and Wahren, J. (1974) Substrate turnover during prolonged exercise in man. Splanchnic and leg metabolism of glucose, free fatty acids, and amino acids *J. Clin Invest.* **53**: 1080–1090.)

운동은 교감신경계를 활성화하기에 충분한데, 이는 운동하는 근육에 에너지원을 공급하는 것 뿐만 아니라 근육에 에너지원과 산소를, 간에 포도당 신합성 전구물질을, 그리고 발산 장소에 열을 운반하기 위한 혈류를 유지하는 심혈관계의 적응에 매우 중요하다. 교감계 활성도에 의하여 인슐린 분비는 중단된다. 이것은 간에 의한 포도당 생산, 근육에서 글리코겐 분해 및 지방세포로부터 유리 지방산의 유리에 대한 주된 저해 영향을 제거한다. 언뜻 보면, 감소한 인슐린 분비는 근육에서 포도당 소모에 나쁜 영향을 미치는 것으로 보일 수 있다. 그러나, 인슐린 농도의 감소는 단지 운동을 하지 않는 근육에서의 포도당 흡수를 감소시킬 뿐이다. GLUT4의 동원과 근형질막을 통과하는 포도당의 운반은 근육 수축 요구가 증가함에 따라 증가된 AMPK 활성에 의해 촉진된다. 따라서, 운동하는 근육에서 포도당 대사는 막 운반에 의해서 제한되지는 않는다.

간에서 포도당 생산의 증가는 주로 인슐린 분비 감소와 글루카곤 분비 증가와 더불어 카테콜아민의 기여와 같은 복합 효과로 나타난다. GH와 코르티솔의 분비 증가가 이 효과에 미치는 영향을 초기에는 중요하지 않은 것 같지만, 지속적인 운동과 함께 양자 모두의 효과는 증가하는 것 같다. 두 호르몬 모두의 작용은 유리 지

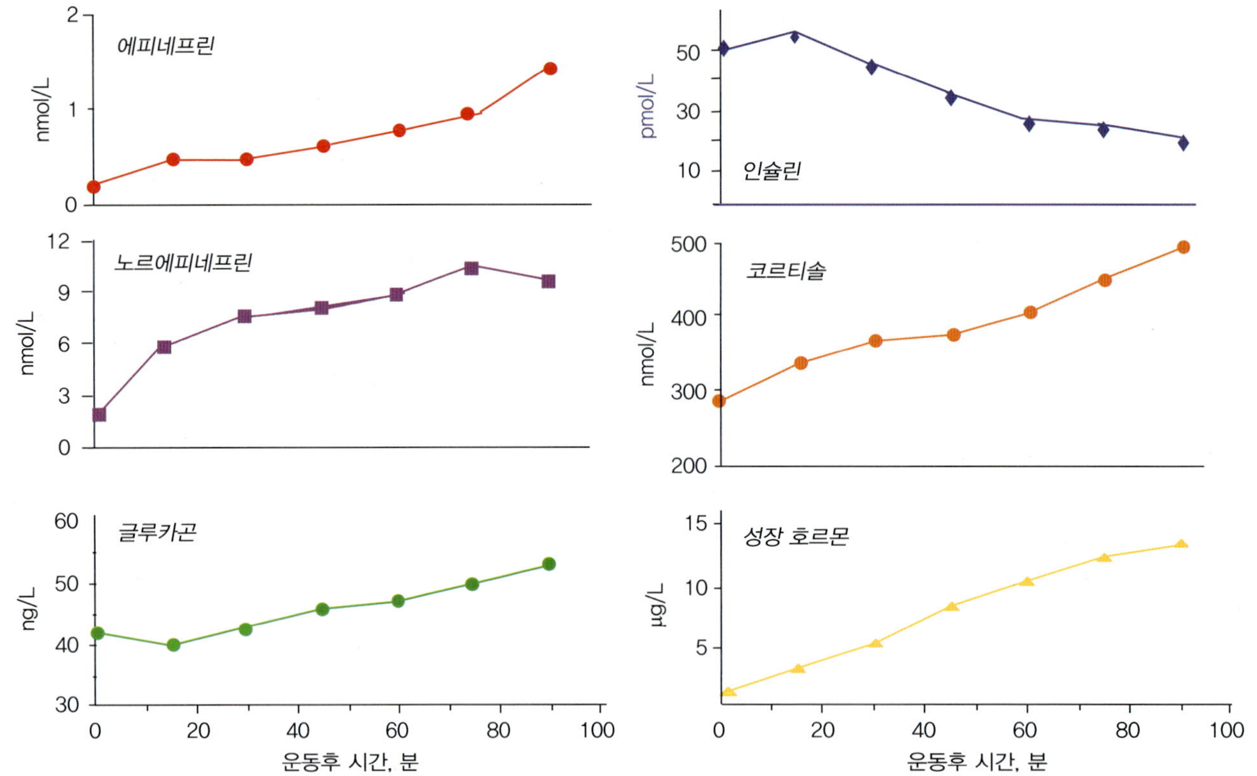

그림 8.17 장기간 적당한 운동 동안 인슐린과 그 반대조절 작용 호르몬들의 농도 변화. 나타낸 수치들은 최대 산소 소비의 약 50% 수준에서 자전거 측력계로 운동하는 8명의 젊은 남자에서 얻어진 평균치이다. (Drawn from data of Davis, S.N., Galassetti, P., Wasserman, D.H., and Tate, D. (2000) Effects of gender on neuroendocrine and metabolic counterregulatory responses to exercise in normal man. *J. Clin. Endocrinol. Metab.* **85**:224–230.)

방산와 글리세롤 유출을 증가시키고, 지방세포와 운동을 하지 않는 근육에서 포도당 이용을 감소시킨다. 또한, 증가된 코르티솔은 간에서 포도당 신합성 효소의 발현을 증가시키는 것으로 예상된다.

일을 하지 않는 근육에 저장된 글리코겐은 지속적인 운동을 하는 근육과 운동후 근육에서 글리코겐을 재저장하는 데 있어서 중요한 탄수화물 공급원이다. 운동하는 근육과 함께 운동을 하지 않는 근육에서 에피네프린과 노르에피네프린은 글리코겐 분해를 촉진한다. 운동하는 근육에서 글리코겐으로부터 생산된 포도당-6-P는 완전히 이산화탄소와 물로 분해가 될 수 있지만, 운동을 하지 않는 근육은 이것을 혈액으로 빠져 나가는 피루브산과 젖산으로 전환시킨다. 이어서 간은 이들 3 탄소 산들을 포도당으로 다시 변환시킨 뒤 순환계로 돌아가서 운동하는 근육에 의해 선택적으로 흡수된다 (그림 8.18).

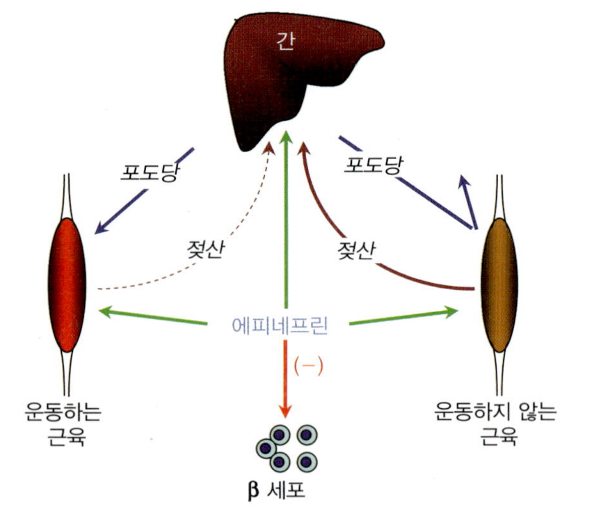

그림 8.18 운동하는 근육과 휴식하는 근육간 Cori 회로를 통한 가정적인 상호작용. (Redrawn from Ahlborg, G., Wahren, J., and Felig, P. (1986) Splanchnic and peripheral glucose and lactate metabolism during and after prolonged arm exercise. *J. Clin. Invest.* **77**:690–699.)

연료 저장의 장기간 조절

연료저장의 장기간 조절은 지방조직의 생물학적 특성과 밀접하게 연결되어 있다. 피하와 복강내(내장) 저장소에 걸쳐 광범위하게 분포하는 지방조직은 연료저장 능력에서 거의 제한이 없다. 총 저장되는 지방량의 증가 또는 감소는 주로 이미 논의한 지방 저장과 동원 기작에 의한 각 지방세포 내 지방 입자의 용적 변화로 이루어진다. 또한, 지방세포의 수는 고정되어 있지 않고 전구세포의 증식과 분화에 의하여 일생동안 증가한다. 역설적으로는, 저장 중성지방이 고갈된 지방세포는 탈분화 및 세포자멸사를 경험한다.

한 때는 저장소로만 알려졌지만, 이제 지방세포는 트리글리세리드를 저장하거나 동원하는 신호를 수용할 뿐만 아니라 뇌와 다른 신체 부위에 비만을 알리는 호르몬들을 분비하는 역할도 한다. 이렇게 함으로써, 지방세포들은 연료저장, 식이 섭취, 성장과 발달 및 번식의 조절에 있어서 활발한 관계자가 된다. 숫자가 증가하고, 비만에서 나타나는 것과 같이 트리글리세리드가 과도하게 채워지면, 지방조직의 호르몬 분비는 인슐린 감수성 감소, 제 2형 당뇨병, 고혈압, 동맥경화증 및 대사증후군이라고 불리는 다른 특성을 포함한 병리학적인 변화의 발달에 중요한 역할을 한다.

지방세포 분화(Adipogenesis)

지방세포는 지방조직 기질에 있는 다기능 간엽 줄기세포로부터 유래한다. 이들 다기능 세포가 지방세포 계열과 지방전구세포로 바뀌는 인자에 대해서는 거의 알려져 있지 않지만, 저장 한계에 도달한 지방세포에서 분비된 측분비 신호가 지방전구세포를 성숙한 지방세포로 분화를 시작하게 하는 것으로 보인다. 지방전구세포의 마지막 분화는 지방산합성, 저장 및 동원에 대한 효소계를 포함한 지방세포 특이 유전자의 발현을 유도하는 주요 전사조절인자의 발현에 좌우된다. 지방세포 분화를 조절하는 복잡한 핵내 상황을 조절하는 전사조절인자의 단계에 대한 자세한 언급은 본 교과서의 범위를 벗어나지만, 이 장의 마지막에 있는 로젠(Rosen)의 논문에서 찾을 수 있을 것이다.

지방세포 분화와 지방세포 표현형의 유지를 위해 요구되는 필수적인 핵 전사조절인자는 PPARγ(peroxisome proliferator-activated receptor γ)이다. PPARγ는 부신과 갑상선 호르몬에 대한 수용체를 포함하는 핵 수용체 대집단 중 하나이다(제 1장 참조). 비록 일부 아라키돈산 유도체와 티아졸리디네디온계 약품들이 PPARγ를 활성화시킬 수 있지만, 내인성 리간드는 알려져 있지 않다.

지방세포 분화는 국소적으로 생산되는 성장인자, 사이토카인 및 순환 호르몬들에 의해 운반되는 분화촉진 및 분화억제 신호의 균형에 의해서 강하게 영향을 받는다(그림 8.19). 인슐린과 코르티솔은 사람 지방 전구세포의 분화를 촉진하는 데 있어서 두드러진 역할을 한다. 인슐린 및 관련 IGF-1은 지방전구세포의 증식을 자극하고 직간접적으로 PPARγ의 발현을 증가시킨다. 인슐린은 지방세포의 형태 및 기능의 주요 특징인 지방입자를 형성하는 트리글리세리드의 흡수와 합성을 위해서 필수적이다. 당질코르티코이드 역시 PPARγ와 분화에서 작용을 하는 다른 전사조절인자의 발현을 증가시킨다. GH는 직접적으로 또는 대리물질인 IGF-1의 생산을 통하여 지방전구세포의 증식을 자극하지만, 지방전구세포의 지방세포로의 분화를 억제하고, 지방 저장을 제한한다.

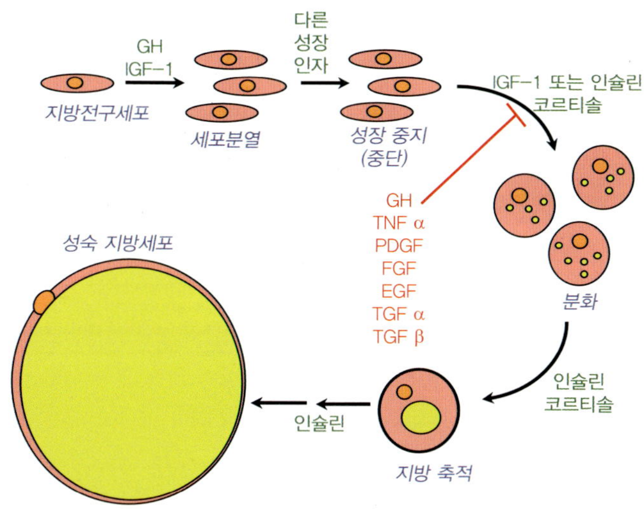

그림 8.19 지방세포 분화. **GH** = growth hormone; **IGF-1** = insulin-like growth factor-1; **TNFα** = tumor necrosis factor α; **PDGF** = platelet-derived growth factor; **FGF** = fibroblast growth factor; **EGF** = epidermal growth factor; **TGFα** = transforming growth factor α; **TGFβ** = transforming growth factor β.

사람 지방전구세포들은 또한 에스트로겐 수용체를 발현하여 에스트로겐에 반응하여 증식하며, 이는 여자와 남자에 있어서 지방의 양과 분포의 차이를 초래한다. 또한 에스트로겐과 안드로겐들은 성숙한 지방세포의 지방분해 신호에 대한 감수성이 국소적인 차이를 보이는 것과 연관이 있다.

지방세포 발달에 대한 인슐린과 GH의 만성적인 작용은 이미 논의한 단기간 작용과 일치하지만, 코르티솔의 영향은 지방분해를 촉진하고, 지방산의 재에스테르화를 감소하는 단기간 영향 측면에서는 예측할 수 없다. 그러나, 지방조직의 형성과 유지에 대한 코르티솔의 중요성은 실험동물에서 부신선 제거가 유전적 또는 실험적으로 유도된 모든 비만을 방지하거나 뒤집을 수 있다는 발견으로 인하여 강조되기 시작했다. 나아가서, 사람에서 만성적으로 과도한 당질코르티코이드의 생산은 특히 몸통(몸통 비만), 얼굴(달형태 얼굴) 및 견갑골 사이(버팔로 혹)의 체지방 증가와 관련이 있다.

지방세포와 전구체들이 비활성 스테로이드인 코르티손(cortisone)을 활성 호르몬인 코르티솔(cortisol)로 환원을 촉진하는 11β 하이드록시스테로이드 탈수소효소-1(11β hydroxy steroid dehydrogenase 1; HSD 1)를 발현한다는 것은 주목할 만 하다(제 4장 참조). 따라서 이들 세포들은 국소적으로 코르티솔을 생산할 능력이 있으며, 순환계 내 일반적인 경우 보다 더 높은 농도에 노출된다. HSD 1의 발현은 분화하는 지방세포에서 상향 조절되며, 피하지방 보다는 장내지방에서 더 높기 때문에 코르티솔이 과다한 상태에서는 피하지역 보다는 복강내 지방 축적이 선호된다.

시상하부에 의한 식욕과 식이 섭취 조절

지방조직 내 저장된 트리글리세리드의 전체적인 양은 섭취하는 대사 연료와 소비하는 대사 연료 사이의 균형에 의해 결정되며, 불균형을 보상하기 위하여 증가 또는 감소하게 된다. 패스트 푸드 시절 이전에는 대부분의 사람들에서 체지방 저장은, 하루 중 음식의 섭취와 에너지 소비의 큰 변화에도 불구하고 일생 동안에 거의 일정하게 유지가 되었다. 그림 8.20은 20세기 중반에 살았다. 약 12,000명을 대상으로 나이가 듦에 따른 체중과 지방량의 변화에 대한 5개의 독자적인 연구 결과를 요약한 것이다. 비록 나이에 따라 체지방량은 서서히 증가하지만, 50년 동안을 평균냈을 때 하루에 1g 이하의 증가이며, 이는 하루에 약 6 칼로리 정도 양의 에너지 균형에 해당한다. 하루 에너지 섭취량 평균이 약 2,000 칼로리라고 가정 한다면, 혼합 식이내 연료의 섭취는 단 0.3% 오차로 에너지 이용률과 일치하며, 더 정교한 조절 기작의 작동과도 일치한다. 그러나, 이들 연구들이 현재 시대에 다시 되풀이 된다면, 현저하게 다른 결과들이 얻어질 것이다. 이들 자료가 수집된 이후 거의 반세기내에 엄청난 변화가 있었으며, 부유한 나라들은 현재 유행성 비만에 직면하고 있다. 고열량 음식과 기술의 발달로 인한 앉아서 생활하는 방식은 비만을 초래하였다. 열량의 섭취와 에너지 소비 사이의 균형을 일그러지게 하여, 성인 미국인 집단의 30%는 비만으로 분류되고 더 많은 비율의 사람들이 과체중이다. 따라서 열량 공급이 수요를 초과할 때 거의 일정한 연료 저장을 유지하기 위한 기작이 무시된다. 천 년 넘게 경험한 불확실한 음식 공급에 대한 진화론적인 압박은, 우리로 하여금 거의 일어나지 않는 과도한 연료조달 상황에 방어하는 기작 보다는 저장기작 쪽으로 더 강하게 무장하게 하였다고 주장한다.

장기간 연료 저장을 조절하는 기작을 이해하기 위해서는 에너지 소비와 음식 섭취가 어떻게 조절되는지를 이해하여야 한다. 대부분 사람에 있어서 물리적인 활동은 하루 에너지 소비량의 약 30%를 차지하고, 60%는 휴식하는 동안 이온 농도 기울기의 유지, 세포 성분의 재생, 신경 활동 및 심폐계의 활동을 지지하는데 소모된다. 나머지 10%는 섭식과 이어지는 동화작용의 열발생 효과로 발산된다. 휴식과 열발생 에너지 소모 양자 모두 고정된 것은 아니며, 체지방 저장을 일정하게 유지하기 위한 방식으로 조절이 가능하다.

그림 8.21에 제시한 실험에서, 정상적인 사람이 체중을 10% 증가 또는 감소하기 위하여 과식하거나 절식하였다. 그 다음, 매일 새로운 체중을 일정하게 유지하기에 충분한 양의 음식만 제공하였다. 과식한 사람에 있어서는 에너지 이용이 불균형적으로 증가하였고, 절식한 사람에 있어서는 불균형적으로 감소하였다. 이러한 에너지 소비에 있어서의 보상적인 변화들은 처음 체지방량으로의 유지를 거부하여 이전의 조절점으로 돌아가는 것을 선호한다.

에너지 소비에 있어서 이와 같은 변화들이 어떻게 초래되는가는 현재 집중적으로 연구되고 있는 주제이다. 한 가지 가능성은, 대사효율은 산소 소모로부터 ATP 생산과 연관된 단백질을 암호화하는 유전자 발현 조정에 의해서 조절된다는 것이다(제 3장 참조). 비떨림성 발열반응에서 본 바와 같이, 이온 농도 기울기의 유지 효율 감소 역시 역할을 하는 것 같다.

그림 8.20과 8.21에 제시한 연구나 많은 오래 전의 관찰들은, 지방 저장소는 음식섭취와 에너지 소비를 조절하는 되먹임 기작에 의해 거의 일정하게 유지된다는 아이디어를 제공하였다(그림 8.22). 실험동물을 이용한 임상 관찰 및 연구에서 시상하부는 체온조절, 성장 및 번식과 같은 에너지 소비과정에서 음식 섭취를 유도 한다는 것을 알게 되었다. 배 쪽 정중 시상하부 "포만감 중추"

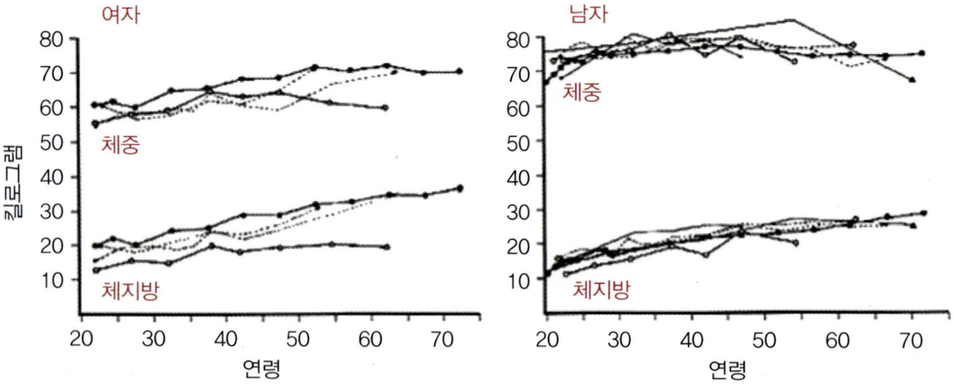

그림 8.20 20세기 초에서 중반에 살았던 사람들에 대한 5개의 독립적인 연구 결과에서 얻어진 연령에 따른 체중과 지방 함량의 변화를 나타내는 자료. (From Forbes, G.B., Reina, J.C. (1970) Adult lean body mass declines with age: Some longitudinal observations. *Metabolism* **19**: 653–663.)

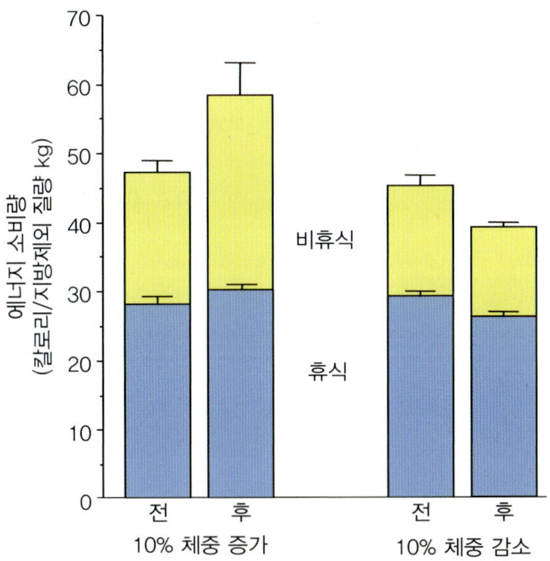

그림 8.21 체중의 증가 또는 감소 후 에너지 소비의 변화. 13명의 정상 개체는 체중이 10% 증가할 때까지 정제된 식이를 과량 섭취하였다. 열 한 명의 정상 개체는 체중이 10% 감소할 때까지 소량 섭취하였다. 이후, 양 그룹 모두 2주 동안 변화된 체중을 유지하기에 충분할 정도의 식이만 섭취를 하였고, 이 때 에너지 소비와 지방이 없는 체질량을 측정하였다. (Drawn from data of Leibel, R.L., Rosenbaum, M., Hirsch. (1995) Changes in energy expenditure resulting from altered body weight. *N. Engl. J. Med.* **332**: 673–674.)

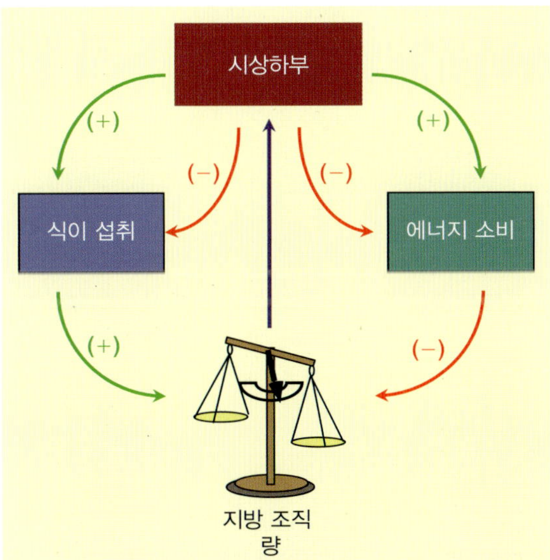

그림 8.22 저장된 지방의 양을 감시함으로서 지방 양을 일정하게 유지하기 위한 이론적인 조절 시스템. 에너지 섭취와 소비는 항상성을 유지하기 위하여 조절된다. 초록색 화살표 (+)는 증가를 나타내고; 빨간색 화살표 (−)는 감소를 나타낸다.

의 손상은 탐욕스러운 식습관을 양성시켜 심각한 비만을 초래하며, 측면 시상하부 "공복 중추"의 손상은 음식기피 및 치명적인 기아를 유발한다. 복잡한 신경 네트워크가 이들 센터들을 시상하부와 뇌간에 있는 자율통합센터 및 뇌하수체 자극 호르몬을 분비하는 궁상 및 뇌실결핵의 뉴런과 상호연결해준다(제 2장 참조). 궁상핵 내 뉴런은 음식 소비와 에너지 이용을 조절하는 시스템의 주된 구성요소이다. 이들 뉴런 일부의 신경펩티드 전달물질이 수용체와 함께 밝혀졌으며, 발현되는 장소도 파악되었다. 몇 가지 관련된 신경펩티드는:

- **신경펩티드 Y(Neuropeptide Y; NPY)**(제 6장에서 언급); 36개의 아미노산으로 구성된 펩티드이며, 축삭이 뇌실결핵과 측면 시상하부 지역으로 뻗어져 있는 궁상 뉴런에서 많이 발현된다. 설치류에서 시상하부로 운반되면서 NPY는 음식섭취를 증가시키고, 에너지 소비를 감소시키며, 또한 장기간 투여할 경우 비만을 생성시킨다. NPY의 발현은 절식 동안에 상향조절된다. NPY를 발현하는 뉴런을 NPY 뉴런이라고 한다.
- **POMC(Proopiomelanocortin)**; 뇌하수체 코르티코트로프 내 ACTH 전구물질이며, 번역후 과정(제 2장 그림 2.3 참조)으로 α 멜라닌세포 자극 호르몬(α-melanocyte stimulating hormone; α-MSH)를 만드는 궁상핵 내 뉴런에서 발현된다. 이 펩티드를 분비하는 뉴런을 POMC 뉴런이라고 한다. 신경펩티드로서 α-MSH는 음식 섭취를 강력하게 억제하는 조절인자이며, 측면 시상하부 지역, 등 쪽 정중 및 뇌실측 시상하부 핵 및 후뇌의 뉴런에 있는 멜라노코르틴 수용체를 활성화한다(제 2장 그림 2.7 참조). 뇌 멜라노코르틴 수용체의 약물에 의한 차단 또는 유전적인 파괴는 비만을 초래한다.
- 피부에서 α-MSH는 모낭에서 흑색색소인 멜라닌의 발현을 증가시킨다. 멜라노코르틴 수용체에 대하여 α-MSH와 경쟁하는 아구티(agouti)라고 하는 단백질의 영향 하에서는 황색 색소가 발현된다. 생쥐에서 돌연변이로 인해 도처에서 나타나는 부적절한 아구티 유전자의 발현 역시 비만을 초래한다는 실험은, 궁상핵 내 뉴런은 시상하부 뉴런의 멜라노코르틴 수용체와의 결합을 위하여 α-MSH와 경합하는 유사한 단백질인 아구티 연관 단백질(agouti-related protin; AGRP)를 발현한다는 것을 발견하게 하였다. AGRP와 NPY는 궁상 뉴런에서 같이 발현되며, 이들의 합동 작용은 음식섭취를 위한 강력한 동력을 제공한다.
- 또다른 식욕 억제 펩티드는 **CART(cocaine and amphetamine regulated transcript)**로서, 약물 남용 연구의 결과로 발견된 것이다. 이것은 α-MSH를 발현하는 궁상핵 내 일부 뉴런을 포함한 뇌에서 광범위하게 발현된다. CART의 투여는 NPY에 대한 섭식 반응을 억제하며, CART가 결핍된 마우스는 비만이 된다.

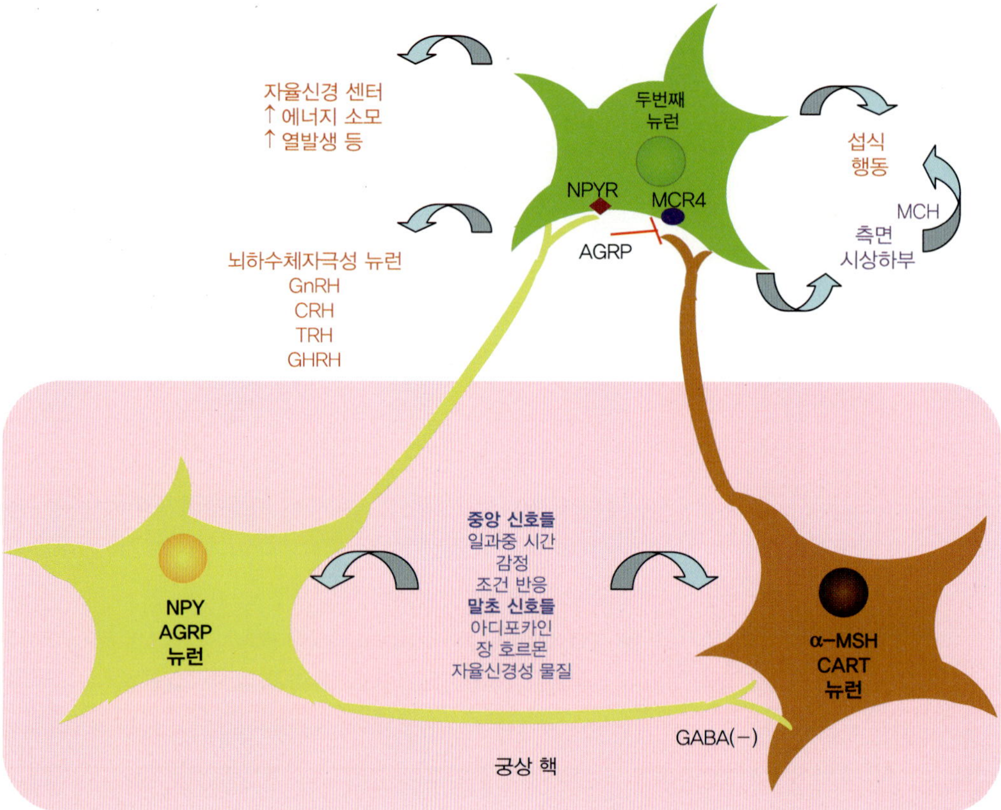

그림 8.23 상호간 및 상향 또는 하향 효과기의 연료 소비와 에너지 이용을 조절하는 궁상핵 내 주요 뉴런들 간 관계에 대한 개념도. **NPY** = neuropeptide Y; **NPYR** = NPY receptor; **AGRP** = agouti related peptide; **MCR4** = melanocortin receptor 4 (MSH receptor); **MCH** = melanin concentrating hormone; **α-MSH** = α-melanocyte stimulating hormone; **CART** = cocaine and amphetamine related transcript; **GABA** = gama amino butyric acid; **GnRH** = gonadotropin releasing hormone; **CRH** = corticotropin releasing hormone; **TRH** = hyrotropin releasing hormone; **GHRH** = growth hormone releasing hormone

- **멜라닌 농축 호르몬(Melanin concentrating hormone; MCH)** 은 원래 물고기에서 MSH의 멜라닌 소포 분산 활성에 반대하는 인자로 언급되었지만, 측면 시상하부 내 뉴런에서 발현되기도 한다. 설치류에 투여할 경우, MCH는 섭식행동을 자극하며 α-MSH의 억제 효과에 반대로 작용한다. AGRP와는 달리 MCH는 α-MSH와 같은 수용체와는 결합하지 않는다. 절식은 MCH 발현을 증가시키며, 마우스에서 MCH의 결여는 체지방 함량의 감소를 초래한다.

그림 8.23은 이들 신경펩티드를 생산하고 이들에 반응하는 세포의 유사 상관관계를 묘사한 것이다. 두 번째 뉴런과의 시냅스에 길항성 신경펩티드를 유리하는 것 뿐만 아니라, NPY 뉴런은 POMC 뉴런과 시냅스를 형성하고, 억제성 신경전달물질인 γ 아미노 부틸산(γ-amino butyric acid; GABA)을 유리한다. 뇌실결핵과 다른 뇌 위치에서 유래하는 부신자극호르몬방출호르몬(corticotropin-releasing hormone; CRH)과 갑상선자극호르몬방출호르몬(corticotropin-releasing hormone; TRH) 및 아민성 신경전달물질들을 포함한 다른 신경펩티드 역시 열발생, 성장 및 번식과 같은 에너지 소비 과정과 함께 섭식 행동의 복잡한 조절에 관여한다. CRH의 작용은 뇌하수체-부신 축의 활성화에 국한되는 것이 아니라, CRH는 자율신경 중추와 등쪽 미주신경 복합체와 소통하는 데에도 중요한 역할을 한다.

시상하부성 섭식 및 포만 뉴런에 영향을 미치는 말초 신호

에너지 항상성을 조절하는 시상하부 중추는 지방조직, 췌장, 위장관 및 순환하는 영양소로부터 유래한 신호를 포함한 다양한 근원으로부터 신호를 받아들인다. 지방조직의 저장량 감시와 관련이 있는 호르몬의 생산과 작용들은 지방저장 신호(adiposity signal)라고 한다. 또한 연료의 섭취와 위치 분배는 매 끼니 식사 기준으로 조절되며, 이와 관련된 위장관 호르몬과 신경 기작을 포만 신호(satiety signal)라고 한다. 마지막으로, 순환하는 영양소 자체는 시상하부 뉴런에 의해 감시되어 에너지 항상성을 위한 신호를 제공한다.

지방저장 신호

렙틴(Leptin)

지방세포는 렙틴(leptin)이라고 불리는 호르몬을 분비함으로써 포만에 대하여 시상하부 및 말초조직과 소통한다. '야윈(thin)'을 뜻

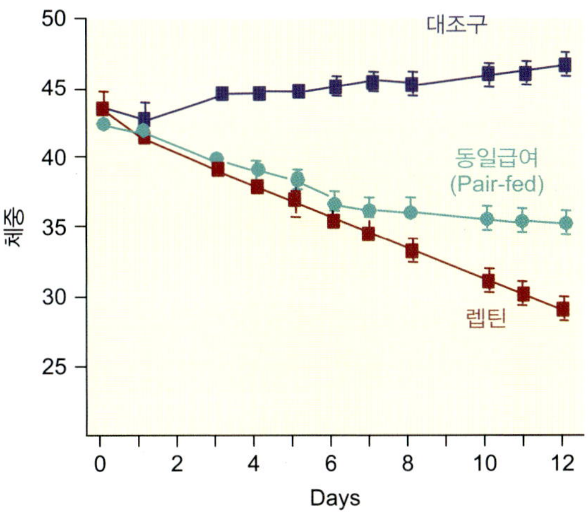

그림 8.24 렙틴 결핍 생쥐에서 렙틴 효과. 생리식염수(대조구) 또는 270μg 렙틴/일을 처리한 암컷 비만 생쥐의 체중을, 생리식염수를 처리하였지만 렙틴 처리 생쥐가 섭취한 동일한 양의 식이를 섭취한(동일 급여) 비만 생쥐의 체중과 비교하였다. 렙틴으로 인해 발생한 체중 감소는 식이 섭취의 감소로 단순히 설명되지 않는다는 것을 유의하라. (From Levin, N., Nelson, C., Gurney, A., Vandlen, R., de Sauvage, F. (1996) Pair-feeding studies provide compelling evidence that the ob protein exerts adipose-reducing effects in excess of those induced by reductions in food intake. *Proc. Natl. Acad. Sci. USA* **93**: 1726–1730.)

하는 렙틴은 주로 지방세포에서 발현되며, 비만 생쥐에서 심각한 비만 및 고혈당 표현형에서 사라진 인자로서 발견되었다. 렙틴을 암호화하는 *ob* 유전자 또는 그 수용체를 암호화하는 *db* 유전자의 불활성 돌연변이는 설치류에서 과식증(과도한 음식 섭취), 비만, 당뇨병, 체온조절 장애 및 불임을 초래한다. 사람에서 보고된 아주 드문 경우로서 렙틴이나 그 수용체를 암호화하는 유전자의 돌연변이는 과식증, 병리학적인 비만 및 성 발달 장애를 초래한다. 렙틴 결손 비만 생쥐나 그에 상응하는 사람에게 렙틴을 투여할 경우, 음식섭취를 감소시키고 에너지 이용을 증가시킴으로써 체중을 감소시킨다(그림 8.24).

렙틴은 염색체 7번에 위치한 *ob* 유전자 내에서 167개의 아미노산 프로호르몬으로 암호화되어 있다. 삼차원적 구조는 사이토카인계 GH와 프로락틴을 포함한 호르몬과 유사하다. 렙틴 합성, 저장 및 mRNA 함량은 큰 지방세포에서 가장 높으며, 지방세포 크기와 관계가 있다. 지방세포 크기 증가에 의해 활성화되는 세포내 기작은 알려져 있지 않다. 일부 렙틴은 막 아래 조그만 소포에 저장되지만, 저장과 분비과정은 내분비 세포의 전형적인 모습은 아니며, 완전하게 알려져 있지 않다. 혈액 내 렙틴의 농도는 체지방함량과 양의 상관관계가 있으며 (그림 8.25), 체지방량의 표시인자로서 역할한다. 분비는 대개 합성 속도를 반영하며, 인슐린에 반응하여 저장 렙틴의 방출을 증가시킨다. 인슐린과 코르티솔은 렙틴 mRNA

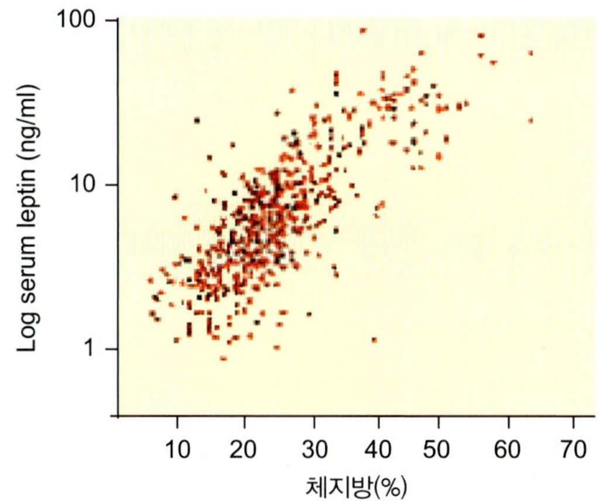

그림 8.25 500명의 사람에서 혈장 내 렙틴 농도는 체지방 함량과 관계가 있다. (From Caro, J.F., Sinha, M.K., Kolaczynski, J.W., Zhang, P.L., Considine, R.V. (1996) Leptin: The tale of an obesity gene. *Diabetes* **45**: 1455–1462.)

와 단백질 합성을 상승작용으로 증가시키는 반면, GH, 노르에피네프린 또는 교감신경계의 활성 증가는 렙틴 생산을 감소시킨다.

렙틴의 혈중 수준은 또한 영양 상태의 급격한 변화를 반영한다. 절식 시작 후 수 시간 내에 렙틴 농도는 급격하게 저하되며, 음식섭취로 회복된다. 렙틴은 급성과 함께 만성적인 기능을 하는 것이 가능하며, 혈중 렙틴 농도의 감소는 기아 신호로 작용하여 음식 섭취를 증가시키고, 에너지 보호를 시작하게 한다. 렙틴의 혈장 농도는 밤에 최고 수준을 나타내는 주기 패턴으로 반복된다. 혈중 렙틴 농도의 빈번한 고조는 동기화된 맥박성 분비의 표시인자이지만, 어떻게 광범위하게 분포된 지방세포에서의 분비가 조절되는지에 대해서는 알려져 있지 않다. 혈액 내 렙틴의 40% 이상이 렙틴 수용체의 가용성 부분에 결합하고 있다. 혈액으로부터 렙틴은 주로 신장에 의해서 약 4시간의 반감기로 제거된다.

GH와 프로락틴 수용체와 같이 렙틴 수용체는 세포질 티로신 키나아제 JAK2의 활성화와 STAT3을 경유한 유전자의 조절에 의해 신호를 전달하는 막투과성 사이토카인 수용체계에 속하며, 포스파티딜 이노시톨-3 키나아제(phosphatidyl inositol-3 kinase)로부터 급격한 하향 현상에 대한 신호를 전달한다(제 1장 참조). 렙틴 수용체 mRNA의 다양한 꼬임 변이들은 렙틴과 결합한 수용성 단백질 형태로 순환하는 것을 포함한 다양한 이성체를 초래한다. 다른 이성체들은 세포질 쪽 영역에 끝이 잘려 있지만, 세포질 쪽 완전한 길이의 꼬리를 가진 형태만이 신호를 전달할 수 있는 것으로 보인다. 혈관내피세포와 맥락총에서 발현되는 끝이 잘린 형태는 혈뇌 장벽을 가로질러 렙틴의 통과를 촉진함으로서 중추신경계내 표적 세포로 렙틴을 운반하는 운송기능을 한다.

시상하부의 궁상핵내 뉴런들은 렙틴의 주 표적이지만, 시상하부의 뇌실측, 배쪽정중 및 등쪽정중 핵의 뉴런, 뇌간 및 해마상 융기에서도 렙틴 수용체가 발견된다. 렙틴은 POMC 뉴런의 막 내 비특이적 이온 채널을 활성화시켜 탈분극을 야기하여 시냅스 말단으로부터 α-MSH와 CART를 분비하게 한다. 렙틴은 또한 이들 신경펩티드의 합성을 자극한다. 동시에 렙틴은 근처에 있는 NPY 뉴런에서 NPY와 AGRP의 합성을 억제하고 칼륨 채널을 활성화한다. 이 결과로 초래되는 원형질 막의 과분극은 NPY, AGRP와 함께 억제성 신경전달물질인 γ 아미노부티릴산(γ-aminobutyric acid; GABA)의 시냅스 방출을 차단한다. GABA 방출의 차단은 제 5장에서 언급한 바와 같이, 전형적인 밀고 당기기 형태의 제한 영향을 제거함으로써 POMC 뉴런의 자극을 증대시킨다. 이들 궁상 뉴런들의 돌출이 측면 시상하부내 뉴런들로 직·간접적으로 신호를 전달하기 때문에 렙틴은 α-MCH 분비를 간접적으로 억제하고 나아가서 음식 섭취를 억제한다. 뇌실곁핵으로 뻗친 돌기는 에너지 이용과정을 자극하는 자율신경계와 소통하는 CRH 뉴런을 활성화시킨다. 이들 양성 및 음성 작용의 전체적인 결과는 음식섭취를 감소시키고, 에너지 소비를 증가시키는 것이다. 궁상 및 뇌실곁핵 내 렙틴 표적뉴런과 뇌하수체 뉴런들 사이의 더 깊은 상호작용은 뇌하수체 의존성 과정인 성장과 발달, 번식, 젖 생산 및 부신피질 기능에 있어서 영양 상태를 조정한다.

렙틴의 다른 기능

중추신경계 밖의 많은 세포에서도 렙틴 수용체가 발견된다. 지방세포는 렙틴 수용체를 발현하며 자율신경 자극에 반응하여 지방분해속도를 증가시킨다. 렙틴은 직접적으로 췌장 β 세포에 작용하여 인슐린의 합성과 분비를 억제한다. 렙틴과 인슐린은 β 세포와 지방세포 사이의 음성 되먹임 배합의 관계인자로서 인슐린에 의한 렙틴의 분비 자극은 렙틴에 의한 인슐린 분비를 억제한다. 이러한 관계는 인슐린 반응으로 증가되는 지방 조직량의 조절 유지에 미약하지만 공헌을 한다. 근육에서 렙틴은 AMPK를 활성화함으로써, 지방산의 산화와 포도당의 흡수를 증가시킨다. 생식선 내 렙틴 수용체의 존재는 렙틴의 말초 작용이 시상하부 수준에서 발휘되는 수정 촉진 효과를 보완한다. 기타 렙틴의 말초 영향은 골수에 작용하여 혈구생성을 촉진하거나 모세혈관 내피세포에 작용하여 혈관신생(혈관 형성)을 증가시키는 것 등이 있다.

지방저장 신호로서 인슐린

지금까지 우리는 지방 저장 촉진인자 및 신체 연료 저장의 방어인자로서의 인슐린을 검토하였다. 따라서 인슐린이 지방 저장의 축적을 제한하는 지방저장 신호로서도 작용한다는 것은 역설적일지 모른다. 평균적으로, 렙틴과 같이 인슐린의 혈장 농도는 지방량에 비례하고, 이들 호르몬의 분비는 절식 동안에 감소하고 교감신경계 자극에 의해 억제된다. 다른 항상성 유지를 위한 음성 되먹임 기작과 같이, 음식 섭취로 증가된 인슐린 분비는 더 이상의 음식 섭취를 제한한다. 과식증(과도한 음식 섭취)은 치료되지 않은 인슐린 결핍증의 특징 중 하나라는 것을 상기할 필요가 있다. 궁상 뉴런에 대한 인슐린의 작용은 렙틴의 작용을 모방한다. NPY와 POMC 뉴런 모두 인슐린 수용체를 발현하고, NPY와 AGRP 방출 감소 및 α-MSH와 CART 방출의 증가로 인슐린에 반응한다. 그러나, 과인슐린성 사람에서 조차 심각한 렙틴 결핍 현상이 관찰되는 것과 같이 인슐린이 렙틴을 대체할 수는 없다.

지방저장 신호로 작용하기 위해서 인슐린 분비는 지방량에 비례하는 방식으로 지방조직에 의해서 영향을 받는다. 음식을 섭취한 상태에서 조차도 지방 조직은 유리 지방산을 일부 방출하며 혈류로 들어가는 총량은 지방조직 전체 질량을 반영한다. 유리 지방산은 β 세포 막에서 G 단백질 연계 수용체를 통하여 작용하거나, β 세포 대사에 영향을 미쳐 순환하는 포도당 농도에 반응하여 인슐린 분비를 증폭시킨다. 동시에 유리 지방산은 인슐린의 영향에 대한 근육과 간의 감수성을 저하시킨다. 증가된 유리 지방산의 가용성은 근육에서 포도당 대사를 제한하며, 간에서 포도당 신합성을 자극함으로써 포도당 생산에 대한 인슐린의 억제 효과를 설명해준다. 나아가서, 지방조직은 많은 종류의 펩티드를 분비하고 이는 인슐린 감수성을 더욱 감소시킨다. 보상적으로, 그리고 혈장 포도당 농도를 생리적인 범위로 유지하기 위하여 췌장 β 세포는 인슐린 분비를 증가시킨다(그림 8.26). β 세포가 능력이 있는 상태를 유지하고 감소된 감수성을 보상한 만큼의 충분한 인슐린을 분비할 수 있는 한 대사의 정상적인 항상성이 유지된다. 감수성의 감소와 함께 보조 조절에 실패한다면 제 2형 당뇨병이 초래된다.

현대에는 비만의 유행으로 인해 지방 저장의 일관성을 유지하는데 있어서 인슐린과 렙틴은 아주 효율적이지 않은 것으로 보인다. 이를 해석하기 위한 두 가지 설명이 제시되었다. "알뜰한 유전자(thrifty gene)" 가설은 포유동물은 영양소가 희소한 환경에서 진화를 해왔기 때문에 영양소 드물게 풍부한 상황에서 과잉의 칼로리를 저장하는 기작이 야윈 상태를 유지하는 것을 앞서왔다. 영양소 저장을 촉진하는 특징은 성공적인 번식과 생존을 위하여 필수적인 반면, 야윈 상태를 유지하는 특징은 생존가치가 없었다. 그러므로 렙틴과 인슐린은 절식에서부터 정상적인 영양이라고 간주하는 범위에 걸친 환경에서 유발되는, 상대적으로 낮은 혈장 농도에서 에너지 소비를 조절하기에 효율적이다. 이 범위를 벗어나면 조절 능력은 포화가 되고, 과도하게 팽창된 지방량에 의해 초래된 높

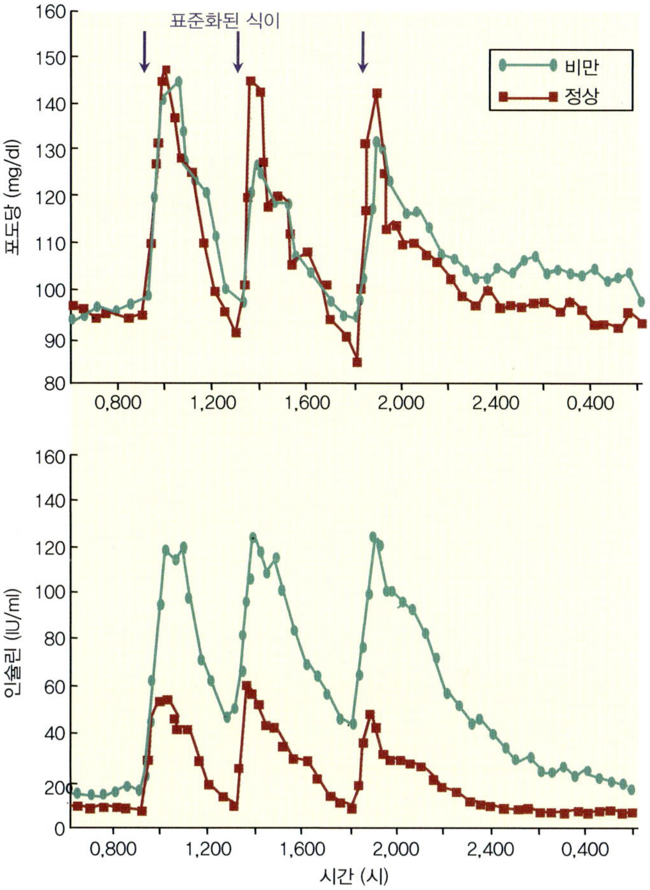

그림 8.26 15명의 비만인과 나이와 성을 맞춘 14명의 정상인에서 24시간에 걸친 포도당과 인슐린의 혈장 농도. 실질적으로 동일한 수준의 혈당에도 불구하고, 비만인에 있어서 인슐린 수치의 큰 증가는 간, 근육 및 지방조직에서 인슐린의 작용에 대한 감수성이 감소하였다는 표시이다. (From Polonsky, K., Given, B.D., and Van Cauter, E. (1988) Twenty-four-hour profiles and pulsatile patterns of insulin secretion in normal and obese subjects. *J. Clin. Invest.* **81**:442–448.)

은 농도의 인슐린과 렙틴은 효과가 거의 없다. 대신, 높은 농도로 순환하는 렙틴과 인슐린은 말초 인슐린 표적의 인슐린 저항과 아주 유사하게 시상하부 수준에서 호르몬 저항성을 초래한다.

아디포카인(Adipokines)

지방조직은 신체 연료 저장소로서의 역할 뿐만 아니라 아디포카인(adipokines)이라고 하는 50개 이상의 생물학적으로 활성을 띄는 펩티드를 분비한다. 일부 아디포카인들은 지방세포 자체적으로 생산되며 다른 것들은 지방 저장소를 차지하는 다양한 기질 및 혈관 요소, 대식세포 및 다른 면역세포에 의해서 분비된다. 이들 아디포카인 중 많은 것들은 면역 반응, 염증, 지혈 및 혈압조절과 관련이 있으며, 비만과 그 병리학적인 결과인 제 2형 당뇨병(제 7장 참조) 및 대사증후군 측면에서 연구가 되고 있다. 비만에서 이들의 생산이 증가되는 것은 과다하게 커진 지방세포의 기능장애 상태와 이 상태와 관계가 있는 미약한 염증반응을 반영한 것이다. 혈장 내 증가된 아디포카인 수준이 심혈관 질환과 제 2형 당뇨병과 관련이 있으며, 디포카인들은 피하 저장소 보다는 장(복부내) 지방조직 저장소에서 더 많은 양이 생산되는 것으로 보인다. 정상 생리학 및 에너지 항상성에 있어서 이들의 역할에 대해서는 알려져 있지 않다. 에너지 항상성의 범주에서 확실한 생리학적 역할이 있는 몇몇 펩티드에 대해서만 여기서는 고려하기로 한다. 관심이 있는 학생은 이 장의 마지막에 있는 목록의 총설 논문들에서 이들 지방조직 생산물에 관한 추가적인 정보를 찾을 수 있을 것이다.

종양괴사인자 (TNFα)

종양괴사인자(Tumor necrosis factor α; TNFα)는 대개 대식세포와 면역 및 염증 반응과 관련이 있는 사이토카인이다(제 4장 참조). 이것은 또한 지방세포와 지방조직에 있는 대식세포에서도 발현된다. TNFα는 26kDa의 막 통과 단백질로서 17kDa에 해당하는 부분을 유리해 51kDa의 활성 형태로 삼량체를 이룬다. 증가된 TNFα는 다양한 병리적인 상태에서 음식 섭취의 감소와 연관이 있다. 비록 혈액 내에서 순환하고 혈뇌 장벽을 통과할 수 있지만, 시상하부의 음식섭취 중추에 직접적으로 영향을 미치지는 않는 것으로 보인다. TNFα는 비만시 과발현되며, 혈중 농도는 지방조직의 양과 인슐린 저항의 정도 모두와 관련이 있다. 정상적인 생리학에서 지방세포 유래 TNFα는 지방조직 저장소의 팽창에 대응 및 방어한다고 볼 수 있는 자가분비 또는 측 분비 능력으로 주로 작용한다. 이것은 기초 지방 분해와 유리 지방산의 유리를 증가시키고, 지질단백질 리파아제(lipoprotein lipase) 및 GLUT4를 하향조절함으로써 순환하는 지질의 흡수와 에스테르화를 감소시킨다. TNFα는 인슐린 수용체 기질의 인산화와 불활성화를 촉진하여 인슐린 신호작용을 방해한다. TNFα는 렙틴 생산을 증가시키고, 인슐린 감수성을 감소시킴으로써 음식 섭취를 간접적으로 감소시킨다.

인터루킨-6 (IL-6)

인터루킨-6(Interleukin 6; IL-6)는 면역세포에서 생산되는 대개 염증과 관련이 있는 다른 사이토카인이다. 이것은 렙틴, GH 및 프로락틴을 포함한 사이토카인 거대과의 한 종류이며, 지방량에 비례하여 생산되고 분비된다. 비만의 경우, 혈장내 순환되는 IL-6의 3분의 1이 지방조직에서 유래한다. IL-6는 지방세포 보다는 주로 기질 및 혈관 세포에서 합성되며, 피하 저장소 보다는 복강 내 지방 저장소에서 더 많이 생산된다. 이것의 생산은 음식 섭취에 반응하여 급격하게 증가한다. IL-6는 순환 호르몬과 국소 인접인자 양자 모두의 작용을 한다. 지방 조직에서 IL-6는 지방분해와 렙틴 분비를 증가시키고, 지질단백질 리파아제(lipoprotein lipase) 발현을 감소시키며, 인슐린 신호전달을 방해한다. 중추신경계에서 IL-6는 에너지 소비를 증가시킨다. 하지만 역설적으로는, 비만 동물 모델에서 그 분비와 혈장 농도가 증가하지만, 뇌안에서 IL-6 농도는 감소한다.

아디포넥틴(Adiponectin)

아디포넥틴(Adiponectin)은 전적으로 지방세포에서 생산되며, 다른 어떤 펩티드 호르몬보다 혈장에 풍부하게 존재한다. 이것은 몇몇 다른 실험실에서 동시에 발견되었으며, 각자 다른 이름이 붙여졌으나, 지금은 아디포넥틴이 일반적으로 받아들여지는 이름이다. 이것은 16개 아미노산 신호 서열을 포함해서 248개 아미노산 단백질로 합성된다. 두드러진 구조적인 특징은 콜라겐 유사 영역, 그리고 연관성이 없는 TNFα와 삼차원적 구조가 유사한 C 말단 구형 영역을 포함한다. 아디포넥틴 단량체는 주된 분비 형태인 동질의 삼량체로 자가 조립된다. 삼량체는 이어서 고분자량 복합체인 6, 12 또는 18 단량체 단위로 조립된다.

고분자량 복합체의 형성과 함께 탄수화물 결합과 수소결합을 포함한 변역후 과정은 최대의 생물학적 활성을 위하여 요구되는 것으로 보인다. 앞서 논의한 아디포카인과 대조적으로, 아디포넥틴 생산과 혈장 농도는 지방량이 작을 때 최대이며, 지방량이 증가함에 따라 감소한다. TNFα와 IL-6는 아디포넥틴 분비를 억제하며, 이들의 분비는 아디포넥틴에 의해서 억제된다. 아디포넥틴 분비는 PPARγ를 활성화하여 제 2형 당뇨병 치료에 이용되는 티아졸리디네디온이라고 불리는 약물계에 의해서 증가된다.

아디포넥틴은 에너지 대사에서 말초 및 중추적인 효과를 모두 가지고 있다. 말초적으로, 이것은 인슐린 감수제이다. 근육과 간에서 AMPK를 활성화하며, 혈장 포도당을 감소시키고, 유리 지방산은 근육에서 이들의 흡수와 산화를 증가시킨다. AMPK는 말로닐 CoA의 생산을 방해하고 분해를 가속화하기 때문에 축적된 지방 대사산물들은 산화가 되어 포도당 대사에 대한 억제 효과가 감소된다. 간에서 아디포넥틴은 포도당 신합성 효소의 발현을 억제하고 간의 포도당 생산을 감소시킨다. 이것의 지방세포에 대한 자가분비 영향은 지방의 흡수와 저장을 증가시키고, 혈장 트리글리세리드를 감소시키는 지질단백질 리파아제의 활성 증가를 포함한다. 종합하면, 이들 작용들은 인슐린 감수성을 증가시켜서 순환하는 인슐린 농도를 저하시킨다.

아디포넥틴 수용체는 뇌실결핵 내 뉴런에 존재한다. 이들 뉴런들은 렙틴으로부터 직접적인 신호입력과 함께 궁상 POMC 및 NPY 뉴런들로부터 신호입력을 받아들인다. CRH 뉴런을 포함한 뇌실측핵 뉴런들은 에너지 이용과 관계가 있는 자율신경 중추와 소통한다. 실험적으로 비만 동물의 뇌에 직접 주입하였을 때, 아디포넥틴은 렙틴과 아주 유사한 방법으로 에너지 소비를 증가시키는 경로를 자극하지만, 음식 섭취를 억제 또는 자극하지는 않았다. 아디포넥틴과 렙틴은 에너지 소비를 증가시키기 위하여 함께 작용하는 것으로 보인다.

포만 신호

대체로 지방 저장 신호들은 긴 시간에 걸쳐 작용하며, 지방 저장의 축적과 감소를 감시한다. 또한 과도한 열량의 저장은 음식 섭취의 빈도와 기간에 영향을 받는다. 음식 섭취는 매 끼니를 기초로 감시되며, 위장관으로부터 유래한 신호에 의해서 뇌로 전달된다. 위벽과 장벽에 내재하는 내분비세포와 뉴런들에 있는 화학적 및 기계적인 센서들은 장 내용물의 양과 조성을 감지하여 호르몬 또는 신경 신호를 발생시킨다(그림 8.27). 포만 신호로 작용하는 위장관 호르몬들에 대해서는 제 6장에서 논의를 하였으며, 표 8.1에 그 목록이 있다. 그렐린(ghrelin)은 유일한 식욕촉진(음식섭취 촉진인자) 신호로서 많이 알려져 있다. 음식섭취 직전에 분비가 증가하며, 십이지장의 포도당과 지방산이 분비를 억제하지만, 그렐린 분비를 증가하는 인자에 대해서는 알려져 있지 않다.

그렐린을 제외하고, 호르몬 및 신경성 말초 포만 인자들은 식이 크기를 제한하도록 작동한다. 포만 신호를 종합하는 위치는 고

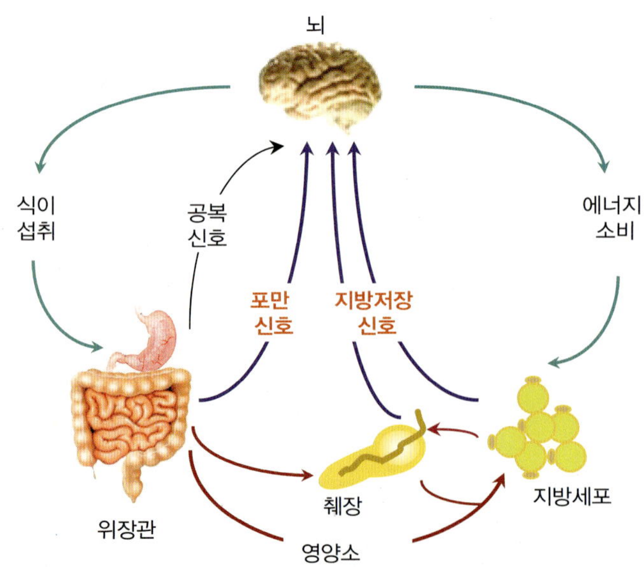

그림 8.27 에너지 균형의 전체적인 조절. 그레린은 장에서 유래한 유일하게 알려진 공복 신호이다. 그 외 위장관으로부터의 모든 신호는 포만 신호를 준다. 렙틴과 인슐린은 주요 지방축적 신호이다.

삭핵(nucleus of the tractus solitarius; NTS), 포스트레마 영역 및 미주신경의 등쪽 운동핵을 포함하는 지역의 후뇌에 있다. 이 지역은 미주신경과 척수 구심신경으로부터 위장 또는 장 확장 신호와 뇌신경으로부터 음식의 맛, 조직감 및 냄새에 관한 정보에 대한 신호입력을 수용한다. 궁상과 뇌실측핵과 NTS 사이의 양방향성 소통과 지방저장 신호는 포만 신호에 대한 반응성을 조절한다는 데에 대한 강력한 증거가 있다. 렙틴과 인슐린은 음식 섭취에 대한 CCK와 다른 호르몬성 포만 신호의 억제 효과에 대한 감수성을 증가시킨다. NTS내 뉴런들은 렙틴과 인슐린 수용체를 발현하며, 이들 호르몬들은 직접 작용하거나 시상하부 뉴런들로부터의 돌출을 통하여 포만 반응을 조절한다. NTS는 또한 궁상과 후뇌의 음식섭취 중추 사이의 중간 매개체인 α-MSH와 GLP-1 분비 뉴런으로부터의 신경신호를 수용한다. 음식섭취는 자율적인 행위이며, 쾌락성 또는 감정적인 자극에 의한 상부 뇌 센터로부터의 신호는 후뇌 섭식 센터에 모인다(그림 8.28).

표 8.1 말초 포만 인자들.

호르몬	기원	식이 섭취	표적 세포
그렐린(Ghrelin)	위 X/A 세포	↑	궁상 NPY 세포, 등쪽 미주 복합체, 위 미주 구심성 뉴런
CCK	십이지장 I 세포	↓	미주 구심성 뉴런과 맨 아래 구역
글루카곤-유사 펩타이드 1	회장 L 세포	↓	뇌실측핵, 맨 아래 구역, 고삭핵, 미주 구심성 뉴런
옥신토모듈린(Oxyntomodurin)	회장 L 세포	↓	궁상핵
펩타이드 YY	회장 L 세포	↓	궁상 NPY 세포, 맨 아래 구역
췌장 폴리펩타이드	췌장 F 세포	↓	맨 아래 구역
아미린(Amylin)	췌장 β 세포	↓	맨 아래 구역

전망

공중 보건 관점에서 뿐만 아니라 경제적인 관점에서 비만에 대한 확실한 중요성은 이 분야에서 엄청난 연구를 야기시켰다. 나아가서 특이 유전자의 억제, 활성 및 감소를 의도한 대로 가능하게 하는 기술적인 발전은 중추 및 말초 조절 기작 모두의 연구를 위한 전례 없는 수단을 제공하였다. 그럼에도 불구하고, 더 많은 것들이 알려져야 하며, 새롭고 흥미로운 발견들이 점점 더 많은 빈도로 보고되고 있다. 이들 주제에 대하여 흥미가 있는 학생들은 이 장의 마지막의 일부 학술지에 있는 총설 논문을 통하여 새로운 발전에 뒤떨어지지 않도록 열심히 공부할 것을 권장한다.

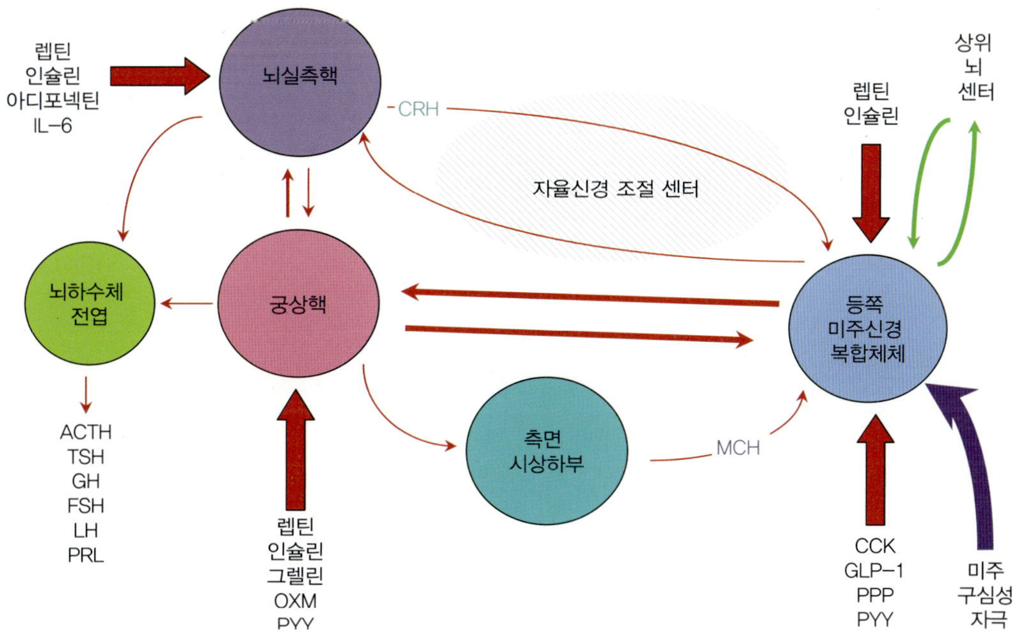

그림 8.28 에너지 균형 조절을 위한 주요 소통 경로. 시상하부와 등쪽 미주신경 복합체 사이의 교차 전달은 지방축적과 포만 신호로부터의 신호를 종합한다. 등쪽 미주신경 복합체는 맨 아래 구역, 고삭핵 및 미주신경의 등쪽 운동 핵을 포함한다. **IL-6** = interleukin 6; **CRH** = corticotropin releasing hormone; **MCH** = melanin concentrating hormone; **OXM** = oxyntomodulin; **PYY** = peptide YY; **CCK** = cholecystokinin; **GLP-1** = glucagon-like peptide-1; **PPP** = pancreatic polypeptide.

추천 문헌들

Ahima, R.S. (2006) Adipose tissue as an endocrine organ. *Obesity* **14**(Suppl 5): 242S–249S.

Badman, M.K. and Flier, J.S. (2005) The gut and energy balance: Visceral allies in the obesity wars. *Science* **307**: 1909–1914.

Felig, P., Sherwin, R.S., Soman, V., Wahren, J., Hendler, R., Sacca, L., Eigler, N., Goldberg, D., and Walesky, M. (1979) Hormonal interactions in the regulation of blood glucose. *Rec. Progr. Horm. Res.* **35**: 501–528.

Jefferson, L.S. and Cherrington, A.D. (2001) *The Endocrine Pancreas and Regulation of Metabolism, Handbook of Physiology, Section 7*. Oxford University Press, New York. **Vol. II.** (Contains detailed treatment of many of the topics discussed in this chapter.)

Kershaw, E.E. and Flier, J.S. (2004) Adipose tissue as an endocrine organ. *J. Clin. Endocrinol. Metab.* **89**: 2548–2556.

Niswender, K.D., Baskin, D.G., and Schwartz, M.W. (2004) Insulin and its evolving partnership with leptin in the hypothalamic control of energy homeostasis. *Trends Endocrinology and Metabolism.* **15**: 362–369.

Randle, P.J., Kerbey, A.L., and Espinal, J. (1988) Mechanisms decreasing glucose oxidation in diabetes and starvation: Role of lipid fuels and hormones. *Diabetes/Metab. Rev.* **4**: 623–638.

Rosen, E.D. and MacDougald, O.A. (2006) Adipocyte differentiation from inside out. *Nature Reviews: Mol. Cell. Biol.* **7**: 885–896.

Ruderman, N.B. and Saha, A.K. (2006) Metabolic syndrome: Adenosine monophosphate-activated protein kinase and malonyl coenzyme A. *Obesity* **14**(Suppl 1): 25S–33S.

Savage, D.B., Petersen, K.F., and Shulman, G.I. (2007) Disordered lipid metabolism and the pathogenesis of insulin resistance. *Physiol. Rev.* **87**: 507–520.

Schwartz, M.W. and Niswender, K.D. (2004) Adiposity signaling and biological defense against weight gain: Absence of protection or central hormone resistance?. *J. Clin. Endocrinol. Metab.* **89**: 5889–5897.

Trujillo, M.E. and Scherer, P.E. (2006) Adipose tissue-derived factors: Impact on health and disease. *Endocr. Revs.* **27**: 762–778.

Wasserman, D.H. and Cherrington, A.D. (1996) Regulation of extramuscular fuel sources during exercise. In: Rowell, L.B. and Shepherd, J.T., (eds.), *Exercise: Regulation and Integration of Multiple Systems, Handbook of Physiology.* Section 12, 3rd ed., 1036–1074. Oxford University Press, New York.

9

CHAPTER

염과 수분의 균형 조절

염과 수분의 균형은 내분비계에 의해서 정확하게 조절된다. 세포외액의 삼투질 농도[1]는 뇌하수체 후엽에서 분비되는 항이뇨호르몬(ADH)에 반응하는 신장에서 수분의 분비를 조절함으로써 이루어진다. 혈액 삼투질 농도의 항상성은 세포의 부피를 일정하게 하지만, 만약 이 항상성이 수분의 저장만 조절한다면, 혈관의 부피는 크게 변화할 것이다. 따라서, 혈액은 특정 조직에 많이 공급되어 혈압이 상승하지 않게 잘 조절되어 신체 조직에 골고루 제공되어야 한다. 염은 세포외액에서 주요 전해질이기 때문에 혈관 부피의 유지는 염의 균형에 의존한다. 염의 저장과 소실을 주관하는 신장의 활동은 레닌(renin)–안지오텐신(angiotensin)–알도스테론(aldosterone) 시스템과 심방나트륨이뇨인자(atrial natriuretic factor; ANP)에 의해 조절된다. ADH 역시 혈관의 부피 조절을 직접 담당한다. 이들 호르몬 작용은 주로 신장 기능을 조절함으로써 작동하지만 또한 염과 수분의 흡수를 조절하기도 한다.

1 삼투질 농도(Osmolality)는 수분 kg 당 용질 오스몰(osmoles)로 표시되는 용액의 농도를 나타낸다. 오스몰은 용질의 분자량(g)을 용액에 해리되는 입자의 수로 나누어 산출한다.

일반적인 개념

모든 세포들은 영양분과 산소를 지속적으로 공급받으며, 노폐물을 방출한다. 이외에도 많은 세포들은 특화된 기능을 수행하기 위하여 신체의 다른 부위로부터 신호를 전달받는다. 심혈관계는 영양분의 전달, 배설, 그리고 필요한 정보 전달을 수행한다. 혈액은 각 세포의 용액과 효율적으로 균형을 이루어서 세포외 환경을 보존하고 화학적 신호들을 전달하며 분비물과 배설물을 운반한다. 혈액은 신장, 폐, 간과 같은 신체 조직들에 흘러가면서 재분배되며 이들 조직들은 혈액의 성분을 보충하고 항상성을 유지시킨다.

조직으로의 혈액 이동은 충분한 양의 동맥혈과 모세혈관을 통해 나가는 적당한 압력에 의해서 유지된다. 한 지역으로 혈액의 이동은 세포들의 요구에 맞춰 세동맥의 지역적인 조정에 의해 개시된다. 세동맥을 싸고 있는 평활근 세포들은 세포의 대사 생성물질에 반응해 이완하면서 혈류에 대한 저항성을 감소시킨다. 그리고 혈류의 증가는 축적된 성분들을 흘러보내고 혈관팽창을 유도하는 신호를 제거하여 세동맥이 원래 상태로 돌아가도록 한다. 이와 같이 순환계는 신체의 어떤 부위에서 요구하는 세포 환경의 필요한 구성 성분들을 전달하는 용액의 중심적인 압력 저장소 역할을 수행한다.

이런 중심적인 압력 저장소 역할을 유지하기 위한 요소들은 다음과 같다: (1) 에너지를 공급하는 심장 박동; (2) 심장 박동시 에너지 분산을 완화시키는 세동맥 긴장도의 정도; (3) 압력을 생성하는 동맥 가지의 낮은 유연성; (4) 순환계를 충분히 채우는 혈액양. 자율신경계를 통한 중심적인 조절은 심장 기능과 혈압을 일정하게 유지하는 세동맥의 수축을 정밀하게 조정한다. 혈액량은 주로 내분비계에 의해 조절되지만, 혈액량과 압력은 밀접히 연관되어있다. 혈액량의 변화는 세동맥 긴장도의 변화를 상쇄시킬수 있으며, 반대로도 작용하여 항상성을 유지하거나, 적어도 적절한 중심적인 압력 저장소 기능을 발휘한다. 그러므로 혈액량을 조절하는데 주요한 역할을 하는 호르몬이 세동맥을 수축시키거나 이완시킨다는 사실은 놀라운 것이 아니다.

작은 분자에 대한 모세혈관의 투과성은 혈액과 사이질액 간의 평형을 빨리 이룰 수 있게 한다. 혈액과 사이질액은 함께 세포외액을 구성하는데 이는 전체 신체 수분의 3분의 1을 차지한다(그림 9.1). 혈관 구획과 사이질 구획 사이에서 1:3의 비율로 수분은 자유롭게 움직인다. 하지만 어떤 병리학적 상태에서는 사이질 구획은 비정상적으로 커지며 그 결과로 부종(edema)이 생성될 수 있다. 이런 비정상적인 분포의 주요 요인은 혈장의 단백질 성분(교질 삼투압)인 알부민과 모세혈관의 혈압이다. 따라서 사이질 구획의 부피는 직접 감시되거나 조절되지는 않는 것으로 보인다. 사이질의 부피는 직접적인 조절보다는 혈관 구획의 압력, 조성, 그리고 부피에 의해 간접적으로 이루어진다.

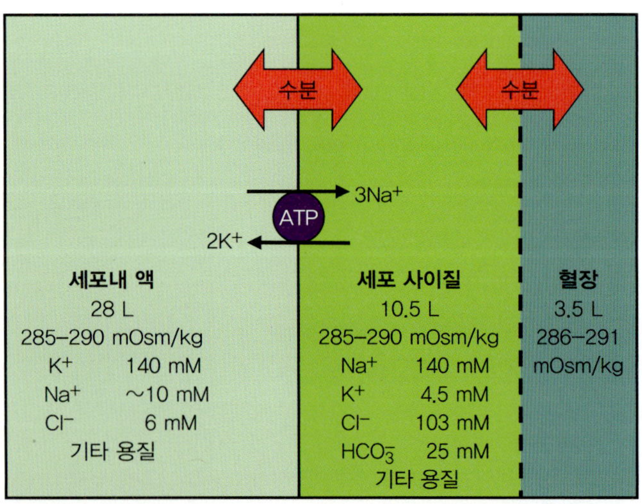

그림 9.1 체액과 주요 전해질의 분포. 수분과 전해질은 혈장과 세포 사이질액을 자유로이 이동하면서 평형을 유지하고, 세포 안과 밖은 오직 수분만이 이동하여 평형을 유지한다는 사실을 주목해야 한다. 나트륨의 전기화학적 구배는 나트륨/칼륨 ATPase의 활동에 의해 유지된다.

세포내·외 구획의 용액의 양 역시 그들의 용질 함량에 의해 결정된다. 신장과 같이 예외는 있지만 생체막은 수분을 자유롭게 투과시킨다. 세포 안팎으로 수분의 순이동은 삼투 차이에 의해 결정된다. 수분의 삼투 흐름은 용질의 성질과는 무관하며 세포막 양쪽의 용질 입자 수의 차이에 단순히 반응한다. 그러므로 한 쪽 분획에서 수분의 첨가나 소실은 다른 쪽에서 보완되는 변화를 수반한다. 하지만 세포막 안팎의 용질 입자의 농도는 막의 성질에 따라서 결정된다.

세포 안의 주요 양이온은 칼륨으로 세포 안의 농도가 세포 밖보다 약 30배 정도 높다. 세포 밖의 주요 양이온은 나트륨으로 세포 안 보다 열배 이상 높다. 혈장은 세포사이액 및 세포내액과 삼투 평형을 이루고 있어서 혈장 삼투질 농도의 조절은 신체 전체의 삼투질 농도를 조절한다. 나트륨은 혈액 삼투질 농도의 주요 조절 인자이고, 세포 안에는 낮은 농도로 존재하기 때문에 나트륨 균형의 변화는 신체 수분의 분포와 전체 양에 영향을 미친다. 따라서 혈액량의 항상성 조절은 수분 뿐만 아니라 나트륨의 흡수와 배출에 의존한다.

염과 수분의 균형

나트륨과 수분의 흡수와 소실에 대한 변동이 큼에도 불구하고 염과 수분의 균형은 놀라울 정도로 일정하게 유지된다. 나트륨의 섭취는 염이 거의 없는 음식에서 부터 감자칩과 프레첼 등 염이 많은 음식에 따라 변화가 많다. 나트륨의 배출은 주로 소변으로 되지만, 소량은 땀과 대변으로 소실된다. 이외에도 과도한 땀, 구토, 설사, 화상, 출혈 등에 의해 다량의 염이 배출된다. 신장은 나트륨 배출의 강력한 조절자로 작용하여 일일 염 섭취량이 50mg~200g까지 4,000배 차이가 나도 일정하게 염 균형을 보존한다.

기본 조건에서 일반 성인은 하루에 1.75L의 수분을 흡수하고 배설한다. 대부분은 고형이나 액상 형태의 음식을 통해 공급되며, 나머지는 탄수화물과 지방의 체내 대사과정 중에 생성된다. 수분의 배출은 주로 소변과 대변으로 되지만, 폐와 피부를 통해서도 일부가 증발된다. 환경, 기후, 활동량, 개인 습관 등에 따라 추가적인 섭취와 배설이 일어나 생리적인 균형을 유지한다. 섭취가 일반적인 소실보다 많아지게 되면 배설을 조절하여 평형을 유지한다. 섭취는 자발적인 행위이며 변화의 폭이 넓다. 수분 섭취가 평형을 유지하는 수준보다 낮게 되면 갈증과 염에 대한 식욕을 증가시키게 된다.

혈액 부피는 압력에 의해 간접적으로 감시된다. 혈장에서 삼투와 혈액 부피의 주요 결정요소인 나트륨의 농도는 간접적으로 삼투압의 기능을 조절하게 된다. 신장은 조절의 주요 효과기이고, 4개 호르몬-ADH, 알도스테론(aldosterone), 안지오텐신 II(angiotensin II), 심방나트륨이뇨인자(atrial natriuretic factor, atrial natriuretic peptide; ANP)가 신호조절에 관여한다. 이 호르몬들이 어떻게 수분과 전해질 평형을 조절하는 지를 알기 위해서 가장 먼저 간단하게 신장의 기능에 대해서 알아보고자 한다.

사람의 신장은 백 만개의 네프론(nephron)을 가지고 있다(그림 9.2). 네프론은 사구체(glomerulus)에서 형성된 초미세여과물로부터 전해질의 선택적인 재흡수와 배출을 조절함으로써 소변과 혈장의 구성 성분을 조절하는 기능 단위이다. 각 사구체는 모세혈관으로 이루어진 특화된 작은 다발로 네프론의 부풀어 있는 근위 세관 말단 부위에 있다. 사구체 모세혈관은 혈액을 사구체로 들어오게 하는 수입세동맥과 혈액을 내보내는 수출세동맥 사이에 위치한다. 수출세동맥은 두 번째 모세혈관 네트워크인 피질의 세뇨관 주위 모세혈관과 수질의 직행혈관(vasa rectae)과 연결된다.

사구체 모세혈관 내의 혈압은 상대적으로 높고 사구체의 혈관 내피세포는 여과작용에 특화되어있기 때문에 단백질을 제외한 다량의 용액(~180L/일)이 혈관 내피를 통해 여과되어 오줌의 전구체가 된다. 사구체를 지난 혈액은 상대적으로 높은 농도의 단백질을 가지고 있어 교질 삼투압을 증가시켜 세뇨관 주위 모세혈관과 직행혈관으로 사이질액을 흡수한다. 사구체 여과액의 99%는 나트

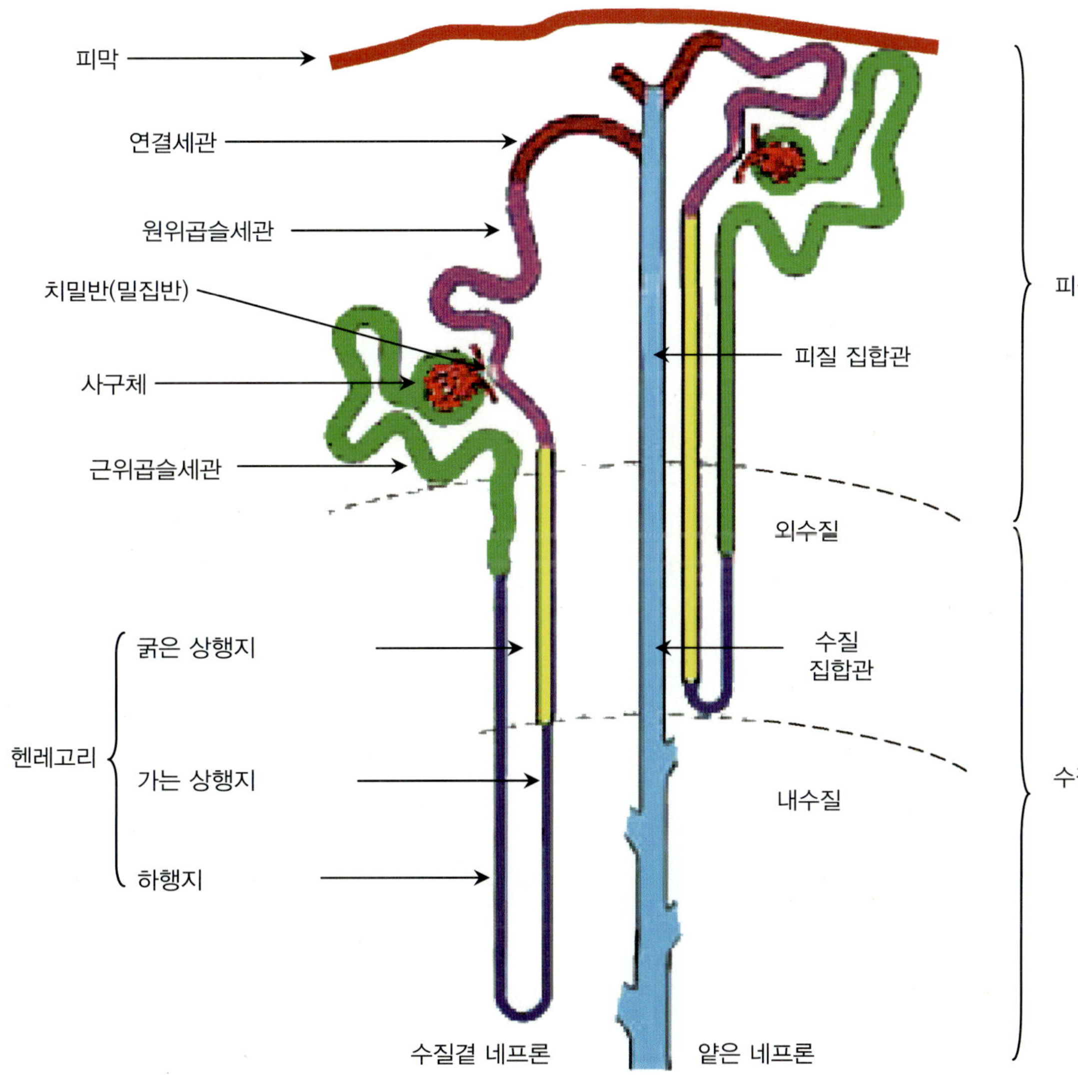

그림 9.2. 신 세뇨관과 관련 구성 성분들의 도식화. (Modified from Kriz, W. (1988) A standard nomenclature for structures of the kidney. *Am. J. Physiol.* **254**: F1–F8.)

륨 능동수송에 의해 형성된 삼투압으로 세뇨관 상피세포를 거쳐 재흡수된다. 하루에도 많은 양의 용액이 신장을 통과하기 때문에 소량의 여과된 나트륨과 수분이 세뇨관에서 재흡수되더라도 항상성을 유지하기에는 충분하다. 게다가, 신장 내의 혈압과 혈류의 작은 차이는 여과와 재흡수에 영향을 주어, 부가적으로 신장의 기능을 조절할 수 있다.

사구체 여과액은 근위 곱슬 세관(proximal convoluted tubule)에서 나트륨의 3분의 2와 수분이 등삼투압에 의해 재흡수되고, 나트륨 매개 능동수송에 의해 포도당, 아미노산, 인산염, 중탄산염과 기타 용질도 흡수된다. 세뇨관 내강 막을 따라 형성된 나트륨의 전기화학적 농도구배에 의해 이들 성분들은 세포내로 흡수된다. 나트륨 구배를 형성할 수 있는 힘은 이들 세포의 기저막에 분포하는 나트륨/칼륨 ATPase에 의해 공급된다. 이 효소는 '펌프' 작용을 하여 칼륨 이온 2개와 교환되어 나트륨 이온 3개를 세포 밖으로 내보낸다. 칼륨과 다른 이온들의 수동적 이동이 전기적 중성을 유지하게 하며, 사이질액에 누적된 용질에 의해 수동적인 수분의 이동이 진행되어 수분의 재흡수가 일어난다. 비록 다양한 형태의 공동수송체와 이온 교환기, 이온 채널 등이 네프론의 여러 부위에 분포하지만, 기저막에서 일어나는 나트륨/칼륨 능동수송과 함께 내강막에서 일어나는 나트륨의 수동적인 흡수 기전은 사실상 신세뇨관의 재흡수 과정의 대부분을 차지한다.

사구체 여과액은 신수질(renal medulla)에 위치하는 헤어핀 형태의 헨레 고리(loop of Henle)에서 20~25% 까지 줄어든다. 헨레 고리는 기능적으로 세부위로 나눌 수 있다: 가는 하행지(thin descending limb)는 수분이 자유롭게 통과할 수 있으며, 가는 상행지(thin ascending limb)는 나트륨은 투과할 수 있으나 수분은 투과되어질 수 없고, 굵은 상행지(thick ascending limb) 또한 수분은 통과되어질 수 없으며 염화나트륨만 세뇨관 내강에서 사이질로 능동 수송된다. 염화나트륨이 이동하고, 수분은 그대로 있기 때문에 사이질액의 용질 농도는 증가하게 되고, 굵은 상행지 안은 희석된다. 대신 가는 하행지로부터 수분이 이동하여 염화나트륨에 의해 높아진 사이질액 용질 농도는 빠르게 희석되어 평형을 유지한다. 내강액은 굵은 상행지까지 점점 농축된다. 수분을 제외한 나트륨의 가는 상행지 밖으로의 확산은 수질 사이질의 나트륨 농도를 증가시킨다. 헨레 고리의 해부학적 구조와 수분의 선택적 투과성, 굵은 상행지에서 염화나트륨의 능동 수송, 세뇨관을 따라 용액의 역방향 이동 등은 역류 증폭 효과(countercurrent multiplier effect)를 유도하여 순차적으로 삼투질 농도를 증가시킨다. 이를 통해 신장의 수질 내 사이질 나트륨 농도는 혈장보다 2배 이상 높게 유지된다(그림 9.3).

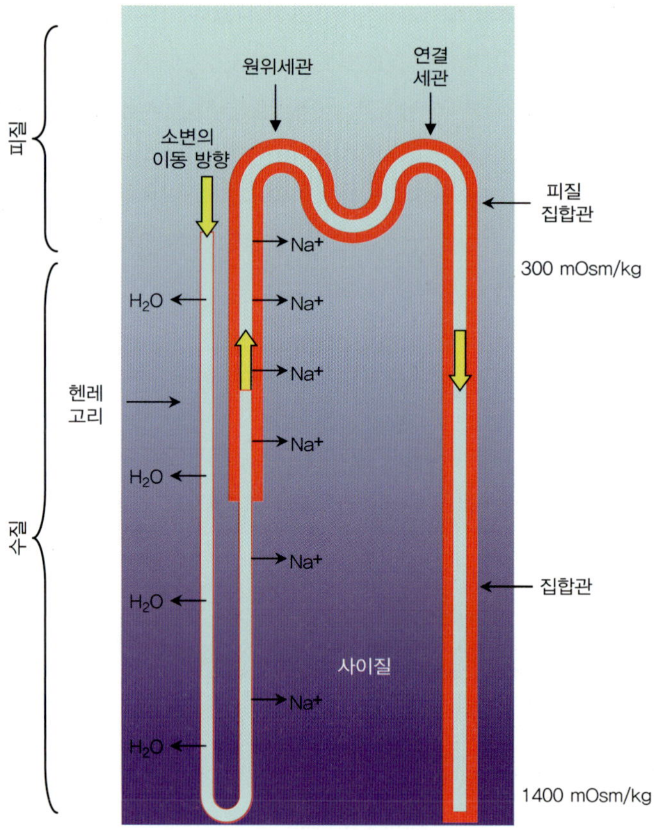

그림 9.3 헨레 고리에서 일어나는 역류 증폭 현상. 세뇨관 상피 세포의 선택적 투과성과 굵은 상행지의 나트륨 능동 수송은 삼투 구배를 형성한다. 하행지에서 세뇨관에서 사이질액으로 수분의 이동은 나트륨을 농축시킨다. 수분이 통과할 수 없는 상행지에서 나트륨의 이동은 세포 사이질액의 삼투 농도를 증가시킨다. 노란색 화살표는 소변의 이동 방향을 나타낸다. 굵은 상행지에서 나트륨의 능동수송은 세포 사이질액의 삼투 농도를 증가시켜 세뇨관 내부 여과액의 삼투 농도가 낮아짐을 주목해야 한다.

원위 곱슬 세관(distal convoluted tubule), 연결 세관, 집합관의 피질 부위에서 일어나는 용질의 추가 재흡수는 호르몬의 조절을 일부 받으며, 오줌 즉 세포외액의 조성을 결정한다. 오줌을 형성하는 마지막 단계는 피질에서 수질의 깊은 부위까지 연결된 집합관에서 일어나며, 신우(renal pelvis)로 배출된다. 집합관의 용액은 사이질 삼투구배를 통해 이동하며 수분의 재흡수를 유도하여 오줌을 농축시킨다. 집합관에서 호르몬에 의한 수분과 요소의 투과성 조절은 최종적으로 오줌의 조성을 결정한다.

항이뇨호르몬(ADH)

항이뇨호르몬(antidiuretic hormone; ADH)은 아르기닌 바소프레신(arginine vasopressin; AVP)으로도 불리며, 제 2장과 제 4장에서

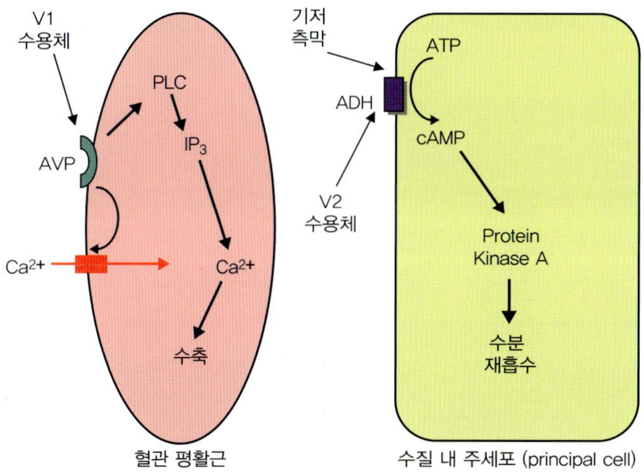

그림 9.4 V1 수용체는 AVP/ADH의 작용을 매개하고, V2 수용체는 수분의 보존효과를 조절한다. 이 두 수용체는 서로 다른 G-protein으로 신호를 보낸다.

이미 설명하였다. ADH는 시신경교차상핵과 내실결핵의 대세포성 시상하부뉴런에서 합성되어진다. 이 세포들의 축색돌기는 뇌하수체 줄기를 지나 호르몬이 분비되는 뇌하수체 후엽까지 이어진다. 제 4장에서 언급한 것처럼 동일한 펩티드가 다른 시상하부 뉴런에서도 생산되어 뇌하수체자극호르몬이나 신경전달물질로 작용한다. ADH는 신장에 작용하는 호르몬으로서 혈장 삼투질 농도가 높거나 혈장 부피가 감소할 때 수분을 보존시킨다. ADH라는 이름은 호르몬 투여로 빠르게 소변 양을 줄일 수 있음을 의미한다. 또한 AVP 이름은 호르몬 투여로 세동맥 수축을 유도하여 빠르게 혈압을 높일 수 있음을 나타낸다.

항이뇨 작용은 혈관수축 작용보다는 낮은 호르몬 농도에서 일어난다. 호르몬의 두 작용은 서로 다른 G 단백질 연계 수용체에 의해서 일어난다. V1수용체는 $G\alpha_q\beta\gamma$와 phospholipase B를 매개한 DAG/IP_3 2차 전령 시스템(제 1장 참고)을 통해 혈관평활근 수축에 의한 혈관 상승 효과를 유도한다. 항이뇨 효과는 V2 수용체에 의해 생성되는데 $G\alpha_s\beta\gamma$에 의해 adenylyl cyclase가 활성화되어 신세뇨관에서 cyclic AMP가 생성된다(그림 9.4).

항이뇨 효과

혈장의 삼투질 농도는 오줌으로 배출되는 용질에 대한 수분의 양을 조절하여 증가하거나 감소한다. 재흡수되거나 용질에 과다한 상태에서 배설되는 수분을 유리수(free water)라고 한다. 유리수의 배출은 혈장 삼투질 농도를 증가시키는 데 반해 유리수의 체내 보존은 낮아진다. 이미 언급한 바와 같이, 네프론의 구조와 몇 부위의 투과성 특징은 나트륨 재흡수 과정과 관계 없이 수분의 재흡수를 조절한다. ADH는 수분에 대한 집합관의 투과성을 증가시켜 유리수 재흡수를 촉진시킨다. 수분에 비투과성을 가진 굵은 상행지와 원위 세관에서 일어나는 염화나트륨의 재흡수로 인해 헨레 고리로 부터 집합관으로 유입되는 여과액은 저삼투액 상태가 된다. 피질과 수질 집합관을 지나 신우로 가는 용액들은 삼투질 농도를 증가시키는 부위를 지나지만, ADH가 없는 상태에서는 세뇨관은 수분과 요소에 비투과성을 가져 낮은 용질 농도를 유지하면서 상대적으로 대량의 희석된 오줌을 배출한다. ADH가 존재하는 경우에는 피질과 바깥쪽 수질의 집합관 부위에서 수분에 대한 투과성이 높아진다. 그렇지만 요소는 계속 비투과적이다. 수분의 재흡수 결과 집합관의 끝부분에서 요소의 농도는 700mM까지 증가하게 된다. 혈장에서 요소의 농도는 15mM이다. 이 부위에서 ADH는 수분과 요소에 대한 주세포(principal cells)의 투과성을 증가시켜 집합관에서 사이질 부위로 전체 요소의 반 정도가 이동한다.

대부분의 세포막은 수분을 잘 통과시키는데 이는 수분 채널 단백질인 아쿠아포린(aquaporin; AQP)이 존재하기 때문이다. 적어도 4개의 아쿠아포린 단백질들(AQP-1,2,3,4)이 포유동물의 신장에서 발현된다. 근위 곱슬 세관에서 수분과 용질은 비례적으로 재흡수되는데 이는 AQP-1이 세뇨관 세포의 꼭대기 부위와 바닥 부위에서 모두 발현하고, 세포 사이 이음 부위에 틈이 있기 때문이다. 헨레 고리의 상행지와 같이 수분에 대한 투과성이 없는 네프론 부위는 내강막 부위에 AQP 단백질이 분포하지 않기 때문이다. AQP-3과 AQP-4는 집합관의 주세포에서 발현되며 세포의 바닥 부위에만 분포한다. 이들 세포들은 또한 AQP-2도 발현하는데 주로 내강막이나 세포막 아래 소낭에 분포한다(그림 9.5). ADH가 유사 세포외 배출 과정(exocytosis-like process)을 자극하면 AQP-2를 함유한 소낭이 내강막과 융합하여 AQP-2를 세포막에 삽입시킨다. 이러한 현상은 인슐린이 GLUT4를 지방 세포막에 유입시키는 것과 유사하다(제 7장 참조). ADH가 없는 경우에는 AQP-2는 세포내 유입(endocytosis)에 의해 내강막으로부터 분리되어 소낭막에 위치한다. 주세포의 바닥층에 분포하는 AQP-3와 AQP-4는 세포내액이 사이액과 빠르게 평형을 유지하게 한다.

AQP-2에 의해 형성된 수분 채널은 요소를 통과시키지는 못한다. 요소의 투과성은 특정 요소 수송 단백질의 존재에 따라 달라지게 된다. ADH는 수질 내 집합관의 말단 부분에서 주 세포의 내강막으로 요소 수송체의 삽입을 유도한다. 이는 AQP-2 조절과 유사하다. ADH의 이러한 효과는 cyclic AMP의 형성에 의존한다. V2 수용체들은 집합관 주세포의 지저측막과 헨레 고리에 분포한

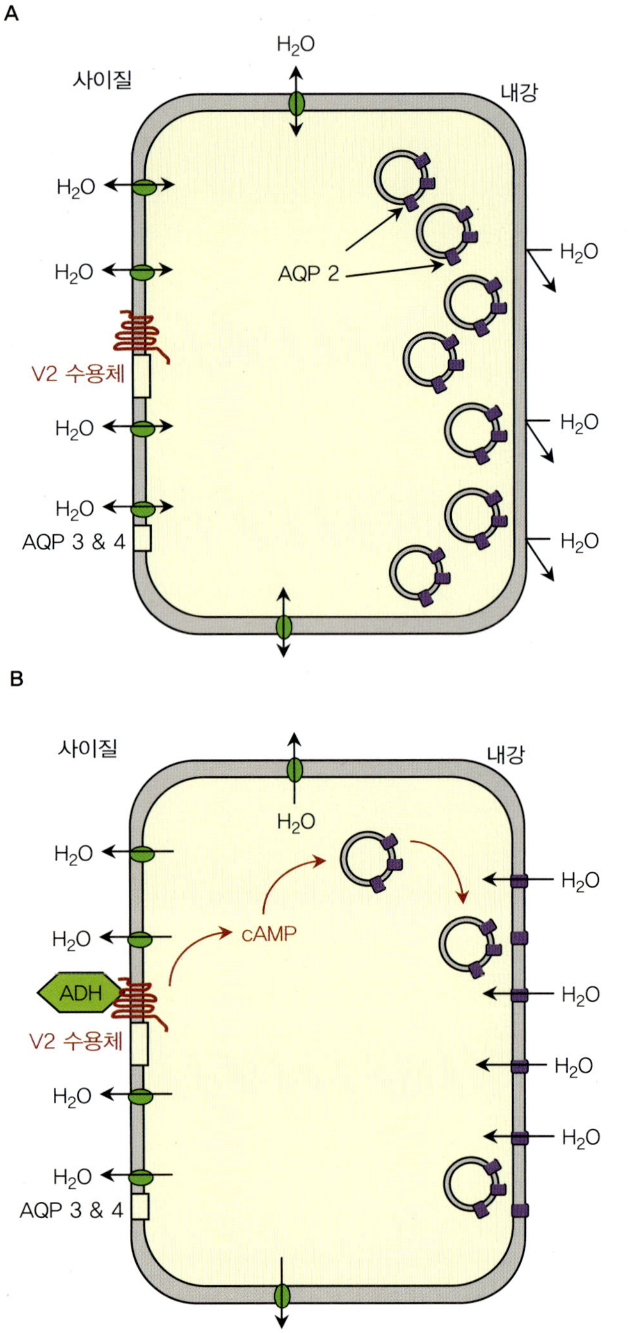

그림 9.5 집합관의 주세포에서 일어나는 ADH 반응 전 (**A**)과 후(**B**)의 과정. ADH는 V2 수용체와 결합하여 cAMP를 형성하면 aquaporin 2 (**AQP2**)가 세포막에 삽입되어 수분의 흡수를 유도한다. ADH가 있는 상태에서는 주세포에서 삼투구배에 따라 수분이 내강에서 사이질로 이동한다. 수질의 안쪽 부위에선 AQP2 외에도 요소 수용체가 세포막에 삽입된다. 기저측(세포의 바닥 부위)막에서는 aquaporin 3와 4 (AQP 3과 4)의 발현으로 세포내와 사이질 간의 수분의 삼투 평형을 유지한다..

다. 집합관의 cAMP 의존성 인산화효소의 기질은 아직 동정되지 않았지만 소낭의 운송과 요소 수송체와 관련이 있을 것으로 추측한다. ADH 투여에 의한 수분과 요소 투과성 자극은 10분 이내이다. ADH의 오래 걸리는 반응경로는 AQP-2, AQP-3, 그리고 요소의 수송체를 전사시키는 데 관여한다.

부가적으로, ADH는 헨레 고리의 굵은 상행지에서 나트륨의 재흡수를 촉진시켜 삼투구배를 증가시키면 이로 인해 집합관에서 수분의 재흡수 능력이 올라간다. 이들 세포에서 protein kinase A는 내강막에 존재하는 나트륨, 칼륨, 2-염화 수송체의 인산화와 활성화를 촉진시킨다. 이렇게 세포 안으로 들어 온 나트륨은 나트륨/칼륨 ATPase에 의해 사이질로 이동하고, 염화물은 기저막층에 분포하는 염화 채널을 통해 사이질로 이동한다. 칼륨은 나트륨과 염화물보다 낮은 농도로 내강액에 존재하지만 ROMK 채널에 의해 내강으로 재순환된다(제 4장 참조). 또한 ADH는 네프론의 원위 부위에서도 나트륨의 재흡수를 촉진한다.

혈압에 미치는 효과

바소프레신은 혈관 평활근의 강력한 수축인자이다. 양적인 비교에서, 바소프레신은 노르에피네프린이나 안지오텐신 II가 동맥을 수축 시키는 활성에 비해 10배 이상 활성이 높은 것으로 알려져 있다. 총 말초혈관저항(total peripheral resistance)의 증가 시 ADH 농도는 수분 재흡수를 촉진하는 범위보다 높은 경향이 있다. ADH에 의한 소량의 말초저항 증가는 전체 혈압의 증가를 동반하지는 않는다. 왜냐하면 ADH는 관상동맥수축에 대한 부가적인 심장 수축을 감소시키고, 압력 수용기 반사신경은 보상적으로 심박수와 심박출량을 낮추기 때문이다.

모든 세동맥에서 ADH에 대한 민감도가 같은 것이 아니기 때문에, ADH에 의해 모든 혈관상(vascular bed)의 저항을 동등하게 증가시키지는 못한다. 결과적으로, 혈류의 재분배가 일어나는데 피부와 골격근에서 현저한 감소가 일어난다. 뇌와 같이 필수적인 조직은 재분배를 통해 혈액량 감소를 보상받을 수 있다. 세동맥 수축은 또한 혈관과 세포 사이의 용액 흐름에 변화를 준다. 이러한 현상은 모세혈관에서의 여과와 재흡수가 수압에 의해 나가려는 힘과 삼투압에 의해 들어오려는 힘의 균형에 의해서 일어나는 것과 마찬가지이다. ADH는 세동맥을 수축시킴으로서 모세혈관과 소정맥의 혈압을 낮추고, 그렇게 함으로서 피부, 골격근에서 사이질액의 재흡수를 촉진한다. 그러므로, 혈관 내 부피의 증가는 사이질 부분의 도움으로 인한 것이다.

ADH 분비의 조절

혈장 삼투질 농도

ADH 분비를 자극하는 가장 중요한 요인은 혈액 삼투질 농도의 증가이다. 혈장 삼투질 농도가 280mOsm/L 역치 수준보다 낮은 상태에서는 ADH가 거의 분비되지 않는다. 삼투수용체(osmoreceptor)는 매우 민감하여 삼투질 농도가 1~2% 증가하게 되면 ADH 분비가 증가한다. 삼투 허용치를 넘는 경우, 혈장 ADH 농도는 혈장의 삼투질 농도 증가(그림 9.6)와 소변량 감소에 비례하여 변한다.

소량의 고삼투용액을 경동맥에 주입할 경우, 시상하부에서 삼투질 농도를 감지하기 때문에 말초기관의 삼투질 농도는 변하지 않은 상태로 유지되지만 ADH가 분비된다. 쥐에게 고장식염수를 경동맥에 주입할 경우 시신경교차상핵과 뇌곁실핵에서 신경세포의 전기적 활성이 증가한다. 삼투압 수용 능력이 있는 세포는 뇌실주위기관(circumventricular organ)에 있다고 생각되어지는데 특히 세 번째 뇌실 부근인 맥관기관과 뇌활밑기관에 있다고 생각된다. 이 지역은 혈액뇌장벽(blood brain barrier)바깥쪽에 위치하여 경동맥으로부터 혈액을 공급받는다. 이 지역으로부터 뻗어 나온 축색돌기는 시신경교차상핵과 뇌곁실핵에 있는 ADH를 생산하는 세포와 시냅스를 형성하고 이들을 자극하여 뇌하수체 후엽의 신경 말단에서 호르몬을 분비하도록 한다. 몇몇 증거들은 ADH를 합성하는 신경세포들이 삼투압 증가에 의해 직접 활성화된다는 것을 보여준다. 또한 장간막정맥과 문맥 부위에 있는 세포들은 장내 흡수와 관련된 삼투질 농도 변화를 감지하고 신경 경로를 통한 ADH 분비를 촉진 혹은 억제한다(그림 9.7).

삼투질 농도는 전체 세포나 특화된 소포 구성요소의 부피 변화를 통해 감지된다. 세포는 막을 통해 경계가 나누어져 있어 수분은 자유롭게 통과하지만 대부분의 용질들은 움직이는 데 제한이 있어 삼투압이 낮은 환경에서는 부풀어지고, 삼투압이 높은 환경에서는 줄어든다. 높은 삼투압은 비선택적 양이온 통로를 활성화시켜 막을 탈분극시키고 활동전위를 만든다. 역으로, 이들 이온 통로의 닫힘은 세포가 팽창하여 과분극을 유도한다. 염화나트륨은 가장 강력한 삼투질로서 ADH 분비를 증가시키는 가장 큰 원인이다. 요소와 같이 보다 더 투과성이 높은 물질은 단지 미미한 효과만 발휘한다.

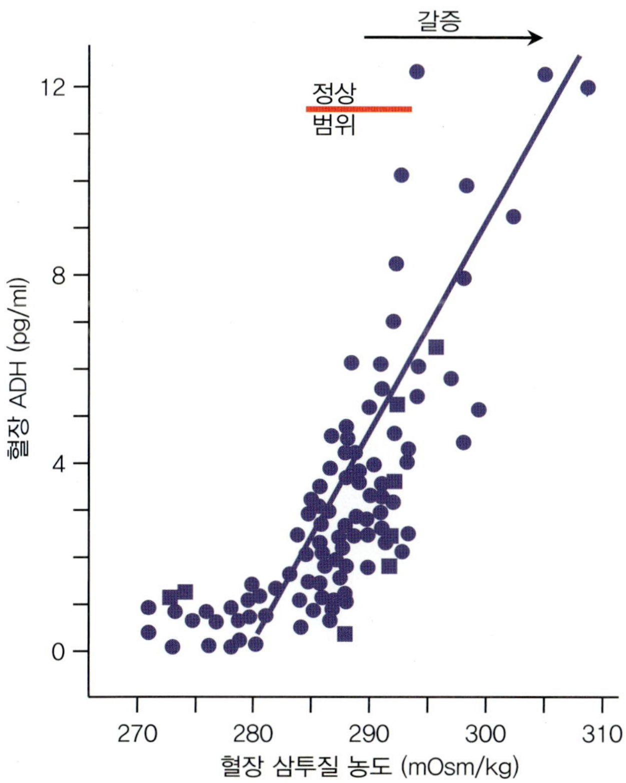

그림 9.6 마취시키지 않은 쥐의 혈장에서 삼투압과 ADH의 관계. 혈장의 삼투압이 290mOsm/kg를 넘는 경우 갈증(수분을 마시려는 행위의 증가)이 증가한다. (From Roertson, G.L. and Berl, T. (1996) In *The kidney*, 5th ed, Brenner and Rector, ed., 881. Saunders, Philadelphia, with permission.)

혈액량

혈액량의 변화는 순환계의 동맥(높은 압력)과 정맥(낮은 압력)에 있는 수용기에 의해 감지된다. 혈액량은 신장 수용기(stretch receptor)에 가해지는 긴장을 통해 간접적으로 감지되는데 이 신장 수용기의 수용기는 (1) 경동맥동(carotid sinuses)과 대동맥궁(aortic arch)에 있는 동맥쪽, (2) 대동맥과 내흉정맥(thoracic vein)의 정맥쪽에 존재한다. 낮은 압력 수용기는 중심 정맥압(central venous pressure)을 감지하여 자세, 신체 활동, 주위 온도 변화에 따라 혈액의 재분배를 달리한다. 중심정맥압은 단순히 누워 있는 상태에서 서 있는 자세로 바꾸는 것만으로도 10~15%가 떨어진다. 따라서 정맥압의 넓은 편차는 혈액량 변화를 나타내는 믿을만한 지표가 되지 못한다. 압력 수용기 반사의 광범위한 완충작용능력 때문에 동맥압의 변화는 혈액량의 급격한 감소 후에야 나타난다. 그러므로 적은 비율의 혈액량 변화는 감지하기 힘들며, 용액 평형의 급속한 보완 조정을 이끌어내기 어렵다.

정상 삼투질 농도에서 ADH 분비는 생리학적 허용치나 설정점을 넘기 전까진 최저상태로 유지된다. 부피 수용기는 작은 변화를 감지하지 못하기 때문에 ADH 분비의 자극은 큰 체액감소상태가 나타나기 전까진 시작되지 못한다. 저압 수용기가 ADH를 분비하기 위해서는 10~15% 정도 혈액량이 감소해야 한다. 마찬가지로 고압 부피수용기의 역치에 도달하기 전에 혈액량이 10~15%

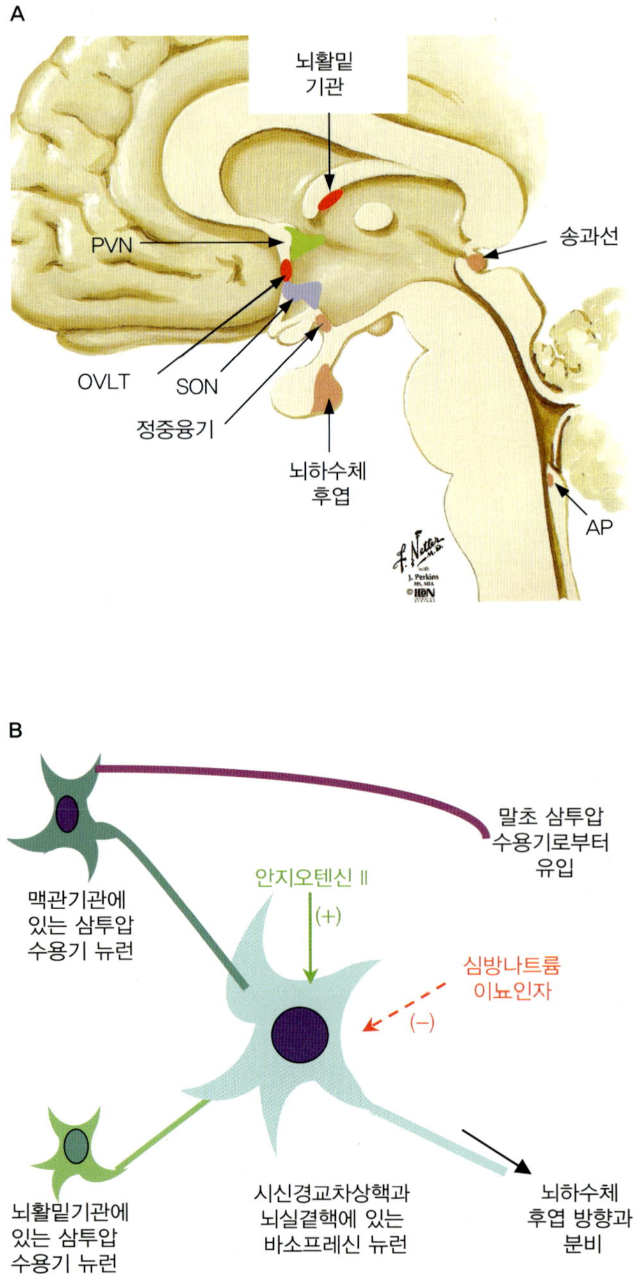

그림 9.7 **A.** 뇌실주위기관과 그와 관계된 ADH 생성 세포를 보여주는 뇌의 모식도. **PVN** = paraventricular nucleous; **OVLT** = organum vasculosum of the lamina terminalis; **SON** = supraoptic nucleus; **AP** = area postrema. (Adapted from Netter, F.H. (2003) *In Netter's Atlas of Human Neuroscience*, David L. Felten and Ralph Jozefowicz, eds. Icon Learning Systems; Teterboro, NJ.) **B.** ADH 분비 세포에 대한 신경과 호르몬 자극

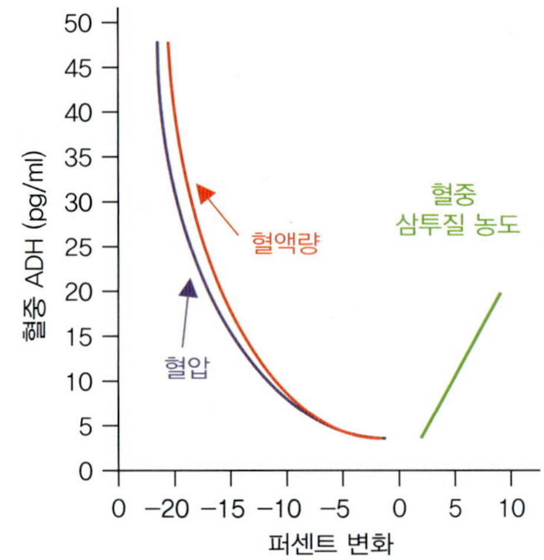

그림 9.8 마취되지 않은 쥐의 혈장에서 혈액의 삼투질 농도, 압력, 부피와 ADH 농도의 관계. (From Dunn, F.L., Brennan, T.J., Nelson, A.E., and Robertson, G.L. (1973) The role of blood osmolality and volume in regulating vasopressin secretion in the rat. *J. Clin. Invest.*, **52**: 3212, with permission.)

손실되어야 한다. ADH의 분비는 혈액량 감소에 대한 위급 반응이며 혈액량의 미세조정을 위한 반응이 아니다. 유리된 수분의 저장만으로는 혈장의 부피를 유지하기 위한 효과적인 방법이 되지 못한다. 모든 분획에 수분을 분배하기 때문에, 유리수 12ml 중 1ml만이 혈관 분획에 남게 된다. 그러나 만약 부피가 역치 아래로 떨어지게 되면 잠재적인 생명 위협 수준으로 감지되어 혈액내 ADH 분비량이 기하급수적으로 증가한다(그림 9.8).

시신경교차상핵과 뇌실곁핵의 ADH를 분비하는 세포는 두 입력신호(삼투질 농도의 증가와 부피의 감소)에 의해 자극되기 때문에 이 두 신호를 통합하여 적절하게 반응한다. 부피나 혈압의 감소는 삼투수용기의 감수성을 증가시키고 ADH 분비의 역치를 낮춰 삼투질 농도 증가에 반응할 수 있게 한다(그림 9.9). 부피감소와 삼투질 농도 증가는 탈수 등에 의해 나타나는데 이는 ADH 분비를 촉진한다. 그러나 자극이 생기면 삼투와 부피 수용기들의 신호는 서로 충돌될 수 있다. 일반적으로 부피 감소가 작을 때는 삼투질 농도에 우선권을 주고, 부피 감소가 클 때는 삼투질 농도보다 우선 시하여 순환계의 항상성을 유지한다.

기능장애 상태

요붕증(diabetes insipidus)은 ADH의 결핍으로 인해 생기는 질병으로 묽은 소변의 양이 많은 것이 특징이다. 이러한 질병에 걸린 경우 하루에 20L 이상의 수분을 배설하게 된다. 만약, 수분의 흡수량이 균형을 이루지 못하게 되면 체액의 삼투질 농도와 혈장의 염 농도는 급격하게 증가하여 위급한 상황에 이르게 된다. 맛이 느껴지지 않는다는 의미의 요붕증(insipidus)은 ADH 결핍과 당을 포함하

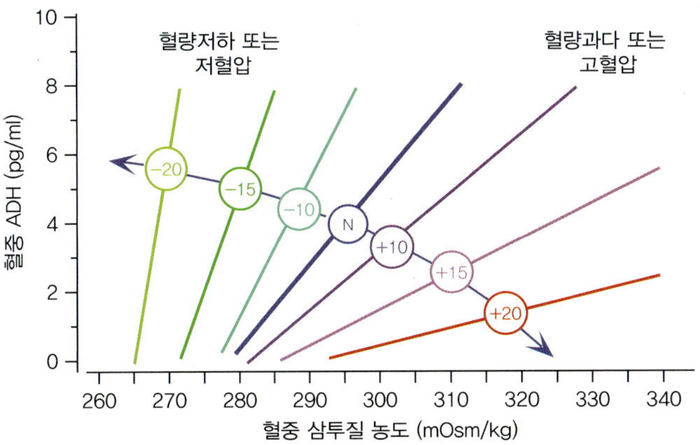

그림 9.9 마취되지 않은 쥐의 혈장에서 혈액량의 증가와 감소, 혈압의 증가와 감소에 따른 ADH농도와 삼투압의 관계(Modified from Robertson, G.L. and Berl, T. (1996) In The Kidney, 5th ed., 881. Saunders, Philadelphia, with permission.)

는 소변에 당이 나오는(제 7장 참조) 인슐린 결핍(당뇨병, diabetes mellitus)을 구별하기 위한 용어다. 신성 요붕증(nephrogenic diabetes insipidus)은 신장이 ADH에 반응하지 못하거나, V2 수용체, AQP-2 혹은 ADH의 세포반응을 매개하는 조절단백질에 결함이 생긴 경우에 일어난다. ADH 분비이상증후군(syndrome of inappropriate secretion of ADH)은 혈장의 삼투압이 기준치 이하임에도 불구하고 ADH 분비가 기준치 이상인 경우를 말한다. 이 질병의 경우 과량의 수분 재흡수로 혈장전해질(plasma electrolyte)이 희석되어 사망에 이를 수도 있다.

레닌-안지오텐신-알도스테론 시스템

제 4장에서 이미 설명한 것처럼, 알도스테론은 부신에서 분비되는 스테로이드계 호르몬으로서 염과 수분의 평형 상태를 유지하는 데 중요한 기능을 한다. 알도스테론은 부신의 사구대 층에서 분비되어 신장 집합관의 주세포에서 나트륨의 재흡수와 칼륨의 분비를 촉진하는 기능을 한다. 알도스테론은 네프론에서 나트륨과 칼륨이 단순히 일대일로 교환되도록 추진하지는 않는다. 주세포에서 나트륨의 재흡수는 칼륨의 분비를 넘어선다. 그러나 나트륨과 칼륨의 재흡수는 다른 인자에 의해서도 조절받기 때문에 알도스테론에 의한 소변 내 나트륨과 칼륨의 배출은 생리학적 상태에 따라 다르다. 나트륨의 보존은 네프론에서 수분의 재흡수를 촉진하고 이에 맞춰 사이질과 혈관의 부피 또한 증가한다. 신장에서 나트륨의 보존을 촉진하는 알도스테론의 효과는 땀과 침샘에서 일어나는 유사한 효과와 염화나트륨에 대한 욕구를 증가시키는 뇌의 잘 알려지지 않은 효과에 의해 증가한다.

알도스테론의 분비는 다양한 표적 조직에서 중심압(부피의 저장)을 조절하는 데 중요한 기능을 하는 안지오텐신 II에 의해 조절된다. 안지오텐신 II는 혈액에서 안지오텐시노겐(angiotensinogen)이라는 전구체로부터 단백질 절단이 일어나 만들어진 옥타펩티드(octapeptide)이다(그림 9.10). 안지오텐시노겐은 당단백질의 일종으로 당쇄화 정도에 따라 60,000~65,000 정도의 질량을 가지며 혈장 단백질 세린-단백질분해효소 저해제 (serine-protease inhibitor; SERPIN) 패밀리에 속한다. 혈액에서 1μM 농도로 존재하며 대부분은 간에서 만들어지긴 하나 혈액의 안지오텐시노겐이 간에서만 만들어지는 것은 아니다. 간에서 안지오텐시노겐 생산은 생리학적 조건에 따라 다르다. 안지오텐신으로 전환하는 비율은 안지오텐시노겐 농도 변화에 민감하지만, 정상적인 상태에서는 안지오텐신을 생성하기에 충분한 양이 존재한다.

안지오텐시노겐의 첫 절단은 레닌이라는 효소에 의해 촉진되어, 안지오텐신 I이라 부르는 N 말단의 10개의 펩타이드를 방출한다. 안지오텐신 I은 생물학적으로 불활성이며 ACE라고도 불리는 안지오텐신 전환효소(angiotensin converting enzyme)에 의해 C 말단의 두 개 아미노산이 제거되어 생물학적으로 활성을 가진 8개 펩타이드인 안지오텐신 II(angiotensin II)로 변환된다. ACE 효소는 단백질 바깥을 절단하는 펩티다아제(peptidase)로서 C 말단이 내피세포의 막에 부착되어 있다. ACE는 혈관 내피에 넓게 분포하고 있으며 용해성 효소로 혈액에 분비된다. 안지오텐신 I은 폐순환 중에 안지오텐신 II로 전환되는데 일부 안지오텐신 II는 또한 사구체모세혈관을 순환하는 중에도 형성된다. 이 반응은 오직 안지오텐신 I의 농도에 의해서만 조절받는다. 안지오텐신 II 형성 비율은 안지오텐시노겐으로부터 안지오텐신 I이 방출되는 비율에 의해 결정되는데 이는 결국 신장에서 분비되는 레닌에 의해 일차적으로 조절 받는다고 할 수 있다. 안지오텐신 II는 반감기가 매우 짧고, N 말단과 C 말단의 아미노산이 제거되어 안지오텐신 III과 안지오텐신 IV로 대사된다. 몇몇 보고에 의하면 이 화합물들은 생물학적 활성을 가지지만 아직 생리학적 중요성은 알지 못하고 있다.

레닌은 아스파트산 단백질분해효소(aspartyl protease)로 사구체 곁세포(juxtaglomerular cells)에서 합성, 분비된다. 사구체 곁세포는 수입 사구체 세동맥(afferent glomerular arteriole) 벽에 있는 변형된 평활근세포이다. 이 세포들과 네프론의 원위 세뇨관 벽에 있는 치밀반(macula densa)의 세포들은 사구체와 접하면서 사구체

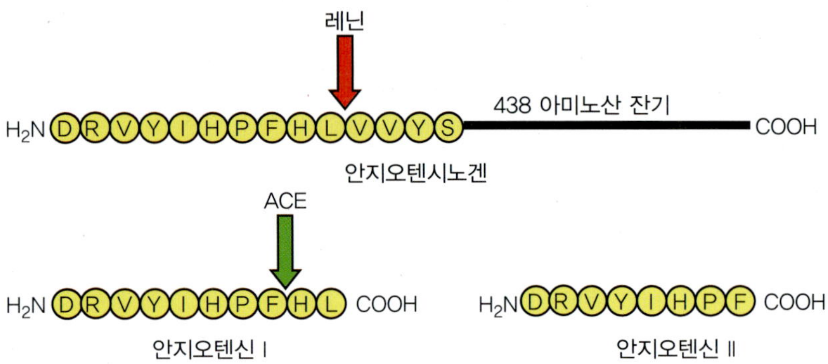

그림 9.10 안지오텐신II 형성의 2 단계. 아미노산은 단일 아미노산 부호로 나타내었다. D = aspartic acid, F = phenylalanine, H = histidine, I = isoleucine, L = lecuine, P = proline, R = arginine, S = serine, V = valine, Y = tyrosine

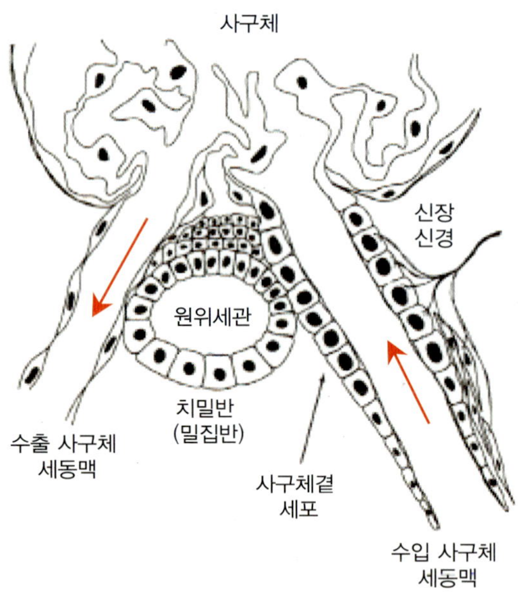

그림 9.11 사구체곁 장치(Juxtaglomerular apparatus). 붉은색 화살표는 혈액의 방향을 나타낸다. (In *Handbook of Physiology, Sect 7: Endocrinology, Vol. IV: Adrenal Gland*. American Physiological Society, Washington, DC, with permission.)

곁 장치(juxtaglomerular apparatus)를 형성한다(그림 9.11). 레닌 전구체는 1번 염색체에 있는 단일 유전자에서 발현되며 저장 과립에서 성숙되는 동안 N 말단의 43개 아미노산이 제거되어 효소적 활성을 가지게 된다. 레닌은 혈액의 부피가 감소할 때 세포외 배출 과정을 통해 일부 레닌 전구체와 함께 분비된다. 세포 단위에서 이 분비 과정은 cyclic AMP에 의해 촉진되고 세포내 칼슘의 증가에 의해 저해된다. 레닌의 분비를 증가시키는 3가지 다른 신호는 다음과 같다:

- 사구체 곁세포는 교감신경섬유에 의해 지배를 받는다. 이 섬유들은 경동맥동(carotid sinus), 대동맥궁(aortic arch)과 가슴에 있는 대정맥(great vein)에 위치한 압력 수용기에 의해 감지된 동맥이 혈압의 감소에 대해 반사적으로 활성화된다. 교감신경 말단에서 방출된 노르에피네프린은 사구체 곁세포의 β 아드레날린성 수용체와 결합하여 adenylyl cyclase를 활성화 하고 cyclic AMP 생성을 자극한다.
- 혈압(부피) 또한 수입사구체세동맥의 평활근세포에 의해 감지된다. 사구체곁 평활근세포의 막에 존재하는 확장의존적 활성화 이온 채널(stretch−activated ion channel)은 부분적인 막의 탈분극과 전압에 민감한 칼슘 통로(voltage sensitive calcium channel)를 활성화시켜 세포내 칼슘 농도를 증가시킨다. 역으로 혈압이 떨어지면 세포내 칼슘 농도가 줄어 들어 레닌의 분비가 억제된다.
- 수입 사구체 세동맥의 혈압이 떨어지면, 사구체 여과능력이 낮아지는데 이는 결국 염화나트륨을 원위곱슬세관(distal convoluted tubule)으로 운반하는 비율을 감소시킨다. 치밀반 세포로의 염화나트륨 운반이 감소하면 작용기전은 잘 알려지지 않았지만 사구체곁 세포에서 레닌의 분비가 증가한다. 치밀반 세포들은 내강막에 분포하는 나트륨/칼륨/염화물 공동 수송체의 분포비율과 비례하여 나트륨과 염화물을 흡수한다. 높은 비율의 염화나트륨 흡수는 치밀반 세포가 아데노신(adenosine)을 방출하게 한다. 아데노신은 측분비 중개자로 작용하여 사구체곁 세포내 칼슘의 농도를 높여 레닌의 방출을 억제한다. 염화나트륨 흡수가 떨어지면 프로스글란딘(prostaglandin)이 방출되어 사구체곁 세포에서 cyclic AMP가 증가하여 레닌의 방출이 증가된다.

안지오텐신 II의 작용

부신 피질에서의 작용

안지오텐신 II는 부신 사구대 세포에서 알도스테론의 분비를 증가시키는 일차적인 신호이다. 정상 또는 나트륨이 부족한 사람에게 안지오텐신 II의 투여는 혈장 알도스테론의 농도를 증가시킨다. 반대로 안지오텐신 II 수용체를 차단하거나 또는 안지오텐신 전환효소(ACE)의 억제에 의한 안지오텐신 II 농도를 낮게 하는 약제는 혈장 알도스테론 농도를 감소시킨다. 보다 장기적으로는 안지오텐신 II는 세포의 크기의 증가(hyperplasia)와 세포의 수 증가(hypertrophy)를 자극함으로써 자극에 의해 부신 사구대 층의 부피를 증가시킨다. 이러한 효과는 나트륨이 적은 음식의 섭취 결과로서 높은 혈장 안지오텐신 II을 유지하는 사람에서 볼 수 있다. 이와 같은 사람들은 안지오텐신 II 수용체의 증가, 반응세포의 수와 그들의 생합성 인자들의 작용 증가로 인해 안지오텐신 II에 의한 알도스테론 분비의 민감도 증가를 보여준다.

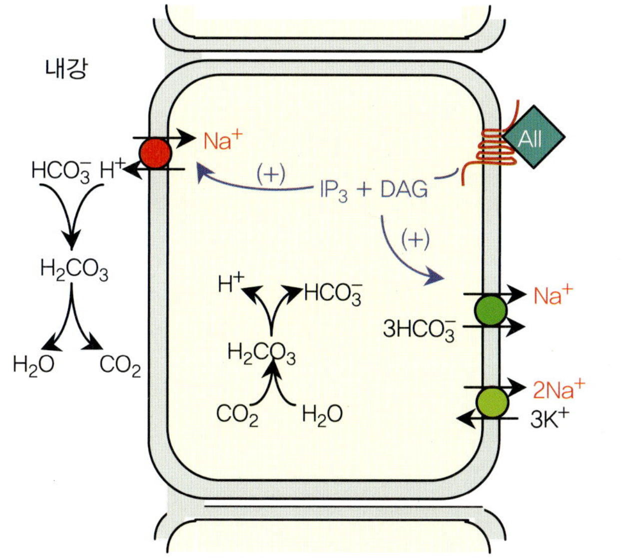

그림 9.12 안지오텐신 II는 내강 솔가장자리에 있는 나트륨 양성자 교환과 기저측막에 있는 중탄산염나트륨 공동수송체를 증가시켜 나트륨 재흡수를 촉진한다. 수소이온과 중탄산염은 세포내 세포질에서 CO_2와 수분에 의해 재생성된다.

신장에서의 작용

알도스테론 분비의 자극을 통해 염과 수분의 재흡수를 촉진시키기 위한 간접적인 효과 이외에도, 안지오텐신 II는 신장의 혈관과 세뇨관에 직접 작용하여 혈관의 부피를 조절한다. 신혈관 평활근의 수축에 의해 안지오텐신 II는 신장에서 혈관 저항을 증가시켜 신장 혈류와 사구체 여과를 감소시킨다. 사구체 여과는 사구체 혈관사이세포(mesangial cell)의 수축에 의해서 여과 범위를 축소시켜 감소할 수 있다. 안지오텐신 II에 의해 콜로이드 삼투압을 수출세동맥의 선택적 수축으로 증가시키고, 세뇨관 주위의 모세혈관 안의 정수압을 감소시켜 신장 사이질액의 재흡수력을 증가시킨다. 재흡수 작용기전이 100% 작동되지 않기 때문에 사구체 여과액의 일부는 불가피하게 소변으로 소실된다. 그러므로 사구체 여과를 줄임으로써 안지오텐신 II는 나트륨과 수분의 배설을 줄인다. 또한 안지오텐신 II는 근위세관 세포의 내강막에서 나트륨 양성자 교환을 촉진시키고 이들 세포의 기저측막에서 중탄산염나트륨 공동수송체를 활성화함으로써 중탄산염나트륨 재흡수를 직접 증가시킨다(그림 9.12).

심혈관 효과

안지오텐신 II는 심혈관계에 장·단기적으로 중요한 영향을 미친다. 혈관평활근에서 안지오텐신 II 수용체의 자극은 DAG/IP_3 2차 전령을 활성화하여 세포내 칼슘 농도의 증가와 혈관수축을 가져온다. 평활근 긴장도에 대한 이러한 직접적인 효과는 뇌의 혈관 운동중추의 활성화에 의해 혈관평활근에 대한 교감신경의 자극 증가와 심장으로 가는 미주억제신경의 감소에 의해 유도된다. 또한 안지오텐신 II는 심근 세포에 직접 작용하여 칼슘 유입을 증가시켜 심수축력을 높인다. 이러한 효과와 혈관 부피의 팽창은 혈압을 증가시키고 가장 강력한 압력 물질로 알려진 안지오텐신 II를 만든다. 혈관 수축(vasoconstrictor) 효과는 수용체의 분포에 차이가 있어 모든 혈관에서 균일하게 발현되지는 않는다. 부피와 압력의 증가 외에도, 안지오텐신 II는 피부와 내장기관으로 가는 혈류를 조절하여 뇌, 심장, 골격근으로 가는 혈류를 재분배한다. 그러나 높은 농도에서는 관상동맥을 수축하여 심박출량을 절충한다. 만성적으로 안지오텐신의 농도가 높으면 안지오텐신 II가 성장인자로 작용하여 심장과 혈관 근육의 리모델링을 유도한다.

신경중추계 효과

호르몬과 신경전달 물질로 작용하는 안지오텐신 II는 갈증, 나트륨에 대한 욕구, 시상하부와 기타 뇌 부위에 작용하여 ADH 분비를 자극한다. 혈중 안지오텐신 II는 뇌활 밑 기관과 종말판의 맥관기관 안의 시상하부 세포에 분포하는 수용체와 반응한다. 이들 기관들은 시신경교차상핵과 뇌실결핵, 혈관운동조절중추를 포함한 다른 시상하부 부위와 연결되어있다. 게다가, 안지오텐신 II 존재 시 뇌실결핵의 ADH 생성 세포는 안지오텐신 II 수용체를 발현하고 ADH를 방출한다. 안지오텐신 II의 다양한 기능들은 그림 9.13에 요약되어 있다.

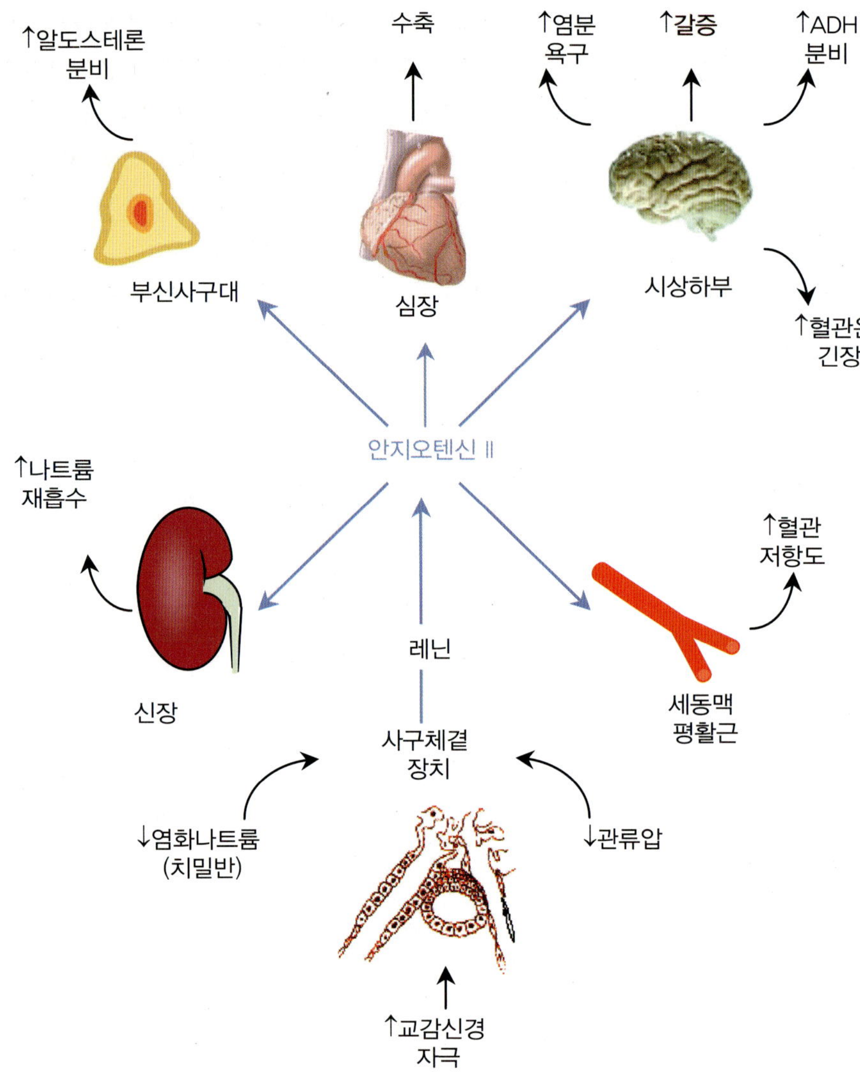

그림 9.13 안지오텐신의 작용

레닌-안지오텐신-알도스테론 시스템의 조절

레닌-안지오텐신-알도스테론 시스템은 음성 되먹임 기전에 의해 조절되지만, 알도스테론의 농도, 안지오텐신 II, 그리고 나트륨 농도 그 자체가 변수는 아니다. 비록 체내 나트륨 보존이 알도스테론의 주요 기능이지만 혈중 나트륨 농도를 직접 모니터링하지는 않는다. 그리고 혈중 농도 변화가 레닌 분비에 직접적인 영향을 거의 미치지는 않는다. 신장에서 나트륨의 재흡수는 비례적으로 수분의 재흡수를 유도한다. 나트륨 보존에 의한 혈액량 증가는 레닌과 알도스테론 분비조절을 위한 음성 되먹임 기전을 유도한다(그림 9.14). 주목할 것은 안지오텐신 II는 직접적으로 나트륨 재흡수를 증가시키고 혈액의 압력과 부피 보존을 위한 상호보완적인 다양한 기능을 발휘하지만, 알도스테론이 없는 상태에서는 생존을 위한 적절한 혈액량도 지탱할 수 없다. 이러한 중복 역할에도 불구하고 알도스테론과 안지오텐신 II 모두 수분과 염분의 균형을 유지하는 데 중요하다.

신장은 혈중 안지오텐신 II의 농도를 조절하는 주요 조절자이지만 안지오텐신 II는 또한 국지적으로 혈관벽, 지방조직, 그리고 신경전달물질로 작용하는 뇌 등의 다른 조직에서도 생성된다. 신장 외 조직에서는 안지오텐시노겐 뿐만아니라 레닌 그리고 ACE도 합성하며 세포내 안지오텐신 II를 형성할 수도 있다. 국지적으로 생산된 안지오텐신 II은 프로스타글란딘(prostaglandin) 생산을 자극하는 측 분비의 기능을 발휘하거나 경우에 따라 국지적 성장 인자로 작용한다. 이러한 국지적인 안지오텐신 II 생산이 수분과 나트륨 균형에 관여하는 지는 명확하지 않다.

심방나트륨이뇨인자 (ANF)

심방나트륨이뇨인자(Aatrial natiuretic factor; ANF)의 이름은 소변으로의 나트륨 배설을 촉진한다는 의미이다. 이 호르몬은 합성되어

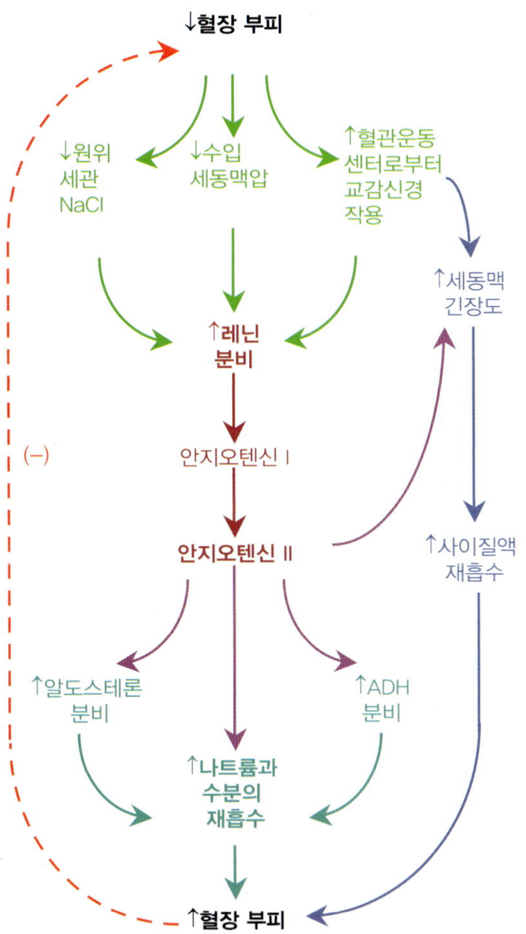

그림 9.14 레닌과 안지오텐신 분비의 음성 되먹임 조절. 이 기전의 변수는 혈액량으로 치밀반에서 염화나트륨양이 감소하거나 수입세동맥압이 감소하고, 또는 목동맥팽대, 대동맥활의 혈압이 줄어들게 되면 이를 감지한다. 안지오텐신의 조절 작용으로 혈장 부피는 다시 원래 대로 되고, 레닌 분비를 위한 자극은 줄어든다. 안지오텐신 II은 직간접적으로 혈액량을 유지시키는 데 관여하지만, 알도스테론이 없는 상태에서는 이러한 역량을 제대로 발휘하지 못한다.

과립에 저장되어 있다가 심장 심방 근세포에서 세포외배출을 통해 분비된다(그림 9.15). 두 번째 나트륨이뇨 펩티드는 돼지 뇌로부터 동정되어 뇌 나트륨이뇨 펩티드라고 불리며, 심방에서도 생산되며 인간심장의 심실에서 더 많이 생성된다. ANF와 BNP는 별도의 유전자이나 구조와 행동은 비슷하다. 세 번째 유전자는 중추신경계와 내피 세포에서 발현되는 CNP이다. ANF는 126아미노산 전구체 호로몬의 C 말단이 절단된 28 아미노산 펩티드이다. BNP는 32개의 아미노산으로 구성된다. 3개 펩티드 모두에서 2개 시스테인의 이황화결합으로 형성된 17 아미노산 루프 구조는 생물학적 활성에 필수적이다(그림 9.16).

ANF과 BNP의 생물학적 활성은 표적세포막에서 이형체 또

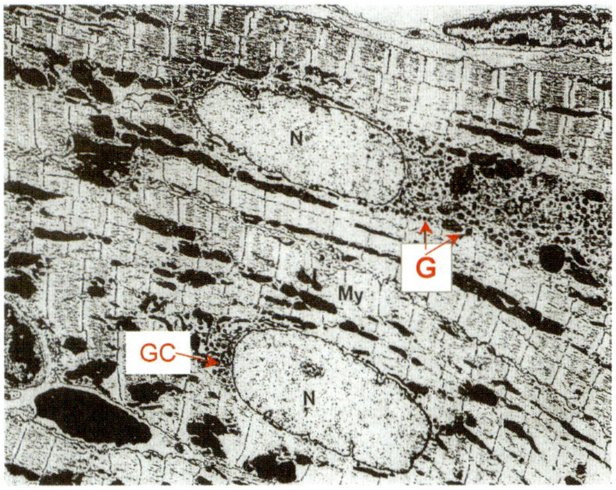

그림 9.15 쥐 심방의 심근세포에 대한 전자현미경 사진 (x 4,500). **G** = Storage granules, **GC** = Golgi complex, **My** = myofribril, **N** = nucleus (From de Bold, A.J. and Bruneau, B.G. (2000) Natriuretic peptides. In Fray, J.C.S., ed. *Handbook of Physiology, Section VII, The Endocrine System, Volume 3, Endocrine Regulation of Water and Electrolyte Balance*. American Physiological Society/Oxford University Press, 377–409.)

는 사형체를 구성하는 나트륨이뇨 펩티드 수용체-A(natriuretic peptide receptor-A; NPR-A)에 의해 매개된다. 각각의 NPR-A 펩티드는 단일 막통과 부위와 세포외 호르몬 결합 도메인을 가지고 있다. 세포질과 접하는 펩티드 부위는 조절 역할을 하는 비촉매 ATP 결합 부위와 GTP로부터 cyclic GMP(cyclic guanosine monophosphate)의 형성을 촉매하는 C 말단 효소 도메인을 포함한다. NPR-B 수용체는 CNP의 작용을 매개하며, C 말단은 guanylyl cyclase를 포함한다. 3번째 수용체 NPR-C는 모든 3개의 펩티드와 결합하지만, ATP 결합과 guanylyl cyclase 활성이 결손된 짧은 세포질 부위를 가진다. 이 내부 도메인은 inhibitory Gαi 단백질에 결합하여 활성화하지만, GPCR 패밀리에 속하지는 않는다.

NPR-D 수용체는 발현률이 높고 널리 분포한다. 특정 조직에서 주요한 기능외에도 이들은 '청소' 수용체로 작용하여 혈액, 세포외액에서 ANF, BNP, CNP를 제거하여 세포내 리소좀으로 운반하여 분해시킨다. 하지만, 최근 연구에 따르면 NPR-C는 또한 G 단백질 단위인 Gαi와 결합하여 세포내 신호전달 기능을 나타낸다고 한다. ANF는 혈장에서 3분의 반감기를 가지는데 이는 청소 수용체의 작용과 신근위 세관의 솔가장자리(brush border)에서 일어나는 단백질 분해 때문이다. NPR-C와 결합력이 다소 떨어지는 BNP는 대략 20분의 반감기를 가진다.

ANF와 BNP는 cyclic GMP의 형성을 자극함으로써 생물학적 활성을 나타내며, 적어도 3개의 작용기전을 통해 세포내 기능을 발휘한다. Cyclic GMP는 주요 조절단백질의 인산화를 촉매하

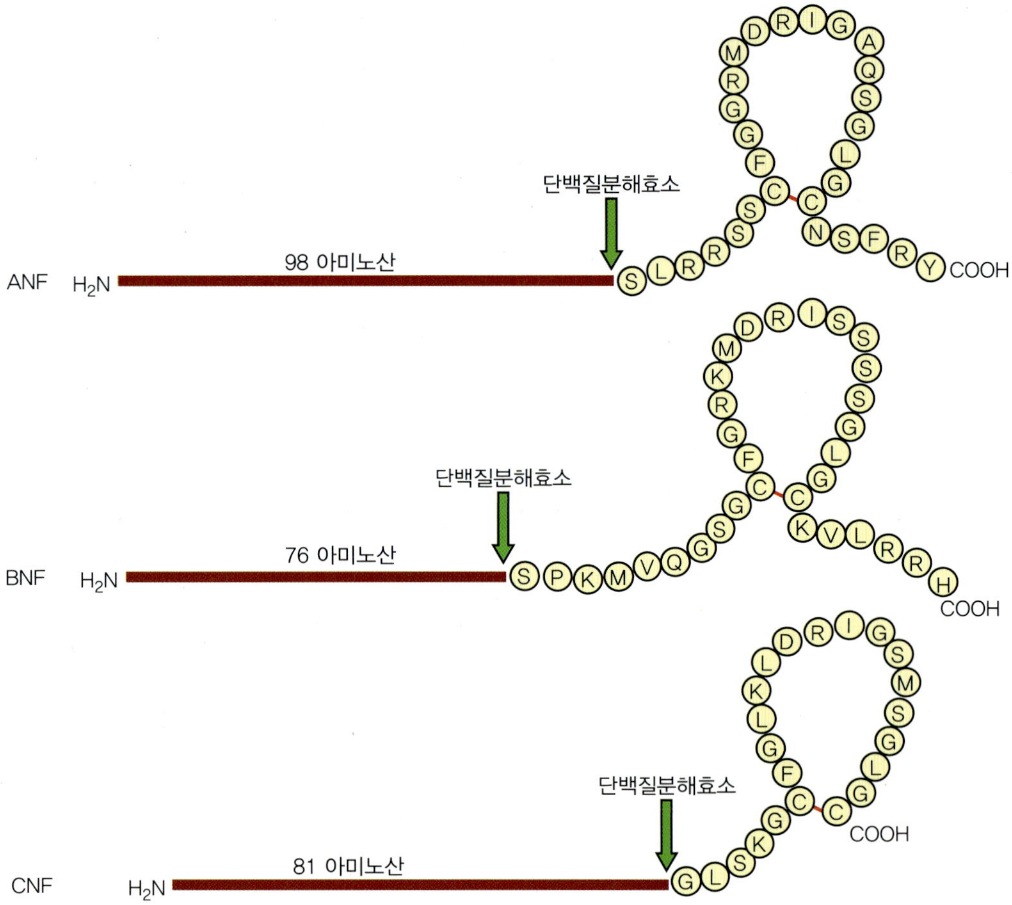

그림 9.16 나트륨이뇨펩티드. 아미노산들은 단일 아미노산 부호로 표시하였다. : A = alanine, C = cysteine, D = aspartic acid, F = phenylalanine, G = glycine, H = histidine, I = isoleucine, K = lysine, L = leucine, M = methionine, N = asparagine, Q = glutamine, R = arginine, S = serine, V = valine.

는 cyclic GMP 의존성 단백질 인산화효소(PKG)와 결합하여 활성화한다. 또한 cyclic GMP는 cyclic nucleotide phosphodiesterase와 결합하여 활성화를 조절하기 때문에 이로 인해 cyclic AMP의 세포내 농도는 낮아진다. 마지막으로 cyclic GMP는 이온 채널 단백질과 직접 결합하여 활성을 조절한다.

생리학적 작용

ANF의 생리적 역할은 혈관부피의 과부하를 방지하는 것이다. 심혈관계, 신장 그리고 부신샘에 작용하여 평균동맥압을 감소시키고 혈액의 부피를 줄인다. 이러한 생리적 작용은 안지오텐신 II의 역할과 반대된다(그림 9.17).

심혈관에서의 작용

혈중 ANF의 농도가 증가하면 자율신경 조절과 직접적인 혈관 평활근 작용에 의해 신속하게 평균동맥압을 감소시킨다. ANF는 cyclic GMP 생성을 증가시켜 혈관을 이완시킨다. 증가된 cyclic GMP는 PKG를 활성화시켜 세포내 칼슘 농도 감소와 칼슘에 반

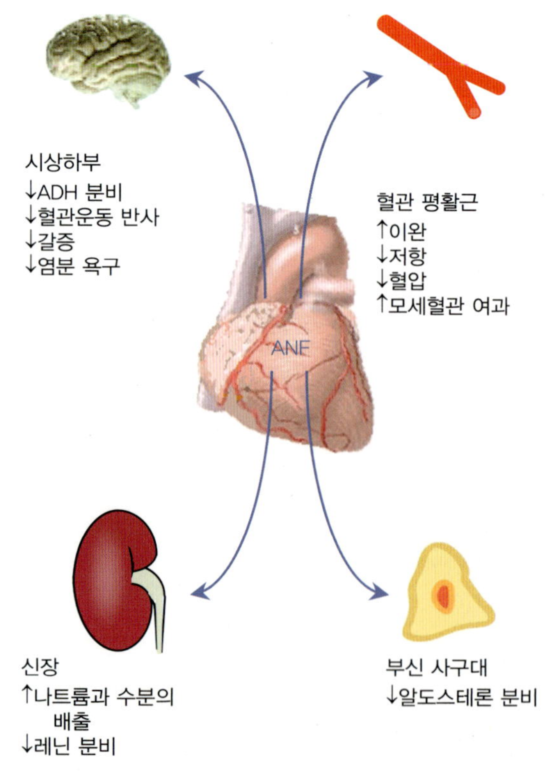

그림 9.17 심방나트륨이뇨인자(ANF)의 작용.

응하는 수축 관련 장치들의 민감도를 떨어뜨린다. Protein kinase G 의존적 인산화 반응은 칼륨 채널을 활성화하고 세포막에서 과분극을 유도하여 전압의존성 칼슘 채널을 통한 세포외 칼슘의 유입을 차단한다. IP_3 수용체와 관련된 조절 단백질의 인산화반응은 소포체로부터 칼슘의 방출을 억제한다. PKG 의존적 인산분해효소에 의한 주요 수축 관련 단백질의 탈 인산화는 혈관 긴장도(vascular tone)를 감소시킨다.

ANF가 교감신경과 부신 수질에서 분비되는 칼슘 의존성 노르에피네프린의 분비를 감소시킨다는 보고가 있다. 혈관 평활근에 대한 전반적인 교감신경의 자극 감소는 ANF의 혈관 이완 작용과 반대로 작용하는 압력 반응을 약화시킨다. 세동맥 긴장도의 감소는 모세혈관 압력을 증가시키고 혈관에서 사이질액으로 용액의 여과를 높혀 혈관 부피를 감소시킨다.

레닌 분비에 대한 ANF의 직접적인 억제 효과와 함께 사구체 곁세포에 대한 교감신경 자극 감소는 혈중 안지오텐신 II 농도를 떨어뜨린다. 레닌 분비는 AMP 의존적 반응에 의해 증가한다. ANF에 의한 레닌 분비의 직접적인 억제는 사구체곁세포에 의한 phosphodiesterase에 의한 cyclic GMP 활성과 cyclic AMP 감소에 의해 초래된다. 이러한 효과는 adenylyl cyclase의 CNP 억제에 의해 증가될 수도 있다. 교감신경 활성과 레닌 분비의 감소는 혈압을 감소시킨다. 심박수와 수축력은 심장에 대한 교감신경 자극 감소와 심장근에 대한 나트륨 이뇨 펩티드의 직접적인 반응에 의해 감소한다.

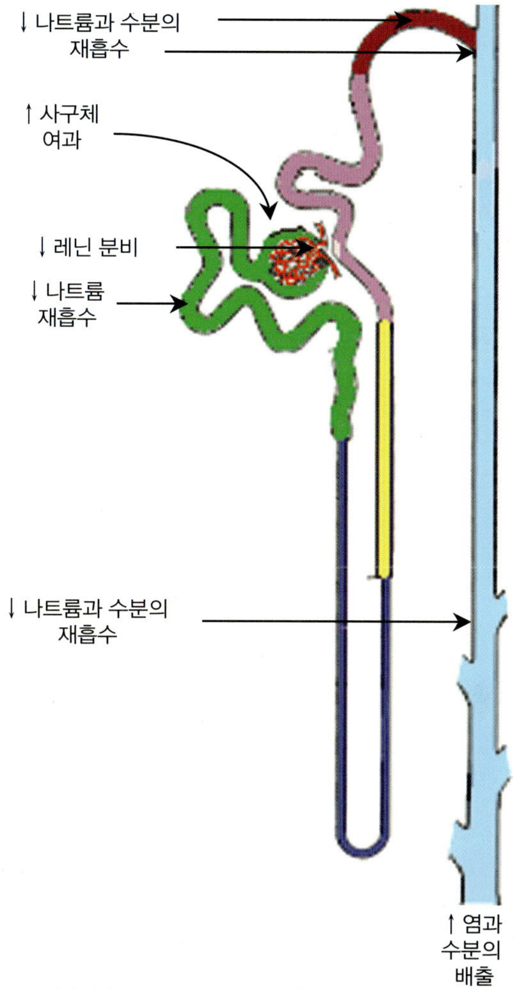

그림 9.18 신장에서 ANF의 직·간접적 작용.

신장에서의 작용

혈관의 부피는 수분과 나트륨의 배설을 촉진하는 신장의 작용에 의해 감소된다(그림 9.18). ANF는 수입세동맥과 사구체 혈관사이세포(glomerular mesangial cells)를 이완시키고 수출세동맥을 수축시킨다. 모세관 정수압과 표면적 증가는 사구체 여과율을 높이게 되어 오줌으로 소실되는 염과 수분의 양을 증가시킨다. 또한 ANF는 근위세뇨관에서 나트륨 재흡수를 감소시킨다. 이러한 감소는 안지오텐신 II에 의한 나트륨 중탄산염 재흡수 억제와 나트륨 양성자 안티포터(antiporter)의 직접적인 제어에 의해 가능하다. 이러한 작용에 의해 증가된 염과 수분이 헨레 고리에 도달하면 부분적으로 집합관에서 일어나는 수분의 재흡수를 유도할 수 있는 압력이 약화되어 삼투구배를 낮추게 된다(ADH 부분 참조). 이외에도 ANF는 직접 집합관에 작용하여 cAMP 활성을 낮춰 염과 수분의 재흡수를 감소시킨다. 이러한 일련의 과정을 통해 ANF는 다량의 희석된 소변으로 나트륨 배출을 증가시켜 혈액 부피와 체내 나트륨 농도를 감소시킨다.

알도스테론 분비에 미치는 효과

제 4장에서 언급했듯이, ANF 수용체는 부신 사구대 세포에 분포하여 ANF가 직접 알도스테론 합성과 분비를 억제하게 한다. ANF는 안지오텐신 II와 고농도 칼륨에 의한 알도스테론 분비 증가를 억제한다. 이러한 과정은 세포내 칼슘 농도 증가를 위한 PKG 의존성 길항 작용에 의해 일어난다. ANF는 또한 레닌 분비와 안지오텐신 II의 생산을 간접적으로 억제함으로써 알도스테론 분비를 감소시킨다. 마지막으로 ANF는 ACTH의 분비를 감소시키고, cAMP를 분해하는 phosphodiesterase를 활성화함으로써 ACTH의 기능에 반대로 작용한다. 이러한 작용은 부신에 대한 ACTH 역할을 약화시킨다. ANF에 의한 심혈관계와 신장에 미치는 영향이 지연되는 것은 아니지만, 알도스테론 분비 억제에 의한 혈액량 감소는 느리게 시작된다. 이는 알도스테론에 의해 합성된 단백질들의 세포내 분해 속도에 의존하기 때문이다.

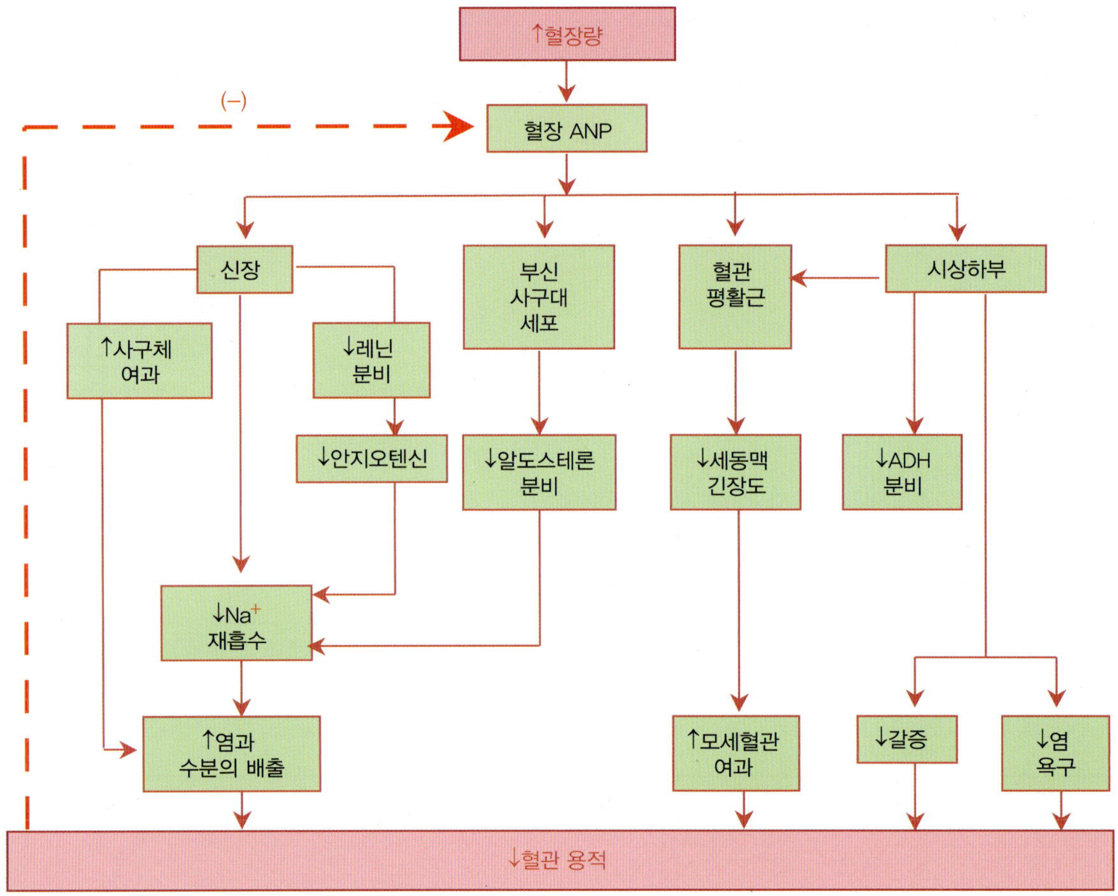

그림 9.19 ANF 분비의 음성 되먹임 조절.

기타 효과

시상하부에 작용하는 기전은 아직 밝혀져 있지 않지만, ANF는 ADH의 분비를 억제한다. 시상하부 뉴런에 대한 이러한 효과는 혈중 안지오텐신 II 농도 감소에 의해 강화된다. 또 다른 시상하부 효과는 갈증과 염에 대한 욕구 억제이다. 이러한 모든 효과는 안지오텐신 II의 역할과 반대이다.

ANF 분비의 조절

대부분의 다른 호르몬처럼, ANF 분비는 음성 되먹임 조절을 받는다. 레닌-안지오텐신-알도스테론 시스템처럼 체액 신호보다는 ANF의 생리학적 결과로 음성 신호를 공급한다. 정상적인 생리학적 조건에서는 혈관 부피의 확장은 우심방의 혈액 채우는 속도를 증가시켜 심방압을 올린다. ANF 분비의 가장 중요한 자극원은 증가된 심방압에 의해 생성된 심방 근육섬유의 증가된 확장이다. 확장에 의해 활성화된 이온채널은 양이온의 유입으로 ANF 분비를 시작한다. ANF의 분비 증가는 이전에 기술하였듯이 유효 혈액량을 감소시키고, 혈액 부피가 정상 범위로 회복되면 분비는 기저수준으로 돌아간다(그림 9.19).

염과 수분 균형의 변화에 대한 통합적 보상 반응

세 종류 호르몬들(ADH, 안지오텐신 II, 알도스테론)은 유효 혈장량을 유지하거나 증가시키기 위하여 상호작용한다. 이들 호르몬의 특성을 표 9.1에 정리하였다. 이들 호르몬들은 서로 다른 호르몬들의 효과를 증가시키는 것 이외에도 여러 곳에 작용하여 자신들의 영향력을 강화하기 위한 작용도 한다. 이들 호르몬들의 생리학적 반응은 같은 표적 부위에 작용하는 나트륨이뇨펩타이드에 의해 상쇄된다. 이들 호르몬들은 상대적인 양은 다르지만 혈액에 같이 분포한다. 혈관 평활근과 피질수집관의 주세포와 같은 표적 세포들은 이들 신호들을 통합하여 상쇄하거나 강화한다.

표 9.1 수분과 염의 균형을 조절하는 주요 호르몬들의 특성

호르몬	형태	매개자	주된 표적 세포	세포에서 주된 기능	생리학적 반응
ADH	펩티드	cAMP;(V2 수용체)	집합관의 주세포	↑수분과 요소에 대한 투과성	수분 보존
		DAG와 IP_3 (V1 수용체)	혈관의 평활근	혈관 수축	↑혈압
알도스테론	스테로이드	유전자 전사 (주로)	피질 집합관의 주세포	↑Na^+ 재흡수 ↑K^+ 분비	혈관 부피 확장
ANF	펩티드	cGMP	혈관의 평활근	혈관확장	↓혈압 ↓혈액량
			사구체 혈관사이 세포	이완	↑GFR 나트륨배설, 이뇨
			근위세관 세포	↓Na^+ 재흡수	
			부신사구대	↓알도스테론 분비	
			시상하부 뉴런	↓혈관운동 반사 ↓ADH 분비	
안지오텐신 II	펩티드	DAG와 IP_3 (AT1 수용체)	부신사구대	↑알도스테론 분비	(위 참조)
			혈관의 평활근	혈관 수축	↑혈압, ↓GFR
			근위세관 세포	↑Na^+ /H^+ 교환, ↑$NaHCO_3$ 재흡수	Na^+ 보존
			시상하부 뉴런	↑ADH 분비 ↑갈증과 염에 대한 욕구	(위 참조) 염과 수분의 흡수

표 9.2 염과 수분 균형 조절 관련 심혈관 기능에 영향을 미치는 국부적으로 생성되는 유사 호르몬 성분들

인자	형태	생성장소	관련 작용(반응)
Nitric Oxide	가스	혈관 내피	혈관 평활근의 이완
Adrenomedullin	펩티드	대부분의 조직	혈관 평활근의 이완
Endothelin	펩티드	대부분의 조직	혈관 평활근의 수축
Bradykinin	펩티드	혈장, 많은 조직들	혈관 평활근의 이완; 나트륨배설증가와 이뇨
Prostaglandins	아라키돈산 유도체	대부분의 조직	혈관 평활근의 이완 또는 수축; 모세혈관 투과성의 증가

표 9.3 체액 부피 변화의 예

	팽창	수축
비슷한 삼투농도 (Isosmolal)	↑염분과 수분의 섭취	출혈
	고알도스테론 증상	저알부민혈증
	심부전증	
저삼투농도 (Hypoosmolal)	과도한 수분 섭취	과도하게 땀을 흘린 후의 수분 섭취
	비정상적 ADH 분비 증후군	
고삼투농도 (Hyperosmolal)	과도한 염분 섭취	탈수

다음은 염과 수분 균형을 유지하는 데 기여하는 내분비 조절에 대해서 초점을 맞춘다. 학생들은 교감신경계와 표 9.2에서 보여지는 국소적으로 생성된 측분비 인자들이 특히 세동맥의 긴장도 등을 결정하는 중요한 요소라는 것을 알아야한다. 다양한 내분비 경로들이 어떻게 상호작용하는 지를 이해하기 위해서 우리는 염과 수분 균형의 이상에 대한 예와 항상성을 회복하기 위한 호르몬 기전을 공부하기로 한다. 혈관부피 변화는 여러 형태를 취하며 표 9.3에 보여진 것과 같이 삼투압의 변화와 함께 올 수도 있고 아닐 수도 있다.

출혈

출혈이 생기면 혈관 부피는 삼투압 변화 없이 감소한다. 대량의 혈액 손실에 대응하기 위해서 보통 세 가지 전략이 이용된다 : 추가 용액 손실의 방지, 잔존 용액의 사용도를 최대화하기 위한 재배치, 그리고 손실된 수분과 나트륨의 대체이다. 교감신경계는 출혈 후 초기에 생존을 위해서 필수불가결하다. 호르몬은 초기 교감신경계 반응을 증가시키며 회복시 후기 반응을 크게 담당하게 된다.

출혈에 대한 초기 반응은 교감신경계에 의한 대량의 혈관 수축이다. 이 반응은 동맥압을 유지하고 심박출되는 혈액이 필요한 조직에 충분이 공급될 수 있게 재분배한다. 신장의 혈액 흐름과 사구체 투과는 현저히 감소한다. 처음에는 느리지만, 호르몬 반응은 안지오텐신 II, ADH, 그리고 부신수질 호르몬들의 혈관수축 작용을 통해 동맥 혈액압의 유지에 기여한다. 이들 반응에 의해 모세혈관과 정맥에서 용액의 흡수를 증진시킴으로써 세포외 수분을 혈관 구획으로 이동시킨다. 그림 9.20은 혈액 부피의 회복을 유도하는 경로를 보여준다. 혈액 부피의 30% 정도 출혈의 경우 처음에는 정맥으로 돌아오는 혈액량을 감소시키고 그렇게 해서 우심방압력도 감소된다. 그 결과로 심박출량이 감소하고 동맥압도 일시적으로 감소하여 교감신경계 반응을 일으킨다.

레닌-안지오텐신 시스템의 반응

동맥압의 감소는 레닌 분비의 신호 중 하나로 작용하며 구심성 세동맥혈관에서 사구체 곁세포에 의해 직접 인지된다. 이 입력신호는 전체 말초저항성의 증가에 의해 동맥압이 완전히 회복되면 무효화되지만 사구체 곁세포의 직접적인 교감신경 자극은 레닌 분비를 또한 증가시킨다. 이 외에도, 감소된 신장의 혈액 흐름과 사구체 여과는 원위세뇨관을 통한 염 흐름을 감소시켜 레닌 분비를 위한 또 다른 자극원으로 작용한다. 레닌 분비를 일으키는 비슷한 여러 경로는 궁극적으로 안지오텐신 생성을 유도하고 이는 레닌-안지오텐신 시스템이 출혈에 의해 활성화됨을 알 수 있다.

안지오텐신 II는 혈장 부피와 출혈을 회복하기 위해서 임시적이고 공간적으로 구별된 다양한 작용들을 가진다. 이 경우는 여러 세포에서 생성되는 호르몬의 다른 작용들이 어떻게 다른 호르몬의 기능을 증가시켜 더 강한 반응을 만들어내는 지를 보여주는 좋은 예이다. 이전에 언급되었듯이, 여기에서는 단지 시간적인 순서의

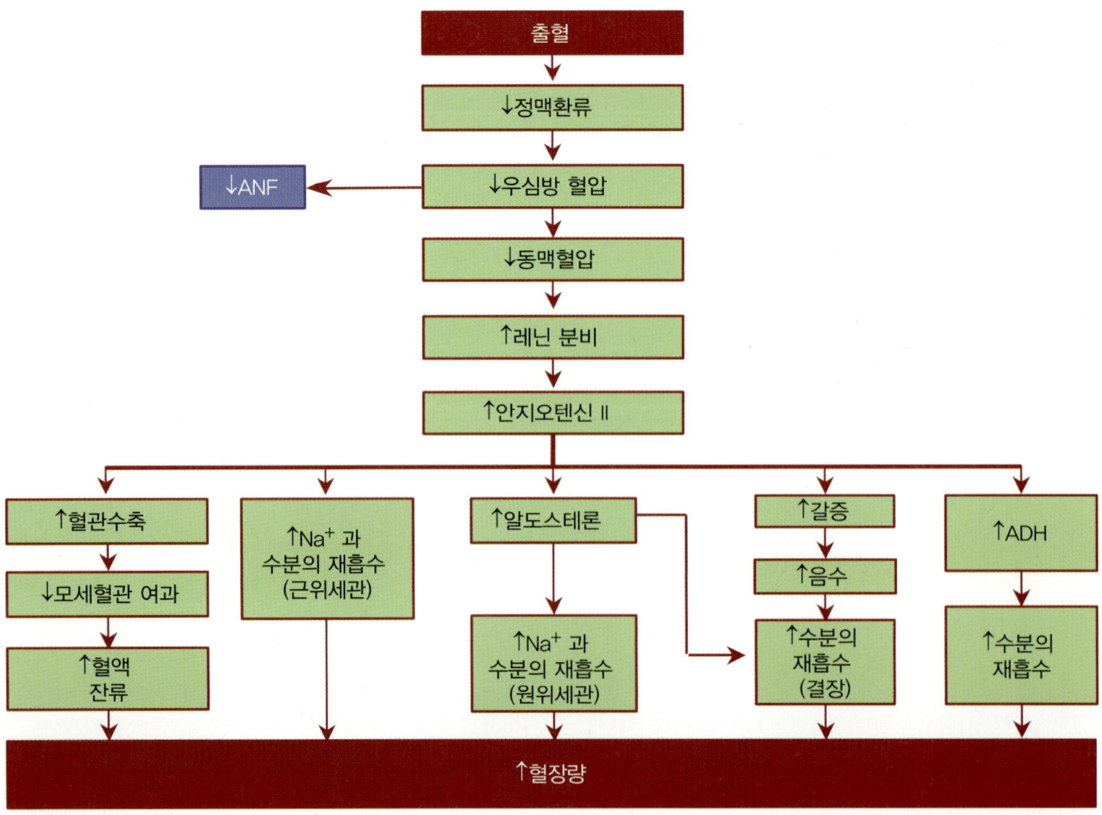

그림 9.20 출혈에 대한 호르몬 반응

관점에서만 정리하고자 한다. 동맥과 세동맥의 수축은 몇 초 안에 일어나지만, 혈관외 용액의 이동은 수 분의 시간을 요한다. 또한 분 단위의 조절은 안지오텐신 II에 의한 원위세뇨관의 염과 수분 재흡수의 직접적인 자극에 의한 것일 수 있다. 이 작용기전을 활성화하기 위해 필요한 안지오텐신 II의 농도는 혈관 수축을 위해 필요한 양보다 현저히 낮지만 출혈이 너무 심하여 신장으로 혈액 흐름이 거의 차단되었을 때 이 작용은 거의 의미가 없다.

안지오텐신 작용의 다른 결과들은 다소 느리게 나타난다. 부신 사구대 세포의 자극에 의해 분비되는 알도스테론은 거의 한 시간 후에나 일어난다. 알도스테론은 저장되지 않기 때문에, 새롭게 생성되어야 하며, 이는 약 10~15분 후에 최고의 생성률에 도달하게 된다. 게다가 다른 스테로이드 호르몬 처럼 알도스테론은 효과가 확실히 발휘될 때까지 최소한 30분은 잠복기를 필요로 한다. 안지오텐신 II은 최종적으로 대장에서 용액의 흡수, 염에 대한 식욕, 갈증을 자극한다. 혈액 손실의 심각도와 수분/염의 취득 용이성에 따라서 레닌-안지오텐신 작용계가 혈장 부피를 출혈 이전 단계로 회복하기에는 몇 시간 또는 몇 일이 필요할 수 있다.

ADH 시스템의 반응

삼투압이 변하지 않아도, 심방, 대동맥, 경동맥동의 수용체에 의해 인지된 압력의 감소는 ADH 분비를 증가시킨다. 이외에도 ADH 분비는 안지오텐신 II에 의해서도 증가된다. ADH와 안지오텐신 II은 세동맥 평활근에서 중복되는 기능을 가진다. 이들 호르몬들은 또한 신세뇨관에서 서로의 기능을 강화하여, 수분의 재흡수를 증가시킨다. ADH가 출혈 시 즉시 분비되지만, 이의 생리학적 중요성은 혈관 평활근이 이미 교감신경 자극에 의해 최대한으로 수축되기 때문에 의문이다. 하지만 ADH는 회복기의 필수불가결한 요소이다. 갈증과 염 보존 기전은 신장에서 수분 보유를 유도하는 ADH 없이는 별 도움이 되지 못한다.

알도스테론의 반응

ADH처럼 알도스테론은 출혈에 대한 즉각적인 반응에는 큰 효력이 없다. 너무 느리게 작용을 하기 때문이다. 게다가 감소된 사구체 여과는 나트륨을 보존함에 있어 양적으로 더 중요하다. 레닌-안지오텐신 작용계에 의해 즉각 개시되고, 증가된 ACTH 분비에 의해 강화된 알도스테론의 분비증가는 신혈류가 회복될 때 나트륨의 보존을 지키기 위한 반응으로 여겨진다. 알도스테론은 회복시 흡수된 나트륨의 보존과 나트륨 섭취 증가에 의한 혈관 부피를 재충전하는데 꼭 필요하다.

ANF의 반응

감소된 혈관부피는 ANF 분비를 위한 신호들을 감소하거나 제거한다. 이 상황은 그림 9.19에 보여진 것과 반대이다. 안지오텐신 II와 ADH의 작용에 대한 억제 효과는 이들 호르몬들의 분비를 증가시키는 같은 기전에 의해 차단됨을 보여준다.

탈수

탈수(수분 부족)는 흔히 항상성의 이상으로 발생할 수 있으며 심한 땀, 설사, 구토, 열, 과도한 알콜 흡수 (ADH 분비를 저해함), 또는 단순한 수분 섭취 부족 등에 의하여 일어날 수 있다. 보통 탈수는 용질 보다 수분의 큰 손실과 연관되어있기에 세포내와 세포외의 삼투 농도는 증가한다. 결과적으로 ADH 경로는 수분 항상성의 이상을 바로잡는 데 기본적인 수단이 된다. 삼투압이 위험치 수준 이상으로 올라가면, ADH는 즉시 분비되고 삼투압이 회복될 때까지 수분은 재흡수된다. 이 작용은 소변으로 수분손실을 더 이상 일어나지 않도록 방지하지만, 탈수에 의해 동반되는 혈관 부피 감소는 회복시키지 못한다. 감소한 혈관 부피는 레닌-안지오텐신-알도스테론 작용계를 활성화하여 혈관 조절을 촉진시키고, 갈증을 일

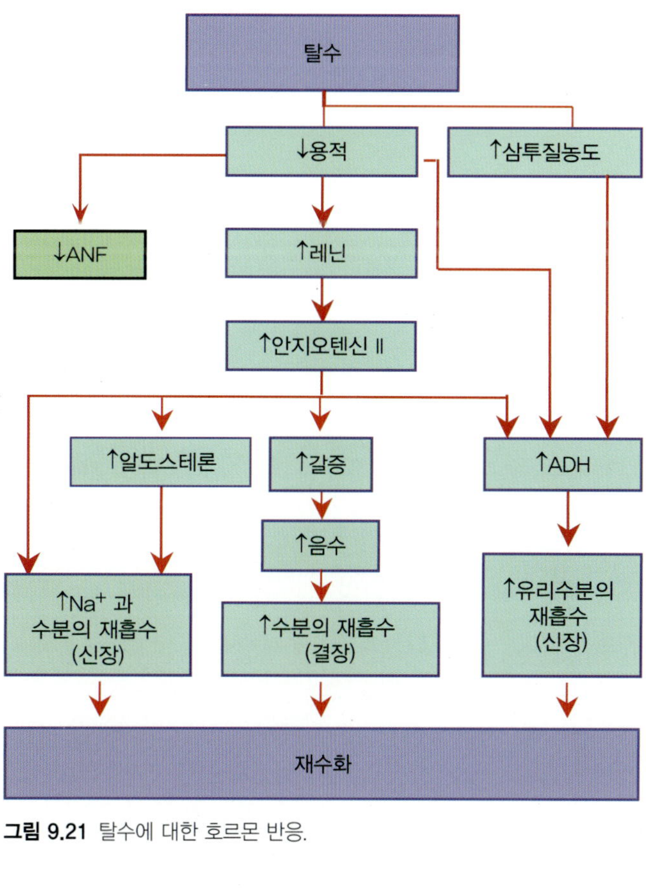

그림 9.21 탈수에 대한 호르몬 반응.

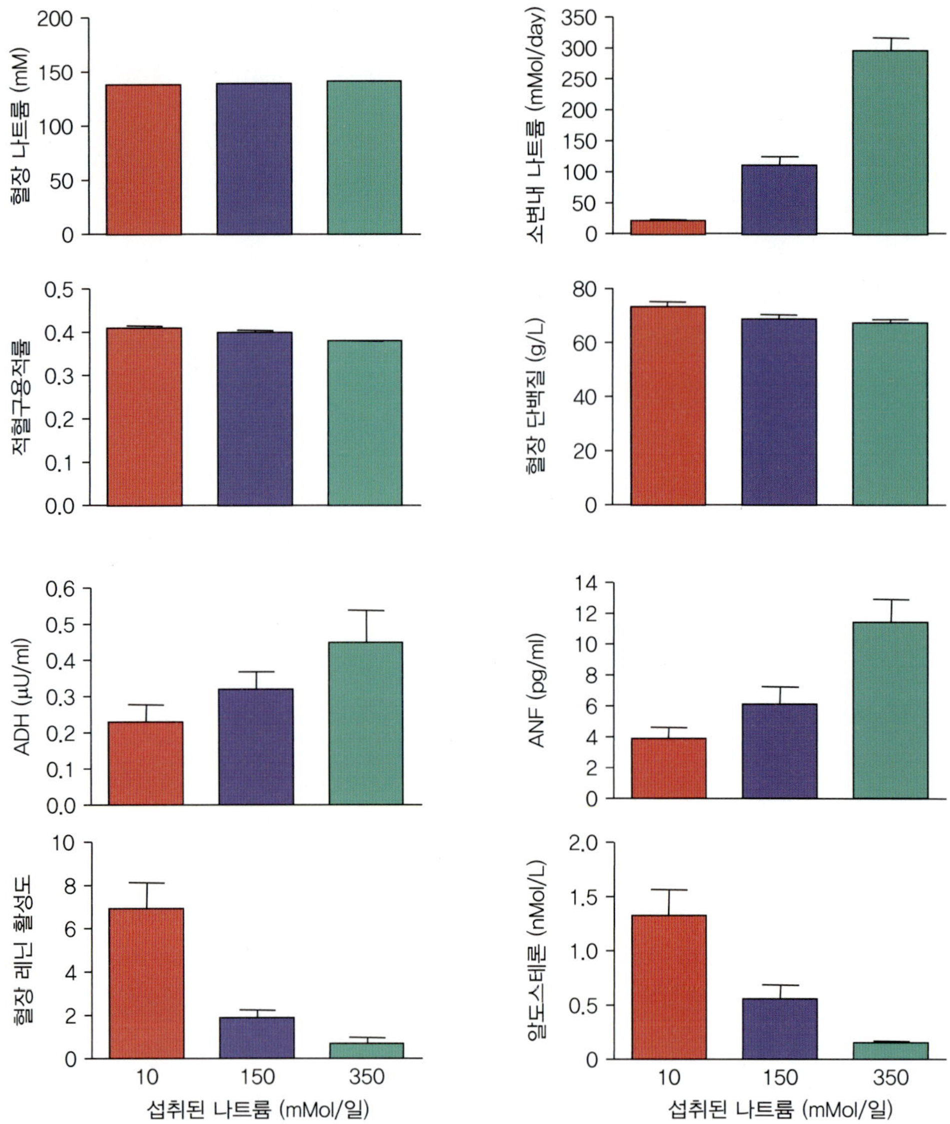

그림 9.22 5일간 높은 또는 낮은 양의 염화나트륨을 섭취한 정상인의 체내 반응. 혈중 나트륨 농도는 체내 배출 기전에 의해 2% 이내에서 유지되었다. 적혈구 용적률과 혈장 단백질 농도의 약간 증가와 감소는 저 나트륨 그룹에서 혈장 용적의 수축과 고 나트륨 그룹에서 확장을 의미한다. 호르몬 농도의 변화는 삼투질 농도와 용적의 소량 변화에 의해 유도된다. 혈중 레닌 활성도는 1시간동안 혈장 1ml에서 생성된 안지오텐신 I(ng 단위)로 표시된 레닌 농도의 측정치이다. (Drawn from the data of Sagnella, G.A., Markandu, N.D., Shore, A.C., Forsling, M.L., MacGregor, G.A. (1987) Plasma atrial natriuretuc peptide: Its relationship to changes in sodium intake, plasma renin activity and aldosterone secretion in man. Clin. Sci. 72: 25–30.)

으키며, 염과 수분의 흡수를 증가시킬 준비를 한다. 또한 감소된 혈관 부피는 ADH 분비의 삼투압적 자극을 재강화한다. 다시 말하면, ANF 분비는 활성화되지않고 ADH와 안지오텐신 II의 기능은 서로 상반되지않는다. 그림 9.21은 탈수에 대한 내분비계의 반응과 삼투압과 혈관 부피를 회복하는 일련의 과정들을 보여준다.

염의 증가와 감소

염화나트륨은 세계의 많은 지역에서 부족하지만 대부분의 서구 식단에서는 과다공급되고 있는 상태이다. 내분비계는 염의 가감을 통해 정상적인 혈압과 항상성을 유지하는 데 중요한 역할을 한다. 그림 9.22는 실험에 참가한 정상 사람들이 염이 많게, 적게, 그리고 보통 기준의 음식을 섭취한 후의 반응을 보여준다. 염을 많이 섭취한 대상은 염을 적게 섭취한 사람들보다 열 배 정도 많이 염을 배출하였지만, 혈장의 나트륨 양과 혈압은 세 그룹에서 거의 동일하였다. 세포외액의 부피는 고농도 염 식사의 경우 많이 증가하였고 저염식사구는 수축하였지만, 체액의 삼투질 농도와 나트륨 농도는 거의 일정하였다.

서로 다른 양의 염 섭취에 따른 안지오텐신 II (레닌 수준에 의한 반영), 알도스테론, ADH, 그리고 ANF의 혈액 내 농도 변화는 그림 9.22에 보는 바와 같다. 혈장의 레닌 활성도와 알도스테론 분비는 염 섭취가 증가함에 따라 감소하였다. 고염식사를 한 사람들에게 나타나는 높은 염 손실 비율은 안지오텐신 II 감소와 ANF 증가와 근위세뇨관과 알도스테론 감소에 의한 피질집합관에서 나트륨의 재흡수 감소로 설명할 수 있다. 예상했던 것과 같이 ANF 농도는 나트륨 섭취가 증가하면 올라갔고 나트륨 섭취가 낮으면 감소하였다. ANF와 안지오텐신 II 사이의 상호 관계는 염을 많이 섭취한 사람에서는 염 손실을 증가시키고, 염이 부족한 대상에서는 염 보존을 유도하는 밀고 당기기 기전으로 작용한다. ADH 분비는 고염 섭취를 한 대상에서는 증가하였는데 이는 아마도 혈장 삼투압의 소폭 상승에 대한 반응일 것이다. 이들 대상에서 혈장 나트륨 농도는 저염 식사를 한 대상보다 2% 높고 정상 식사를 한 대상보다는 1.4% 높았다. 삼투 자극에 대한 반응으로 분비된 ADH는 소변에서 증가된 나트륨 농도에 의해 수반되는 수분의 소실을 막았다.

추천 문헌들

Andreoli , T.E. , Reeves , W.B. , and Bichet , D.G. (2000) Endocrine control of water balance. In Fray , J.C.S. , ed. *Endocrine Regulation of Water and Electrolyte Balance, Vol. III, Handbook of Physiology, Section 7, The Endocrine System* . Oxford , New York, 530–569.

Ballerman, B.J. and Oniugbo , M.A.C. (2000) Angiotensins. In Fray, J.C.S., ed. *Endocrine Regulation of Water and Electrolyte Balance, Vol. III, Handbook of Physiology, Section 7, The Endocrine System.* Oxford, New York, 104–155.

Fray, J. (2000) Endocrine control of sodium balance . In Fray , J.C.S., ed. *Endocrine Regulation of Water and Electrolyte Balance, Vol. III, Handbook of Physiology, Section 7, The Endocrine System.* Oxford , New York, 250–305.

Gardner , D.G. , Chen , S. , Glenn , D.J. , and Grigsby , C.L. (2007) Molecular biology of the natriuretic peptide system: Implications for physiology and hypertension . *Hypertension* **49** : 419 – 426 .

Laragh , J.H. (1985) Atrial natriuretic hormone, the renin-aldosterone axis, and blood pressure-electrolyte homeostasis . *N. Engl. J. Med.* **313** :1330 – 1340 .

McGrath , M.F. and de Bold , A.J. (2005) Determinants of natriuretic peptide gene expression . *Peptides* **26** : 933 – 943 .

McGrath , M.F. , de Bold , M.L.K. , and de Bold , A.J. (2005) The endocrine function of the heart. *Trends in Endocrinology and Metabolism* **16** :469 – 477 .

Nielsen , S. , Frøkiaer , J. , Marples , D. , Kwon , T.H. , Agre , P. , and Knepper, M.A. (2002) Aquaporins in the kidney: From molecules to medicine . *Physiol. Rev.* **82** : 205 – 244 .

Reid , I.A. and Schwartz , J. (1984) Role of vasopressin in the control of blood pressure. *Front. Neuroendocrinol.* **8** : 177 – 197 .

Schweda , F. , Friis , U. , Wagner , C. , Skott , O. , and Kurtz , A. (2007) Renin release . *Physiology* **22** : 310 – 319 .

10 CHAPTER

호르몬에 의한 칼슘 균형 조절

모든 세포의 정상적인 기능을 위해서 적절한 양의 이온화된 칼슘이 필요하다. 칼슘 이온은 많은 생체내 반응에 관여하며, 골격 형성의 주된 성분이기도 하다. 인간을 포함한 육상 척추동물에서 세포외액에 적절한 칼슘이온 농도를 유지하기 위해서는 부갑상선 호르몬(parathyroid hormone; PTH), 비타민 D 유도체(1α,25-dihydroxylcholecalciferol; 1,25$(OH)_2D_3$; calcitriol) 등이 필요하다. 해양에 서식하는 원시 척추동물에서는 초과된 칼슘 농도를 해결하기 위해서 또 다른 호르몬인 칼시토닌(calcitonin)이 필요하다. 칼시토닌은 사람에서는 미미한 활성을 나타낸다. 이들 세 종류의 호르몬을 합쳐서 칼시트로픽 호르몬(calcitropic hormone)이라 한다. 이외에도 칼슘은 호르몬처럼 행동하여 세포 표면의 수용체를 통해 직간접적으로 혈장내 칼슘 농도를 조절한다.

체내 칼슘은 궁극적으로 음식으로부터 유래한다. 일반적으로 매일 섭취하는 칼슘은 배뇨를 통해 체외로 빠져나가게 된다. 골격은 칼슘의 최대 저장소로 작용하면서 인산칼슘을 흡수하거나 방출하고 세포외 액의 칼슘 농도를 완충하는 역할을 한다. PTH는 뼈, 사구체, 장으로부터 칼슘의 전이를 촉진하며 뼈세포에서 칼슘 이동을 자극하고, 신사구체에서 칼슘 재흡수와 인산염 배출을 유도한다. 또한 소장에서는 1,25$(OH)_2D_3$ 생성을 증가시켜 간접적으로 칼슘과 인산염의 장내 흡수를 촉진한다. 1,25$(OH)_2D_3$은 장 세포에서 칼슘 흡수를 증가시킨다. 또한 뼈로부터 칼슘 이동성을 촉진하고, PTH 활성을 강화한다. 이외에도 1,25$(OH)_2D_3$은 신세뇨관을 통한 칼슘과 인산염의 재흡수를 유도한다. PTH 분비는 혈중 칼슘 농도와 반대로 작용하여 부갑상선의 주세포에서 일어나는 호르몬 분비를 직접적으로 억제한다. 칼시토닌은 뼈에서 재흡수되는 세포의 활성을 억제하여 세포외액으로 칼슘이 이동하는 것을 방해한다. 이러한 분비는 고농도의 혈중 칼슘에 의해 촉진된다.

칼슘 균형의 특징

칼슘은 세포내 여러 과정에 폭넓게 작용한다. 세포내에서 이들 농도의 변화는 근육 수축과 분비, 세포 분열들의 기초적인 세포내 일과 효소활성을 조절한다. 이미 설명한 것처럼(제 1장 참조) 칼슘과 칼모듈린은 세포내에서 호르몬의 작용을 매개하는 역할도 한다. 세포외액에서 칼슘은 혈액 응고와 정상적인 세포막 기능을 유지하는데 중요한 역할을 발휘한다. 이외에도 칼슘은 세포막의 칼슘 수용체를 통해 세포외 조절자로서 호르몬과 유사한 작용을 할 수 있다. 조절 역할 뿐아니라, 칼슘은 뼈, 치아를 구성하는 기본 광물질로서 이들의 구조 역할을 한다. 세포외액에서 이들 농도는 항상 일정하게 유지된다. 칼슘의 혈중 농도가 부족하거나 과잉이 되면 체내에 문제가 발생하고, 심각한 경우에는 생명을 위협할 수도 있다.

세포외 칼슘 농도가 낮으면 세포막의 전기적 흥분이 증가한다. 활동전위를 개시할 수 있는 역치전위는 거의 휴지기 전위까지 낮아져 자발적이며 비동기적이고 불수의적인 근육 강직성 경련 현상이 일어난다. 전형적인 경련은 얼굴떨림, 팔과 손의 뒤틀림 등 근육 경련을 의미 하며, 후두 경련과 호흡근육의 수축은 호흡을 조율하는 것으로 보인다.

저칼슘혈증(hypocalcemia)은 보다 일반적인 근육 수축과 경련을 유도한다. 고칼슘혈증(hypercalcemia)은 생리적 pH에서 낮은 용해도를 나타내어 칼슘염을 형성한다. 신장에서 담석은 통증을 유발하며 신장 손상과 고혈압을 초래한다.

체내 칼슘 분포

성인 체내에는 대략 1,000g의 칼슘을 함유하며 이중 대략 99%는 수산화인회석결정($Ca_{10}(PO4)_6(OH)_2$) 형태로 뼈에 저장되어 있다. 뼈는 구조적 지지 이외에도, 방대한 칼슘염의 저장소로서 작용한다. 매일 약 600g의 칼슘이 뼈 무기질과 세포외액간에 교환된다. 골격은 주기적으로 리모델링을 하기 때문에 대부분의 이러한 교환은 뼈의 흡수와 재형성에 영향을 미친다.

뼈에 분포하지 않는 칼슘 대부분은 근소포체, 미토콘드리아, 다른 세포 소기관 안의 단백질과 결합하여 세포내에 존재한다. 이들 소기관과 세포막에 의한 에너지 의존성 칼슘 이동은 세포질에서 유리 칼슘의 휴지기 농도를 0.1μM 농도로 낮게 유지시킨다. 하지만, 세포내 결합 단백질의 친화력이나 세포막 투과력이 갑자기 바뀌게 되면 세포질 칼슘은 10배 이상 증가한다. 세포질 칼슘의 급격하고 큰 변화는 생물학적 신호로서 작용한다.

세포간액의 칼슘 농도는 대략 1.5mM이다. 세포간액에 있는 칼슘은 주로 유리 상태이거나 이온화 상태 칼슘으로 존재한다. 그렇지만, 대략 10%는 구연산, 젖산, 인산염 등의 음이온과 결합하는 경우도 있다. 이온화 또는 복합 칼슘은 모세혈관 막을 자유롭게 통과하여 혈중칼슘의 평형을 유지시킨다. 혈액내 전체 칼슘 농도는 세포간액의 거의 2배이다. 왜냐하면 칼슘은 알부민 또는 다른 혈액 단백질과 강하게 결합하기 때문이다. 혈장내 전체 칼슘은 정상적인 경우 대략 10mg/dL (5mEq/L 또는 2.5mM)이나, 단지 이온화 성분만이 인식되고 조절되는 것으로 알려져 있다. 혈액 내에서 대부분의 칼슘은 단백질과 결합하기 때문에 알부민 농도가 급격하게 변화하는 질병에 걸리게 되면, 혈액내 이온화 칼슘 농도는 정상일지라도 혈액내 전체 칼슘 농도는 비정상이 된다.

칼슘 균형

정상적인 성인은 체내에서 칼슘이 균형을 유지하고 있다. 즉, 평균적으로 매일 섭취하는 양과 소변과 대변으로 배출되는 양이 동일하다. 수유기와 임신기를 제외하고는 균형을 유지하기 위해 필요한 양은 뼈의 대사를 통해 채워진다. 사지 고정, 장기요양, 무중력 상태, 악성 질병 등은 칼슘 균형을 음의 방향으로 치우치게 하고, 골격의 성장은 양의 방향으로 움직이게 한다. 미국에서 권장하는 칼슘의 하루 섭취량은 500~1,500mg이며, 주로 유제품을 통해 섭취된다. 예를 들어, 8온스(230ml)의 우유는 대략 290mg의 칼슘을 함유하고 있다. 장으로 흡수된 칼슘은 체내 여러 곳으로 이동하여 궁극적으로 소변으로 배출된다. 즉, 세포외액에서 칼슘의 순수한 획득이나 손실은 발생하지 않는다. 이러한 관계는 그림 10.1에서 설명하고 있다. 주목할 사항은 전체 세포외 칼슘 양은 하루에도 여러 번씩 바뀌게 된다. 즉, 조그만 칼슘 흐름의 변화가 생체에 큰 영향을 미칠 수도 있다.

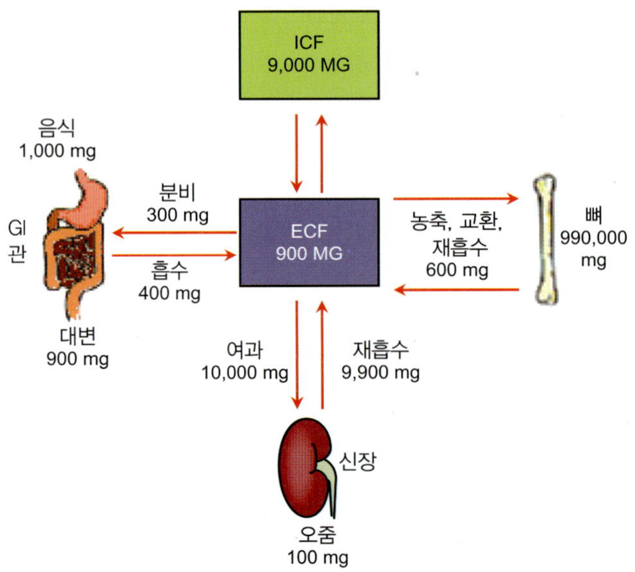

그림 10.1 성인 일일 칼슘 균형. **ICF**=Intracellular fluid; **ECF**=Extracellular fluid.

장내 흡수

칼슘은 소장 전체에서 흡수되지만, 십이지장과 공장에서 가장 많이 흡수된다. 위장관은 다량의 칼슘을 분비하지만, 생체 균형을 유지하기 위해 흡수하는 양은 최소로 국한한다. 따라서, 순수하게 흡수되는 양은 하루에 100~200mg이다. 칼슘의 흡수는 대사에너지와 소장세포의 내강막(솔가장자리, brush border)에 있는 특정 매개 단백질의 활성을 통해 일어난다. 비록 자세한 기전은 아직 알려져 있지 않지만, 솔가장자리를 통한 단백질 수용체가 전체 비율을 결정하는 것으로 보인다. 칼슘은 농도 구배에 의해 소장 상피세포의 세포질로 이동하고 대사에너지를 소비하며 나트륨과 교환되면서 기저막으로부터 세포외로 배출된다. 나트륨은 다시 소장 강으로부터 세포간액으로 이동한다. 칼슘의 전반적인 이동은 농도구배에 의해 일어나고, 일반적으로 $1,25(OH)_2D_3$에 의존적이다. 비록 어떤 칼슘은 수동적으로 흡수되지만, 장내 칼슘 농도가 높을 때는 단순 확산만으로는 체내 필요량을 충족시킬 수 없다.

뼈

칼슘 균형의 조절 기전을 이해하기 위해서는 적어도 뼈의 생리적 기전을 먼저 이해할 필요가 있다. 뼈에서 대사활동은 계속적인 리모델링과 재생을 통해 온전한 구조를 유지하면서 세포외액의 적절한 칼슘 양을 충족시키는 등 두 부분에서 충족되어야 한다. 대개 혈액내 적절한 칼슘 농도 유지는 뼈의 구조적 보전 보다 우선하여 일어난다. 비록 서로 다른 힘에 의해 이들은 유도되지만, 이런 두 항상성 기전이 완전히 독립적이지 않다는 것을 기억해야 한다. 골격의 항상성을 방해하는 뼈 질환은 전반적으로 칼슘 균형에도 영향을 미친다. 따라서, 칼슘 균형이 적절하지 않으면, 뼈의 무기질 균형도 비적절하게 된다.

세포외 기질(Extracellular matrix)은 뼈의 주요한 성분이다. 뼈 기질의 3분의 1은 유기질이고, 3분의 2는 잘 정렬된 광물질 결정으로 구성되어 있다. 유기질 성분을 유골(osteoid)이라 하며 주로 콜라겐으로 구성되어 있어, 뼈의 광물질을 축적하는 뼈대로 사용된다. 유골안의 콜라겐 분자는 누적되고 상호 결합하여 정교한 구조의 섬유를 형성한다. 섬유안의 콜라겐 분자 사이의 공간은 결정체를 형성하는 출발 지점으로 이용된다. 대부분의 칼슘인산염은 콜라겐 섬유내에서 발견되고 이들은 섬유와 동일한 방향으로 긴 축을 형성한다. 겉질뼈(치밀뼈, compact bone)는 가장 일반적인 형태로서 긴 뼈의 몸통과 골반, 두개골, 기타 편평한 뼈의 표면에서 발견된다. 겉질뼈의 기본 단위는 뼈단위(골원, osteon)라고 하며, 모세혈관을 함유한 중앙 통로 주변의 정렬된 뼈들의 조밀한 층으로 구성된다. 뼈단위는 직경이 200~300μm이며, 길이는 수백 μm이다. 이들은 뼈의 몸통과 일렬로 긴 축을 따라 배열되어 있다. 수직으로 된 다른 관은 뼈단위를 통과하여 하버스 관의 혈관과 골막안의 관들을 연결하는 망상 열을 형성한다. 조밀하게 형성된 골단위는 뼈의 몸통을 둘러 싸고 있는 박막층에 의해 덮여져 있다. 전체 뼈는 골막에 의해 바깥쪽이 둘러싸여 있고, 골속막(골내막, endosteum)에 의해 골수와 구분되어 있다.

갯솜뼈(Cancellous bone)는 긴 뼈의 말단, 골반, 두개골 등의 안쪽에서 주로 발견된다. 이러한 뼈를 해면뼈라고 부른다(그림 10.2). 비록 골격의 20%는 갯솜뼈로 구성되어 있지만, 이들의 해면 구조는 적어도 조밀한 뼈 보다 대사 교환을 위한 표면적이 5배 이상 많다. 해면뼈에는 혈관이 직접 연결되어 있지는 않지만, 이들 사이의 공간에는 모세혈관과 골수로 채워져 있다. 해면뼈는 골속막에 의해 완벽하게 둘러싸여 있다.

양쪽 뼈의 박막층을 따라 분포된 작은 골소강(lacunae)에는 골세포(osteocyte)를 함유하고 있다. 이 골소강은 골속막과 골막 표면까지 연장된 소관(canaliculi)의 방대한 네크워크에 의해 상호 연결되어 있다. 골세포는 골속막 또는 골막의 세포들과 틈새이음을 형성하는 소관을 통해 연결된 세포질 과정의 생물학적 신호를 받는다(그림 10.3). 골세포와 골 기질 사이에 있는 골소강과 소관 사이 공간은 용액으로 채워져 있다. 뼈 세포외액과 연결된 골 기질 표면적은 1,000~5,000 m^2이며, 수용성과 인산칼슘 결정체 사이의 무기질 교환을 위한 주요 장소로 이용된다.

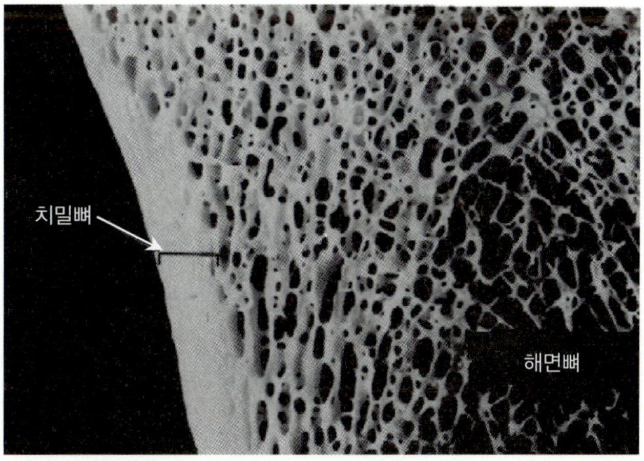

그림 10.2 치밀뼈와 해면뼈의 격자형 기둥을 보여주는 정강이뼈의 단면. (From Fawcett, D.W. (1986) *A Textbook of Histology*, 11th ed., 201. Saunders, Philadelphia.)

뼈의 양쪽 형태에서 무기질화된 기질과 뼈세포 외액은 골막(bone membrane)이라고 부르는 세포층에 의해 신체의 다른 세포외 성분들과 격리되어 있다. 이 세포층은 골속막, 골막, 골세포, 하버스관 주변 세포들로 구성되어 있다. 무기질 결정화 또는 가용화는 칼슘, 인산염, 수소 농도와 관계된 물리화학적 평형에 의해 결정된다. 칼슘과 인산염의 뼈 세포외액으로 출입은 골막 세포의 능동적인 참여와 관련이 있다. 호르몬은 이들 세포의 활성을 조절하여 세포외액 성분에서 칼슘 농도와 뼈의 무기질화를 조절한다.

조골 세포(뼈 모세포, osteoblast)는 뼈의 생성을 담당하는 세포이다. 이들은 골수 기질과 결합조직에 있는 전구세포에서 유래하고, 새로 형성한 뼈 표면을 덮는다. 조골세포가 뼈로 능동적으로 이동하게 되면, 입방 또는 원주형태가 된다. 이들은 콜라겐과 기타 뼈 기질 단백질의 합성, 분비를 하는 밀집된 조면소포체를 가지고 있다. 조골세포는 무기질화를 촉진시키는 것으로 알려져 있으나, 무기질화에 관여하는 자세한 과정은 다소 논란의 여지가 있다. 생리적인 조건에서 칼슘과 인산염은 준안정 용액 상태이다. 즉, 세포외액에서 용액을 안정화하는 피로인산염(pyrophosphate) 등의 다른 성분이 없으면 이들의 농도는 침전될 정도로 충분히 높다. 무기질화 될 때 조골세포는 알칼리성 인산분해효소를 분비하여 피로인산염을 절단하여 안정화를 억제시킨다. 동시에 결정화를 촉진시키는 인산염의 국지적 농도를 증가시킨다. 이외에도, 뼈의 성장과 성숙한 뼈의 리모델링 동안 조골세포는 석회화된 유골로 칼슘이 풍부한 소포체를 분비한다.

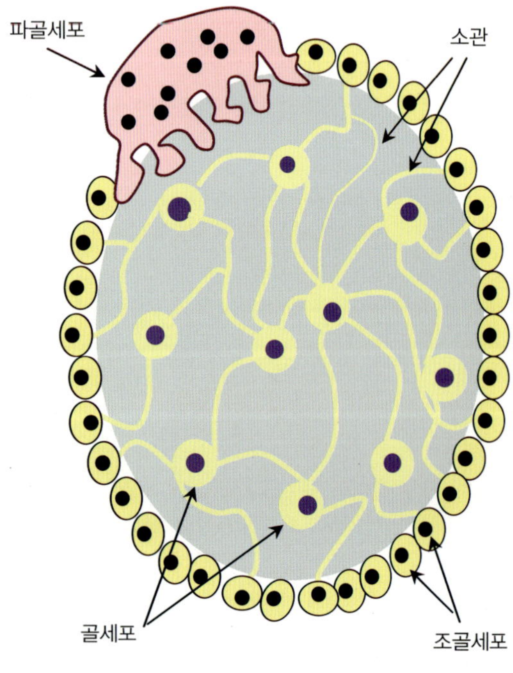

그림 10.3 격자형 경골의 단면. 옅은 파랑 부위는 무기질화된 기질을 나타낸다.

뼈의 성장과 리모델링 동안 조골세포는 기질에 갇히게 되고, 골세포(osteocyte)로 분화한다. 골세포는 뼈에 가장 많은 세포로서 사람 뼈에는 조골세포보다 대략 10배 더 풍부하게 존재한다. 성장 또는 리모델링이 마무리되면 표면 조골세포는 탈분화되어 골속막의 납작하고 방추형 형태의 세포로 전환된다. 이들 세포들은 뼈 형성을 위한 자극이 오면 다시 재활성화 될 수도 있다. 즉, 조골세포, 골세포, 휴식기 세포들은 골막을 구성하는 세포의 3단계 과정을 나타낸다. 지금부터는 기질과 골막 전구체와 함께 이들 세포를 조골세포(osteoblastic cell)로 언급한다.

파골세포(osteoclast)는 뼈 흡수에 관여한다. 이들 세포는 단핵 조혈세포들의 융합으로 형성되는 큰 세포들로서 대개 20~40개 핵을 가진다. 파골세포의 전구세포는 골수에서 기원하고 흉선과 망상내피조직으로부터 뼈로 순환을 통해 이동한다. 파골세포의 분화와 활성은 조골세포와 직접 물리적으로 접촉하면서 적어도 2개의 필수적인 사이토카인 생성에 의해 조절된다. 파골세포는 대식세포를 생성할 수 있는 세포계열로부터 생산되며, 세포막에 M-CSF(macrophage colony stimulating factor)을 위한 수용체를 발현시킨다. 조골세포는 M-CSF를 분비한다. 파골세포와 이들의 전구세포도 RANK(receptor activators of NF-κB)를 세포막에서 발현한다. NF-κB(Nuclear factor-κB)은 전사인자로서 활성화되면 세포질에서 핵으로 이동한다(제 4장 참조). 이들 수용체는 사이토카인 수용체인 TNFα(tumor necrosis factor-α) 군에 속한다.

조골세포는 또한 세포막에 위치하는 사이토카인인 RANKL(RANK ligand)을 발현한다. 이 사이토카인도 TNFα 군의 하나이며, 조골세포와 접하고 있는 파골세포 표면의 RANK와 결합하여 활성화된다. 이 사이토카인 군은 막횡단 단백질(transmembrane protein)이며, 이중 일부는 세포막에서 펩티드말단분해효소(exopeptidase)에 의해 분해되어 수용성 형태로 방출되기도 한다. 면역반응에서 활성화된 T 세포들은 수용성 RANKL을 방출하고 파골세포 분화와 활성을 유도하나, 뼈 리모델링 상태에서는 RANKL은 세포막에 위치한다. 파골세포의 분화 과정은 그림 10.4에서 설명하였다. TNFα 수용체 군의 또 다른 수용체는 파골세포 형성과 활성을 억제하는 기능을 발휘한다. 이들 물질은

OPG(osteoprotegerin)라고 불리며, RANKL와 높은 친화력을 가진다. TNFα 수용체 군의 다른 멤버와는 달리 OPG는 막횡단 부위가 없으며 수용성 단백질 형태로 분비된다. 여러 세포들로부터 생산되는 OPG는 RANKL와 결합을 위해 RANK와 경쟁하며 파골세포 형성과 생성을 제한한다. 파골세포 조절의 복잡하고 혼동스러운 측면은 세포막에 결합한 RANKL와 OPG가 반대 역할에도 참여하기 때문이다. 비록 RANK와 M-CSF 발현을 조절하는 요인들은 알려져 있지만, OPG 발현을 조절하는 요인들은 아직 동정되지 않았다.

조직학으로 보면 파골세포는 일반적으로 부식작용으로 오목해진 뼈의 표면에서 관찰된다. 파골세포 표면의 integrin은 osteocalcin, osteopontin 및 기타 뼈기질 단백질들과 단단한 결합을 형성하면서 파골세포와 뼈기질 표면사이 세포외 공간 부위을 채워주는 역할을 한다. 파골세포의 특화된 부분은 뼈 표면과 접하면서 여러 겹으로 주름이 잡혀 있어 주름 경계(ruffled border)라 부른다. 이 주름경계는 단백질 기질과 광물질 결정들을 용해시키는 산과 가수분해효소를 분비하여 지속적으로 뼈 표면의 변화를 유도한다. 작은 뼈 결정은 종종 주름경계 안쪽의 대식소포에서도 관찰된다. 흡수가 완료되면 파골세포는 불활성화되고 핵들도 일부는 소실된다. 완전한 불활성화는 거대하고 다핵인 세포를 세포자멸사(apoptosis)에 의해 단핵세포로 돌려놓는다. 그렇지만, 몇몇 다핵세포는 뼈 표면에 그대로 머물러 있다.

뼈의 흡수는 정확하게 뼈의 형성과 함께 일어난다. 뼈 리모델링에서 일어나는 이러한 일련의 패턴은 파골세포의 분화와 활성으로 시작하여 뼈 흡수, 조골세포 활성 및 뼈 흡수 부위로 이동, 그리고 마지막으로 뼈 형성이 일어난다. 뼈 형성과 뼈 흡수의 상호 연관성에 대한 신호 기전은 아직 자세히 알려져 있지 않다. 단지 조골세포에서 여러 자가분비와 측분비 성장인자들이 분비되어 뼈형성 시기에 뼈기질에 저장되고, 파골세포의 활성에 의해 기질의 흡수가 일어나면 이들 인자의 방출을 자극하여 잠자는 조골세포가 활성화 되는 것으로 보인다. 이외에도, 이들 성장 인자들은 전구세포로부터 새로운 조골세포의 분화를 유도한다.

신장

이온화와 복합 칼슘은 자유롭게 사구체막을 통과한다. 정상인의 경우 매일 사구체를 통해 여과된 칼슘 10,000g의 98~99%가 신세뇨관에서 재흡수된다. 재흡수의 3분의 2는 근위세뇨관에서 나트륨의 재흡수와 함께 일어나며 이들 대부분은 수동적으로 수분의 이동을 유도한다. 남아 있는 칼슘은 세관고리에서 나트륨과 함께 재흡수된다. 이 부위에서 재흡수는 혈장 칼슘농도에 의해 조절되고 호르몬에 의해 제한적으로 영향을 받는다. 정상적으로 여과된 칼슘의 10% 정도는 원위세뇨관과 집합관에서 재흡수된다. 여기서는 나트륨의 재흡수와는 독립적인 기전에 의해 재흡수가 일어난다. 이 부위에서 칼슘의 능동적 재흡수는 주로 호르몬에 의해 영향을 받게 된다.

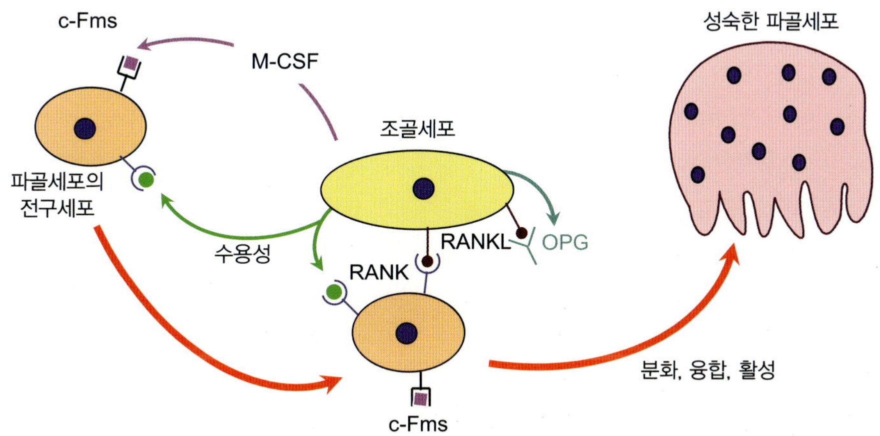

그림 10.4 파골세포의 분화와 활성. **c-Fms** = M-CSF에 대한 수용체. **M-CSF** = macrophage colony stimulating factor. **RANK** = receptor activator of NF-κB. **RANKL** = RANK ligand. **OPG** = osteoprotegerin. (Modified from Khosla, S. (2001) Minireview: The OPG/RANKL/RANK system. Endocrinology **142**: 5050-5055.)

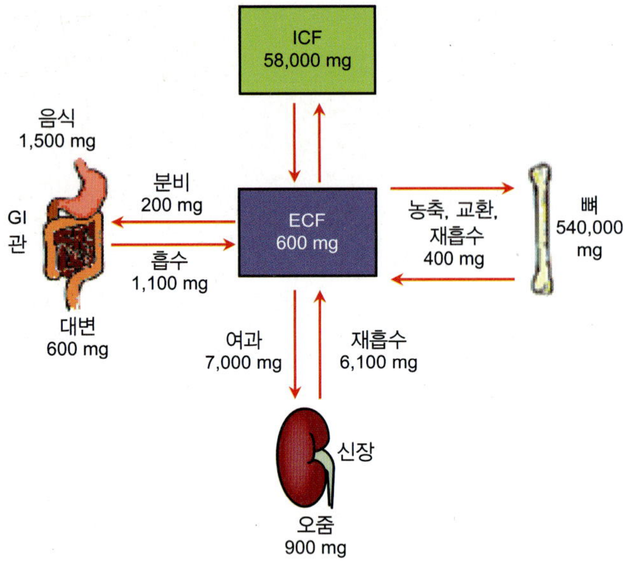

그림 10.5 성인 일일 인산염 균형. **ICF** = Intracellular fluid; **ECF** = Extracellular fluid.

인산염 균형

상호 밀접한 관계 때문에 칼슘의 운명은 인산염을 생각하지 않고서는 설명 할 수가 없다. 일반적으로 칼슘은 장에서 인산염과 함께 흡수되어 뼈에서 인산염과 함께 축적되고 이동된다. 인산염은 칼슘처럼 광범위하게 분포하고 생리적 작용을 발휘한다. ATP와 다른 대사물의 고에너지 인산염 결합은 생물학적 에너지를 나타내는 동전과 같다. 인산염은 생물학적 정보를 전달하는데 반드시 필요한 요소로서 핵산과 cyclic AMP, IP_3 등의 2차 전령의 구성 성분이며, 단백질과 단백질 간의 상호 결합과 효소의 활성을 조절하는데도 중요한 역할을 한다.

성인은 대략 500~800g의 인산염 중에서 약 90%가 골격에 분포한다. 나머지는 유기인산으로 인지질, 핵산, 수용성 대사산물 등의 형태로 조직에 존재한다. 인산염의 일일 섭취량은 1,000~1,500mg으로 주로 유제품에 포함되어 있다. 유기인은 무기인으로 소화되어 능동적 또는 수동적 방법으로 소장에서 흡수된다. 순수한 흡수는 섭취량에 비례하며, 포화량은 없다. 혈중 무기인의 농도는 3.5mg/dL이고, 대략 55%는 유리 이온 형태로, 35%는 칼슘이나 다른 양이온과 함께 결합체 형태로, 그리고 10%는 단백질과 결합하여 존재한다.

인산염 농도는 정교하게 조절되지는 않고 음식, 연령, 성별에 따라 광범위하게 영향을 받는다. 이온화와 결합체 인산염은 사구체와 다른 모세혈관막을 자유롭게 통과한다. 사구체 여과액에 있는 인산염은 능동적으로 근위세뇨관에서 나트륨 결합 능동수송에 의해 재흡수된다. 일일 인산염 균형의 관계는 그림 10.5에 나타내었다.

부갑상선과 부갑상선 호르몬

부갑상선 호르몬(Parathyroid hormene; PTH)은 세포외 칼슘 저장의 주된 조절자이다. PTH는 뼈, 신장, 소장 등에 직간접적으로 작용하여 혈액 내 칼슘 농도를 증가시키고, 인산염 농도를 감소시킨다. 호르몬이 부족하게 되면 몇 시간 안에 혈액을 포함한 세포간액에 분포하는 칼슘 농도가 급격하게 감소하고, 인산염 농도는 증가하게 된다. 부갑상선 기능저하증은 활성 형태의 호르몬이 충분하지 않거나 표적 조직의 반응에 이상이 생길 때 발병한다. 급성으로는 근육 경련 등을 수반하는 저칼슘혈증 증상이 나타나고, 만성적으로는 신경, 눈, 심장 등에 문제가 초래된다. 부갑상선 기능항진증은 신장 결석, 골격내 광물질 소실 등을 초래하여 뼈를 약하게 한다.

PTH와 유사한 펩티드들이 경골 어류에서 발견되지만, 부갑상선을 형성하는 세포군들은 원시 육상척추동물에서 기원한 것으로 추정된다. 도롱뇽과 같은 양서류에서는 서식지를 육지로 옮긴 변태이후 단계에서만 부갑상선이 관찰된다. 19세기 후반에 부갑상선을 절제할 경우 치명적인 근육경련을 유발한다는 사실이 알려지면서 정상적인 칼슘 대사에서 부갑상선의 중요성이 부각되었다. 부갑상선 이상에 의해 PTH가 과도하게 생성되거나 저하되는 것(일차 부갑상선 기능저하증 또는 기능항진증)은 일반적인 현상은 아니지만, 정상이 아닌 부갑상선 기능(이차 부갑상선 기능저하증 또는 기능항진증)에 의해 신부전증 등의 다른 질병을 수반하게 된다.

인간은 일반적으로 4개의 부갑상선을 가지고 있으나, 2개 또는 8개를 가진 경우도 있다. 부갑상선의 가장 큰 부분 직경은 6mm이고, 납작하며 타원형 형태이다. 성인에 있어서 부갑상선의 총무게는 남성의 경우 대략 120mg이고, 여성은 대략 140mg이다. 이들 분비샘은 갑상선의 뒷면에 부착되어 있으나, 경우에 따라서는 갑상선 조직안에 박혀있기도 하다. 이들은 혈관이 잘 발달되어 있으며, 하갑상선동맥으로부터 주로 혈액을 공급받는다. 부갑상선은 2 종류의 세포로 구성되어 있다(그림 10.6). 주세포(Chief cell)는 군집을 이루며 단백질 호르몬을 생산하는 세포학적 특성(조면소포체, 골지체, 저장용 과립 등)을 지니고 있어 PTH의 근원

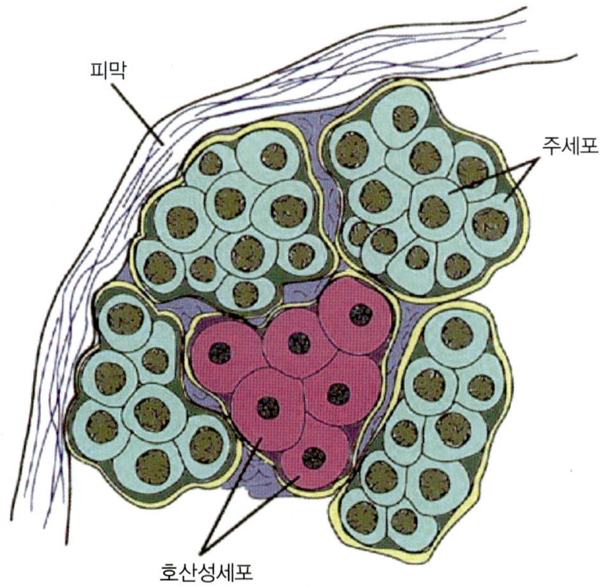

그림 10.6 작은 주세포와 큰 호산성세포를 나타내는 인체 부갑상선의 단면 묘사. 세포들은 느슨한 결합조직으로 둘러싸여진 다발 안에 정렬되어 있다. (1984) *Functional Histology*, 2nd ed., 316. Little, Brown, Boston.)

이 된다. 호산성 세포(Oxyphil cell)는 단일 또는 작은 군집을 이루고 있으며, 주세포보다 크기가 크고 다량의 미토콘드리아를 함유하고 있다. 호산성 세포의 기능은 아직 제대로 알려져 있지 않지만, 퇴화한 주세포로 추정된다. 이들은 분비세포로서의 특성을 가지고 있지는 않으나, 때때로 소량의 PTH을 분비하기도 한다. 사춘기 전에 소수의 호산성 세포가 관찰되지만, 대부분은 나이가 들면서 증가한다.

PTH의 생합성, 저장, 분비

PTH는 84개 아미노산을 가진 단순한 직렬형 펩티드로 염색체 11번에 위치하며, preprohormone형태로 115개 아미노산을 발현한다(그림 10.7A). 초기 세포내 과정에서 25개 리더 염기서열이 소포체에서 제거되고 인접한 6개 펩티드가 골지체에서 절단된다. 그 다음 PTH는 리소좀에서 발견되는 단백질 분해효소인 cathepsin과 함께 분비과립에서 패킹된다. PTH 합성은 전사와 전사후 단계에서 조절된다. cyclic AMP는 CREB(cyclic AMP response element binding protein)을 통해 PTH 유전자의 전사를 유도한다. 이에 반해, 비타민 D(와 높은 수준의 세포내 칼슘)는 전사를 억제한다. 낮은 혈중 칼슘 농도는 mRNA 전사시간을 연장하지만, 낮은 혈중 인산염 농도는 분해를 촉진한다. 어떻게 세포외 이온 농도가 이러한 효과를 나타내는지는 아직 알지 못한다. PTH는 지속적으로 합성되지만, 분비샘은 이들 호르몬을 저장하지 않고 단지 90분 정도 최대 분비율을 유지할 수 있을 정도만 저장한다.

호르몬 분해와 합성이 생리적 요구에 따라 조절된다는 측면에서 부갑상선 세포들은 일반적이지 않다. 대략 합성된 90% 호르몬은 주세포 안에서 대사되고 만다. 특히 혈중 칼슘 농도가 높을 때 PTH의 분해는 가속화된다. Cathepsin에 의한 절단은 33번과 34번 잔기 사이와 36번과 37번 사이에서 일어나고, 호르몬의 중간 부위에도 절단 부위가 있다. C 말단을 가진 단편 혼합체들은 정상 PTH와 함께 분비과립에 포함된다. 이 과정에서 생산된 N 말단 단편들은 리소좀에서 완전히 분해된다. 이외에도, 아미노산들이 하나씩 PTH1-84로부터 떨어져 나와 첫 번째 6개 아미노산이 부족한 PTH 유사체를 생성한다(PTH 7-84). 완전한 호르몬에서 단편이 떨어져 나가 혈액으로 방출되는 비율은 혈장내 칼슘이 높을 때 증가하고, 낮을 때 감소한다. 유사한 단편들은 또한 간에서 일어나는 PTH 대사에 의해서도 만들어져서 혈액으로 방출된다. PTH 단편들은 사구체 여과에 의해 혈액으로부터 제거되지만, 반감기가 2~4분 정도인 완전한 호르몬 보다는 더 오래 혈액내에 머물러 있다. 혈액에서 순환하고 있는 PTH 펩티드의 20% 만이 완전한 호르몬이다. 완벽한 호르몬과 PTH 7-84은 또한 표적세포에서 수용체를 매개로 한 세포내 이입에 의해서도 분해된다.

PTH 활동에 의한 칼슘 균형의 항상성 조절은 N 말단이 완전하게 분비되는 형태인 84개 아미노산 펩티드에 의해서만 가능하다. C 말단으로부터는 대략 50개의 아미노산을 실험적으로 제거하면 PTH의 생물학적 활성은 잃게 되지만, N 말단에선 단지 세린만 제거하거나 처음 두 개의 아미노산만 제거하여도 호르몬이 불활성화 된다. 결과적으로 아미노산 1−34개를 가진 합성 PTH가 PTH 대리용으로 실험과 임상용으로 사용되고 있으며, C 말단에 있는 아미노산의 60%는 이러한 기능과 무관한 것으로 알려져 있다. 그렇지만, 최근 연구에 의하면 PTH 분자의 가운데와 카르복실기 부분이 생물학적 비활성 부분이긴 하지만, PTH 활성에 대한 조절 또는 반대 작용을 할 수도 있다는 보고가 있다.

혈액 순환시 완전한 PTH와 이들 단편들을 측정할 수 있는 면역분석법이 개발되었다. 특정 항체를 감지할 수 있는 아주 작은 아미노산 염기를 항원 결정기(epitope)라 한다. 혈청에 있는 항체의 혼합물은 PTH 분자에 걸쳐 있는 여러 항원 결정기를 감지한다. 초기 PTH 면역 분석법에 이용된 항체는 호르몬의 중앙과 카르복실

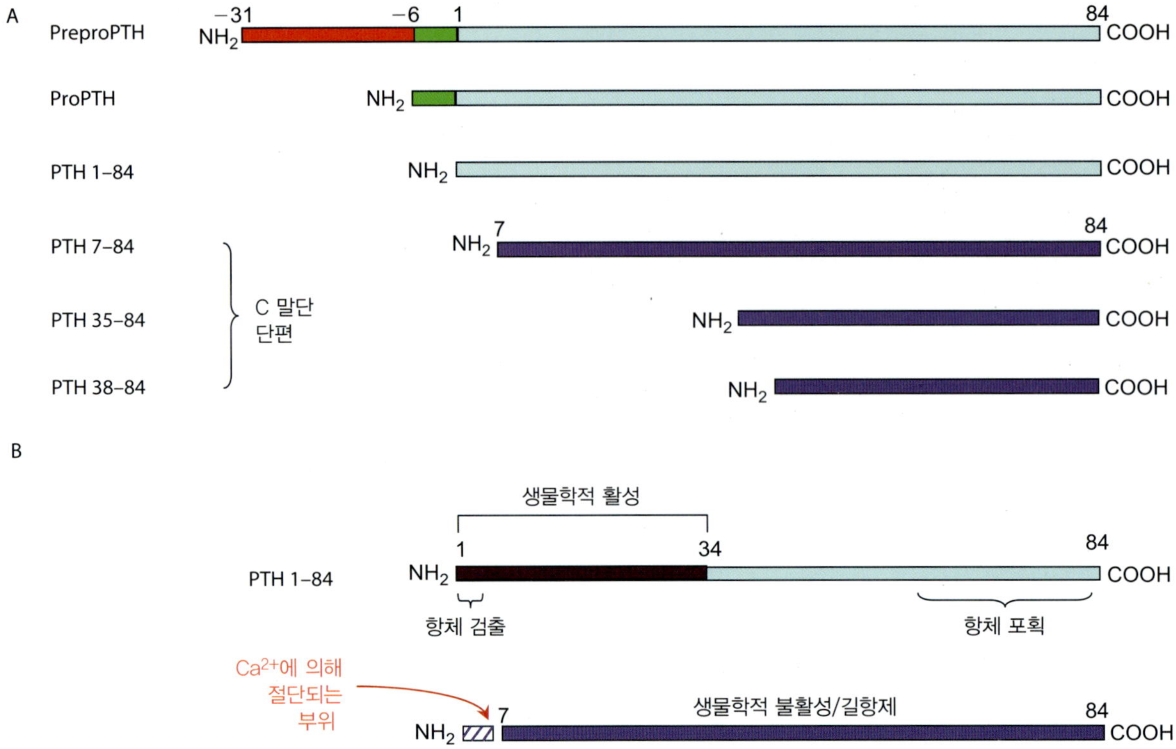

그림 10.7 A. PTH의 번역후 대사과정. 리더 염기서열(−31에서 −6까지)은 소포체에서 번역과정 중에 제거된다. 6개 펩티드(−6에서 1까지)는 골지체에서 패킹과정에서 제거된다. PTH 1–84는 완전한 호르몬이다. C 말단 단편은 분비전이나 분비동안에 분비과립에서 생성된다. **B.** PTH의 알려진 생물학적 활성 부위는 완전한 호르몬 분석과 검출을 위해 필요하다. 검출용 항체는 N 말단으로부터 3개의 아미노산을 인식하여 완전한 호르몬과 절단된 길항제를 구분한다.

기에 있는 항원 결정기를 인식하는 항체도, 완전한 PTH만을 구별하여 검출하지 못하여 혈액 내 활성 PTH 농도가 과다측정되었다. 이후 발달된 면역 분석법은 샌드위치 방식으로 C 말단 단편뿐 만 아니라 아미노 말단에 있는 세린-발린-세린 3개 펩티드를 함유한 항원 결정기를 인식하는 방식을 통해, N 말단부위가 제거된 PTH 분자가 존재함을 밝혀냈다. 비록 칼슘 항상성에 있어서 PTH 단편의 중요성에 대해서는 아직 정확히 알려져 있지 않지만, 이들 단편들이 전혀 불필요 한 것은 아닌 것으로 추정된다.

PTH의 작용 기전

표적세포 표면에서 G 단백질 연계 수용체(G-protein coupled receptor)에 대한 PTH 결합은 cyclic AMP, IP_3, DAG의 형성을 증가시킨다(제 1장 참조). PTH 수용체는 stimulatory G-protein($G\alpha_s$)을 통해 adenylyl cylase와 결합하거나 $G\alpha_q$을 통해 phospholipase C와 결합한다. 결과적으로 protein kinase A와 C가 활성화되고, 세포내 칼슘이 증가한다. 이후 단백질 인산화에 의한 빠른 반응과 CREB (cyclic AMP-response element binding protein)에 의해 소설되는 유전자 발현변화인 느린 반응이 일어난다. PTH에 의해 활성화되는 2개의 2차 전령은 상호 보완적으로 작용한다. PTH 활성을 위한 cyclic AMP의 중요한 역할은 PTH에 반응하지 않는 희귀질병인 가성부갑상선기능저하증에 의해 알려졌다. PTH에 반응하지 않는 보고된 사례의 절반은 GTP-binding protein ($G\alpha_s$)에 유전적 결함이 있었다. 이들 환자들은 다른 cyclic AMP 의존적 신호에도 반응이 둔화되었다. 그렇지만 $G\alpha_s$에 대한 4개 유전자가 각각 다르고 각기 다른 특정 수용체에서 발현되기 때문에 모든 cyclic AMP가 영향을 받는 것은 아니다.

PTH의 생리적 작용

뼈에 대한 작용

혈액에서 PTH 농도 증가는 파골작용에 의한 골기질로부터 인산칼슘의 이동을 의미한다. 초기 단계는 골표면에 분포하는 파골세포의 활성화를 통해 1~2시간 내에 보인다. 이후 단계는 해면 뼈조

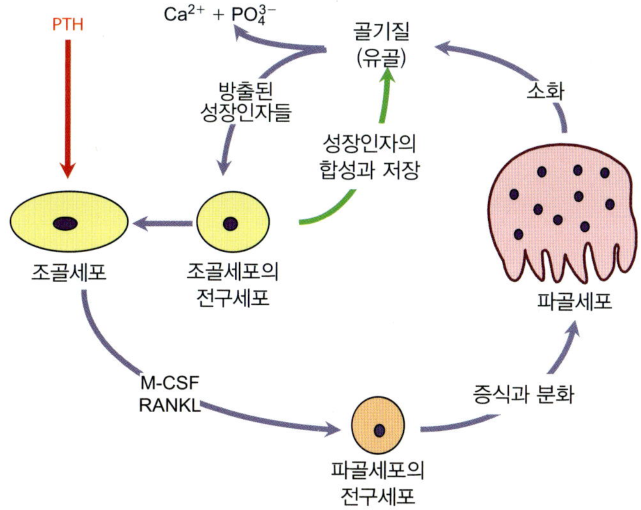

그림 10.8 뼈에 대한 PTH 효과. PTH는 조골세포에 작용하여 **M-CSF** (macrophage colony stimulating factor)와 **RANKL** (receptor activator of N-kappa B ligand) 생산을 자극하고 파골세포의 형성과 활성을 유도한다. 골기질의 소화는 칼슘과 인산염, 그리고 골기질이 생성되었을 때 조골세포에 의해 저장된 성장인자를 방출한다. 성장인자는 조골세포의 전구세포를 자극하여 증식과 분화를 유도하여 새로운 골기질을 형성한다.

직에 있는 골기질의 광물질과 유기물의 재흡수에 의해 12시간 이후에 나타난다. 파골활동의 증거는 인산칼슘 이동성 뿐만 아니라 소변내 콜라겐 분해산물인 히드록시프롤린(hydroxyproline)과 다른 산물의 증가로도 나타난다. 비록 모든 골세포들은 PTH에 영향을 받지만, 조골세포 계열 만이 PTH에 대한 수용체를 가지고 있다. 따라서 파골세포와 이들의 전구세포는 PTH에 대한 직접적인 표적이 아니다.

PTH에 의한 파골세포의 활성, 분화, 보충은 조골세포 계열에서 분비되는 적어도 2개 이상의 사이토카인의 발현 증가에 의해 유도된다. PTH는 조골세포를 자극하여 M-CSF의 합성과 분비를 유도하고 이들 표면에 RANKL을 발현하게 한다(그림 10.8). 이들 사이토카인들은 파골세포의 분화와 활성을 자극하고 세포자멸사로부터 이들을 보호한다. 이외에도, PTH는 RANKL 결합을 위한 RANK의 경쟁적 억제자인 OPG의 발현을 감소시킨다. PTH는 조골 계열의 세포를 퇴출하여 경골표면을 노출시킴으로써 파골세포의 부착을 용이하게 한다.

조골세포에 의한 콜라겐과 다른 기질 단백질의 합성과 분비는 PTH 활성의 초기 단계에선 억제되지만, 생물학적 반응 결과 재활성화되어 새로운 뼈가 안정화되게 한다. 이 단계에서 PTH는 조골세포를 자극하여 골기질에 격리되어 있는 IGF-I, IGF-II(insulin-like growth factors I, II), TGFβ(transforming growth factor-β) 등 성장인자의 합성과 분비를 유도하고, 자가분비 또는 측분비 인자로 작용하여 조골전구세포들의 세포분열과 분화를 자극한다. 파골활성 다음으로 조골 활성을 위한 일부 자극은 뼈가 안정화되었을 때 골기질에 격리되어 있던 성장인자의 방출에 의해 유도된다. 부갑상선기능항진증과 같이 고농도의 PTH에 장기간 노출되어 있게 되면 파골 활성이 조골 활성보다 많게 되어 뼈 흡수가 주로 일어나게 된다. 그렇지만, 임상적으로 간헐적인 PTH 투여는 아직 알려지지 않은 기전에 의해 뼈의 형성을 유도한다.

혈액내 칼슘 농도 유지를 위한 역할 외에도, PTH는 골격 항상성에도 중요한 작용을 한다. 이미 언급한 대로 골 재형성은 평생 지속적으로 일어난다. 골 재형성은 골강도의 유지뿐 만 아니라 일일 요구량과 여러 스트레스에 적응하기 위한 골구조와 강도를 조절하는 역할도 한다. 증가된 스트레스는 해당지역 뼈 형성 강도에 영향을 미치고, 무중력 상태나 팔다리를 고정화시키게 되면 광물질의 손실이 일어난다. 골기질에 갇혀있는 파골세포는 기계적 센서로 작용하여 프로스타글란딘(prostaglandins), 산화질소(nitric oxide), 성장인자의 방출을 통해 골재형성 신호를 생산한다. 동물실험에서 이들 활성은 PTH에 의해 촉진되는 것으로 밝혀졌다.

신장에서의 작용

PTH는 칼슘 항상성 유지를 위해 신장에서 3가지 역할을 수행한다. 원위 세뇨관에서는 칼슘 재흡수를 촉진하고, 근위세뇨관에서는 인산염의 재흡수를 억제하고 수산화를 유도한다. 이를 통해 결국 비타민 D를 활성화시킨다. 이러한 효과는 근위세뇨관과 원위세뇨관에서 PTH가 G 단백질 연계 수용체에 결합하여 cyclic AMP, DAG, IP_3 생산을 자극함으로써 이루어 진다. 어떤 cyclic AMP는 세뇨관이 아닌 소변에서 발견되기도 한다. 소변에서 발견되는 cyclic AMP의 반은 신장에서 유래한 것으로 PTH에 의해 생성된다.

칼슘 재흡수

신장은 혈액내 PTH 농도 변화에 빠르게 반응하여 분단위로 혈중 칼슘 농도를 조절한다. PTH는 뼈로부터 다량의 칼슘이 이동하기 전에 네프론의 원위부위에 직접 작용하여 칼슘의 배출을 감소시킨다. 여과된 칼슘의 90% 정도는 원위세뇨관에 도달하기 전에 재흡수되기 때문에 PTH는 단지 칼슘배출의 미세 조절을 담당할 뿐이다. 그렇지만, 사구체 여과액으로부터 재흡수된 소량의 칼슘은 큰 의미가 있다. 부갑상선기능저하증 환자의 혈액내 칼슘 농도는 정상 범위에서 유지되는데 이는 정상인보다 오줌으로 배출되는 칼슘의 농도가 3배 더 많기 때문이다.

PTH는 원위세뇨관과 집합관에 분포하는 주세포에서 칼슘의 재흡수를 유도한다(그림 9.2). 이들 세포의 기저측막에는 PTH 수용체가 다량 분포한다. 세뇨관 상피세포을 통한 칼슘의 수송은 에너지 의존적 이차 능동수송에 의해 이루어 진다. 칼슘은 주세포 내막에 분포하는 칼슘 채널인 TRPV5와 TRPV6 또는 보다 단순한 칼슘채널인 ECaC을 통해 이동한다. 주세포로의 유입은 여과액과 세포질사이에 존재하는 전기화학적 구배에 의해서 이루어진다. 세포질 내 calbindin 28 단백질은 ECaC와 반응하여 세포내로 유입된 유리 칼슘과 결합한다. 이는 세포내 칼슘 증가로 인해 발생하는 독성을 차단하는 역할을 한다(그림 10.9). 칼슘과 결합한 calbindin 28은 확산을 통해 세포를 가로질러 이동하여 기저측막으로 칼슘을 수송한 다음 세포간액으로 방출 한다. 농도 구배에 따른 칼슘 방출은 기저측막에서 칼슘 ATPase와 나트륨/칼슘 교환체 활성에 의해 이루어진다. 나트륨/칼슘 교환체는 나트륨 농도구배에 의해 작동하고 나트륨/칼륨 ATPase 활성에 의해 유지된다.

PTH는 내막 부위에서 유입과 기저측막에서 배출을 유도하여 칼슘 재흡수를 자극한다(그림 10.9). PTH는 ECaC을 함유한 소낭이 세포막에 빠르게 융합되면, 동시에 나트륨/칼슘 교환체와 칼슘 ATPase 활성을 증가시킨다. 또한 나트륨/칼륨 ATPase 활성도 증

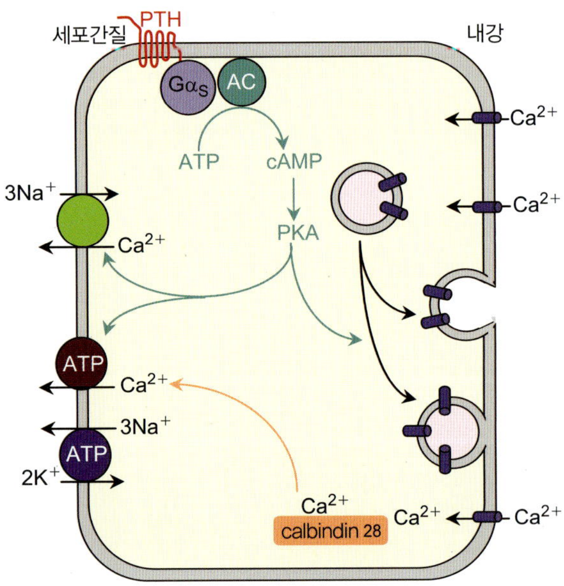

그림 10.9 원위세뇨관의 주세포에 작용하는 PTH 효과. PTH는 내막으로의 상피 칼슘 채널 유입과 기저측막에서 칼슘 배출기전을 자극한다. **Gαs**=the stimulatory G protein; **AC**=adenylyl cyclase; **cAMP**=cyclic adenosine monophosphate; **PKA**=protein kinase A.

가시킨다. 이러한 활성은 cyclic AMP와 DAG/IP_3 2차 전령에 의해 활성화된 protein kinase A와 C에 의해 매개된다. 자세한 신호전달 기전은 아직 알려져 있지 않다. 보다 긴 시간을 두고 PTH는 ECaC, calbindin 28, 나트륨/칼슘 교환체, 칼슘 ATPase의 합성을 증가시킨다. 이러한 활성은 비타민 D에 의해 강화되고, 비타민 D의 합성은 PTH에 의해 촉진된다.

PTH는 미약하게나마 두꺼운 상행 세관고리에서 칼슘의 수동적 재흡수에 관여한다. 네프론의 이 부위에서 나트륨 재흡수 기전에 의해 생성된 수동적 전기화학적 구배에 의해 세포간 연접에서 세뇨액으로부터 세포간액으로 칼슘이 이동한다. 두꺼운 상행 세관고리에 분포하는 세포에서 PTH 수용체가 발현하여 PTH에 반응하게 되면 cyclic AMP 생산을 증가시키게 된다. 세포 내막에서 나트륨/칼륨/염화물 수송체의 인산화는 이들 세 이온의 수송을 증가시킨다. ROMK (Renal outer medulla potassium) 채널을 통한 양이온 전하를 띤 칼륨의 이동은 내강내 양전하를 생성한다.

역설적으로 소변 내 칼슘의 증가는 PTH 활성의 마지막 단계에서 볼 수 있다. PTH는 혈중 칼슘을 증가시켜 사구체 여과액내 칼슘의 농도를 증가시키게 된다. 결과적으로 PTH에 의해 자극받은 칼슘이 원위세뇨관에 도달하게 되면 재흡수될 수 있는 범위를 넘게 되어 재흡수되지 않은 칼슘은 오줌으로 배설된다. 그렇지만, 배출된 절대량과 상관없이 PTH는 소변으로 빠져나가는 여과된 칼슘의 양을 감소시킨다.

인산염의 배출

부갑상선은 강력하게 인산염의 세뇨관 재흡수를 억제하여 오줌으로 배출되는 양을 증가시킨다. 이러한 효과는 PTH을 주사한 후 몇 분 안에 볼 수 있으며 인산염의 재흡수가 일어나는 부위는 근위세뇨관이다. 근위세뇨관의 내막과 기저측막 모두에 다량의 PTH 수용체가 존재한다. PTH는 세뇨관 주위 모세혈관과 사구체 여과액으로부터 확산을 통해 수용체에 도달한다. 인산염 이온(HPO_4^{2-})은 근위세뇨관의 내막을 통해 3개의 나트륨 이온과 하나의 인산염이 안으로 들어올 때 이동하게 된다. 그 다음 인산염 이온은 기저측막을 통해 세포간액으로 방출된다. 나트륨 구배는 나트륨/칼륨 ATPase 활성에 의해 다시 원상태가 된다. 세뇨관 내막에 분포하는 나트륨-인산염 공동 수송체의 숫자가 줄어들게 되면 인산염의 재흡수가 감소하게 된다. PTH는 공동 수송체의 내부 유입과 리소좀으로 이동을 유도하여 근위세뇨관 세포의 솔가장자리에 위치한 나트륨-인산염 공동 수송체의 숫자를 감소시킨다(그림 10.10). 이러한 공동수송체의 재보충은 막의 새로운 합성과 세포막 융합

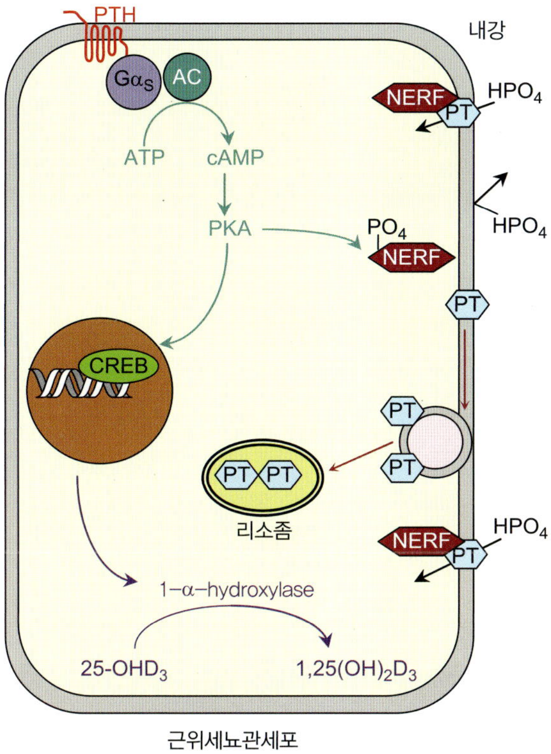

그림 10.10 근위세뇨관 세포에 대한 PTH 효과. **NERF**(sodium hydrogen exchange regulator factor)의 인산화는 세포막에 부착된 **PT**(sodium phosphate cotransporter)의 방출을 유도한다. PT는 클라트린(clathrin)으로 싸여진 구멍형태의 세포막부위로 이동하여 내부로 유입된 다음 리소좀으로 이동하여 분해된다. PTH는 또한 P450 1α-hydroxylase 효소의 활성을 자극하여 **25-OHD$_3$**을 비타민 D의 활성 형태인 **1,25(OH)$_2$D$_3$**로 전환시킨다 (그림 10.16 참조). **Gα_s**=α subunit of the stimulatory G protein; **AC**=adenylyl cyclase; **cAMP**=cyclic adenosine monophosphate; **PKA**=protein kinase A; **CREB**=cyclic AMP response element binding protein.

에 의해 이루어진다.

나트륨-인산염 공동수송체는 세포막 단백질인 NERF(sodium-hydrogen exchange regulatory factor)의 부착에 의해 세포내막에서 안정화된다. Protein kinase A와 C에 의한 NERF의 인산화는 공동수송체를 방출하여 clathrin이 분포하는 세포막 함입 부위로 이동시킨다. 후에 이 부위에서 세포내 이입이 일어난다. PTH가 기저측막 표면에 있는 수용체와 반응하면 cyclic AMP의 형성을 자극하여 protein kinase A를 활성화시킨다. 세포내막에 위치한 수용체와 PTH가 반응을 하게 되면 phospholipase C을 자극하여 DAG와 칼슘에 의한 protein kinase C을 활성화시킨다.

장 흡수 효과

칼슘 균형은 궁극적으로 음식에 포함된 칼슘의 장 흡수에 의존하게 된다. 부갑상선 기능저하증 환자에서는 칼슘 흡수가 심각하게 감소하고, 부갑상선 기능항진증 환자에서는 급격하게 증가하게 된다. PTH를 투여한 부갑상선 기능저하증 환자의 경우 하루나 이틀 이내에 칼슘 흡수가 증가하게 된다. 칼슘의 장 흡수는 비타민 D 활성체에 의해 증가한다. PTH는 신장에 있는 효소를 자극하여 비타민 D를 활성 형태로 전환시킨다. 그렇지만, 이것이 칼슘 또는 인산염의 장수송을 위한 직접적인 작용은 아니다.

PTH 단편들

이미 언급한 것처럼, 수용체 결합과 adenylyl cyclase 활성을 위해서는 PTH에서 N 말단이 중요하다. 처음 3개의 아미노산 잔기가 제거된 PTH 분자는 불활성화되는 것뿐만 아니라 오히려 혈액내 칼슘과 인산염에 대한 PTH 기능을 억제시킨다. 예를 들어 PTH7-84는 PTH 수용체와 결합하지만 활성화되지 않는다. 그러나 완전한 PTH처럼 수용체의 내부 이입과 신호전달을 감소시키는 작용을 한다.

PTH 수용체의 역할을 감소시키는 PTH7-84 능력은 PTH 반응을 억제시키는 한 가지 예일 뿐이다. 아미노산 염기서열의 아랫부분(downstream)도 생물학적 활성에 중요한 작용을 한다. 어떤 C 말단 단편은 PTH의 동일한 표적세포에 결합하여 완전한 PTH 기능과 반대작용을 한다. C 말단 단편과 결합하는 수용체와 이들의 활성과정은 아직 밝혀져 있지 않다.

Parathyroid hormone-related peptide(PTHrP)

PTH와 유사한 물질인 PTHrP(parathyroid hormone-related peptide)가 고칼슘혈증을 수반한 악성종양환자의 혈액에서 발견되었다. PTHrP는 몇몇 종양에서 동정되었으며 처음 13개 아미노산 잔기가 PTH의 처음 13개 아미노산과 매우 비슷하고, 이후 두 분자의 구조는 나뉘어진다. N 말단의 일차 염기서열이 비슷하기 때문에 PTHrP의 이차구조는 높은 친화력으로 PTH 수용체와 결합할 수 있어 PTH와 동일한 생물학적 활성을 나타낸다. PTH와 PTHrP는 면역학적으로는 구분이 되어 면역분석법에서 상호 교차 반응을 하지는 않는다. 그렇지만, 양쪽 모두 PTH 수용체에 대한 자연적 리간드로서 작용한다. PTHrP는 여러 조직에서 합성되고, 측분비인자로서 국지적으로 세포외액의 칼슘 농도 조절과는 관계 없는 일을 한다. PTHrP는 혈관 평활근을 이완시키거나, 연골세포를 자극하여 뼈의 성장과 분화를 유도하고, 산모의 혈액순환을 통해 태반으로 칼슘 유입을 촉진시킨다. 수유기를 제외하고 정상인의 경우에는 혈액에서 PTHrP는 거의 발견되지 않는다. 즉, PTHrP는 산모가 하루에 칼슘 300mg을 젖으로 분비하는 수유기 동안 칼슘 항상성 기능을 발휘한다.

PTH 분비 조절

부갑상선의 주 세포는 세포외 칼슘의 변화에 매우 민감하게 반응하여 이온화된 칼슘 농도와 반대 비율로 PTH 분비 비율을 빠르게 조절한다(그림 10.11). 그 결과 혈액내 PTH 수준의 증가 또는 감소는 혈중 칼슘 농도를 양성으로 또는 음성으로 변화시켜 음성 되먹임 신호를 통해 PTH 분비를 조절한다(그림 10.12). PTH에 의존적인 $1,25(OH)_2D_3$ 형태는 또한 PTH 합성의 음성 되먹임 억제제로 작용한다. 비록 혈중 인산염이 PTH에 의해 영향을 받지만, 높은 농도의 인산염은 PTH 분비에 영향을 미치지 않고, 직·간접적으로 호르몬의 합성에는 관여한다. 실험조건에서 혈중 마그네슘은 PTH 분비를 억제시키지만, 마그네슘이 PTH 분비를 억제시키는 범위는 생리적 범위를 넘어선다. 혈액 내 이온화 칼슘의 감소는 생리학적으로 PTH 분비와 연관된 신호이다.

주세포는 PTH를 합성하고 분비하게 프로그램이 되어있다. 세포외액에 분포하는 칼슘에 의해 주세포에서 칼슘 분비가 억제되지만, 혈중 칼슘 농도가 매우 높다고 해도 완벽하게 모든 분비가 억제되는 것은 아니다. 아직 밝혀지지 못한 기전을 통해 정상인은 시간당 1~3회 간격으로 하루 종일 PTH를 분비한다. PTH의 혈액 농도는 일주기성을 띠고 있어 한밤에 최고치를 나타내고 늦은 오전에 최저치를 보인다. 일주기성은 주세포에서 일어나는 내분비기전에 의존하며, 이는 PTH에 대한 뼈의 동화작용을 촉진하는 것으로 보인다.

세포외액에 분포하는 칼슘이 PTH 분비를 조절하는 기전은 아직 잘 알려져 있지 않다. 이들 세포는 세포막에 있는 칼슘 감지 수용체를 가지고 있으며 세포외액내 칼슘 농도가 2~3% 변화하는 것을 감지하여 분비를 조절한다. 칼슘 감지 수용체는 G 단백질 연계 수용체 패밀리에 속하며 세포외액에 있는 칼슘 농도와 비례하여 칼슘과 결합한다. 이들 수용체는 $G\alpha_i$을 통해 adenylyl cyclase에 결합하기 때문에 이들 수용체의 활성은 cyclic AMP 생산을 감소시킨다. 이들 수용체는 또한 phospholipase C을 통해 신호를 전달하여 $G\alpha_q$를 통한 DAG와 IP_3의 생산을 유도한다. 이는 직접적으로

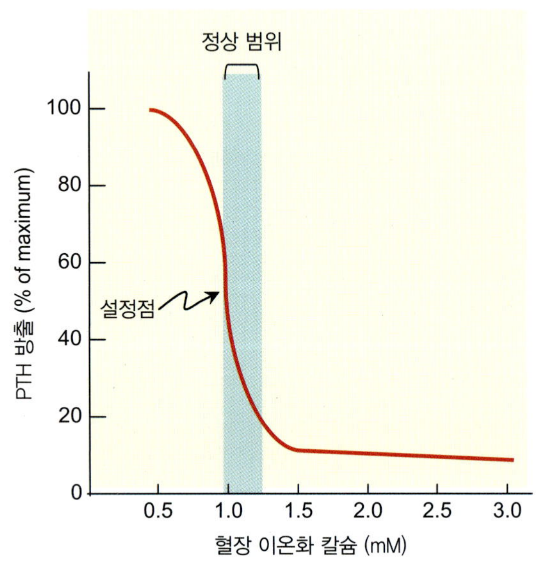

그림 10.11 혈장 이온화 칼슘 농도와 PTH 분비사이의 관계. (Brown, E.B.(1983) 재인용). 정상과 비정상인 부갑상선 조직에서 PTH 방출과 세포외 칼슘 농도 사이의 S자형 관계에 대한 네 가지 변수 모델. (*J. Clin. Endocrinol. Metab.* **56**:572–581)

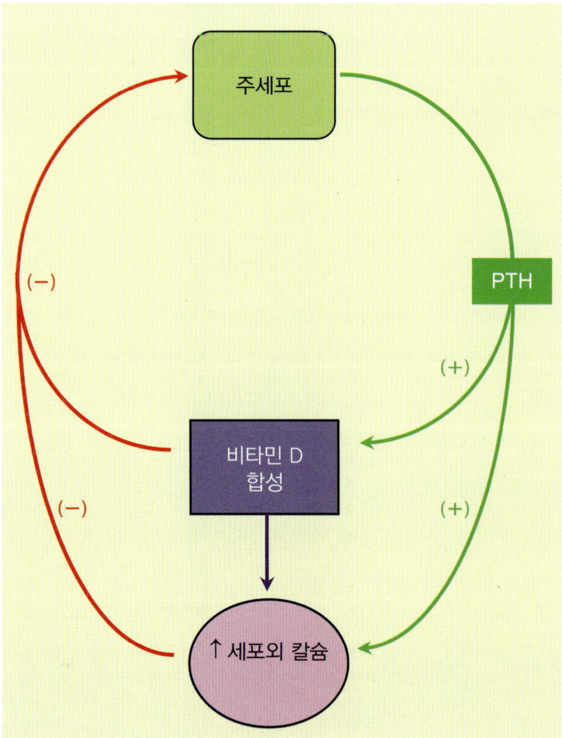

그림 10.12 PTH 분비 조절. (−):감소 ; (+):증가

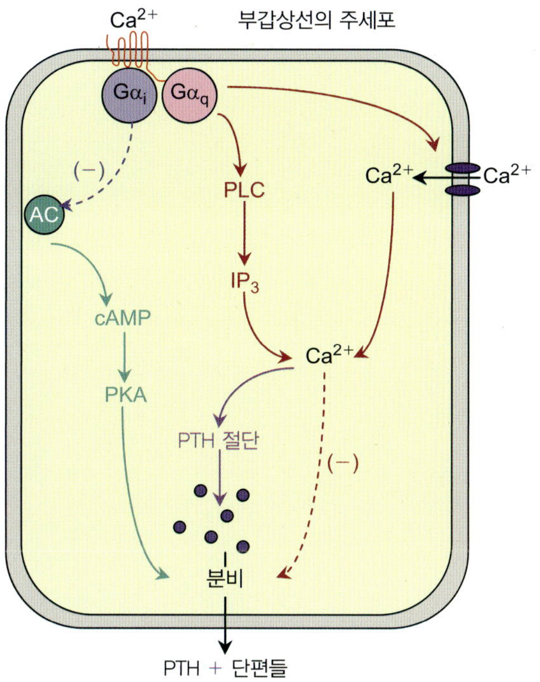

그림 10.13 칼슘(Ca^{2+})에 의한 PTH 분비 조절. 7개 나선형 구조로 된 칼슘 수용체는 guanosine nucleotide binding proteins (**$G\alpha_i$**와 **$G\alpha_q$**)을 매개하여 **Ca^{2+}**채널, adenylyl cyclase (**AC**), phospholipase C (**PLC**)와 반응한다. 그 결과 증가한 **Ca^{2+}**과 감소한 cyclic AMP (**cAMP**)는 protein kinase A (**PKA**) 관련 신호를 억제시켜 분비를 유도한다. **IP_3**=inositol trisphosphate. 칼슘 증가는 또한 PTH를 절단하여 C 말단 단편을 생성한다.

세포막 칼슘 채널을 활성화한다. 결과적으로 IP_3를 매개한 세포막 채널을 통한 유입과 세포내 저장소로부터 방출을 통해 세포질 내 칼슘 농도를 증가시키게 된다.

역설적으로 대부분의 다른 분비세포와 달리, 주세포에서 세포내 칼슘 농도가 증가하면 호르몬 분비가 증가하는 것이 아니라 억제된다. PTH 분비 억제는 cyclic AMP와 protein kinase A 활성 감소와 일치하나, 분비를 감소시키는 세포내 기전은 아직 밝혀지지 않았다. 세포외액에 분포하는 칼슘 농도 상승은 또한 PTH 절단으로 C 말단 단편 생성을 증가시킨다. 즉, PTH 펩티드 분비가 감소되면, C 말단 펩티드 비율이 증가한다. 이러한 과정은 그림 10.13에 요약하였다.

칼시토닌

세포의 기원

칼시토닌은 때때로 thyrocalcitonin이라 불리며, 이는 갑상선의 소포결세포(parafollicular cell)에서 기원하였기 때문이다. 이들 세포들은 C 세포라고도 불리고, 단일 또는 군집을 이루거나 갑상선소포 사이에 분포한다. 세포들은 다른 펩티드 호르몬을 분비하는 소포 세포보다 크고 상대적으로 염색도 엷게 된다(그림 10.14). 발생단계로 보면 소포곁세포는 아가미 낭으로 이동하는 신경외배엽으로부터 기원한다. 소포곁세포는 칼시토닌 생산 이외에도, 췌장 α 세포와 부신수질 세포와 유사하게 아민 전구체를 탈카르복실화 한다. 소포곁세포에서 갑상선수질암이 발생하면 다량의 칼시토닌을 분비한다.

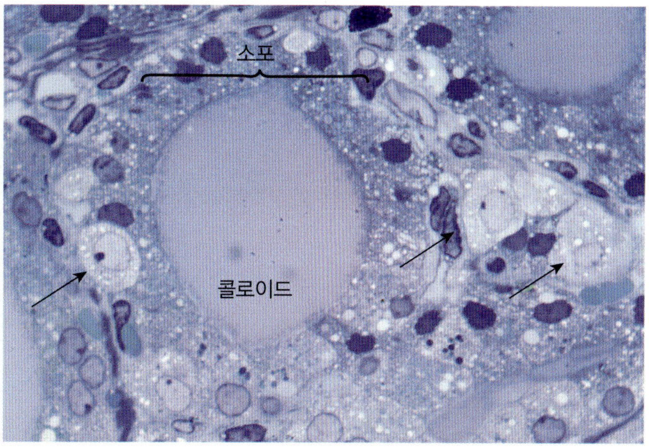

그림 10.14 쥐의 갑상선에서 칼시토닌을 분비하는 소포곁세포와 소포를 보여주는 사진. 화살표는 소포곁세포를 나타내고, 콜로이드를 함유한 갑상선 소포는 입방 상피세포로 둘러싸여 있다. (Courtesy of Dr. John Cooke, Department of Cell Biology, University of Massachusetts Medical School)

생합성, 분비, 대사

칼시토닌은 분자량이 3,400인 32개의 아미노산으로 구성되어 있다. N 말단에 7개의 이황화 링을 제외하면, 칼시토닌은 특별한 구조적 특징을 가지고 있지 않지만, 면역반응을 유발하는 다양한 크기의 순환물들이 존재한다. 즉, 부분적으로 분해된 호르몬, 호르몬 전구체, 이황화 결합 이형체, 다형체 등이 존재한다. 활성 호르몬은 혈액내 반감기가 5~10분이고, 신장에서 제거된다. 칼시토닌을 암호화하는 유전자는 또한 CGRP(calcitonin gene related peptide)라는 신경펩티드를 암호화한다. 이 유전자는 여섯 개 액손을 가지며, 처음 4개가 칼시토닌 전구체를 암호화하는 mRNA 전사체를 형성한다. 교대 짜깁기를 통해 액손 4번에 해당하는 RNA 전사체 부분이 삭제되고 대신 액손 5번과 6번으로 대체되면 CGRP를 암

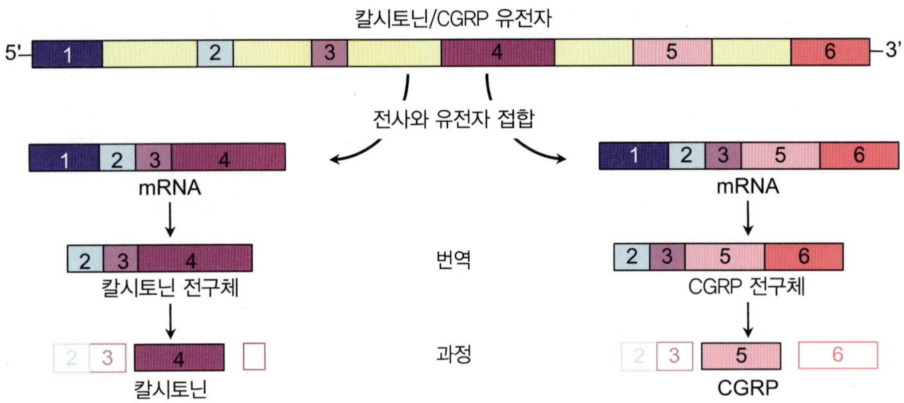

그림 10.15 칼시토닌/calcitonin gene related peptide(CGRP) mRNA의 교대접합은 아미노산이 같지 않은 칼시토닌과 CGRP를 생성한다.

호화하는 RNA 전사체가 형성된다. 처음 액손은 비번역 부위이기 때문에 액손 2와 3에 해당하는 펩티드가 번역후 과정을 통해 제거되고, 성숙한 산물은 공통 아미노산 염기 서열을 가지고 있지 않다(그림 10.15).

생리학적 작용

칼시토닌은 오랫동안 발견되지 않았다. 왜냐하면 칼시토닌이 부족하거나 과다하다고 칼슘 균형 또는 다른 항상성 기능에 대한 뚜렷한 문제가 발생하지 않았기 때문이다. 갑상선절제가 고칼슘혈증을 유도하지 않았으며, 칼시토닌을 대량 분비하는 갑상선암이 저칼슘증의 원인이 되지도 않았다. 대신 실험적으로 칼슘 저하 호르몬을 찾으려는 노력이 시작되었다. 그 결과 개의 갑상선 동맥에 농축된 칼슘을 직접 주사하면 부갑상선을 제거한 것 보다 더 빠르게 혈액 내 칼슘 농도가 감소하는 것을 관찰하였다. 실제로 칼시토닌은 다른 동물실험에서도 혈중 칼슘 농도를 신속하게 떨어뜨렸다. 그렇지만, 칼시토닌은 인체 칼슘 항상성의 주요한 인자가 아니며, 분단위로 혈중 칼슘 농도를 조절하지도 않는다. 오히려 칼시토닌은 과다한 골흡수를 보호하는데 국한된다.

뼈에 대한 작용

칼시토닌은 주로 파골세포의 활성을 억제하여 혈중 칼슘과 인산염 농도를 낮춘다. 칼시토닌에 의해 생성된 혈중 칼슘 농도 감소는 파골세포에 의한 뼈 흡수가 가장 높을 때 가장 크고, 파골세포 활성이 최소일 때 가장 적다. 파골세포 표면에서 칼시토닌과 수용체간의 상호작용은 cyclic AMP 형성을 증가시켜 몇 분 안에 주름 경계의 활성을 감소시킨다. 파골세포가 뼈 표면으로부터 멀어져서 탈분화를 시작하게 되면, 리소좀 효소의 합성과 분비가 억제된다. 1시간 안에 적은 수의 파골세포만이 남게 되어 자연스럽게 뼈 흡수 기능이 줄어들게 된다.

파골세포는 주로 뼈에서 칼시토닌의 유일한 표적 세포가 된다. 조골세포는 칼시토닌에 대한 수용체를 가지고 있지 않기 때문에 직접적으로 영향을 받지 않는다. 흥미롭게도 PTH와 칼시토닌은 파골세포에 반대 작용을 매개하지만, 이들의 수용체는 구조가 비슷하고 아미노산 염기서열의 3분의 1이 공통이라 아마도 고대 동일 유전자로부터 유래한 것으로 보인다. 앞에서 언급한 것 처럼, 뼈의 재흡수와 형성 사이클이 서로 연결되어있기 때문에, 칼시토닌에 의한 파골 기능의 억제는 결과적으로 조골 기능을 감소시킨다. 칼시토닌에 만성적으로 노출된 뼈의 조직학적 단면을 보면 모든 세포들은 휴지기 단계에 있는 것으로 보인다. 비록 파골세포들은 다량의 칼시토닌에 대한 수용체를 발현하지만, 지속적인 자극이 계속되면 수용체의 발현이 억제되어 이들 세포들은 빠르게 호르몬에 무감각하게 된다.

신장에 대한 작용

고농도의 칼시토닌은 근위세뇨관에서 칼슘과 인산염의 요배출을 증가시킨다. 인체에서 이러한 효과는 매우 미미하여 혈중 칼슘 농도를 낮추는데 크게 기여하지 않는다. 칼시토닌을 대량 분비하는 갑상선 종양 환자에서는 신장에서 칼슘 조절이 손상되지 않는다. 신장세포가 칼시토닌의 지속적인 자극으로부터 벗어나게 되면, 감소된 수용체로 인해 불응기를 갖게 된다.

분비 조절

혈중 칼슘 농도가 정상 범위나 그보다 낮을 때는 혈액 내 칼시토닌 농도는 매우 낮다. 그러나 이온화된 칼슘 농도가 1.2mM의 역치수준을 넘게 되면 증가하게 된다. 혈액내 이온화된 칼슘에 직접 소포곁세포가 반응하게 되면 부갑상선 주세포의 세포막에 분포하는

G 단백질 연계 수용체 감지 수용체와 동일한 유전자가 발현한다. 두 종류 세포는 세포외 칼슘에 반응하지만, 분비과정의 차이 때문에 이들의 분비 반응은 상반된다. 소포곁세포에서 일어나는 세포 내 기전에 대한 정보는 거의 알려져 있지 않지만, 자극과 분비 사이의 관계는 PTH 분비 조절보다 더 내분비세포의 전형을 따른다.

고농도 칼슘에 의한 직접적인 자극외에도, 칼시토닌 분비는 음식을 섭취한 후에 증가한다. 위점막에서 생산된 가스트린은 칼시토닌을 분비하는 소포곁세포를 자극한다. CCK, 글루카곤, 세크리틴 등의 다른 위장관 호르몬도 동일한 효과를 나타내지만, 가스트린이 가장 크게 작용한다. 소장에서의 칼슘 흡수를 위해 분비된 칼시토닌은 파골기능이 감소된 후 섭취한 칼슘에 의해 유도된 것으로, 혈중 칼슘농도 증가를 보호하기 위한 예측 피드(feed-forward)이다. 이러한 현상은 인크레틴이 방출된 후 탄수화물이 풍부한 음식 섭취에 따른 인슐린의 분비 예측 현상과 유사하다. 인체에서 이러한 반응의 중요성은 아직 정립되어 있지 않지만, 가스트린에 대한 소포곁세포의 민감성은 갑상선 수질암을 진단하기 위해 임상적으로 잘 이용되고 있다.

비타민 D와 내분비 작용

비타민 D_3 유도체(1,25-dihydroxycholecalciferol; $1,25(OH)_2D_3$)는 세포외액에서 칼슘의 적절한 농도와 골기질의 적절한 광물질화를 유지하는데 필수적이다. 비타민 D가 결핍되면 골기질의 부적절한 석회화로 인해 급격히 골격이 연해지는 골연화증이 발생하여 결국 골 변형 또는 골절이 생길 수 있다. 아이들에게 생기는 골연화증은 구루병이라 불리며, 무게를 지탱하는 뼈의 영구적인 기형을 유발한다. 비록 비타민 D는 현재 비타민 D 내분비계로도 불리지만, 구루병을 치료할 수 있는 생선 기름의 요소로 발견됐을 당시에는 이들의 호르몬적 성질은 상상하지 못했었다.

호르몬과 비타민의 중요한 차이점은 호르몬은 간단한 전구체로부터 신체 내에서 합성이 되고, 비타민은 음식을 통해서 공급되어야 한다는 것이다. 사실 비타민 D_3는 인체내에서 내생적으로 합성이 되나, 합성비율은 자외선 범위의 빛에 의한 비효소적 반응에 의해 제한된다. 이러한 비타민을 일광 비타민(sunshine vitamin)이라 한다. 비타민 D_3의 직접적인 전구체인 7-dehydrocholesterol은 acetyl-coenzyme A(CoA)로 부터 합성되어 피부에 저장된다. 7-dehydrocholesterol에서 비타민 D_3로의 변환은 피부 표피에서 진피로 관통하는 햇빛에 의해 자연스럽게 일어난다. 비타민 D 결핍증은 산업화의 부산물로서 심각한 공중 보건 문제가 되었다. 도시 생활, 스모그, 그리고 증가한 실내 활동은 인간이 햇빛에 노출될 수 있는 기회를 줄어 들게 하여 비타민 D의 내생적 생산을 제한하였다. 이러한 문제점은 현재 음식(특히 우유) 섭취를 통해 비타민 D를 보충해 줌으로써 해결하고 있다.

$1,25(OH)_2D_3$는 호르몬의 특징도 가지고 있다. 즉, 생산된 장소에서 방출되어 소량이 혈액을 통해 멀리 떨어진 표적세포에 반응을 할 수 있기 때문이다. 또 다른 비타민과 호르몬의 차이점은 비타민은 보통 대사 작용에 보조 인자로 작용하지만, 호르몬은 특정 수용체와 반응하여 체내 조절자로 작용한다. $1,25(OH)_2D_3$은 스테로이드 호르몬과 유사한 많은 생물학적 작용을 발휘한다(제 1장 참조). $1,25(OH)_2D_3$은 스테로이드/갑상선 패밀리에 속하는 특정 핵수용체와 결합 한다.

합성과 대사 작용

포유동물에서 생산되는 비타민 D를 콜레칼시페롤(cholecalciferol) 또는 비타민 D_3라고 한다. 이것은 식물에서 생산되는 비타민 D_2 (ergosterol)와 오직 측쇄 길이에서만 차이가 있다. 피부가 자외선에 노출되면 7-dehydrocholestrerol에서 탄소 9와 10번 연결부분이 광분해되어 스테로이드 핵의 B 링을 열게 한다(그림 10.16). 그 결과 생성된 콜레칼시페롤은 생물학적으론 불활성 상태이지만, 전구체와 달리 혈장에서 비타민 D 결합 단백질에 높은 친화력을 가진다.

비타민 D_3은 혈액을 통해 간으로 이동한 다음 산화되어 25-hydroxycholecalciferol(25OH-D_3)을 생성한다. 이 과정은 담즙산 형성시 탄소 26과 27번에 있는 콜레스테롤을 산화시키는 P450 미토콘드리아 효소에 의해 촉매되며, 이 반응은 오직 기질의 존재 유무에 의해 조절된다. 25OH-D_3은 비타민 D 결합 단백질과 높은 친화력을 가지고 있으며, 혈액에 존재하는 비타민 D의 주된 형태이나, 생물학적 활성은 거의 없다. 신장의 근위세뇨관에서 두 번째 수산화기가 또 다른 P450 효소에 의해 탄소 1번에 첨가되면 $1,25(OH)_2D_3$을 생성한다. 이는 25OH-D_3보다 1,000배 더 활성이 있어 비타민 D의 거의 모든 생물학적 활성을 나타낸다. $1,25(OH)_2D_3$은 25OH-D_3 보다 혈액에 적게 존재하고, 비타민 D 결합 글로불린에 대한 친화력도 상대적으로 약하다. 결과적으로, 혈액 내 25OH-D_3가 15일인 것에 비해, $1,25(OH)_2D_3$은 반감기는 15시간이다.

$1,25(OH)_2D_3$의 생리학적 활동

전반적으로 $1,25(OH)_2D_3$의 주요한 생리학 작용은 세포외액의 칼

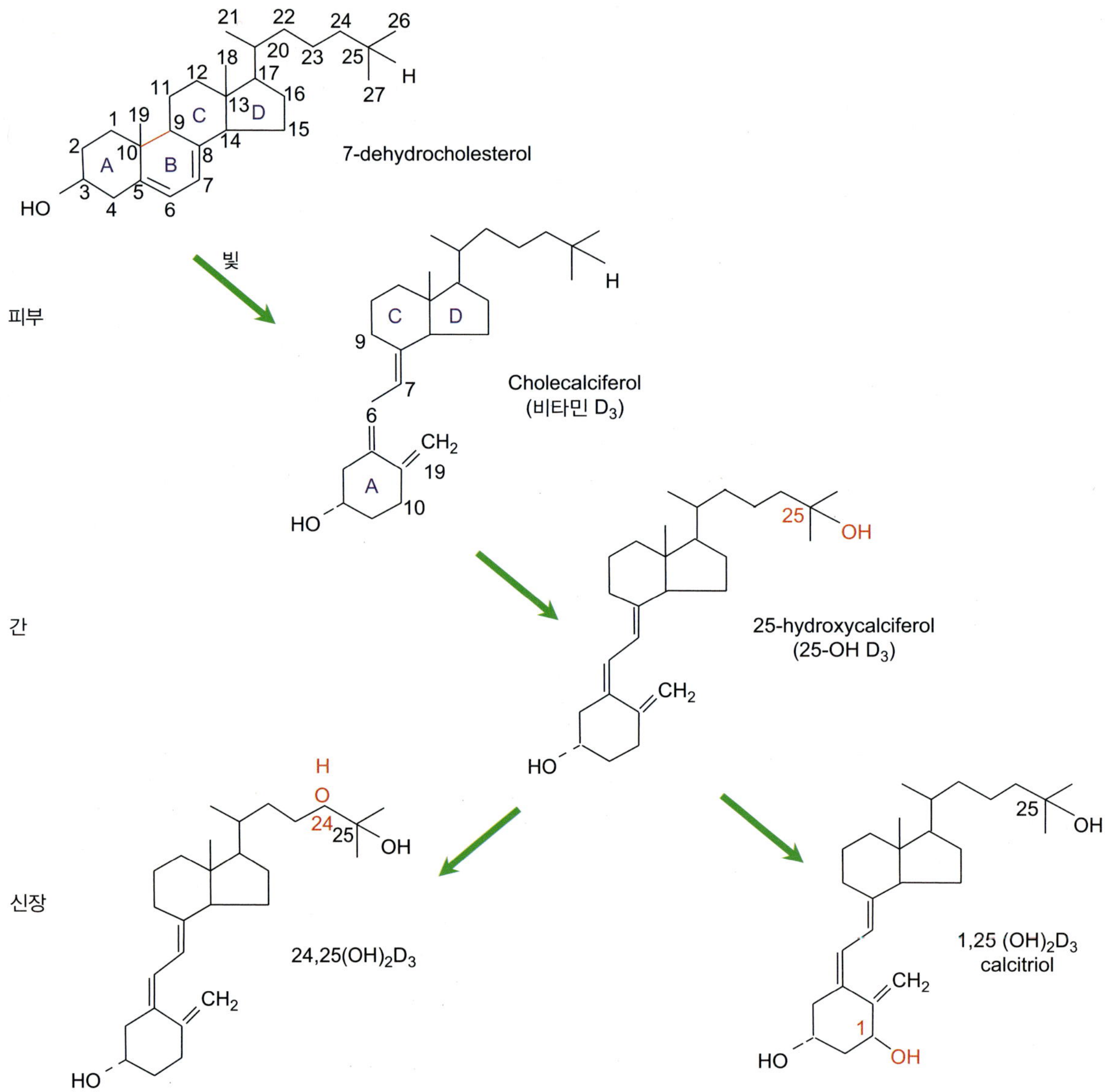

그림 10.16 1α,25 dihydroxycholecalciferol ($1,25(OH)_2D_3$)의 생합성.

슘과 인산염의 농도를 증가시키는 것이다. 이러한 효과는 주로 소장과 뼈에서 발휘되며 신장에서도 조금 발휘된다. 그렇지만, 비타민 D 수용체들은 넓게 분포하고 있으며 칼슘 대사와 직접 관련 없는 다양한 세포내 기능에도 관여한다. 본 장에서는 주로 칼슘 균형과 관련된 내용만 언급하기로 한다.

장에서의 작용

섭취된 칼슘과 인산염의 흡수는 소장 상피 세포들의 능동수송에 의해 조절된다. 비타민 D 결핍은 장에서 칼슘과 인산염의 수송 능력을 악화시킨다. 일반적으로 칼슘 흡수는 인산염 흡수와 동시에 일어나지만, 두 이온들은 $1,25(OH)_2D_3$에 의해 자극된 독립적인 기전에 의해 수송된다. 칼슘 흡수력의 증가는 $1,25(OH)_2D_3$이 주어진 후에 두 시간 뒤에 나타나며, 네 시간 이내에 최고조에 도달한다. 비타민 D가 주어졌을 때는 간과 신장에서 일어나는 일련의 수산화과정을 위한 시간이 더 필요하기 때문에 보다 많은 시간이 요구된다.

십이지장 상피 세포에서의 칼슘 흡수 과정은 그림 10.17에서 설명하고 있다. 신장의 주 세포에서 발현된 두 개의 동일한 상피세포 칼슘 채널(ECaC)로 인해 칼슘은 수동적으로 전기화학적 농도 구배를 통해 이동하게 된다. 세포질 안으로 들어온 칼슘은 즉시 칼슘 결합 단백질(주로 calbindin 9)과 반응하여 세포질에서 기저측막으로 이동한 다음 칼슘 ATPase와 나트륨/칼슘 역수송체를 이용해 세포간액으로 배출된다.

Calbindin은 세포를 가로질러 칼슘을 이동시키는 일 외에도

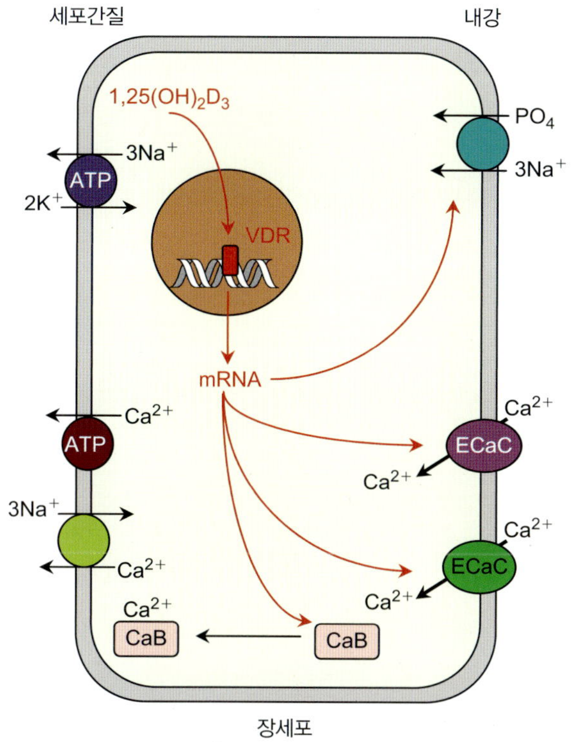

그림 10.17 $1,25(OH)_2D_3$이 칼슘의 장 내 수송에 미치는 효과. **VDR**=vitamin D receptor; **ECaC**=epithelial calcium channels (또는 TRPV5 / TRPV6로도 불림); **CaB** = calbindin 9.

세포질내 칼슘 농도를 낮게 유지시킨다. 즉, 높은 농도의 유리 칼슘으로 인한 치명적인 결과를 방지함과 동시에 칼슘 유입에 호의적인 농도 구배를 유지시킨다. $1,25(OH)_2D_3$은 유전자 전사를 활성화하여 ECaC채널과 calbindin 발현을 증가시키고, 기저측막에 분포하는 칼슘 ATPase와 나트륨/칼슘 교환체의 양과 활성을 증가시킨다. 유사하게, $1,25(OH)_2D_3$은 세포내막의 나트륨 인산염 수송체의 발현을 조절하는 것으로 알려져 있으나, 아직 인산염의 정확한 흡수 기전은 알려져 있지 않다.

동물실험과 세포 배양을 통해 얻은 증거에 의하면 $1,25(OH)_2D_3$은 유전자 발현 조절을 매개하지 않는 보다 빠른 작용기전에도 관여한다. 이중 한 예는 세포막 칼슘 채널의 활성과 IP_3/DAG와 cyclic AMP 2차 전령 시스템을 통해 소장 상피세포를 가로지르는 빠른 칼슘의 수송이다. $1,25(OH)_2D_3$의 이러한 신속한 작용기전의 생리적 중요성과 이들에 반응하는 수용체의 성질은 아직 알려져 있지 않다.

뼈에서의 작용

가장 뚜렷한 비타민 D 결핍에 의해 나타나는 현상은 뼈의 무기질화 감소이지만, $1,25(OH)_2D_3$은 유골(osteoid)에서 인산칼슘 침착과 뼈 형성에 직접 관여 하지는 않는다. 오히려 유골의 무기질화는 이들 이온들이 알맞게 존재할 때 자발적으로 일어난다. 궁극적으로 증가한 뼈의 무기질화는 소장에서 칼슘과 인산염 흡수 증가로 인해 가능하게 된다. 뼈의 무기질화 는 비타민 D나 비타민 D 수용체가 부족한 인체에서 다량의 칼슘 섭취를 통해 정상으로 회복될 수 있다.

역설적으로 $1,25(OH)_2D_3$은 PTH와 흡사하게 뼈 흡수를 촉진한다. $1,25(OH)_2D_3$은 PTH처럼 파골세포의 수와 활성을 증가시킨다. PTH에서 봤듯이 성숙한 파골세포보다는 조골 세포에 $1,25(OH)_2D_3$을 위한 수용체가 존재한다. $1,25(OH)_2D_3$은 PTH처럼 M-CSF와 RANKL 등 다양한 단백질들의 발현을 위해 조골 세포들을 자극한다. PTH에 대한 뼈의 민감성은 비타민 D가 결핍되면 감소한다. 반대로 PTH가 없으면 칼슘과 인산염 이동을 위해 30~100배의 $1,25(OH)_2D_3$이 필요하다. 조골 세포에서 두 호르몬의 상호작용에 대한 보다 자세한 기전과 결합 부위는 아직 알려져 있지 않다.

신장에서의 작용

비타민 D가 부족한 사람에게 비타민 D을 섭취하게 하면, $1,25(OH)_2D_3$은 신장 사구체 여과액에서 칼슘과 인산염의 재흡수를 증가 시킨다. 인산염 재흡수는 간접적인 효과이다. 비타민 D 부족시, PTH 분비가 증가하여 인산염의 세뇨관 재흡수를 제한한다. 이 경우 $1,25(OH)_2D_3$의 보충은 PTH 분비를 감소시켜 근위세뇨관에서 인산염의 재흡수를 증가시키게 된다. 칼슘 재흡수에 대한 $1,25(OH)_2D_3$의 효과는 아마도 직접적인 것으로 추정하고 있다.

$1,25(OH)_2D_3$을 위한 특정 수용체들은 원위 세뇨관에 분포하며, PTH가 칼슘 흡수를 증가시키는 세포와 동일한 것으로 추정된다. 이 세포들은 장 세포에서 관찰되는 동일한 비타민 D 의존성 단백질들을 발현시켜 소장 상피 세포와 동일한 방법으로 $1,25(OH)_2D_3$에 반응한다. 이러한 효과와 원위세뇨관에서 칼슘 재흡수작용은 PTH 작용과 일부 겹치는 것으로 보인다. 하지만 $1,25(OH)_2D_3$은 칼슘 균형을 분단위로 조절하지는 않는다. 대신 PTH가 주된 조절자로서 관여한다. 이들의 상호작용에 대한 분자생물학적 기전은 아직 밝혀지지 않았다.

부갑상선에서의 작용

부갑상선의 주 세포는 $1,25(OH)_2D_3$의 생리적 표적 세포이며 음성 되먹임 기전에 반응한다. 음성 되먹임 기전은 분비과정 보다는 합성과정에서 발휘된다. PTH 유전자의 프로모터 부위에는 비타민 D 반응 부위가 있다. 리간드에 결합된 수용체는 유전자의 전사를 억제하여 preproPTH mRNA 합성을 감소시킨다. 주

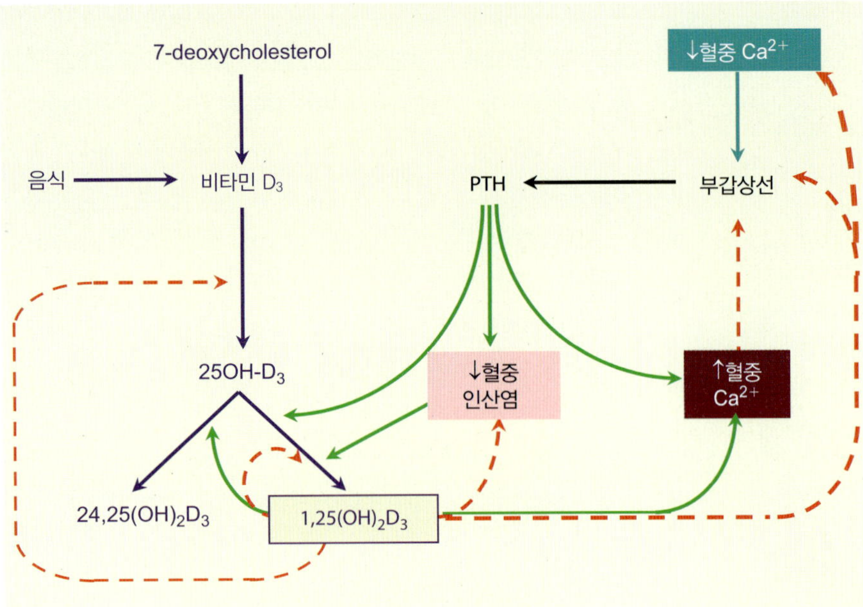

그림 10.18 1α, 25 dihydroxycholecalciferol 합성 조절을 위한 다양한 음성 되먹임 기전들. 짙은 색 화살표는 자극을 나타내며 빨간색 점선 화살표는 억제를 나타낸다.

세포는 상대적으로 매우 소량의 호르몬만 저장하기 때문에, 감소된 합성은 빠르게 분비 감소를 유도한다. 두 번째 음성 되먹임 기전은 $1,25(OH)_2D_3$가 간접적으로 PTH 분비를 감소시킨다. PTH 분비 조절에 대한 칼슘의 중요성과 함께 PTH 합성에 대한 $1,25(OH)_2D_3$의 음성 되먹임 기전도 혈중 칼슘 농도에 의해 조절된다. 칼슘 감지 수용체를 통해 혈중 칼슘 농도가 높을 때는 $1,25(OH)_2D_3$에 대한 핵수용체가 많이 발현되고, 칼슘 농도가 낮을 때는 수용체 발현이 감소한다.

$1,25(OH)_2D_3$ 생산 조절

일반 호르몬과 같이 항상성을 유지하기 위해서는 혈액에 적정한 농도의 $1,25(OH)_2D_3$가 존재해야 한다. $1,25(OH)_2D_3$ 생산은 다른 호르몬과 비슷한 방식으로 되먹임 기전에 의해 통제 된다(그림 10.18). PTH는 부갑상선 주세포에서 PTH 유전자 발현을 억제시키는 $1,25(OH)_2D_3$ 합성을 증가시킨다. $1,25(OH)_2D_3$ 합성의 가장 중요한 조절 단계는 신장의 근위 세뇨관에 있는 세포에서 일어나는 탄소 1번의 수산화 반응이다. 이 반응의 비율은 반감기가 2~4시간인 P450 효소에 의해 결정된다. PTH가 없을 경우, 신장 세포에서 1α-hydroxylase 농도는 급격히 떨어진다. PTH는 cyclic AMP 생산을 증가시켜 1α-hydroxylase 유전자의 전사를 조절한다. 이들 프로모터에는 여러 cyclic AMP 반응 요소(CRE)들이 존재한다. IP_3/DAG 2차 전령 시스템을 통한 protein kinas C 활성도 동일한 효과를 나타낸다.

짧은 되먹임 기전을 통해, $1,25(OH)_2D_3$은 빠르게 1α-hydroxylase 발현을 억제하는 음성 되먹임 억제자로서도 작용한다. 동시에 $1,25(OH)_2D_3$은 비타민 D 대사산물의 24번 탄소에 수산화기를 첨가시키는 효소의 발현을 증가시켜 $24,25(OH)_2D_3$이나 $1,24,25(OH)_3D_3$을 생산한다. 탄소 24번의 수산화 반응은 분해 경로의 초기 단계에 해당하며 비타민 D의 주요한 담즙 배출물인 calcitroic acid을 생산한다. $1,25(OH)_2D_3$에 의한 24 수산화효소의 조절 증가는 신장에만 국한되지 않고, 모든 $1,25(OH)_2D_3$ 표적 세포에서 관찰된다. 마지막으로 이러한 결과에 의한 혈액 내 칼슘과 인산염의 증가는 $1,25(OH)_2D_3$ 생산을 위한 활성자인 PTH와 낮은 인산염을 직간접적으로 억제하게 된다.

혈중 칼슘 농도의 조절

PTH, 칼시토닌, $1,25(OH)_2D_3$은 전체적으로 칼시트로픽 호르몬(calcitropic hormone)이라 불려지고 있다. 칼슘 감지 수용체에 대한 정보가 많아지고, 칼슘 항상성에서 칼슘의 역할이 밝혀지면서 네 번째 칼시트로픽 호르몬으로서 칼슘이 포함되었다. 칼슘 농도가 높을 경우 혈장내 이들의 농도를 줄이기 위해서 칼시토닌보다 칼슘이 더 호르몬과 유사한 역할을 한다. 신장에서 칼슘의 재흡수는 부분적으로 혈장 칼슘 농도에 의해 조절된다(그림 10.19) 여과

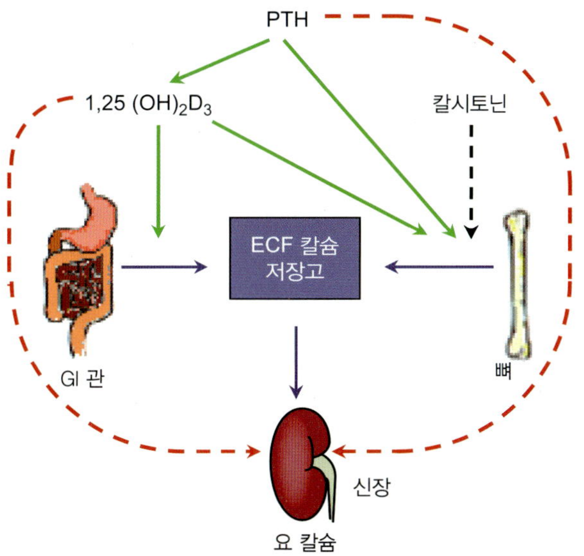

그림 10.19 PTH, 칼시토닌, 1,25$(OH)_2D_3$에 의한 칼슘 균형의 전반적인 조절. 초록색 화살표는 자극을 나타내며, 점선 화살표는 억제를 나타낸다.

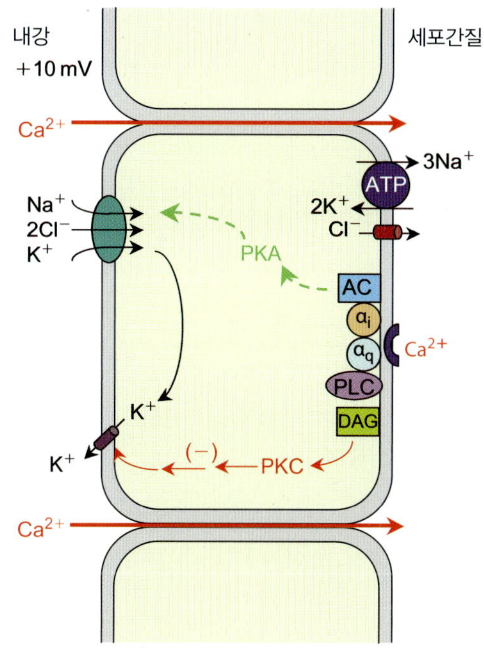

그림 10.20 증가된 혈중 칼슘 농도는 신장 세관고리의 두꺼운 상행각에서 칼슘 재흡수를 조절한다. 네프론의 이 부위에서 칼슘은 양성 내강 전압에 의해 세포 접합부를 가로질러 이동한다. 칼슘 수용체 신호는 guanosine nucleotide binding protein **Gα_q**을 통해 **PLC**(phospholipase C)을 활성화하고, **DAG** (diacylglycerol)을 생성하여 **PKC**(protein kinase C)을 활성화한다. **ROMK**(renal outer medullary potassium) 채널을 통한 칼륨의 확산은 억제되어 내강의 양 전위를 감소시키고 나트륨과 염화물의 재흡수를 제한한다. 수용체는 또한 **Gα_i**를 매개로 adenylyl cyclase (**AC**)을 억제하여 cyclic AMP 의존성 나트륨/칼륨/2 염화물 공동수송체의 자극을 감소시킨다. (**PKA** = protein kinase A)

된 칼슘의 약 25%는 염화나트륨의 능동적 재흡수에 의해 형성된 전하에 의해 신장 세관고리의 상행각에서 재흡수된다. 염화나트륨은 내막의 나트륨/칼륨/2 염화물 공동수송체를 통해 칼륨과 함께 세뇨관 세포안으로 유입된다. 염화나트륨은 기저측막을 통해 빠져 나가지만, 양성 전하를 띠는 칼륨 이온들은 ROMK(renal outer medullary potassium) 채널을 통해 다시 내강으로 들어간다. 즉, 양성 전하는 내강 안에 있는 칼슘 이온들을 세포 사이 연접을 통해 세포간질로 이동시킨다.

세관 고리의 두꺼운 상행각 세포들의 기저측막에선 부갑상선 주 세포와 동일한 칼슘 감지 수용체가 발현된다. 칼슘 수용체는 $G\alpha_i$ 또는 $G\alpha_q$와 결합하여 활성화 되면 cyclic AMP 합성을 감소시키고, DAG와 IP_3 생산을 증가시킨다. Protein kinase A 활성 감소는 나트륨/칼륨/2 염화물 공동수송체에 대한 자극 활동을 감소시킨다. DAG의 증가는 ROMK 채널을 인산화시키고, 활성을 감소시키는 protein kinase C를 활성화시킨다. 이러한 결과들은 염화나트륨과 칼슘의 재흡수를 모두 감소시킨다. 칼슘 재흡수 기전의 제한적 능력 때문에 더 많은 칼슘들이 소변으로 빠져나가게 되어 혈중 칼슘 농도는 떨어지게 된다.

이미 언급한 바와 같이 높은 농도의 칼슘은 PTH 분비를 감소시키고 칼시토닌의 분비를 증가시키는 수용체를 매개로 신호를 생산한다. 근위 세뇨관 세포 내막에서 발현된 칼슘 감지 수용체는 인산염 재흡수에 대한 PTH 효과를 조절한다. 비록 생리적인 역할은 잘 밝혀져 있지 않지만, 칼슘 수용체는 또한 칼시트로픽 호르몬의 다른 주된 표적기관인 소장과 뼈 세포에서도 관찰되고 있다. 고농도의 칼슘은 이러한 조직에서 비타민 D를 대체할 수 있지만, 이들 반응에 대한 칼슘 수용체의 역할은 아직 확실하게 규명되지 않았다. 전반적인 칼슘 균형을 위한 이러한 수용체를 매개로 한 칼슘의 중요성은 활성(저칼슘혈증)이나 비활성(고칼슘혈증) 돌연변이에 의해 초래되는 인체 질병에 의해 뚜렷이 부각되고 있다.

칼시트로픽 호르몬들의 통합적 작용

저칼슘혈증에 대한 반응

몇몇 칼슘은 항상 오줌으로 소실되기 때문에 전체 절식 기간 중에 아주 짧은 기간동안에만 가벼운 저칼슘혈증을 경험하게 된다. 보다 심각한 어려움들은 칼슘이 부족한 음식 섭취 또는 신장이나 장에서 칼슘 흡수를 방해하는 무엇인가에 의해서 일어난다. 부갑상선은 매우 민감하여 이온화된 칼슘이 소량만 감소하여도 예민하게 반응하여 신속히 PTH 분비를 증가시킨다(그림 10.20). 저칼슘혈증의 첫 번째 방어 작용으로서 대략 1시간 뒤에 PTH는 뼈로부터 칼슘의 이동과 함께 사구체 여과액으로부터 칼슘의 재흡수를 유도한다. 이러한 작용은 가볍거나 단시간의 어려움들을 보상하는데 적당하다. 저칼슘혈증이 심각한 상태에서는 PTH에 대한 부가적인 지연 반응이 필요하다. 약 12~24시간 후에 증가된 $1,25(OH)_2D_3$ 생성은 장에서 칼슘 흡수 효율을 증가시킨다. PTH와 $1,25(OH)_2D_3$에 의한 파골성 뼈 흡수는 골격에 무궁무진하게 보존되어 있는 칼슘을 이용하게 한다. 따라서, 칼슘 섭취가 충분하지 않으면 혈중 칼슘 농도를 유지하기 위해 골격에 보존된 칼슘을 이용하게 된다.

고칼슘혈증에 대한 반응

고칼슘혈증은 정상적인 생리학적 환경에서는 드물게 나타나지만, 혈중 PTH나 PTHrP가 증가한 병리학적 조건에서 합병증으로 유발된다. 생리적 환경에서는 고칼슘혈증은 일정기간 동안 낮은 수준의 칼슘을 섭취하다가 칼슘이 풍부한 음식을 다량으로 섭취하면 나타난다. 칼슘 부족으로 인한 혈중 PTH와 $1,25(OH)_2D_3$ 농도가 높아지면 골 무기질의 파골작용과 장, 신세뇨관에서 칼슘 흡수 기전이 최대로 자극을 받게 된다. 결과적으로 섭취된 칼슘은 효율적으로 흡수되어 혈중 칼슘은 0.1mg/dL까지 증가하게 된다. 칼시토닌 분비는 신속히 증가하여 파골성 작용을 억압하는 여러 효과를 제공한다. 또한 PTH 분비는 신속히 감소하여 세뇨관을 통한 칼슘과 인산염의 이동을 감소시킨다. 샘에서 방출된 PTH 단편들은 신속히 증가하지만, $25OH\text{-}D_3$가 수산화 되고 파골성 뼈흡수가 감소하기 전까지 많은 시간이 소요된다. 심지어 생산이 중단되고 나서도 $1,25(OH)_2D_3$에 대한 반응이 줄어들기 위해서는 많은 시간이 요구된다.

어떤 인산칼슘은 탈염된 유골에서 결정화가 되지만, 신장에서 칼슘 손실이 혈중 칼슘 농도를 낮추는 주된 수단은 아니다. 그렇지만, PTH 기전에 의해 신장에서 소실되는 칼슘의 비율은 사구체에서 여과된 칼슘의 약 10% 또는 시간당 40mg에 불과하다. 칼슘 감지 수용체에 의해 두꺼운 상행각에서 감소된 칼슘의 재흡수는 더 많은 칼슘의 배출을 촉진한다.

칼시트로픽 호르몬과 칼슘에 대한 효과는 표 10.1에 요약하였다.

표 10.1 칼시트로픽 호르몬과 칼슘의 주요 기능 비교.

효과	PTH	PTHrP	D_3	칼슘
장				
칼슘 흡수			↑	↑
인산염 흡수			↑	
신장				
근위세뇨관				
인산염 재흡수	↓	↓	↑	
1α-hydroxylase 활성	↑	↑	↓	↓
상행각				
칼슘 재흡수	↑	↑		↓
원위세뇨관				
칼슘 재흡수	↑	↑	↑	
뼈				
조골세포				
파골세포 분화인자의 생성	↑	↑	↑	
전구체의 증식과 발달	↑	↑	↑	
기질 형성과 무기질화	↑	↑		↑
연골세포				
증식과 분화		↑		
부갑상선 주세포				
PTH 합성			↓	↓
PTH 분비			↓	↓
단편에 대한 PTH 대사				↑

칼슘 균형에 영향을 미치는 다른 호르몬들

지금까지 언급한 칼슘 균형을 위한 주된 내분비 조절자 외에도, 매우 다양한 내분비와 측분비 인자들이 칼슘 균형에 영향을 미친다. 사구체 여과액에서 재흡수되는 대부분의 칼슘들은 능동적인 나트륨 재흡수 기전에 의해 부가적으로 일어난다. 따라서, 신장에서 칼슘의 보존은 나트륨 균형과 밀접한 관계가 있어 나트륨 재흡수에 대한 조절은 신장에서 칼슘 재흡수의 변화를 수반한다. 예를 들어 부피의 증가는 사구체 여과를 증가시켜 근위세뇨관에서 나트륨의 재흡수를 감소시킨다. 근위세뇨관은 다량의 칼슘 재흡수가 일어나지만, 소량의 변화도 유의적인 칼슘 소실을 초래한다. 항이뇨호르몬(ADH)은 세관 고리의 두꺼운 상행각에서 나트륨의 재흡수를 증가 시킨다. 감소된 ADH는 네프론에서 칼슘의 재흡수를 감소시킨다. 반대로 부피의 감소는 안지오텐신 II와 ADH의 생성 증가로 인해 높아진 나트륨과 물의 재흡수를 통해 이차적으로 칼슘 재흡수를 증가시킨다.

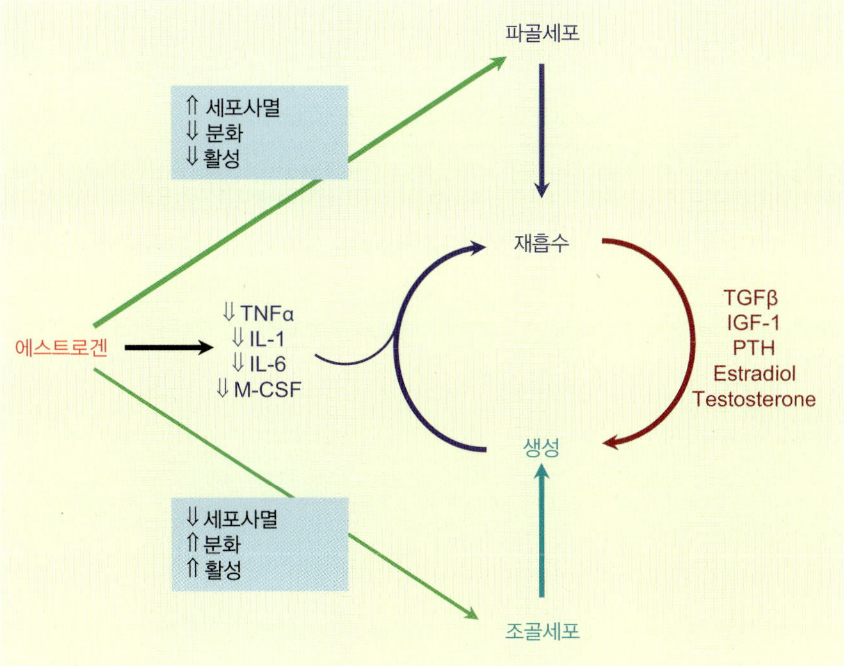

그림 10.21 뼈에서 에스트로겐의 역할. 에스트로겐과 사이토카인, 성장인자와의 상호관계 제시.

골 재형성은 무기질화된 기질로 들어가거나 나오는 칼슘의 흐름에 크게 영향을 미치며, 칼시트로픽 호르몬과 아직 동정되지 않은 여러 성분에 의해 조절된다. IGF-1, GH, 사이토카인 IL-1, IL-6, IL-11, TNFα, TNFβ, 기타 여러 인자들이 이러한 역할을 수행한다. 프로스타글란딘도 칼슘의 이동에 관여하며, 뼈의 용해를 자극한다. 프로스타글란딘과 인터루킨의 생산은 다양한 염증 상태에서 증가하며, 전체적인 또는 국소적인 뼈의 손실을 유도하여 혈장으로 칼슘을 방출한다.

많은 호르몬들이 직간접적으로 칼슘 조절에 영향을 미친다. 성장, 임신 수유기 등과 같은 특정한 생리적 상황들에는 보다 많은 칼슘이 요구된다. 성장에 관여하는 여러 호르몬 즉, GH, IGF, 갑상선 호르몬, 성선 호르몬 등은 직간접적으로 골세포들의 활성과 칼슘 균형에 영향을 미친다. 또한 성선 호르몬, 특히 에스트로겐은 골량을 유지하는 데 중요한 역할을 한다. 이들이 부족하게 되면 골다공증을 유발한다. 이러한 골다공증은 폐경기 이후에 오게 된다. 조골 세포들은 에스트로겐에 대한 수용체를 발현하여 조골세포 전구세포들의 증식을 자극하고, 파골세포를 활성화시키는 IL-6와 같은 사이토카인의 생성을 억제한다. 결과적으로 에스트로겐이 부족하게 되면 파골성 작용이 증가하고 조골성 작용이 감소되어 최종적으로 뼈 소실을 유도한다(그림 10.21).

갑상선기능항진증과 부신피질 호르몬들이 과다 또는 결핍인 경우에 칼슘이 부족하게 된다. 과도한 갑상선 호르몬은 파골세포와 조골세포를 모두 활성화시켜 뼈의 재흡수를 유도하고, 골밀도를 감소시킨다. 이러한 현상은 가벼운 고칼슘혈증을 유발하고 이차적으로 PTH와 $1,25(OH)_2D_3$ 분비를 억제시킨다. 따라서 이러한 호르몬 변화는 궁극적으로 소변으로 소실되는 칼슘의 양을 증가시키고, 장에서 흡수되는 칼슘의 양을 감소시킨다. 과도한 당질코르티코이드도 골격량을 감소시킨다. 비록 당질코르티코이드는 파골세포의 전구세포 분화를 자극하지만, 이들 전구세포들의 증식을 억제시켜 궁극적으로 활성화된 조골세포들을 감소시키게 된다. 당질코르티코이드는 PTH 합성과 분비를 증가시키고, $1,25(OH)_2D_3$의 생성과 활성을 통제한다. 이들은 또한 직접적으로 장에서 칼슘 흡수를 억제하여 파골 세포의 자극과 PTH 분비를 증가시킨다. 반대로 부신기능의 저하는 신장을 통한 칼슘 배출을 감소시켜 고칼슘혈증을 유도하게 된다.

추천 문헌들

Brommage, R. and DeLuca, H.F. (1985) Evidence that 1,25-dihydroxyvitamin D_3 is the physiologically active metabolite of vitamin D_3. *Endocr. Rev.* **6**: 491–511.

Brown, E.M., Pollak, M., Seidman, C.E., Seidman, J.G., Chou, Y.H., Riccardi, D., and Hebert, S.C. (1995) Calcium ion-sensing cell-surface receptors. *New. England. J. Med.* **333**: 234–240.

Diaz, R., Fuleihan and Brown, E.M. (2000) Parathyroid hormone and polyhormones: Production and export. In Fray, J.C.S. ed. *Endocrine Regulation of Water and Electrolyte Balance, Handbook of Physiology*, Section 7, *The Endocrine System*. Oxford University Press, New York **3**: 607–662

Friedman, P.A. and Goodman, W.G. (2006) PTH (1-84)/PTH(7-84): A balance of power. *Am. J. Physiol. Renal. Physiol.* **290**: F975–fF984.

Gensure, R.C., Gardella, T.J., and Jüppner, H. (2005) Parathyroid hormone and parathyroid hormone-related peptide, and their receptors. *Biochem. Biophys. Res. Comm.* **38**: 666–678.

Jones, G., Strugnall, S.A., and DeLuca, H. (1998) Current understanding of the molecular actions of vitamin D. *Physiol. Rev.* **78**: 1193–1231.

Malloy, P.J., Pike, J.W., and Feldman, D. (1999) The vitamin D receptor and the syndrome of hereditary 1,25-dihydroxyvitamin D-resistant rickets. *Endocr. Rev.* **20**: 156–188.

Mannstadt, M., Jüppner, H., and Gardella, T.J. (1999) Receptors for PTH and PTHrP: Their biological importance and functional properties. *Am. J. Physiol.* **277**: F665–F675.

Muff, R. and Fischer, J.A. (1992) Parathyroid hormone receptors in control of proximal tubular function. *Ann. Rev. Physiol.* **54**: 67–79.

Murray, T.M., Rao, L.G., Divieti, P., and Bringhurst, F.R. (2005) Parathyroid hormone secretion and action: Evidence for discrete receptors for the carboxyl-terminal region and related biological actions of carboxyl-terminal ligands. *Endocr. Rev.* **26**: 78–113.

Nijweide, P.J., Burger, E.H., and Feyen, J.H.M. (1986) Cells of bone: Proliferation, differentiation, and hormonal regulation. *Physiol. Rev.* **66**: 855–886.

Potts, J.T. (2005) Parathyroid hormone: Past and present. *J. Endocrinol.* **187**: 311–325.

Suda, T., Takahashi, N., Udagawa, N., Jimi, E., Gillespie, M.T., and Martin, T.J. (1999) Modulation of osteoclast differentiation and function by new members of the tumor necrosis factor receptor and ligand families. *Endocr. Rev.* **20**: 245–397.

11

CHAPTER

호르몬에 의한 성장 제어

성장이라고 하는 간략한 단어는 생명체이던 비생명체이던 간에 질량 증가라는 공통적인 특징을 나타내는 다양한 현상을 의미한다. 이 장의 목적상 성장이란 '유아기부터 성년기에 이르는 발달 과정중 정상적이고 규칙적으로 일어나는 새로운 조직 증가'라는 의미로 정의한다. 이 현상은 매우 복잡한 과정으로서 유전적, 영양적, 환경적 영향과 내분비계의 작용에 따라 결정된다. 개체 혹은 기관의 성장은 세포수와 세포크기의 증가, 고도로 분화된 기능 수행을 위한 세포분화, 그리고 세포자멸사(細胞自滅死; apoptosis)와 신세포형성이 요구되는 조직재형성(tissue remodeling) 등이 수반된다. 이러한 현상들은 세포갱생은 물론 수시로 변하는 생리학적인 요구를 충족시키는 데 필요한 적응을 위해 평생 동안 지속되는데 대부분 국소적으로 생산되어 측분비(paracrine) 혹은 자가분비(autocrine) 기작으로 작용하는 다수의 성장인자의 작용에 의존한다. 현재까지 수십 개의 성장인자군(family)이 발견되었고 아직도 많은 성장인자가 새로이 발견될 것으로 예상되고 있다. 내분비계를 통한 성장 제어는 국소적인 성장과정과 해당 개체의 전체적인 발달 및 외부 영향을 조율하는 기능으로 볼 수 있다. 본 장에서는 개체 발달중 결정적인 시기에 중요한 역할을 하는 호르몬들과 이들 호르몬간의 상호작용에 대해 설명하고자 한다.

체장(body length)은 출생전 불과 9개월 동안에 단지 몇 μm에서 성인 신장의 거의 30%에 달할 만큼 가장 빨리 성장한다. 출생후 성장률은 감소하지만 생후 첫 1년간 성장률은 매우 높아 이 기간 동안 출생시 신장의 반만큼 성장하여 성인 신장의 약 45%를 달성한다. 이후 성장은 감소하지만 사춘기에 이를 때까지 연간 약 2인치(5cm)씩 다소 낮은 속도로 지속적으로 성장하여 유소년기에 증가한 신장이 성인 신장의 40%에 달할 만큼 가장 큰 비율을 차지한다. 성적인 발달의 시작과 동시에 성장률은 유소년기 성장률의 약 2배로 가속화되어 사춘기 동안 성인 신장의 약 15~18% 만큼 성장한 후 전체적으로 성장이 멈추게 된다(그림 11.1 및 11.2).

호르몬이 성장에 어떤 영향을 미치는지에 대해 현재까지 알려진 정보는 대부분 유소년기와 사춘기에 국한되어 있으나, 최근에는 대부분 고전적인 호르몬 작용과는 무관한 태아기 성장 제어에 대해서도 조금씩 알려지고 있다. 유년기에는 성장호르몬이 성장에 가장 큰 영향을 미치지만 정상적인 성장을 위해서는 갑상선호르몬, 부신호르몬 및 인슐린이 적절히 분비되어야만 한다. 사춘기에는 남성호르몬과 여성호르몬이 가세하여 급성장(growth spurt)이 일어나게 하고, 이들 스테로이드호르몬은 또한 뼈의 성장뿐만 아니라 뼈의 성숙을 재촉하여 마침내는 길이성장을 멈추게 한다.

성장호르몬

소마토트로핀(Somatotropin; STH)으로도 불리는 성장호르몬(growth hormone; GH)은 정상적인 성장을 위해 꼭 필요한 호르몬이자 가장 중요한 호르몬이기도 하다. 성장호르몬에 의존하지 않고서는 절대적으로 성인 크기를 달성할 수 없고, 만일 성장호르몬이

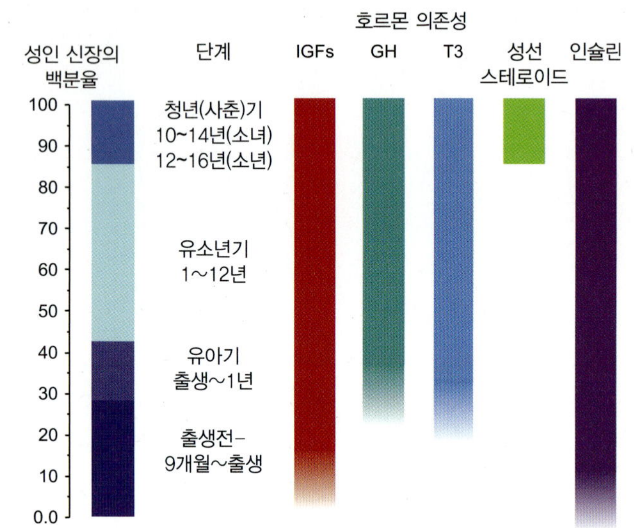

그림 11.1 성장단계별 호르몬에 의한 성장 제어. **IGFs** = insulin-like growth factors; **GH** = growth hormone; **T3** = triiodothyronine.

결핍되면 성장은 심하게 제한된다.

뇌하수체성 소인증(pituitary dwarfism)은 어린 시절 성장호르몬 결핍으로 발생하는 성장 부족 현상이다. 뇌하수체성 소인증 유아는 대부분 출생시에는 정상 체중과 체장으로 초기 유아기 동안에는 정상적으로 빠르게 성장한다. 그러나 뇌하수체성 소인증 유아는 만 1년이 되기 전에 성장이 현저히 저하되기 시작해서 저성장이 수 년간 천천히 지속되기 때문에 이들을 치료하지 않으면 최종 신장이 약 4피트(120cm) 정도에서 머무를 수도 있다. 뇌하수체성 난장이는 소위 "baby fat"이라 일컫는 젖살과 같이 독특하게 통통한 모습이 지속되고 상악골과 하악골이 불균형적으로 작아 동안(童顔)이 오랫동안 지속된다.

뇌하수체성 소인증은 성장 부족 외에 복합적인 결함을 수반할 수도 있다. 성장호르몬 결핍은 뇌하수체 발달 결함(제 2장 참조)으로 인한 총체적인 뇌하수체저하증(panhypopituitarism)에서와 같은 전 뇌하수체 전엽 호르몬 결핍 혹은 일부 뇌하수체 전엽 호르몬 결핍증을 수반한다. 더러는 뇌하수체가 외상을 입거나 암이 발생해서 뇌하수체 세포 혹은 시상하부와의 연결이 파괴되면 정상적인 뇌하수체 기능이 저해되는데 이러한 환자는 성적으로 성숙할 수 없고 갑상선 및 부신기능 저하증으로 시달리게 된다. 성장호르몬 결핍은 다른 뇌하수체 호르몬에는 이상이 없는 고립성 단일 유전적 결함으로 나타날 수도 있는데 이러한 환자는 신장이 작다는 것 외에는 모든 면에서 정상이고 생식기능도 정상이다. 고립성 성장호르몬 결핍(isolated GH deficiency)은 성장호르몬 합성, 분비, 혹은 표적기관의 반응성 결함 등을 포함하여 여러 원인으로부터 발생할 수 있다.

성장호르몬 과생산은 뇌하수체 세포의 분비 제어 기작에 이상이 생기거나 자율적으로 성장호르몬을 분비하는 암세포 발생의 결과로 초래될 수 있다. 어린 시절에 성장호르몬이 과생산되면 거인증(gigantism)으로 발전해서 성인이 되었을 때 신장이 8피트(약 240cm) 이상 된 경우도 가끔씩 보고되고 있다. 장골(長骨; 길이뼈; long bone)의 성장판이 융합되어 성인이 된 후 성장호르몬이 과생산되는 경우는 골막(periosteum)의 골아전구세포가 성장

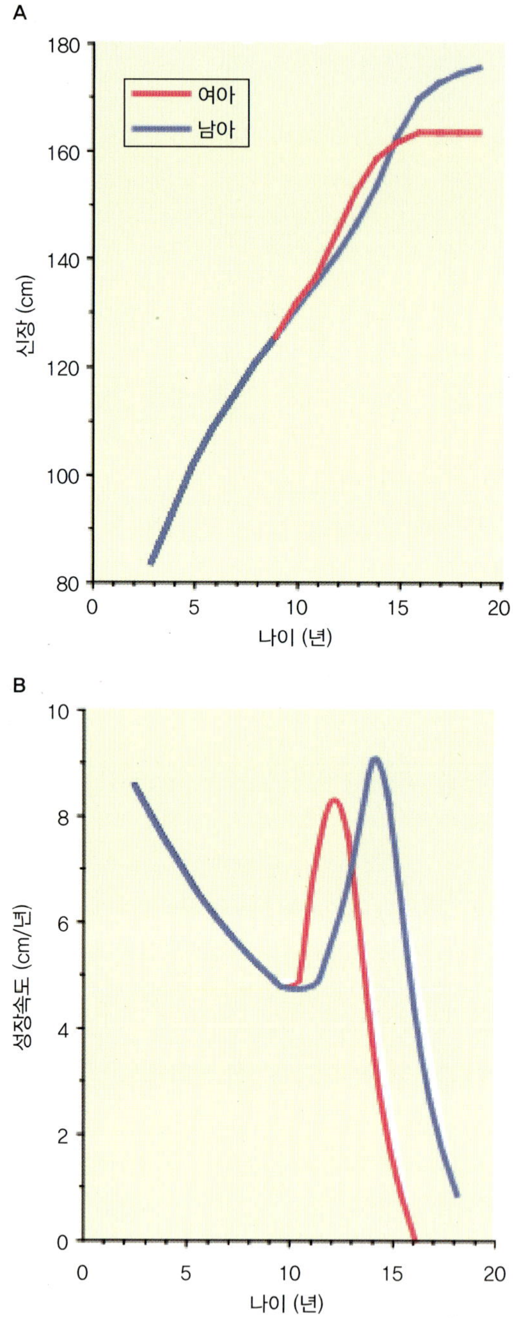

그림 11.2 A. 남아와 여아의 전형적인 성장곡선. 성장곡선이 직선이 아니라는 점과 유소년기에는 남녀가 똑같이 일정 속도로 성장한다는 점을 주목해야한다. 남아보다 여아에 먼저 오는 사춘기 동안 급격히 성장한 후 성장이 멎는다. **B.** 나이에 따른 성장 속도 변화를 선으로 표시하면 곡선이 명백하게 도출된다. 성장은 유아기에 매우 빠르고, 소년기에 늦어졌다가 사춘기에 가속되는 점을 주목해야 한다.

호르몬에 반응하여 두개골과 하악골이 두꺼워지고 일부 얼굴뼈와 손발의 뼈가 커지는데 이들 말단 부위의 성장과 기형이 소위 말단비대증(acromegaly)이다. 또한 말단비대증 환자는 늑연골 연결부(costochondral junction) 연골전구세포가 성장호르몬에 지속적으로 반응하여 늑골이 확장되어 그 결과로 원통형의 독특한 가슴 모양이 형성되기도 하고, 피부가 두꺼워지고 췌장과 간 등과 같은 연조직이 불균형적으로 커지기도 한다.

거인과 소인에 대해 고찰할 때 성장호르몬 작용의 한계를 염두에 두는 것이 중요하다. 소아과 문헌에는 성장 이상 진단과 치료에 대해 설명할 때 유전적인 잠재력(genetic potential)이란 용어가 자주 사용된다. 한 아이가 어른이 될 때까지 얼마만큼 클 것인가 하는 예측은 통상적으로 남아는 부모 키 평균치에 2.5인치를 더하고 여아는 2.5인치를 감하는 것을 기준으로 하고 있다. 여기서 성장호르몬은 성장의 제 1차적인 결정요인이라기 보다는 유전적인 성장 잠재력을 발현하는 데 필요한 촉진요인으로 간주할 수 있다. 성장호르몬이 성인 신장에 미칠 수 있는 영향은 단지 유전적 잠재력의 30% 범위 밖에 되지 않는데, 한 예로서 어떤 사람이 6피트(약 180cm)까지 클 수 있는 유전적 조성을 타고났을 경우 그 사람은 성장호르몬 없이도 4피트까지는 클 수 있고, 출생시부터 아무리 성장호르몬이 과생산되어도 8피트를 초과할 가능성은 낮다. 무엇이 유전적으로 성장 잠재력을 결정하는지는 알려지지 않았으나 분명한 것은 코끼리와 생쥐는 모두 한 개의 세포로부터 발생했지만 뇌하수체 저하증 코끼리가 거대 생쥐보다 훨씬 더 크다는 사실이다. 또한 같은 종 내에서도 성장호르몬 분비 이상이 아닌 알려지지 않은 그 무엇인가가 미니어처 푸들과 보통 푸들 간 혹은 치와와와 같이 작은 개 품종과 그레이트 데인과 같이 큰 개 품종 간의 엄청난 크기 차이를 결정한다는 것이다.

합성, 분비 및 대사

뇌하수체 전엽은 6개 이상의 호르몬을 생산하지만 뇌하수체 세포의 3분의 1 이상은 성장호르몬을 생산 · 분비한다. 인간의 뇌하수체에는 성장호르몬이 약 5~10mg 저장되어 있는데 이는 뇌하수체 건물 무게의 약 10%에 상당하고, 성장호르몬의 생산 · 저장량은 다른 어떤 뇌하수체호르몬의 생산 · 저장량보다 10배 이상 크다. 성장호르몬을 생산 · 분비하는 세포(somatotrophe)가 생산하는 성장호르몬의 90%는 아미노산 잔기의 수와 분자량이 각각 191개와 22,000(22kDa)이고 나머지 10%는 32~46번 15개의 아미노산 잔기가 없는 20kDa GH이다. 이들 두 형태의 성장호르몬은 동일 유전자로부터 전사된 mRNA로부터 각각 다르게 절단 · 접합된(alternate RNA splicing) mRNAs의 번역물(단백질)로서 서로 비슷한 성장 촉진 작용을 나타내나 대사에 미치는 효과는 20kDa GH가 보통의 22kDa GH보다 다소 낮다.

혈중 약 반의 성장호르몬은 성장호르몬 수용체의 세포외 도메인(extracellular domain)과 아미노산 서열이 같은 단백질과 결합된 상태로 존재한다. 사실상 성장호르몬 결합단백질은 성장호르몬 수용체가 성장호르몬 표적세포의 표면에서 절단되어 생겨난 성장호르몬 수용체 단편이다. 성장호르몬 결합단백질은 혈중 성장호르몬의 반감기를 연장시키는 일종의 저장체로서 결합되지 않은 성장호르몬(유리 성장호르몬, free GH) 농도 변화를 완충시켜 주는 역할을 하는 것으로 믿어지고 있다. 이는 free GH는 모세혈관막을 쉽게 통과할 수 있지만 결합된 성장호르몬은 혈관막을 빠져나갈 수 없기 때문이다. 성장호르몬의 혈중 반감기는 약 20분이다. 사구체막을 통과한 성장호르몬은 재흡수되나 성장호르몬의 주요 분해 장소인 신장에서 파괴되기 때문에 오줌으로 배출되는 성장호르몬 혹은 부분분해된 성장호르몬의 양은 분비된 양의 0.01% 이하이다. 또한 성장호르몬은 여러 표적세포에서 성장호르몬 수용체와 결합하여 세포내로 유입(endocytosis)된 다음 분해된다.

작용 기작

다른 펩티드 및 단백질 호르몬이 작용할 때와 같이 성장호르몬 역시 표적세포의 표면에 존재하는 성장호르몬 수용체와 결합한다. 성장호르몬 수용체는 세포막을 1회 통과하고 비교적 긴 세포 안쪽 꼬리 부위는 촉매작용도 없고 G 단백질과도 상호작용을 하지 않는 당단백질이다. 성장호르몬 수용체는 성장호르몬 수용체 및 다른 표적단백질의 티로신 잔기를 인산화시키는 효소(tyrosine kinase)인 JAK-2(Janus kinase-2)라 불리는 세포질단백질과 결합한다(제 1장 참조). 성장호르몬은 두 개의 성장호르몬 수용체와 순차적으로 결합하여 호르몬이 가운데에 낀 '샌드위치' 모양을 형성함으로써 신호전달 연쇄반응을 일으키는데 이와 같은 수용체 2합체(dimer) 형성은 성장호르몬 수용체를 포함하는 다수의 호르몬 및 사이토카인 수용체군에서도 나타나는 현상이다. 성장호르몬 수용체 2합체가 형성되면 수용체에 결합된 JAK-2의 공간배열에 변화가 유도되어 JAK-2의 효소활성 자리가 활성화되고, 활성화된 JAK-2 분자는 JAK-2 상호간에 티로신 교차인산화(cross-phosphorylation) 반응을 하고 성장호르몬 수용체의 티로신 잔기를 인산화한다. 또한 수용체 2합체가 형성됨으로써 비어있는 수용체의 JAK-2 결합부위에 JAK-2를 동원할 수도 있고, JAK-2와 성장호르몬 수용체의 인산화된 티로신 잔기는 JAK-2에 의해 인산화될 단백질에 결합(docking) 부위를 제공함으로써 JAK-2의 인산화 반응을 활성화한다.

STATs(Signal transduction and activation of transcription)이라 불리는 성장호르몬 수용체의 표적단백질 군은 JAK-2에 의해 인산화된 후 핵으로 이동하여 표적유전자의 전사를 활성화시킨다(제 1장 참조). 성장호르몬의 표적단백질 중에는 표적유전자의 전사를 활성화시키는 중간 과정에서 일익하는 것으로 알려진 MAPK(mitogen activated protein kinase)군과 IRS(insulin receptor substrates) 및 PI3(phosphatidylinositol 3) kinase와 protein kinase B와 같이 IRS에 의해 활성화되는 인산화효소(제 7장 참조) 등이 포함된다. 이 외에 성장호르몬 수용체 활성화의 결과로서 세포내·외간의 전위차에 따라 작동 여부가 결정되는(voltage-dependent) 칼슘 채널을 통해 세포내로 칼슘 이온이 유입되고 표적유전자들의 전사가 촉진되기도 한다. 함축하자면, 성장호르몬은 여러 종류의 세포에서 특정 유전자의 전사를 촉진시킴으로써 호르몬의 효과를 발현시킨다.

성장호르몬의 생리학적 작용

골격 성장에서의 효과

개인의 최종 신장은 골격 특히 척주(脊柱; vertebral column)와 다리뼈의 길이에 의해 결정된다. 이들 뼈는 연골이 뼈로 교체되는 소위 연골내골화(endochondral ossification) 과정을 통해 성장한다. 장골의 양 말단을 골단(epiphysis)이라 하는데, 이 골단은 골간(diaphysis; 뼈자루)의 골화 중심(ossification center)과는 다른 골화중심으로부터 생성된다. 성장하는 개체의 골단은 골단면(epiphyseal plate)이라 불리는 연골성 구역을 경계로 골간과 분리되는데, 골단면에 있는 연골세포(chondrocyte)의 지속적인 발생이 바로 골간 길이성장의 추신력을 제공한다. 골단면(성장판)의 연골세포는 뼈의 긴 축과 같은 방향으로 세포분열하여 세로로 질서정연하게 배열된다(그림 11.3). 성장판의 골단 쪽 발아층(germinal zone)에서 납작하고 조그만 연골세포가 자주 분열하여 연골세포의 종렬(從列)이 길어지게 되고, 연골세포는 성장·성숙하면서 점질당과 연골의 바탕질(matrix) 역할을 하는 콜라겐을 생산한다. 연골세포는 세포 주변의 바탕질이 석화되면서 커지고 액포화가 심해져 퇴화하게 되고, 이후에는 혈관이 성장해 들어오고 수질로부터 골아 전구세포가 이동해 궁극적으로 석화된 연골이 명실상부한 뼈로 대체된다.

성장판의 골단 경계 부위에서 연골세포가 증식하면 골간 경계 부위에선 세포가 퇴화되어 정상적으로 크는 개체에서 골단면의 두께는 일정하게 유지되고 골단은 확장되어가는 골간에 의해 계속 바깥쪽으로 밀쳐지게 된다. 결국, 연골전구세포가 다 소모되거나 분열 능력을 잃고 남아있는 모든 연골세포가 성장과 퇴화 과정을 마치면 골단면이 점진적으로 얇아지고 소멸되어 골간부의 뼈가 골화된 골단과 융합하게 된다. 이때를 '골단면이 닫혔다'라 일컫고 이때부터 더 이상 클 수 있는 능력을 상실하게 된다.

성장호르몬이 결핍되면 골단면이 심하게 축소되고 연골전구세포의 분열이 현저히 둔화되면서 점점 더 얇아진다. 역으로 뇌하수체저하증 환자에게 성장호르몬을 투여하면 세포분열이 다시 활발해져 연골세포 종렬이 길어지고 골단면이 넓어지는데 이와 같은 생체 반응은 실험동물에서 성장호르몬에 대한 생물검정 방법으로 이용되어 왔다.

뼈가 성장하기 위해서는 직경과 길이 모두 커져야 한다. 장골의 골간을 둘러싸고 있는 골(외)막(periosteum; 치밀골의 바깥쪽 껍질)으로부터 골아세포(osteoblast)의 전구세포가 출현하여 분열함으로써 골막 밑의 치밀골이 두꺼워진다. 뼈는 커가면서 재흡수와 재형성을 반복하는데 이 과정 중에 골외막과 골내막(endosteum; 치밀골의 안쪽 껍질) 구역에서 새로운 세포가 출현하여 치밀골내

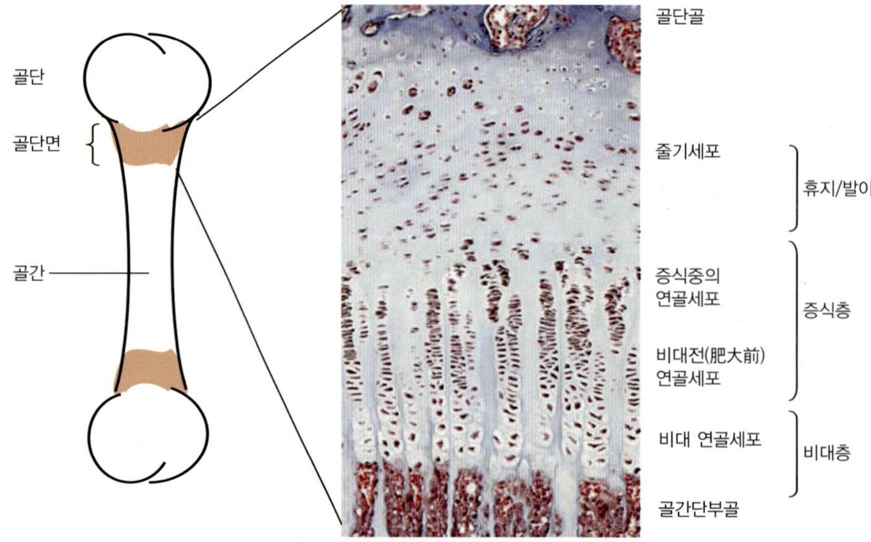

그림 11.3 경골의 골단 성장판 개략도. (Modified from Nilsson, O., Marino, R., De Luca, F., Phillip, M., and Baron, J. (2005) Endocrine regulation of the growth plate. *Hormone Research* **64**: 157–165.)

에 자리잡게 된다. 재형성(remodeling)은 골격성장의 본질적인 특성이기도 한데 제 10장에서 설명한 바와 같이 석화된 바탕질의 파괴와 재생이 수반된다. 성장호르몬 치료를 하면 종종 뼈 재형성의 결과로 일시적으로 요로 배출되는 칼슘, 인 및 히드록시프롤린(hydroxyproline)이 증가한다. 히드록시프롤린은 뼈의 바탕물질인 콜라겐이 파괴되고 재생되는 과정에서 생성된다.

소마토미딘 가설(Somatomedin hypothesis)

뇌하수체가 절제된 동물에 성장호르몬을 투여하면 골단 성장판이 현저히 자극된다. 그러나 뇌하수체가 절제된 쥐에서 채취한 골단 연골을 성장호르몬과 배양했을 때는 세포분열, 단백질합성, 혹은 방사성원소로 표지된 유황(황산기; sulfate) 흡수로 측정되는 연골 바탕질의 점질당 합성이 거의 증가하지 않았다. 반면 똑같은 연골을 뇌하수체를 절제하고 성장호르몬을 투여한 쥐의 혈장과 배양했을 때는 바탕질 형성, 단백질합성 및 DNA 합성이 급격히 증가하였다. 정상 쥐의 혈장과 배양했을 때도 결과는 비슷하였으나, 뇌하수체가 절제된 쥐의 혈장과 배양했을 때는 혈액을 채취하기에 전에 성장호르몬 투여를 하지 않으면 혈장 첨가의 효과가 거의 없었다.

이와 같은 실험결과를 토대로 「성장호르몬은 직접적으로 성장을 촉진하지 않는 대신 간을 자극해서 성장호르몬 작용의 매개물 생성을 자극하면 이 매개물이 혈액에 운반되어 연골 생성을 자극하고 타 조직에서도 성장호르몬에 의존하는 성장 현상을 자극할 수도 있을 것이다」와 같은 가설이 제기되었다. 바로 이 물질이 훗날 somatomedin [somatotropin mediator (성장호르몬 작용의 매개물)라는 의미]이라 명명되었다. 이후 이 물질은 혈장 내에 함유된 인슐린을 면역침전법으로 모두 제거한 후에도 혈장 중에 남는 '인슐린유사물(insulin-like activity)'임이 발견되었고, 이어 인슐린 유사물로부터 두 개의 인슐린 유사 성장인자(insulin-like growth factors; IGFs)가 정제되어 오늘날에는 소마토미딘이나 인슐린유사물이란 용어 대신 IGF-I과 IGF-II가 표준 용어로 쓰이고 있다. 두 개의 IGF 중 IGF-I이 성장호르몬의 매개물로서 더 중요하고 훨씬 더 철저히 연구되었다. 비록 당초 제시되었된 소마토미딘 가설의 일부는 폐기되었지만(다음 참조) IGF-I이 성장호르몬의 성장촉진 작용의 매개물로서 결정적인 역할을 한다는 사실, 다시 말하자면 IGF-I이 곧 소마토미딘임은 반론의 여지가 없다.

일반적으로 혈장의 IGF-I 농도는 성장호르몬 농도와 성장률을 반영한다. 성장호르몬 과다증이 있는 사람들은 정상보다 IGF-I 혈중 농도가 높고 성장호르몬이 부족한 사람들은 IGF-I 농도가 매우 낮다. 평균보다 빨리 성장하는 어린이는 IGF-I 농도가 평균 이상인 반면 정상보다 느린 어린이는 IGF-I 수치가 낮다. 성장호르몬이 부족한 환자나 실험동물에 성장호르몬을 주사하면 IGF-I 농도가 4~6시간 후에 증가하여 1일 이상 농도가 유지된다. 성장호르몬 수용체 결함으로 성장호르몬 저항성이 있는 어린이나 성인은 성장호르몬 혈중 농도가 높아도 IGF-I 농도는 낮다. 이러한 어린이에게 매일 IGF-I을 주사하면 성장이 거의 정상으로 회복된다(그림 11.4). 생쥐에서 IGF-I 유전자를 파괴하면 성장호르몬 농도는 높아도 성장이 심하게 지연되고, 매일 다량의 성장호르몬을 주사해도 성장이 가속되지 않는다. 이와 유사하게 IGF-I 유전자 2개 모두가 결손된 어린이는 출생전 성장과 생후 성장 모두 심하게 지연되었는데, 매일 IGF-I을 주사한 결과 일부 교정되었다는 임상보고도 있다.

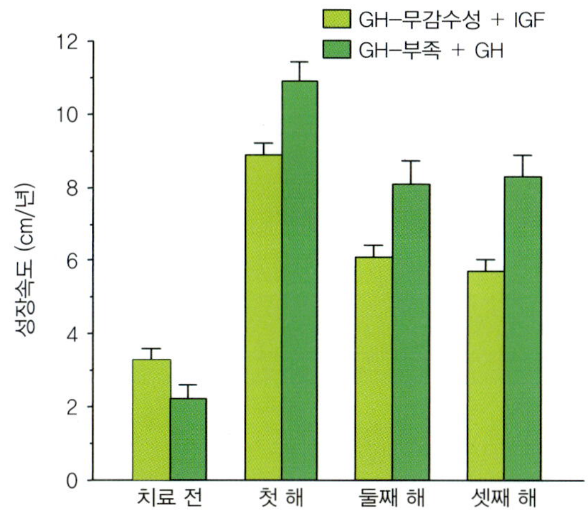

그림 11.4 성장호르몬(growth hormone; **GH**) 수용체 결함으로 인하여 성장호르몬감수성이 없는 어린이를 **IGF-I**으로 치료한 결과와 성장호르몬이 부족한 어린이를 성장호르몬으로 치료한 결과 비교. (Plotted from data of Guevara-Aguirre, J., Rosenbloom, A.L., Vasconez, O., Martinez, V., Gargosky, S., Allen, L., Rosenfeld, R. (1997) Two-year treatment of growth hormone (GH) receptor deficiency with recombinant insulin-like growth factor-I in 22 children: Comparison of two dosage levels to GH-treated deficiency. *J. Clin. Endocrinol. Metab.* **82**: 629–633.)

비록 IGF-I이 골단의 연골은 물론 많은 조직에서 성장을 촉진하고 성장호르몬의 성장 촉진 작용의 많은 부분을 매개한다는 증거는 매우 강력하지만 최근 실험적으로 밝혀진 사실을 충족시키기 위해서는 당초에 제시되었던 소마토미딘 가설이 수정되어야만 했다. IGF-I은 간 외에도 골단의 성장판을 포함한 많은 조직에서 생산되고 이들 조직에서 성장호르몬은 IGF-I 생산을 증가시킨다. 소량의 성장호르몬을 뇌하수체가 절제된 쥐의 한쪽 다리 경골의 몸통쪽 골단 연골에 주입하면 성장호르몬이 주입된 다리의 경골은 성장이 촉진되나 반대쪽 다리는 성장이 촉진되지 않음이 확인되었다. 이는 성장호르몬이 직접 국소적으로 골 형성을 자극한다고 밖에는 설명할 수가 없는데 왜냐하면 간에서 분비된 IGF-I은 혈액을 통해 양쪽 다리에 동등하게 공급되기 때문이다.

성장호르몬이 골단면에서 연골전구세포 및 다른 세포들을 자극하여 IGF-I의 합성·분비를 자극하면 IGF-I은 자가분비 혹은 근거리분비 방식으로 국소적으로 세포분열, 연골세포 성숙, 세포간

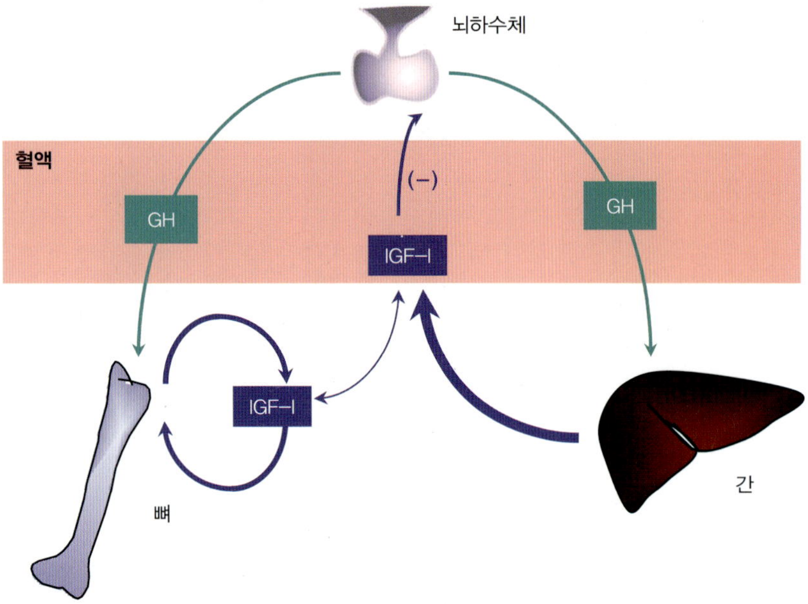

그림 11.5 성장 촉진 작용에 있어서 성장호르몬(growth hormone; **GH**)과 insulin-like growth factor-I(**IGF-I**)의 역할. 성장호르몬은 간과 골단 성장판에서 IGF-I 생산을 자극한다. 골단 성장은 자가분비/측분비(autocrine/paracrine) 기작으로 IGF-I의 작용에 의해 자극된다. 간에서 생산된 IGF-I은 뼈의 직경을 크게 하고 음성 되먹임(negative feedback) 기작으로 뇌하수체(pituitary)의 성장호르몬 분비를 억제한다. 간이 혈중 IGF-I의 주요 분비원이지만 일부 혈중 IGF-I은 간이 아닌 타 성장호르몬의 표적 기관으로부터 유래한다.

바탕질 단백질 분비 및 골 성장을 자극한다는 개념이 이제는 명백히 입증되었다. 그 증거로서 골단면 연골세포에는 성장호르몬 및 IGF-I 수용체가 있음이 밝혀졌고, 이들 세포의 IGFs 및 IGF-I 수용체 mRNA 발현 수준은 성장호르몬 수준에 종속적이다. 따라서 소마토미딘 가설을 태동시켰던 당초 연구에서 성장호르몬이 연골 형성을 증가시키지 못했던 것은 아마도 생체외 배양 조건이 부적절했기 때문이었을 수도 있다.

이론적으로 장골은 혈액을 통해 운반된 IGF-I, 국소적으로 생산되어 확산해 온 IGF-I, 혹은 이들 두 군데로부터 온 IGF-I의 자극에 의해 성장될 수 있을 것이다. 국소적으로 생산된 IGF-I 대비 혈중 IGF-I의 상대적인 중요성을 평가하기 위해 유전공학적 방법을 이용해서 IGF-I 유전자가 간세포에서만 선택적으로 작동될 수 없도록 고안된 생쥐 계통을 개발하여 다음과 같은 결과가 도출되었다. 간세포에서만 선택적으로 IGF-I 유전자가 파괴된 생쥐의 혈중농도는 심하게 낮아졌지만 이들의 성장과 신체 부위 비율은 간에서 정상적으로 IGF-I이 생산되어 정상적인 IGF-I 혈중 농도를 보인 정상 생쥐와 다르지 않았다. 이와 같은 결과는 아마도 국소적으로 생산된 IGF-I 만으로도 정상적인 성장을 발현시키기에 충분할 수 있다는 점과 혈중 IGF-I은 단지 약간의 성장 자극 효과 밖에 없음을 시사한다. 반면 이들 유전자 조작 생쥐의 혈중 성장호르몬 농도는 증가하였는데 이는 IGF-I이 성장호르몬 분비를 되먹임 조절(feedback)한다는 것을 의미한다.

성장호르몬과 IGF-I의 관계에 관한 현재 학계의 견해를 그림 11.5에 요약하였다. 성장호르몬은 간과 말초 표적조직에 직접 작용하여 IGF-I 생산을 자극한다. 간이 혈중 IGF의 주요 분비원이나 혈중 IGF의 일부는 간이 아닌 다른 조직으로부터 유래한다. 뼈의 길이성장은 주로 자가분비 혹은 측분비 방식으로 작용하는 IGF-I에 의해 자극되지만 주로 간에서 생산된 혈중 IGF-I도 전체적인 뼈 성장 특히 뼈의 직경을 크게 하고 치밀골의 외피 부분을 두껍게 하는 작용이 있다. 혈중 IGF의 주요 기능중의 하나는 성장호르몬 분비를 제어하는 데 있다.

Insulin-like growth factors의 특성

IGF-I과 IGF-II는 분자량이 약 7.5kDa이고 곁가지가 없는 조그만 펩티드이다. 이들은 각각 12번과 11번 염색체에 존재하는 서로 다른 유전자로부터 생산되는데 많은 형태의 세포에서 이들 두 유전자가 발현된다. 이들 두 유전자는 제어요소(regulatory elements)와 엑손/인트론(exon/intron) 구조가 현격히 다르지만 아미노산 서열 및 이황화결합 배열에 있어서 이 두 IGF의 단백질 구조는 상호간 매우 유사하고 프로인슐린(proinsulin)과도 유사하다(제 7장 참조; 그림 11.6). IGF의 A 사슬과 B 사슬은 인슐린의 해당부분과 50% 아미노산이 같다. 그러나 인슐린과는 달리 번역후 교정이 끝난 IGFs에는 연결 펩티드(C peptide) 부분이 보존돼 있고, D 사슬이라 불리는 C 사슬의 연장 부위가 있다. IGF-I과 IGF-II는 전 생애 동안 단계에 따라 혈중농도가 변하기는 하지만 비교적 높은 농도로 혈중에 존재하고, IGF-II 농도는 IGF-I 농도보다 보통 약 3배 높다.

확인된 IGF 수용체는 두 종류가 있다. IGF-II보다 IGF-I에 더 높은 결합력를 나타내는 IGF-I 수용체는 인슐린 수용체와 매우 유사하다. 인슐린 수용체(제 5장 그림 5.18 참조)와 같이 IGF-I 수용체도 2개의 β 소단위체와 2개의 α 소단위체로 이루어진 당단백질이다. β 소단위체는 세포막을 통과하여 세포 밖에 위치하면서 IGF 결합 도메인(domain)을 갖고 있는 α 소단위체와 이황화결합으로 연결되어 있다. 인슐린 수용체에서와 같이 β 소단위체는 리간드(IGF) 결합에 의해 고유의 티로신 인산화 효소 활성이 활성

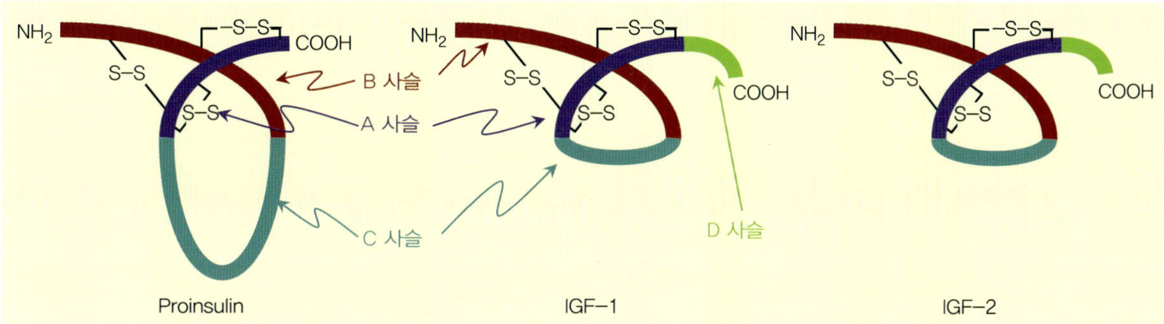

그림 11.6 Proinsulin, insulin-like growth factor (IGF)-I 및 IGF-II. 이들의 분자 구조는 유사성을 강조하도록 작성되었다. A 사슬(A chain)과 B 사슬(B chain) 두 구역에서 세 분자간 아미노산 상동성은 50%이고, IGF-I과 IGF-II간의 아미노산 상동성은 74% 이상이다. C 사슬은 가장 변이가 큰 구역이다.

화되어 2개의 β 소단위체는 상호간에 티로신 잔기를 인산화시켜(cross-phosphorylation) 활성화되고, 활성화된 β 소단위체는 인슐린의 세포내 반응을 매개하는 인슐린 수용체 기질(insulin receptor substrate), PI-3 kinase 등과 같은 단백질의 티로신 잔기를 인산화시킨다(그림 7.19 참조).

인슐린과 IGF-I 수용체가 모두 발현되는 세포에서는 인슐린 수용체의 α 소단위체와 β 소단위체 각각 한 개씩으로 이루어진 소위 $\alpha_1\beta_1$-insulin 'half' receptor(인슐린 '반쪽'수용체)와 $\alpha_1\beta_1$-IGF-I half receptor로 이루어진 "hybrid receptor(혼합수용체)"를 생산하기도 한다. 이들 혼합수용체는 인슐린 수용체보다 IGF-I 수용체에 가까운 작용을 나타내나 이 수용체의 생리학적 중요성은 명확하지 않다. 한편 IGF-I과 IGF-II 신호는 모두 IGF-I 수용체를 통하여 전달된다.

IGF-II 수용체는 구조적으로 IGF-I 수용체와는 연관성이 없고 IGF-I보다는 IGF-II를 훨씬 잘 결합한다. IGF-II 수용체는 단일 펩티드로 구성된 단백질로서 세포막을 1회 통과하고 세포질 부분이 매우 짧다. 최근까지 본 수용체는 신호전달 기능은 없고 단지 리간드(ligand) 제거 기능만 있는 수용체로 알려져 왔으나 최근 연구결과는 본 수용체 고유의 신호전달 기전이 있을 수도 있음을 시사하였다. 흥미롭게도 IGF-II 수용체는 새로이 합성되어 리소좀으로 표적화(targeting)되는 당단백질 효소의 mannose-6-P를 결합하여 엔도좀(endosome)에 운반함으로써 결국에는 리소좀으로 운반되게 하는 역할을 하는 골지수송소낭(trans-Golgi vesicle)의 mannose-6-P 수용체와 동일하다. 또한 IGF-II 수용체는 리소좀 표적화를 탈피해서 세포 밖으로 배출된 리소좀 효소 혹은 기타 mannose-6-P를 함유하는 당단백질을 결합해서 세포내흡수(endocytosis) 기작에 의해 리소좀으로 수거(scavenging) 혹은 표적화하는 역할과 IGF-II를 결합하여 같은 기작으로 리소좀으로 운반하여 IGF-II가 분해되게 함으로써 세포외 IGF-II를 제거하는 중요한 기능을 수행한다.

IGF 결합단백질(IGF binding proteins; IGFBPs)

혈액과 세포외액의 IGF는 IGFBP와 1:1로 단단히 결합된 상태로 존재한다. 현재까지 포유류에서 알려진 여섯 개의 IGFBP는 각각 다른 6개의 유전자로부터 생산된 구조적으로 유사한 단백질 군으로서 이들은 모두 IGF-I와 IGF-II에 대한 결합력이 IGF 수용체와 IGF간의 결합력보다 강하다. 혈중 IGFBP는 IGF를 혈액에 저장하고 모세혈관 외피를 통과하는 IGF의 이동을 조절하는 역할을 한다. 혈중 IGFBPs의 총 IGF 결합 용량은 총 IGF 양의 두 배에 달하기 때문에 혈중에는 IGF 결합단백질에 결합되지 않은 '유리' IGF는 거의 없다. 유리 IGF 분자는 크기가 작기 때문에 쉽게 모세혈관 내피(endothelium)를 통과한 다음 IGF 수용체가 발현되는 여러 종류의 세포에 작용하여 무분별하게 세포증식을 자극할 수도 있고 인슐린 수용체나 IGF-I 수용체를 자극하여 저혈당을 유발할 수도 있기 때문에 혈중 IGFBP는 모세혈관 내피를 통과하는 IGF 운반을 제한하는 역할을 한다. 간 외의 많은 세포에서도 IGF의 생산 · 분비와 동시에 IGFBPs도 생산·분비되어 세포외액에서도 IGFBPs는 IGF의 이용성을 조절하는 역할을 한다.

혈중에는 IGFBP-3가 가장 많고 모든 IGFBP 중 IGF를 가장 강하게 결합한다. 혈중 IGFBP-3의 몰(M)농도는 IGF-I과 IGF-II 몰농도의 합보다 약간 작기 때문에 정상적으로 IGFBP-3의 IGF 결합 용량은 포화된 상태로 존재한다. IGFBP-3는 IGF라는 '짐'과 ALS(acid-labile subunit)라 하는 88kDa의 당단백질과 결합하여 150kDa의 3중복합체를 형성한다. 성장호르몬은 간에서 이 3중복합체의 3개 구성 요소 모두의 합성을 자극하기 때문에 성장호르몬이 부족한 사람은 이들의 혈중농도가 낮고 성장호르몬 치료를 하면 이들의 농도가 상승한다. 이 3중복합체는 분자질량이 커서 혈관 내피를 통과할 수 없기 때문에 이 복합체에 결합된 IGF-I의 혈중 반감기는 약 15시간으로 길다.

혈중 약 25%의 IGF는 IGFBP-3와 다른 IGFBP와 결합하는데 이들은 IGFBP-5를 제외하고는 ALS와 결합하지 않기 때문에 IGF와 1:1로 결합하여 혈관내피를 통과할 수 있을 정도의 비교적 작은 2중복합체를 형성한다. 이들중 IGFBP-2가 양적으로 가장 중요한데 혈중 IGFBP-2 농도는 성장호르몬 결핍 환자에서 상승하고,

성장호르몬 치료를 하면 하강하나, IGF-I을 투여하면 급격히 상승한다. IGFBP-1의 혈중 농도는 양적으로 IGFBP-2 다음으로 중요한데 인슐린은 IGFBP-1 발현을 억제한다. IGFBP-3는 결합된 IGF로 포화되어 있긴 하지만 혈중에 존재하는 단백질분해효소에 의해 IGFBP-3가 "절단(clipping)"되면 IGF 결합력이 저하되어 마침내는 IGF가 방출되어 IGFBP-3가 아닌 타 IGFBP에 결합된다. IGF-IGFBP 2중복합체는 혈관 내피를 통과하여 세포외액에 체류되다가 파괴되거나 특정 장소로 운반된다.

IGFBP는 많은 형태의 세포에서 IGF와 연관하여 국소적으로 합성되어 세포외액(extracellular fluid)에 널리 분포된다. IGFBP 생물은 복잡하여 아직 알려지지 않은 부분이 많다. 많은 형태의 세포는 성장호르몬은 물론 다양한 생물학적 신호에 반응하여 국소적으로 IGF를 방출하여 국소적인 성장을 매개한다. 이 과정에서 많은 세포들은 크기가 작아 쉽게 확산될 수 있는 IGF를 생산하기도 하고 IGF에 반응하기도 한다. 이때 간질액(interstitial fluid)에 분포된 IGFBP는 생물학적 요구에 의해 꼭 성장이 요구되는 곳에만 세포 성장이 일어날 수 있게 하는 수단으로 이용될 수 있다. 왜냐하면 IGFBP의 IGF 결합력은 IGF와 IGF-I 수용체간의 결합력보다 훨씬 높기 때문에 IGFBP는 IGF 수용체와의 IGF 결합 경쟁에서 이겨 IGF 이용률을 제한할 수 있기 때문이다. 역으로 IGFBP는 IGF의 작용을 증강시킬 수도 있는데 한 예로서 특정 IGFBP는 세포간 바탕질(extracellular matrix)에 부착하여 국소적으로 IGF를 저장한 다음 단백질분해 작용으로 IGFBP가 변형되면 결합되었던 IGF를 방출할 수 있기 때문이다.

어떤 IGFBP는 세포 표면에 부착하면 IGF와의 결합력이 낮아지기 때문에 이런 경우는 IGF-IGFBP 복합체의 세포표면에의 부착이 바로 IGF에 반응하는 세포에 IGF를 운반하는 수단이 되기도 한다. IGFBP의 IGF 결합력은 인산화 혹은 부분분해에 의해서도 변하기 때문에 이 같은 생화학적 변형도 국소적으로 IGF 이용률을 제어하는 수단이 되기도 한다. 이 외에 특정 IGFBP는 IGF와 무관한 생물학적 작용이 있다는 실험적 증거도 있을 뿐만 아니라 IGFBP에 관한 생리학은 복잡다단하여 끊임없이 활발하게 연구되고 있다.

IGF와 출생전 성장

IGF는 생후 성장호르몬의 성장촉진 작용의 매개물로서의 역할을 하지만 이들은 성장호르몬과는 무관한 출생전 성장에서도 주요 성장 제어인자 역할을 한다. 성장호르몬 혹은 성장호르몬 수용체가 불활성화된 돌연변이 유아 혹은 생쥐 새끼는 정상 체중으로 태어나지만 IGF-I, IGF-II, 혹은 IGF-I 수용체가 없는 경우는 출생전 성장이 심하게 지연될 뿐만 아니라 성장지연은 출생후에도 지속된다. IGF-I과 IGF-II는 모두 IGF-I 수용체를 통하여 태아 조직의 세포분열과 분화를 자극하는데 이와 같은 작용은 IGFBP에 의해 조절될 것이다. 설치류에서의 연구 결과에 의하면 IGF-II는 태반 성장에서 결정적인 역할을 하기 때문에 IGF-II는 태반의 운반과 관련된 영양소 이용률에 영향을 미침으로써 간접적으로 태아 성장에 영향을 미친다. 물론 IGF와 IGFBP가 태아 성장에서 중추적인 역할을 하는 것은 사실이지만 아직 이들의 생산과 작용이 어떻게 제어되는지에 대해서는 거의 알려지지 않고 있다.

성장호르몬과 IGF-I이 체조성에 미치는 영향

성장호르몬이 부족한 동물과 사람의 체조성은 수분과 단백질에 비해 지방 비율이 비교적 높다. 이들을 성장호르몬으로 치료하면 정상적인 어린이의 체조성과 같이 단백질 특히 근육질 비율은 증가하고 지방질 비율은 감소한다. 선천적으로 성장호르몬이 부족하거나 성장호르몬에 반응성이 없는 사람은 정상인에 비해 지방질 비율이 높은데도 실제로 지방세포의 수는 작다. 이들의 지방 비율이 높은 것은 지방세포 당 저장된 지방의 양이 증가했기 때문인데 이들을 성장호르몬으로 치료하면 IGF-I이 자가분비 형태로 지방전구세포의 분열을 자극하여 정상적인 세포수를 회복한다. 이 과정에서 흥미로운 것은 성장호르몬이 지방전구세포가 분화하여 지방세포로 성숙하는 과정을 억제한다는 것이다. 따라서 성장호르몬 작용에 의한 전체적인 체지방 감소는 본 호르몬이 지방 침착을 억제할 뿐만 아니라 많은 지방을 에너지원으로 쓰게 하기 때문이다 (제 8장 참조).

대부분의 내장기관은 신체 크기와 비례해서 성장하나 간과 비장은 장기간 성장호르몬 투여에 의해 정상 비율보다 더 크게 성장할 수도 있다. 성장호르몬 과다증이 있는 환자에서는 심장도 정상보다 더 커질 수 있는데 이는 성장호르몬 혹은 IGF-I에 의해 심근세포(cardiac myocyte) 성장이 자극될 뿐만 아니라 이들 환자에 흔히 나타나는 고혈압 때문이기도 하다. 역으로 어린 시절부터 성장호르몬이 부족하면 심실벽이 얇아져 심장 질량이 작아진다. 이러한 환자들을 성장호르몬으로 치료하면 심장 질량과 심장 기능이 향상될 뿐만 아니라 피부 및 피하 결합조직 질량도 증가하나 갑상선, 생식선, 혹은 생식기관 성장에는 영향을 미치지 않는다.

그림 11.7은 성장호르몬 투여중 체조성 및 기관 성장을 실험구간별 신체 구성물의 생화학적 변화 측면에서 고찰한 연구결과이다. 피실험자 혹은 실험동물에 수 일 동안 지속적으로 성장호르몬을 투여하면 순 질소고정(nitrogen retention)이 발생하는데 이는 단백질합성 증가를 반영한다. 혈중 요소 농도와 오줌으로 배출되는 질소는 감소하고, 순 단백질합성량은 증가하나 단백질분해율에는 변화가 없다. 칼륨(K) 보유량 증가는 세포의 수와 크기 증가로부터 발생하는 세포내 수분 함량 증가를 반영한다. 나트륨(Na) 보유량 증가와 그 결과로 나타나는 세포외 부피 증가는 성장호르몬 처리중 전형적으로 나타나는 양상이나 그 기작은 알려지지 않고 있다.

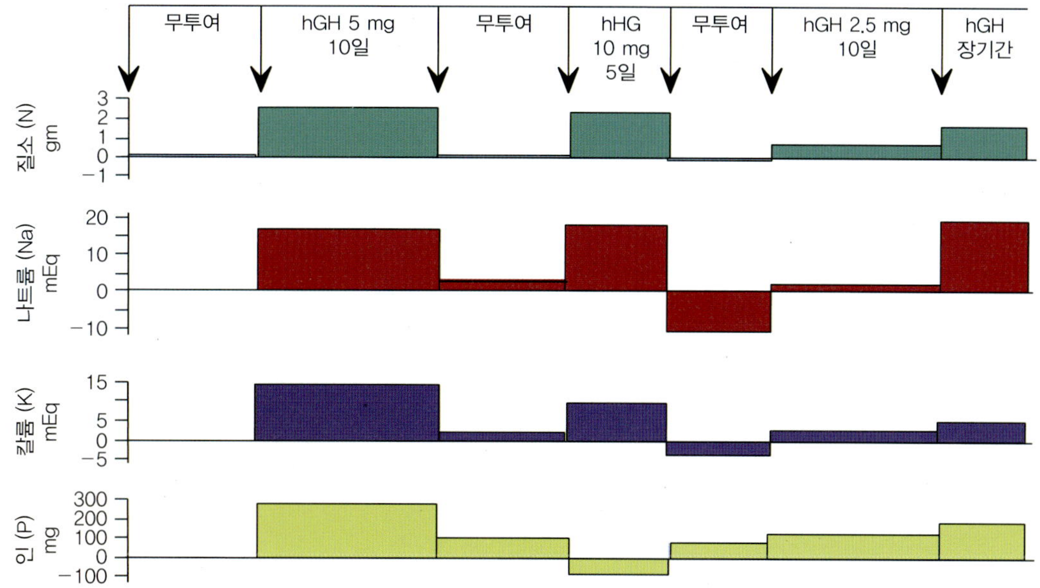

그림 11.7 뇌하수체 소인증의 11.5세 여아에서 human growth hormone (**hGH**) 투여가 질소 [N (nitrogen) = 단백질], 나트륨(Na = sodium), 칼륨(K = potassium) 및 인(P = phosphorus) 균형에 미친 효과. 기준선 위에 표시된 변화는 증가를 나타내고 기준선 밑의 변화는 손실을 나타낸다. (From Hutchings, J.J., Escamilla, R.F., Deamer, W.C. et al. (1959) Metabolic changes produced human growth hormone in a pituitary dwarf. *J. Clin. Endocrinol. Metab.* **19**:759–764.)

인산 보유량 증가는 세포 및 골격 질량 증가를 반영하는데 이는 부분적으로 신장 근위세뇨관(proximal tubule)의 인산나트륨 공수송 단백질(sodium phosphate cotransporter) 활성화 및 calcitriol 생산을 촉매하는 1α−hydoxylase의 활성화(제 10장 참조)에 기인한다.

성장호르몬과 IGF-I의 성장 촉진 작용 비교

물론 IGF-I이 성장호르몬 작용의 중간매개물질로 잘 알려져 있지만 성장호르몬의 모든 효과가 IGF-I에 의해 매개되지는 않는다. 임상실험 결과 골격 성장 촉진 작용에 있어서는 IGF-I이 성장호르몬보다 효능이 낮으나(그림 11.4) 몇몇 연조직 성장 촉진 작용에서는 역으로 IGF-I이 성장호르몬보다 더 큰 것으로 나타났다. 근육에서 성장호르몬은 무엇보다도 단백질 분해에는 영향을 미치지 않고 단백질 합성을 촉진시킴으로써 성장을 촉진하는 반면 IGF-I은 단백질 분해를 강력히 억제한다. 그러나 이와 같은 설명이 성장호르몬과 IGF-I의 고유작용 상의 차이를 반영하는 것인지 아니면 체외로부터 순환계를 통하여 배송된 IGF-I의 효과로부터 얻은 결과를 토대로 국소적으로 생성된 IGF-I의 작용을 부적절하게 해석한 것인지는 명확하지 않다. 성장호르몬에 의해 자극되는 성장의 일부분은 IGF-I과는 무관하나 이것이 생리학적으로 어떻게 중요한지는 알려지지 않고 있다. 그러나 임상적으로 성장호르몬 수용체 결함으로 인해 성장호르몬에 반응성이 없는 환자를 IGF-I으로 치료하면 성장호르몬이 신체 크기와 체조성에 미치는 효과의 대부분을 얻어낼 수 있다는 사실은 매우 큰 의미가 있다.

몇몇 면모에 있어서는 성장호르몬과 IGF-I 작용상의 차이점이 명백하다. 예로서 간세포와 성숙한 지방세포는 IGF-I 수용체가 없는 반면 성장호르몬은 이들 세포에서 많은 유전자들의 발현에 영향을 미친다. 성장호르몬은 지방세포에서 지방분해를 증가시키나(제 8장 참조) IGF-I은 인슐린 수용체를 활성화시킬 수 있을 만큼의 농도에서는 지방분해를 억제한다. 성장호르몬과 IGF-I은 모두 체지방을 감소시키는 효과가 있으나 이들의 작용 기작은 다르다. 성장호르몬은 지방세포에 직접 작용해서 유리 지방산을 동원하지만 IGF-I은 인슐린 분비를 억제함으로써 결과적으로 지방세포의 지방 함량을 감소시킨다. 또한 성장호르몬은 인슐린 분비를 증가시키고 인슐린 감수성을 저하시키는 반면 IGF-I은 마치 'insulin sensitizer' 같이 인슐린 작용을 증가시키는 것처럼 보이게 하는 작용, 즉 인슐린 유사 작용을 한다.

성장호르몬의 분비 제어

성장은 10년 이상 지속되는 느리고 연속적인 과정이다. 따라서 혈중 성장호르몬 농도는 상당히 정적일 것으로 예상될 수도 있을 것이다. 그러나 이러한 예상과는 반대로 혈장의 성장호르몬 농도를 하루 동안 자주 측정하면 호르몬 농도의 변이가 매우 큰 것을 볼 수 있다. 이는 성장호르몬이 우발적으로 분비됨(episodic secretion)을 의미하는데 그 이유인 즉 성장호르몬의 분해속도는 일정할 것이므로 본 호르몬의 혈장농도 변화는 곧 분비 변화를 의미하기 때문이다. 수컷 쥐에서 성장호르몬은 소위 초일주기 리듬(超日週期 리듬; ultradian rhythm)에 맞춰 3~3.5시간의 일정한 간격으로 박동치듯 분비된다. 인간의 성장호르몬 분비도 박동성이 있으나 쥐에서 만큼 혈중 농도 변화 양상이 명백하지는 않다. 호르몬 분출은 하루 중 때를 가리지 않고 자주 일어나나 가장 큰 분비는 취침 후 초기 몇 시간 동안에 일어난다(그림 11.8). 또한 스트레스를 유발하는 내·외부적인 환경 변화는 단시간 성장호르몬 분출을 일으킬 수 있다. 따라서 단 1회의 성장호르몬 혈중농도 측정으로는 생리학적 정보 혹은 진단상의 통찰력을 얻을 수는 없다. 성장호르몬 분출은 짧은 시간 내에 일어나기 때문에 성장호르몬 분비 기능을 평가하거나 성장호르몬 분비와 생리적인 현상 간의 연관성을 찾기 위해서는 혈중 성장호르몬 농도를 자주 반복적으로 측정할 필요가 있다. 또 다른 방법으로는 일정 시간 간격으로 소량의 혈액 시료를 채취하고 시료를 혼합한 후 성장호르몬 농도를 측정함으로써 24시간 평균 농도를 얻을 수도 있다.

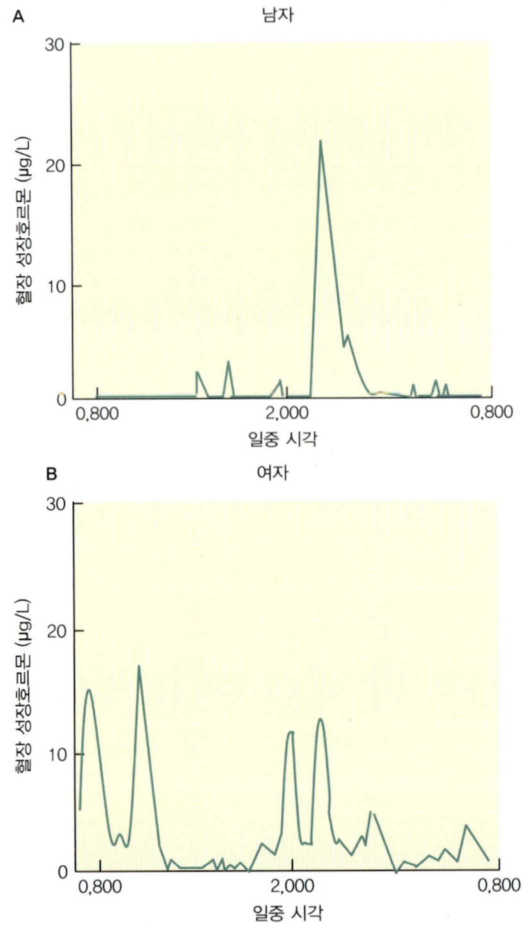

그림 11.8 정상적인 성인 남자(그림 **A**)와 여자(그림 **B**)로부터 24시간 동안 10분 간격으로 채취한 혈액 시료의 성장호르몬 농도. A에서 큰 박동은 초기 수면 시간과 일치한다. 남자에서보다 여자에서 분비 박동 빈도와 폭이 더 크다는 점에 주목해야 한다. (From Asplin, C.M., Faria, H.C.S., Carlsen, E.C. et al. (1989) Alterations in the pulsatile mode of growth hormone release in men and women with insulin-dependent diabetes mellitus. *J. Clin. Endocrinol. Metab.* **69**: 239–245.)

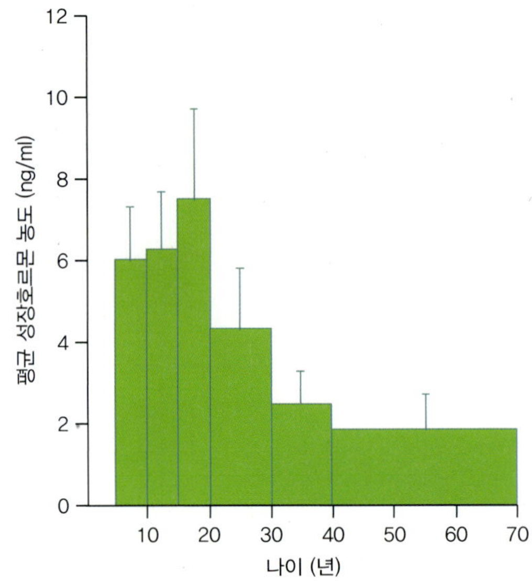

그림 11.9 정상 남녀 173명의 평균 혈장 성장호르몬 농도와 나이와의 관계. (From Zadik, Z., Chalew, S.A., McCarter, R.J. Jr, Meistas, M., Kowarski, A.A. (1985) The influence of age on the 24-hour integrated concentration of growth hormone in normal individuals. *J. Clin. Endocrinol. Metab.* **60**: 513–516.)

간헐적 대비 지속적인 성장호르몬 분비의 생리학적 중요성 혹은 의미는 실험적으로 많은 주목을 받아왔다. 뇌하수체가 절제된 쥐에 성장호르몬을 수 차례 주사하면 동량의 호르몬을 지속적으로 주입할 때 보다 성장 촉진 효과가 크다. 인간에서는 이와 유사한 결과는 없으나 성장호르몬을 매일 혹은 2일에 1회 주사함으로써 성장을 정상 혹은 정상에 가깝게 회복시킬 수 있다. 설치류의 간에서 발현되는 일부 유전자 군은 성장호르몬의 혈중농도 변화에 민감한 것으로 알려져 있지만 이들 유전자 군의 발현 변화와 성장간의 관계는 명백하지 않고, 인간에서는 성장호르몬 농도 변화가 쥐에서와 같이 특정 유전자 군의 발현에 영향을 미친다는 실험적 증거가 없다. 또한 정상적인 성인에서 동량의 성장호르몬을 24시간 동안 지속적으로 주입했을 때와 8회의 동일한 간격으로 나누어 짧은 시간 동안 주입했을 때 모두 같은 정도로 IGF-I과 IGFBP-3의 발현이 증가되었다는 보고도 있다.

나이 효과

지속적으로 혈액 시료를 채취하여 성장호르몬의 혈중농도를 분석하는 방법으로 성장호르몬 분비를 조사한 결과 사춘기 성장 가속기 동안에 성장호르몬 분비가 가장 왕성하긴 하지만 성장호르몬은 골단이 융합되어 성장이 멎은 후에도 평생 동안 지속적으로 분비된다는 사실이 밝혀졌다(그림 11.9). 중기 사춘기 뇌하수체는 하루에 1~2mg의 성장호르몬을 분비한다. 20대와 40대 사이에 성장호르몬 분비는 남녀 모두 점차적으로 저하되기는 하지만 중년기에

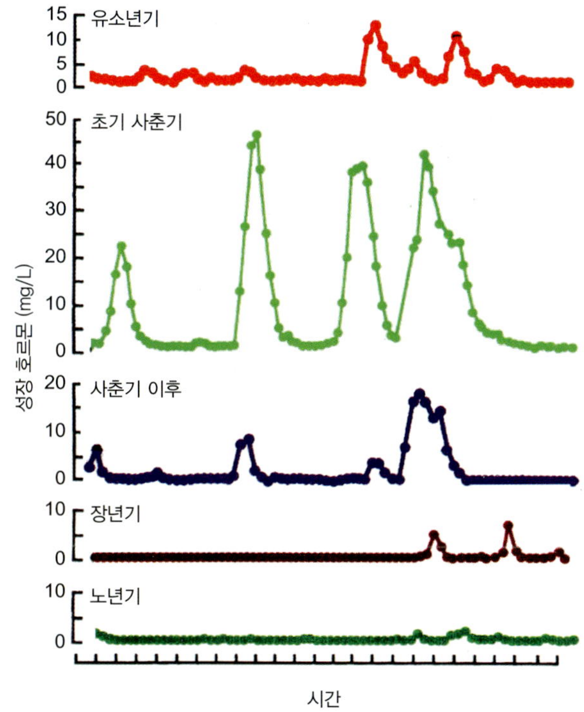

그림 11.10 나이에 따른 성장호르몬 분비 양상 변화. (Modified from Robinson, I.C.A.F., Hindmarsh, P.C. (1999) The growth hormone secretory pattern and statural growth. In Kostyo, J.L., Ed. *Handbook of Physiology, Section 7, The Endocrine System, Vol. V Hormonal Control of Growth.* Oxford University Press, New York, 329–396.)

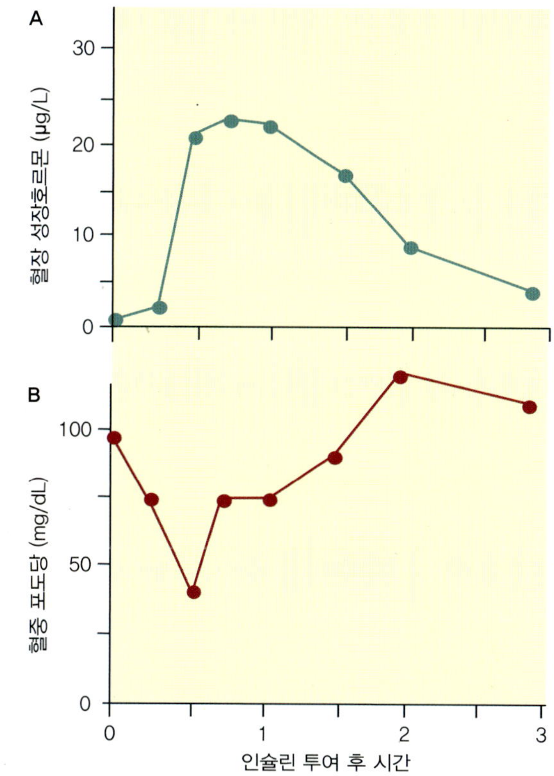

그림 11.11 인슐린 투여로 저혈당을 유도했을 때(아래 그림) 혈장 성장호르몬 농도의 급격한 변화(위 그림). (From Roth, J., Glick, S.M., Yalow, R.S., and Berson, S. (1963) Hypoglycemia: A potent stimulus to secretion of growth hormone. *Science* **140**: 987–989.)

도 하루에 약 0.1mg의 성장호르몬이 분비된다. 노년기에 성장호르몬 분비량이 감소되는 것은 근육질 감소와 연관이 있는 것으로 추측되고, 호르몬 분비상으로는 일차적으로 분비박동 크기의 감소에 기인한다(그림 11.10).

성장호르몬 분비의 제어

성장호르몬 분비는 자발적으로 박동치기도 하지만 성장호르몬 분출은 혈중 포도당 농도의 급격한 하락 혹은 아미노산 특히 아르기닌(arginine)과 류신(leucine)의 혈중 농도 증가와 같은 대사신호에 의해서도 유도된다. 이와 같은 성장호르몬 분비 기작의 생리학적 중요성은 알려지지 않았으나 이들 성장호르몬 분비 신호를 이용한 유발시험(provocative test)은 성장호르몬 분비 기구의 반응능(反應能; competence)을 평가하는 데 도움이 된다(그림 11.11). 인간과 원숭이에서 외상 혹은 심리적 요인으로 인한 스트레스 또한 강력하게 성장호르몬 분비를 유도하지만 성장호르몬 분비 증가가 스트레스에 대항하는데 유리할 것인지의 여부는 알려지지 않았고, 스트레스로 인한 성장호르몬 분비 증가가 포유류에서 공통적으로 일어나는 반응도 아니다. 극단의 예로서 인간에서는 성장호르몬 분비를 증가시키는 신호가 쥐에서는 성장호르몬 분비를 억제할 수도 있다. 그러나 이와 같은 현상은 그 중요성을 떠나 성장호르몬 분비가 신경계에 의해 시시각각 제어되고 있음을 의미한다. 전술한 신경계의 제어는 시상하부-뇌하수체 문맥계(hypothalamo-hypophysial portal system) 혈관을 통하여 뇌하수체의 성장호르몬 분비세포(somatotrope)에 전달되는 성장호르몬방출호르몬(growth hormone-releasing hormone; GHRH)과 소마토스타틴(somatostatin)을 통해 매개된다(제 2장 참조). 시상하부궁상핵 신경세포(弓狀核; arcuate neuron)와 위점막에서 분비되는 제 3의 호르몬인 그렐린(ghrelin)(제 2장 및 제 6장 참조)도 또한 성장호르몬 분비 제어에 관련될 가능성이 크고, 성장호르몬 분비세포는 이상 기술한 3개의 신경호르몬 수용체가 모두 발현된다.

GHRH가 성장호르몬 분비와 합성의 제 1차적인 견인차이다. GHRH는 44개의 아미노산으로 이루어진 펩티드로서 세크레틴, 글루카곤 패밀리의 한 구성요소이다(제 6장 참조). GHRH가 결핍되거나 상처로 인해 뇌하수체 문맥 혈류가 차단되면 성장호르몬 분비가 중단된다. 시상하부의 GHRH 생산 혹은 분비 결함이 뇌하수체 결함보다 성장호르몬 결핍증의 더 일반적인 원인이다. 따라서 많은 경우 성장호르몬이 부족한 사람에게 GHRH를 주사하면 혈중 성장호르몬 농도가 정상으로 돌아오는데 이는 성장호르몬 분

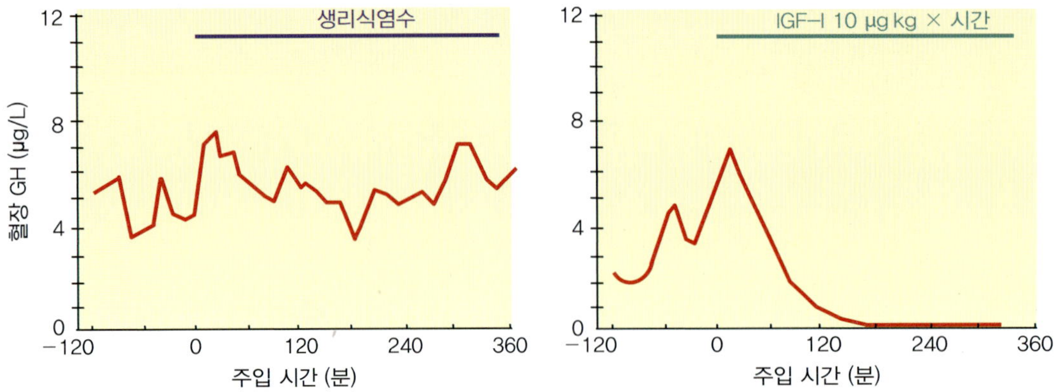

그림 11.12 정상 남자에서 절식중 insulin-like growth factor-I(**IGF-I**)이 성장호르몬(growth hormone; **GH**) 분비에 미친 영향. 본 실험결과는 그림 위에 굵은선으로 표시된 기간(0~360분) 동안 생리식염수(좌측 그림; 대조구) 혹은 IGF-I(우측 그림)을 각각 10인에게 주입하기 전과 주입기간 동안 그림에 표시된 각각 시각에 측정한 혈장 성장호르몬 농도의 평균이다. 주목할 결과: IGF-I을 주입하고 1시간 후 성장호르몬 분비가 완전히 차단되었음. (Redrawn from Hartman, M.L., Clayton, P.E., Johnson, M.L., Celniker, A., Perlman, A.J., Alberti, K.G., and Thorner, M.O. (1993) A low dose euglycemic infusion of recombinant human insulin-like growth factor-I rapidly suppresses fasting-enhanced pulsatile growth hormone secretion in humans. *J. Clin. Invest.* **91**: 2453-2462.)

비세포는 반응능이 있었으나 제대로 자극되지 않았음을 의미한다.

뇌실주위핵(periventricular nucleus)과 뇌실곁핵(室傍核; paraventricular nucleus)에서 뇌하수체 문맥으로 분비된 소마토스타틴은 GHRH에 반응하여 분비되는 성장호르몬 분비를 저감 혹은 차단시키지만 성장호르몬 합성에는 거의 영향을 미치지 않는다. 소마토스타틴은 거의 중단 없이 분비되어 항시 성장호르몬 분비가 억제되나 소마토스타틴 분비가 주기적으로 차단되거나 중단되면 반동적으로 성장호르몬이 방출되는데 바로 이러한 현상이 성장호르몬 분비가 박동성 양상을 나타내는 원동력을 제공할 것으로 믿어진다. 소마토스타틴 합성 혹은 분비 결함이 말단비대증의 원인인지의 여부는 알려지지 않았으나 본 증상이 있는 환자 중에는 소마토스타틴 수용체가 돌연변이되어 활성을 잃은 경우가 종종 발견된다. 역으로 장시간 작용하는 소마토스타틴 유사물은 말단비대증 환자의 성장호르몬 분비 저감제로 사용된다.

시상하부 궁상핵 신경세포에서 분비되는 그렐린은 뇌하수체 문맥을 통해 성장호르몬 분비세포에 이르러 GHRH에의 반응성을 증강시킨다. 그렐린 혹은 그렐린 수용체를 자극하는 펩티드는 성장호르몬 분비세포 배양에서는 성장호르몬 분비를 증가시키지만 생체에서 그렐린이 성장호르몬 분비를 자극하기 위해서는 GHRH가 동시에 성장호르몬 분비세포를 자극해야 한다. 그렐린 수용체는 성장호르몬 분비세포 외에 GHRH를 분비하는 세포에서도 발현되는데 이는 곧 그렐린이 성장호르몬은 물론 GHRH 분비도 자극할 수 있다는 점을 시사한다. 혈중 그렐린 농도 변화는 주로 위점막에서 분비되는 양을 반영하기 때문에 혈중 성장호르몬 농도 변화와는 일치하지 않고, 같은 맥락으로 위점막에서 분비되는 그렐린이 성장호르몬 분비 제어에 관여할 가능성은 낮다.

성장호르몬 분비는 내·외부 환경 변화에 대응해서 분비를 조절하는 신경내분비 기작 외에도 음성 되먹임 조절을 받기도 한다. 타 되먹임 시스템에서와 같이 성장호르몬 작용의 산물 즉 무엇보

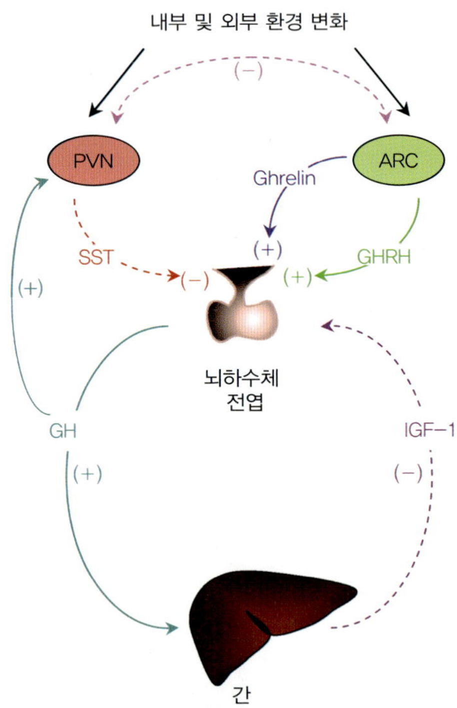

그림 11.13 성장호르몬(growth hormone; **GH**) 분비 제어. 시상하부의 뇌실옆핵(periventricular nuclei; **PVN**)에서 분비되는 somatostatin(**SST**)는 뇌하수체 전엽(anterior pituitary)에서 GH 분비를 억제하고(−), 궁상핵(弓狀核; arcuate nuclei; **ARC**)에서 분비되는 성장호르몬방출호르몬 (growth hormone releasing hormone; **GHRH**)은 GH 분비를 자극하며(+), 내 · 외부 환경 변화는 PVN과 ARC를 통하여 GH 분비에 영향을 미칠 수 있다. PVN과 ARC는 상호간 분비 억제 신호를 교환할 수 있고, ARC에서 분비된 ghrelin은 뇌하수체 전엽에서 GHRH 신호를 증강시키나 insulin-like growth factor-I(**IGF-I**)은 되먹임 기작으로 GH 분비를 억제한다.

다도 IGF-I이 억제 신호로 작용한다(그림 11.12). IGF-I은 뇌하수체에 작용하여 GHRH 자극으로 합성·분비되는 성장호르몬의 양을 저감시킨다. 성장호르몬의 대사 작용과 연관이 있는 혈중 유리 지방산 혹은 포도당 농도 증가는 아마도 소마토스타틴 분비를 증가시킴으로써 성장호르몬 분비를 억제시키나, 역시 유리 지방산 농도 증가를 동반하는 절식은 소마토스타틴 분비를 억제한다. 성장호르몬도 또한 짧은 루프(short loof) 되먹임 기작으로 GHRH 분비는 억제하고 소마토스타틴 분비는 자극함으로써 자기 자신의 분비를 억제한다. 이와 같은 효과는 그림 11.13에 도식으로 표시하였다.

음성 되먹임 기작으로 매 분비박동마다 분비되는 성장호르몬의 양을 제어함으로써 전체적인 성장호르몬 분비 수준이 결정된다. 분비의 박동성과 밤에 분비박동이 크게 터지는 일주기(日週期; circadian) 변화 현상은 신경 기작에 의해 결정된다. 박동성은 GHRH와 소마토스타틴이 상호 교대적으로 분비되기 때문에 생성되는 것으로 믿어진다. 즉 GHRH 분출은 소마토스타틴 분비가 차단되는 때와 일치하도록 그 시각이 조절되는 것으로 믿어진다. 설치류에서의 연구에 의하면 GHRH를 분비하는 궁상핵 신경세포는 소마토스타틴을 분비하는 뇌실곁핵 신경세포와 직접 혹은 타 신경세포를 통하여 간접적으로 교신하거나, 거꾸로 소마토스타틴을 분비하는 신경세포가 GHRH 신경세포와 교신한다는 실험적 증거가 있다. 그러나 어떤 기작으로 이 두 신경호르몬의 분비가 상호 교대로 일어나는지는 아직 완전히 알려지지 않았다.

성장호르몬 분비세포에서 GHRH, 소마토스타틴, IGF-I 및 그렐린의 작용

GHRH, 소마토스타틴, 그렐린 및 IGF-I이 어떻게 복합적으로 성장호르몬 분비세포에 작용하는지를 그림 11.14에 도시하였다. GHRH 수용체와 소마토스타틴 수용체는 다수의 G 단백질과 연결되어 성장호르몬 분비에 상반된 효과를 나타내는데 이러한 효과의 일부는 cyclic AMP 생산, cyclic AMP 작용 및 세포질 내 칼슘 농도 제어 등에 있어서 두 수용체가 상반된 영향을 미침으로써 유도된다. GHRH는 전형적으로 $G\alpha_s$-단백질과 연결된 기작으로 adenylyl cyclase를 활성화시킨다(제 1장 참조). 이후 cAMP는 PKA(protein kinase A)를 활성화시키고, 활성화된 PKA는 CREB(cyclic AMP response element binding protein)를 인산화·활성화시킨다. 이어 활성화된 CREB이 전사인자(transcription factor)인 Pit-1을 활성화시키면, Pit-1은 성장호르몬과 GHRH 수용체 유전자 전사를 증가시킨다. 또한 cyclic AMP 신호전달경로를 통하여 세포내·외 간의 전위차에 따라 작동 여부가 결정되는 전압 의존성 작동 칼슘 채널 단백질이 인산화되면 채널 작동이 개시되는 전위차 역치(threshold)가

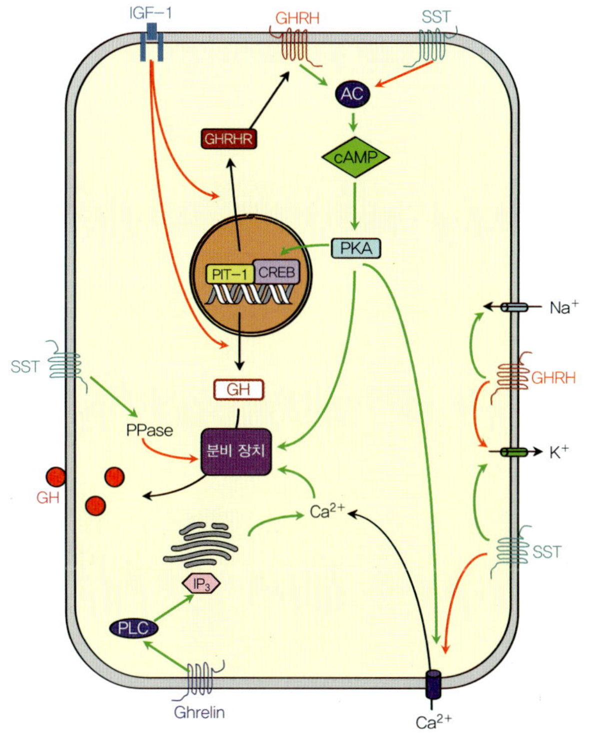

그림 11.14 Growth hormone releasing hormone(**GHRH**; 성장호르몬 방출호르몬), insulin-like growth factor-I(**IGF-I**), somatostatin(**SST**) 및 ghrelin이 somatotrope(성장호르몬 분비세포)에 미치는 영향. **GHRHR** = GHRH receptor; **cAMP** = cyclic adenosine monophosphate; **CREB** = cAMP response element binding protein; **PKA** = protein kinase A; **PIT-1** = pituitary-specific transcription factor-1; **PPase** = protein phosphatase; **PLC** = phospholipase C; **IP_3** = inositol triphosphate. 녹색 화살표는 활성화를 나타내고 적색 화살표는 억제를 나타낸다. GHRH와 SST가 Na^+ channel과 K^+ channel에 서로 상반된 효과를 미침으로 인하여 전자(GHRH)는 세포내·외간의 전위차를 해소시켜(depolarization) 세포내·외 간의 전위차에 따라 작동 여부가 결정되는(voltage-sensitive) Ca^{2+} channel을 활성화시키는 반면 후자(SST)는 세포분극(polarization)을 유도하여 전압의존성 칼슘 채널의 활성을 억제한다. 본문의 고찰을 참고하시오.

낮아져 채널이 열릴 확률이 높아지는 것으로 믿어진다. 한편 활성화된 GHRH 수용체는 G 단백질을 통하여 나트륨 채널은 활성화시키고 칼륨 채널은 억제함으로써 세포가 탈분극화(depolarization; 세포내·외 간의 전위차가 해소되는 현상)되면서 전압 의존성 작동 칼슘 채널 단백질이 활성화되어 세포내 칼슘 농도가 증가되면 성장호르몬의 세포외 방출(exocytosis)이 유발된다. 이러한 GHRH의 작용은 그렐린에 의해 증강되는데, 그렐린 수용체 또한 G 단백질에 연결되어 phospholipase C와 DAG/IP_3와 같은 2차 전령 시스템을 통하여 세포내 칼슘 농도를 증가시킨다.

소마토스타틴은 inhibitory G-protein(G_i-protein)을 통하여 adenylyl cyclase의 활성을 억제하고 G 단백질과 연결된 기작으로 단백질 인산분해효소(protein phosphatase)를 활성화시킨다. 소마토스타틴의 성장호르몬 분비에 미치는 효과는 호르몬 분비 기구를

활성화시키는 cyclic AMP 경로를 억제하는 기작에 국한되어 있지 않다. 소마토스타틴은 또한 G 단백질을 통하여 칼륨 채널을 활성화시켜 세포막을 과분극화시킴(hyperpolarization)으로써 전압 의존성 작동 칼슘 채널이 닫히게 하여 호르몬이 분비될 때 일시적으로 상승됐던 세포내 칼슘 농도를 낮추고 평상시 세포내·외 간의 전위차를 회복시킨다.

IGF-I에 의한 음성 되먹임은 G 단백질에 의해 매개되는 GHRH 및 소마토스타틴의 효과에 비해 천천히 진행된다. IGF-I은 특유의 티로신 인산화반응 경로를 통하여 궁극적으로 GHRH 수용체와 성장호르몬 유전자의 발현을 억제한다.

갑상선호르몬

제 3장에서 이미 설명하였듯이 갑상선호르몬이 부족한 어린이는 성장이 지연된다. 갑상선기능저하증(hypothyroidism) 어린이를 갑상선호르몬으로 치료하면 빠르게 정상수준의 성장에 도달하고 뼈 성숙이 가속화된다. 거꾸로 갑상선기능항진증(hyperthyroidism) 어린이는 성장률은 높으나 골단면이 일찍 닫히기 때문에 다 컸을 때 신장은 정상 이상으로 증가하지 않는다. 어린 실험동물의 갑상선을 절단하면 뇌하수체저하증에서와 같이 성장이 현저히 저

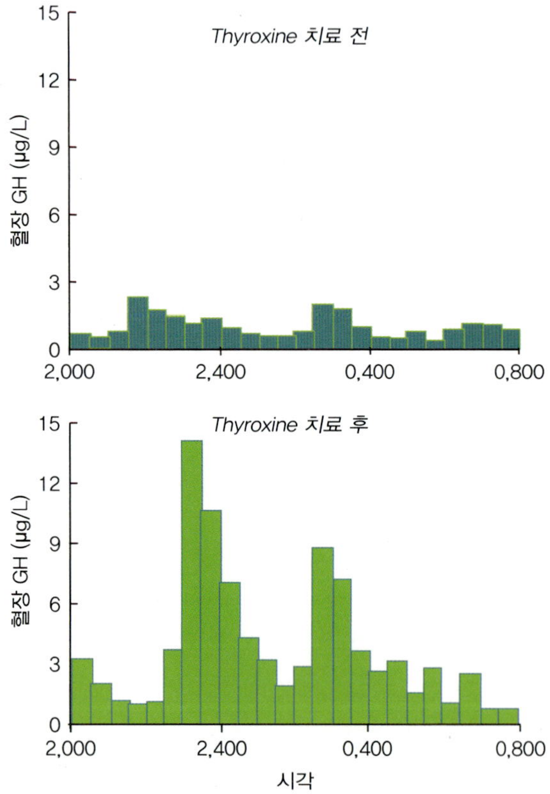

그림 11.15 갑상선저하증이 있는 초기 사춘기 남아를 thyroxine(T4)으로 치료하기 전(위 그림)과 치료후 2개월 됐을 때(아래 그림) 야간중 혈장 성장호르몬(GH) 농도. 각각의 막대선은 30분 동안 서서히 채취한 혈액 시료의 동기간 평균 GH 농도를 나타낸다. 치료 기간중 IGF-I 농도는 4배 이상 증가하였다. (From Chernausek, S.D. and Turner, R. (1989) Attenuation of spontaneous nocturnal growth hormone secretion in children with hypothyroidism and its correlation with plasma insulin-like growth factor I concentrations. *J. Pedatr.* **114**: 965–972.)

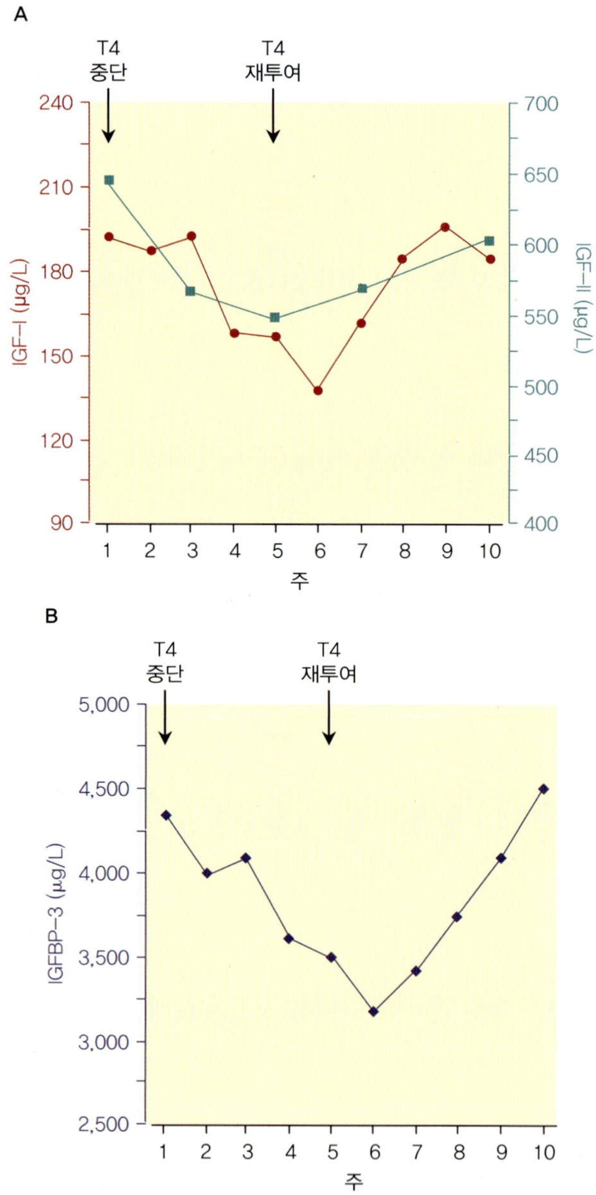

그림 11.16 갑상선이 절제된 10인의 피실험자에서 thyroxine(**T4**) 치료를 중단했을 때와 이후 재개했을 때 혈장중 IGF-I과 IGF-II 농도(그림 A) 및 IGF-binding protein-3(IGFBP-3) 농도(그림 B)에 미친 영향. T4 치료 중단 이후 및 재투여시 상당 기간 동안 반응이 지연되었음에 주목해야 한다. (From Miell, J.P., Zini, M., Quin, J.D., Jones, J., Portioli, I., and Valcavi, R. (1994) Reversible effects of cessation and recommencement of thyroxine treatment on insulin-like growth factors (IGFs) and IGF-binding proteins in patients with total thyroidectomy. *J. Clin. Endocrinol. Metab.* **79**: 1507–1512.)

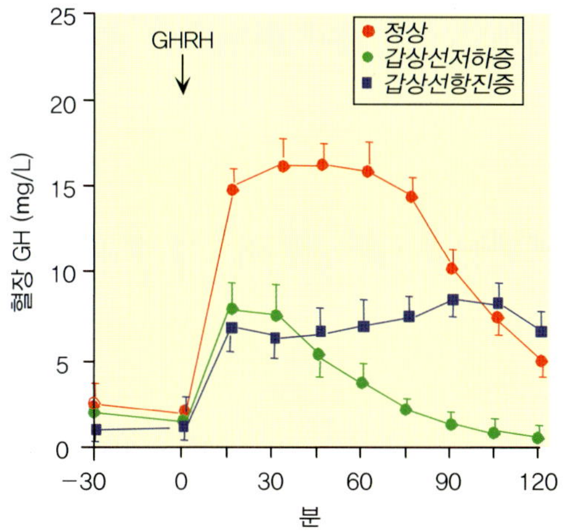

그림 11.17 정상인 대비 갑상선저하증(hypothyroid) 환자와 갑상선항진증 (hyperthyroid) 환자의 실험적 용량의 성장호르몬방출호르몬(growth hormone releasing hormone; **GHRH**) 유발주사 후 성장호르몬(growth hormone; **GH**) 분비 저하. 제시된 결과는 30인의 정상 성인, 25인의 갑상선저하증 및 38인의 갑상선항진증 성인 환자의 평균치이다. (From Valcavi, R., Zini, M., Portioli, M. (1992) Thyroid hormones and growth hormone secretion. *J. Endocrinol. Invest.* **15**: 313–330.)

해되고, 정상적인 양의 triiodothyronine(T3) 혹은 thyroxine(T4)를 투여하면 신속히 성장이 회복된다. 어린 생쥐에게 T3 혹은 T4를 투여하면 빨리 크기는 하지만 성체의 크기는 정상 이상 커지지 않는다.

갑상선호르몬이 성장에 미치는 영향은 다음과 같이 성장호르몬과 아주 밀접하게 연관되어 있다. T3와 T4는 성장호르몬 부재 하에서는 성장 촉진 작용이 거의 없고, 갑상선기능저하증 어린이와 성인의 혈중 성장호르몬(그림 11.15) 및 IGF-I(그림 11.16) 농도는 정상보다 낮고 갑상선호르몬 치료를 하면 정상으로 회복된다. 이와 같이 갑상선기능저하증에서 성장호르몬 혈중농가 저하되는 것은 호르몬 분비 박동의 폭이 낮아지고 박동 빈도도 낮아질 수 있기 때문인데 이는 시상하부와 뇌하수체에 모두 장애가 있을 수 있음을 의미한다. 또한 갑상선기능저하증이 있는 사람은 인슐린으로 저혈당을 유도하여 성장호르몬 분비를 자극하거나 기타 자극으로 성장호르몬 분비를 자극하여도 혈중 성장호르몬 농도 증가가 정상인에 비해 매우 작다. 이러한 유발성 신호에 대한 둔화된 반응은 아마도 GHRH에 대한 민감도 및 성장호르몬 저장량 저하 때문일 것이다. 흥미롭게도 실험적 용량의 GHRH 투여로 유도되는 성장호르몬 분비는 갑상선호르몬이 부족해도 저하되고 갑상선호르몬이 과다해도 저하된다(그림 11.17).

성장호르몬 합성과 분비의 T3 의존성

설치류 성장호르몬 유전자는 T3에 반응하여 전사(transcription)가 증가하는데 이와 같은 반응은 본 유전자의 전사조절 부위(promoter region)에 있는 갑상선호르몬 반응 요소(thyroid hormone response element; THRE)를 통하여 매개된다. 또한 T3는 성장호르몬 mRNAs의 안정성을 증가시키고, 갑상선을 제거하면 불과 수일 내에 성장호르몬 합성이 멈추고 성장호르몬분비세포는 성장호르몬이 고갈된다. 인간의 성장호르몬 유전자는 THRE가 없기 때문에 이 유전자의 전사는 T3에 의해 직접적으로 활성화되지는 않지만 갑상선호르몬은 간접적으로 성장호르몬 합성에 영향을 미친다. 갑상선기능저하증 어린이와 성인에서 GHRH에의 반응성 저하는 성장호르몬 분비세포의 GHRH 수용체 발현 저하 때문일 수 있다. 갑상선이 제거된 쥐에서도 성장호르몬 분비세포의 GHRH 수용체 밀도가 저하되고 갑상선호르몬을 투여하면 GHRH 수용체 mRNA 및 GHRH 수용체(단백질) 수준이 증가한다. 이와 유사하게 쥐에서 갑상선호르몬은 성장호르몬분비세포의 그렐린 수용체 발현을 증가시킨다.

성장호르몬 작용 발현에서 T3의 중요성

갑상선호르몬이 부족한 사람의 성장 부족은 대부분 성장호르몬 결핍 때문인데 이는 성장호르몬에의 민감도 저하로 인한 결과와 복합적으로 나타나는 현상일 수도 있다. 갑상선이 제거된 쥐는 성장호르몬만으로도 성장을 재개시킬 수는 있으나 갑상선호르몬을 동시에 투여하지 않는 한 성장호르몬 투여량을 증가시켜도 정상적인 성장률을 달성·유지할 수 없다. 뇌하수체와 갑상선이 동시에 제거된 쥐에 성장호르몬과 갑상선호르몬을 동시에 투여하면 성장호르몬 만을 투여할 때에 비해 성장 자극을 위해 필요한 성장호르몬의 양이 감소하고(민감도 증가) 성장호르몬에 대한 반응의 크기가 커진다(효율 증가). 성장판의 예비(발아)층과 증식층의 연골세포에는 갑상선호르몬 수용체가 발현되어 바탕질 단백질 합성 증가를 매개한다. 성장판 연골세포에는 또한 제 2형 탈요오드화효소(type 2 deiodinase)가 있어 T4를 T3로 변환시킬 수 있다. 갑상선호르몬이 부족한 동물을 T3 혹은 T4로 치료하면 성장판 연골 및 타 조직의 성장호르몬 수용체 및 IGF-I 수용체 발현이 증가된다. 갑상선호르몬이 부족한 사람에서 나타나는 IGF-I 혈중 농도 저하는 혈중 성장호르몬 농도 저하뿐만 아니라 간의 성장호르몬에 대한 반응성 저하 때문이기도 하다.

인슐린

성장호르몬도 갑상선호르몬도 태아 성장을 결정짓는 주요 요인은 아니기 때문에 많은 연구자들이 태아기에는 인슐린이 성장촉진 호르몬으로 작용할 것이라는 제안을 했다. 당뇨증이 있는 산모 특히

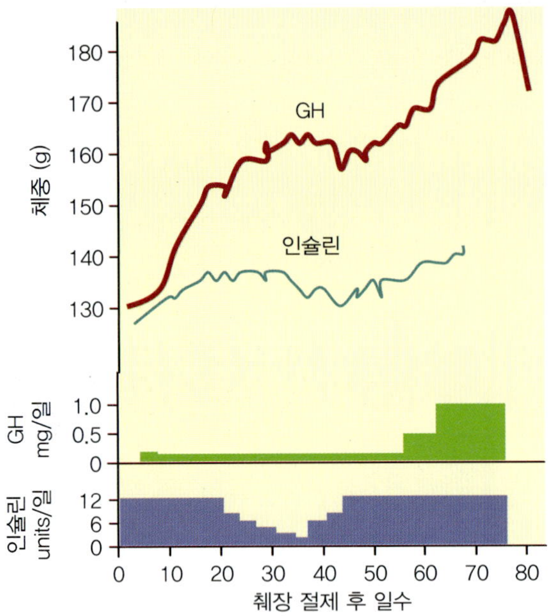

그림 11.18 성장호르몬(growth hormone; **GH**)의 성장 촉진 작용에서 인슐린의 필요성. 본 실험에 공시된 쥐는 실험개시일로부터 3~7주 전에 췌장이 절제되었고 매일 한 마리 당 7g의 음식이 제공되고 그림에 표시된 바와 같이 가변량의 GH와 인슐린 주사를 투여 받았다. 인슐린 용량이 낮춰졌던 20~44일 기간과 때를 같이 하여 GH 투여에 대한 반응(성장)이 일시 정지되었다가 인슐린 용량이 증가된 후 성장이 재개되었음에 주목한다. (From Scow, R.O., Wagner, E.M., and Ronov, E. (1958) Effect of growth hormone and insulin on body weight and nitrogen retention in pancreatectomized rats. *Endocrinology* **62**:593–604.)

당뇨증이 제대로 제어되지 않은 산모로부터 태어난 아기는 정상보다 크다. 포도당은 쉽게 태반을 통과할 수 있기 때문에 산모의 혈당농도가 높으면 태아의 혈당치도 높아져 태아의 췌장을 자극하여 인슐린 분비를 자극한다. 드문 경우이긴 하지만 선천적으로 인슐린이 부족하면 태아의 크기가 정상보다 작다는 보고도 있다. 구조적으로 인슐린은 IGF-I 및 IGF-II와 밀접한 연관성이 있기 때문에(그림 11.6) 인슐린이 적정 농도에 이르면 IGF-I 수용체를 자극할 수도 있다. 따라서 적어도 인슐린이 태아 성장에 미치는 효과의 일부는 IGF-I 수용체 혹은 인슐린/IGF-I 혼합 수용체를 통하여 매개될 소지가 크다.

생후 정상 성장을 유지하기 위해서는 적정 혈중 농도의 인슐린이 필요하지만 인슐린의 역할에 대해 엄밀한 정의를 내리기에는 어려움이 많다. 인슐린 없이는 생명 자체가 오랫동안 유지될 수 없기 때문에 인슐린이 오랫동안 결핍될 경우 최종 신장에 어떤 극단적인 영향을 미칠지에 대해서는 알 수가 없다. 어쨌든 인슐린 의존형 당뇨증 특히 완전히 당뇨병으로 진단될 무렵의 어린이는 종종 성장이 지연된다. 췌장이 절제된 쥐에서의 연구결과에 의하면 성장호르몬 투여의 효과와 투여된 인슐린 용량 간에는 직접적인 관계가 있다. 인슐린 용량이 적절했던 기간에는 성장호르몬 투여로 인해 급격히 성장하였지만 인슐린 용량을 줄였을 때는 성장이 점진적으로 저하되었다(그림 11.18). 역으로 성장호르몬 없이 인슐린만으로는 정상적인 성장을 유지시킬 수 없다.

인슐린이 성장호르몬 분비에 영향을 미치기는 하지만 인슐린이 생후 성장에 미치는 영향이 이 때문이라고는 할 수는 없다. 당뇨증 환자는 성장호르몬 혈중 농도가 증가하고 때때로 진단 목적으로 인슐린이 성장호르몬 유도분비용으로 쓰이기도 하지만 여기에서 간과할 수 없는 사실은 인슐린 자체가 성장호르몬 분비를 촉진하는 것이 아니라 인슐린에 의해 야기된 저혈당 때문에 성장호르몬 분비가 증가된다는 점이다. 당뇨증 혹은 절식이나 칼로리 섭취량 제한시와 같이 인슐린 수준이 낮은 상태에서는 간과 타 조직의 IGF-I mRNA 발현이 저하되는데 이와 같은 현상은 성장에 있어서 인슐린은 '허용적(permissive)' 역할을 한다는 개념을 시사한다. 인슐린은 단백질 합성을 자극하고 단백질 분해는 억제하기 때문에 인슐린이 결핍되면 단백질 분해가 심하게 일어난다. 결과적으로 인슐린 없이는 성장호르몬에 정상적으로 반응할 수도 없는데 그 이유는 인슐린이 없으면 성장호르몬의 단백질 합성 촉진 작용이 발현되지 못하거나 인슐린이 아니면 막을 수 없는 분해작용(catabolism)으로 말미암아 성장호르몬의 단백질 합성 촉진 작용의 효과가 가려질 수 있기 때문이다.

생식선호르몬

성적 성숙과 함께 생식선이 깨어나면서 급격한 가속 성장이 뒤따른다. 사춘기 급성장(growth spurt)은 다른 사춘기 변화와 마찬가지로 생식선스테로이드호르몬 분비에 기인하나 부신스테로이드호르몬 분비도 관련될 수 있다. 사춘기 초기에는 부신에서 분비되는 남성호르몬 분비량 증가로 인해 음모와 겨드랑이털이 발달하는데 이와 같은 초기 성적 성숙기를 부신사춘기(adrenarche)라 부른다. 부신의 남성호르몬 분비를 유발시키고 생식선 분비 기구를 깨우는 생리학적 기작은 알려지지 않았으나 이들에 대해서는 제 12장에서 더 다루고자 한다. 생식선스테로이드는 길이 성장을 자극하는 동시에 골단면 봉합을 재촉하기 때문에 달성할 수 있는 최종 신장을 제한하기도 한다. 그렇기 때문에 사춘기가 빨리 와서 다른 동년배들이 아직 사춘기 이전의 성장 속도로 천천히 클 동안 빨리 큰 아이들은 초등학교나 중학교 때에는 신체적으로 더 발달되고 키도 가장 컸지만 고등학교 졸업반이 되었을 때는 가장 작은 무리에 속할 수도 있다. 생식선호르몬 결핍증을 치료하지 않고 내버려두면 골단면 봉합이 지연된다. 따라서 생식선저하증이 있는 사람은 사춘기 급성장은 나타나지 않지만 궁극에는 보통 사람보다 키도 더 크고 보통 이상으로 팔과 다리가 더 긴 경향이 있다.

생식선호르몬과 사춘기 급성장의 관계를 고찰할 때 다음과 같은 점들을 유념해야 한다:

- 남성호르몬과 여성호르몬은 난소와 정소에서 모두 생산 · 분비된다.
- 남성호르몬은 여성호르몬의 전구물로서 생식선 및 생식선외 조직에서 P450 방향화효소(P450 aromatase)의 촉매 반응에 의해 여성호르몬으로 변환된다(제 4장 참조).
- 여성호르몬은 남성호르몬이 효과를 나타낼 수 있는 농도의 1,000배 이상 낮은 농도에서 생물학적 효과를 나타낸다.

최근까지만 해도 남녀 모두에서 남성호르몬이 사춘기 급성장을 일으키는 원인물질인 것으로 받아들여져 왔다. 이 개념은 여성에서 비교적 저용량의 남성호르몬은 성장을 촉진하는 반면 여성호르몬은 비교적 저용량을 투여해도 성장을 저해한다는 임상결과에 그 뿌리를 두고 있다. 그러나 최근 여성호르몬 고유의 작용에 관한 일련의 실험을 통하여 다음과 같은 결과가 도출됨으로써 전술한 기존의 개념과는 반대되는 결론에 도달하게 되었다. 선천적으로 난

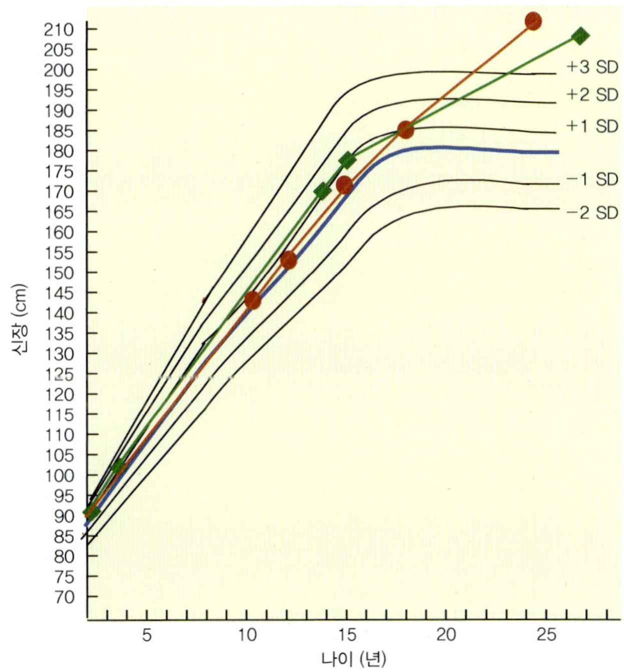

그림 11.19 정상인(청색선) 대비 α 에스트로겐 수용체(적색선) 혹은 P450 방향화 효소(녹색선)이 불활성화 돌연변이(inactivating mutation) 된 남자의 성장곡선. 정상인의 평균치(굵은선) 상하로 표준편차(standard deviation; SD)가 표시되었음. (From Smith, E.P., Boyd, J., Frank, G.R., Takahashi, H., Cohen, R.M., Specker, B., Williams, T.C., Lubahn, D.B., Korach, K.S. (1994) Estrogen resistance caused by a mutation in the estrogen-receptor gene in a man. *N. Engl. J. Med.* **331**: 1056–1061; and Morishima, A., Grumbach, M.M., Simpson, E.R., Fisher, C., Qin, K. (1995) Aromatase deficiency in male and female siblings caused by a novel mutation and the physiological role of estrogens. *J. Clin. Endocrinol. Metab.* **80**: 3689–3698.)

소가 없는 여아는 신장이 작고 사춘기 급성장도 없다. 이들에게 유방 발달에 필요한 최소량보다도 적은 양의 여성호르몬을 투여하면 성장이 증가한다. 정상 여아에서 보통은 여성호르몬 분비가 충분해서 유방 성장이 가속화되기 전에 사춘기 급성장이 일어난다.

P450 방향화효소 유전자 두 개 모두가 파괴된 환자는 남녀 모두 남성호르몬 수준이 정상 이상으로 높지만 사춘기 급성장이 일어나지 않고, 여성호르몬을 투여하지 않으면 정상적인 골단면 융합 시기가 훨씬 지나도록 유소년기 성장률로 계속 성장한다. 이와 같이 매우 희귀한 결함을 가진 여아는 성적으로 발달할 수 없지만 같은 결함을 가진 남아는 정상적으로 발달한다. 이와 유사하게 α 에스트로겐 수용체 유전자 2개가 모두 파괴된 남자는 성적으로는 정상적으로 발달하였으나 사춘기 급성장은 일어나지 않았다는 보고도 있다(그림 11.19). 이 사람은 28세에 이와 같은 유전적 결함이 진단되었는데 키는 6피트 8인치(203cm)나 되었으나 골단은 봉합되지 않은 상태였다. 반면 정상적으로 작동하는 남성호르몬 수용체가 없는 남성은 사춘기 급성장이 일어나고 골단면도 정상 시기에 봉합된다. 이와 같은 임상결과를 토대로 사춘기 급성장과 골단면 성숙은 남성호르몬보다는 여성호르몬이 원인물질이란 것이 확립되었다.

여성호르몬의 혈중 농도는 남녀 모두 초기 사춘기에 증가하고 급성장이 시작될 무렵에 비슷한 농도에 다다른다. 골단이 융합되지 않은 어린이에서 남성호르몬의 성장 촉진 작용은 남성호르몬이 여성호르몬으로 전환되기 때문인 것으로 믿어진다. 그 실험적 증거로서 방향화가 될 수 없도록 화학적으로 변형된 합성 남성호르몬 즉, 여성호르몬으로 변환될 수 없는 합성 남성호르몬은 남성호르몬으로서의 활성은 완벽하지만 길이성장 촉진 효과는 아주 낮고 단시간밖에 지속되지 않기 때문이다(제 12장 참조).

여성호르몬이 골단 성장판에 미치는 영향

골단선의 연골전구세포는 여성호르몬 수용체를 통하여 여성호르몬에 반응하여 일차적으로 분화와 크기 성장(hypertrophy)이 가속된다. 여성호르몬은 성장호르몬 자극으로 분열하는 연골 줄기세포의 분열을 방해하거나 직접적으로 줄기세포의 분열 능력을 상실하게 하고 줄기세포의 성숙을 자극함으로써 소위 세포노화(senescence)를 재촉할 뿐만 아니라 가용한 연골 줄기세포를 고갈시킨다. 여성호르몬이 어느 기작으로 작용하던 간에 여성호르몬이 연골을 계속적으로 자극하면 성장판은 점점 얇아지고 골화된 골단과 골간단부(骨幹端部; metaphysis)가 융합되면서 마침내는 성장판이 폐색된다.

성장호르몬 분비와 작용에 미치는 효과

사춘기에 여성호르몬 혹은 남성호르몬에 의해 자극되는 성장의 대

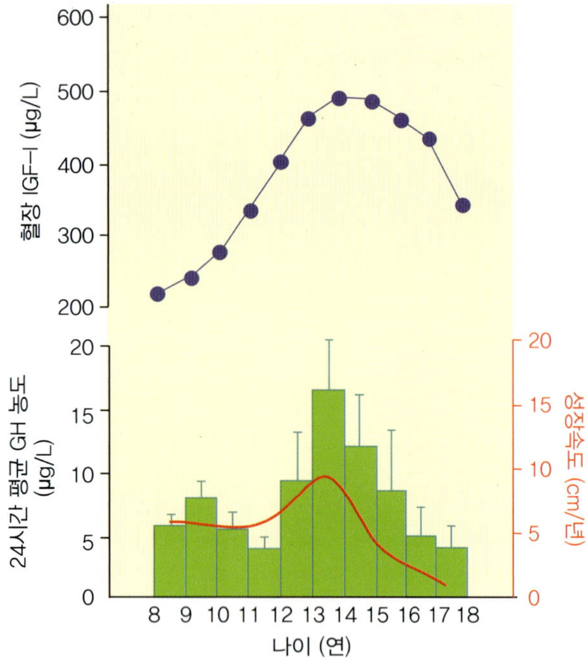

그림 11.20 정상 남아의 사춘기 전후 혈장 IGF–I 및 GH 농도 변화. 아래 그림에서 막대는 24시간 평균 GH 농도를 나타낸다. 청색 곡선은 북아메리카 소년을 대상으로 작성된 '이상적'인 성장속도 곡선이다. (Upper panel from Juul, A., Dalgaard, P., Blum, W.F., Bang, P., Hall, K., Michaelsen, K.F., Muller, J., Skakkebaek, N.E. (1995) Serum levels of insulin–like growth factor (IGF)–binding protein–3 (IGFBP–3) in healthy infants, children, and adolescents: The relation to IGF–I, IGF–II, IGFBP–1, IGFBP–2, age, sex, body mass index, and pubertal maturation. *J. Clin. Endocrinol. Metab.* **80**: 2534–2542. Lower panel from Martha, P.M. Jr., Rogol, A.D., Veldhuis, J.D., Kerrigan, J.R., Goodman, D.W., Blizzard, R.M. (1989) Alterations in pulsatile properties of circulating growth hormone concentrations during puberty in boys. *J. Clin. Endocr. Metab.* **69**: 563–570.)

부분이 혹은 어쩌면 모두가 중·후기 사춘기 최고의 성장률과 동시에 증가하는 성장호르몬 분비 증가에 기인한다(그림 11.20). 이와 같은 성장 속도 증가와 때를 같이 하여 성장호르몬에 의해 분비가 자극되는 IGF-I의 혈중 농도 또한 증가하는데 이는 응당 성장호르몬 분비 증가의 결과일 것이다. 사춘기 급성장 중에는 시상하부 궁상핵(arcuate nucleus) 신경세포의 GHRH 분비가 증가하여 성장호르몬 분비박동의 폭과 지속시간이 증가하고 때로는 분비박동의 빈도도 증가하는데 이러한 현상은 사춘기 이전의 어린이에게 남성호르몬을 투여해도 나타난다(그림 11.21). 사춘기 성장호르몬 분비 증가는 성장판 성숙에서와 같이 남성호르몬이 아니라 여성호르몬에 의해 유발된다. 시상하부에는 방향화효소(aromatase) 활성이 있는데 이는 여성호르몬이나 방향화될 수 있는 즉 여성호르몬으로 변환될 수 있는 남성호르몬만이 사춘기 성장호르몬 분비를 증가시킬 수 있었던 실험적 결과와도 일치한다. 다시 말하면 이와 같은 실험적 결과는 여성호르몬이 시상하부에 작용하여 GHRH 분비를 자극함으로써 성장호르몬 분비를 증가시킨다는 것을 의미한다.

여성호르몬과 성장호르몬 간의 복잡한 상호작용은 아직 설명할 수 없는 부분이 많다. 여성호르몬은 성장호르몬 분비를 증가시키나 성장호르몬 분비를 증가시키는 바로 그 수준의 여성호르몬 농도에서 여성호르몬은 성장호르몬의 반응을 억제하고, 그림 11.8에서 보았듯이 성장호르몬 혈중농도는 남성보다 여성에서 더 높다. 또한 성장호르몬 분비 기관(apparatus)은 남성에서보다 여성에서 더 환경적 영향에 민감하고, 여성이 남성보다 성장호르몬 분비 유발 자극에 반응하여 혈중 성장호르몬 농도가 더 쉽게 상승하는 경향이 있다. 전술한 바와 같이 여성호르몬은 표적세포 수준에서

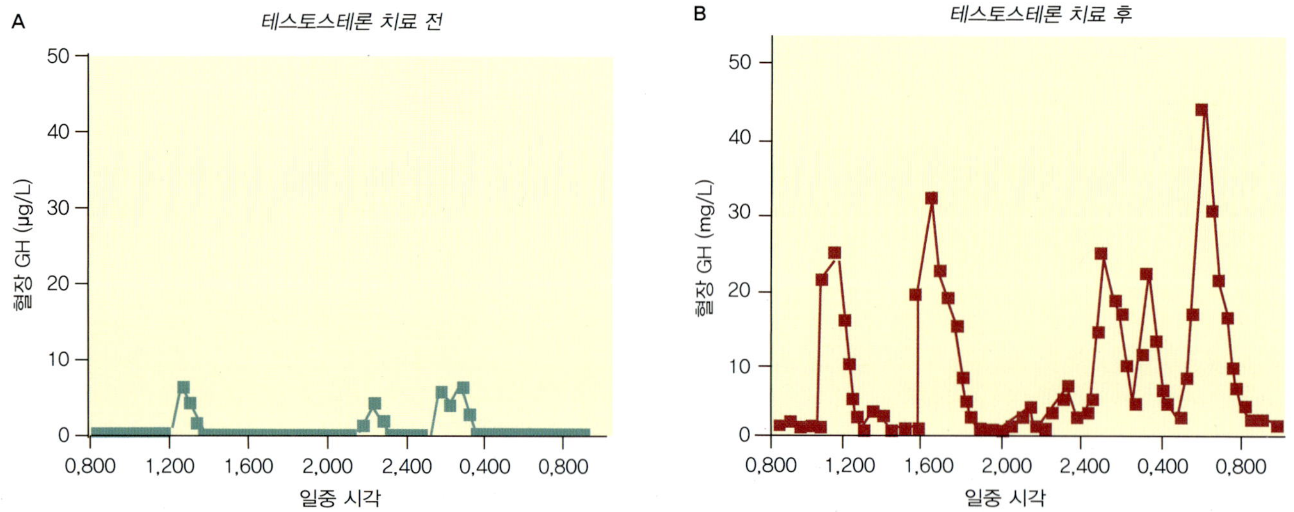

그림 11.21 키가 작고 사춘기가 지연된 남아에서 테르토스테론의 효과. 장시간 작용하는 테르토스테론 치료 전 (그림 **A**)과 후 (그림 **B**) 혈장 성장호르몬(GH) 농도. 테스토스테론 치료후 GH 분출박동의 빈도와 폭 증가에 주목하시오. (From Link, K., Blizzard, R.M., Evans, W. S., Kaiser, D.L., Parker, M.W., Rogol, A.D. (1986) The effect of androgens on the pulsatile release and the twenty–four–hour mean concentration of growth hormone in peripubertal males. *J. Clin. Endocrinol. Metab.* **62**: 159–164.)

성장호르몬의 작용을 방해하는 것으로 믿어지고 있고, 여성호르몬은 그 자체로 분해작용(catabolism)을 유발하지는 않지만 뇌하수체가 절제된 개체 혹은 뇌하수체저하증 개체에서 성장호르몬 투여로 촉발된 질소고정(단백질합성) 증가와 혈중 IGF-I 농도 증가를 둔화시킨다.

남성호르몬의 효과

남성호르몬의 성장 촉진 효과의 대부분은 이 호르몬이 방향화하여 여성호르몬으로 변환된 다음 여성호르몬 수용체를 통하여 발현되지만 일부 성장 촉진 작용은 남성호르몬 수용체를 통하여 매개된다. 남성이 여성보다 키가 더 크고 골격도 더 큰 이유의 일부는 남아가 여아보다 사춘기가 늦게 오기도 하고 사춘기에 성장률이 더 높고 성장 지속 기간이 길기 때문이다. 인간의 경골 성장판의 모든 연골세포 층에는 남성호르몬 수용체가 발현되는데 바로 이 수용체를 통하여 여성호르몬 작용에 의한 골단면 봉합이 조절되는 것으로 믿어진다. 남성호르몬은 또한 뼈의 직경을 크게 하고 막내 골화(intramembranous ossification)를 자극하여 치밀골을 두껍게 한다. 따라서 남성이 여성보다 뼈의 직경이 더 큰 이유가 바로 여기에 있을 것이다.

남성호르몬은 근육 특히 상체 근육의 성장을 자극한다. 남아에서 사춘기 동안 남성호르몬은 근육세포의 크기와 수를 증가시켜 근육의 질량을 두 배로 증가시킨다. 이러한 근육 성장은 성장호르몬이나 갑상선호르몬 없이도 일어나고, 남성호르몬의 근육 성장 촉진 작용은 근육세포 뿐만 아니라 여타 남성호르몬 표적세포에서 발현되는 남성호르몬 수용체와 동일한 수용체를 통하여 매개된다(제 12장 참조). 남성호르몬을 투여하면 남성호르몬이 부족하거나 뇌하수체저하증이 있는 개체에서는 근육 성장 촉진 효과가 두드러지게 나타나지만, 정소 기능이 정상인 남자에서는 효과가 있다 해도 합성 증진 스테로이드(anabolic steroid)를 대용량으로 쓸 때만 약간의 효과가 나타난다. 남성호르몬 작용의 바로 이러한 특성이 근육을 크게 해서 성적을 올리고 싶어 하는 일부 운동선수가 남성호르몬을 남용하는 이유가 되기도 한다.

당질코르티코이드(Glucocorticoids)

정상적으로 성장하기 위해서는 건강과 안락 및 식욕 등을 포함하여 여러 기관계의 기능 수행에 필요한(제 4장 참조) '부신피질 당조절 호르몬류'란 의미가 내포된 당질코르티코이드(glucocorticoid)가 요구된다. 당질코르티코이드는 성장호르몬 합성에 필요하나 분비에는 복합적인 영향을 미친다. 당질코르티코이드를 급성으로 투여하면 성장호르몬 유전자 전사를 향상시키고 성장호르몬 분비세포의 GHRH에 대한 반응성을 증가시킨다. 그러나 과량의 당질코르티코이드를 투여하면 성장호르몬 분비가 저하되는데 이는 아마도 당질코르티코이드에 의해 소마토스타틴 생산이 증가되기 때문일 것이다. 또한 쿠싱 질병(Cushing's disease)이 있는 어린이는 당질코르티코이드가 과생산되어 성장이 지연된다. 최근 임상 보고에 의하면 쿠싱 질병이 있는 일란성 여자 쌍둥이 중 한 아이는 치료를 하고 다른 아이는 사춘기가 될 때까지 치료를 하지 않은 결과 15세 때에 이르러 치료를 한 아이가 다른 아이보다 21cm가 더 컸다. 이

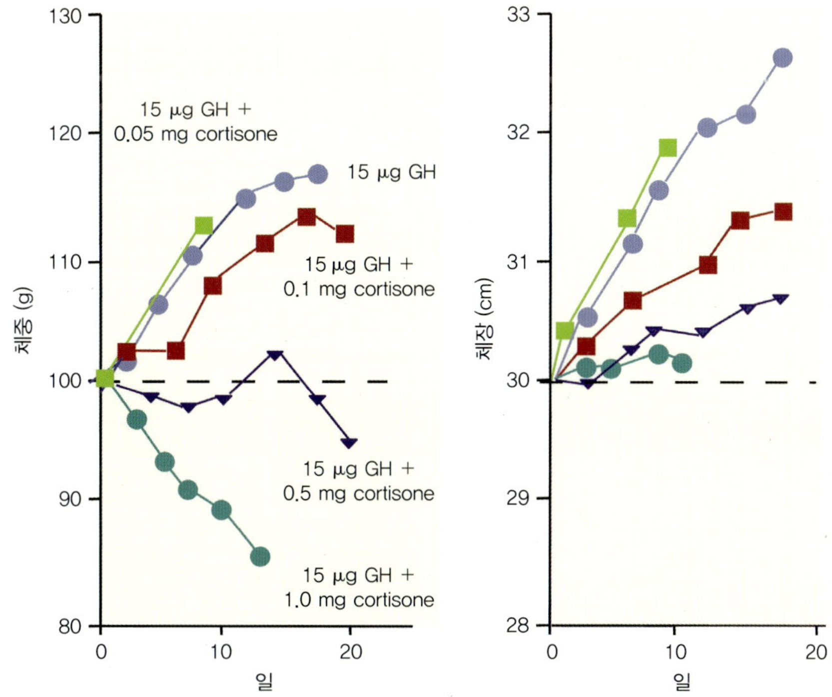

그림 11.22 뇌하수체 제거후 성장호르몬(GH) 투여를 받는 쥐에서 코르티손(cortisone)의 효과. 성장호르몬의 체중(좌측 그림)과 체장(우측 그림) 성장 촉진 작용은 코르티손 용량이 일당 0.1mg에서 1.0mg으로 증가될수록 점진적으로 저하되었다. 코르티손을 1.0mg/일 용량으로 투여했을 때 체중이 감소하였던 것은 근육 분해량이 근육 합성량보다 크기 때문이다(제 4장 참조). (From Soyka, L.F. and Crawford, J.D. (1965) Antagonism by cortisone of the linear growth induced in hypopituitary patients and hypophysectomized rats by human growth hormone. *J. Clin. Endocrinol. Metab.* **25**:469–475.)

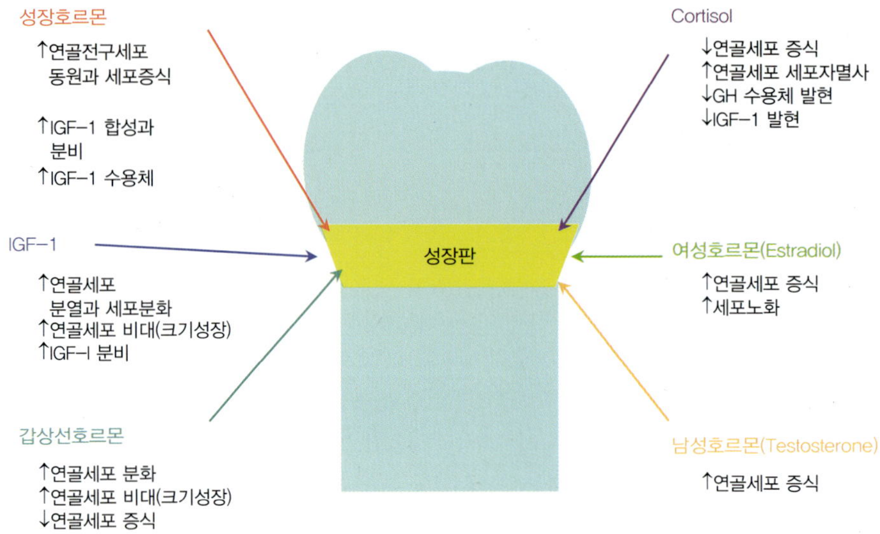

그림 11.23 골단 성장판에 작용하는 호르몬들의 효과.

와 유사한 당질코르티코이드에 의한 성장 장애는 천식 혹은 염증을 치료하기 위해 상습적으로 과량의 당질코르티코이드를 투여했을 때도 나타난다. 당질코르티코이드는 근육과 림프 조직에서 분해 촉진 작용이 있듯이 성장호르몬의 작용도 억제한다. 뇌하수체가 절제된 쥐에 성장호르몬과 코르티손(cortisone)을 동시에 투여하면 전자만을 투여했을 때보다 성장이 저하되었고(그림 11.22), 이와 유사하게 뇌하수체저하증 어린이에서 당질코르티코이드는 성장호르몬 투여의 효과를 저감시킨다. 그러나 당질코르티코이드가 세포 수준에서 어떤 기작으로 이와 같이 성장호르몬에 대해 길항작용을 하는지는 알려지지 않았다. 당질코르티코이드를 투여하면 간의 IGF-I 생산이 저하될 수도 있다.

당질코르티코이드 수용체는 성장판 특히 성장판의 비대층(hypertrophic zone)에 가장 풍부하다. 당질코르티코이드는 줄기세포 분열을 억제하고 비대해진 연골세포의 세포자멸사(apoptosis)를 증가시킨다. 실험동물에서 당질코르티코이드는 또한 성장호르몬 수용체와 IGF-I 수용체의 발현을 저하시킨다. 흥미롭게도 과량의 당질코르티코이드로 성장판의 성장을 억제시킨 다음 당질코르티코이드 농도를 정상 수준으로 회복시키면 일정 기간 동안은 정상 이상으로 성장한다. 이와 같은 소위 보상성장(catch-up growth)은 '골단면에서의 성장 잠재력은 줄기세포의 누적 세포분열 횟수에 의해 정해질 수도 있다'는 제안으로 설명된 바 있다. 즉 과량의 당질코르티코이드로 줄기세포 분열을 억제하면 나이와 연관된 점진적 세포분열 능력 저하가 지연되었다가 분열 억제가 풀리면 신속하게 세포분열이 재개될 수 있다는 것이다. 물론 보상성장이 완벽하게 '보상'되는 경우는 거의 없다. 보상성장은 또한 당질코르티코이드 과다 상태가 제거될 때 뿐만 아니라 성장호르몬이나 갑상선호르몬 결핍 혹은 영양부족 상태가 정상상태로 교정될 때도 일어난다. 끝으로 여러 호르몬들의 골단선 성장판에 미치는 영향을 그림 11.23에 요약하였다.

추천 문헌들

Bach, L.A., Headley, S.J., and Norton, R.S. (2005) IGF-binding proteins—The pieces are falling into place. Trends Endocr. Metab. 16: 228–234.

Baumann, G. (1991) Growth hormone heterogeneity: Genes, isohormones, variants and binding proteins. *Endocr. Rev.* **12**: 424–449.

Clemmons, D.R. (2001) Use of mutagenesis to probe IGF-binding protein structure/function relationships. *Endocr. Rev.* **22**: 800–817.

Firth, S.M. and Baxter, R.C. (2002) Cellular actions of the insulin-like growth factor binding proteins. *Endocr. Rev.* **23**: 824–854.

Kostyo, J.L., ed. (1999) *Handbook of Physiology Section 7, The Endocrine System. Vol. V: Hormonal Control of Growth.* Oxford University Press, New York. (This volume contains many excellent chapters that provide in-depth discussions of topics relevant to hormones and growth.)

LeRoith, D.E., Bondy, C., Yakar, S., Liu, J.L., and Butler, A. (2001) The somatomedin hypothesis: 2001. *Endocr. Rev.* **22**: 53–74.

Murphy, V.E., Smith, R., Giles, W.B., and Clifton, V.L. (2006) Endocrine regulation of human fetal growth: The role of the mother, placenta, and fetus. *Endocr. Rev.* **27**: 141–169.

Nilsson, O., Marino, R., De Luca, F., Phillip, M., and Baron, J. (2005) Endocrine regulation of the growth plate. *Horm. Res.* **64**: 157–165.

Rosenfeld, R.G., Rosenbloom, A.L., and Guevara-Aguirre, J. (1994) Growth hormone (GH) insensitivity due to primary GH receptor deficiency. *Endocr. Rev.* **15**: 369–390.

Smit, L., Meyer, D.J., Argetsinger, L.S., Schwartz, J., and Carter-Su-C, Kostyo, J.L., ed. (1999) Molecular events in growth hormone-receptor interaction and signaling. In: Kostyo, J.L., ed. *Handbook of Physiology Section 7, The Endocrine System. Vol. V: Hormonal Control of Growth.* Oxford University Press, New York, 445–480.

Van Der Eerden, B.C.J., Kerperien, M., and Wit, J.M. (2003) Systemic and local regulation of the growth plate. *Endocr. Rev.* **24**: 782–801.

Veldhuis, J.D., Roemmich, J.M., Richmond, E.J., and Bowers, C.Y. (2006) Somatotropic and gonadotropic axes linkages in infancy, childhood, and the puberty-adult transition. *Endocr. Rev.* **27**: 101–140.

12

CHAPTER

남성 생식의 호르몬 조절

정소는 정자와 호르몬을 생성하는 두 가지 기능을 제공한다. 주요한 정소 호르몬은 스테로이드 테스토스테론(testosterone)으로서, 정자 생성의 정소 내 역할과 여성의 생식기도에 정자의 운반을 촉진하는 정소 외 역할을 한다. 이 점에서 테스토스테론은 배우자(gamete)를 성장시키고 신체로부터 분출하는 데 관여하는 부속 성기관의 발달과 유지, 남성을 여성에게 이끌리게 하는 제 2차 성징의 발달 그리고 성공적인 생식을 유도하는 행동적 특징 등을 촉진한다. 정소의 기능은 뇌하수체에서 분비되는 두 가지 생식선자극호르몬(gonadotropin)에 의해 주도된다. 난포자극호르몬(follicle–stimulating hormone; FSH) 그리고 황체형성호르몬(luteini ○ zing hormone; LH). 이러한 뇌하수체 호르몬의 분비는 중추신경계의 자극을 통해 분비되는 시상하부호르몬인 생식선자극호르몬방출호르몬(GnRH)의 간헐적 분비와, 정소에서 분비되는 테스토스테론과 인히빈(inhibin)에 의해 조절된다. 테스토스테론과 이의 강력한 대사산물인 5α 디히드로테스토스테론(5α-dihydrotestosterone) 그리고 항뮐러호르몬(antimüllerian hormone)으로 불리는 추가적인 정소 분비물질 또한 태아 시기동안 성 분화의 결정인자들로 작용한다.

정소의 형태학

정소는 체강 밖의 음낭주머니에 위치한 한 쌍의 타원형 기관이다. 혈액 역류 열교환기, 정소가 복부쪽으로 수축되는 근육반사, 그리고 이와 연계된 복부 바깥쪽에 위치한 점은 정소의 온도를 체온보다 2℃ 아래로 일정하게 유지될 수 있도록 한다. 아직 밝혀지지 않은 이유들로 인해 이러한 작은 온도의 감소는 정상적인 정자형성(spermatogenesis)에 매우 중요하다. 정소가 음낭으로 하강하지 못하면, 비록 테스토스테론의 생성은 유지될 수 있을지라도 정자 생성이 되지 않는다.

레이디히세포와 세정관

정소의 두 가지 중요한 기능인 정자생성과 스테로이드 호르몬 합성은 형태학적으로 별개의 구역에서 일어난다. 정자는 정소 질량의 대부분을 차지하는 세정관(seminiferous tubules) 내에서 형성되고 발달한다. 테스토스테론은 세정관들 사이에 군집을 형성한 레이디히의 간질세포(interstitial cells of Leydig)에 의해 생성된다(그림 12.1). 정소 전체는 세 층의 조밀한 연결조직과 일부의 평활근육으로 구성된 하나의 비탄력성 섬유피막 내에 둘러싸여 있다.

혈액은 주로 한 쌍의 정자 동맥을 통해 정소에 도달하며 만상정맥총(pampiniform plexus) 내에서 되돌아오는 정맥혈과 열 교환에 의해 먼저 냉각된다. 이렇게 복잡하게 얽힌 혈관은 정자정맥을 형성하기 위해 수렴하기 전에 정자동맥을 둘러싸고 이의 가까

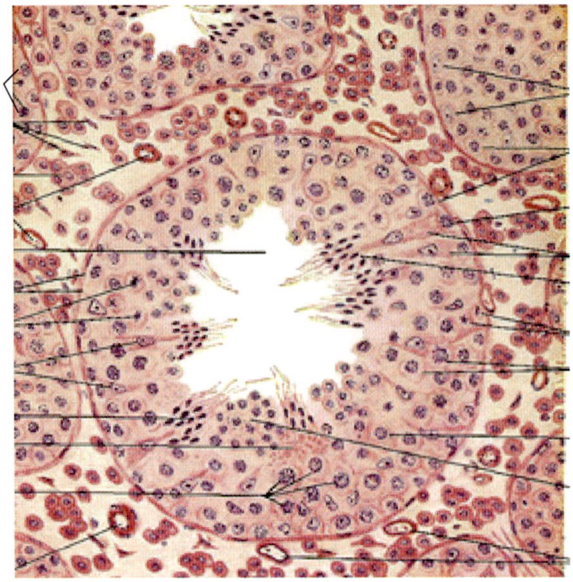

그림 12.1 사람 정소의 조직학적 단면. 가로로 절단된 세관은 정자형성의 다양한 단계를 보여준다. (From di Fiore, M.S.H. (1981) Atlas of Human Histology, 5th ed., 209. Lea & Febiger, Philadelphia.)

운 반대편에 오는 매우 꼬불꼬불한 세정맥에 의해 형성된다. 이러한 배열은 얇은 혈관 벽을 지나 보다 차가운 정맥혈로 열을 전달하기 위하여 따뜻한 동맥혈을 위한 넓은 표면적을 제공한다. 다시 따뜻해진 정맥혈은 주로 내부 정자정맥을 통하여 체순환으로 되돌아간다.

레이디히 세포는 세정관들 사이의 공간을 채우는 느슨한 연결조직 내에 묻혀 있다. 그들은 스테로이드 분비 세포의 특징을 갖는 광범위한 활면소포체를 지닌 큰 다면체 세포이다. 비록 출생 때는 광범위하지만 레이디히세포는 사실상 출생 후 첫 6개월 뒤 사라지며, 10년 이상 지난 후 사춘기의 시작과 함께 다시 나타난다. 성인에서 레이디히세포는 정소 질량의 10~20%를 차지한다.

세정관은 직경이 약 120~300μm에 이르고 길이가 30~70cm에 이르는 매우 곱슬한 고리이다. 그들은 섬유성 연결조직에 의해 결합된 소엽으로 배열되어 있다. 각 정소의 양쪽 끝에는 고환망(rete testis)으로 연결된 수백 개의 세관이 존재한다(그림 12.2). 만일 인간 정소의 세정관을 펼치면 500m 이상 확장될 것이다. 세관을 둘러싸는 세정관 상피세포는 3가지 세포유형으로 구성된다: 줄기세포인 정원세포(spermatogonia); 정자가 되는 과정에 있는 정모세포(spermatocytes); 그리고 발달하는 정자를 성장시키고 혈액과 세정관 강으로 다양한 생성물을 분비하는 세르톨리세포(sertoli cells). 세정관은 수축성으로 고환망을 향해 세관을 통하여 비운동성 정자를 분사하도록 도와주는 여러 층의 세관주위 근육 상피세포에 의해 둘러싸여 있다.

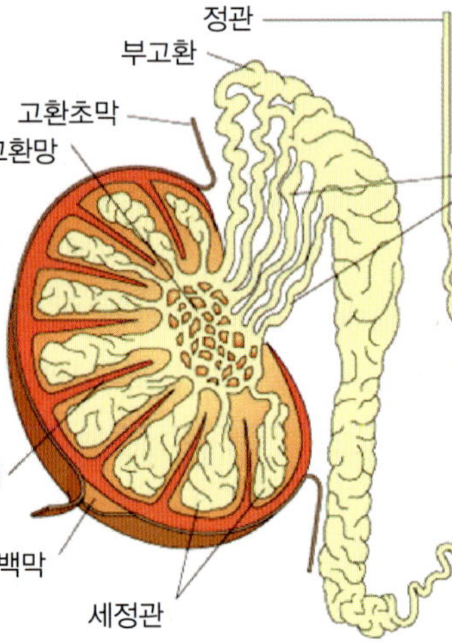

그림 12.2 사람 정소세관의 도식적 배열. (From Netter, F.H. (1997) Atlas of Human Anatomy, 2nd edition, plate 362. Novartis, East Hanover.)

정자형성은 세정관의 전 길이를 따라 사춘기부터 노년까지 계속 진행된다. 하나의 연속적인 과정을 통하여, 정자형성은 3가지 분리된 단계로 나뉠 수 있다:

1. 정원세포의 줄기세포군을 유지하고 성숙된 정자가 될 운명의 세포를 제공하는 유사분열(mitosis)
2. 염색체 수를 감소시키고 한 무리의 반수체 정자세포를 생성하는 감수분열(meiosis)
3. 대부분의 세포질을 잃고 편모의 발달을 수반하는 한 과정인 정자세포의 성숙된 정자로 전환(spermatogenesis) (그림 12.3).

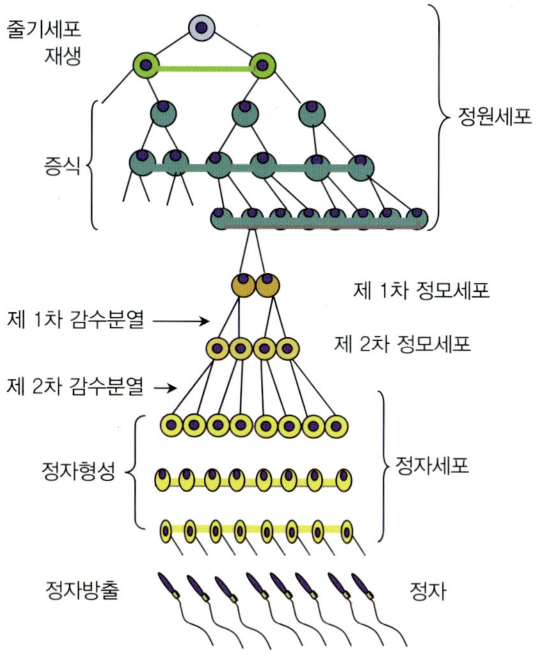

그림 12.3 포유동물 생식세포의 형성. 각 1차 정원세포는 결국 64마리의 정자를 생성한다. 세포질분열은 가장 초기 정원세포의 분열을 제외하고 모두에서 불완전하여, 세포사이의 가교에 의해 연결된 확장하는 생식세포의 무리를 초래한다. 성숙하는 정자세포는 세르톨리세포와 밀접히 연관되어 감싸여 있다.

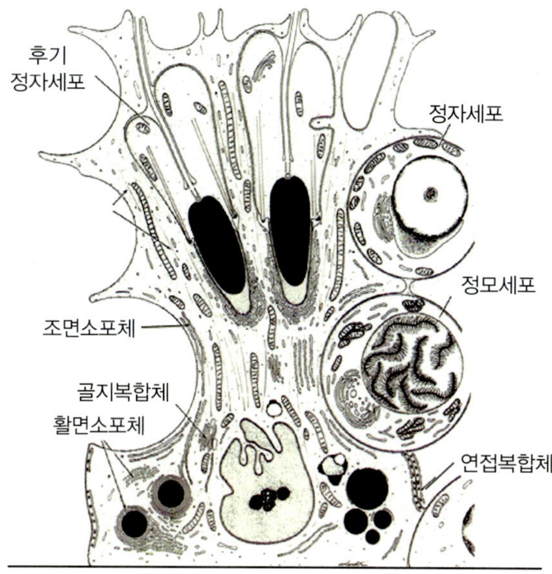

그림 12.4 세르톨리세포의 미세구조와 생식세포에 대한 관계. 정모세포와 초기 정자세포는 원주 지지세포의 측면 내 함요부위를 차지하는 반면, 후기 정자세포는 정점 내의 깊은 함요부위에 위치한다. (From Fawcett, D.W. (1986) A Textbook of Histology, 11th ed., 834. W.B. Saunders, Philadelphia.)

그리고 완전히 형성된 정자는 세관 강으로 방출된다(spermiation, 정자방출). 이러한 현상은 뚜렷한 시간적 공간적인 양태에서 세정관의 길이를 따라 일어난다. 하나의 정자형성 주기(spermatogenic cycle)는 정원세포로부터 정자까지의 모든 변화를 포함하며 약 64일 걸린다. 주기가 진행됨에 따라, 생식세포는 생식상피의 기저부위로부터 강으로 이동한다. 다음 주기는 이전의 주기가 끝나기 전에 시작되기 때문에 서로 다른 주기의 생식세포들은 상피세포의 세관을 따라 다른 위치에 존재하게 된다. 정자형성 주기는 인접한 세포군에서 동시에 발생하지만, 인접 상부에 위치한 유사한 세포군에서 주기가 약간 앞서기 때문에 정자형성 주기의 어느 주어진 단계에 있는 세포는 세관의 길이를 따라 규칙적인 간격으로 공간배열 된다.

이러한 복잡한 일련의 현상은 성숙된 정자가 계속 생성될 수 있도록 도와준다. 각각 64개의 정자세포를 생성하는 약 200만 개의 정원세포는 매일 각 정소에서 이러한 과정을 시작한다. 따라서 2억 마리 이상의 정자가 매일 생성되며 60여 년 이상의 생식수명 동안 약 6×10^{14} 마리가 생성된다.

세르톨리세포는 놀라운 다기능적 세포로서, 이들의 활동은 정자의 형성과 성숙의 여러가지 측면에 긴밀히 관련된다. 그들은 기저막으로부터 강에 이르기까지 생식상피의 전체 두께를 통하여 확대되며 성인에서는 그들의 세포질에 함몰된 10~12개의 발달하는 정자세포의 변화하는 입체형태에 의해 결정되는 매우 불규칙적인 모양을 띤다(그림 12.4). 분화하고 있는 정자세포의 경우 혈류와 간질용액으로부터 격리되어 있으며, 세르톨리세포가 그들의 유지를 도와준다. 인접한 세르톨리세포는 기저막 부위에서 정원세포의 무리 위를 아치모양으로 덮고 있다. 일련의 폐쇄소대는 각 세르톨리세포를 6개의 인접한 세르톨리세포에 결합하고 세정관 안 또는 밖으로 생리적으로 관련된 분자들의 이동을 제한한다.

이러한 소위 혈액-정소장벽(blood-testis barrier)은 테스토스테론의 신속한 진입을 허용하지만 사실상 콜레스테롤을 완전히 배제하는 실로 선택적 투과성을 갖는다. 혈액-정소장벽의 생리적 중요성은 확립되지 못했지만, 이는 아마 정원세포는 장벽의 혈액측면에 위치한 반면, 발달하는 정자세포는 강측면에 제한되는 일부 중요성이 있을 것이다. 발달하는 정자를 정박하고 양육하는 역할 이외에도, 세르톨리세포는 정자를 세정관을 통하여 용액의 99%가 재흡수되는 부고환(epididymis)으로 운반하는 수성용액을 분비한다. 세르톨리세포는 또한 발달하는 정모세포에 의해 박리되는 세포질의 잔여소체를 흡수하여 분해한다.

남성 생식기도

남성 생식기도의 나머지 부분은 정자의 생존과 수정을 촉진하는 부속선의 분비물과 함께 궁극적으로 정자를 외부로 운반하는 변형된 배출관들로 구성된다. 정자는 섬모상피세포가 고환망으로부터 매우 곱슬하고 비틀린 부고환관으로의 통과를 촉진시키는 다수의 수출소관(ductuli efferentes)을 통하여 정소를 떠난다. 정자가 부고환을 통과하는데 걸리는 기간은 약 10일이며, 이 기간동안 정자는 운동성과 수정능을 획득한다. 부고환은 수 개월 동안 이 제한된 장소 내에서 생존가능한 정자의 저장을 위한 주요한 부위이다.

성적 흥분이 일어나는 동안 정자는 관을 둘러싸는 원형평활근육의 율동적인 수축에 의해 부고환을 통해 전진한다. 사정 때, 정자는 정관(vas deferens)으로 사출되어 결국 요도를 통과한다. 정자에 대한 하나의 부속 저장부위는 정낭(seminal vesicles)의 후면에 위치한 정관 팽대부에 놓여 있다. 이러한 길고 속이 빈 정관의 팽출은 사정 후 정자를 위한 영양분을 제공하는 구연산과 과당이 풍부한 용액을 분비한다. 과당의 대사는 정자운동을 위한 에너지를 제공한다. 구연산과 다양한 효소가 부속분비선 가운데 가장 큰 전립선(prostate)에 의해 사정액에 첨가된다. 정자와 부속선의 조합된 분비물이 정액(semen)을 형성하며, 이 중 10% 이하가 정자이다.

정소기능의 조절

정소의 생리적 작용은 두 가지 뇌하수체 생식선자극호르몬인 난포자극호르몬(FSH)과 황체형성호르몬(LH)에 의해 지배된다(제 2장 참조). 동일한 생식선자극호르몬이 남성과 여성의 뇌하수체에서 생성되지만, 그들의 생리는 여성에서 더 광범위하게 연구되었기 때문에 이들에 대한 명칭은 난소에서의 작용을 묘사한다(제 13장 참조). FSH와 LH는 하나의 공통된 α 소단위체와 FSH 또는 LH 특이성을 부여하는 독특한 β 소단위체로 구성된 밀접히 연관된 당단백질 호르몬이다. 세 개의 소단위는 독립적으로 조절되는 세 유전자들의 산물이다. 두 생식선자극호르몬은 모두 단일 부류의 뇌하수체 세포인 생식선자극세포에 의해 합성되고 분비된다. 그러나 그들의 정소 자극부위는 구별된다. LH는 레이디히세포에 작용하며 FSH는 생식상피 내 세르톨리세포에 작용한다.

레이디히세포(Leydig cell)

레이디히세포의 주요한 역할은 LH에 의한 자극에 반응하여 테스토스테론을 합성하고 분비하는 것이다. 테스토스테론은 정소 이외의 다양한 세포의 호르몬 조절인자일 뿐만 아니라 정소내 기능의 중요한 주변분비 조절인자이다. LH는 스테로이드 생성을 촉진할 뿐만 아니라, 그 자체 수용체의 가용성을 조절하고(하향조절) 레이디히세포의 성장과 분화를 제어한다. 실험동물의 뇌하수체 절제술 후, 레이디히세포는 위축되고, 다량의 테스토스테론 합성이 일어나는 광범위한 활면소포체는 상실된다. LH는 그들을 정상으로 회복시키고 과다투여하면 완전비대를 일으킬 수 있다. 신생남아에서 풍부한 레이디히세포는 출생 직후 퇴행하고 사멸한다. 사춘기가 시작되면 LH가 분비되고, LH는 휴면상태의 레이디히세포 전구체를 성숙된 스테로이드를 합성할 수 있는 세포로 분화시킨다. 태아에서 레이디히세포의 성장과 발달 그리고 테스토스테론의 분비는 임신초기에 높은 농도로 존재하는 태반호르몬인 융모성생식선자극호르몬(hCG)에 처음 의존한다. 뇌하수체의 발달 후 테스토스테론 분비와 레이디히세포 기능의 유지는 태아 뇌하수체에 의해 분비되는 LH에 의해 인계된다. LH와 hCG는 동일한 수용체를 자극한다.

LH 수용체는 이형이량체의 G 단백질과 연계된 수용체 상과의 한 구성원이다. LH는 cAMP의 형성을 촉진하고(제 1장 참조), 이는 다시 protein kinase A를 활성화시켜 그 이후의 스테로이드 합성, 유전자 전사 및 다른 세포기능을 촉진하는 단백질들을 인산화한다. 부신피질과 마찬가지로(제4장 참조), 테스토스테론 합성의 초기단계는 콜레스테롤의 프레그네놀론 전환이다. 이 반응은 저장방울로부터 콜레스테롤의 동원과 이를 세포질로부터 곁사슬의 절단이 일어나는 미토콘드리아 내부 구획으로의 전위를 필요로 한다. 미토콘드리아 내 P450scc 효소에 대한 콜레스테롤의 접근은 발현과 인산화가 cAMP에 의해 가속화되는 StAR(steroid acute regulatory protein)의 작용에 의해 지배된다. 저장된 콜레스테롤은 레이디히세포 내에서 새로 합성되거나 저밀도지질단백질(LDL)의 수용체 매개 세포내 유입에 의하여 세포로 들어오는 콜레스테롤로부터 유래할 수 있다.

테스토스테론 생합성을 위한 생화학적 경로는 그림 12.5에 나타나 있다. LH 또는 cAMP 중 어느 것도 21 탄소 프레그네놀론을 테스토스테론으로 전환하는데 관여하는 4가지 효소의 활성을 가속화하는 것으로 여겨지지 않는다. 스테로이드 호르몬 합성과 분비의 속도는 콜레스테롤을 프레그네놀론으로 전환하는 속도에 의해 결정된다는 사실을 기억할 것이다. 레이디히세포의 기능적 통합을 유지함에 있어서, LH는 모든 스테로이드 전환효소들의 수준을 유지한다. 두 단계에 의해 21 탄소 스테로이드를 19 탄소 스테로이드로 전환하는데 관여하는 효소인 P450c17을 암호화 하는 유전자의 전사는 특히 cAMP에 민감한 것으로 여겨진다. 레이디히세포로부터 방출되는 테스토스테론은 일반 순환계에서 수송을 위하여 인접한 모세혈관으로 확산되거나, 정자 형성에 필수적인 역

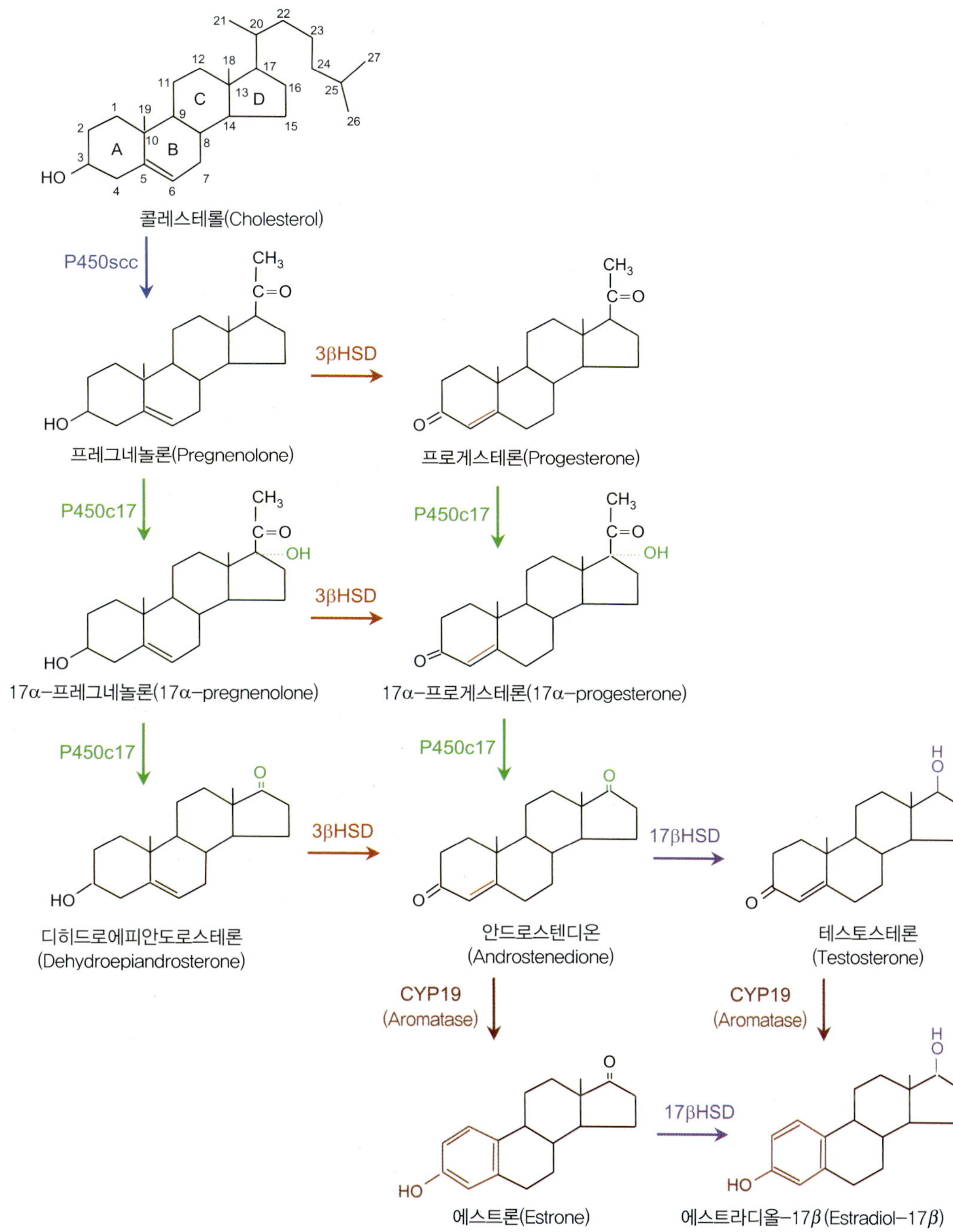

그림 12.5 정소 스테로이드의 생합성. 각 단계에서 촉매되는 변화는 색으로 강조되어 있다. 테스토스테론은 정소 스테로이드호르몬 생성의 99% 이상을 차지한다.

할을 수행하는 가까운 세정관으로 확산될 수 있다.

정소는 또한 적은 양의 에스트라디올과 정소 외 에스트로겐 합성을 위한 하나의 전구체로 제공되는 일부의 안드로스텐디온을 분비한다. 레이디히세포는 정소 에스트로겐의 주요 근원이지만, 미성숙 세르톨리세포가 테스토스테론을 에스트라디올로 전환하는 능력을 보유한다. 뿐만 아니라, 발달하는 정자는 P450 방향화효소를 발현하며 또한 안드로겐을 에스트로겐으로 전환할 수 있다. 에스트라디올은 정액에 존재하며 고환망에서 용액의 재흡수에 필수적이다. 부고환과 레이디히세포를 포함하는 다수의 정소세포 내 에스트로겐 수용체의 존재는 에스트라디올이 정상적인 정자형성과 성숙에 있어서 다른 중요한 작용을 할 수 있음을 제시한다.

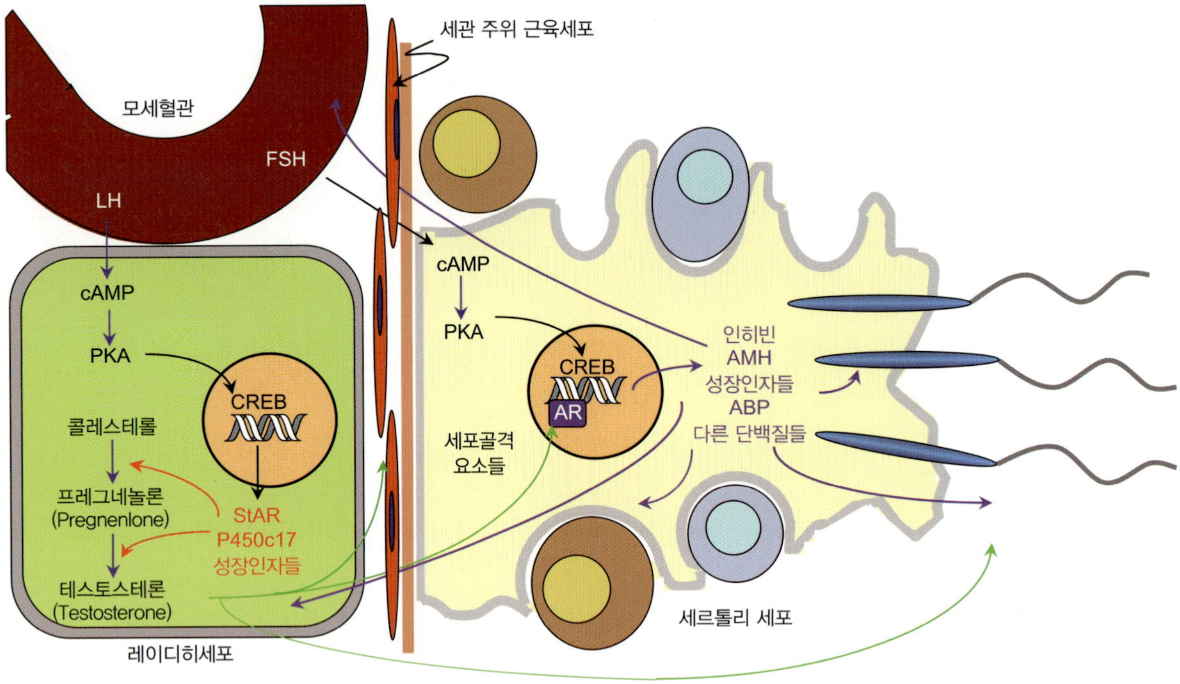

그림 12.6 정소에 대한 FSH와 LH의 작용. FSH는 세르톨리세포에만 직접 작용하는 반면, LH는 레이디히세포에 유일하게 직접 작용한다. 성장인자들에 의해 매개되는 주변분비물질의 교차대화는 세르톨리세포와 레이디히세포 사이, 세르톨리세포와 생식세포 사이 그리고 아마도 세관 주위 근육세포와 레이디히 및 세르톨리세포 사이에서 일어날 가능성이 있다. **cAMP** = cyclic adenosine monophosphate; **PKA** = protein kinase A; **CREB** = cyclic AMP response element binding protein; **StAR** = steroid acute regulatory protein; **P450c17** = 17α hydroxylase/lyase; **AR** = androgen receptor; **AMH** = antimüllerian hormone; **ABP** = androgen binding protein.

생식상피

생식상피의 기능은 수정 가능한 정자들을 생성하는 것이다. 발달하는 정자와 혈관 사이에 끼어 있는 세르톨리세포는 정자가 성숙할 때 그들을 정박하고 양육한다. 세르톨리세포는 남성에서 FSH 수용체를 발현하는 것으로 알려진 유일한 세포이며 따라서 FSH의 유일한 표적이다. FSH는 미성숙 정소에서 세르톨리세포의 증식과 분화를 증가시키고 성숙된 정소에서 안정된 세르톨리세포 군의 기능적 상태를 유지한다. FSH가 없으면, 정소의 크기는 심하게 감소하고 세르톨리세포가 미성숙하기 때문에 정자의 생성도 제한된다.

FSH, LH 그리고 테스토스테론은 모두 정자형성에 필수적인 역할을 한다는 사실은 수년 동안 알려져 왔다. FSH는 세르톨리세포를 자극하여 생식세포 사멸을 방지하는 성장인자와 생존인자들을 생성함으로써 정원세포의 발달과 증식을 간접적으로 조절한다. FSH와 LH가 없으면 정자형성의 주요한 속도 제한 단계인 정원세포의 발달이 정지된다. 정모세포는 일단 형성되면 생식선자극호르몬의 지지 없이도 정상적으로 감수분열을 진행한다. 비록 FSH와 테스토스테론 모두가 정상적인 정자형성율의 개시를 위해 필요하지만, 정자형성은 매우 높은 용량의 테스토스테론 만으로나 테스토스테론 생성을 자극할 만큼의 충분한 LH로도 무기한 유지될 수 있다.

세르톨리세포는 LH에 대한 수용체를 갖지 않지만 안드로겐 수용체를 풍부하게 가지고 있기 때문에 LH가 간접적으로 작용한다. 또한 인접한 레이디히세포로부터 확산되는 높은 농도의 테스토스테론이 매개한다. 테스토스테론은 혈액-정소장벽을 쉽게 통과하며 세정관 액에서 높은 농도로 발견된다. 그러나 발달하는 인간 정자세포 내 안드로겐 수용체의 부재는 테스토스테론에 의한 정자세포 발달이 또한 세르톨리세포를 경유하여 간접적으로 이루어짐을 알려준다. 세관주위 근육상피세포는 안드로겐 수용체를 발현하며 세정관 상피세포에 대한 LH와 테스토스테론의 간접적 효과를 또한 매개할 수 있는 펩티드 인자를 분비할 수 있다.

비록 테스토스테론이 정자형성에 매우 중요하지만, 테스토스테론이 결핍된 사람에게 정상적인 혈액농도를 회복할 수 있는 충분한 양을 투여하여도 정자형성이 일어나지는 않는다. 이해되지 않는 이유들로 인하여 정자형성을 위해 필요한 테스토스테론의 정소 내 농도는 안드로겐 수용체를 포화시키는 데 필요한 것보다 몇 배 더 높다. 정소 정맥혈의 테스토스테론 농도는 말초혈액에서 발견되는 농도의 40~50배이며 인간 정소액의 흡인물 내 이의 농도는 말초혈장에서 발견되는 농도보다 100배 이상 더 높다.

FSH 수용체는 LH 수용체와 밀접히 연관되며 자극될 때 자극성 α G 단백질($G\alpha_s$; 제 2장 참조)의 매개를 통하여 adenylyl cyclase 효소를 활성화한다. 그 결과 초래되는 protein kinase A의 활성화는 발달하는 정자세포를 세르톨리 세포질을 통하여 LH 강으로 이동할 수 있도록 해주는 세포골격 요소를 조절하는 단백질들의 인산화를 촉매한다. cAMP 의존성 활성은 또한 발달하는 정자에 대한 부착을 지배하는 막 당단백질의 생성과 직간접적으로 생식세포 발달을 조절하는 단백질의 발현을 조절한다(그림 12.6). 세르톨리세포에 의해 세정관으로 분비되는 단백질들의 일부는 부고환과 아마도 생식기도의 보다 원위부에서 생식세포 성숙을 촉진하는 것으로 생각된다. FSH에 의한 자극으로, 세르톨리세포는 LH에 대한 레이디히세포의 반응성을 증대시키는 주변분비 인자를 분비할 수 있다.

FSH와 테스토스테론은 세르톨리세포에 대하여 중복작용을 하며 협동적으로 작용하지만, 각각의 정확한 작용은 알지 못한다. 일부의 증거는 세르톨리세포막에 대한 발달하는 정자세포의 부착과 정자형성동안 그들의 방출에 있어서 테스토스테론의 관련성을 보여준다. 최근 묘사된 "자연의 실험(experiments of nature)"은 정자형성에 있어서 FSH와 테스토스테론의 상대적 중요성에 대하여 일부의 도움을 주었다. 사람과 설치류에서 LH의 β 소단위체에 대한 불활성 돌연변이는 정상적인 출생전 성적 발달에도 불구하고 정자형성의 완전한 실패를 초래하는데(이후 참조), 이는 테스토스테론이 필수적이라는 것을 보여준다. 이와는 대조적으로, FSH 수용체에 대한 유전자의 불활성 돌연변이는 영향을 받은 남성과 생쥐가 자손을 낳는 것을 막지 못했다. 따라서 FSH는 분명히 정자형성에 절대적으로 필요하지는 않지만, 불활성 FSH 수용체를 갖는 환자와 설치류는 작은 정소, 낮은 정자 수 그리고 결손 정자의 우세함(dominant)을 지녔다. 따라서 일생의 어떤 시기에 FSH에 의한 자극은 정상적인 양과 질을 가진 정자의 생성을 위하여 필요하다.

테스토스테론

분비와 대사

테스토스테론(testosterone)은 성숙한 정소에 의해 분비되는 주요한 안드로겐이다. 정상적인 젊은 남성은 매일 약 7mg을 생성하며, 그 중 5% 이하가 부신 분비물로부터 유래된다. 이러한 양은 나이와 함께 다소 감소하여, 70세 이후에는 테스토스테론 생성이 하루 4mg으로 감소되지만, 질병이나 부상이 없는 상태에서 폐경 후 여성에서 에스트로겐 생성의 급격한 중단과 유사한 테스토스테론 생성의 급격한 감소는 일어나지 않는다. 다른 스테로이드 호르몬과 마찬가지로 혈중 테스토스테론은 대체로 혈장단백질에 결합되어 있으며, 단지 약 2~3% 만 유리 호르몬으로 존재한다. 약 절반은 알부민에 결합하며 약간 적은 양이 테스토스테론-에스트라디올 결합 글로불린(testosterone-estradiol-binding globulin; TeBG)으로도 불리는 성호르몬 결합 글로불린(sex hormone-binding globulin; SHBG)에 결합한다.

이 당단백질은 에스트로겐과 테스토스테론 모두에 결합하지만, 이의 단일 결합부위는 테스토스테론에 대하여 더 높은 결합력을 갖는다. 이의 혈장 농도는 안드로겐에 의하여 감소된다. 결국, SHBG는 남성보다 여성의 순환에서 두 배 이상 풍부하다. 운반단백질로서의 기능 이외에도 SHBG는 또한 호르몬 작용의 촉진제로 작용할 수 있다. SHBG가 세포막 위의 특정 수용체에 결합하여, 그의 스테로이드 결합부위가 점유될 때 cAMP의 형성을 증가한다는 사실을 지적하는 설득력 있는 증거가 축적되어 왔다. 이 수용체의 본질은 아직 규명되지 않았으며, 이러한 작용에 대한 생리적 중요성도 확립되지 않았다. 비록 테스토스테론은 간세포에서 SHBG의 발현을 감소시키지만, 테스토스테론과 FSH 모두 SHBG와 그의 동일성이 알려지기 전 그의 단백질 생성물에 안드로겐 결합단백질(androgen binding protein; ABP)로 이름 붙여진 세르톨리세포 내 동일 유전자의 전사를 증가시킨다. ABP는 세정관의 강으로 분비된다.

혈장단백질에 결합되지 않는 테스토스테론은 모세혈관으로부터 확산되어 표적세포뿐만 아니라 비표적세포로 들어간다. 어떤 점에서, 테스토스테론은 호르몬전구체로 간주될 수 있는데, 이는 테스토스테론이 정소외 조직에서 다른 생물학적으로 활성을 지닌 스테로이드로 전환되기 때문이다. 테스토스테론은 간에서 제 I 유형의 5α 환원효소(5α-reductase type I)에 의해 촉매되는 반응에서 더욱 효력있는 안드로겐인 5α 디히드로테스토스테론으로 환원되어 혈액으로 돌아갈 수 있다. 이 효소는 스테로이드 호르몬 분해경로의 한 구성요소이며 또한 21탄소 부신 스테로이드를 환원한다. 테스토스테론은 또한 제 II유형의 5α 환원효소(5α–reductase type II)의 촉매활성을 통하여 그의 표적세포의 세포질에서 5α 디히드로테스토스테론으로 환원되는데, 이 효소는 표적세포 내에서 테스토스테론에 의해 상향조절된다. 디히드로테스토스테론은 혈중에서 테스토스테론의 단지 약 5%에 불과하며, 주로 정소외 대사로부터 유래된다. 일부의 테스토스테론은 또한 안드로겐 표적과 비표

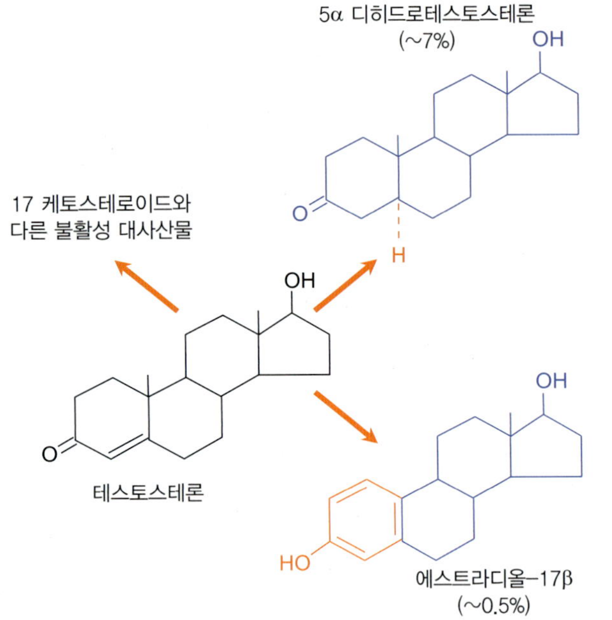

그림 12.7 테스토스테론의 대사. 매일 분비되는 테스토스테론의 대부분은 간과 다른 조직들에서 A 고리의 환원, 17 히드록실기(17 hydroxyl group)의 산화 그리고 극성 치환기와의 접합에 의해 분해된다. 5α 디히드로테스토스테론으로의 전환은 주로 제 Ⅱ 유형 탈수소효소(type Ⅱ dehydrogenase)에 의해 촉매되는 표적세포 내에서와 주로 그러나 독점적이지는 않게 제 Ⅰ 유형의 탈수소효소(type Ⅰ dehydrogenase)에 의해 촉매되는 비표적세포 내에서 일어난다. 에스트라디올로 테스토스테론의 방향화는 직접 또는 안드로스텐디온으로 전환 후 일어날 수 있다. 5α 디히드로테스토스테론은 방향화 되거나 테스토스테론으로 재전환 될 수 없음을 유의하라.

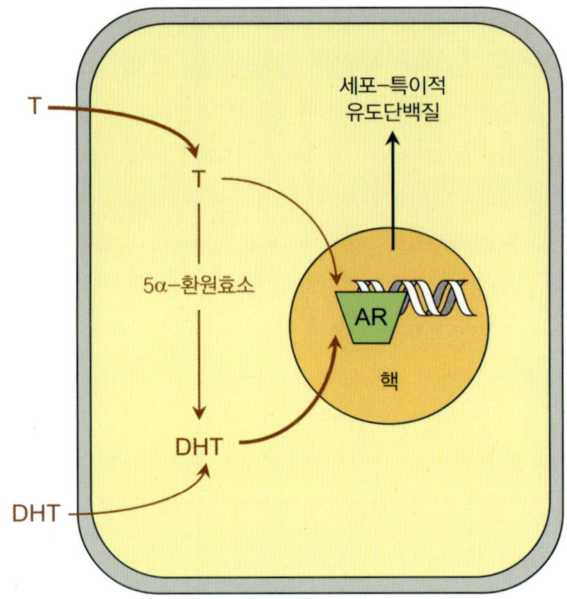

그림 12.8 테스토스테론의 작용. 테스토스테론(**T**)은 그의 표적세포에 들어가서 직접적으로 또는 5α 디히드로테스토스테론(**DHT**)으로 전환된 후 핵의 안드로겐 수용체(**AR**)와 결합한다. 화살표의 두께는 각 방향의 양적 중요성을 반영한다. 호르몬-수용체 복합체는 다양한 세포 특이적 핵 조절단백질들과 함께 DNA에 결합하여 호르몬의 효과를 발현하는 단백질을 암호화 하는 RNA의 형성을 유도한다. 그림에는 표지되지 않았지만, 테스토스테론은 또한 막 수용체에 결합하여 그의 유전체적 효과를 강화시킬 수 있는 신속한 이온변화를 개시할 수 있다. 테스토스테론은 또한 성호르몬 결합글로불린(sex hormone binding globulin; SHBG)을 표면 수용체에 결합하여 cAMP 생성의 신속한 변화를 일으킬 수 있다.

적 조직 모두에서 에스트라디올(그림 12.7)로 대사된다.

뇌의 일부, 유방 그리고 지방조직을 포함하는 다양한 세포는 테스토스테론과 안드로스텐디온을 테스토스테론의 작용과 다르며 때로는 반대되는 세포효과를 생성하는 에스트라디올과 에스트론으로 전환할 수 있다. 정상적인 남성의 혈중 에스트로겐 농도는 월경주기의 초기 난포기에 있는 여성의 농도와 유사하다(제 13장 참조). 이러한 에스트로겐의 약 3분의 2는 정소 외부에서 안드로겐으로부터 형성된다. 비록 테스토스테론의 1% 이하가 에스트로겐으로 전환되지만, 에스트라디올은 안드로겐이 그들의 효과를 나타내기 위해 필요한 농도보다 훨씬 낮은 농도에서 그의 생물학적 효과를 발휘한다. 간을 포함하는 다른 조직에서, 5β 환원효소에 의해 촉매되는 환원은 안드로겐의 효능을 파괴한다. 간은 테스토스테론의 주요한 분해 부위로서 뇨에서 배설을 위하여 수용성 황산염 또는 글루큐로나이드 접합체를 혈액으로 방출한다.

작용기전

다른 스테로이드 호르몬과 같이 테스토스테론은 표적세포에 관통하여 이들의 성장과 기능을 촉진한다. 안드로겐 표적세포는 보통 테스토스테론을 5α 디히드로테스토스테론으로 전환한 다음 안드로겐 수용체에 결합하게 한다. 안드로겐 수용체는 핵수용체 상과에 속하는 하나의 리간드 의존성 전사조절인자이다(제 1장 참조). 이는 테스토스테론과 디히드로테스토스테론 모두에 결합하지만, '디히드로-' 형태는 테스토스테론보다 훨씬 더 느리게 수용체로부터 해리되기 때문에 DNA와 결합하는 지배적인 안드로겐이다. 안드로겐 수용체에 대한 디히드로테스토스테론의 보다 높은 결합력 때문에 디히드로테스토스테론이 테스토스테론에 비하여 더 큰 생물학적 효력을 갖는 것으로 설명된다. 테스토스테론 또는 디히드로테스토스테론과의 결합으로, 리간드와 결합된 수용체는 그들의 결합단백질과 떨어져 동형이합체(homodimer)를 형성하여 특정한 표적유전자 내의 안드로겐 반응염기서열요소에 결합한다. 세포 특이적 배열의 전사조절인자 및 보조활성인자와 함께, 안드로겐 수용체는 각 특정 표적세포에 특징적인 유전자 군의 발현을 조절한다. 이러한 사례는 그림 12.8에 요약되어 있다.

테스토스테론의 일부 "비유전체적(nongenomic)" 작용 또한 기술되어 왔으며 신속한 세포내 칼슘의 증가를 포함한다. 우리는 이러한 작용의 세포적 기전 또는 그들의 생리적 중요성을 이해하지 못한다. 전립선에서 디히드로테스토스테론에 의해 발현이 촉진되는 단백질들 중의 하나가 소위 전립선특이항원(prostate-specific antigen; PSA)인데, 이는 전립선암으로 고통을 겪는 환자에서 높은 농도로 혈액에서 발견된다. 혈장 내 PSA의 과다는 하나의 전립선암 표지로서 진단적으로 널리 사용된다. PSA는 선상피의 원주세포에서 합성되는 하나의 세린 단백질분해효소이며 정액으로 분비된다. PSA에 의한 세미노겔린(seminogelin)의 절단은 사정액의 액화를 일으키고 정자의 운동성을 증가시키는 것으로 생각된다.

남성 생식기도에 대한 효과

테스토스테론은 생식 부속기관의 성장, 분화 및 기능을 촉진한다. 생식기도의 성장에 대한 테스토스테론의 효과는 배태생활의 초기에 시작되며(이후 참조), 사춘기 때까지 10년 이상 중단되어 완성되지 않는다. 성인에서 정상적인 생식기능의 유지 또한 계속적인 테스토스테론 분비에 의존한다. 정낭과 전립선의 분비상피는 거세 후 위축되지만 안드로겐의 주입으로 회복될 수 있다. 전립선 상피의 지속적인 자극은 전립선의 계속적인 성장을 이끌어 많은 남성에서 전립선비대증(benign prostatic hyperplasia; BPH)을 초래한다. 전립선은 방광 바로 아래에 위치하며 요도를 완전히 둘러싸고 있다는 사실을 기억할 것이다. BPH는 부분적으로 요도를 막아 오줌의 흐름을 방해하고 방광을 비우는 데 어려움을 초래할 수 있으며, 심한 경우 오줌의 흐름이 완전히 차단될 수 있다. 5α 히드록실라아제의 억제는 일부 남성의 BPH에 대한 성공적인 약리적 치료를 제공한다.

제 2차 성징에 대한 효과

정자의 운반과 전달에 직접 관련된 기관에 대한 효과 이외에도, 테스토스테론은 다양한 다른 조직에 작용하여 남성의 형태학적 및 심리학적 요소에 기여한다. 이러한 특성은 여성에 대한 남성의 매력과 관련되기 때문에, 분명히 생식의 필요불가결한 부분이다. 초기 사춘기동안 부신과 이후 정소로부터 유래되는 안드로겐은 치모의 성장을 촉진한다. 가슴, 겨드랑 및 얼굴 털의 성장 또한 자극되지만 두피의 머리카락은 반대방식으로 영향을 받는다. 관자놀이에서 머리카락의 후퇴는 안드로겐에 대한 하나의 전형적인 반응이며, 충분한 양은 대머리를 위한 유전자의 발현을 허용한다. 피부 내 피지선의 성장과 분비 역시 자극되는데, 이는 말할 필요 없이 사춘기의 여드름과 관련되는 현상이다. 디히드로테스토스테론은 두피 머리카락의 후퇴와 피지선의 자극을 위한 중요한 안드로겐이다.

사춘기의 안드로겐 분비는 후두의 성장과 성대의 비대를 촉진하여 목소리의 음조를 낮춘다. 또한 이 시기에는 테스토스테론과 척추와 장골의 성장을 촉진하는 GH(제 11장 참조)의 상호작용으로 사춘기의 특징인 성장 급증이 초래되고 견갑대의 발달이 뚜렷하다. 이러한 성장은 안드로겐이 생식선 외부에서 에스트로겐으로 전환 후 골단폐쇄를 가속화할 때 자가 제한한다(제 11장 참조). 안드로겐은 특히 상부 몸통의 근육 성장을 촉진한다. 실제로 남성은 여성이 가진 근육 보다 거의 반 이상 더 많은 근육을 가진다. 일부 동물에서는 측두근과 교근이 특히 안드로겐 자극에 민감하다. 성장과 질소저류도 물론 식욕과 증가된 음식물 섭취의 자극과 관련된다. 따라서 안드로겐은 육체적 활력과 행복감을 일으킨다. 테스토스테론은 또한 골수에 대한 직접적 작용과 신장으로부터 적혈구생성인자(erythropoietin) 호르몬의 분비를 촉진하여 적혈구의 생성을 촉진한다. 이러한 안드로겐의 작용으로 여성보다 남성에서 더 높은 적혈구용적율을 나타낸다. 남성과 여성 모두에서 안드로겐은 성욕(libido, 리비도)을 증가시킨다.

성의 분화

염색체의 구성과 상관없이 초기 배아는 정소 또는 난소를 형성할 수 있는 잠재력을 가지며 남성 또는 여성의 표현형을 발달시킨다. 수정 후 약 5주가 되면, 원시성선과 남성 및 여성 생식기도의 전구체는 부신과 신장으로도 발달하는 원시중신 세포들로부터 분화된다. 남성 또는 여성 생식기도로 향한 원시 관구조의 분화는 원시 정소에서 유래하는 체액인자에 의한 촉진 또는 억제에 의존한다.

양성잠재성 원시성선으로부터 정소의 분화는 Y 염색체 상의 단일 유전자의 일시적 발현에 의존한다(그림 12.9). 성 결정유전자(the sex-determining region of the Y chromosome; SRY)는 X 염색체상에 동종 대상을 갖고 있지 않다. 이것은 일부 유전자의 발현을 유발하고 다른 유전자의 발현을 억제하는 하나의 전자조절인자를 암호화 한다. SRY는 단지 원시 미분화 성선에서만 세르톨리세포가 될 운명에 있는 세포내에서 발현된다. 이는 이러한 세포를 세르톨리 발달경로로 통과하게 하고 난소 과립막세포로 분화

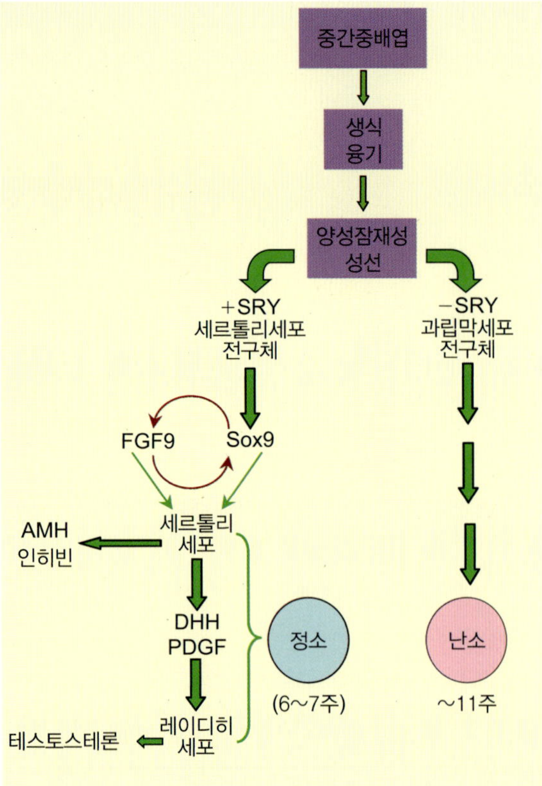

그림 12.9 생식융기 내의 공통 전구체로부터 정소와 난소의 발달. **SRY**(the sex-determining region of the Y chromosome)는 세르톨리세포로 발달하는 세포에서만 발현되는 유전자이다. SRY의 부재상태에서 이러한 세포는 난포세포로 발달한다. 세르톨리세포는 SOX9와 다른 전사조절인자 그리고 세르톨리세포의 분화와 증식을 일으키는 자가분비인자 **FGF9**(fibroblast growth factor 9)를 발현한다. 원시 정삭을 형성하기 위하여 세르톨리세포에 의한 원시 생식세포의 봉입과 정소로서의 명백한 원시성선의 인식은 7주째 일어난다. 그 후 중간엽세포의 동원과 레이디히세포로의 분화는 분비되는 인자들인 **DHH**(desert hedgehog)와 **PDGF**(platelet-derived growth factor)에 반응하여 일어난다. 새롭게 분화된 세르톨리세포는 또한 **AMH**(antimüllerian hormone)와 인히빈을 분비한다. 제 1차 원시난포는 11주째까지 원시난소에 나타나지 않는다.

할 잠재적 대체운명으로부터 멀리하는 하나의 분화계획을 시작한다(제 13장 참조).

어떻게 SRY가 세르톨리세포 분화를 가져오는지에 대한 이해는 아직 불완전하며 주로 설치류에서의 연구에 기초한다. SRY유전자 산물의 주요 하류효과들 중의 하나는 분화경로 내 다른 유전자들의 발현을 조절하는 데 중요한 역할을 하는 SOX9으로 불리는 하나의 관련 전사조절인자의 발현이다. 정소분화의 초기에 세르톨리세포는 추가적인 세포를 세르톨리세포 분화경로로 동원하는 프로스타글란딘 D2와 SOX9 발현에 대한 하나의 양성 되먹임 활성인자로 작용하는 섬유아세포 성장인자 9(fibroblast growth factor-9; FGF9)를 포함하는 세포외 신호를 방출한다. 수정 후 약 7주째에는 발달하는 세르톨리세포가 원시 생식세포의 집합체 주위에 응집되어 스스로 세정관이 될 다발로 배열한다.

세르톨리세포로부터 신호를 받아 빠르게 증식하는 원시 생식세포는 분열을 멈추고 출생 이후까지 유사분열 활동을 재개하지 않는 프로정원세포로 분화한다. 인접한 세포는 발달하는 세르톨리세포로부터 방출되는 주변분비 신호의 영향을 받아 증식하여 세관주위 근육세포 전구체, 남성 특이적 혈관을 형성하는 내피세포 그리고 레이디히세포를 생성한다. 레이디히와 세관주위 세포로 분화를 유도하는 세르톨리세포의 분비물은 FGF9, 혈소판유래 성장인자(platelet-derived growth factor; PDGF), DHH(desert hedgehog) 그리고 아직 확인되지 않은 다른 인자들을 포함한다. 이 시기에 태반에 의해 다량 생성되는 사람융모성생식선자극호르몬(hCG)은 (제 14장 참조) 아마 레이디히세포 분화에 또한 관여하며 새로이 분화된 세포를 자극하여 테스토스테론을 분비하도록 자극한다.

미분화 생식선을 난소로 전환하는 분화계획은 SRY 유전자 산물과 그의 하류 작용인자들의 부재상태에서 전개된다. 비록 일부 신호경로는 알려져 있지만 난소의 발달로 이르는 단계는 아직 이해되지 않고 있다. 난소의 발달은 정소발달에 비하여 느리게 진행된다. 세정관 삭은 7주까지 완전히 형성되고 레이디히세포는 임신 후 9주까지 충분히 기능을 발휘하지만, 난소의 기능적 단위가 되는 원시난포는 임신 11주째 이후가 되어야 비로소 나타나기 시작한다. 생식세포는 계속 분열하여 난포형성이 7개월째까지 계속된다. 일차난포세포로의 분화는 유사분열의 정지와 감수분열의 제 1단계로 진입하면서 시작하며, 이 때 난모세포는 원시난포를 형성하기 위해 단일층의 난포세포에 의해 둘러싸이게 된다. 원시난포 내 난모세포는 일부 난포에서는 반세기동안 일어나지 않을 수도 있는 배란까지 감수분열의 배사기에서 정지된 채 남아 있다. 사춘기와 노화 사이에 수천 번 분열하는 정원세포와는 반대로, 난원세포는 원시난포에 병합되기 전에 증식을 완성하며 출생 후에는 증식하지 않는다.

내부 생식기도와 그 유도체들의 발달

원시신장의 배출관으로 유래된 볼프관은 형성직후 양 성의 원시성선 근처에 나타난다. 볼프관은 상부 남성생식기도의 전구체이며 부고환, 정관 및 정낭을 생성한다. 볼프관이 나타난 직후, 뮐러관으로 불리는 두 번째 쌍의 관이 인접 공간에 형성된다(그림 12.10). 뮐러관은 상부 여성생식기도의 전구체이며 두 개의 말단이 난관으로 발달하고 융합하여 꼬리말단에서 자궁과 질의 상부를 형성한다(제 13장 참조). 남성에서 전립선, 음경 및 음낭 그리고 여성에

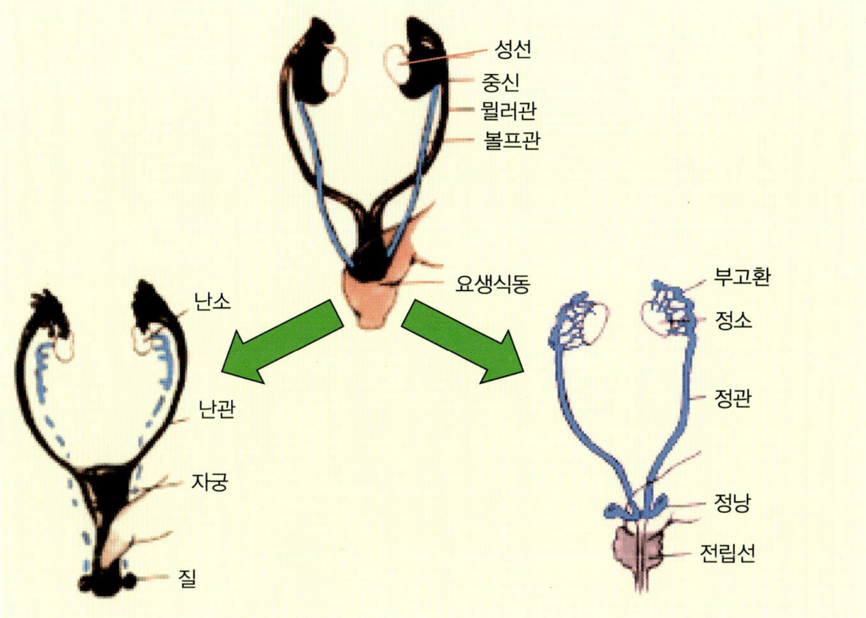

그림 12.10 남성과 여성의 내부생식기 발달. (From Jaffe, R. B. (1986) Disorders of sexual development. In Reproductive Endocrinology, 2nd ed., Yen, S.C. and Jaffe, R. B., eds., 283. W.B. Saunders, Philadelphia.)

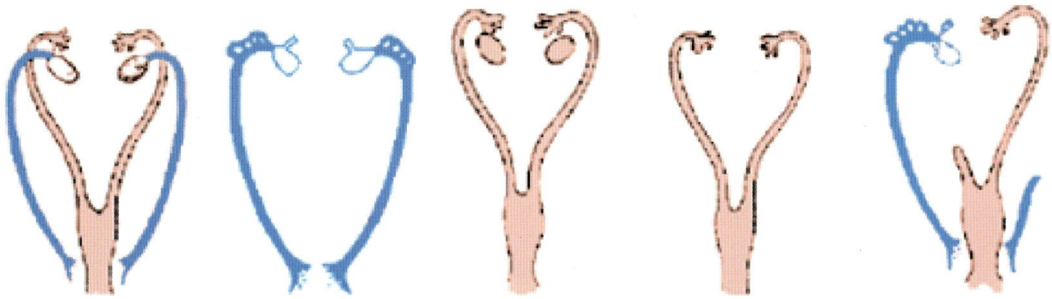

그림 12.11 남성과 여성 생식기도의 정상적인 발달. 남성기도를 형성할 운명의 조직은 푸른색으로 표시되고; 여성기도로 발달하는 조직은 분홍색으로 나타나 있다. 남성 혹은 여성 배아의 양측거세는 여성형태의 발달을 초래한다. 남성배아의 초기 편측거세는 남아있는 생식선을 지닌 쪽에서는 정상적인 남성 관체계의 발달을 초래하지만, 반대편에서는 여성의 발달을 초래한다. 이러한 양태는 테스토스테론과 항뮐러호르몬 모두 주변분비인자들로서 작용하기 때문에 발달한다. (Modified from Jost, A. (1971) Embryonic sexual differentiation. In Hermaphroditism, Genital Anomalies and Related Endocrine Disorders, 2nd ed., Jones, H.W. and Scott, W.W., eds., 16, Williams & Wilkins, Baltimore.)

서 질의 하부부위, 음핵 및 음순을 포함하는 생식기도의 하부부위는 양 성에 모두 존재하는 요생식동과 생식결절로부터 유래한다. 따라서 유전적 성에 상관없이 배아는 외관상으로 남성 또는 여성으로 발달할 수 있는 잠재성을 갖는다. 원시성선에 대해 말하자면, 태아 정소의 분비물에 의해 지배되지 않는 한 내부 및 외부생식기의 발달은 여성 형태로 발현된다.

정소에서 세정관 삭이 형성될 시기 즈음, 세르톨리세포는, 그의 이름이 내포하듯이, 뮐러관의 상피세포가 세포자멸사를 겪도록 야기하는 항뮐러호르몬(antimüllerian hormone; AMH)을 분비하기 시작한다. 이의 영향으로 뮐러관은 퇴화하여 완전히 재흡수 된다. 발달하는 레이디히세포에 의해 생성되는 테스토스테론에 의해 구출되지 않는다면, 볼프관의 운명도 이와 유사할 것이다. 테스토스테론은 볼프관 세포를 퇴화로부터 보호할 뿐만 아니라, 그들을 자극하여 남성 생식구조로 분화시킨다. AMH와 테스토스테론은 모두 내분비 경로보다 주변분비 경로에 의해 뮐러관과 볼프관 내 그들의 표적세포에 도달한다. 일부 테스토스테론은 관 강을 통하여 볼프관의 원위말단 가까이 있는 표적세포에 도달할 가능성이 있다. 배아토끼로부터 단지 하나의 정소만 제거된 실험에서, 뮐러관은 남아있는 생식선을 가진 측면에서만 퇴행하였는데, 이는 항뮐러호르몬이 하나의 주변분비인자로서 지엽적으로 작용함이 틀림없음을 지적한다. 볼프관은 반대쪽에서 퇴행하였는데, 이는 순환을 통해 반대편 관에 도달한 양이 그의 퇴행을 막을 만큼 충분하지 못했기 때문에 테스토스테론도 역시 인접 볼프관을 지속시키기 위하여 지엽적으로 작용해야 했기 때문일 것이다(그림 12.11).

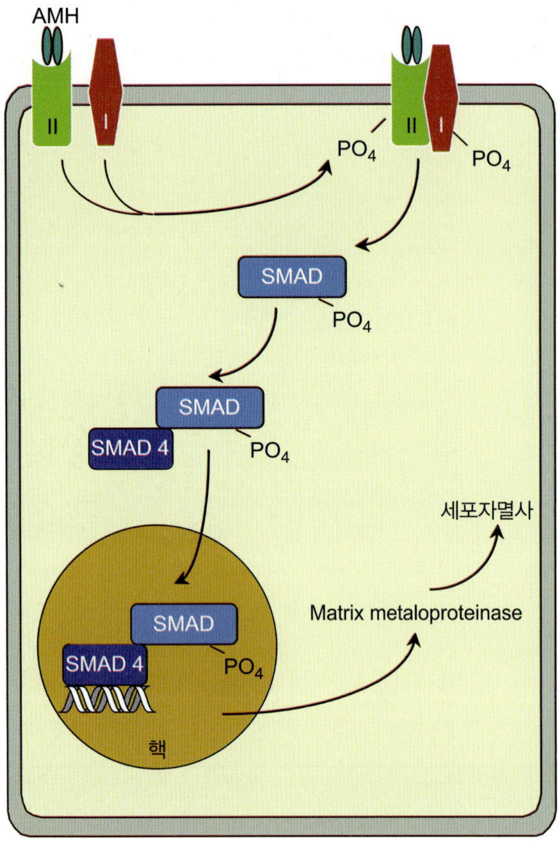

그림 12.12 항뮐러호르몬(**AMH**) 신호경로. AMH는 특이적 제1차 수용체(**II**)에 결합하고, 이는 다시 제 2차 신호전달 소단위(**I**)와 이형이합체를 형성하여 이를 인산화 한다. 그러면 활성화된 수용체 복합체는 세린과 트레오닌 잔기에 **Smad** 단백질의 인산화를 촉매하여 특정 유전자의 전사가 세포자멸사 과정의 발현과 뮐러관 세포의 재흡수를 초래하는 핵으로 그들을 운반하는 **Smad4**에 결합하도록 한다.

세르톨리세포에 의한 AMH의 생성은 배아시기에 국한되지 않고, 성인까지 계속된다. AMH는 성인 혈액과 정자와 결합하여 그들의 운동성을 증가시킬 수 있는 정장에 존재한다. AMH의 혈장농도는 사춘기 이전 시기에 가장 높으며 테스토스테론 농도가 올라갈 때 떨어진다. 그의 분비는 FSH에 의해 자극되며 테스토스테론에 의해 강하게 억제된다. 정소에서 AMH는 레이디히세포 분화와 스테로이드합성효소, 특히 P450c17의 발현을 억제한다. AMH는 또한 성인 난소에서 발현되며 남성 뿐만 아니라 여성의 혈장에서 발견된다. 성인에서 AMH에 대한 성선 외의 역할은 아직 확립되지 않았다.

AMH는 성장인자 중 전환성장인자 β(transforming growth factor-β; TGFβ)군의 한 구성원이다. TGFβ군의 다른 구성원들과 마찬가지로, AMH는 세린(S)과 트레오닌(T) 잔기에 단백질의 인산화를 촉매하는 내인성 효소활성을 지닌 막수용체를 통하여 신호를 전달한다. AMH 수용체는 각각 하나의 단일 막 관통 부위와 세포내 인산화효소 영역을 지닌 두 개의 비동일 소단위로 구성된다. AMH에 결합 후 특이적 제 1차 수용체는 TGFβ군의 다른 작용제에 대한 수용체의 한 요소도 될 수 있는 하나의 제 2차 신호전달 소단위와 복합체를 형성하고 이 소단위를 인산화 한다. 활성화 된 수용체 복합체는 핵으로 들어가 특정 유전자의 전사를 촉진하는 Smads로 불리는 세포질 단백질과 결합하고 이를 인산화 한다(그림 12.12).

외부생식기의 발달

요생식동과 생식결절은 양성 모두에서 외부생식기를 생성한다. 음경, 음낭 및 전립선의 형성을 위한 이 구조들의 남성화는 태아정소에 의한 테스토스테론의 분비와 이들 표적세포에서 5α 디히드로테스토스테론으로 이의 전환에 의존한다. 만일 안드로겐에 의해 자극되지 않는다면, 이들의 구조는 여성 외부생식기로 발달한다. 남성배아에서 불충분한 안드로겐이 있거나, 또는 여성배아에서 너무 많은 안드로겐이 있을 경우에는, 분화는 불완전하며 외부생식기는 모호해진다. 남성 외부생식기의 분화가 테스토스테론보다 오히려 더 강력한 디히드로테스토스테론에 의존한다. 테스토스테론을 5α 디히드로테스토스테론으로 전환하는 데 관여하는 5α 환원효소 유형 II는 심지어 정소가 테스토스테론 분비를 시작하기 전에 외부생식기가 될 운명의 조직에 존재한다. 이와는 대조적으로, 이 효소는 볼프관이 분화한 후까지 볼프관으로부터 유래된 조직에 나타나지 않는데, 이는 디히드로테스토스테론보다는 오히려 테스토스테론이 볼프관 유래조직의 분화를 위한 신호임을 의미한다.

성의 발달에서 안드로겐 작용의 중요성은 안드로겐 수용체를 암호화 하는 X 염색체 상의 단일 유전자 내 유전적 결함으로 추적될 수 있는 안드로겐 불감성(androgen insensitivity)으로 불리는 '인간증후군'을 보면 알 수 있다. 이러한 환자들은 정상적인 여성의 표현형을 갖지만 드문 치모와 겨드랑이 털을 갖고 월경주기를 겪지 않는다. 유전적으로 그들은 남성이며 복강 내 정소를 함유하고 정상적인 남성에서 발견되는 범위 내의 순환하는 테스토스테론과 에스트라디올의 농도를 갖지만, 그들의 조직은 완전히 안드로겐에 무반응이다. 이미 언급했듯이 원시조직은 안드로겐에 의해 자극되지 않으면 여성 양식으로 발달하기 때문에 그들의 외부생식기는 여성이다. AMH 생성과 반응성은 정상이며 그들의 볼프관은 안드로겐에 반응할 수 없기 때문에 이들 모두의 관 체계는 퇴행하고 남성 또는 여성의 내부생식기 중 어느 것도 발달하지 못한다. 가슴의 발달을 포함하는 제 2차 성징은 성선외부에서 테스토스테론으로부터 형성된 에스트로겐의 무저항적 작용에 반응하여 사춘기에 나타난다.

정소의 음낭하강

정소는 신장에 인접한 복강에서 발달하지만, 정상적인 정자형성이 일어나기 위해서는 음낭으로 하강해야 한다. 정소의 하강은 서혜륜을 향한 초기 복강관통 이동과 음낭을 향한 서혜관을 통한 후기이주의 두 단계로 일어난다. 원시성선이 정소로 발달함에 따라, 그것은 정소의 상부극을 배측복벽에 연결하는 두부제인대(cranial suspensory ligament)와 정소의 하부극을 음낭에 연결하는 두 번째 인대인 고환도대(gubernaculum tesis)에 의해 제자리에 위치한다. 수정 후 약 12주째에, 두부제인대의 퇴화는 짧고 두꺼워진 고환 도대가 출생 직후까지 서혜륜 아래로 정소를 잡아당길 수 있게 한다. 두부제인대는 안드로겐에 반응하여 퇴행하지만, 여성태아에서는, 더욱 발달하여 난소를 복강 내에 유지하고 난소혈관을 지지한다. 발달 중 고환도대의 변화는 INSL3(insulin-like factor 3)으로 불리는 하나의 펩티드에 의해 조정된다. 그의 이름이 함축하는 바와 같이 INSL3은 구조적으로 인슐린과 연관된다. 이는 레이디히세포에 의해 분비된다. 서혜관을 통하여 음낭으로 들어가는 정소의 최종 통과는 도대의 재형성과 테스토스테론에 의존한다.

생후 발달

신생아기 동안 단기적인 안드로겐 생성의 급등을 제외하고, 레이디히세포는 퇴행하고, 정소기능은 정지시기에 들어간다. 그 이상의 남성 생식기도 발달은 사춘기의 시작과 레이디히세포의 재출현 때까지 정지된다. 사춘기에 증가된 테스토스테론의 생성은 음경과 음낭의 성장을 촉진하고 음낭피부 내 주름 접힘의 깊이뿐만 아니라 생식기의 색소침착을 증가시킨다. 전립선, 정낭 및 부고환의 추가적인 성장 또한 이 시기에 일어난다. 비록 부고환과 정낭의 분화는 초기 태아시기 동안 디히드로테스토스테론과 독립적이지만, 이후 5α 환원효소 유형 II의 획득은 이러한 더 활성적인 안드로겐을 사춘기동안 성장과 분비활동을 촉진하는 우세한 유형으로 만든다. 사춘기에 FSH는 세르톨리세포에 의한 일시적인 돌발증식을 자극하며 성숙한 정소에서 그들의 기능적 통합을 유지한다. FSH의 반응으로 세르톨리세포는 액체를 분비하기 시작하여 정삭 내의 강을 개방하여 세정관으로 전환한다.

앞서 말한 정보에 대한 일부의 중요성은 열두 살의 음경(penis at twelve)으로 서술되어 왔던 또 다른 흥미로운 유전질환에 의해 강조된다. 영향을 받은 사람은 5α 환원효소 유형 II를 암호화 하는 유전자 내 결손 또는 불활성 돌연변이를 가짐에 따라, 생식결절의 파생조직 내에서 테스토스테론을 5α 디히드로테스토스테론으로 전환할 수 없다. 비록 정소와 볼프관 파생조직은 정상적으로 발달하지만, 전립선은 결여되고 출생 때 외부생식기는 모호하거나 지나치게 여성적이다. 영향을 받은 아이들은 초기에 여성으로 양육된다. 사춘기의 시작과 함께 테스토스테론 생성은 현저히 증가한다. 테스토스테론은 간과 피부에서 5α 환원효소 유형 I에 의해 5α 디히드로테스토스테론으로 전환되며 혈장으로 방출된다. 비록 10년 혹은 그 이상 지연되지만, 발육부전 음경은 이 자극으로 인하여 다시 성장하게 된다.

성 분화의 이상

성 분화의 이상은 정상적인 성분화에 중요한 유전자 내의 불활성 돌연변이로부터 초래된다. 이미 진술되었듯이 기능적인 정소가 없을 때 XX 또는 XY 염색체를 갖는 배아에서 여성 표현형이 발달한다. 성선의 분화에 중요한 전사조절인자를 암호화 하는 유전자 내의 돌연변이는, XY 유전형과 생식선의 발생장애가 사춘기 또는 어떤 경우에는 불임에 대한 임상적 정밀검사 때까지 분명하지 않은, 외견상으로는 정상적인 여자아이의 출생을 초래한다. 단 한 개의 X 염색체를 갖는 개인에서 원시난포는 보통 출생 전 퇴화한다. AMF 또는 그의 수용체 내의 돌연변이는 그렇지 않으면 정상적인 남성에서 뮐러관 파생조직의 존속을 초래한다. 볼프관 발달은 안드로겐의 자극을 필요로 하고, AMF 분비는 뮐러관의 퇴행을 유도하기 때문에, P450c17, LH 수용체 또는 안드로겐 수용체의 불활성 돌연변이는 볼프 및 뮐러관 파생조직 모두와 여성 외부생식기의 전적인 결손을 초래한다. 마지막으로 우리가 보아왔던 것처럼, 5α 탈수소효소 II가 결핍된 남자아이는 남성 생식기의 성장과 발달을 유도하기에 충분한 5α 디히드로테스토스테론이 생성될 수 있는 사춘기까지 전립선이 모호하거나 여성적인 외부생식기를 제외하고 내부생식기는 정상적으로 발달할 것이다. 이러한 현상은 그림 12.13에 요약되어 있다.

제 4장에서 지적되었듯이, 성 발달의 이상은 또한 21 탄소 부신 스테로이드의 합성에 대한 결함으로부터도 초래될 수 있다. 그 결과 초래되는 부신 안드로겐의 과잉생성은 여자아기의 외부생식기를 남성화 할 수 있으며 남자유아에서 생식기의 과잉발달을 유발할 수 있다.

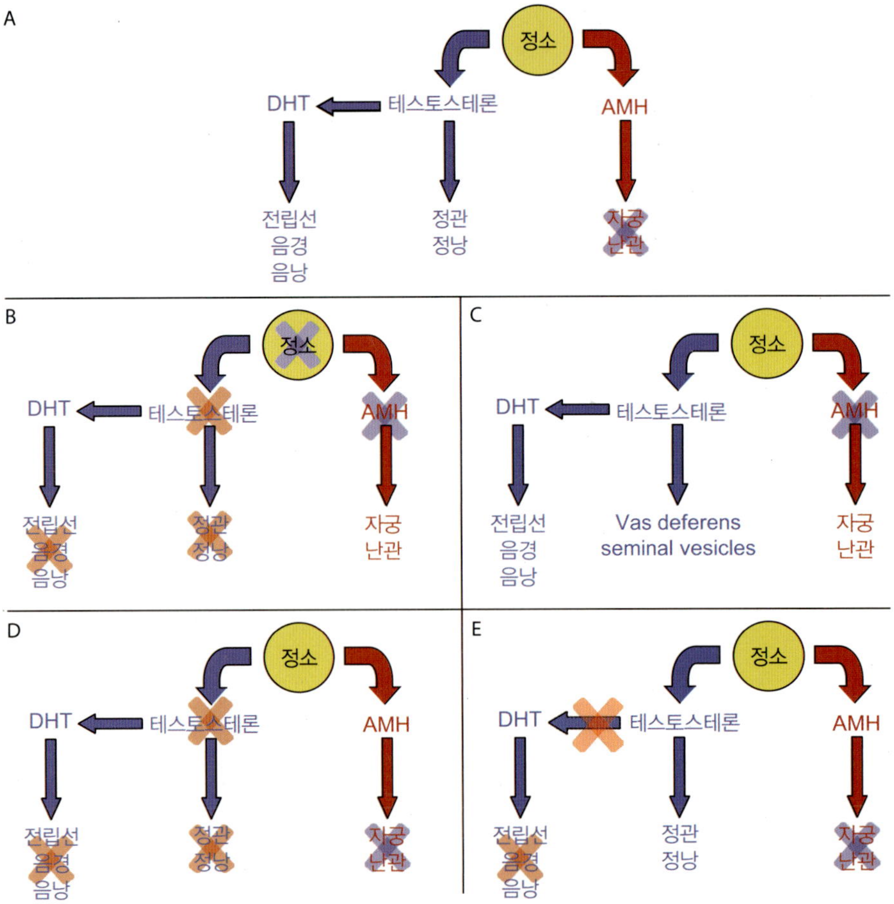

그림 12.13 단일 유전자 돌연변이로 인한 남성 성 발달의 이상. **A. AMH** (antimüllerian hormone), 테스토스테론 및 **DHT**(5α-dihydrotestosterone)의 정상적인 생성은 여성 내부기관의 퇴행과 내부 및 외부 남성기관의 발달을 초래한다. **B. SRY**(sex-determing region of the Y chromosome)의 결여 또는 결함은 난소 무발생 또는 정상적인 여성의 내부 및 외부 생식기의 발달 그리고 모든 남성 특징의 결여를 초래한다. **C.** AMH의 결여는 여성기관의 존재가 음낭으로의 정상적인 정소하강을 방해하는 어떤 경우를 제외하고, 남성과 여성 모두의 내부생식기와 정상적인 남성 외부생식기의 발달을 초래한다. **D.** 17α 히드록실라아제 또는 안드로겐 수용체의 결손은 내부의 남성 또는 여성 생식기도가 없고 여성의 외부생식기를 가진 개인을 초래한다. **E.** 5α 탈수소효소 II의 결손은 전립선을 제외하고 정상적인 남성 외부기관의 발달과 여성 내부성기관의 정상적인 퇴행을 초래한다. 외부기관은 지나치게 여성적이거나 모호하다.

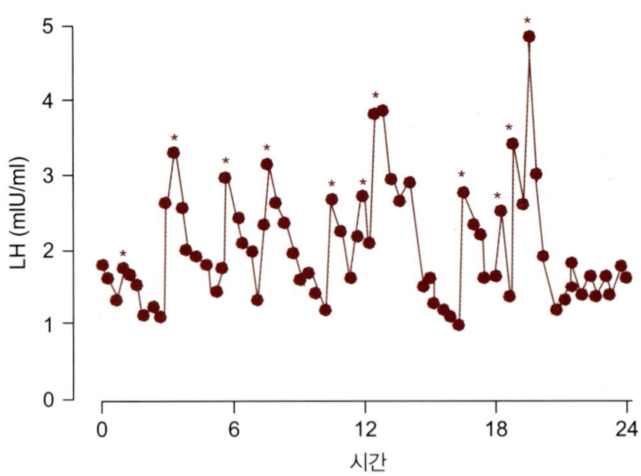

그림 12.14 정상적인 36세 한 남성에서 관찰된 LH분비 양상. * = 통계적으로 유의한 구별된 펄스. (From Crowley, W.F. Jr. (1985) In Current Topics in Endocrinology and Metabolism, Krieger, D.T. and Bardin, C.W., eds., 157. Marcel Decker, New York.)

정소기능의 조절

정소기능은, 우리가 보아왔던 것처럼, 두 가지 뇌하수체 호르몬인 FSH와 LH에 의한 자극에 의존한다. 이들이 없으면, 정소는 정자발생과 스테로이드생성 능력을 잃고, 위축되거나 성숙되지 못한다. 뇌하수체에 의한 이러한 호르몬의 분비는 뇌하수체 문맥혈관을 거쳐 뇌하수체에 도달하는 GnRH의 분비를 통하여 중추신경계에 의해 유도된다(제 2장 참조). 시상하부에 대한 혈관연결로부터 뇌하수체의 분리는 생식선자극호르몬 분비의 완전한 정지와 정소의 위축을 초래한다. 중추신경계와 뇌하수체는 각 정소기능(스테로이드합성 및 배우자생성)과 관련된 신호에 의해 정소의 활동을 계속 통고받으며, 정소로부터의 신호는 음성 되먹임에 의한 억제적 신호이다. 거세는 FSH와 LH 모두의 분비에 있어서 즉각적인 증가를 초래한다. 중추신경계는 또한 내부 및 외부환경으로부터 다른 정보를 수용하고 통합하며 그에 따라 GnRH 분비를 수정한다.

생식선자극호르몬방출호르몬과 시상하부 펄스발생기

생식선자극호르몬방출호르몬(Gonadotropin-releasing hormone;

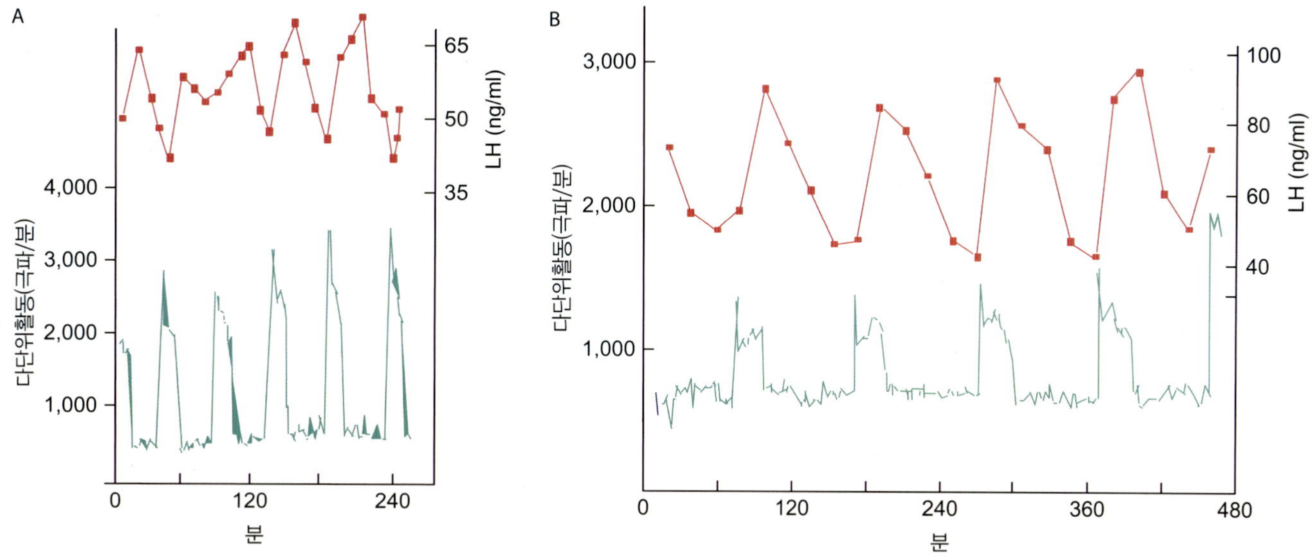

그림 12.15 영구적으로 전극이 이식된 원숭이의 의식상태**(A)**와 마취된 상태**(B)**에서 원숭이의 궁상핵 내 다단위활동(MUA) 기록. 말초혈액 내 LH의 동시 측정값은 상부 추적기록에 나타나 있다. (From Wilson, R.C., Kesner, J.S., Kaufman, J.N. et al. (1984) Central electrophysiologic correlates of pulsatile luteinizing hormone secretion in the rhesus monkey. Neuroendocrinology **39**: 256.)

GnRH)은 세포체가 내측기저 시상하부 내의 궁상핵에 주로 위치하고 축삭이 뇌하수체 문맥모세혈관 근처의 정중융기에서 끝나는 약 2,000개의 산재성 신경세포망에 의해 생성되는 하나의 10 아미노산 펩티드이다. GnRH 분비 신경세포는 또한 뇌의 다른 부위로 뻗어 나와 일부 측면의 성 행동을 매개할 수 있다. GnRH는 약 매 시간 일회로부터 3시간 또는 그 이상마다 일회씩 이르는 규칙적인 간격의 독특한 펄스로 뇌하수체 문맥순환에 방출된다. 각 펄스는 단지 몇 분 지속되며 분비된 GnRH는 약 4분의 반감기로 신속히 사라진다. 뇌하수체 문맥혈은 접근하기 어렵고 말초혈액에서의 그의 농도가 너무 낮아 심지어 가장 민감한 분석법으로도 측정하기 어렵기 때문에, GnRH 분비는 직접 감시하기 곤란하다. GnRH분비의 박동성은 말초혈액 내 LH 농도의 빈번한 측정결과로부터 유추되어 왔다(그림 12.14). LH의 반감기는 20~30분인 것에 반하여 FSH는 2~3시간이므로 FSH의 농도는 훨씬 덜 변동한다.

박동성 분비는 다수 신경세포의 동조적 발화를 필요로 한다. 따라서 이들 신경세포는 서로 및 하나의 공동 펄스발생기와 함께 신호소통이 되어야 한다. GnRH의 박동성 분비는 심지어 중추신경계의 나머지로부터 내측기저 시상하부의 실험적인 단절 후에도 계속되기 때문에, 펄스발생기는 시상하부의 이러한 작은 부위 내에 위치함이 틀림없다. 조직배양에서 유지된 신경세포에 의한 GnRH의 박동성 분비는 간헐적 분비가 GnRH 신경세포의 내재적인 성질임을 지적한다. 영구적으로 이식되는 전극으로 장착된 붉은털원숭이에서 밝힌 바와 같이 궁상핵 내의 전기적 활동과 혈중 LH농도 사이에 좋은 대응관계가 존재한다. 분비펄스의 빈도와 진폭 그리고 그에 상응하는 전기적 활동은 실험적으로 조정될 수 있으며(그림12.15) 생식선 스테로이드에 의해 생리적으로 그리고 아마도 중추신경계 내에서 처리되는 다른 정보에 의해 조절된다.

GnRH 분비의 박동성에 대한 중요성은 궁상핵이 파괴된 붉은털원숭이 내 번식기능의 연구에서 분명해졌다. LH와 FSH의 분비는 따라서 정지하였다. 시상하부 분비를 대체하기 위한 노력으로 GnRH가 연속적으로 주입되었을 때 생식선자극호르몬 분비가 회복되었지만 단지 짧은 기간뿐이었다. GnRH의 주입이 계속되어도 FSH와 LH 분비는 곧 감소하고 중단되었다. 단지 GnRH가 매 시간 몇 분 동안 간헐적으로 투여될 때에만 이러한 원숭이에서 정상적인 생식선자극호르몬 분비를 지속할 수 있었다. 이와 유사한 결과는 환자에서도 얻었다. GnRH가 결핍된 사람은 사춘기의 발달을 경험하지 못하며 성적으로 연소상태로 남는다. 2시간마다 간헐적인 펄스로 피부 아래 GnRH를 운반하는 펌프의 도움으로 GnRH 결핍을 치료하는 것은 사춘기 발달과 정상적인 생식기능을 유도한다. 뇌하수체에 계속적인 자극을 제공하는 지속성 GnRH 유사물질로 그들을 치료하는 것은 정상적인 기능을 회복시키는데 비효과적이다. 지속성 GnRH 유사물질을 이용한 치료는 뇌하수체를 탈감작시켜 생식선자극호르몬 분비를 차단한다. 이 요법은 조발 사춘기를 겪는 아이들의 조기 성적발달을 정지하기 위해 성공적으로 사용되어 왔다.

생식선자극세포에 대한 GnRH의 복잡한 작용을 설명하는 세포적 기전은 충분히 이해되지 않고 있다. GnRH 수용체는 $G\alpha_q$를 통하여 phospholipase C를 활성화 하는 7나선 구조의 G 단백질 연

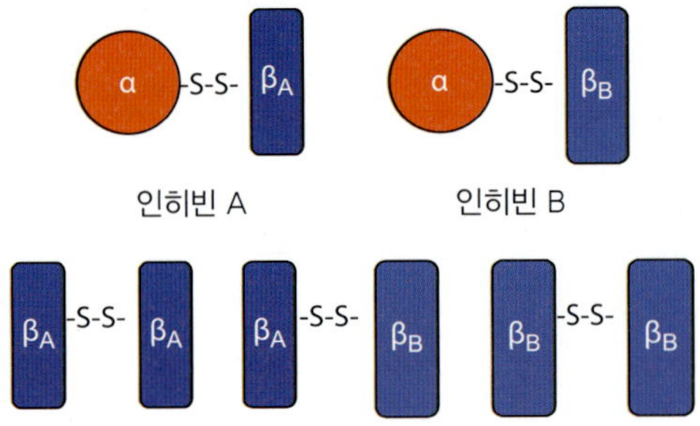

그림 12.16 액티빈과 인히빈은 세 가지 분리된 유전자산물이 이황화결합된 이량체들이다. 인히빈 B는 남성의 주요 순환형태이며, α 소단위체와 β 소단위체로 이루어져 있다. 액티빈은 두 β 소단위체로 이루어져 있다.

계 수용체이다(제 1장 참조). 그 결과 IP_3와 DAG의 형성은 세포내 칼슘의 동원과 protein kinase C의 활성화를 초래한다. FSH-β, LH-β 그리고 공통 α 소단위체에 대한 유전자의 전사는 증가된 세포질 칼슘과 활성경로가 이해되지 않은 다수의 단백질인산화효소에 의존한다. 생식선자극호르몬의 분비는 세포내 저장소로부터 칼슘을 동원하고 막 칼슘통로를 활성화 하여 성취되는 세포질 칼슘의 증가에 의존한다. GnRH에 대한 장기간의 끊임 없는 노출 후 생식선자극세포의 탈감작은 GnRH 수용체의 하향조절, 분비와 연관된 칼슘통로의 하향조절 그리고 방출 가능한 생식선자극호르몬의 저장저류 감소 등의 복합적인 효과로부터 초래되는 것으로 보인다.

음성 되먹임 조절인자

FSH와 LH는 분비 활동이 일정한 사상하부 호르몬인 GnRH에 의해 자극되는 동일한 뇌하수체 세포에서 유래한다. 그럼에도 불구하고 FSH와 LH의 분비는 두 생식선자극호르몬의 개별적인 기능과 관련된 음성 되먹임 신호에 의해 독립적으로 조절된다. 비록 거세 후 FSH와 LH 모두 분비가 증가하지만 생리적 양의 테스토스테론이 투여될 경우 단지 LH만 정상으로 회복된다. 음낭으로의 정소하강 실패(잠복고환)는 레이디히세포에는 영향을 주지 않고 생식상피의 파괴를 초래할 수 있다. 이러한 상태에서 테스토스테론과 LH의 혈중농도는 정상이지만, FSH는 상승된다. 따라서 LH에 반응하여 분비되는 테스토스테론은 LH의 되먹임 조절자로 그리고 따라서 자체의 분비 조절자로 작용한다. 이러한 사유에 의해, 우리는 FSH에 의해 자극되는 정자형성은 배우자(gamete)생산을 반영하는 물질의 분비와 관련될 수 있다는 사실을 예상할 수 있다. 실제로, FSH는 세르톨리세포를 자극하여 FSH의 되먹임 억제인자로 작용하는 인히빈이라는 하나의 당단백질을 합성하고 분비한다.

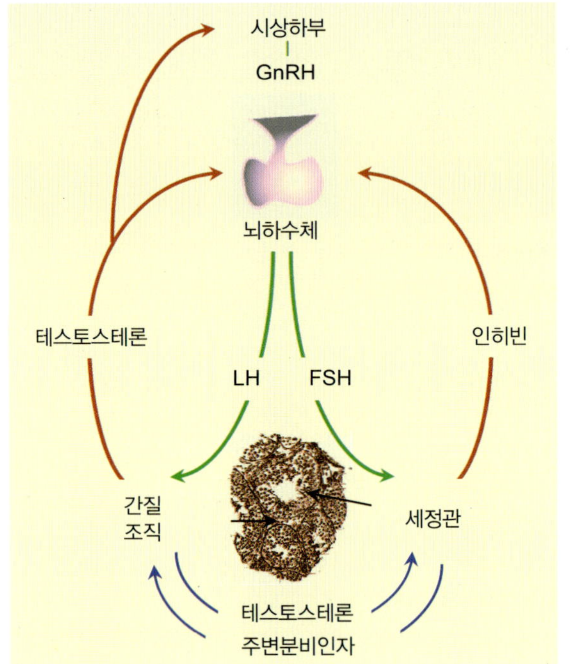

그림 12.17 정소기능의 음성 되먹임 조절. 초록색 화살표 = 자극. 붉은색 화살표 = 억제. 푸른색 화살표 = 교차대화.

인히빈과 테스토스테론

돼지 난소의 난포액으로부터 처음 정제된 인히빈(inhibin)은 α 소단위체와 두 유형의 β 소단위체인 $β_A$ 또는 $β_B$ 중 하나로 이루어진 하나의 이황화결합으로 연결된 이형이합체(heterodimer)이다(그림 12.16). 사람정소에 의해 분비되는 생리적으로 중요한 유형의 인히빈은 인히빈 B로 불리는 $αβ_B$ 이량체이다. 이의 혈장농도는 기능적인 세르톨리세포의 수와 정자형성을 반영한다. 인히빈 A와 인히빈 B 모두 난소에 의해 생성된다(제 13장 참조). 대체형 β 소단위체의 중요성 또는 언제 각 유형이 생성되는지를 결정하는 인자들에 관해서는 거의 알려지지 않고 있다. 이 세 가지 소단위체들은 독립된 유전자에 의해 암호화 되며 아마도 독립적으로 조절된다. 그들은 AMH와 TGFβ를 포함하는 동일한 성장인자군의 구성원들이다.

추가적인 흥미로운 점은 두 β 소단위들체로만 형성된 이량체는 αβ 이량체의 효과와 반대의 효과를 생성하고, 조직배양에서 유지된 생식선자극세포로부터 FSH 방출을 촉진한다는 사실이다. 이러한 화합물은 액티빈(activin)으로 불리며 정소와 많은 다른 조직들에서 주변분비 방식으로 기능한다. 비록 α 소단위체의 생성은 주로 남성과 여성의 생식선에 한정되지만, β 소단위체로 구성된 액티빈은 FSH 분비와 관련 없는 다양한 기능을 매개하는 다수의 성선외 조직에서 생성된다. 뇌하수체에서 생성되는 액티빈은 FSH 생성에 보조적인 역할을 하는 것으로 여겨진다. 뇌하수체, 난소 및 다른 조직들은 또한 액티빈에 결합하여 그들의 작용을 차단하는 폴리스타틴(follistatin)으로 불리는 하나의 무관한 단백질을 생성한다.

성인 남성에서 정소기능의 조절에 대한 현재의 이해와 가장 잘 맞는 되먹임 관계가 그림 12.17에 나타나 있다. 궁상핵에서 유래하는 GnRH의 펄스(pulse)는 뇌하수체 전엽에 의한 FSH와 LH 모두의 분비를 유발한다. FSH와 LH는 정소기능의 양성효과체이며 각각 인히빈과 테스토스테론의 방출을 촉진한다.

테스토스테론은 FSH의 작용을 강화하는 정소내 작용을 갖는다. 이는 또한 순환을 통해 시상하부로 가서, 주로 GnRH 펄스의 빈도를 느리게 하여 음성 되먹임 효과를 발휘한다. LH의 분비는 자극의 빈도와 함께 감소하기 때문에(제 13장의 그림 13.14 참조), GnRH 펄스빈도의 감소는 생식선자극세포에서 FSH에 대한 LH의 비율을 낮춘다. 거세된 원숭이에서 시상하부 펄스발생기는 시간당 일회신호를 방출하며 테스토스테론이 대체된 후에는 2시간마다 일회로 느려진다. 이 비율은 정상적인 남성에서 나타나는 것과 거의 같다. 거세에서의 더 높은 빈도는 방출빈도가 더 많은 생식선자극호르몬 분비를 자극하여 FSH와 LH 모두의 보다 높은 혈중 농도를 초래한다.

테스토스테론은 또한 GnRH에 대한 생식선자극세포의 감소하는 민감도로 인하여 각 펄스에서 분비되는 LH의 양을 감소시킴으로써, 뇌하수체 수준에서 그의 음성 되먹임 효과를 발휘한다. 충분히 높은 농도에서, 테스토스테론은 두 생식선자극호르몬의 분비를 차단할 수 있을 만큼 충분히 GnRH의 방출을 억제할 수 있다. 뇌하수체에 대한 테스토스테론의 음성 되먹임 효과는 대부분 생식선자극세포에 의한 에스트라디올로의 방향화에 의존한다. 방향화될 수 없는 디히드로테스토스테론은 되먹임효과를 거의 갖지 않으며, 방향화효소가 결핍된 남성은 비정상적으로 높은 농도로 순환하는 LH를 갖는다. 인히빈의 음성 되먹임 효과는 오로지 생식선자극세포에만 가해지는 것으로 여겨진다. 인히빈은 FSHβ 유전자의 전사를 감소시켜 GnRH에 반응한 FSH 분비를 감소시킨다. 일부의 증거는 인히빈이 또한 레이디히세포에 지엽적 효과를 발휘하여 테스토스테론 생성을 촉진할 수 있으며 따라서 시상하부의 GnRH 방출에 간접적으로 영향을 미칠 수 있다는 사실을 나타낸다.

사춘기전기

정소기능은 출생전기 초기에 정상적인 남성 표현형의 발달을 위해 매우 중요하다. 조절체계의 모든 요소들이 초기 배아에 존재한다. GnRH와 생식선자극호르몬은 테스토스테론이 볼프관 발달을 자극하기 시작할 때쯤에 탐지될 수 있다. 시상하부의 GnRH 펄스발생기와 음성 되먹임 조절은 신생아에서 기능을 한다. GnRH와 LH 펄스의 빈도와 진폭 모두 성인에서 관찰되는 것과 유사하다. 출생 후 약 6개월째 이후와 유년시기의 나머지 동안 GnRH 펄스발생기는 억제되고 생식선자극호르몬 분비량은 낮다. GnRH 펄스의 진폭과 빈도는 저하되지만 사라지지는 않으며, GnRH에 대한 생식선자극세포의 반응도는 감소한다. 그러나 생식선자극호르몬의 혈중농도가 사춘전기의 환자에서 생식선절제술 후 증가하며 생식선호르몬 투여와 함께 떨어지기 때문에 음성 되먹임 조절은 계속 작동되고 있음이 분명하다.

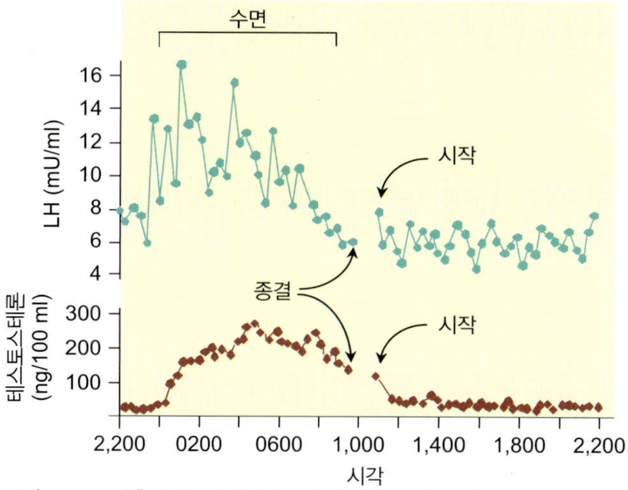

그림 12.18 사춘기의 14세 남자아이에서 20분마다 측정된 혈장 LH와 테스토스테론은 GnRH의 야간 박동분비를 나타낸다. (From Boyer, R.M., Rosenfeld, R.S., Kapen, S. et al. (1974) Simultaneous augmented secretion of luteinizing hormone and testosterone during sleep. J. Clin. Invest. **54**: 609.)

이러한 체계가 되먹임 억제에 민감하긴 하지만, 펄스발생기의 억제는 단순히 되먹임 억제에 대한 기준점의 변화로서 설명될 수 없다. 생식선자극호르몬의 혈장 농도는 정소가 발달하지 못하여 테스토스테론이 결핍된 청소년 환자들에서 높지만, 이러한 환자들이 사춘기가 정상적으로 일어날 나이에 도달할 때는 심지어 더 높이 올라간다. 따라서 중추신경계에 의해 부과된 GnRH 펄스발생기의 제한은 사춘기의 시작 때 줄어든다.

사춘기

사춘기의 초기단계는 수면동안 고진폭 LH 펄스가 출현한다는 특징이 있다(그림 12.18). 혈장 내 테스토스테론 농도는 생식선자극호르몬을 따르며, 뚜렷한 밤낮 양상이 존재한다. 사춘기가 진행되면서, 고진폭 펄스는 약 두 시간마다 한 번의 성인빈도로 주간 내내 분포된다. GnRH에 대한 뇌하수체의 민감도는 아마도 생식선자극세포에 대한 GnRH의 자기시발효과의 결과로 사춘기동안 증가한다. GnRH는 생식선자극세포 표면 위에 그 수용체의 수와 생식선자극세포 내 방출 가능한 FSH와 LH의 양 모두를 증가시킨다.

유년기에 GnRH 펄스발생기의 억제에 대한 근본적인 신경기전은 이해되지 않고 있다. NPY(신경펩티드 Y)와 GABA(γ-아미노부티르산)를 분비하는 신경세포로부터의 증가하는 억제입력이 관찰되었지만, 그러한 입력을 생성하거나 종결하는 어떤 인자도 이해하지 못하고 있다. 최근 사춘기를 겪지 못하는 저생식선자극호르몬성 생식선저하증을 지닌 일부의 환자들이 GPR54로 불리는 하나의 G 단백질 연계 수용체에 대한 유전자에 돌연변이를 보유하고 있음이 발견되었다. 이 수용체에 대한 리간드는 종양전이에 대한 하나의 억제 가능인자로서 앞서 연구되어 왔던 키스펩틴(kisspeptin)으로 불리는 54 아미노산 펩티드로 밝혀졌다. 키스펩틴은 궁상핵 내의 신경세포에서 다량으로 발현되며, 이의 수용체는 GnRH 신경세포에서 발현된다. 키스펩틴 분비 신경세포는 GnRH 신경세포에 대한 양성입력을 제공하며 이러한 신경세포의 활성화에 의해 GnRH 펄스발생기가 일깨워지며 지속된다고 여겨진다. 키스펩틴 신경세포는 또한 생식선 스테로이드의 음성 되먹임 효과에 대한 표적이 될 가능성이 높다. 그러나 이러한 신경세포의 각성으로 이끄는 인자들은 이해되지 못하고 있다.

분명히, 생식능력의 시작은 대사인자와 신체적 크기의 달성에 의해 영향을 받으며 이들과 조화되어야 한다. 이러한 점에서, 우리가 살펴본 것처럼(제 11장 참조), 사춘기는 성장과 친밀히 관련된다. 특히 여자 아이에서 사춘기의 시작은 신체 지방저장의 충분함과 오랫동안 연관되어 왔으며, 충분한 렙틴의 순환농도(제 8장 참조)가 사춘기의 시작을 가능하게 하는 것으로 여겨진다. 그럼에도 불구하고 우리는 어떻게 유전적, 발달적 그리고 영양적 인자들이 통합되어 생식발달과 기능을 위한 준비가 됨을 신호하는지 그리고 어떻게 그러한 준비가 키스펩틴 신경세포에 전달되는지 여전히 이해하지 못하고 있다.

추천 문헌들

Comprehensive coverage of all the topics covered in this chapter and related topics can be found In Neill, J.D., ed. *Knobil and Neill's Physiology of Reproduction*, (2006) 3rd ed. Academic Press, San Diego.

Crowley, Jr. W.F., Whitcomb, R.W., Jameson, J.L., Weiss, J., Finkelstein, J.S., and O'Dea, L.S.L. (1991) Neuroendocrine control of human reproduction in the male. *Recent Prog. Horm. Res.* **47**: 349–387.

DiNapoli, L. and Capel, B. (2008) SRY and the standoff in sex determination. *Mol. Endocrinol.* **22**: 1–9.

George, F.W. and Wilson, J.D. (1986) Hormonal control of sexual development. *Vitamins Horm.* **43**: 145–196.

Harley, V.R., Clarkson, M.J., and Argentaro, A. (2003) The molecular action and regulation of the testis-determining factors, SRY (sex-determining region on the Y chromosome) and SOX9 [SRY-related high-mobility group (HMG) Box 9]. *Endocr. Rev.* **24**: 466–487.

Hayes, F.J., Hall, J.E., Boepple, P.A., and Crowley, Jr. W.F. (1998) Clinical review 96: Differential control of gonadotropin secretion in the human: Endocrine role of inhibin. *J. Clin. Endocrinol. Metab.* **83**: 1835–1841.

Huhtaniemi, I. (2000) Mutations of gonadotrophin and gonadotrophin receptor genes: What do they teach us about reproductive physiology? *J. Repro. Fertil.* **119**: 173–186.

Kauffman, A.S., Clifton, D.K., and Steiner, R.A. (2007) Emerging ideas about kisspeptin-GPR54 signaling in the neuroendocrine regulation of reproduction. *Trends Neurosci.* **30**: 504–511.

Mooradian, A.D., Morley, J.E., and Korenman, S.G. (1987) Biological Actions of Androgens. *Endocr. Rev.* **8**: 1–28.

Mruk, D.D. and Cheng, C.Y. (2004) Sertoli-Sertoli and Sertoli-germ cell interactions and their significance in germ cell movement in the seminiferous epithelium during spermatogenesis. *Endocr. Rev.* **25**: 747–806.

Naor, Z., Harris, D., and Shacham, S. (1998) Mechanism of GnRH receptor signaling: Combinatorial cross-talk of Ca^{2+} and protein kinase C. *Front. Neuroendocrinol.* **19**: 1–19.

Payne, A.H. and Youngblood, G.L. (1995) Regulation of expression of steroidogenic enzymes in Leydig cells. *Biol. Reprod.* **52**: 217–225.

Plant, T.M. and Marshall, G.R. (2001) The functional significance of FSH in spermatogenesis and control of its secretion in male primates. *Endocr. Rev.* **22**: 764–786.

Popa, S.M., Clifton, D.K., and Steiner, R.A. (2007) The role of kisspeptins and GPR54 in the neuroendocrine regulation of reproduction. *Ann. Rev. Physiol.* **69**.

Rosner, W., Hryb, D.J., Khan, M.S., Nakhla, A.M., and Romas, N.A. (1999) Sex hormone-binding globulin mediates steroid hormone signal transduction at the plasma membrane. *J. Steroid Biochem. Mol. Biol.* **69**: 481–485.

Teixeira, J., Maheswaran, S., and Donahoe, P.K. (2001) Müllerian inhibiting substance: An instructive developmental hormone with diagnostic and possible therapeutic applications. *Endocr. Rev.* **22**: 657–674.

Wilhelm, D., Palmer, S., and Koopman (2007) Sex determination and gonadal development in mammals. *Physiol. Rev.* **87**: 1–28.

Wilson, J.D. (1988) Androgen abuse by athletes. *Endocr. Rev.* **9**: 181–199.

Wilson, J.D., Griffin, J.E., and Russell, D.W. (1993) Steroid 5α-reductase 2 deficiency. *Endocr. Rev.* **14**: 577–593.

Ying, S.-Y. (1988) Inhibins, activins, and folliculostatins: Gonadal proteins modulating the secretion of follicle-stimulating hormone. *Endocr. Rev.* **9**: 267–293.

13

CHAPTER

여성 생식의 호르몬 조절: 월경주기

난소는 난자를 생산하고 생식기능을 돕는 호르몬들을 생산하는 두 가지 기능을 담당한다. 줄기세포로부터 많은 수의 생식세포가 지속적으로 생성되는 남성과 달리, 여성은 한 달에 한번 씩 주기적으로 반복되는 과정을 통해 이미 형성된 제한된 자원으로부터 한 번에 하나의 생식세포만을 방출한다. 각 주기는 난자가 발달하는데 필요한 시간, 수정란을 받아들이기 위하여 생식도관이 준비되는데 필요한 시간, 그리고 이 난자가 수정되고 임신이 성립되기 위한 시간들이 포함되어 있다. 만약 난소가 배아 발달이 시작되었다는 신호를 받지 못한다면 생식세포의 성숙과정은 다시 시작된다.

주요 난소호르몬들은 스테로이드계의 에스트라디올(estradiol) 및 프로게스테론(progesterone) 그리고 펩티드계의 인히빈(inhibin)이며, 이들은 난소, 뇌하수체, 생식도관에서 일어나는 일련의 주기적인 현상들을 관장한다. 난자가 난포에서 발달함에 따라 에스트라디올은 정자를 받아들이는 생식도관 구조의 성장을 자극하고 수정을 촉진하며, 궁극적으로 발달단계에 있는 배아를 수용한다. 에스트라디올은 발달단계에 있는 난포에서 생성되는 다양한 펩티드 성장인자들과 함께 난포에 작용하여 과립막세포의 증식과 분비 기능을 촉진하여, 결국 에스트라디올 자신의 생산을 증진한다. 프로게스테론은 난자가 배출된 후에 난포로부터 발달된 황체에 의하여 생성된다. 프로게스테론은 성공적인 착상과 배아 성장을 할 수 있도록 자궁을 준비시키기 때문에 임신 유지를 위해서 절대적으로 필요하다.

난소의 기능은 뇌하수체 생식선자극호르몬들인 난포자극호르몬(FSH)과 황체형성호르몬(LH)에 의하여 유도되며, 이 호르몬들은 난소 스테로이드 생산, 난포 성장, 배란, 황체 발달을 촉진한다. 이 호르몬들의 분비는 생식선자극호르몬방출호르몬(GnRH)을 통해 시상하부로부터 들어오는 흥분성 입력신호와 난소의 스테로이드계나 펩티드계 호르몬으로부터 들어오는 복합적인 억제성 및 흥분성 입력신호에 영향을 받는다.

여성 생식도관

난소

성인 여성의 난소는 가장 긴 부분의 직경이 약 5cm 정도 되는 한 쌍의 납작한 타원체 구조이다. 난소는 복강의 골반부 내에서 난소간막(mesovaria)이라는 복막주름에 의하여 자궁의 양쪽으로부터 퍼져있는 넓은 인대에 부착되어 있다. 난소의 생식세포와 호르몬의 생산기능들은 외층 또는 피층 부위에서 이루어진다. 여성 생식세포의 전구체인 난모세포가 저장되고 난자로 성장하는 장소는 난소의 피질 내부이다. 난소의 기능적 단위는 난포(ovarian follicle)이며, 이것은 난포를 피질의 기질로부터 분리하는 기저막인 기저판(basal lamina) 안에 있는 과립세포(granulosa cells) 층에

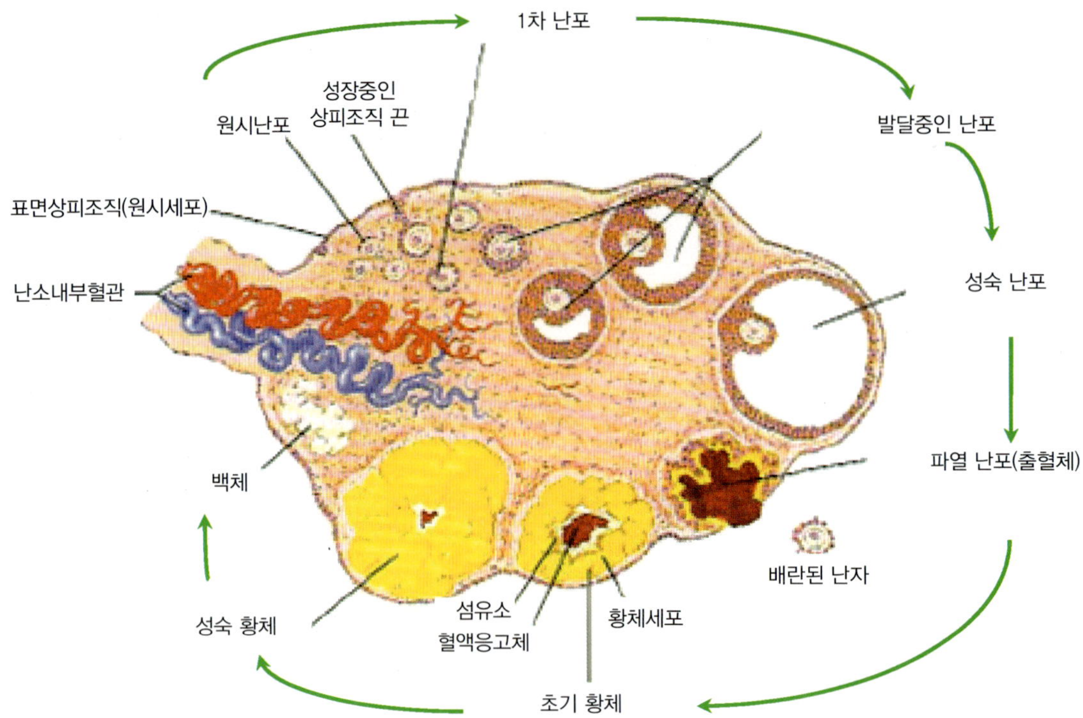

그림 13.1 사람 난소에서의 난포와 황체의 단계별 발달과정. (From Netter, F.H. (1997) Atlas of Human Anatomy, 2nd ed., plate 349. Novartis, Hanover, NJ.)

의해 둘러 싸여진 하나의 난모세포로 구성되어 있다. 휴지기가 끝나면, 난포는 난포막(theca folliculi)이라는 특화된 세포층으로 둘러 싸이게 된다. 여러 발달단계 과정에 있는 난포들이 성숙한 난자가 배란될 때 형성하는 구조와 함께 성숙한 난소의 피질에서 발견된다. 난자가 발달하고 황체가 형성되는 난포 또한 난소호르몬을 생산한다. 난소의 안쪽 부분인 수질은 주로 자궁과 난소 동맥들이 합쳐서 형성된 혈관요소들로 구성되어 있다. 많은 무수초성 신경섬유들 또한 혈관과 함께 수질로 들어간다(그림 13.1).

난포형성

매일 수억 개의 정자를 생산하는 고환과는 달리, 난소는 보통 하나의 성숙된 난자를 한 달에 한 번 생산한다. 정소는 이와 같은 정자 생산율을 유지하기 위하여 생식가능기간 동안 생식세포 전구물질 자원을 지속적으로 갱신하여야 하는 반면, 난소는 여성의 생식가능기간인 40년 동안 원래 지니고 있던 원시난모세포로부터 대략 400개의 성숙한 난자를 생산한다. 난소기능의 전형적인 특징인 배란이 28일 주기로 일어나긴 하지만, 유년기나 성인 여성의 가임기간 동안 무작위로 난소를 조사한 결과 다양한 발달단계에 있는 여러 난포들이 지속적인 활성을 갖는 것이 밝혀졌다.

난포형성은 태아기에 시작한다. 원시생식세포는 체세포분열에 의해 증식하며, 수정 후 11~12주 사이에 1차 난모세포로 분화를 시작하여 감수분열에 들어간다. 1차 난모세포는 배란시기에 감수분열이 재개될 때까지 제 1 감수분열의 전기에 머물러 있으며 수정 시 2차 극핵이 배출될 때까지 지속되는데, 몇몇 난모세포들은 이런 상태가 40년 이상 지속되기도 한다. 태아기 20주 정도에는 원시난포를 형성할 수 있는 600만~700만 개의 난모세포가 존재하지만, 여성은 각 난소에 대략 30만~40만 개의 원시난포 만을 가지고 태어난다. 원시난포로 되지 못한 난모세포는 세포자멸사에 의해 제거되며, 상당수의 난모세포들 또한 폐쇄증(atresia)이라고 불리는 과정을 통해서 태아기 동안에 제거된다. 상당수의 원시난포는 수년 동안 휴지기 상태에 머물러 있는다. 몇몇의 난포들은 아직 밝혀지지 않은 인자에 의해 억제가 풀리거나 혹은 활성화되는 임의의 과정을 통해 발달단계에 들어가 배란을 향한 긴 여정을 시작하지만, 이중 상당수는 그 과정의 여러 단계에서 폐쇄되어 죽는다. 이 과정은 태아기 동안에 시작되어 모든 난포들이 소멸되는 시기인 50세 전후의 폐경기(menopause) 때까지 계속된다.

원시난포의 휴지기가 끝나면서 난모세포는 직경이 대략 20~100μm 크기로 자라며, 투명대(zona pellucida)라 불리는 세포외 점액성 다당류와 단백질 층이 그 주변에 형성된다(그림 13.2). 과립막세포의 모양은 편평형에서 입방형으로 변화한다. 이 과정에서 초기단계는 120일 이상이 소요되는 것으로 추정된다. 1차 난포의 성장은 중간엽 줄기세포들의 분화 및 이동과 함께 이루어져서

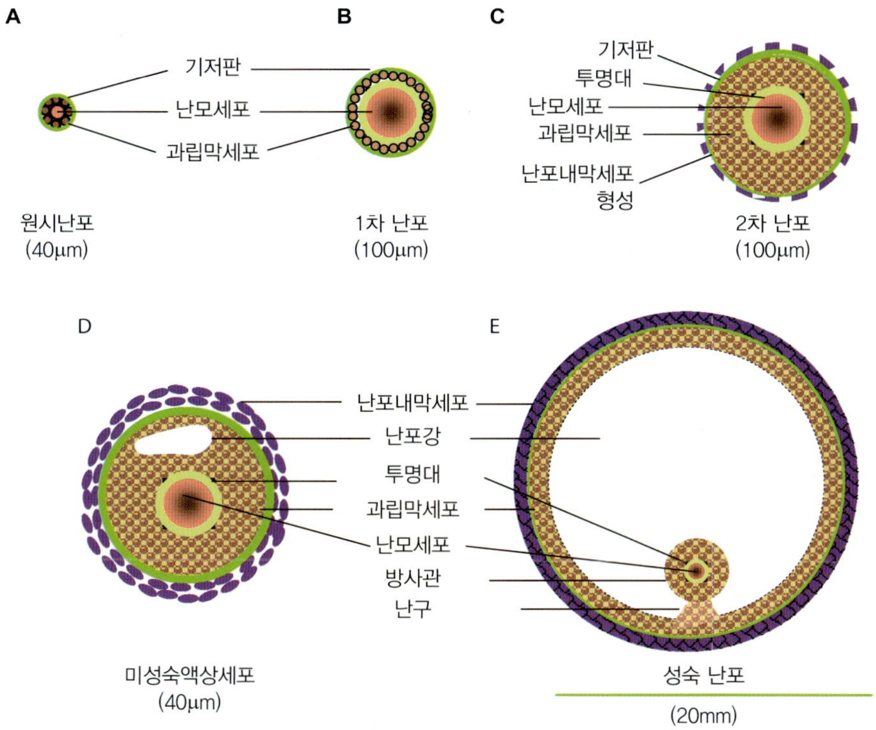

그림 13.2 난소 난포의 발달과정 **A.** 원시난포 **B.** 1차 난포. 난자는 최대 크기로 자라고, 과립막세포의 증식이 약간 일어난다. **C.** 2차 난포. 난포세포가 많이 증식하며, 난포내막세포가 분명하게 된다. **D.** 초기 미성숙액상세포. 과립막세포들은 지속적으로 증식하며, 난포막은 두꺼워지고, 소량의 유체가 보이기 시작한다. 난포는 이제 FSH에 대하여 예민하게 반응한다. **E.** 성숙된 배란전의 난포. 지속적으로 축적된 유체와 증식한 과립막세포들은 난포 직경을 약 20배 정도 증가시킨다. (Redrawn from Erickson, G.F. (1995) Endocrinology and Metabolism, 3rd ed., 973–1015. McGraw Hill, New York, with permission of the McGraw-Hill Companies.)

난포막(theca folliculi)을 형성한다. 난포막의 안쪽 층인 난포막 내층에는 스테로이드합성 세포들의 특징인 많은 양의 활면소포체를 갖는 분비세포들로 구성되어 있다. 난포막 외층(theca externa)은 주변 기질세포들의 재배열을 통해 형성된다. 이 시기에는 또한 밀집한 모세혈관망이 난포 주변에 발달한다. 난모세포는 저장된 영양소와 수정 시 활성화되어지는 mRNA 및 단백질 합성기관을 축적함으로써 성장을 완료한다. 난포가 지속적으로 자라면서, 과립막세포의 수는 증가하여 여러 층을 형성하기 시작한다. 가장 안쪽부위의 과립막세포는 투명대를 관통하여 세포막과 간극연접을 형성하는 세포과정을 통하여 난모세포와 밀접하게 접하게 된다. 과립막세포들 또한 서로 간극연접을 형성하여 난모세포에 영양분을 공급하는 영양세포로서 작용하는데, 난모세포는 기저판과 과립막세포에 의해 모세혈관과 직접 접촉하지 않고 분리되어 있다.

난포의 발달은 과립막세포의 더 많은 증식과 난포액의 점진적인 합성과 함께 지속된다. 난포액은 혈장으로부터 유래되며, 호르몬을 포함한 혈장단백질 그리고 과립막세포와 난자에서 분비되는 다양한 단백질 및 스테로이드를 함유하고 있다. 난포액의 축적으로 인하여 난포는 더 크게 확장되며, 액체로 가득찬 난포강을 중심부에 형성한다. 이 단계까지의 난포성장은 뇌하수체호르몬과는 독립적으로 이루어지지만, FSH(제 2장과 제 12장 참조)의 지원 없이 더 이상의 난포발달은 불가능하여 패쇄된다. 어떤 난포라도 아무 단계에서나 발달이 억제되어 폐쇄증의 퇴행성 변화를 겪을 수 있다. 폐쇄증은 사춘기 전 성장기에 들어가는 모든 난포들 그리고 사춘기 무렵에 잔존하는 20만~40만 개 난포의 99% 이상이 겪는 피할 수 없는 운명이다. 보기에 낭비적인 이러한 과정을 조절하는 생리학적 기작들은 정확히 알려져 있지 않다.

미성숙액상난포는 FSH의 영향 하에 임계크기에 도달할 때까지 대략 2달여 동안 서서히 발달을 계속한다. 배란 전 20일 경에 이러한 난포들 중 6~12개의 한 무리가 마지막 빠른 성장기에 들어가지만, 매 주기마다 보통 1개의 난포 만이 생존하여 배란되고, 다른 난포들은 패쇄되어 죽는다(그림 13.3). 생존한 난포는 다른 발달 중인 난포들의 사멸에 기여할 수 있기 때문에 우성난포라고 일컬어진다. 우성난포가 성숙하면서, 용해된 점액성 다당류의 부분적 가수분해에 의해 형성된 높은 교질삼투압에 반응하여 난포강의 난포액 양은 빠르게 증가한다. 성숙한 배란 전 난포는 직경이 20~30mm에 이르고, 복강 쪽으로 불룩 튀어나온다. 이때 배란 전 난포는 주변부에 여러 층으로 정렬된 약 6억 개의 과립막세포로 구성되어있다. 난자와 난자를 둘러싸고 있는 과립막세포층인 방사관(corona radiata)은 6ml 이상의 난포액에서 좁은 과립세포막세포 다리(난구, cumulus oophorus)에 의해 매달려 있다. 배란 시 난자의 반대쪽에 위치한 배란점(stigma)이라고 일컫는 난포벽 부위가 파열되고, 난자와 난자에 붙어있는 과립막세포들(난구복합체)은 한 움큼의 난포액에 포함되어 복강 안으로 밀려 나온다(그림 13.4).

배란 후 잔존하는 과립막세포와 난포막세포 및 약간의 기질

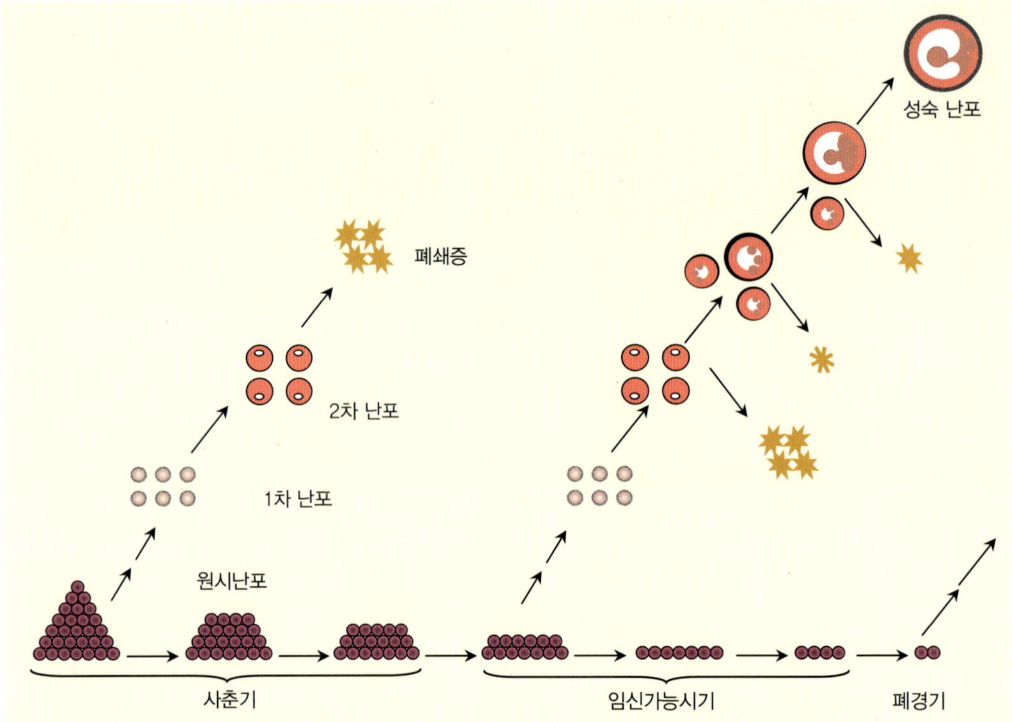

그림 13.3 여성 생애 단계별 난포발달. (Adapted from McGee, E.A. and Hsueh, A.J.W. (2000) Endocr. Rev. **21**: 200–214, with permission of the Endocrine Society.)

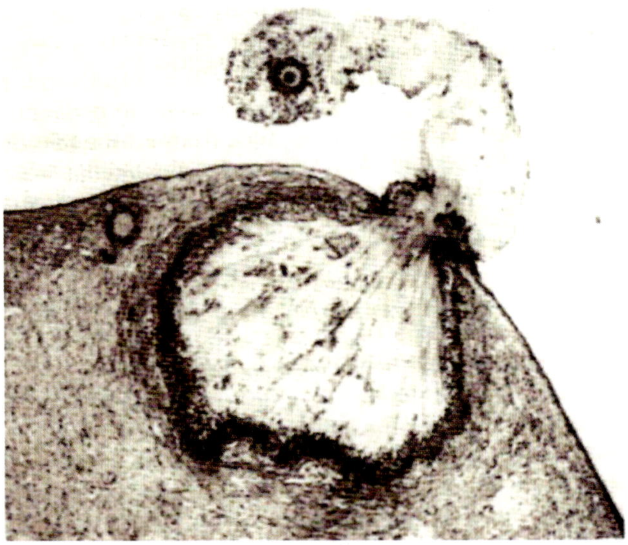

그림 13.4 토끼의 배란. 난괴가 밀려 나온 후에도 난포액, 과립막세포, 소량의 혈액, 세포 잔해물질들이 난포 밖으로 지속적으로 새어나온다. (From Hafez, E.S.E. and Blandau, R.J. (1969) Gamete transport–comparative aspects. In The Mammalian Oviduct, Hafez, E.S. E. and Blandau, R.J., eds. University of Chicago Press, Chicago.)

세포들이 난포 내에서 성장하고 분화하는데, 이 세포들은 황체(corpus luteum)라는 새로운 내분비구조를 형성하기 위하여 붕괴되었던 난포강을 채운다. 과립막세포와 난포막세포가 황체세포로 전환되는 일련의 과정을 황체형성(luteinization)이라 하며, 형태학적으로 지방질이 축적된 모습을 보인다. 황체형성은 또한 황체가 단위무게 당 가장 활발하게 모든 스테로이드를 생성하는 조직이 될 수 있게 하는 생화학적 변화도 수반한다. 황체는 잘 발달된 활면소포체를 포함하는 큰 다삭형세포들과 난포내막으로부터 유래되어졌다고 여겨지는 작은 스테로이드 분비세포들로 구성되어 있다. 황체의 대사에 필요한 물질들은 유창모세혈관으로부터 풍부하게 공급된다. 임신이 지속되지 않으면, 황체는 2주 후에 퇴화하여 난소의 표면에 상흔을 남긴다.

난관과 자궁

초기 배아시기 동안 발달하는 원시뮐러관은 원시동물에서는 난자가 외부로 방출되는 통로를 제공하는 도관체계를 형성한다(그림 13.5). 포유류에서 뮐러관은 난자의 수정과 배아의 발달을 위한 장소를 제공하도록 변화되었다. 암컷 배아에서 뮐러관은 항뮐러호르몬(제 12장 참조)의 파괴적인 영향을 받지 않으며, 대신 난관과 자궁 그리고 질의 윗부분으로 발달한다. 이러한 분화는 수컷 태아의 생식도관계 발달과는 달리 생식샘호르몬과 상관없이 일어난다.

한 쌍의 난관(follopian tubes; 수란관)은 난자를 자궁으로 운반하기 위한 일종의 관이다(제 14장 참조). 난관의 끝은 난소와 거의 닿아 있으며, 난관채(fimbriae)라고 불리우는 손가락모양의 돌기에

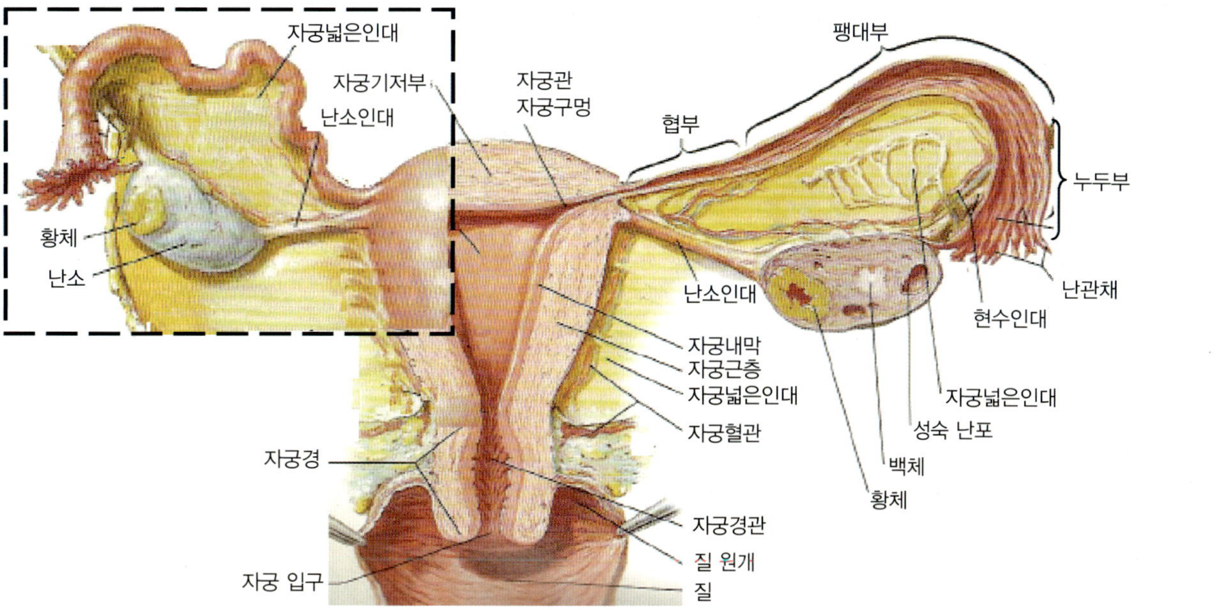

그림 13.5 자궁과 부속 여성생식구조. 사진의 오른쪽은 내부구조를 세분화하여 보여주며, 왼쪽의 삽입그림은 표면의 해부학적 모습이다. (Adapted from Netter, F.H. (1997) Atlas of Human Anatomy, 2nd ed., plate 346. Novartis, Hanover, NJ.)

둘러싸여 있는 깔대기 모양의 구멍인 누두부(infundibulum)를 가지고 있다. 난관에서 특히 누두부는 섬모세포들이 안쪽에 정렬되어 있는데, 그들의 일정한 움직임은 난자의 운반에 있어서 중요한 역할을 한다. 난관의 내막은 또한 접합자(수정란)가 3~4일 동안 자궁으로 이동하면서 필요한 영양분을 공급하는 분비세포들도 포함하고 있다. 난관벽은 세로와 원형으로 배열되어 있는 평활근 세포층을 포함하고 있다.

뮐러관의 말단부분은 융합되어 자궁으로 이어진다. 비 임산부의 자궁은 가장 긴 부분이 대략 6~7cm 되는 작은 배 모양의 구조이다. 자궁은 부분적으로 늘어나거나 혹은 부분적으로 성장에 의하여 거대하게 확장될 수 있어서, 임신말기에는 가장 긴 부분이 35cm 이상에 이를 수 있다. 자궁의 두꺼운 벽은 주로 평활근으로 구성되어 있어 자궁근층(myometrium)이라 불린다. 분비작용을 하는 상피내막을 자궁내막(endometrium)이라 일컬으며, 호르몬 환경의 변화에 따라 상피내막의 두께는 달라진다. 난관은 자궁 상부의 둥글게 생긴 끝부분과 연결되어 있다. 자궁의 꼬리끝부분은 자궁경(uterine cervix)이라 불리는 좁은 원통으로 좁아지며, 자궁경의 두꺼운 벽은 주로 콜라겐섬유가 풍부한 조밀결합조직과 약간의 평활근으로 구성되어 있다. 자궁경관은 점액을 생성하는 세포들로 내벽이 이루어져 있어서 보통 점액으로 채워져 있다. 자궁경은 질의 상층부에 동그랗게 튀어나와서 외부와 마지막 연결고리를 형성한다. 체외와 연결되는 질의 하층부는 배아의 비뇨생식굴로부터 형성된다.

난소호르몬

난소에서 분비되는 주요 호르몬들은 에스트로겐(에스트라디올 17β와 에스트론)과 프로게스테론이다. 이 호르몬들은 스테로이드이며, 그림 13.6에 묘사된 일련의 반응들에 의해 콜레스테롤로부터 형성된다. 그들의 생합성은 난소 주기의 현상들과 함께 복잡하게 일어나며, 다음 섹션에 기술되어 있다. 또한, 난소는 생물학적 활성을 지닌 여러 펩티드들을 생성하고, 그들의 대부분은 난소 내에서 측분비 성장인자로서 작용하는데, 적어도 인히빈과 릴랙신 두 가지 호르몬은 충부한 양이 생성되어 혈액에 들어가 멀리 떨어진 세포들에서 효과를 일으킨다.

에스트로겐(Estrogens)

배고프지 않을 때 먹고, 목마르지 않을 때 마시고, 그리고 일년 내내 성행위를 하는 인간과는 달리, 대부분의 척추동물은 암컷의 생식력이 최고에 달할 때에만 짝짓기를 한다. 이런 시기를 발정기(estrus)라고 부르며, 그리스어의 열정적 욕구를 의미하는 단어에서 유래되었다. 에스트로겐은 발정기를 촉진하는 합성물이며, 원래 암퇘지 난소의 난포액으로부터 분리되었다. 스테로이드를 분비하는 조직들의 특징은 호르몬이 분비세포 그 자체 내에는 거의 저장되지 않는다는 것이다. 에스트로겐은 알부민과 느슨하게 결합하고 테스토스테론-에스트로겐 결합글로불린(testosterone-estrogen-binding globulin; TeBG)과 단단히 결합하여 혈액 속에서 순환하는

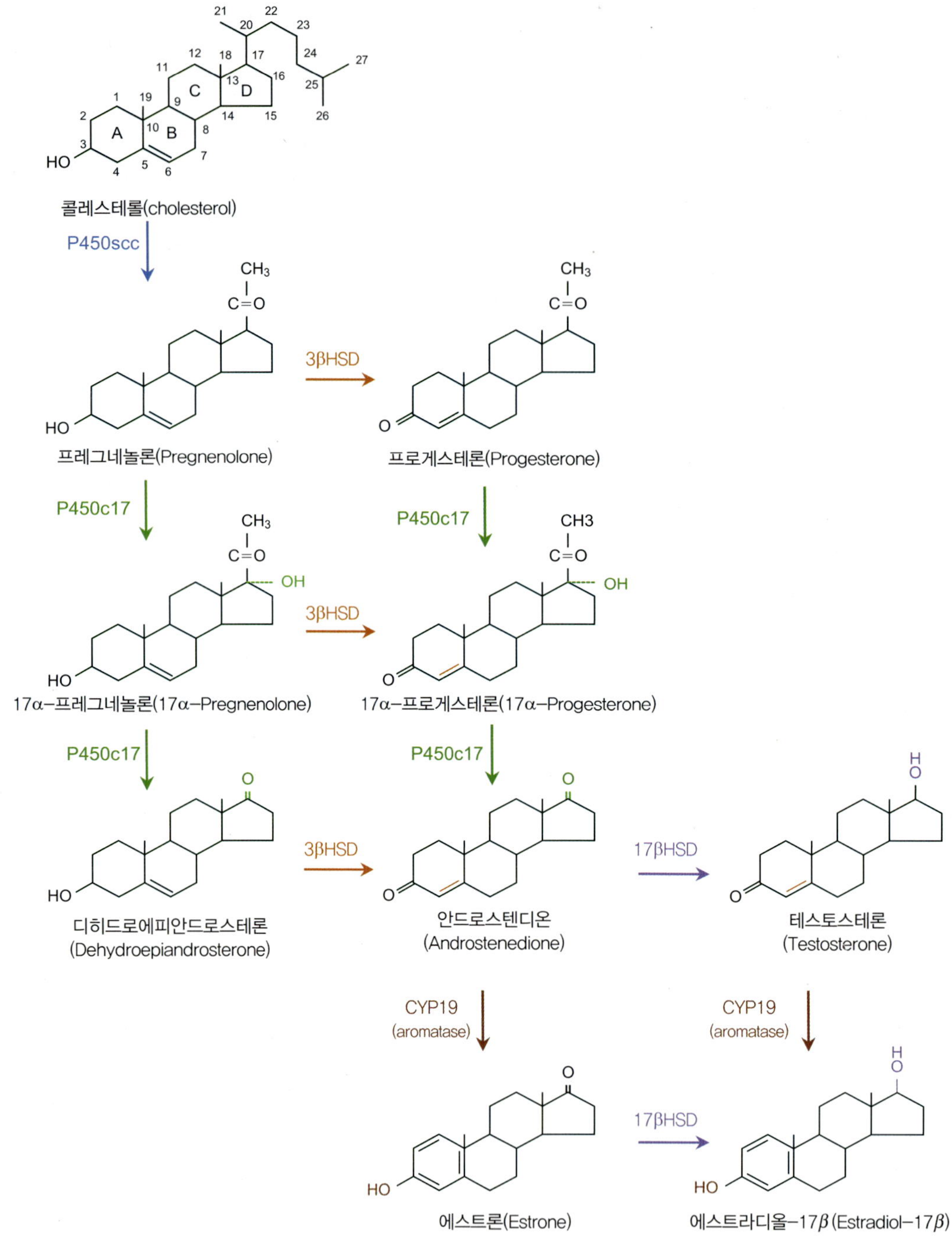

그림 13.6 난소호르몬의 생합성. 탄소 21번과 22번 사이의 콜레스테롤 측쇄의 절단으로 21 탄소 프로게스틴이 생성된다. P450c17 (17α 히드록시라아제)으로 촉매된 2단계 반응에 의해 탄소 20번과 21번이 제거되어 19 탄소 안드로겐계열이 생성된다. P450c19 (CYP19 방향화효소)에 의해 촉매되는 A고리의 방향화로 인하여 19번 탄소가 제거되면서 18 탄소 에스트로겐이 생성된다. **3βHSD** = 3β-hydroxysteroid dehydrogenase; **17βHSD** = l7β-hydroxysteroid dehydrogenase

데, TeBG는 성호르몬 결합글로불린(sex hormone-binding globulin; SHBG)이라고 부르기도 한다(제 12장 참조). 에스트라디올의 혈장 농도는 다른 생식선스테로이드에 비해 현저히 낮으며, 생식주기 동안 거의 20배 이상 차이를 보인다.

간은 에스트로겐이 대사적으로 파괴되는 주된 기관이다. 에스트라디올(estradiol)과 에스트론(estrone)은 간을 한번 거쳐감으로써 혈액에서 완전히 제거되며, 수산화 및 황산염과 글루쿠로니드(glucuronide)와의 결합에 의해 비활성화된다. 혈액 속에서 단백질과 결합한 에스트로겐의 절반 정도는 황산염 또는 글루쿠로니드와 결합한다. 비록 간이 담즙에 있는 결합된 에스트로겐 일부를 배출할지라도, 그것들은 내장에서 재흡수되어 전형적인 장간순환형태의 간문맥혈액에서 간장으로 되돌아온다. 신장은 에스트로겐 대사물질들의 주된 배설통로이다.

프로게스테론(Progesterone)

임신 또는 잉태(gestation)는 또 다른 난소 스테로이드호르몬인 프로게스테론(progesterone)을 필요로 한다. 임신하지 않은 여성에서는 프로게스테론 분비가 거의 황체세포에 국한되지만, 프로게스테론은 모든 스테로이드호르몬들의 합성에서 중간물질에 해당하므로 소량이 부신피질에서 나올 수도 있다. 약간의 프로게스테론 또한 배란 바로 직전에 과립막세포에 의해 생성되기도 한다. 프로게스테론의 생성비율은 광범위하게 변화한다. 그것의 혈액농도는 난소주기 초기의 배란 전 기간에는 전무한 상태에서 황체가 형성된 후에는 2mg/dL까지 이른다. 프로게스테론은 혈장단백질과 결합하여 혈액에서 순환하며, 코르티코스테로이드 결합글로불린(corticosteroid-binding globulin; CBG)에 강한 친화력을 가진다. 간은 프로게스테론을 비활성화 시키는 주요한 기관이며, 비활성화는 A고리와 3번과 20번 탄소에 있는 케토작용기를 환원시켜 프레그나네디올(pregnanediol)을 생성함으로써 이루어지고, 프레그나네디올은 오줌에서 발견되는 주된 대사산물이다. 상당한 분해가 자궁에서도 또한 일어난다.

인히빈(Inhibin)

제 12장에서 논의한 바와 같이, 인히빈은 α 소단위체와 2개의 β 소단위체, β_A 또는 β_B 중 하나가 이황화결합된 32kDa의 2합체이며, 인히빈 A (α/β_A) 혹은 인히빈 B (α/β_B) 형태로 순환한다. β_A 소단위체는 황체세포에서 가장 많이 발현하고, β_B 소단위체의 발현은 과립막세포의 산물이다. 따라서, 인히빈 B의 혈액수치는 과립막세포가 성장하고 확장하는 배란 전 기간 동안 최고치에 달하고, 인히빈 A의 혈액 수치는 황체세포의 기능이 정점인 기간 동안 최고치에 달한다. 순환호르몬으로서 작용할 뿐만 아니라, 인히빈은 난소 내에서 측분비작용을 하는 것으로 추정되며, 두 개의 소단위체가 합체되어 형성된 액티빈(activin) 또한 난소 내 측분비작용을 하고 있다. 액티빈 작용을 저해하는 액티빈 결합펩티드인 폴리스타틴(follistatin) 또한 중요한 난소 내 역할을 수행한다. 비록 약간의 액티빈이 혈액에서 발견되지만, 농도는 난소주기 동안 변하지 않으며, 주로 난소 외에서 유래한 것이다.

릴랙신(Relaxin)

황체는 릴랙신(relaxin)이라 불리는 두 번째 펩티드호르몬을 분비하는데, 이 명칭은 임신한 기니피그의 치골인대를 이완시키는 능력을 가지는 데서 유래되었다. 인간을 포함한 다른 종에서 릴랙신은 자궁근층을 또한 이완시켜 자궁경부를 부드럽게 만들기 때문에 분만 시에 중요한 역할을 한다. 릴랙신은 9번 염색체상에 있는 두 개의 비대립유전자들(H1과 H2)에서 암호화된다. 릴랙신의 펩티드 구조, 특히 이황화결합의 조직, 그리고 유전자조직은 릴랙신을 인슐린, IGFs, INSL3와 같은 호르몬과에 속하게 한다. 비록 두 가지 릴랙신유전자들이 전립선에서 발현될지라도, 오직 H2 유전자만 난소에서 발현된다. 임신하지 않은 여성에서 릴랙신의 생리적 역할은 아직 규명되어 있지 않다.

난소기능의 조절

미성숙기 이후의 난포발달은 뇌하수체 전엽에서 분비되는 생식선자극호르몬들인 FSH와 LH에 의하여 조절된다. 생식선자극호르몬들은 난포성장을 촉진할 뿐만 아니라, 난포와 황체 모두에서 배란, 황체형성 및 스테로이드호르몬 생성을 위하여 필요하다. 이러한 당단백질호르몬들과 관련된 분자학적 및 생화학적 특성은 제 2장과 제 12장에 기술되어 있다. 난포의 성장과 기능은 IGF-II, 액티빈, TGF-β계열 인자들 및 다른 인자들을 포함하는 펩티드 측분비인자들 뿐만 아니라 에스트로겐, 안드로겐 및 프로게스테론의 측분비작용에 의하여 조절된다. 급속한 난포의 성장, 배란, 그리고 연이은 황체의 형성과 퇴화에 이르는 일련의 과정은 약 28일마다 반복되어 난소주기를 구성한다. 배란예정 난포의 마지막 급속 성장이 이루어지는 난소주기의 기간은 약 14일 동안 지속되며, 난포기(follicular phase)라고 부른다. 난소주기의 나머지 기간은 황체에 의해 주로 조절되며, 황체기(luteal phase)라고 부른다. 황체기 역시 약 14일 동안 지속된다. 배란은 난소주기의 중간시점에서 일어나며, 약 하루정도만 소요된다. 이러한 현상들은 뇌하수체호르몬과 난소호르몬이 변화하는 복잡한 형태에 의해 조율되며, 비록 배란 및 그와 관련된 현상들이 이러한 호르몬 변화의 주된 목표일지라도, 수정이 이루어지지 않으면 다음 난소주기를 진행하기 위한 준비가 진행된다.

원시단계부터 미성숙단계에 있는 난포의 초기 성장은 뇌하수체호르몬들에 의존하지 않고, 과립막세포와 난포막세포 뿐만 아니라 난자 자체에서 생성되는 측분비인자들에 의하여 조절되는 것으로 추정된다. 생식선자극호르몬들에 대한 난포의 민감성은 초기 미성숙단계에서 시작하여 동일 연령군의 각 난포들 지름이 약 0.2~2mm까지 천천히 증가하는 것과 같이 점진적으로 증가하는데, 이 무렵의 난포들은 배란으로 이어지는 빠른 성장과 발달을 겪는다. 생식선자극호르몬에 반응하는 단계의 동일 연령 난포의 출현과 배란사이에는 약 85일이 소요된다. 이 기간 동안 양쪽 난소에 있는 모든 난포들은 생식선자극호르몬들의 광범위한 농도변화에 노출되지만, 난포들의 반응은 발달의 정도에 따라 다르다. 난포들이 미성숙단계에 도달하고 생식선자극호르몬에 반응하여 성장한 후, 세번째 주기의 중간시점에서 배란이 일어난다. 따라서 배란예정 난포가 마지막 성숙을 마쳤을 때, 다음 두 동일연령군의 난포들은 배란을 위한 준비가 이미 진행되고 있는 중이다. 각 동일연령군에서 배란 가능한 난포들의 수는 모든 발달단계에서 폐쇄사에 의해 줄어든다.

정상적인 상황에서는 오직 한 개의 난포가 각 주기마다 배란되며, 좌측 혹은 우측 난소 중 하나에서 무작위적으로 나타난다. 각 난소에서 보통 6~12개의 난포들이 충분히 성숙하여 바로 전 난소주기의 황체기 말기 무렵인 마지막 배란 전 성장기에 들어가서, 이 시기에 일어나는 FSH의 증가에 반응하여 빠른 성장을 시작한다. 이 난포집단에서 배란예정 또는 우성 난포(dominant follicle)는 배란으로 이어지는 난포기 초기에 나타난다. 단일 우성난포의 선발에 대한 생리적 기작은 아직 완전히 밝혀지지 않았다(다음 참조). 다음 동일연령군 난포들의 모집은 우성난포 또는 그것으로 인하여 생긴 황체가 존재하고 기능이 유지되는 한 시작되지 않는다.

우성난포 또는 황체를 실험적으로 파괴하면 다음 동일연령군에서 새로운 배란예정 난포의 선발과 발달이 곧바로 일어난다. 황체기 말기와 난포기 초기의 몇일 동안에는 여러 개의 난포들이 배란될 수 있는 잠재력을 분명히 가지고 있으며, 생리 농도 이상의 FSH의 처리에 의해서 배란될 수 있다. 이러한 사실은 어떤 불임치료에 의하여 다태아가 높은 빈도로 나타나는 것을 설명한다. 이렇게 여러 개의 난자를 생성하는 방법은 체외수정을 위한 난자수집에 이용되고 있다.

발달단계에 있는 난포에서 FSH와 LH의 영향

에스트라디올(estradiol) 생성

미성숙 난포에 있는 과립막세포(granulosa cell)는 오직 FSH에 의해서만 조절된다. 다른 난소세포 또한 FSH 수용체를 가지고 있는 것으로 알려져 있다.

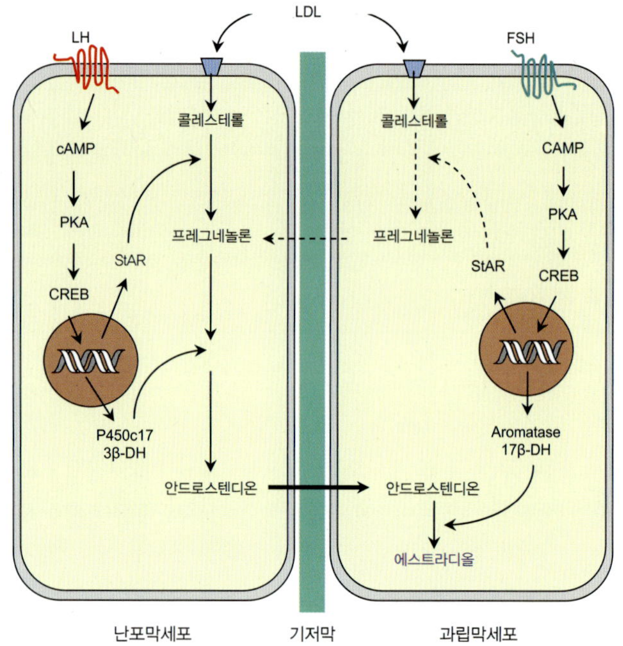

그림 13.7 에스트로겐 합성에서 난포막세포와 과립막세포의 협력작용. 난포막세포는 황체형성호르몬(**LH**)에 반응하여 안드로겐을 생성한다. 과립막세포는 주로 안드로겐을 에스트로겐으로 방향화함으로써 그리고 어느 정도는 콜레스테롤로부터 프레그네놀론을 생성함으로써 난포자극호르몬(**FSH**)에 반응한다. **LDL**=low density lipoproteins; **cAMP**=cyclic adenosine monophosphate; **PKA**=protein kinase A; **CREB**=cyclic AMP response element binding protein; **StAR**=steroid acute regulatory protein; **P4S0c17**=17α-hydroxylase/lyase; **17βHSD**=17β-hydroxysteroid dehydrogenase.

배란 예정 난포의 과립막 세포는 난소 주기의 난포기에서 에스트라디올의 유일한 주요 공급원이며, FSH에 반응하여 에스트로겐을 분비한다. 난포기 중기까지 LH 수용체들은 난포내막세포와 기저세포들에서만 나타난다. LH는 난포막세포(theca cell)를 자극하여 안드로스텐디온을 생산한다. 난포에서의 에스트로겐 합성은 두 종류의 생식선자극호르몬들 사이 그리고 난포막세포와 과립막세포 사이의 복잡한 상호작용에 의존한다.

두 가지 세포 종류 간의 협동적인 상호작용은 난포기 동안 에스트라디올이 생리적으로 적절한 비율로 생성되기 위하여 필요하다. 과립막세포 혹은 난포막세포 어떤 것들도 에스트라디올 생성에 필요한 모든 효소들을 갖고 있지 않다. 과립막세포는 저밀도지질단백질(LDL)의 형태로 운반되는 콜레스테롤에 거의 접하지 않으며, LDL 수용체가 거의 없고, 콜레스테롤을 프레그네놀론으로 전환하기 위하여 필요한 P450scc을 최소한의 수준으로 가지고 있기 때문에 프레그네놀론을 생산하는 데 한계가 있다(그림 13.4). 난포막세포는 혈액을 직접 공급하는 모세혈관을 가지고 있어서 LDL 수용체와 p450scc 및 P450c17을 높은 수준으로 발현한다. 난포막세

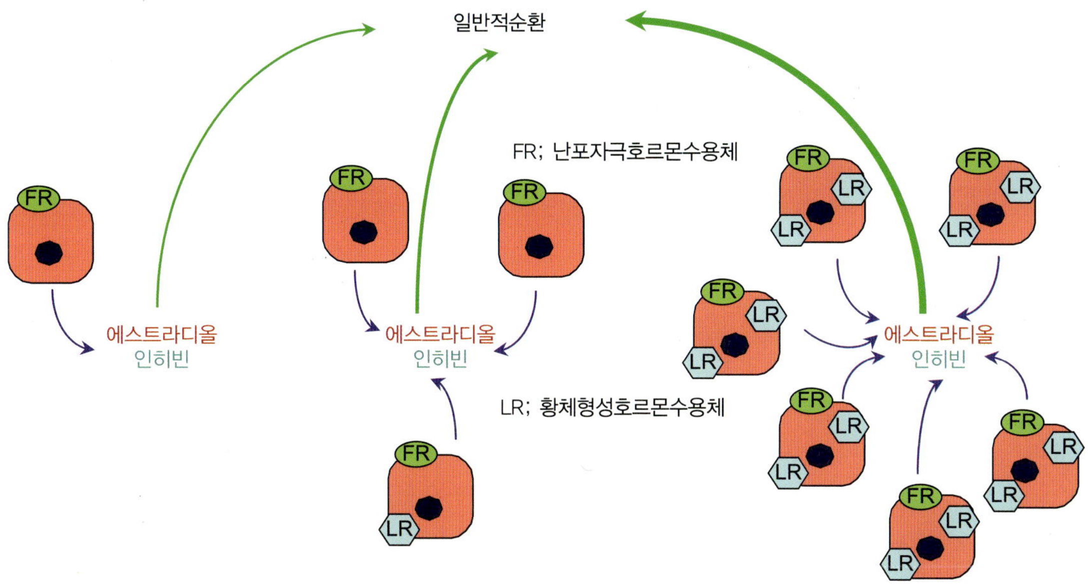

그림 13.8 난포발달동안 과립막세포의 증식. 처음에는 과립막세포는 거의 없으며, 세포표면에는 오직 FSH에 대한 수용체(**FR**)만 가지고 있다. FSH과 에스트라디올의 지속적인 자극에 반응하여 과립막세포는 증식하고, 난포기 중기에 LH 수용체(**LR**)가 나타나기 시작한다. 난포기 후반에는 많은 수의 과립막세포가 존재하고, LH와 FSH 모두에 반응한다. 과립막세포는 생식선자극호르몬(gonadotroph)의 배란성 급상승을 촉발시키기에 충분한 에스트라디올을 분비할 수 있는 능력을 이제 갖게 된다.

포는 21개 탄소를 갖는 프레그네놀론을 19개 탄소를 갖는 안드로스텐디온으로 대사시킬 수 있으나, 방향화효소(aromatase)가 없어서 에스트로겐을 합성할 수 없다. 반면에 과립막세포는 방향화효소를 충분히 발현하지만, p450c17이 없기 때문에 19개의 탄소기질을 생성할 수 없다. 그러나 과립막세포는 난포내막으로부터 확산을 통해 공급된 안드로겐을 방향화시킨다. 이 두 세포간의 상호작용은 그림 13.7에 설명하였다. 각각 고유의 생식선자극호르몬에 의해 활성화되는 두 가지 다른 세포종류들의 협력작용은 두 가지 뇌하수체호르몬들이 적절한 에스트로겐 생성과 난포발달을 위하여 필요하다는 것을 설명해 주고 있다.

난포발달

FSH의 영향 하에서 배란예정인 난포에 있는 과립막세포들은 100배 이상 증가하고 난포의 지름은 10배 정도로 커지는데, 이는 주로 난포액이 증가하기 때문이다. 과립막세포의 분화는 LH 수용체 유전자를 포함한 많은 유전자의 발현증가를 유도한다. 초기의 미성숙 난포들의 과립막세포는 LH 수용체를 가지고 있다 하더라도 거의 없어서 LH에 반응하지 않는다(그림 13.8). 대략 난포기 중기까지 우성난포에 있는 과립막세포는 LH 수용체의 발현증가를 시작하고, 배란 바로 전에는 수용체가 매우 많아지게 된다. FSH에 반응하여 LH 수용체를 획득하였기 때문에 이러한 세포들은 FSH와 LH 모두에 반응할 수 있다. 난포발달에 관한 LH 수용체 발현 유도와 FSH의 다른 작용들은 펩티드성장인자와 스테로이드호르몬들의 측분비작용에 의해 증폭된다. 과립막 세포는 FSH에 반응하여 IGF-II, 인히빈, 액티빈, 그리고 혈관내피성장인자를 포함한 성장인자를 분비하는데, 이러한 인자들은 난포막 주위의 혈관 생성을 크게 증가시킨다. IGF-II는 과립막세포의 성장과 분비능을 자극할 뿐만 아니라 LH와 함께 상승작용을 하여 난포내막세포로부터 안드로겐의 생성을 증가시킨다. 비슷하게 FSH에 반응하여 과립막세포에서 생성되는 인히빈 또한 난포막세포에서 안드로겐의 생성을 자극하고, 액티빈은 과립막세포에서 LH에 의해 유발된 P450 방향화효소의 발현을 증진시킨다. 따라서 비록 난포막세포에 FSH 수용체가 없다 하더라도, 난포막세포는 FSH에 간접적으로 반응하여 에스트로겐 분비를 위하여 과립막세포가 필요로 하는 안드로겐의 생성을 증가시킨다. 유사하게 LH는 안드로겐을 생성하기 위하여 난포막세포를 자극함으로써, 에스트로겐과 안드로겐의 측분비작용을 통한 과립막세포의 성장과 발달을 증가시킨다.

이러한 현상들은 국소적인 양성 되먹임 회로를 구성하여, 우성난포가 에스트라디올을 점진적으로 더 많이 생성할 수 있는 능력을 부여하며 성숙해 가면서 FSH과 LH에 대한 민감도를 증가시킨다. 그러나 안드로겐의 축적은 배란을 막기 때문에, 일부 기작은 난포막세포에서의 안드로겐 생성과 과립막세포에서의 안드로겐 방향화반응 사이의 균형을 유지한다.

FSH과 LH의 세포작용

FSH과 LH 각각은 과립막세포 또는 난포막세포 표면에 존재하는 특정 G 단백질 연계 수용체들에 결합하고, 이미 기술된 바와 같이(제 1장, 제 12장) adenylyl cyclase를 활성화시킨다. 따라서 이런 점에서 그들의 영향은 부가적인 것이다. cAMP의 농도 증가는 protein kinase A를 활성화시키며, 이는 CREB 단백질과 다른 핵 및 세포질 단백질의 인산화반응을 촉매시킴으로써 궁극적으로 세포의 성장과 스테로이드호르몬 생산에 중요한 성장인자들과 다른 단백질들을 암호화하는 유전자들의 전사가 증가된다. 부신피질(제 4장 참조) 및 레이디히 세포(제 12장 참조)에서 설명한 바와 같이 스테로이드호르몬 합성에서 반응속도 제어단계는 콜레스테롤을 프레그네놀론으로 전환시키는 미토콘드리아내재효소 P450scc로 전달하기 위해 StAR 단백질의 합성을 필요로 한다(그림 13.7). 또한 protein kinase A의 활성화는 결과적으로 난포막세포에 있는 P450c17과 과립막세포에 있는 P450 방향화효소의 발현을 증가시킨다(그림 13.7). 성장인자의 발현증가와 함께 난포의 성숙은 또한 난포액에 존재하는 IGFBP-4(insulin-like growth factor binding protein-4)를 특이적으로 분해하는 단백질분해효소의 발현을 증가시킴으로써 유리 IGF-II의 가용성을 증가시킨다.

배란에 대한 영향

LH는 배란을 위한 생리적 신호이다. 그것의 혈중농도는 급격히 증가하여 배란 전 16시간 무렵에 최고치에 도달한다. FSH의 혈중농도 또한 이 시기에 증가하는데, 비록 많은 양의 FSH 역시 배란을 유도할 수 있으나 정상적 생식주기에서는 배란에 필요한 농도까지 증가하지 않는다. 난포파열과 난자배출을 유도하는 현상은 매우 복잡하며 완전히 밝혀지지 않았지만, LH에 반응하여 난포막세포와 과립막세포에서의 cAMP 생성증가와 그에 따른 측분비인자들 및 효소들의 방출에 의하여 과정이 시작되는 것으로 알려져 있다. 지금까지 88개가 넘는 배란관련 유전자가 LH에 의해 활성화되는 것으로 알려져 있다. 배란과 연관된 변화의 많은 부분은 TNFα와 IL-1 및 IL-6과 같은 염증 사이토카인들의 발현이 나타나는 염증과 관련된 변화와 유사하다.

배란에 다다르면서 난포는 난포액을 축적하지만, 배란 전 팽창이 있음에도 불구하고 난포안의 압력은 증가하지 않는다. 난포벽은 세포내기질의 콜라겐 틀과 다른 단백질들을 소화하는 단백질분해효소의 활성화 때문에 점점 팽창성이 증가된다. 새롭게 형성된 수용체들 때문에, 배란 전 난포의 과립막세포는 배란 바로 전에 프로게스테론을 분비함으로써 LH에 반응한다. 배란에 필수적인 프로게스테론은 과립막세포의 자가분비성 자극물질로서 작용한다. 과립막세포는 프로게스테론에 반응하여 플라스미노겐활성화인자(plasminogen activator)를 분비하고, 이는 난포액에 축적되어 있는 비활성화 상태의 전구물질인 플라스미노겐을 단백질분해효소인 플라스민(plasmin)의 형태로 활성화시킨다. 프로게스테론은 또한 사이클로옥시지나아제 2(cyclooxygenase-2; COX-2)의 발현을 상향조절하여 궁극적으로 프로스타글란딘형성을 촉진한다(제 4장 참조).

프로스타글란딘 또는 프로게스테론 합성을 약리적으로 차단하면 배란을 막는다는 실험결과는 이러한 물질들이 배란과정에서 중요한 역할을 한다는 것을 나타내고 있다. 프로스타글란딘은 배란점(stigma)이라고 불리는 난포벽과 떨어져 있는 부분에서 리소좀단백질분해효소들의 방출을 활성화시키는 것으로 보인다. 더욱이, 프로게스테론은 과립막세포를 자극하여 MMPs(matrix metalloproteinases)를 방출하는데, 이러한 효소들은 난포벽에 있는 콜라겐가수분해효소(collagenase)와 다른 지질단백질들을 분해한다. 이러한 MMPs들 중 하나인 ADAMTS-1(a disintegrin and metalloproteinase with thrombo spondin)은 10배 이상 증가하여 난구복합체가 확장해서 난포벽의 과립막세포로부터 떨어져 나오게 한다. 난구복합체의 확장은 또한 난관에서 난자수송을 촉진한다. 이러한 작용들의 결과로 난포막의 세포외기질과 표면상피조직은 떨어지게 되며, 난자와 이를 둘러싼 난구는 복강으로 밀려나가게 된다.

대부분의 난포기 동안에 프로게스테론은 거의 생성되지 않지만 LH는 배란 전 난포의 과립막세포를 자극하여 프로게스테론을 생성할 수 있는 능력을 지닌다. LH는 콜레스테롤 흡수와 콜레스테롤의 프레그네놀론으로의 전환에 필요한 LDL수용체와 P450scc 및 다른 관련단백질들의 발현을 상향조절한다. 탄소 17에 있는 잔기를 제거할 수 있는 능력이 제한적이기 때문에 21개의 탄소를 갖는 스테로이드들은 에스트라디올을 형성하는 것 보다 더 빨리 프로게스테론을 형성해 분비된다. 또한 과립막세포는 LH에 반응할 수 있는 능력을 얻기 때문에 방향화효소 활성을 잃기 시작하며, 이것은 배란 바로 전에 에스트로겐 생산이 급격하게 저하되는 현상에서 드러난다.

황체형성에 대한 영향

LH는 배란 후에 황체의 형성을 유도하는 능력으로 인하여 명명되었다. 그러나 이미 언급한 바와 같이, 황체형성은 난포파열 전에 이미 시작될 수도 있다. 성숙 난포로부터 분리된 과립막세포는 생식선자극호르몬의 추가적 자극 없이도 조직배양에서 황체형성을 완료한다. 그럼에도 불구하고 난소에서의 황체형성은 LH에 의존하고, 배란 전 LH의 농도증가에 의해 가속화된다. 황체의 형성은 과립막세포가 스테로이드호르몬을 생산할 수 있는 능력이 약 100배 증가되면서 과립막세포 세포질이 약 10배 증가하는 과립막세포의 비대현상에 주로 기인한다. 때때로 황체형성은 배란이 없이도 일어나서 난포황체화증후군을 유발하는데, 이것은 생식주기가 정상인 몇몇 여성들에서 불임의 원인이 되기도 한다.

혈관 공급의 발달은 황체의 발달과 기능을 위해 필수적이다. 비록 배란 전 난포의 과립막세포는 혈관이 없을지라도 황체는 매우 많은 혈관을 가지고 있으며, 완전히 발달되었을 때 각각의 스테로이드생성세포는 적어도 하나의 모세혈관과 접촉하고 있는 것으로 여겨진다. 난자의 방출 후, 붕괴되는 난포가 안으로 접힘으로써 혈관이 아주 발달된 난포내막이 난포벽을 따라 배열되어 있는 과립막세포층과 맞물리게 만든다. LH의 영향 하에서 과립막세포들은 혈관내피성장인자(vascular epithelial growth factor; VEGF)를 높은 수준으로 발현하여 모세혈관내피세포들의 성장과 분화를 자극한다. 혈관내피세포는 성숙한 황체세포의 족히 절반을 구성하고 있는 것으로 추정되고 있다.

난모세포성숙에 대한 영향

과립막세포는 난자에 영양소들을 제공할 뿐만 아니라 배란 시 까지 난자가 감수분열을 완료하지 못하게 막는다. 과립막세포는 난모세포성숙억제인자(oocyte maturation inhibitor; OMI)라고 일컫는 물질을 난포액 속으로 분비한다고 여겨진다. LH는 아마도 OMI의 생산이나 작용을 방해함으로써 배란 시에 감수분열의 재개를 촉발한다.

황체기능에 대한 영향

황체에 의한 스테로이드 생성을 유지하기 위해서는 LH의 지속적인 자극이 필요하다. 프로게스테론의 생성감소와 황체의 미성숙사멸은 LH의 분비가 약리적으로 차단된 여성에서 보여진다. 이러한 점에서 LH는 황체자극성(luteotropic)이라 말할 수 있다.

황체는 한정된 수명을 가지고 있는데, 이는 배란 후 일주일 후 황체가 LH에 덜 민감하게 되면서 LH의 지속적인 자극에도 불구하고 결국 퇴행하기 때문이다. 황체에서 생성되는 에스트라디올과 프로스타글란딘 $F_{2\alpha}$는 황체용해를 촉진시킬 수 있으며, 황체사멸의 원인으로 여겨진다. 인간 황체의 기능적 수명을 제한하는 기작들은 알려져 있지 않다.

난소혈류에 대한 영향

LH는 또한 난소에 혈류를 증가시켜 난소충혈을 일으킨다. 황체형성은 혈관형성을 증가시키는 VEGF와 다른 신생혈관형성인자들의 생성을 동반한다. 혈류는 히스타민 아마도 프로스타글란딘들의 방출에 의해 더 증진되기도 한다. 증가된 난소혈류는 스테로이드호르몬이 체순환으로 운반될 확률과 높은 스테로이드 합성율을 지원하는 데 필요한 LDL이 난소에 전달될 확률을 증가시킨다. 발달 중인 난포로의 혈류 증가는 혈장액의 증가로 일어나는 난포의 배란 전 팽창을 위해 중요하다.

난소 스테로이드호르몬의 생리학적 역할

앞서 설명한 바와 같이, 에스트라디올과 프로게스테론의 난소 내 작용은 배란과 황체의 형성에 밀접하게 연관되어 있다. 일반적으로, 이러한 호르몬들의 난소 외 작용은 난자가 새로운 개체로 발달할 수 있는 잠재력을 가질 수 있도록 확실하게 하는 것이다. 난소 스테로이드는 생식도관이 수정, 착상 및 배아 발달의 기능을 수행할 수 있도록 준비하기 위하여 생식도관에 작용하며 임신, 출산 및 육아를 위하여 여성을 육체적으로 그리고 행동적으로 준비하는 생식도관 이외의 변화를 유발한다. 영장류보다 하등인 생물들에서 에스트로겐과 프로게스테론이 암컷들이 짝짓기를 하도록 이끌어 준다면, 인간에게 있어서는 에스트로겐보다는 오히려 안드로겐이 이성에 대한 성적충동에 관여한다. 에스트로겐과 프로게스테론은 서로 협력하여 작용하는 경향이 있고 때로는 서로의 작용을 증진시키거나 방해하기도 한다. 에스트라디올 분비는 보통 프로게스테론 분비에 앞서 일어나서 목표조직을 프로게스테론에 반응할 수 있도록 준비시킨다. 에스트로겐은 프로게스테론수용체의 합성을 유도하며 에스트로겐의 사전자극 없이는 프로게스테론은 생물학적 영향을 거의 갖지 않는다. 반대로 프로게스테론은 특정 조직에서 자신의 수용체 및 에스트로겐수용체 발현을 억제하며 그래서 에스트로겐에 대한 반응을 감소시킨다.

생식도관에 대한 영향

사춘기에 에스트로겐은 난관, 자궁, 질 및 외부생식기의 성장과 발달을 촉진한다. 에스트로겐은 이러한 구조들의 근육외막 뿐만 아니라 점막내층의 세포증식을 자극한다. 그 구조들이 성숙한 후 일지라도, 체내 생식기관의 크기와 기능을 유지하기 위하여 에스트로겐과 프로게스테론의 지속적인 자극은 필요하다. 난소절제술 후

표 13.1 에스트로겐과 프로게스테론의 생식도관에 대한 영향

기관	에스트로겐	프로게스테론
수란관	↑섬모세포 형성 및 활성	↓수축력
벽	↑분비	↓분비
근육벽	↑수축력	
자궁		
자궁내막	↑증식	↑분화 및 분비
자궁근층	↑성장 및 수축력	↓수축력
자궁경 선	묽은 분비	진하고 점성있는 분비
질	↑상피 증식 ↑글리코겐 축적	↑상피 분화 ↓상피 증식

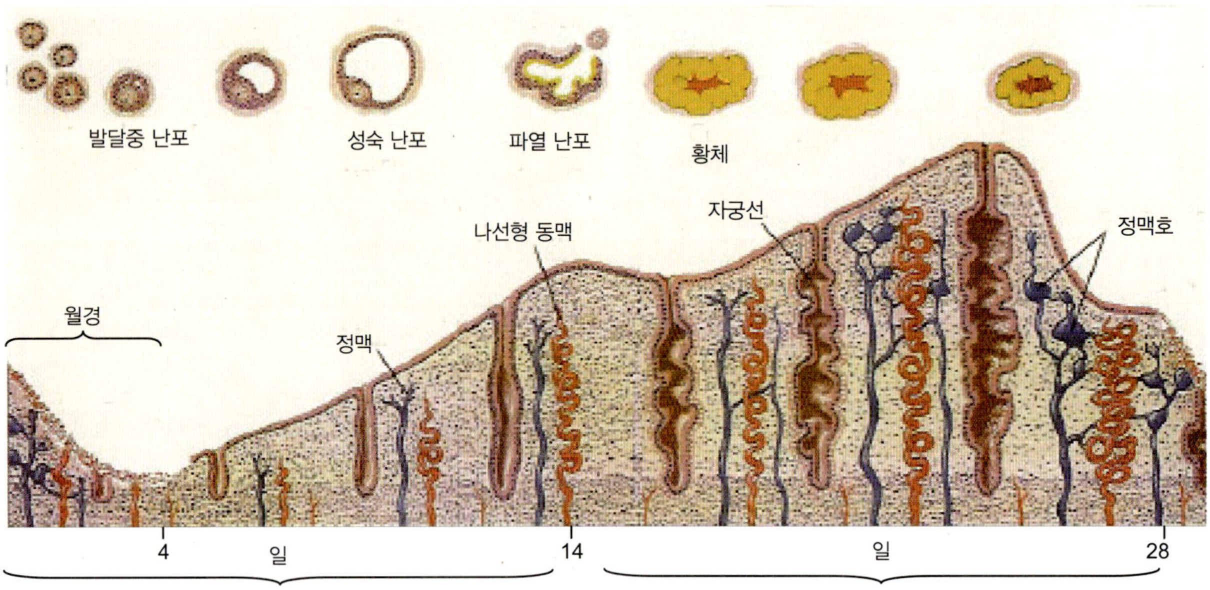

그림 13.9 전형적인 월경주기 동안의 자궁내막의 변화. 난소에서 동시적으로 일어나는 현상이 또한 기술되어 있다. 난포기 동안 자궁내막은 두터워지고, 자궁선은 신장하며 그리고 나선형동맥은 두터워진 자궁내막에 물질을 공급하기 위하여 성장한다. 초기 황체기 동안 자궁내막이 더욱 두터워지고, 고리형 동맥의 성장이 두드러지고 그리고 자궁선이 좀더 복잡해진다. 황체가 퇴화함에 따라 세포질기질의 소실로 인하여 자궁내막의 두께가 감소한다. 나선형 동맥의 꼬임이 증가하면서 국소빈혈과 최종적으로 자궁내막의 탈락이 유도된다. 그림의 윗부분은 난소에서 상응하는 현상들을 보여준다. (Modified from Hansen, J.T. and Koeppen, B.W., eds. (2002) Netter's Atlas of Human Physiology, 206. Icon Learning Systems, Teterboro, N.J.)

장기간의 난소 스테로이드 결손은 근육 및 점막 부위의 심한 퇴행을 초래한다. 생식주기 동안 스테로이드호르몬들이 증가하고 감소하기 때문에 많은 변화는 특히 이러한 구조들의 점막내층에서 또한 뚜렷이 나타난다. 에스트로겐과 프로게스테론의 이러한 영향은 표 13.1에 요약하였다.

월경(Menstruation)

에스트로겐과 프로게스테론의 영향이 자궁내막에서보다 더 두드러진 부위는 없다. 발달단계의 난포에서 분비되는 에스트라디올은 상피세포의 수와 크기 모두의 성장을 촉진하여 자궁내막의 두께를 증가시키면, 자궁내막 분비선을 길게 형성시킨다. 자궁내막의 성장은 특히 나선형 소동맥을 통한 혈류의 증가를 동반하며 에스트로겐의 영향 하에서 빠르게 성장한다. 자궁주기의 이 단계는 증식기(proliferative phase)로 알려져 있으며 난소주기의 난포기와 일치한다. 황체로부터 분비되는 프로게스테론은 새롭게 증식된 자궁내막이 분화되어 분비선이 되도록 유도한다. 만약 성공적인 교배가 일어났다면, 이러한 작용은 새롭게 수정된 난자의 영양공급과 착상을 위해 자궁을 준비하는 역할과 일치한다. 자궁내막에서 분비되

는 이른바 자궁젖은 포배가 착상할 때까지 영양분을 공급하는 것으로 여겨진다. 자궁주기의 이러한 구간을 분비기(secretory phase)라고 부르며, 난소주기의 황체기와 일치한다(그림 13.9). 난소 스테로이드호르몬들의 지속적인 영향은 자궁내막을 두껍게 유지시킨다. 퇴행하는 황체가 에스트라디올과 프로게스테론을 충분히 생산할 수 있는 능력을 잃은 후에는 자궁내막의 바깥 부위는 퇴화되어 자궁내강으로 떨어져나간다. 프로스타글란딘 $F_{2\alpha}$가 혈관 수축과 국소 빈혈을 일으키고 라이좀 단백질분해효소의 분비를 촉진하는데 있어 중요한 역할을 하는 것으로 보이지만, 자궁내막의 탈락 기전은 정확하게 알려져 있지 않다. 증식된 자궁내막의 손실은 출혈이 동반된다. 이렇게 매달 나오는 혈액 성분의 질 분비물은 월경(menstruation)으로 알려져 있다. 전형적인 월경주기는 3~5일정도 지속되며 총 배출된 혈액은 50ml를 초과하지 않는다. 초경이라 불리는 첫번째 월경은 보통 13세쯤에 발생한다. 월경은 폐경까지 한 달 간격으로 지속되며 보통 임신 및 수유기간에만 중단된다.

자궁근층에서 에스트라디올은 수축단백질의 발현, 간극연접 형성 및 자발적 수축을 증가시킨다. 에스트라디올이 없다면 자궁근은 이완 혹은 수축에 필요한 다른 자극들에 대하여 둔감해진다. 더 많은 에스트로겐의 자극은 자궁평활근의 과민성을 증가시키며 부분적으로 자궁의 옥시토신수용체를 유도함으로써 특히 옥시토신에 대한 민감도를 증가시킨다(제 14장 참조). 후자의 현상은 분만동안 중요할 수도 있다. 프로게스테론은 이러한 영향을 없애며 자발적 수축의 진폭과 빈도 모두를 감소시킨다. 월경 전에 프로게스테론을 없애면, 자궁근층에서 프로스타글란딘의 형성이 증가한다. 프로스타글란딘에 반응하여 일어나는 자궁근층의 수축은 월경 전에 일어나는 불쾌함을 설명할 수 있을 것으로 여겨진다.

유선에 대한 영향

유방의 발달은 사춘기에 일찍 시작되고 주로 에스트로겐에 의한 것이며 에스트로겐은 유관계의 발달, 유두의 성장과 착색 그리고 유방의 유두륜 부위의 발달을 촉진시킨다. 프로게스테론과 협력하여 에스트라디올은 또한 유선의 소엽포 부위를 증가시키기도 하지만 소포의 발달은 뇌하수체호르몬 프로락틴을 또한 필요로 한다(제 14장 참조). 그러나 분비관련 구성요소들은 성인 유방질량의 약 20% 밖에 차지하지 않는다. 나머지는 기질조직과 지방이다. 에스트로겐은 또한 기질의 증식과 지방침착을 촉진한다. 난소가 유방에 관여하는 에스트라디올의 유일한 원천이 아니라는 것을 인지하는 것은 중요하다. 많은 양의 부신 안드로겐, 유방 조직에서의 디히드로에피안드로스테론과 안드로스텐디온의 방향화반응이 특히 폐경기 이후의 여성들에게는 에스트로겐의 주된 원천이다. 에스트로겐의 성장촉진효과에 대한 전체 유방 조직 구성요소들의 반응성은 종양성 유방질환에 있어서는 중요한 요인이다. 유방암의 몇몇 형태는 성장에 있어 에스트로겐에 부분적으로 또는 완전히 의존적이다. 방향화효소의 약리학적인 차단 혹은 에스트로겐 길항제를 통한 치료는 그러한 종양으로 고통 받는 환자들에게 생명연장의 효과를 가져 오기도 한다.

난소호르몬의 다른 영향들

에스트로겐은 또한 생식과 관련없는 측면으로도 신체에 작용한다. 이런 점에서 에스트로겐은 난소 뿐만 아니라 국지적으로 형성되기도 하며 형성된 에스트로겐의 많은 작용은 여성에게만 제한되어 있지 않다. 이미 명시한 대로(제 11장 참조) 에스트로겐은 연골조직전구세포의 성장, 성장판의 폐쇄, GH의 분비 증진을 직접적으로 촉진함으로써 사춘기의 급격한 성장을 도모한다. 청소년기 여성과 남성에서 에스트로겐은 골밀도를 증가시켜주고, 성인에서 에스트로겐은 조골세포의 활성을 자극하고 또한 골흡수를 억제시킴으로써 골밀도 유지에 기여한다. 에스트로겐은 골구조의 선택적인 변화 특히 골반의 확장을 또한 야기할 수 있어 산도를 통한 아기의 이동을 쉽게 해준다. 에스트로겐은 특히 허벅지와 엉덩이의 피하지방 축적을 촉진하고, 간에서의 스테로이드 결합단백질과 갑상선호르몬 결합단백질 합성을 증가시킨다. 역학적인 증거를 토대로, 에스트로겐은 심혈관 보호기능이 있다고 여겨지고 있지만, 폐경기 이후의 여성에 대한 호르몬대체요법에 대한 최근의 연구는 이 개념에 이의를 제기하고 있다. 그럼에도 불구하고, 에스트로겐수용체는 심근뿐만 아니라 내피조직과 혈관의 평활근에도 존재하고, 에스트로겐은 혈관긴장도를 급격하게 감소시키기도 한다. 덧붙여서 에스트로겐은 혈장지방질 분포를 변화시킨다는 것이 밝혀졌기 때문에 어쩌면 죽상경화증을 방지할 수도 있다고 여겨진다. 에스트라디올은 또한 중추신경계 내의 다양한 세포에 작용하며 특히 하등동물의 몇몇 행동패턴에 관여한다. 아주 최근에는 에스트로겐이 인지기능을 보호한다는 증거가 제시되기도 하였다.

프로게스테론 역시 중추신경계에 작용한다. 프로게스테론은 생식선자극호르몬 분비의 조절에도 영향을 줄 뿐 아니라, 행동이나 기분의 변화를 유도하기도 한다. 프로게스테론은 약한 체열발생기능을 갖고 있어, 1℃ 만큼 기초 체온을 상승시키기도 한다. 프로게스테론이 있다는 것은 황체가 존재한다는 것을 나타내기 때문에, 여성은 체온을 날마다 측정함으로써 배란이 일어날 때 그래서 최상의 번식기를 쉽게 판단할 수 있다. 이러한 간단하고 비침투성인 절차는 아이를 임신하기를 원하는 부부들 또는 '월경주기 피임법'을 실행하는 사람들에게 도움을 주고 있다. 프로게스테론은 또한 이산화탄소에 대한 호흡중추의 민감성을 증가시키는데, 그래서 가벼운 호흡항진을 야기하기도 한다. 특이하게도 프로게스테론을 투여하는 것보다는 프로게스테론을 제거할 때 더욱 급격한 효과가 나타난다. 그래서 프로게스테론을 제거하면 많은 여성들에서 월경, 젖의 분비, 출산 및 산후우울증이 촉발되기도 한다.

작용기전

다른 스테로이드호르몬들과 마찬가지로 에스트로겐과 프로게스테론은 쉽게 세포막을 통과하여 전사인자의 핵수용체 상과의 일원인 수용체들과 결합한다(제 1장 참조). 또한 두 가지 호르몬의 다양하고 신속한 비유전적인 기능이 보고되고 있지만, 이러한 작용과 관련된 분자적 과정은 완전히 이해되어 있지 않다. ERα와 ERβ로 일컬어지는 두 가지 에스트로겐수용체들은 서로 다른 유전자들의 생성물이며, 남성과 여성 모두의 생식조직과 비생식조직 내의 다양한 세포들에서 발현된다. 두 가지 수용체의 DNA 결합영역은 거의 동일하다. 비록 리간드 결합영역에서 약간의 차이는 있지만, ERα와 ERβ는 주로 활성기능(AF) 영역에서의 아미노산서열이 다르다. 그러므로 그것들은 다른 일련의 유전자들의 발현을 조절하기 위하여 다른 전사보조활성인자와 다른 핵조절 단백질들과 상호작용한다. ERα와 ERβ는 리간드와 결합하자마자 에스트로겐 민감성 유전자 내의 DNA와 결합하기 전에 동형 혹은 이형이합체를 형성한다. 그로 인한 새로운 mRNA의 합성은 다시 세포활성을 변화시키는 다양한 단백질의 합성으로 이어진다.

두 가지 수용체는 또한 리간드가 없을 때에는 인산화를 통해 활성화될 수 있으며, DNA와 직접적으로 결합하지 않아도 다른 핵조절단백질의 전사활성화 특성을 조절할 수 있다. 대부분의 다른 호르몬수용체와 마찬가지로 에스트로겐수용체는 결합하는 리간드 구조의 작은 변화에는 내성을 보이고 있다. 에스트로겐수용체는 결합되어 있는 특정 리간드의 구조에 따라서 다른 형태로 변화하는 흥미로운 특성을 지니고 있다. 리간드와 결합한 수용체의 형태는 세포특이적으로 발현하는 다른 전사조절인자들과 상호작용하는 수용체 능력에 많은 영향을 주기 때문에, 식물에서 생성되는 몇몇 물질들(식물성 에스트로겐) 혹은 약학적으로 제조된 항에스트로겐 물질들은 다른 조직들에서는 에스트로겐 작용에 영향을 주지 않고도 몇몇 조직에서는 에스트로겐 기능의 발현을 저해하기도 한다.

덧붙여 어떤 결합물들은 ERα를 활성화시키지만, ERβ의 작용은 상쇄시키기도 한다. 이러한 특성으로 인하여 선택적 에스트로겐수용체조절인자(selective estrogen receptor modulators; SERM)라고 불리우는 매우 중요한 종류의 약들이 만들어지게 되었는데, 예를 들어, 유방이나 자궁에서는 에스트로겐의 원하지 않는 증식작용 혹은 종양촉진작용을 차단할 수 있는 반면에 폐경기 이후 여성에서는 골밀도를 유지하는 바람직한 효과를 나타내기도 한다. 이러한 화합물 중에서 유방에서 에스트로겐의 작용을 차단하는 타목시펜은 에스트로겐 민감성 유방암 치료에 널리 사용되어 왔다. 그러나, 완벽한 SERM은 아직 개발되지 않았으며, 유방암억제에 더 효과적인 방향화효소억제인자가 호응을 얻으며 점점 더 많이 사용되고 있다. 선택적 수용체조절(selective receptor modulators; SRM)은 에스트로겐수용체에만 국한된 것이 아니라 프로게스테론과 안드로겐 수용체를 포함한 다른 핵수용체에서도 볼 수 있다.

프로게스테론 수용체의 두 가지 동형체인 PRA와 PRB는 프로게스테론 반응성 세포에서 발현된다. 그것들은 동일한 유전자의 산물인데 서로 선택적 프로모터로부터 전사되며, mRNA의 서로 다른 위치에서 번역이 시작된다. PRA와 PRB는 PRB의 아미노기 말단에 164개의 아미노산서열이 추가적으로 존재한다는 점에서 서로 다르다. 이러한 서열연장은 핵조절단백질들과 상호작용할 수 있는 부가영역을 제공한다. 리간드와 결합한 프로게스테론 수용체는 동형이합체 혹은 이형이합체 형태로서 표적유전자 DNA와 결합하며 다양한 조합으로 있는 하위집단 유전자들을 활성화시키기도 한다. 동일한 세포 내에서 발현될 경우, 리간드와 결합한 PRA는 PRB의 활성을 억제할 수 있다. PRA와 PRB 발현은 세포가 에스트로겐에 사전노출이 되면 일어나며 ERα의 활성 혹은 발현을 억제할 수 있다.

생식주기의 조절

배란은 난소주기에서 중요하고 특징적인 현상이다. 배란은 우성난포가 선택되고 성숙한 후에 일어나며, 혈중 LH 농도의 급상승증가에 의해서 촉발된다. LH 분비의 이러한 급상승은 난자와 그 난포가 준비됐을 때에 일어나도록 시기가 정해져야만 한다. 황체는 수정과 임신확립의 기회를 최적화하기 위해서 호르몬을 분비해야만 한다. 배란 이후에 난자가 수정될 수 있는 시기는 매우 짧아서 24시간도 채 지속되지 않으며, 만약 수정이 이루어지지 않으면 새로운 난포가 준비되어야만 한다. 이러한 현상들이 조율되기 위해서는 뇌하수체와 난소 사이 그리고 난소와 생식도관 사이의 쌍방향 소통이 필요하다. 난소주기 동안의 혈액 내 호르몬 변화양상을 조사함으로써 이러한 쌍방향 소통에 대하여 이해할 수 있다.

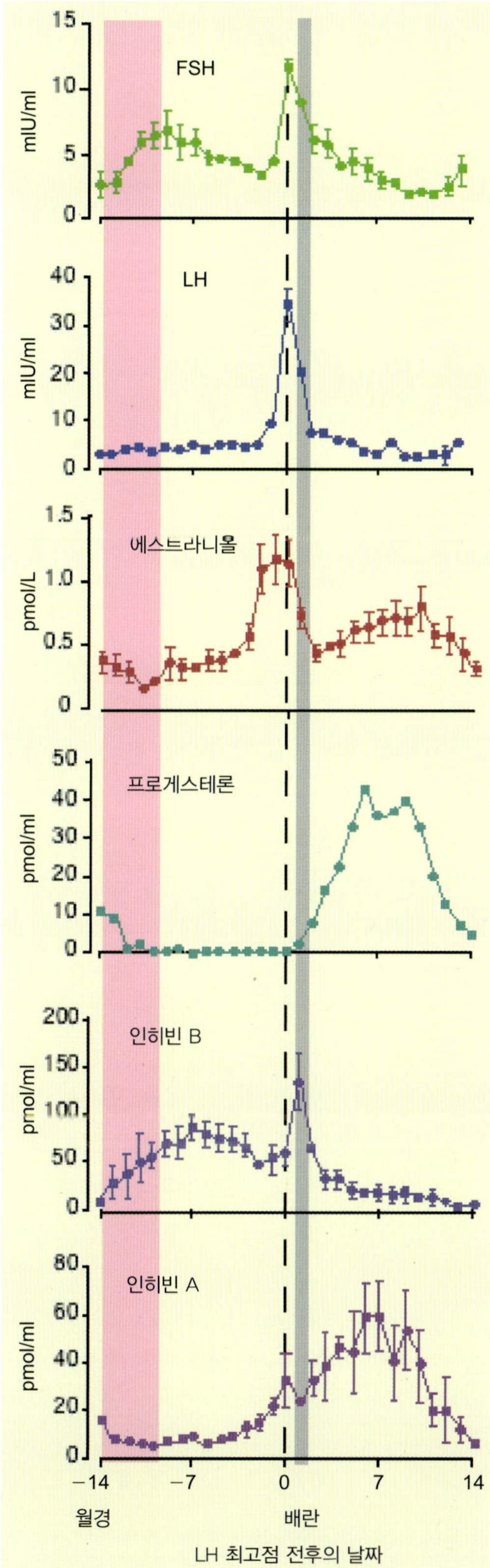

그림 13.10 여성 9명의 배란월경주기에서 얻은 혈청시료내 LH, FSH, 프로게스테론, 에스트라디올 및 인히빈의 일당 평균값. 참고점(0일)으로서 LH의 주기 중간의 정점을 사용하여 여러 주기의 자료를 조합하였다. 수직막대는 평균의 표준오차를 표시한다. 분홍색으로 칠해진 부분은 월경시기를 나타내고, 회색으로 칠해진 막대부분은 배란시점을 표시한다. (Redrawn from Groome, N.J., Illingworth, P.J., O'Brien, M., Pal, R., Faye, E.R., Mather, J.P., and McNeilly, A.S. (1996) Measurement of dimeric inhibin B throughout the human menstrual cycle. J. Clin. Endocrinol. Metab. **81**: 1401–1405.)

난소주기 동안의 혈액 내 호르몬 패턴

그림 13.10은 하나의 월경주기로부터 다음 월경주기까지 계속되는 전형적인 주기에서 주요 호르몬농도들의 일일변화를 보여주고 있다. 생식선자극호르몬 농도의 도표에서 가장 눈에 띄는 특징은 배란 전에 LH와 FSH가 급격히 최고점에 이른다는 것이다. 주기 가운데의 최고점인 2~3일 간을 제외하고 LH 농도는 난포기와 황체기에 걸쳐서 거의 일정하게 낮은 수준을 유지한다. FSH의 농도도 주기의 대부분에서 역시 낮지만, 생리시작 전 2~3일인 황체기 후반에 두 번째 최고점으로 오르기 시작하고 난포기 초반에 다시 낮아진다.

난소호르몬들은 다른 패턴을 따른다. 난포기 초반에는 에스트라디옴의 농도가 낮다. 그 후 점차 농도가 상승하여 LH가 최고점에 도달하기 약 12시간 전에 에스트라디 올농도가 정점에 이른다. 그 이후에는 에스트라디올 수치는 갑자기 떨어져서 LH가 최고점에 이른 바로 직후에 최저점에 도달한다. 황체기 동안에 에스트라디올농도의 두 번째 상승이 있으며, 그 후 생리시작 며칠 전에 초기 난포 수준으로 떨어진다. 프로게스테론은 난포기의 대부분에서 거의 혹은 전혀 발현되지 않지만, 배란의 정점이 시작될 때 LH와 함께 수치가 오르기 시작한다. 프로게스테론 수치는 계속해서 상승하여 LH이 최고점에 오른 며칠 후에 최대 농도에 이른다. 프로게스테론 수치는 약 7일 동안 높게 유지된 후에 점차 떨어져서 생리가 시작되기 하루나 이틀 전에는 거의 발견할 수 없는 수준에 이른다.

인히빈 B 농도는 난포기 초기에는 낮지만, FSH와 평행을 이루며 올라갔다가 떨어진다. 배란과 일치하는 뚜렷한 최고점은 과립막세포에서 동시적으로 분비되어서 일어나기 보다는 배출된 난포액 속에 이미 높은 농도로 존재하는 인히빈 B가 흡수되어 나타난 결과이다. 인히빈 A의 농도는 황체기에 가장 높은 수준에 도달하고 프로게스테론과 평행을 이루며 감소한다.

FSH와 LH 분비의 조절

언뜻 보기에는 호르몬농도들의 이러한 경향은 다른 뇌하수체전엽 호르몬들과 표적선의 분비에서 보았던 것들과는 다르다. 실제로 독특한 면도 있지만, 주기의 대부분 동안 생식선자극호르몬 분비는 갑상선자극호르몬(제 3장 참조), 부신피질자극호르몬(제 4장 참조) 및 남성의 생식선자극호르몬(제 12장 참조)에서 보았던 것과

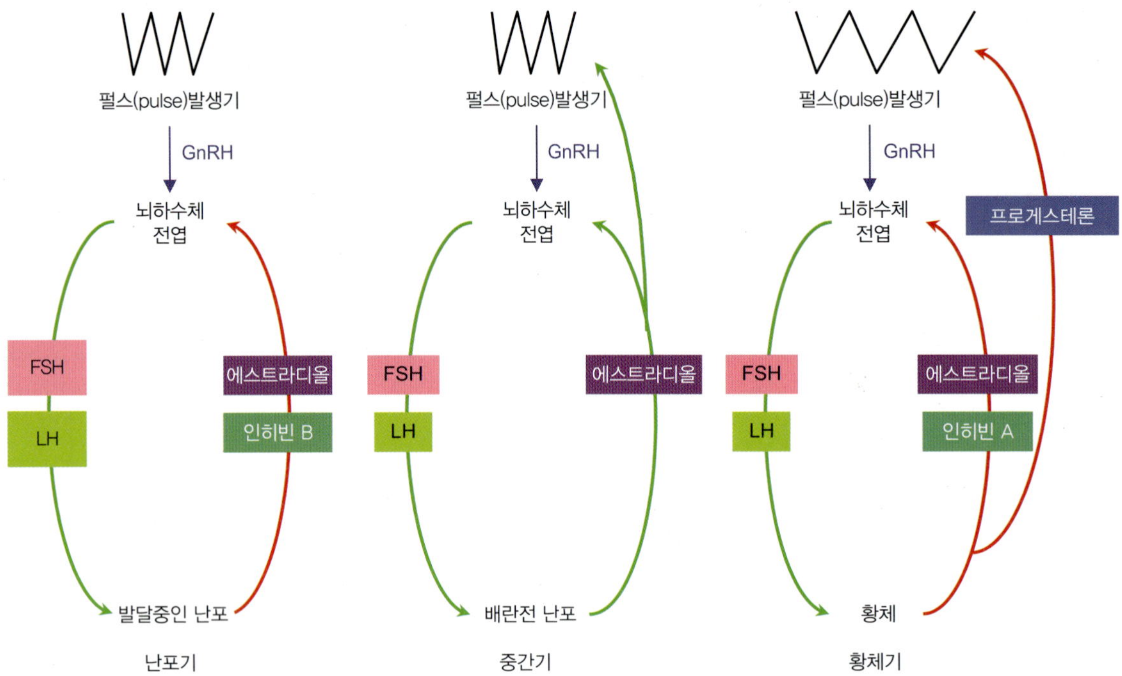

그림 13.11 월경주기의 여러 시기에서 난포-뇌하수체의 상호작용. 초록색 화살표는 자극을 의미하고, 붉은색 화살표는 저해효과를 표시한다.

유사한 음성 되먹임조절의 영향 하에 있다. FSH와 LH가 배란 무렵 많아지는 것은 우리가 고찰했던 것과는 다르게 양성 되먹임 기전에 의해 일어난다. FSH와 LH의 분비 역시 GnRH에 의해 조절이 되며, 시상하부 궁상핵과 내시각교차전구역의 신경세포로부터 동시적으로 박동성 방출형태로 분비된다(제 2장과 제 12장 참조).

음성 되먹임 효과

앞서 보았듯이 FSH와 LH는 난소호르몬들의 생산을 촉진한다(그림 13.7). 난소절제술 혹은 폐경 후 난소 호르몬이 없을 경우에 혈중 FSH와 LH의 농도는 5~10배 정도까지 증가하기도 한다. 소량의 에스트로겐을 투여하면 생식선자극호르몬의 순환농도는 난포기 동안에 발현되는 수준까지 감소한다. 적은 양의 에스트라디올을 정상 난소를 가진 사람에게 주입하였을 때, 생식선자극호르몬의 분비억제로 난포가 발달되지 않는 결과를 초래한다. 에스트로겐과 다르게, 프로게스테론 단독으로는 폐경 후의 여성에서 혈중 FSH와 LH의 높은 수준을 낮추는 데 있어서 효과가 없지만, 생식선자극호르몬의 분비를 억제하기 위하여 에스트로겐과 공동으로 작용할 수 있다. 이러한 결과들은 고전적인 음성 되먹임의 좋은 예가 된다.

인히빈은 또한 난포기 동안 FSH 분비를 어느 정도 억제하는 되먹임을 가지고 있으며, 황체기 동안에는 낮은 수준의 FSH 발현에 미미하게 기여한다(그림 13.11). 난소절제술을 한 레서스원숭이에서 생식선자극호르몬농도의 정상적인 패턴은 에스트라디올과 프로게스테론의 처리에 의해서 재연될 수 있다. 황체기 말기에 일어나는 FSH 농도의 두 번째 상승은 에스트로겐, 프로게스테론 및 인히빈에 의하여 되먹임억제가 풀린 결과로서 일어난다고 여겨진다. 난포기와 황체기의 전체주기 동안 스테로이드농도는 LH 분비를 억제하기에 충분한 것으로 보인다.

난소 스테로이드들과 인히빈이 FSH와 LH의 분비를 억제하더라도 에스트로겐과 프로게스테론의 농도는 생식선자극호르몬농도와 무관한 방식으로 주기 동안에 변화한다. 예를 들어, 난포기가 진행되면서 비록 LH는 일정하게 유지되고 FSH는 감소할지라도 에스트로겐은 매우 많이 증가한다. 에스트라디올의 이러한 증가기전은 이미 설명한 바와 같이 음성 되먹임과 일치한다. 성숙 난포의 에스트로겐생성은 생식선자극호르몬의 사전증가 없이 증가하는데, 난포막세포와 과립막세포가 생식선자극호르몬에 대한 민감성이 증가함에 따라 세포수가 증가하기 때문이다. 초기 난포기에서 후기 난포기로 변화하는 동안 일어나는 FSH의 감소는 아마도 인히빈 B와 협력하여 나타나는 에스트라디올의 농도증가에 의한 되먹임 억제의 결과인 듯하다.

비록 황체가 세포분열을 하지 않지만, FSH와 LH가 기저수준으로 돌아온 훨씬 후인 초기 황체기 동안에도 프로게스테론과 에스트로겐 농도는 계속 증가한다. 이 무렵 일어나는 스테로이드 호르몬 생성의 증가는 황체형성 과정이 완료되었다는 것을 나타낸다. 역으로, 황체형성세포의 LH에 대한 민감성이 점진적으로 상실되는 것은 황체기 후반부 동안 프로게스테론과 에스트로겐의 분비가 감소되는 것을 설명해 주고 있다. 그러므로 여성 생식주기의 독특한 특징들 중의 하나는 스테로이드호르몬 생성의 변화가 생식선자극호르몬의 농도 변화 보다는 반응하는 표적세포의 수 혹은 민감성의 변화로부터 더 많이 기인된다는 것이다(제 5장 참조).

우성난포의 선발

난소주기를 조절하는 음성 되먹임 작용은 난포 발달에 있어 중요한 역할을 하며, 비록 선발의 기전이 확실하지 않지만 아마도 우성난포의 선발에 있어서도 중요한 역할을 하고 있다고 여겨진다. 황체가 퇴화함에 따라서 에스트라디올과 프로게스테론에 의해서 되먹임억제가 완화되는 결과로써 FSH 분비가 증가되는데, 이에 대한 반응으로 다음 난포 집단이 배란 전 성장을 하기 시작한다(그림 13.12). 이 시기에 관찰되는 FSH의 증가는 배란 전 급증하는 것 보다는 매우 적지만, 자극에 필요한 수준의 역치에 도달하기에는 충분하다. 10개 혹은 그 이상의 난포들이 FSH에 반응할 수 있는 잠재력을 가지고 있을지라도, 이런 난포들의 발달은 정확히 동시에 일어나지는 않는다.

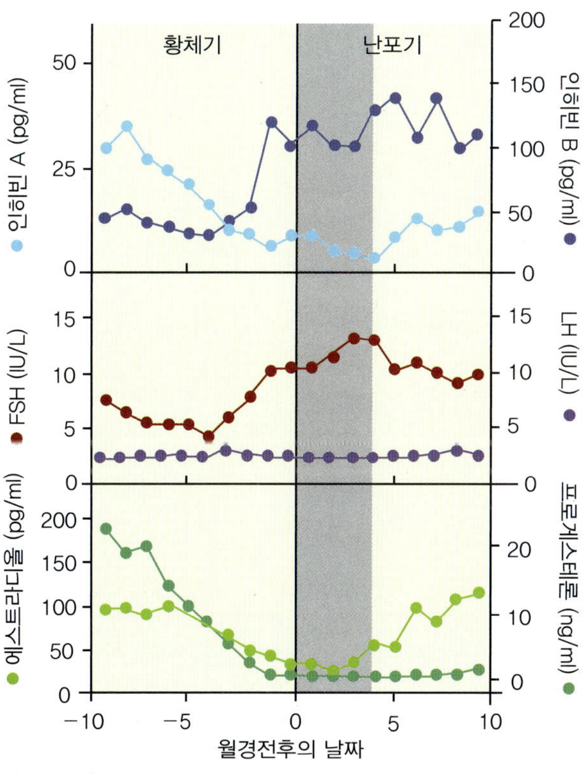

그림 13.12 황체–난포 전이시점에서의 생식호르몬의 평균 혈장 농도. 자료는 그림 13.10에서 보여진 것과 유사하지만, LH 최고수치 대신 월경의 시작점으로 맞추었으며, 배란난포의 발달 및 선발과 관련된 FSH 농도의 변화를 강조하고 있다. (Adapted from Welt, C.K., Martin, K.A., Taylor, A.E., Lambert–Messerlian, G.M., Crowley, W.F. Jr., Smith J.A., Schoenfeld, D.A., and Hall, J.E. (1997) Frequency modulation of follicle–stimulating hormone (FSH) during the luteal–follicular transition: Evidence for FSH control of inhibin B in normal women. J. Clin. Endocrinol. Metab. **82**: 2645–2652.)

원시난포가 휴면상태에서 미성숙 발달단계로 새롭게 선발되는 과정은 생식선자극호르몬과는 상관없이 무작위로 일어난다. 심지어 발달상태가 조금 차이가 나더라도 가장 발달된 난포가 FSH에 더 기꺼이 반응할 수 있도록 하며, 과립막세포의 증식과 발달을 가속화하기 위하여 FSH와 함께 상승작용을 하는 에스트라디올과 다른 인자들을 생성하는 것을 가능하게 한다. 결과적으로 그 난포는 성장하면서 FSH에 대한 민감성이 점차 높아지고 에스트라디올과 인히빈을 더 많이 분비하게 된다. 이러한 분비현상으로 일어나는 음성 되먹임 작용은 혈장 FSH 농도가 덜 발달된 다른 난포들이 성장을 유지하는데 필요한 역치수준 아래로 떨어지게 만들기 때문에, 덜 발달된 난포들은 결국 퇴화되어 주게 된다. 배란난포의 과립막세포가 FSH 뿐만 아니라 LH에 대한 민감성도 증가시킴으로써 감소하는 FSH 농도를 보상하고 배란 전단계로의 지속적인 발달을 허용하는 것으로 보인다.

양성 되먹임 효과

후기 난포기의 에스트라디올의 지속적인 증가는 배란 바로 직전에 일어나는 LH 분비 급증을 촉발한다. 이러한 LH의 급상승은 역치 이상의 에스트로겐이 2~3일 동안 투여된 원숭이와 여성들의 혈액 내 LH수준에서도 확인되었다. 이러한 확실한 증거는 뇌하수체에서 LH와 FSH의 대량분비를 유발하는 원인 현상이 성숙한 난포로부터의 증가된 에스트로겐분비라는 것을 암시하고 있다(그림 13.11, 주기의 중기). 이것은 양성 되먹임이라고 여겨지는데, 왜냐하면 LH가 에스트로겐분비를 자극하고 분비된 에스트로겐은 자가증폭의 양상으로 더 많은 LH 분비를 자극시키기 때문이다.

프로게스테론 농도는 배란 6시간 전에 증가하기 시작한다. 이러한 변화는 LH가 증가하는 원인이라기 보다 LH 증가에 대한 반응으로 보인다. 많은 양의 프로게스테론이 주어지면 프로게스테론은 에스트로겐에 의해 유도되는 LH의 급상승을 막는데, 이것은 양성 되먹임 효과를 유발하기에 충분한 에스트로겐 농도를 지니는 황체기 동안 반복적인 LH의 급상승이 없는 이유이다(그림 13.11, 황체기). 또한 LH의 급상승을 감소시키는 프로게스테론의 이러한 작용은 경구피임제로서의 효력을 부여하고 있다. 이러한 점에서 프로게스테론은 또한 난포성장을 억제한다.

합성 프로게스틴들은 호르몬성 피임제의 기본 구성성분이며, 단독으로 혹은 에스트로겐과 혼합되어 투여되기도 한다. 이러한 목적으로 고안된 합성물들은 프로게스테론수용체에 결합하지만, 천연 프로게스테론에 비하여 간에서 쉽게 분해가 되지 않는다. 대

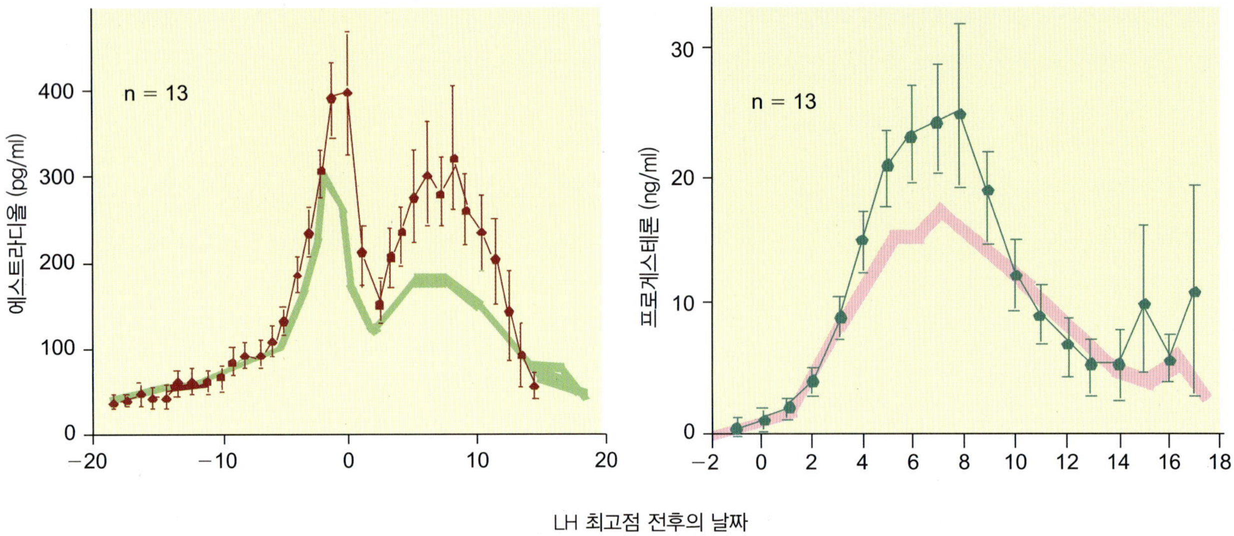

그림 13.13 난소의 스테로이드 분비와 관련하여 저생식선자극호르몬 및 성선저하 여성에게 GnRH의 생리적 빈도 투여를 통한 배란유도 결과. 일반값은 옅은 초록색과 분홍색 영역으로 표시되었다. (From Crowley, W.F. Jr., Filicori, M., Spratt, D.J., et al. (1985) The physiology of gonadotropin-releasing hormones (GnRH) secretion in men and women. Rec. Prog. Horm. Res. **41**: 473.)

부분의 합성 프로게스틴들은 안드로겐의 유도체이다. LH의 급상승을 막는 작용 외에, 프로게스틴은 진한 경관점액의 생산을 촉진하여 자궁내강으로 정자가 들어오는 것에 대한 장벽을 제공한다.

생식선자극호르몬 분비의 신경 조절

생식선자극호르몬(Gonadotropin)의 분비는 난소 스테로이드호르몬에 의해 많은 부분에서 영향을 받는 것은 분명하다. 이러한 뇌하수체호르몬들의 분비는 중추신경계에 의해 조절된다는 것도 또한 분명하다. 생식선자극호르몬의 분비는 뇌하수체 전엽과 시상하부 사이의 혈관 결합이 저해를 받은 후에 혹은 내측기저부 뇌하수체의 궁상핵이 소실된 후에 중단된다. 시차적응, 스트레스, 불안 및 다른 감정변화 등을 포함하는 덜 극단적인 환경요인들 또한 아마도 내측기저부 뇌하수체로의 신경입력을 통하여 여성의 생식기능에 영향을 줄 수 있다. 제 12장에서 토의된 바와 같이, 생식선자극호르몬의 분비는 GnRH에 의하여 뇌하수체의 간헐적 흥분을 유도하는 시상하부 펄스발생기의 작동을 필요로 한다.

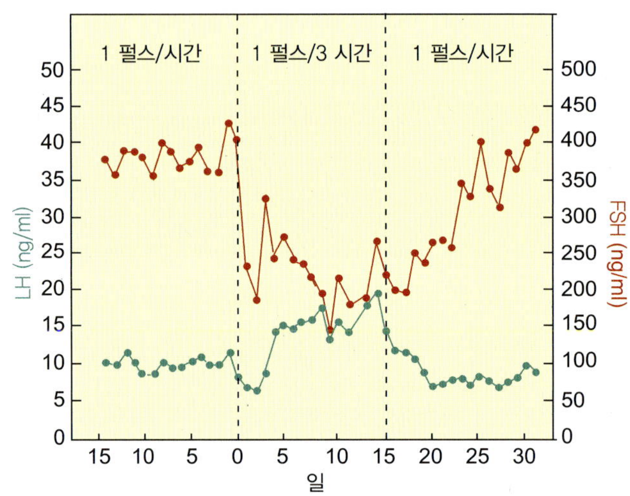

그림 13.14 GnRH 펄스(pulse)의 빈도가 FSH와 LH 분비에 미치는 영향. 궁상핵의 GnRH 펄스 발생기를 파괴한 후, 원숭이는 표시되어 있는 빈도로 간헐적으로 6분마다 GnRH 펄스를 전달하는 펌프를 착용하였다. (From Wildt, L., Häusler, A., Marshall, G., Hutchison, J.S., Plant, T.M., Belchetz, P.E., and Knobil, E. (1981) Frequency and amplitude of gonadotropin-releasing hormone stimulation and gonadotropin secretion in the Rhesus monkey. Endocrinology **109**: 376–379.)

되먹임 조절의 부위

난소 스테로이드들은 시상하부나 뇌하수체, 혹은 2가지 모두의 수준에 작용하여 양성 혹은 음성 되먹임 효과를 나타내기도 한다. 내측기저부 뇌하수체에 있는 GnRH 펄스 발생기는 음성 혹은 양성 되먹임 중 어떤 것이 우세하든지 상관 없이 생식선자극호르몬 분비를 유도한다. 생식선자극호르몬의 분비는 레서스 원숭이에서 양쪽 궁상핵을 파괴한 후에는 바닥까지 떨어지며, 난소절제술에 의해서 혹은 정상동물의 FSH과 LH의 급상승을 일으킬 정도의 에스트로겐 처리에 의해서는 증가될 수 없다. 그러한 동물들에게 매시간 짧은 펄스의 GnRH을 일정한 양으로 전달하는 펌프를 착용시키면, 생식선자극호르몬의 정상적 주기패턴이 회복되면서 매달 배란하게 된다.

동일한 결과는 시상하부에서의 GnRH 생산이 발생학적으로 결핍된 칼만증후군으로 고통 받는 여성들에게서도 나타났다(그림 13.13). 이러한 두 가지 경우에 있어서 일정한 폭과 빈도를 갖는

GnRH 펄스의 투여는 정상적인 배란주기를 일으키는데 충분하였다. 시상하부로의 입력이 일정한 빈도와 진폭으로 고정되더라도 생식선자극호르몬 분비의 양성 되먹임과 음성 되먹임 양상 모두는 일어날 수 있기 때문에, 에스트라디올의 이러한 효과는 뇌하수체의 수준에서 행해져야 한다.

GnRH 펄스의 진폭과 빈도의 변화가 실험 혹은 치료 동안에 정상적인 형태의 생식선자극호르몬 분비에 꼭 필요하지 않을지라도, 빈도와 진폭의 변이는 생리학적으로 이미 기술한 고유의 패턴을 보완하고 보강하는 방향으로 일어난다. 정상적인 생식주기 동안 GnRH 펄스는 난포기에서 보다 황체기에서 훨씬 덜 빈번하다. 시간당 1회에서 3시간 당 1회로 GnRH 펄스의 빈도를 늦추면 LH 분비를 감소시키고, FSH 분비를 증가시킨다(그림 13.14). 펄스 빈도의 이러한 영향은 황체–난포 이행기에 LH 농도 변화가 최소임에도 불구하고 혈장 FSH 농도의 상승과 하락을 조절한다. 프로게스테론은 시상하부에서 내인성 아편유사물질의 생산을 촉진하거나, 궁상핵 내의 키스펩틴성 신경세포에 대한 직접적인 영향에 의해서 GnRH 펄스의 빈도를 늦추기도 한다(제 12장 참조).

에스트라디올은 생식선자극호르몬 분비세포에 대한 음성 되먹임 영향과 더불어 GnRH 펄스의 진폭을 감소시키고 빈도를 증가시키지만, 이러한 효과는 매우 미미하여 항상 관찰되지는 않는다. 따라서 에스트라디올의 되먹임 효과는 항상일어나는 것은 아니고 주로 뇌하수체에서 이루어지는 것으로 보여지며, 프로게스테론의 되먹임 효과 또한 항상 일어나는 것이 아니며 주로 시상하부에서 이루어지는 것으로 보인다.

에스트라디올의 음성 되먹임과 양성 되먹임 효과와 관련한 뇌하수체 내에서의 반응기전은 아직 정확히 밝혀지지 않았다. 난소에서 보듯이 호르몬 분비의 변화는 자극 호르몬 농도의 변화에 기인할 뿐만 아니라 표적세포의 민감성변화에 의해서도 일어나는 것으로 보여진다. 여성과 실험동물은 주기의 중기에서 GnRH의 실험적 투여량에 가장 민감하다. 이 시기에 GnRH 수용체의 수적인 증가는 보고되었으며, LH 급상승 전에 일어나는 에스트라디올의 높은 농도는 GnRH 수용체의 발현을 높이고, LH의 합성과 저장을 촉진한다는 증거도 제시되었다.

생식주기의 시점

GnRH의 규칙적인 방출을 위한 박동원이 시상하부에 존재하지만, 난소주기에서의 후기 변화를 위한 시간기록(time keeper)은 난소에 존재한다. 앞서 설명한 바와 같이, 황체는 약 12일의 선천적인 수명을 가지고 있어 LH가 지속적으로 자극할지라도 퇴화한다. 황체가 기능을 수행하는 상태에서는 새로운 무리의 난포들은 생길 수가 없다. 황체의 소멸은 FSH 분비 및 난포성장의 억제요인을 제거하는 것으로 여겨진다. 따라서 LH 급상승과 새로운 난포 무리의 출현 사이의 간격은 난소에 의하여 결정된다. 월경주기가 반복되는 가운데 가장 주된 현상은 배란인데, 이는 LH의 배란성 급상승에 따른다. 난포기의 기간은 다소 유동적인 듯하고 난소 외적인 현상에 영향을 받기도 하지만 LH 급상승의 시점은 난소에서 주관한다. 발달 중인 난포가 혈중 에스트라디올 농도를 높게 유지하여 배란할 준비가 되었다는 신호를 보낼 때에만 뇌하수체는 배란성 생식선자극호르몬을 많이 분비한다. 그러므로 주기 동안 내내 다음 단계로 진행할 수 있는 준비 상황을 뇌하수체와 시상하부에게 알려주는 것은 바로 난소이다.

초경과 폐경으로 일컬어지는 주기적인 난소 활동의 시작과 끝은 좀 더 긴 시간규모에서 일어난다. 사춘기 개시와 관련된 현상들은 제 12장에서 설명하였다. 아직은 어떤 생물학적인 현상들이 생식능 발달 준비 여부와 청소년기의 끝을 알리는지 알지 못하지만, 이 과정을 위한 시계는 중추신경 내에 있고 GnRH 펄스 발생기를 활성화시킴으로써 성적 발달과 기능을 시작하는 것으로 여겨진다. 주기적인 난소 활동의 종결은 원시난포의 소실 혹은 고갈과 일치하지만, 여성 가임기의 마지막 10년 동안은 폐쇄사(atresia)에 의해 난포손실비율이 두배 정도 증가한다. 정상적으로 주기를 갖는 여성을 대상으로 한 연구에서 LH 펄스의 진폭과 펄스 사이의 간격이 나이가 들면서 증가한다고 밝힌 것과 마찬가지로, GnRH 박동원의 노화는 이러한 난포소실을 가속화하는 하나의 요인일 수 있다.

추천 문헌들

Comprehensive coverage of all the topics covered in this chapter and related topics can be found. In: Neill, J.D., ed. *Knobil and Neill's Physiology of Reproduction*, 3rd ed. Academic Press, San Diego, 2006.

Dorrington, J.H. and Armstrong, D.T. (1979) Effects of FSH on gonadal function. *Recent Prog. Horm. Res.* **35**: 301–332.

Gougeon, A. (1996) Regulation of ovarian follicular development in primates: Facts and hypotheses. *Endocr. Rev.* **17**: 121–155.

Graham, D. and Clarke, C.L. (1997) Physiological action of progesterone in target tissues. *Endocr. Rev.* **18**: 502–519.

Hayes, F.J. and Crowley, Jr. W.F. (1998) Gonadotropin pulsations across development. *Horm. Res.* **49**: 163–168.

Herynk, M.H. and Fuqua, S.A.W. (2004) Estrogen receptor mutations in human disease. *Endocr. Rev.* **25**: 869–898.

Jabbour, H.N., Kelly, R.W., Fraser, H.M., and Critchley, H.O.D. (2006) Endocrine regulation of menstruation. *Endocr. Rev.* **27**: 17–46.

Knobil, E. and Hotchkiss, J. (1994) The menstrual cycle and its neuroendocrine control. In Knobil, E. and Neill, J.D., eds. *The Physiology of Reproduction,* 2nd ed., Raven Press, Ltd, New York, **Vol. 2**, 711–749.

Macklon, N.S., Stouffer, R.L., Giudice, L.C., and Fauser, B.C.J.M. (2006) The science behind 25 years of ovarian stimulation for in vitro fertilization. *Endocr. Rev.* **27**: 170–207.

Matzuk, M.M. (2000) Revelations of ovarian follicle biology from gene knockout mice. *Mol. Cell. Endocrinol.* **163**: 61–66.

McGee, E.A. and Hsueh, A.J.W. (2000) Initial and cyclic recruitment of ovarian follicles. *Endocr. Rev.* **21**: 200–214.

Nilsson, S., Makela, S., Treuter, E., Tujague, M., Thomsen, J., Andersson, G., Enmark, E., Pettersson, K., Warner, M., and Gustafsson, J.A. (2001) Mechanisms of estrogen action. *Physiol. Rev.* **81**: 1535–1565.

Richards, J.S., Jahnsen, T., Hedin, L., Lifka, J., Ratoosh, S., Durica, J.M., and Goldring, N.B. (1987) Ovarian follicular development: From physiology to molecular biology. *Rec. Prog. Horm. Res.* **43**: 231–270.

Smith, C.L. and O'Malley, B.W. (2004) Coregulator function: A key to understanding tissue specificity of selective receptor modulators. *Endocr. Rev.* **25**: 45–71.

Zeleznik, A.J. and Pohl, C.R. (2006) Control of follicular development, corpus luteum function, the maternal recognition of pregnancy, and the neuroendocrine regulation of the menstrual cycle in higher primates. In: Neill, J.D., ed. *Knobil and Neill's Physiology of Reproduction*, 3rd ed., Elsevier, San Diego, 2449–2510.

14

CHAPTER

임신과 수유의 호르몬 조절

성공적인 생식은 난자와 정자의 성공적인 융합 뿐만 아니라, 번식 가능한 나이까지 성장하여 생식주기를 시작할 수 있는 충분한 자손의 생존 여부에도 달려 있다. 일부 종의 번식과정에서 부모의 역할은 난자의 수정과 함께 끝난다. 단지 몇몇만이 충분히 자손을 가질 수 있는 나이까지 생존할 수 있도록 단 한 번의 교배를 통해 수천 개 혹은 수백만 개의 배아들을 만들어 낸다. 고등 포유동물, 특히 사람은 한 번에 몇 개 혹은 단 하나의 수정된 난자를 생산하는 변형된 생식방법을 사용하고 있다. 배아와 신생아 시기 동안에 이루어지는 지속적인 부모의 보살핌은 많은 수의 자손들이 적절한 보살핌을 제대로 받지 못하는 생식방법 대신 소수 자손의 생존 가능성을 증가시키기 위한 수단인 것이다. 에스트로겐과 프로게스테론은 성공적인 체내 수정과 수정된 배아를 잘 받아들일 수 있도록 모체를 준비시킨다. 난소호르몬들과 태반유래호르몬들은 모체가 매일매일 새로운 상황에 대처할 수 있도록 적응을 시키는 한편, 또한 태아발달을 위한 최적의 환경을 조성하기도 한다. 그런 후에는 태아가 모든 것을 담당한다. 자궁내벽 속에 확실하게 자리를 잡고 모체순환계와 연결된 후, 배아는 단백질과 스테로이드 호르몬들을 분비하여 모체의 임신인식을 지속적으로 유지시키고, 배아 발달을 위하여 모체의 기능을 조절한다. 동시에, 배아는 필요한 모든 영양소를 모체순환계로부터 받아들인다. 적당한 시기에 태아는 자궁을 떠날 신호를 보내어 출산을 개시한다. 자궁 내에 있는 동안, 태반호르몬들은 출생 후 영양을 위해 필요한 것을 생산하기 위하여 유선을 준비한다. 마지막으로, 흡유는 지속적인 젖생산을 자극한다.

수정과 착상

생식세포 운반

수정은 사정부위인 질로부터 멀리 떨어진 팽대부(ampulla)로 일컫는 난관의 말단부위에서 일어난다. 난자에 도달하기 위해, 정자는 자궁경관을 통과하여 자궁강 전체를 헤엄쳐 가로지른 후, 난관의 근육질 협부를 통하여 이동해야 한다. 여성 생식도관의 수축에 의해 도움을 받는다 하더라도 그 여정은 만만치 않다. 질에 사정된 정자 중에서 백만 개 당 하나의 정자 만이 팽대부에 도달한다. 팽대부에 정자가 먼저 도달한다면, 정자는 난자가 도착하기를 기다린다. 정자는 여성 생식도관 내에서 보통 1~2일 동안 수정능력을 보유하지만, 4일까지도 유지가 가능하다. 생식도관 상부로의 접근은 난소의 스테로이드호르몬들에 의해 많은 영향을 받는다.

에스트라디올은 난소주기의 난포기 후기에 많이 분비되어 효율적인 정자수송을 하도록 생식도관을 준비시킨다(그림 14.1). 에스트라디올의 영향으로 질점막에 저장된 글리코겐은 젖산 생산의 기질로서

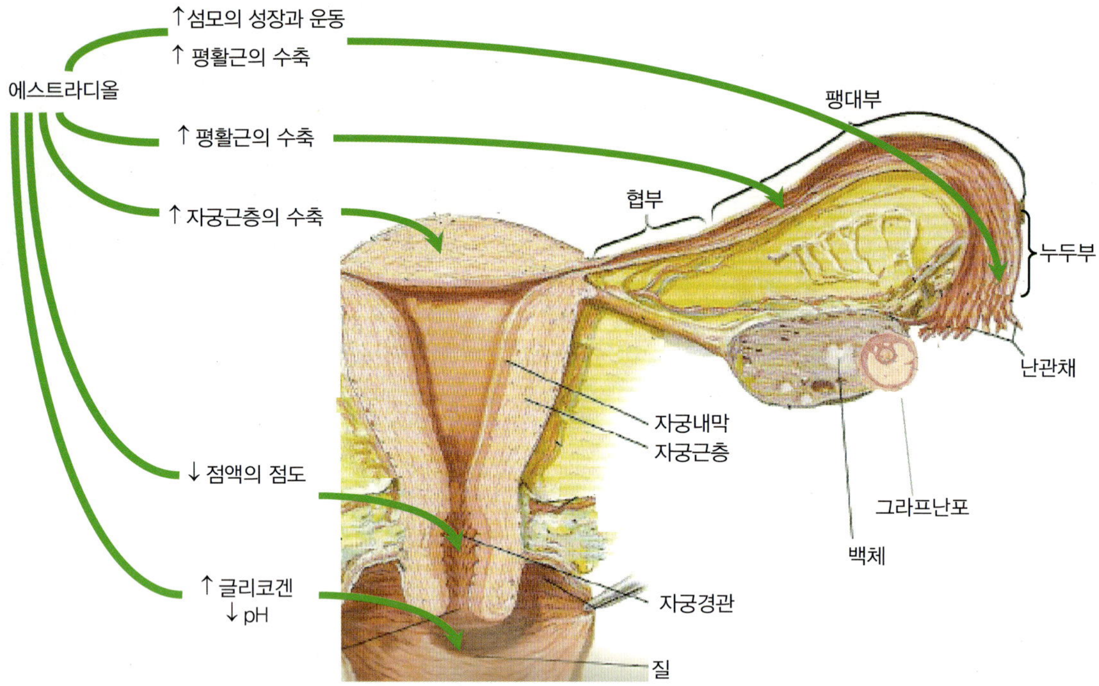

그림 14.1 생식세포 운반을 촉진하는 에스트로겐의 작용. 질에서의 pH 감소와 글리코겐 증가는 정자의 운동성을 촉진시키고, 자궁경관 점액의 점성 감소는 자궁강으로의 접근을 용이하게 한다. 자궁체의 수축 증가는 수정이 일어나는 난관쪽으로 정자가 이동하도록 한다. 누두부 상피조직의 섬모운동과 난관의 근수축은 난자와 부착세포들이 난관쪽으로 이동하도록 한다. (Drawing adapted from Netter, F.H. (1997) Atlas of Human Anatomy, 2nd ed., plate 346. Novartis, Hanover, NJ.)

작용하여 질액의 pH를 낮춘다. 산성환경은 정자의 운동성을 증가시키는데, 이는 자궁경관을 통과하는 데 매우 중요하다. 또한, 에스트로겐의 영향으로 자궁경관 내면의 세포에 의해 생산된 많은 양의 물 같은 분비물은 자궁강으로의 접근을 증가시킨다. 에스트로겐이 없거나 혹은 프로게스테론에 의해 에스트로겐의 기능이 방해될 때, 자궁경관은 정자의 통과를 저해하는 점성이 있는 점액으로 가득 채워진다. 자궁의 강력한 수축은 정자를 난관 쪽으로 몰기 때문에 사정 후 5~60분 정도에 난관에 도달할 수 있다. 정액에 있는 프로스타글란딘과 성교에 의해 뇌하수체로부터 분비되는 옥시토신은 에스트로겐에 매우 민감하게 반응하는 자궁근층의 수축을 촉진한다.

난관의 역할

난관은 특이하게도 난소 쪽으로 정자가 이동하는 것을 용이하게도 하지만 난자를 정자와 만날 수 있도록 반대방향으로도 이동하게 한다. 정자는 난자와 과립막세포 덩어리로 구성된 난구(cumulus oophorus)와 성공적으로 만날 수 있도록 준비하는 수정능획득(capacitation)이라는 과정을 거치는데, 이것 또한 난관 안에서 일어난다. 수정능획득은 정자의 편모운동을 증가시킬 뿐만 아니라 첨체반응(acrosomal reaction)을 일으킬 수 있도록 정자 머리의 원형질막에서의 생화학 및 구조적 변화를 일으키는 활성화 과정이다. 첨체는 정자 머리의 맨 끝에 위치한 막 모양의 소낭이다. 이 소낭은 여러 가지 가수분해효소들로 가득 차 있다. 정자 머리와 난자를 둘러싼 투명대(zona pellucida)가 접촉함으로써 첨체막과 난자 세포막의 융합이 시작되면, 정자가 난자에 도달할 수 있는 길을 만들기 위하여 투명대를 분해하는 효소가 방출된다.

첨체반응과 첨체반응에 의해 일어나는 여러 현상들은 호르몬 수용체 작용의 연속된 결과로서, 여기에는 세포막 칼슘채널 활성화, 티로신 인산화, 포스포리파아제 C, 그리고 다른 세포내 신호기작 등이 관여한다. 첨체반응의 시작은 난자를 둘러싼 난포세포 덩어리에서 분비되는 프로게스테론에 의해 촉진된다. 정자의 원형질막에는 수초 안에 칼슘 유입을 일으킬 수 있는 프로게스테론 수용체가 존재한다. 이러한 세포막관련수용체는 전형적인 핵수용체와는 다르다.

에스트로겐 혹은 곧 있을 배란과 관련된 국부적인 신호에 따라, 난관의 끝부분에서 일어나는 근육운동으로 인하여 누두부는 난소 표면과 가깝게 접하게 된다. 배란 시, 난자는 난포세포와 같이 복강으로 배출되고, 누두부 표면의 활발하고 동시적인 섬모운동에 의해 난관 입구로 빨려 들어간다. 상피세포층에서의 섬모 발달과 섬모의 동일하고 율동적인 운동은 에스트로겐에 이미 사전 노출이 되었기 때문에 일어나는 현상이다. 팽대부를 통과하여 팽대부-협부 접합부 근처의 수정장소를 향하는 난자의 움직임은 섬모운동에 의해 일어나는 관상액의 흐름에 의하여 주로 이루어지지만 교반운동을 일으키는 팽대부 벽의 수축운동에 의해서도 약간의 영향을 받는다.

협부를 통과하여 팽대부 쪽으로 진행하는 정자의 움직임은 주로 관상벽의 근육운동에 의해 이루어진다. 협부의 원형평활근은 교감신경이 분포되어 있는데, 수축을 조절하는 α 아드레날린성 수용체와 이완을 조절하는 β 아드레날린성 수용체를 가지고 있다. 에스트로겐의 영향하에서는 α 수용체들이 주로 작용한다. 따라서, 에스트로겐의 영향은 프로게스테론에 의하여 억제되기 때문에, β 수용체들이 주로 작용하여 협부의 평활근은 이완된다. 아드레날린성 자극에 대한 이런 반전은 정자가 협부를 통과하여 난소 쪽으로 이동할 수 있도록 도와주고, 그 다음에 배아가 반대 방향인 자궁 쪽으로 원할하게 이동할 수 있도록 도와주는 난관의 기능을 설명하고 있다.

수정 후 배아는 난관에서 약 3일 동안 머물면서 자궁강으로 들어가기 전까지 분비된 영양분에 의해 성장한다. 에스트로겐, 프로게스테론, 그리고 자율신경의 상호작용으로 조율되는 이러한 복잡한 현상들에는 상피세포층의 분비기능과 섬모운동뿐만 아니라 난관의 평활근도 필수적으로 관여한다. 이러한 기계적 운동이 아주 중요할지라도, 난관을 이용하지 않아도 아무런 문제가 없는 현대기술인 체외수정에서 보듯이 난관은 난자 혹은 정자의 수정 또는 융합에 있어서 그렇게 필수적이지 않다.

수정기간은 짧다. 난자가 배란된 후부터 수정될 수 있는 시간은 약 6~24시간 동안 뿐이다. 정자가 난자에 침투하자마자, 2차 극체가 방출되고 수정된 난자는 분열을 시작한다. 자궁강으로 들어갈 무렵이면 수정된 난자는 포배단계에 도달해서 약 100개의 세포로 구성된다. 포배가 자궁강에 도착하는 시점은 난관벽의 수축에 대한 에스트로겐과 프로게스테론의 길항효과 사이의 균형에 의하여 결정된다. 에스트로겐의 영향 하에서는 협부의 원형평활근은 수축하여 자궁으로 가는 배아의 이동을 방해한다. 황체가 형성되고 프로게스테론 분비가 증가하면서 β 아드레날린성 수용체가 주를 이루고 협부 근육은 이완되며, 배아 덩어리는 자궁강으로 통과할 수 있게 된다. 그래서 난소유래스테로이드들은 난자 혹은 배아를 난관 안에 '고정'시킬 수도 있고 또는 그것들을 자궁강으로 조금 일찍 이동시킬 수도 있다.

착상과 태반형성

보통 배란 후 약 5일째 일어나는 착상이 있기 전 하루 동안 포배는 자궁강에서 자유롭게 떠다닌다. 난자가 배란되는 시간부터 포배가 착상할 때까지 필요한 대사요구는 난관과 자궁내막에서 만들어지는 분비액들에 의해 충족된다. 체외수정의 경험에서 밝혀진 바와 같이, 자궁은 약 3일 동안만 포배의 착상을 허용하여 완전한 임신으로 유도할 수 있다. 이러한 자궁내막의 민감한 인지시기는 황체에서 프로게스테론이 최대로 분비되는 시기와 일치한다(그림 14.2). 월경주기의 황체기 후기에, 자궁내막의 바깥층은 탈락막을 형성하기 위해 분화한다. 탈락된 기질세포는 크기가 커지고, 늘어진 방추형 모양에서 글리코겐이 축적되어 있는 둥근 모양으로 변형된다. 탈락막이 형성되기 위해서는 고농도의 프로게스테론이 필요하며, 사이토카인들과 릴랙신의 활성에 의해서 촉진될 수 있다. 탈락막세포는 착상을 촉진시킬 수 있는 여러 단백질들을 발현하지만, 이러한 단백질들의 착상이나 임신과정에서의 정확한 역할은 명확하게 규명되지 않고 있다. 그러한 단백질 중 하나가 프로락틴 호르몬이며, 임신기간 동안에 계속 분비된다. 다른 하나는 IGF-I

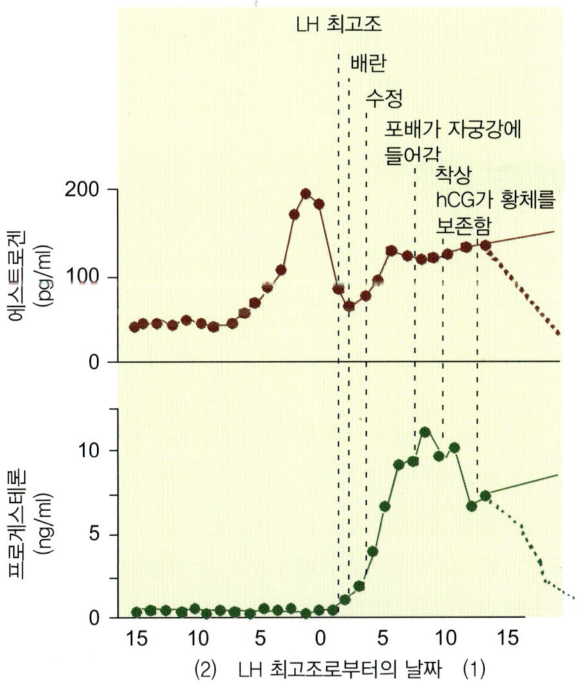

그림 14.2 임신 초기의 현상들과 모체혈액 내 스테로이드호르몬 사이의 관계. 에스트라디올과 프로게스테론 농도는 13장의 그림 13.10을 바탕으로 수정되었다. LH의 최고발현 후 10일까지는 에스트로겐과 프로게스테론 생산을 유지하고 증가시키기에 충분한 사람융모성생식선자극호르몬(**hCG**)이 발현되지만, 만약 불충분하다면 에스트로겐과 프로게스테론은 이 시점에서부터 감소(점선)된다.

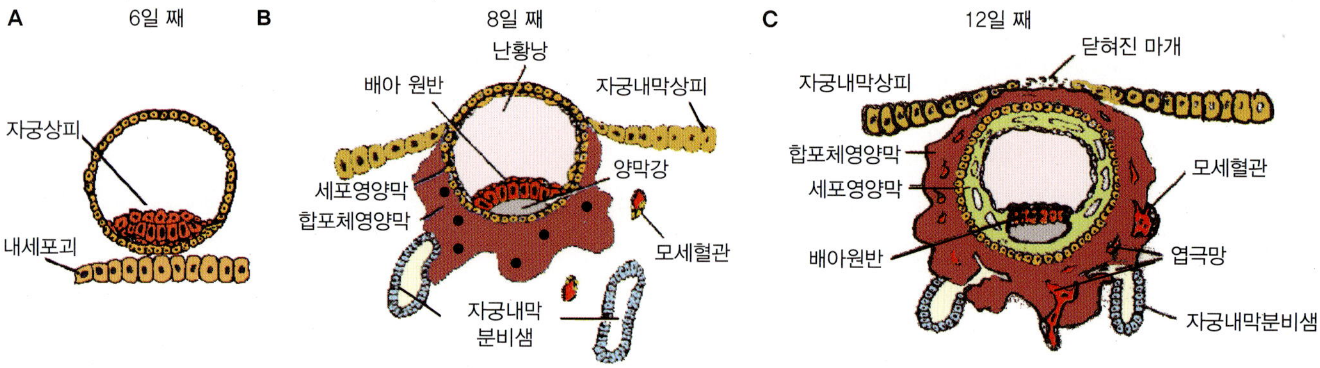

그림 14.3 A. 6일령의 포배는 자궁내막 표면에 정착한다. **B.** 8일째까지 포배는 자궁내막을 침투하기 시작한다. 넓어지는 합포체영양막은 탈락된 자궁내막을 침투하여 파괴한다. **C.** 12일째까지 포배는 탈락된 자궁내막에 완전히 파묻히게 되고, 혈전 혹은 마개가 생겨 입구를 덮는다. 영양막은 자궁내막으로 계속 침투하고 자궁 모세혈관과 분비샘을 침식한다. 혈액 침출물 구조망(엽극망)이 형성되기 시작한다. (Adapted from Khong, T.Y. and Pearce J.M. (1987) Development and investigation of the placenta and its blood supply. In Lavery, J.P., ed. The Human Placenta: Clinical Perspectives, 26. Aspen Publishers, Rockville, MD.)

결합단백질인 IGFBP-1이다.

착상 시점에서 포배는 태아가 되는 내세포괴와 영양막(trophoblast)으로 불리는 바깥세포로 구성된다. 모체의 탈락막조직과 결합하고 태아막과 완전한 태반으로 발달되는 것은 바로 영양막이다(그림 14.3). 세포영양막은 분열하여 다핵의 합포체영양막(syncytio-trophoblast)을 형성하는데, 이것은 인접한 탈락막세포를 파괴하여 포배가 자궁내막으로 깊숙이 침투할 수 있도록 하는 특별한 기능을 수행한다. 배아가 상피 밑 결합조직으로 침투해서 결국 자궁내막으로 완전히 둘러싸일 때, 영양막은 파괴된 탈락막세포를 식세포작용으로 제거한다. 퇴화되는 탈락막세포로부터 나오는 부산물은 출혈을 일으키고 모세혈관 투과성을 증가시킨다. 손상된 모세혈관에서 일어나는 국소적인 출혈로 인하여 혈액이 조금 고이는데, 이것은 영양막과 직접 접촉하면서 완전한 태반이 형성될 때까지 배아에게 영양분을 공급하는 역할을 한다.

합포체영양막과 안쪽의 세포영양막층(cytotrophoblast)은 곧 내세포괴를 완전히 둘러싸고, 나아가 자궁내막을 더 침식시키고, 배아를 고정시키는 단단한 세포기둥을 만든다. 이런 세포기둥은 태반융모(placental villi)로 분화한다. 태반융모가 자궁내막을 침식할 때, 출혈을 보이는 모체의 혈액은 더욱 많아지고 자궁내막의 정맥동으로 흐르는 복잡한 미로와 합쳐진다. 이 웅덩이는 확장되어 결국 충분한 양의 동맥혈을 받아들이게 된다. 원시단계의 순환계가 제기능을 하는 3주경에 태아의 혈관은 융모에 침입한다.

인간의 착상에 대하여 확실하지 않은 세부사항들이 아직도 많이 남아있지만, 황체기능이 최고조일 때 난소에서 분비되는 프로게스테론이 이러한 모든 현상들이 일어나는 데 있어 필수적이라는 것만큼은 아주 확실하다. 이 시기에 황체의 제거 혹은 프로게스테론 분비의 차단 혹은 프로게스테론수용체의 차단은 착상을 방지한다. 프로게스테론은 탈락막세포의 유지, 자궁근층의 비활동, 그리고 외부로부터 자궁강을 봉인하는데 필수적인 점성이 있는 자궁경부액 형성에 꼭 필요하다. 착상하는 영양막과 태아는 유전적으로 모체와 다름에도 불구하고 모체의 면역계가 착상된 배아를 이물질로서 거부하지 않는 것은 주목할 만하다. 프로게스테론은 배아가 면역학적으로 수용되는데 있어 결정적인 역할을 한다. 프로게스테론은 자궁강에서 림프구들의 축적을 조절하고 림프구 독성을 억제하며 세포를 용해하는 사이토카인의 생산을 저해함으로써 면역저항성을 증진시킨다. 착상과 포배의 체류에 있어서 프로게스테론의 중요성은 착상을 방지하거나 혹은 이미 착상된 태아를 자궁내막층과 더불어 유산을 유발하는 프로게스테론 길항제(RU486; 미페프리스톤)의 개발에 의해 강조되고 있다.

태반

태반은 여러 기능을 수행하는 복잡한 기관으로서 (1) 발달 중인 태아를 자궁벽에 부착시키고, (2) 모체와 태아 사이의 영양분, 순환기 기체, 태아의 노폐물 교환을 위한 접점을 제공하며, (3) 변화하는 태아의 대사요구를 맞추기 위하여 호르몬이나 여러 기질을 모체 혈액에 분비함으로써 모체의 항상성을 조절한다. 태반은 직경이 약 22cm인 디스크 모양의 기관으로서, 임신 말기에는 약 2.5cm의 두께로 된다. 발달 중인 태아와 접한 표면을 융모막판(chorionic plate)이라고 부른다. 배꼽 동맥과 배꼽 정맥은 융모막판 중앙 근처에 침투하여 태아의 혈액과 함께 기능적인 단위인 나무 모양의 태반융모(placental villi)를 관류시키기 위해 여러 차례 갈라진다. 융모는 융모막판에 기원을 두고 기저판쪽으로 확장하여 모체의 탈락막

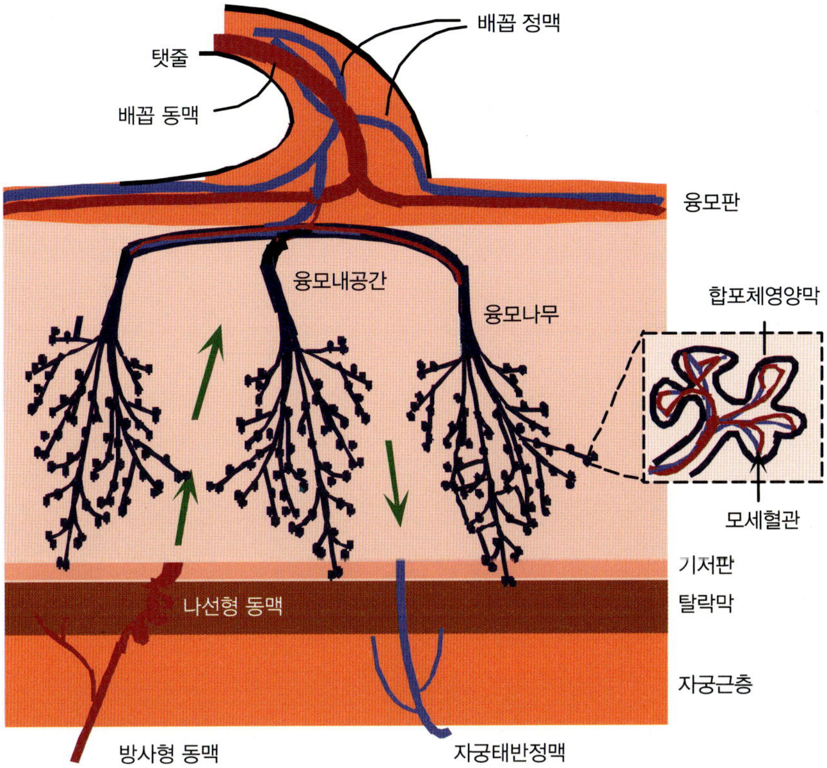

그림 14.4 사람 태반의 개요. 태반융모는 기저판과 융모판 사이에 형성된 융모내 공간에 모체혈액이 가득한 나무 모양의 구조이다. 삽입 그림은 태아 모세혈관이 합포체영양막 덮개로 둘러싸여진 융모의 말단부위를 보여주고 있다. 녹색 화살표는 융모내 공간 안팎으로의 혈액 흐름을 나타낸다.

세포와 합포체영양막을 구성한다.

성숙된 태반은 60~70개의 융모구조를 포함하고 있으며, 각각은 2차 및 3차 융모의 반복된 가지치기를 통하여 100,000개 이상의 중간과 말단 융모를 형성한다. 합하면 총길이 90km로 추정되는 융모는 점점 더 가늘어지는 세동맥과 세정맥의 가지를 포함하며, 이러한 가지들은 주로 사인 곡선 형태의 모세혈관으로 구성된 포도송이 형태의 말단을 갖고 있다. 융모 전체는 연속된 합포체영양막층으로 싸여 있어서, 불연속적인 영양막세포층을 덮어 씌우고 있다. 융모막판은 융모간극(intervillous space)이라는 빈 강을 형성하기 위해 기저판과 그 가장자리가 접해 있으며, 융모간극은 자궁근층에서 방사형의 동맥으로 가지치는 여러 나선형의 동맥을 통해 들어오고 자궁태반 정맥을 통하여 빠져나가는 모체의 혈액과 관류된다(그림 14.4).

합포체영양막은 다양한 생합성을 할 수 있으며, 태반 펩티드와 스테로이드호르몬들을 생산한다. 이러한 태반호르몬들은 임신이 진행됨에 따라 모체의 생리가 순응할 수 있도록 조율하는 역할을 주로 한다. 합포체영양막의 세포막에는 태아와 모체 혈액 사이에서 영양분과 노폐물을 효율적으로 교환할 수 있는 여러 채널과 수송분자가 있다. 합포체영양막은 그것의 투과성 또는 효소 구성으로 인하여 일부 호르몬과 분자들이 모체에서 태아로 이동하는 것을 막는 장벽으로서도 기능한다.

태반호르몬

태반은 모든 포유동물의 기관 중에서 가장 마지막에 진화한 기관으로, 그 내분비기능은 영장류에서 가장 발달되었다. 현재까지 알려진 바에 의하면, 태반의 분비기능은 자율적이어서 모계나 태아로부터의 신호에 의해 조절되지 않는다는 점이 여러 내분비선에 비하여 매우 특이하다. 쥐와 같은 실험동물의 경우를 보면, 임신 전반기 동안 뇌하수체를 제거하거나 임신 중 어느 시점에서 난소의 제거에 의해 황체가 제거된다면 임신은 종결된다. 영장류에서 뇌하수체와 난소는 수정 후 오직 짧은 기간 동안에만 필수적이다. 약 7주 후에는 태반은 임신을 유지시키기에 충분한 프로게스테론을 생산한다. 또한, 태반은 많은 양의 에스트로겐, 사람융모성생식선자극호르몬(human chorionic gonadotropin; hCG), 사람태반락토겐(human placental lactogen; hPL)으로도 불리는 사람융모성체유선자극호르몬(human chorionic somatomammotropin; hCS)을 생산해 낸다. 태반은 또한 뇌하수체에서 발현되는 것과는 다른 유전자에서 생산된 형태의 성장호르몬(hGH) (제 2장 참조), 갑상선자극호르몬(TSH), 부신피질자극호르몬(ACTH), 생식선자극호르몬방출호르몬(GnRH), 부신피질자극호르몬방출호르몬(CRH)과 여러 생물학적 활성 펩티드들을 분비한다. 임신기간 동안은 태아에서 분비되는 호르몬이 모체의 생리를 조절하는 특이한 상황이 존재한다. 태반은 성장하는 태아를 수용하기 위해 모체기능의 여러 측면을 조절한다.

사람융모성생식선자극호르몬(Human chorionic gonadotropin; hCG)

이미 논의하였듯이(제 13장 참조), 임신이 되지 않은 주기에서 황체의 수명은 배란 후 12일에 끝난다. 약 2일후 자궁내막은 탈락되고, 월경(menstruation)이 시작된다. 임신이 진행되기 위해서 자궁내막은 반드시 유지되어야 하며, 따라서 난소는 수정이 일어났음을 인지하여야만 한다. 인간에서 난소에 작용하는 신호는 태아에서 분비되는 황체자극물질인 사람융모성생식선자극호르몬(hCG)이다. hCG는 황체를 구제하여(즉, 수명을 연장하여) 프로게스테론과 에스트로겐을 지속적으로 생산하도록 자극하는데, 이는 결국 자궁내막을 착상과 태반형성에 유리한 상태로 유지시킨다(그림 14.5). 항체 스테로이드와 인히빈은 지속적으로 분비되어 뇌하수체에게 임신이 시작되었다는 신호를 전달하고 생식선 자극 호르몬의 분비를 억제하지만 그렇지 않은 경우 다음 여포 발달을 자극한다.

뇌하수체 생식선자극호르몬은 임신기 동안 모체혈액 내에서 사실상 감지할 수 없을 정도로 낮은 농도로 유지되는데, 이는 에스트로겐과 프로게스테론의 높은 농도로 인한 음성 되먹임 효과의 결과이다. 황체로부터 분비되는 릴랙신은 임신 초기에 증가하고, 임신 3개월 말에 최고조에 이르며, 그리고 다소 감소하지만 임신기 동안 지속된다. 릴랙신은 프로게스테론과 함께 공동으로 임신 초기에 자궁 평활근의 수축활동을 억제하며, 에스트로겐과 협력하여 모체혈액의 변화를 조절하는 역할을 한다(다음 참조).

hCG는 뇌하수체 당단백질호르몬과 밀접하게 관련이 있는 당단백질이다(제 2장 참조). 비록 탄수화물 성분이 매우 다양할지라도, 당단백질호르몬의 펩티드 골격은 밀접하게 관련되어 있으며, 일반적인 α 소단위체와 활성특이적 β 소단위체로 구성되어 있다. 인간에서는 7개의 유전자 혹은 위유전자(pseudogene)들이 hCG을 암호화하지만, 그 중 2 또는 3개 만이 발현된다. hCG의 β 소단위체는 LH의 β 소단위체와 거의 유사한데, hCG의 C 말단에 32개의 아미노산이 더 있는 점이 다를 뿐이다. 따라서 hCG와 LH는 공통의 수용체를 통하여 작용하고, hCG은 LH와 유사한 생물활성을 지니고 있다는 사실은 놀라운 것이 아니다. hCG는 뇌하수체에서의 상응물질인 LH보다 훨씬 더 많은 탄수화물, 특히 시알산 잔기(sialic acid residues)를 포함하는데, 이로 인하여 혈액에서 매우 높은 안전성을 보인다. 뇌하수체 당단백질호르몬의 반감기는 몇 분인 것에 반해, hCG의 반감기는 30시간 이상이다. 긴 반감기는 몇

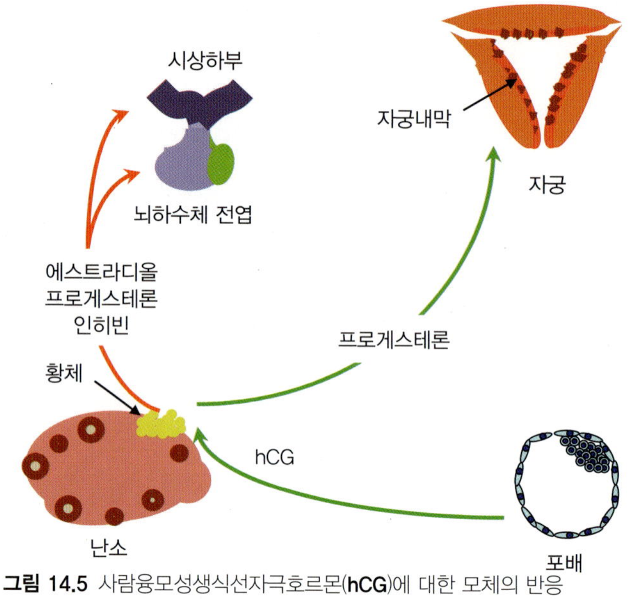

그림 14.5 사람융모성생식선자극호르몬(**hCG**)에 대한 모체의 반응

몇 취약한 세포들에 의해 생산되는 생체신호가 적절한 농도로 빠르게 축적될 수 있도록 한다.

발달중인 태반의 세포영양막들은 초기에 hCG를 분비하기 시작하는데, LH로 인해 황체기능이 최고조에 이르는 배란 후 8일째까지는 이미 혈중에 측정 가능한 양이 존재한다. hCG의 생산은 임신 초기 몇주 동안에 매우 많이 증가한다(그림 14.6). 혈중 수준은 지속적으로 증가하여 임신 3달 째에 최고치에 달하고, 이는 배란 시 급증된 LH 농도의 200~1,000배에 달한다. 아마도 이러한 높은 농도 때문에, hCG는 황체의 기능적 수명을 연장할 수 있는 반면, LH는 임신이 되지 않은 주기의 황체기 내에서 높은 농도를 나타낼지라도 불가능하다. 또한, hCG 농도는 지속적으로 높게 유지되는데 반하여, LH의 농도는 3시간 마다 증가와 감소를 반복한다. 태아발달 초기에 볼 수 있는 hCG의 높은 농도는 수컷의 성 분화에 또한 중요한데, 수컷의 성분화는 정소에서의 테스토스테론 합성을 촉진하는 LH가 태아 뇌하수체로부터 충분히 만들어지기 전에 일어난다(제 12장 참조). hCG에 의해 태아 부신이 자극을 받으면 임신 후반기에 에스트로겐의 생산이 증가하기도 한다.

마지막으로, 오줌에서 발견되는 많은 양의 hCG는 임신진단으로 이용된다. hCG의 생물학적 활성은 LH와 비슷하기 때문에, 토끼실험에 의하면 hCG이 들어있는 오줌을 발정난 토끼에 주입하면 배란이 유도되었다. 이러한 실험은 오줌 내 hCG의 유무 진단을 위한 간단하고 예민한 면역학적 실험으로 바뀌었으며, 이를 통해 다음 예정 월경주기 전에 임신을 진단할 수 있다.

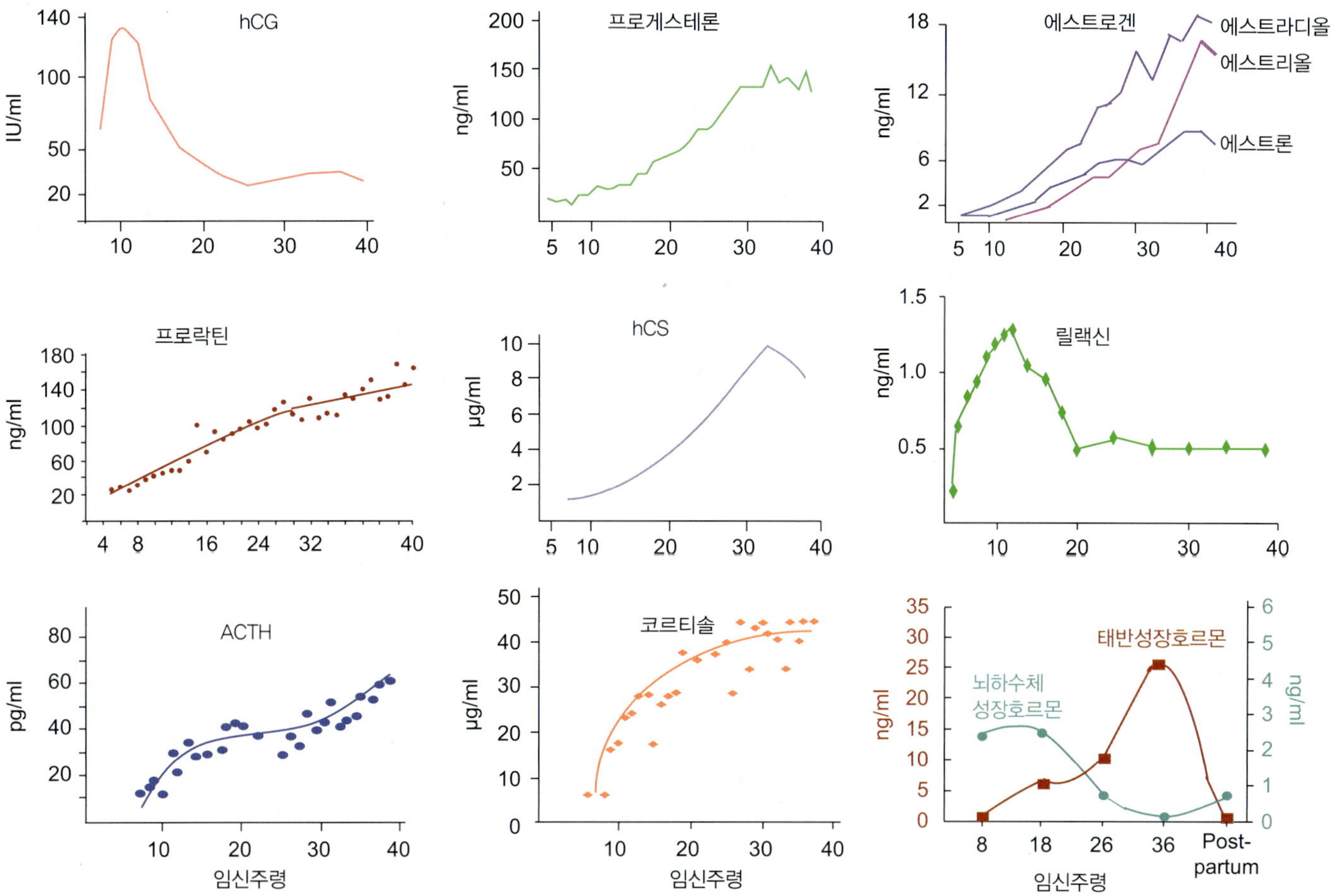

그림 14.6 정상적인 임신기간 동안 임신관련 호르몬들의 혈장 내 농도 변화. (Data for hCG, progesterone, estrogens, and hCS from Freinkel, N. and Metzger , B.E. (1992) Metabolic changes in pregnancy. In Williams Textbook of Endocrinology, 8th ed. Wilson, J. D. and Foster, D. W., eds. Saunders, Philadelphia. Graph for prolactin redrawn from Rigg, L.A., Lein, A., and Yen, S.C.C. (1977) Pattern of increase in circulating prolactin levels during human gestation. Am. J. Obstet. Gynecol. **129**: 454–456. Graph for relaxin redrawn from data of Johnson, M.R., Abbas, A.A., Allman, A.C., Nicolaides, K.H., and Lightman, S.L. (1994) The regulation of plasma relaxin levels during human pregnancy. J. Endocrinol. 142: 261–265. Graphs for cortisol and ACTH are redrawn from data of Carr, R.B., Parker, C.R., Jr., Madden, J.D., MacDonald, P.C., and Porter, J.C. (1981) Maternal plasma adrenocorticotropin and cortisol relationships throughout human pregnancy. Am. J. Obstet. Gynecol. **39**: 416–422. Data for GH are reproduced from Fuglsang, J., Skjaerbaek, C., Espelund, U., Frystyk, S., Fisker, A., Flyvbjerg, A., and Ovesen, P. (2005) Ghrelin and its relationship to growth hormones during pregnancy. Clin. Endocrinol. (Oxf.) **62**: 554–559.)

황체로부터 분비되는 많은 양의 프로게스테론은 hCG에 의한 지속적인 자극에도 불구하고 임신 약 8주 후부터 분비가 감소된다. 인간 난소 정맥 혈중 프로게스테론 발현을 측정해보면 황체가 임신 첫 3개월 동안 기능을 유지함을 알 수 있다. 그러나, 프로게스테론을 생산할 수 있는 약간의 능력이 임신기간 동안 유지됨에도 불구하고, 난소가 성공적인 임신을 위하여 꼭 있을 필요는 없다. 황체에서 스테로이드 합성이 감소하기 훨씬 전에, 태반에서 생산되는 프로게스테론은 임신을 유지하기에 충분하게 된다.

사람융모성체유선자극호르몬(Human chorionic somatomammotropin; hCS)

태반에서 많은 양이 분비되는 또 다른 단백질호르몬은 사람융모성체유선자극호르몬(hCS)이다. hCG처럼 hCS는 합포체영양막에서 생산되며, 임신 초기에 모체 혈장에서 감지된다. 모체 혈장 내 농도는 수정 후 약 3주째 부터 지속적으로 증가되어 임신의 마지막 달에 안정기에 이르는데(그림 14.6), 이 때에는 태반이 매일 약 1g씩 생산한다. 이때 모체혈액 내 hCS의 농도는 여성 또는 남성에서 일반적으로 볼 수 있는 다른 단백질호르몬 농도보다 약 100배 이상 높다. hCS는 짧은 반감기를 가지며, 분만 시에는 농도가 높음에도 불구하고 산후 첫째 날 이후부터는 혈장에서 감지할 수 없다.

hCS는 많은 양이 존재하며 실험실에서 다양한 생물학적 작용을 보임에도 불구하고, 그것의 생리학적 역할은 명확하게 구명되지 않고 있다. hCS는 프로락틴과 매우 유사한 활성을 가지며 실험동물에서 젖분비를 유도할 수 있지만, 젖분비는 분만 후 모체혈액에서 hCS가 완전히 소멸할 때까지 보통 시작되지 않는다. 그러나, hCS는 젖분비를 준비하기 위해 유선의 발달을 촉진하는 것으로 보인다. 또한, hCS는 모체 지방을 유리하고 모체 포도당 소비를 감소하는 GH와 유사한 방식으로 발달 중인 태아를 위해 영양소 가용성을 증진하는 것으로 여겨진다(제 8장 참조). 이러한 맥락에서, hCS는 임신기간 중에 많은 여성이 경험하는 소위 임신성당뇨라 부르는 감소된 포도당 저항성에 부분적으로 관여하는 것으로 보인다(다음 참조). hCS는 대부분 모체혈액 내로 분비됨에도 불구하고, 임신 중기의 태아 혈중에서도 상당한 양이 발견된다. hCS 수용체는 인간태아 섬유아세포와 근원세포에 존재하며, 이러한 세포들은 hCS의 자극에 의해 IGF-II를 방출한다. 이미 논의한 대로(제 11장 참조), 태아 성장은 GH에 의존하지 않지만, 이런 면에서의 hCS의 역할은 아직 밝혀지지 않았다.

이러한 관점에도 불구하고, 유전학적 연구결과에 의하면 hCS는 성공적인 임신을 위하여 꼭 필요한 것으로 보이지는 않는다. hCS는 성장호르몬-프로락틴 계열의 일원으로(제 2장 참조) 이러한 뇌하수체 호르몬들과 구조적으로 많은 부분에서 비슷하다. 인간의 17번 염색체에는 이 계열에 속한 5개의 유전자가 모여 있는데, 이중 3개는 hCS를 그리고 2개는 GH를 암호화한다. hCS 유전자중 2개는 동일한 분비산물을 암호화한다. 3번째 hCS 유전자는 완전하지 않은 mRNA로 전사되는 위유전자(pseudogene)로 여겨지고 있다. hCS 유전자들과 GH 유전자를 암호화하는 DNA가 양쪽 염색체 모두에서 소실된 몇몇의 경우에도 임신, 분만 혹은 초기 산후발달에 대하여 악영향을 미치지 않는 경우도 있다. 면역학적으로 검정할 수 없을 정도의 아주 적은 농도의 hCS가 모체 혈장 내에 존재하지만, 잔존하는 hCS 유전자 혹은 위유전자는 이러한 상황 하에 발현되거나 또는 이러한 유전자들의 나머지 부위들의 재조합으로 인하여 hCS 유사활성을 가진 키메라단백질을 생산하는 것은 가능하다. hCS가 정상적인 임신에 필수불가결한 요소인가의 여부와 관계없이 다른 호르몬들과 중복적인 기작을 통해 어떤 방식으로든 성공적인 임신에 기여하는 것으로 보인다.

프로게스테론(Progesterone)

황체로부터 프로게스테론 분비가 감소됨에 따라, 영양막이 프로게스테론의 주요 생산자가 된다. 태반으로부터의 프로게스테론 생산은 임신이 진행됨에 따라 증가하여 마지막 달에는 하루 분비량이 250mg 이상이 된다. 이러한 엄청난 양은 황체의 활동이 최고점일 때 황체에서 분비되는 일일 생산량의 10배 이상이며, 하나 이상의 태아를 가진 여성에서는 심지어 더 많다. 태반에서는 콜레스테롤이 거의 합성되지 않아서 저밀도지질단백질(LDL)의 형태로 모체 순환계에서 공급되어야 한다. 임신 후기에는 프로게스테론을 생산하기 위하여 임신하지 않은 정상 여성에서 매일 이용되는 콜레스테롤의 약 25%의 콜레스테롤을 소비한다.

태반에서의 프로게스테론 생산은 이용 가능한 기질 외에 알려진 어떤 다른 태반인자들에 의하여 조절되지 않는다. 부신과 생식선에서와 같이, P450scc에 의한 콜레스테롤의 프레그네놀론으로의 전환율에 따라 프로게스테론의 생산율이 결정된다. 부신과 생식선에서 ACTH와 LH는 세포질로부터 P450scc 잔기가 있는 미토콘드리아 기질로 콜레스테롤을 운반하는데 필요한 StAR의 합성을 촉진한다(제 4장 참조). 태반은 StAR 단백질을 발현하지 않는다. 미토콘드리아 안쪽으로의 콜레스테롤 이동은 영양막에서 항상 발현되는 MLN64라 불리는 유사한 단백질에 의해 이루어지는 것으로 여겨지고 있다. 그 결과, 태반에서 콜레스테롤이 프레그네놀론으로 전환되는 데에는 다른 모든 스테로이드호르몬을 생산하는 조직들 내에서 조절되는 단계를 건너뛴다. 많이 발현되는 3β 히드록시스테로이드탈수소효소(3β-hydroxysteroid dehydorgenase)는 프레그네놀론을 프로게스테론으로 빠르게 전환토록 한다. 생산된 모든 프레그네놀론은 프로게스테론으로 분비되거나 혹은 부신의 스테로이드 합성을 위한 기질로서 이용될 수 있도록 태아의 부신으로 내보내진다(그림 14.7).

에스트로겐(Estrogens)

인간 태반은 황체가 퇴화한 후 에스트로겐을 생산하는 사실상 유일한 부위이다. 그러나 태반은 콜레스테롤로부터 에스트로겐을 합성할 수 없으며, 에스트로겐 합성을 위한 기질로서 프로게스테론이나 프레그네놀론을 사용할 수 없다. 태반은 19개의 탄소로 구성된 안드로겐 전구체를 생산하기 위하여 20번과 21번 탄소 곁가지를 자르는 P450c17 효소가 없다. 난소 난포에서 과립층세포가 내포막세포에 의존하여 안드로겐을 생산하는 것처럼(제 13장 참조), 영양막에서의 에스트로겐 합성은 19개의 탄소를 보유한 안드로겐

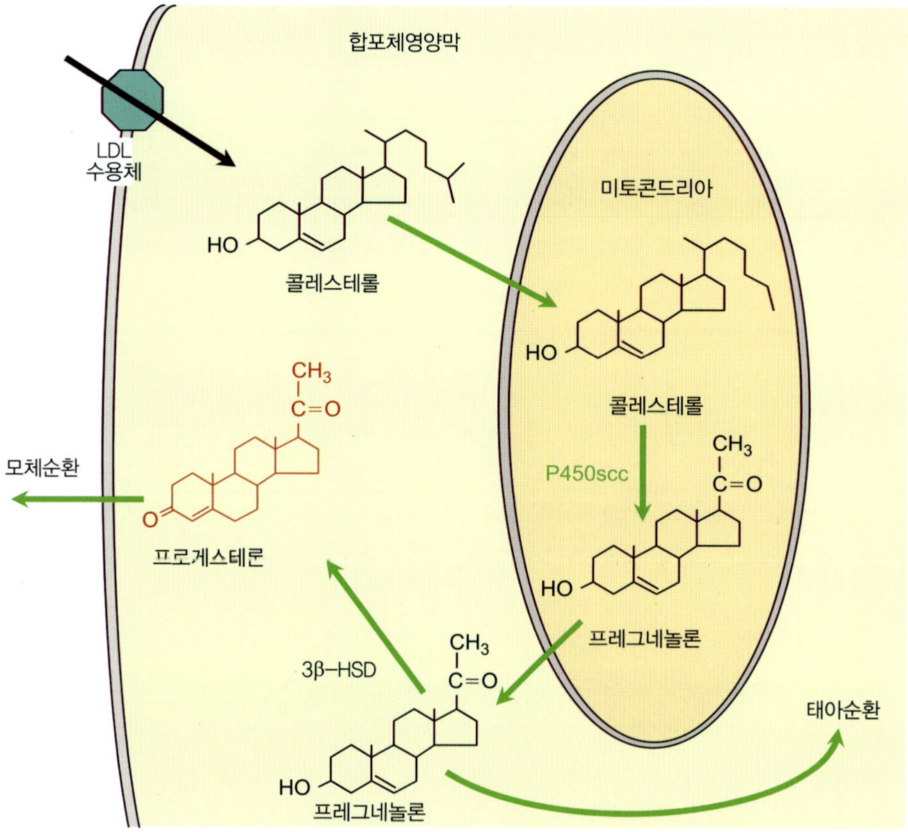

그림 14.7 영양막에서의 프로게스테론 합성. 콜레스테롤은 저밀도지질단백질(**LDL**) 수용체를 통해 흡수되어 미토콘드리아 기질 안쪽으로 이동된 후, 콜레스테롤의 C22–C27의 잔기가 **P450scc**에 의해 제거된다. 프레그네놀론은 미토콘드리아에서 나와 3β–hydroxysteroid (**3βHSD**)에 의해 프로게스테론으로 산화된다.

기질이 있어야 하며, 합성된 에스트로겐은 태아의 부신에서 분비되며 모체에서는 약간 분비된다(그림 14.7). 영양막은 P450 방향화효소를 많이 발현하는데, 그 활성은 모든 유용한 기질을 방향화하기에 충분하다. 태아 부신과 태반 사이의 상호협력작용은 임신 중 에스트로겐 생산원으로서 태아태반단위(fetoplacental unit)라는 용어를 만들어냈다.

태반에서 합성되는 에스트로겐은 에스트라디올, 에스트론, 그리고 16번 탄소에 히드록시기가 하나 더 있어 에스트라디올과 다른 에스트리올이다. 이들 중에서, 에스트리올이 단연코 주요한 에스트로겐 생산물이다. 에스트리올은 임신 말기에는 하루당 45mg 보다 더 합성되기도 한다. 그러나, 높은 생산율에도 불구하고, 높은 대사율와 배설율로 인하여 혈중 비결합 에스트리올의 농도는 혈중 에스트라디올보다 낮다(그림 14.6). 에스트리올이 에스트로겐 수용체에 결합할지라도 대부분의 검사에서 에스트리올은 에스트라디올의 약 1% 정도 그리고 에스트론의 10% 정도의 활성을 보이기 때문에 에스트리올은 전체 에스트로겐 활성에 거의 영향을 미치지 못한다. 그러나, 에스트리올은 자궁혈류를 촉진하는 데에는 거의 에스트라디올처럼 강력하다. 이는 태아가 자신의 생존을 위하여 자궁혈류가 적절히 유지되는 것을 확실하게 하기 위하여 이러한 에스트리올 생산의 정교한 기작을 사용하는 것이다(그림 14.8).

태아 부신 피질의 역할

태아 부신은 태반에서의 스테로이드 합성과 임신유지에 중추적인 역할을 하며, 임신 말에 진통의 시작을 촉진하는 역할도 하는 것으로 보인다. 태아의 부신은 성인의 부신과는 형태와 기능면에서 모두 상당히 다르다. 태아의 부신은 구상대로 발달하는 완전 피질이라고 불리우는 얇은 바깥영역과 출생 후 퇴행하여 곧 사라지는 커다란 안쪽의 "태아영역"에 둘러싸여 있다. 두 영역의 접점지역은 성인의 속상대와 망상대로 발달한다(제 4장 참조). 임신 중기에 태아 부신은 신장보다 사실상 크며, 태아영역이 그 질량의 80%를 차지한다.

태아 부신의 성장, 분화, 분비기능은 부신피질자극호르몬(ACTH)에 의해 조절되며, 그 작용은 IGF–II를 비롯한 여러 태아 성장인자에 의해 증가된다. 태아 뇌하수체는 ACTH의 주요한 공급원이지만, 태반 역시 약간의 ACTH를 분비한다. 또한, 태반은 부신피질자극호르몬방출호르몬(CRH)을 분비하는데, 이것은 태아 뇌하수체에서 ACTH 분비를 촉진할 뿐만 아니라 태아 부신에서 스테로이드 합성을 직접 촉진한다.

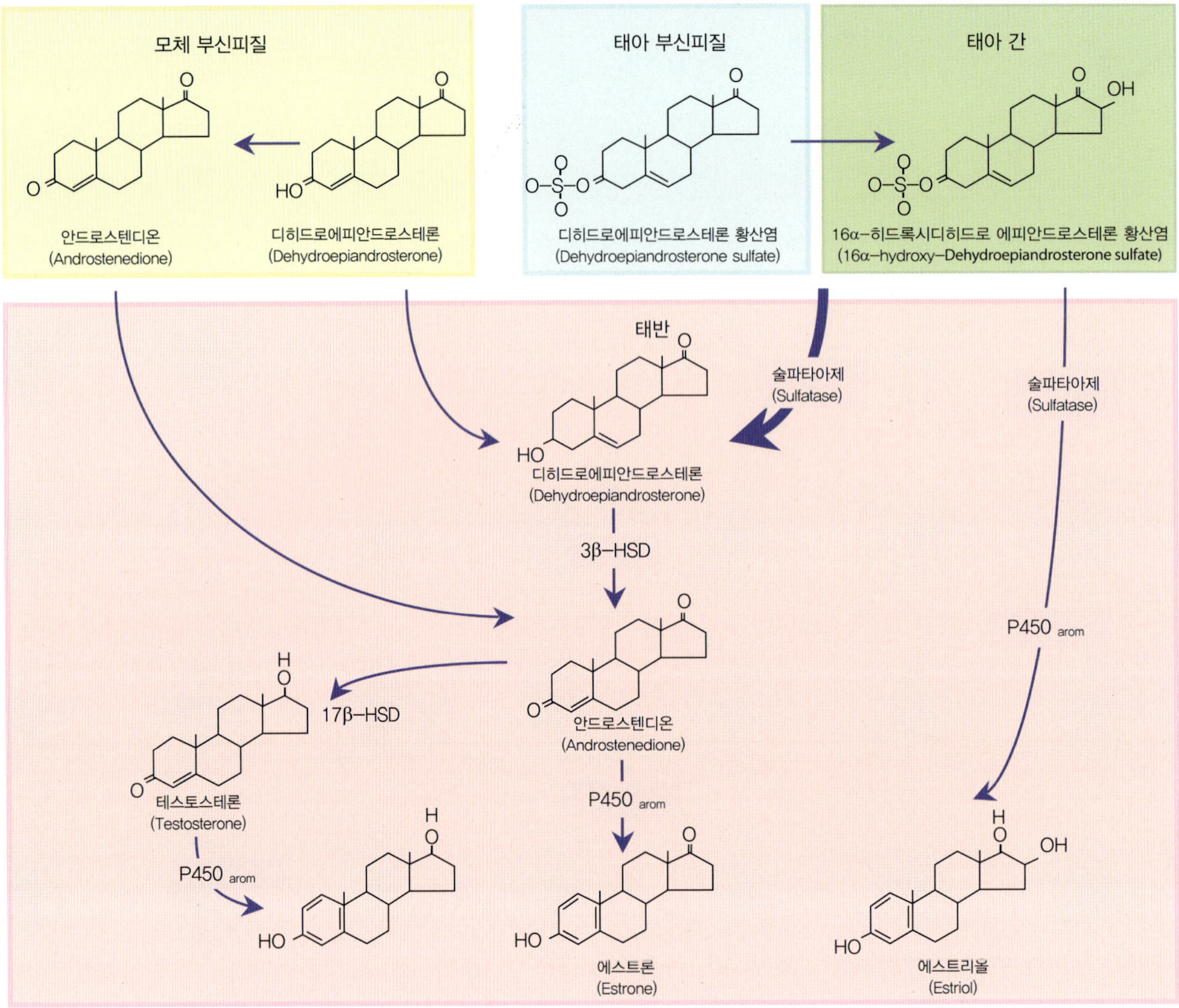

그림 14.8 임신기간동안 에스트로겐의 생합성. 태아나 모체의 부신에서 형성된 안드로겐은 모든 3가지 에스트로겐의 전구체이며, 태반은 프로게스테론을 안드로겐으로 전환하지 못한다. 태아 간에서 디히드로에피안드로스테론 황산염의 16번 탄소의 수산화반응은 에스트리올을 증가시키는데, 이 에스트리올은 오직 태아로부터만 유래한다. 태아 안드로겐은 황산염 에스테르로 분비되며, P450 방향화효소($P450_{arom}$)에 의해 에스트로겐으로 전환되기 전에 태반 술파타아제에 의해 유리 안드로겐으로 먼저 전환되어야 한다. **3βHSD** = 3β-hydroxysteroid dehydrogenase. **17βHSD** = 17β-hydroxysteroid dehydrogenase.

태아영역의 주된 합성물은 19개의 탄소로 구성된 안드로겐 중의 하나인 디히드로에피안드로스테론(dehydroepiandrosterone; DHEA)이며, 이것은 생물학적으로 불활성인 황산염 에스테르 형태(디히드로에피안드로스테론 황산염; DHEAS)로 분비된다. 황산화는 여성 태아 생식기관의 남성화를 방지하고, 생식선 외 태아 조직의 방향화를 억제한다. 태아영역은 코르티솔과 알도스테론이 완전영역과 전환영역에서 만들어지기 훨씬 전인 임신 약 8주째 부터 측정 가능할 정도로 증가된 양의 DHEAS을 생산한다. 분만 무렵에는 DHEAS의 분비는 하루 200mg에 달한다. DHEAS 생산을 위한 콜레스테롤 기질은 태아의 간과 부신에서 합성된다. 태반에 의해 태아 순환으로 방출되는 프레그네놀론은 기질을 또한 제공하는 것으로 보인다.

태아 순환에 있는 대부분의 DHEAS는 태아 간에서 16번 탄소가 산화되어 16α-DHEAS의 형태가 되며, 그 후 태반으로 전해진다. 태반은 모체와 태아혈액에서 19개의 탄소를 갖는 스테로이드를 추출하는 데 있어 매우 효율적이다. 태반에는 술파타아제(sulfatase)가 풍부하여 에스트리올을 만들기 위한 방향화반응 전에 DHEAS를 16α-DHEAS로 전환시킨다. 에스트리올의 합성이 태아의 부신과 간 및 태반의 합동 기능을 반영하기 때문에, 모체의 에스트리올농도에서 알 수 있는 그 생산율은 태아의 건강함에 대한 지표로 사용되어 왔다. 태아 간에서 16α-수산화가 되지 않은 DHEAS는 황산결합을 가수분해한 후, 태반에서 안드로스텐디온

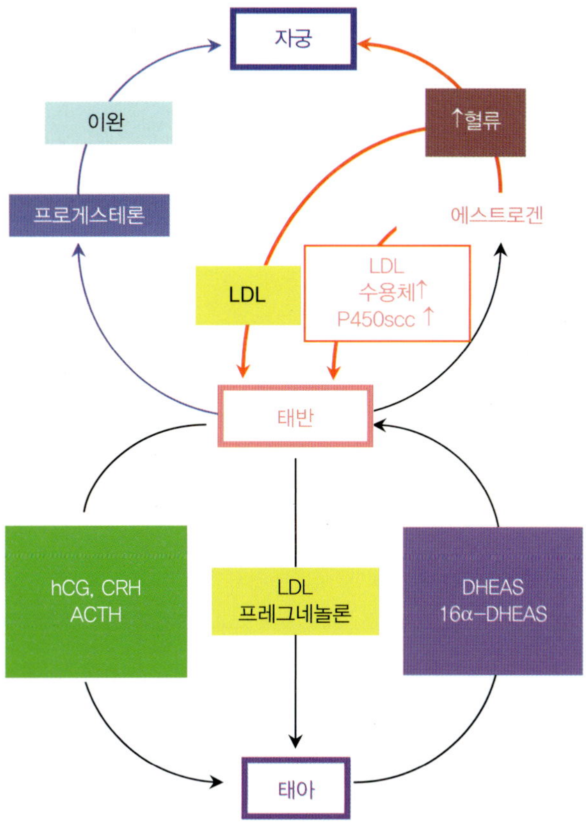

그림 14.9 에스트로겐이 태반 스테로이드호르몬의 생산에 미치는 영향. 자궁 혈류의 증가 및 저밀도지방단백질(**LDL**)과 **P450scc** 효소 발현을 유도함으로써, 에스트로겐은 태아 부신에서 안드로겐 합성을 위한 기질로 이용되는 프레그네놀론의 태반에서의 생산을 증가시킨다. 모체 순환으로부터 흡수된 LDL은 콜레스테롤을 태아 순환으로 또한 전달하는 것으로 보인다.

이나 테스토스테론으로 전환되며, 그 후 방향화되어 에스트론과 에스트라디올을 형성한다.

임신유지에 있어서 프로게스테론과 에스트로겐의 역할

그 이름이 내포하듯, 프로게스테론은 임신의 모든 단계를 유지하는데 필수적이며, 프로게스테론의 작용을 약리학적으로 봉쇄하면 임신이 언제든 종료된다. 프로게스테론은 자궁 수축성을 증가시키고 태아를 배출하는 힘에 대립함으로써 임신을 지속시킨다. 이러한 힘 중의 하나는 성장하는 태아에 의해 자궁근층이 물리적으로 늘어나는 것이다. 에스트로겐과 프로게스테론에 의한 신장력 혹은 수축성은 태아의 성장에 따라 자궁근층의 성장과 비대를 촉진한다. 에스트로겐은 수축성단백질, 전기적으로 자궁근층세포들을 결합하는 간극연접단백질, 옥시토신수용체, 프로스타글란딘수용체, 이온채널, 그리고 수축성을 직·간접적으로 증가시키는 많은 다른 단백질 유전자들의 발현을 촉진한다.

임신 전반에 걸쳐, 에스트로겐은 양성 되먹임 기전을 통해 스스로의 생산을 증가할 뿐만 아니라 에스트로겐의 흥분성 효과를 억제하는 프로게스테론의 합성을 증가시킨다(그림 14.9). 에스트로겐은 증가된 자궁혈류를 통해 영양막에 콜레스테롤의 전달을 증가시키고, LDL수용체와 P450scc의 발현 증가를 통해 프로게스테론 합성을 촉진한다. 태반을 지나 태아 순환으로 들어간 프레그네놀론과 LDL은 부신에서 DHEAS의 생산을 위한 기질로서 이용된다. DHEAS는 추후 태반에 의해 에스트로겐으로 전환되는데, 이는 프로게스테론 생산에 맞추어 에스트로겐 생산을 점진적으로 증가시키는 양성 되먹임 체계와 마찬가지이다.

임신에 대한 모체적응

수정에서 산달의 유아를 분만하기까지 약 265일이 경과하는 동안 모체는 하나의 다능성세포에서 약 3.5kg에 달하고 6천억 개 이상의 고도로 분화된 세포들로 이루어진 새로운 개체로 변환되는 데 필요한 모든 자원을 제공한다. 임신기간 동안 모체의 항상성조절 기작들은 일정한 온도, 산소공급, 노폐물처리, 그리고 영양분, 미네랄, 비타민의 가용성 등과 관련하여 좋은 환경이 확실히 조성되도록 작동한다. 엄청난 대사활동을 가진 태아와 태반의 성장과 발달을 지원하는 것은 모체의 항상성에 상당한 부하를 주는 것이며, 실제로는 모든 기관계에서 기능의 조정이 필요하다.

임신에 대한 모체의 적응은 주로 태반으로부터 모체 순환으로 분비되는 호르몬들에 의하여 진행된다. 모체의 생리적 변화는 변화하는 환경적 요구들에 직면해서 모체의 생존과 태아의 생존을 확실하게 하는 항상성을 조절하기 위하여 모체의 능력을 많이 고려하지 않고 태아의 대사요구를 수용해야만 한다. 임신기간 동안의 생리적 변화는 또한 모체가 고된 출산과정에 견딜 수 있도록 그리고 새로 태어난 아기를 위한 영양물을 제공할 수 있도록 준비시켜야 한다. 임신하지 않은 여성의 항상성을 유지하는 모든 조절기작 및 되먹임 기작들은 임신기간에도 작동을 하지만, 생리신호들 혹은 되먹임 기작들의 설정값에 대한 민감성은 변경된다.

심장혈관의 적응

모체와 태아의 혈액은 섞이거나 직접 만나지 않는다. 영양분들과 가스들은 태반융모말단의 합포체 영양막, 기저판, 그리고 내피세포들로 구성된 확산막을 가로질러 통과한다. 임신 말기에 확산막은 5μm 정도의 두께와 $12m^2$ 정도의 표면적을 가진다. 모체와 태아

혈액사이의 가파른 농도구배를 유지하는 것은 이 확산막을 빨리 통과하는 능동교환과 수동교환을 위해 필수적이다. 영양분과 가스의 교환능력은 성장하는 태아의 요구뿐만 아니라 대사적으로 매우 활발한 태반의 요구를 역시 충족시키기에 충분해야만 하는데, 태반은 영양분이 융모를 통과하여 태아혈액에 도달하기 전에 합포체 영양막을 통해 확산될 때에 필요한 영양분들을 추출한다. 임신 말기에 태반의 대사요구는 태아의 요구와 거의 같다. 따라서, 매우 빠른 속도의 모체혈액의 흐름이 태아에게 충분한 영양분과 산소를 확실히 공급하기 위하여 융모사이의 공간을 관류해야만 한다.

자궁의 혈류는 월경주기의 황체기 중간에 비해 임신 말기에는 모체의 심박출량의 20% 이상에 달하는 비율인 20배 이상 증가한다. 이러한 빠른 혈류는 주로 혈관저항의 많은 감소에 기인한다. 임신 중인 자궁의 소동맥은 기저상태 하에서 최대로 확장되며, 혈관수축인자들에 대하여는 둔감하다. 또한, 심박출량은 거의 50% 증가하고 평균 동맥혈압은 다소 감소하는데, 이러한 것들은 말초 혈관저항이 전체적으로 감소하였다는 것을 나타내고 있다.

혈관저항의 감소는 자궁-태반의 혈액순환의 방식이 바뀌는 현상에 국한되지 않을 뿐만 아니라, 장간막, 팔다리, 피부, 특히 신장(다음 참조)의 혈액순환에서 소동맥과 대동맥의 긴장상태가 감소하기 때문이기도 하다(그림 14.10). 이러한 혈관망에서 안지오텐신 II와 노르에피네프린에 대한 혈관수축인자의 반응은 감소되지만, 이러한 변화에도 불구하고 압력수용체는 지속적으로 작용하여 비록 낮은 설정값이지만 다양하게 변화하는 환경적 요구들에 대하여 혈압을 일정하게 유지한다.

혈관 저항의 감소에 대한 기초연구는 활발히 진행되고 있다. 임신하지 않은 여성과 동물에 에스트로겐을 주입하면, 혈관저항이 급속히 감소하여 정상임신에서 보이는 것과 더 현저하지는 않더라도 비슷한 변화를 보인다. 사람의 혈관내피세포들은 α와 β 에스트로겐수용체 모두를 발현하며, 이것들이 활성화되면 산화질소와 프로스타사이클린(프로스타글란딘 I_2; 제 4장 참조)과 같은 혈관 확장인자들의 생산을 빠르게 개시한다. 몇몇 연구들은 프로게스테론이 단독으로 또는 높은 수준의 에스트로겐과 함께 비슷한 작용을 한다고 제안하였다. 설치류에서의 최근 연구들은 임신기간 동안 황체에서 분비되는 릴랙신(제 13장 참조)의 혈관수축효과에 초점을 맞추고 있기도 한다. 혈중 릴랙신 농도는 hCG에 반응하여 임신 초기에 증가한다(그림 14.6). 설치류에 릴랙신을 주입하면 임신 초기에 보이는 신장과 장간막 혈류의 많은 변화가 재현된다. 이러한 동물에서 릴랙신은 내피세포를, 특히 신장과 장간막 혈관망의 내피세포를 자극하여 산화질소를 생산하지만, 사람에서는 비슷한 결과가 발견되지 못하고 있다.

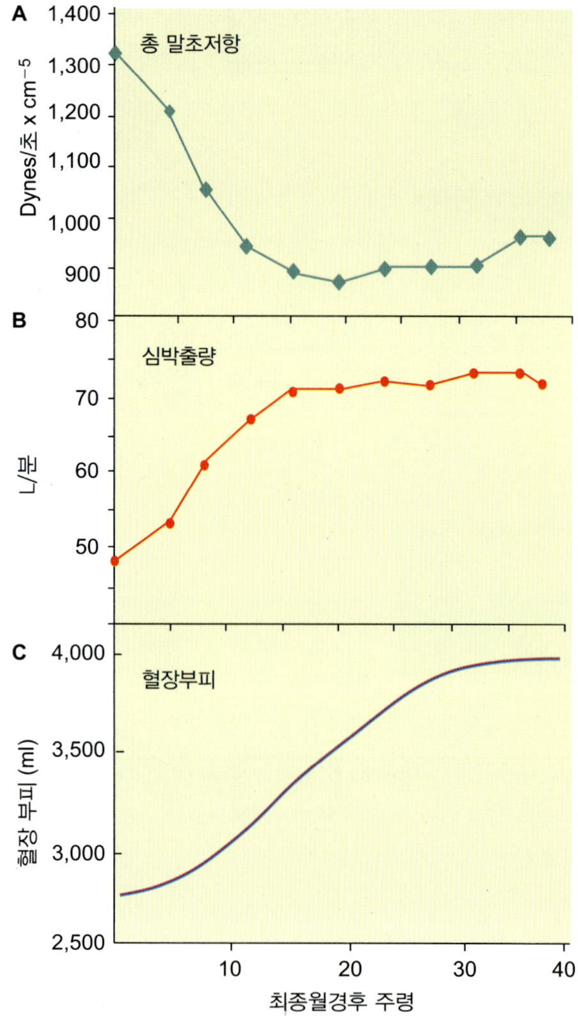

그림 14.10 정상임신에서 말초저항(**A**), 심박출량(**B**), 혈장부피(**C**)의 변화. (Data in panels A and B redrawn from Robson, S.H., Hunter, S., Boys, R.J., and Dunlap, W. (1989) Serial study of factors influencing changes in cardiac output during human pregnancy. Serial study of factors influencing changes in cardiac output during human pregnancy. Amer. J. Physiol. **256**: H1060–H1065.)

신장의 적응

신장맥관의 저항감소는 매우 현저하게 나타난다. 신장의 혈류는 70% 정도까지 많이 증가하고, 사구체의 여과성은 50% 정도까지 증가한다. 그로 인한 걸러진 나트륨 양의 증가는 임신하지 않은 여성들에게서는 심각한 나트륨손실로 이어질 수 있다. 그러나, 임신 중에는 임신 8~20주 사이에 매일 100mg 정도의 나트륨이 체류되어 혈량이 40~50% 증가하는 결과를 초래한다(그림 14.10). 제 9장에서 고찰한 것처럼, 혈량은 혈장량이 적을때 염과 수분의 체류를 증가시키는 레닌, 안지오텐신, 알도스테론, 항이뇨호르몬(ADH)

에 의하여 그리고 혈관부피가 증가하였을 때 염과 수분의 손실을 증진시키는 심방나트륨이뇨인자(ANF)에 의하여 조절된다. 모체의 항상성기작들은 혈량감소에 반응하는 것과 거의 똑같은 방식으로 임신에 반응한다. 나트륨 보전을 증가하는 호르몬신호들은 임신 초기에 활성화 되는데, 이와 거의 같은 시기에 말초 혈관의 저항성이 저하되기 시작한다.

동맥혈압의 감소와 흉부맥관의 탄성증가가 혈량수용체들을 감소시킬 수 있으며 혹은 에스트로겐과 프로게스테론이 이러한 신축성수용체의 민감도를 감소시킬 수도 있다. 또는, 이러한 호르몬들이 혈관운동중추의 신경세포에 직접 작용하여 혈량조절을 위한 설정값을 조절할 수도 있다. 어떠한 상황이든지 레닌-안지오텐신-알도스테론 시스템은 활성화 되는 반면, ANF가 관련된 혈량저하기작은 둔감해진다. 그러나, 임신에 맞추어진 혈장량 설정값으로부터의 급격한 변이는 레닌, 알도스테론, ADH, ANF 분비의 정상적인 증가 혹은 감소를 유발하며, 이러한 현상은 임신기간 동안 더 높은 설정값에서 혈관 부피를 조절하기 위하여 지속된다.

혈액 구성의 변화는 혈장 부피의 증가를 수반한다. 비록 적혈구 형성은 증가하지만, 적혈구 전체 양의 증가는 혈장 부피의 증가와 보조를 맞추지 못해서 적혈구 용적률은 감소한다. 따라서, 일반적으로 출혈이 발생했을 경우에나 높은 고도에 위치하였을 때 활성화되는 적혈구생성(erythropoiesis) 능력이 제대로 발휘하지 못해서 임신빈혈이 발생하는 것이 아니다. 적혈구생성은 신장의 간질세포에서 분비되는 호르몬인 에리트로포에틴(erythropoietin)에 의해 진행된다. 신장 간질세포들은 산소압력을 모니터하여 산소압력이 떨어지면 호르몬분비를 증가시킨다. 낮은 적혈구 용적률은 높은 산소압력에 대한 간질세포들의 민감도 증가를 의미할 수 있다. 또는, 신장혈류의 증가로 인하여 적혈구 희석 및 신장의 증가된 작업부하에 따른 증가된 산소요구를 보충하기 위해 충분한 산소를 전달할 수도 있다.

혈장 부피의 팽창은 또한 혈장 단백질들 특히 알부민을 희석하는데, 간에서의 이 단백질들의 생성은 혈장 부피의 증가와 보조를 맞추지 못한다. 알부민합성은 간세포에 의해 모니터되는 혈장 교질삼투압에 의해 작동된다. 알부민의 지속적으로 낮은 농도는 간의 알부민생성을 조절하는 되먹임 기작이 아마도 태반의 스테로이드들에 반응하여 낮은 수준으로 재설정되었다는 것을 나타낸다. 비록 에스트로겐이 혈액응고인자들 그리고 T4과 스테로이드호르몬의 결합단백질들이 간에서 생성되는 것을 촉진하지만, 이 단백질들의 낮은 농도는 혈장교질삼투압에 거의 영향을 미치지 못한다. 정상적인 임신을 유지하는 데 있어 낮아진 혈장삼투압의 중요성에 대하여는 잘 알려져 있지 않지만, 낮아진 단백질과 적혈구 농도로 인하여 일어나는 혈액점도의 감소가 혈관 저항의 감소에 기여하고 있다.

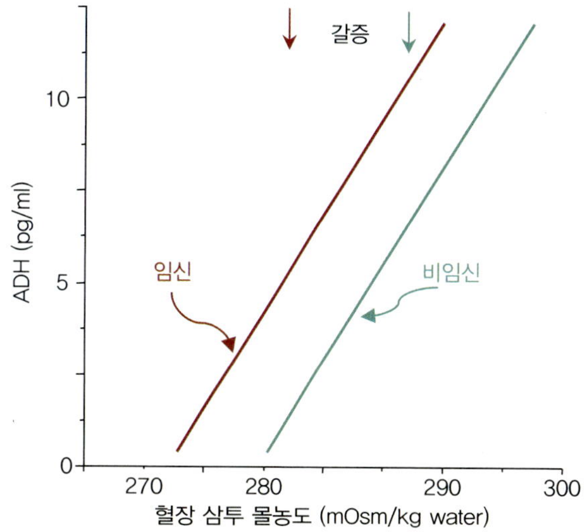

그림 14.11 임신 전과 임신 3개월 말에 있는 여성 8명의 혈장 삼투질 농도와 ADH 농도 간의 관계. 화살표는 갈증을 경험한 혈장 삼투질 농도를 가르킨다. (Drawn from the data of Davison, J.M., Shiells, E.A., Philips, P.R., and Lindheimer, M.D. (1988) Serial evaluation of vasopressin release and thirst in human pregnancy. J. Clin. Invest. 81:798–806.)

삼투조절과 갈증

체액의 삼투질 농도는 시상하부의 삼투수용체에 의하여 감시되는데, 삼투수용체는 ADH 분비(제 9장 참조)의 조절을 통해서 수분 흡수(갈증)와 신장에서의 수분 보존 모두를 조절한다. 정상적인 상황에서, 임신한 여성의 혈장 나트륨 농도는 임신하지 않은 여성의 혈장농도보다 리터당 3~5mEq 낮고, 혈장 삼투질 농도는 거의 10mOsmol 낮다. 비록 음성 되먹임 조절의 설정값은 더 낮을지라도, 임신은 수분 부족 혹은 수분 비축에 반응하는 ADH 분비를 증가시키거나 혹은 감소시키는 능력에 관여하지 않는다. 삼투몰농도수용체들의 민감도가 증가함에 따라, 어떤 삼투몰농도에서도 ADH 분비는 임신하지 않은 여성보다 임신한 여성에서 더 높다(그림 14.11). 임신은 삼투질 농도와 갈증 사이의 관계를 비슷한 정도로 바꾼다. 따라서 삼투압 조절은 임신기간 동안 활발하게 지속되지만, 더 낮은 설정값에서 이루어진다.

삼투수용체 시스템의 민감도변화를 초래하는 인자들은 동정되지 않았으며, 근본적인 기작에 대한 이해도 완전히 이루어지지 않았다. ADH 분비와 혈장 삼투질 농도 사이에서 비슷하지만 임신하지 않은 여성의 월경주기 중 황체기에 변화 폭이 작은 것으로

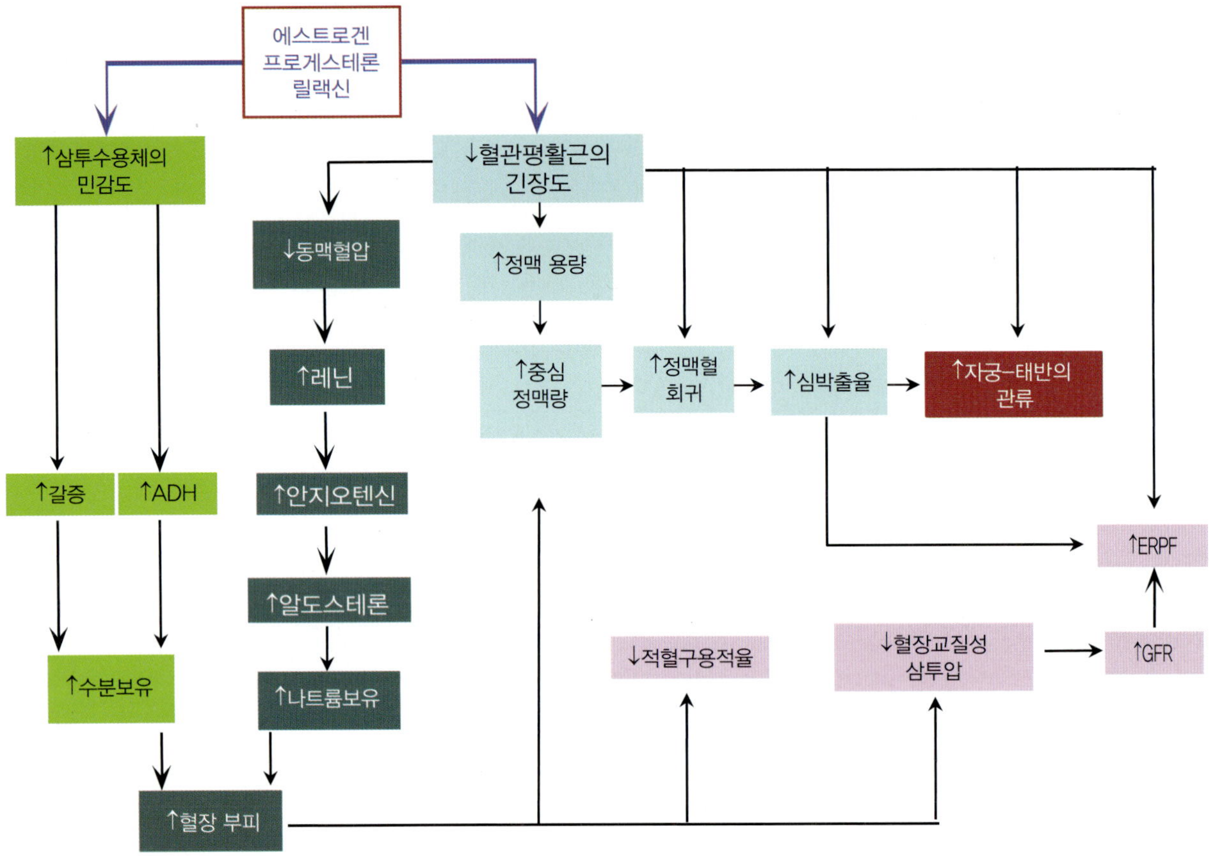

그림 14.12 임신시 심혈관과 신장의 변화 요약. **ERPF** = effective renal plasma flow(유효신장혈류). **GFR** = glomerular filteration rate(사구체여과율).

관찰된다. 그래서 프로게스테론, 릴랙신, 또는 임신기간 동안 높은 수준으로 순환이 지속되는 황체의 다른 생성물들이 삼투조절을 조정하는 것으로 여겨진다. 임신하지 않은 여성들에서 아르기닌바소프레신(AVP) 분비와 삼투몰 농도 사이의 관계는 혈장 부피의 변화와 같이 변화한다. 그림 14.11에서 보이는 것과 비슷한 아르기닌바소프레신/삼투몰농도 관계의 왼쪽으로의 변화는 저혈량증(감소한 혈장부피)에서 일어나는 반면, 고혈량증은 반대방향으로 관계를 변화시키는 경향이 있다. 따라서 임신중 고혈량증은 아르기닌바소프레신분비를 조정하는 부피조절기작의 측면에서는 저혈량증으로 나타나는 것 같다. 부피와 삼투조절을 위한 설정값의 변화는 조절중추가 임신 시 혈장 부피의 증가와 삼투몰 농도의 감소를 정상으로 여기도록 하여 변경된 상태를 보호하게 한다.

그림 14.12는 최초 3개월에 일어나서 임신기간 동안 지속되는 심장혈관과 신장의 변화들을 요약하였다. 영양막 혹은 난소에서 발생하여 혈관평활근과 삼투수용체들에 직접적으로 작용하는 호르몬신호들은 궁극적으로 태반의 관류를 증가시키는 일련의 변화를 시작한다. 확립되지는 않았지만, 이러한 말초효과들은 뇌 조절중추의 보완효과에 의하여 증강되는 것 같다. 이러한 변화 대부분이 갖는 조정의 중요성은 적절한 자궁태반 관류를 확실하게 하는 한편 모체의 요구를 충족하기 위하여 충분한 혈액 비축을 유지하는데 있는 것으로 보인다. 사구체여과율 증가가 갖는 중요성은 알려져 있지 않지만, 태아 폐기물과 음식 독성물의 배설을 용이하게 하는 것 같다.

호흡의 조정

가스교환

태반의 빠른 성장과 활발한 대사활성에도 불구하고, 임신 첫 3개월간은 태반 크기가 매우 작기 때문에 모체의 산소 소비는 분명히 거의 증가하지 않는다. 그 후에 산소 소비와 이산화탄소 생성은 태아 크기의 증가에 발맞추어 서서히 증가하여 임신하지 않은 수준보다 약 20%가 높은 수준에 도달한다. 그러나, 폐의 공기유출입(폐호흡)은 월경주기의 황체기에 증가하기 시작하고, 임신 후부터 아기를 분만할 때까지 지속적으로 증가한다. 임신 말에는 폐호흡이 임신 전에 비해 거의 40% 증가한다. 대사요구를 초과한 호흡은 과다환기(hyperrentilation)라고 불리며, 임신기간 동안 분명히 나타난다. 과다환기로 이산화탄소의 과다배출, 혈장 이산화탄소와 중탄산의 감소, 그리고 약간의 혈액의 알카리화가 나타난다. 헤모글로빈은 임신하지 않은 여성에서 보이는 폐호흡의 비율로 산소와 거의 포화되어 있기 때문에, 과다환기는 혈액의 산소농도에는 거의 영향을 미치지 못한다.

임신 중 과다환기는 높은 수준으로 순환하는 프로게스테론 농도에 기인하며, 임신하지 않은 여성 혹은 남성에게 프로게스테론을 주입하면 수 시간 안에 유사한 효과를 나타낸다. 동맥의 이산화탄소는 뇌줄기와 경동맥체에 있는 화학수용체에 의해 감시된다. 프로게스테론은 이산화탄소에 대한 화학수용체의 민감도를 증가함으로써 호흡기작을 증진시킨다. 임신과 관련된 다른 항상성기작 조절에서 살펴본 바와 같이, 설정값은 감소하지만 동맥 이산화탄소 혹은 흡입된 이산화탄소의 변화에 따라 폐호흡을 상향 혹은 하향 조절하는 능력은 바뀌지 않는다. 모체 혈액에 있는 안정적인 상태 수준의 이산화탄소를 재설정하면 태아로부터 모체순환계로의 이산화탄소전달을 촉진하고, 간접적으로는 태아 혈액으로의 산소공급을 촉진한다.

물질대사의 조정

임신 9개월 모체의 에너지소비는 거의 85,000 칼로리(~300 칼로리/일)이고, 이러한 열량은 음식물 또는 비축된 지방으로부터 얻어야만 한다. 소비된 에너지의 오직 약 3분의 1 정도만 태아의 발달과 대사활동을 위해 사용된다. 약 3분의 1은 태반의 생합성과 수송과정을 지원하고, 나머지 대부분은 모체의 심장, 호흡계 근육, 신장에 부과되는 추가적인 작업부하에 공급되며, 매우 적은 부분이 자궁과 유방의 성장에 공급된다.

음식물 섭취의 증가와 영양분 섭취에 대한 췌장 β 세포의 과민성으로 인해 임신 초기에 지방조직은 증가한다. 이 시기에 축적된 에너지원은 성숙한 태반의 추후 대사요구, 빠르게 성장하는 태아, 그리고 심지어 더 늦게 일어나는 젖생산을 위한 요구에 필요한 에너지원으로 사용된다. 모체의 지방조직이 증가하는 것과 비례하여, 임신기간 동안 혈장의 렙틴 농도 역시 증가한다. 렙틴은 또한 태반에서도 분비되지만, 혈중 렙틴 농도가 증가하더라도 태반과 태아의 대사요구 증가와 함께 음식물 섭취는 임신기간 동안 꾸준히 증가한다. 이러한 현상은 임신이 렙틴 민감성을 감소시키기 때문이라고 여겨지고 있다. 임신에서 렙틴의 역할은 알려진바 없다.

임신 초기에 인슐린 민감성은 정상이거나 아마도 임신 전 수준에 비해 약간 증가하지만, 임신이 진행됨에 따라 인슐린 저항성이 발달한다. 혈장 인슐린 농도는 저하된 민감도를 보완하기 위하여 인슐린분비가 증가하기 때문에 2배로 된다. 대부분의 임신한 여성들에서 포도당 농도는 정상범위 내에서 유지된다. β 세포의 크기가 10~15% 증가하면서 분비능력이 증가하여 대부분의 임신한 여성에서 인슐린 요구를 충족시킬 수 있으나, 몇몇의 임신한 여성에서는 제한된 보상능력 때문에 일시적인 당뇨병을 보이기도 한다(임신성 당뇨). 보상되었을 때조차 섭취한 영양분의 전환율은 감소된다. 식사 후, 더 많고 더 오래 지속되는 모체의 혈중 포도당농도의 상승은 모체 혈액으로부터 태아 혈액으로의 포도당수송을 용이하게 한다. 태반에서 포도당 흡수는 인슐린과는 관련이 없고, 모체와 태아 혈장 사이에서 더 높은 농도에 의해 일어나는 촉진 확산에 의존하여 일어난다.

비록 인간에서 직접적인 증거는 부족하지만, 임신에 의해 유도되는 모체대사의 변화 대부분은 태반의 호르몬에 의해 일어나는 것 같다. 증가된 프로게스테론과 hCS 농도는 식욕을 조절하는 시상하부 신경세포들을 자극하는 것으로 생각되고 있다(제 8장 참조). 인슐린 민감성의 감소는 최소한 부분적으로라도 임신 후반기의 모체 혈장에 발현되는 높은 농도의 태반성장호르몬에 의하여 일어날 수 있다(그림 14.6). 태반성장호르몬은 뇌하수체에서 생성되는 형태와 같은 수용체에 결합하여, 뇌하수체 GH와 같이 직접적인 작용과 지방분해증가를 통해 인슐린 민감성을 감소시킨다. 뇌하수체에서 분비되는 GH의 간헐적인 파동 형태와는 달리, 태반성장호르몬은 많이 분비되어서 모체조직이 지속적으로 높은 농도의 호르몬에 노출되게 한다. hCS도 또한 성장호르몬수용체에 결합한다. 이 두 호르몬들이 인슐린 민감성을 낮추는 데 기여하는 것 같다. 이 두 호르몬들과 아마도 프로락틴은 β 세포의 비대성장과 인슐린분비의 증가에 기여한다. 락토젠들과 성장호르몬은 설치류 β 세포의 성장을 자극하여 영양물자극에 대한 민감도를 향상시킨다.

칼슘 균형

임신 말까지 태아의 골격은 약 30g의 칼슘을 축적하는데, 주로 마지막 몇 달 동안에 300mg 만큼의 칼슘이 매일 모체로부터 전달되어 이루어진다. 그러나 모체 혈액 내 이온화된 칼슘농도나 모체 뼈의 칼슘 밀도가 감소하지는 않는다. 실제로 태아에 전달되는 모든 칼슘은 음식 섭취로부터 온 것이다. 장에서의 칼슘 흡수는 아마도 프로락틴과 hCS에 의해 증가되는 혈장 활성형 비타민 D인 1,25

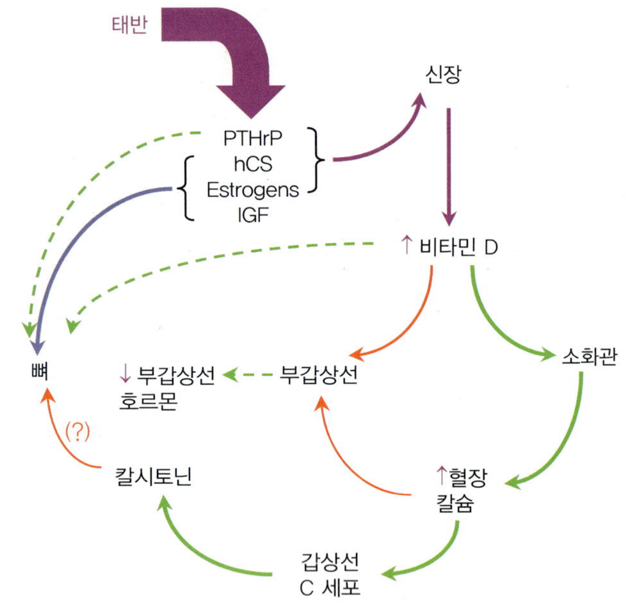

그림 14.13 임신기간 동안 모체의 칼슘조절호르몬과 칼슘 평형에 대한 태반호르몬들의 영향. 초록 화살표는 자극을 나타내며, 빨간색 화살표는 억제를 나타낸다. 뼈에 대한 hCS, 에스트로겐, IGFs의 영향들(파란 화살표)은 PTHrP, 비타민 D, 부갑상선호르몬(초록 점선화살표)의 칼슘동원효과를 상쇄한다. **PTHrP** = parathyroid hormone related peptide; **hCS** = human chorionic somatomammotropin; **IGFII** = insulin-like growth factor II; **PTH** = parathyroid hormone.

디히드록시콜레칼시페롤(1,25$(OH)_2D_3$; 제 10장 참조)에 따라 2배 증가한다. 혈장 1,25$(OH)_2D_3$ 농도는 임신 후 바로 증가하기 시작하여 임신 12주째에는 임신 전 수준의 2배에 달하고, 이후 그 수준을 유지한다. 장의 칼슘흡수는 태아의 골격에 축적되기 훨씬 전에는 증가하지만, 고칼슘증은 신장의 칼슘배출이 증가하고 모체의 골격에 미량이 침전되기도 하여 방지된다.

남성과 임신하지 않은 여성에서 부갑상선호르몬은 신장에서 1,25$(OH)_2D_3$의 형성을 증가시키는 신호로 작용한다(제 10장 참조). 그러나 임신기간에는 혈장 PTH의 농도는 1,25$(OH)_2D_3$가 증가할 때 감소하고, 임신 말기까지 낮은 수준으로 유지된다. 증가된 1,25$(OH)_2D_3$의 농도는 부갑상선호르몬합성에 대한 음성 되먹임 효과를 나타내어 PTH 분비를 억제하는 것 같다(그림 14.13). 1,25$(OH)_2D_3$의 생성증가는 태반의 모체와 태아 구성요소 양쪽으로부터 분비되는 PTHrP 그리고 높은 수준의 에스트로겐, hCS, 프로락틴에 의하여 신장의 1α 히드록시라아제(1α-hydroxylase) 효소가 상승조절된 결과인 것으로 보인다. 비록 뼈의 대사회전율은 가속화 되지만, 고농도의 에스트로겐 및 아마도 IGF-1과 hCS가 임신기간 중 뼈의 실질적인 손실을 억제한다. 게다가 약간 증가된 혈장 칼슘의 수준은 칼시토닌의 분비를 증가시키지만, 칼시토닌이 사람의 임신에서 뼈손실을 보호한다는 증거는 보고되

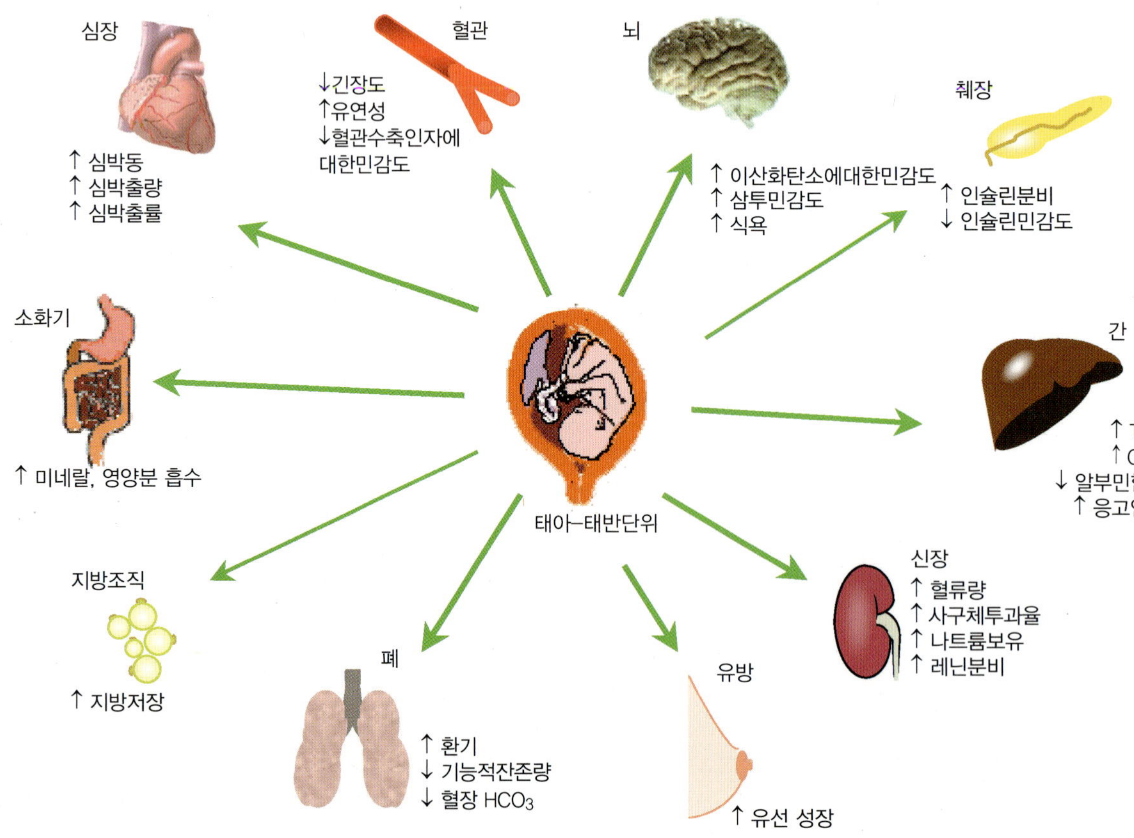

그림 14.14 임신에 대한 모체적응의 요약.

지 않았다.

임신에 대한 모체 적응은 그림 14.14에 요약되어 있다.

분만

출산과정 혹은 분만(parturition)은 임신의 마지막에 자궁으로부터 살아있는 아기를 배출하는 것이고, 이 장과 앞의 두 장에서 고찰한 모든 과정의 완성이다. 다수의 놀라운 전략들이 분만을 조절하기 위해 다양한 포유류에서 채택되어졌다. 인간과 유인원은 특별하게 보이는 기작을 진화시켜 왔다. 인간과 유사한 전략을 이용하는 실험모델이 없기 때문에 사람의 분만 시점과 시작에 대한 기작을 연구하고자 하는 노력은 제한적이다. 따라서 사람의 생식생리에서 이 절정의 현상을 초래하는 과정에 대하여 아직도 명확하게 밝혀지지 않은 부분이 많다.

아기의 성공적인 분만은 자궁근층이 강력하고 조화된 수축을 일으킬 수 있는 능력을 획득하고, 자궁경이 부드러워져서 팽창(성숙이라 일컬음)한 후에만 이루어질 수 있으며, 자궁수축이 아기를 자궁경관을 통해서 이동시킬 수 있다. 이러한 변화는 지금까지 우세하던 프로게스테론의 억제작용보다 에스트로겐의 자극이 더 강력해졌다는 것을 반영하고 있다. 실제로 대부분의 포유류 분만은 에스트로겐생성의 증가와 동시에 프로게스테론생산의 감소에 의해 예고된다. 사람과 영장류에서는 분만개시 시 급격한 혈장 에스트로겐농도의 증가나 프로게스테론의 감소는 없다. 오히려, 수일 혹은 수주에 걸쳐 유도된 다양하고 점진적인 변화들이 불안정한 에스트로겐/프로게스테론 균형을 에스트로겐 우세 쪽으로 치우치게 한다.

근본적으로 임신의 나머지 기간 동안은 통제될지라도 정상적인 분만에서는 태어날 준비됨을 신호하는 것은 바로 태아이며, 자궁의 제한된 팽창력과 같은 모체의 인자들 또한 역할을 한다. 양에서는 분만을 유발하는 현상이 태아부신으로부터 생성되며, 이는 ACTH에 의존적인 코르티솔 생성의 증가이다. 양의 코르티솔은 태반에서 P450c17의 발현을 자극하여 프로게스테론에서 에스트로겐 쪽으로 스테로이드호르몬 생산을 전환시킨다. 비록 인간에 있어서는 태반 P450c17의 발현 자극이나 프로게스테론 농도의 감소가 없을지라도, 태아의 부신과 태반사이의 교신은 서서히 인간의 분만에 이르게 하는 조직화된 현상들에 결정적인 역할을 하고 있다.

부신피질자극호르몬방출호르몬(CRH)의 역할

이미 언급한 바와 같이, 태반에서 생성되는 부신피질자극호르몬방출호르몬(CRH)은 태아부신의 스테로이드합성을 유도한다. 비록 19개 탄소를 갖는 안드로겐을 분비할 수 있는 능력은 임신 초기에 획득하지만, 아주 많은 양의 코르티솔(cortisol)을 생산할 수 있는 능력은 임신 30주째까지 획득하지 못한다. 임신 마지막 몇 주 동안에 일어나는 풍부한 코르티솔의 공급은 폐, 소화기관, 그리고 다른 기관의 성숙을 위해 필수불가결하며, 자궁 밖에서의 삶을 위해 태아를 준비시킨다. 코르티솔은 또한 태반에서의 CRH 생성에 대한 프로게스테론의 억제효과를 상쇄하여 CRH 유전자의 전사를 증가시킨다. 결과적으로 태반에서의 CRH 생성은 임신 마지막 몇 주에 100배 정도 증가한다. 이러한 태반 CRH 발현에 미치는 코르티솔의 효과는 시상하부에서의 CRH 생성에 대한 코르티솔의 양성 되

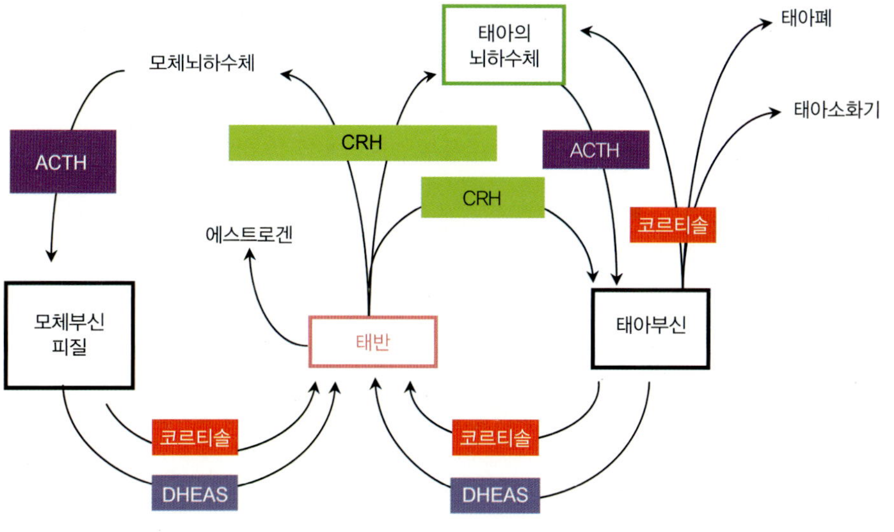

그림 14.15 임신 말기에 모체와 태아 부신에서 생성되는 코르티솔의 영향. 태반에서의 CRH 분비를 자극함으로써 코르티솔은 직간접적으로(태아와 모체의 뇌하수체를 통하여) 양성 되먹임 기작을 개시하여 스스로의 분비를 향상시켜 DHEAS의 분비를 증가시킨다. 이런 방법으로 코르티솔에 의해 유도된 태아의 성숙은 에스트로겐 생성증가와 동시에 일어나서 자궁을 분만에 대비하게 한다. **ACTH** = adreno corticotropic hormone

먹임 효과와 상반된다. CRH 생산을 억제하는 대신, 태아에서의 코르티솔 생성은 양성 되먹임기작을 시작한다(그림 14.15). CRH는 ACTH를 분비하기 위하여 태아의 뇌하수체를 자극할 뿐만 아니라 태아 부신피질에서의 스테로이드합성을 직접적으로 자극한다. 결과적으로 이러한 증가는 부신에 점점 더 영향을 끼쳐서 코르티솔과 DHEAS의 생성을 증가시킨다. DHEAS의 가속화된 분비는 그림 14.6에 나타난 바와 같이 임신의 마지막 몇 주 동안에 모체혈액 내의 에스트로겐농도가 급격히 올라가는 현상을 설명해주고 있다.

CRH는 또한 태아막에 직접 작용하여 그리고 코르티솔에 의해 매개되는 간접적인 작용에 의하여 프로스타글란딘 Fα와 E의 형성을 촉진한다. 이러한 프로스타글란딘들은 태아막의 파열, 자궁경의 이완, 자궁근층의 수축을 유도하는 현상들에 참여하거나 혹은 개시할 뿐만 아니라 태반에서의 CRH 생성을 자극하여 두 번째 양성 되먹임기작을 구축한다(그림 14.16). 프로스타글란딘들은 또한 태아의 시상하부로부터 CRH 분비를 자극하여 ACTH 분비를 증진시키며, 그리고 코르티솔 분비를 더 유도하여 그 결과로 CRH 분비를 더욱 더 촉진시킨다. 코르티솔이 자궁 외의 조직에서처럼 태아에서 프로스타글란딘형성을 억제한다고 예상할 수 있지만(제 4장 참조), 태아막에서 코르티솔은 역설적으로 프로스타글란딘 합성효소인 COX2의 발현을 증가시키고, 주요한 프로스타글란딘 분해효소의 발현을 억제한다. 또한 프로스타글란딘 합성은 코르티솔에 의해 간접적으로 증가하며, 합성된 프로스타글란딘은 성숙한 태아의 폐를 자극하여 계면활성단백질과 인지질을 생성한다(제 4장 참조). 이러한 합성물들이 양수로 나왔을 때에는 태막에 약한 염증을 일으키며, 대식세포를 자극하여 염증 관련 사이토카인들과 프로스타글란딘의 분비를 촉진한다.

임신이 진행됨에 따라, CRH 농도는 모체의 혈장에서 기하급수적으로 증가하지만, ACTH와 유리 코르티솔의 농도는 단지 4배정도 증가한다. CRH 농도와 뇌하수체 및 부신의 분비작용 간의 불일치는 비임신 여성에서와 같이 임신한 여성의 혈장에 존재하는 부신피질자극호르몬방출호르몬결합단백질(CRH-BP)에 주로 기인한다. 더욱이 CRH에 대한 뇌하수체의 반응은 아마도 부신피질자극세포의 CRH 수용체를 하향조절하기 때문에 임신기간 동안 감소된다. 그러나 CRH에 대한 민감성이 약간 무디어지더라도, ACTH는 정상적인 주행성 주기형태를 따르며 스트레스에 대하여 적절하게 증가한다(제 4장 참조). 분만 전 약 3~4주 정도까지 모체혈장의 CRH-BP 농도는 CRH의 농도를 크게 상회하여 유리 CRH가 없거나 매우 적다(그림 14.17). 알려지지 않은 이유들로 인하여, CRH-BP 농도가 급격하게 감소하는 동시에 CRH 농도는 매우 빠르게 증가하여 CRH-BP의 결합능력을 상회한다. 모체혈장의 유리 CRH는 자궁근층과 자궁경관에서의 프로스타글란딘생성을 자극하여 수축력과 자궁경의 성숙을 증가시킨다.

비록 임신 마지막 주에 태아혈장 코르티솔의 증가는 출생 후 삶을 위한 준비로서 폐와 위장의 성숙에 필수적이지만, 임신 초기에 태아가 모체의 당질코르티코이드에 노출되면 해로운 효과들을 나타낸다. 과도한 당질코르티코이드는 태반과 태아의 성장을 지체시킬 수 있으며, 어른이 된 후 고혈압과 제 2형 당뇨병에 대한 감수성이 증가하도록 태아에게 프로그램을 입력할 수도 있다. 합포체영양막의 11β 히드록시스테로이드탈수소효소 2형(11βHSD2)은 코르티솔을 비활성 형태인 코르티손(cortisone)으로 변환함으로써 모체로부터 태아 순환계로 코르티솔이 이동하는 것을 막는다(제 4장 참조). 태반의 11βHSD2 결핍은 낮은 출생체중과 관계가 있으며, 이 후의 삶에서 건강문제의 발병률을 증가시키기도 한다. 임신 마지막 주에 생성된 프로스타글란딘들은 융모요막에서 1형

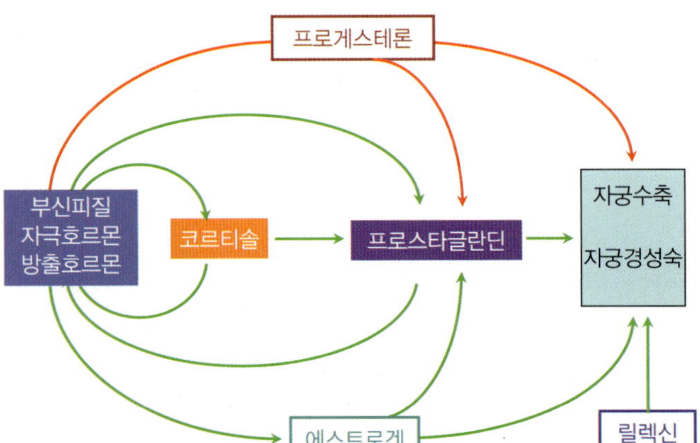

그림 14.16 분만개시에 기여하는 양성 되먹임 주기. **CRH** = 부신피질자극호르몬방출호르몬(corticotropin releasing hormone). 초록색 화살표는 자극을 나타내며, 빨간색 화살표는 억제를 나타낸다. 자세한 사항은 본문 참조.

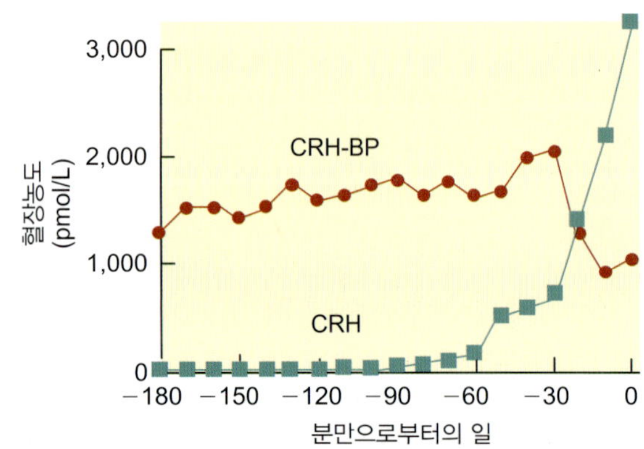

그림 14.17 분만 시까지 부신피질자극호르몬방출호르몬(**CRH**)과 결합단백질(**CRH-BP**)의 혈장농도 변화. (From McLean, M., Bisits, A., Davies J., Woods, R. Lowry, P. and Smith, R. (1995) A placental clock controlling the length of human pregnancy. Nature Med. **1**: 460–463.)

11βHSD의 양과 활성을 증가시킨다. 이 동형의 효소는 코르티손을 코르티솔로 변환시키는 것을 촉매하며, 코르티솔은 태아의 성숙을 지원할 뿐만 아니라 다른 양성 되먹임 기작을 통해 더 많은 프로스타글란딘의 형성에 기여한다.

분만을 유도하는 하나의 현상은 없어 보일지라도, 분만 몇 주 전에 여러 다양한 과정들이 활기를 띠면서 점차 증가하여 프로게스테론의 우월한 활성을 감소시키고 태아를 배출하는 자극적인 힘을 촉발시킨다. 프로게스테론의 순환농도는 태반만출 후까지 하락하지 않기 때문에, "기능적인 프로게스테론의 철수"의 개념이 임신 마지막 며칠간에 일어나는 프로게스테론 영향력의 감소를 설명하기 위하여 발전하였다. 프로게스테론수용체의 발현, 보조인자의 분포 및 상호작용, 그리고 프로게스테론대사의 국부적 변화에 대한 근본적인 변화가 프로게스테론의 쇠퇴하는 영향을 설명하기 위하여 제안되었다. 어떠한 현상이든지 프로스타글란딘, 아마도 릴랙신 및 국소적 측분비인자들에 의하여 일어나는 분만을 준비하기 위한 자궁의 변화에는 자궁경의 콜라겐골격을 분해하여 팽창성을 증가시키는 matrix metalloproteinase의 방출이 관여되어 있다. 임신 초기단계에 태아와 태반의 팽창을 수용하였던 자궁의 성장이 정지되면, 자궁근층은 신축력을 잃고 저항성이 생긴다. 수축단백질합성의 증가와 칼륨 및 칼슘채널 보조물의 변화때문에 수축성기관은 내구성과 과민성이 생긴다. 근육세포들 사이의 결합은 코넥신(connexin)의 발현과 간극연접의 형성과 함께 증가한다. 이러한 변화들은 자궁근층이 힘차게 동시에 수축할 수 있도록 함으로써 자궁경관을 이완시켜 태아를 분만하게 한다.

옥시토신의 역할

옥시토신은 시상하부의 실방핵과 시상핵의 세포체로부터 받은 신경자극에 반응하여 뇌하수체 후엽의 신경말단에서 분비되는 신경호르몬이다(제 2장 참조). 옥시토신은 자궁근육이 옥시토신에 매우 민감하게 되는 임신 말에 자궁근층의 강하고 느린 장기적인 수축을 촉진한다. 때때로 옥시토신은 분만을 유도하기 위해 임상적으로 사용되고 있다. 분만이 다가오면서 옥시토신에 대한 반응성은 에스트로겐에 의해 유도된 자궁내막과 자궁근층의 옥시토신수용체의 증가와 평행하게 증가한다.

그러나 정상적인 모체혈액의 옥시토신농도는 진통이 시작한 후까지 증가하지 않기 때문에 옥시토신은 분만을 위한 생리적 촉발제는 아니다. 제 1장에서 설명한 것처럼 옥시토신은 자궁경의 이완에 반응하여 신경내분비반사에서 분비되지만, 아마도 분만을 개시하는 역할은 거의 없다. 자궁근육수축을 자극한 결과로 인하여, 옥시토신은 태반배출 후에 생기는 출혈을 막기도 한다. 새롭게 비워진 자궁의 강력한 수축은 태반이 자궁내벽으로부터 분리된 후에 확장된 자궁내막 선형동맥으로부터의 혈액손실을 조절하기 위한 자연적인 지혈대로서 작용한다.

젖분비

유선은 피부로부터 유래된 특수한 분비구조이다. 이름에서 암시하

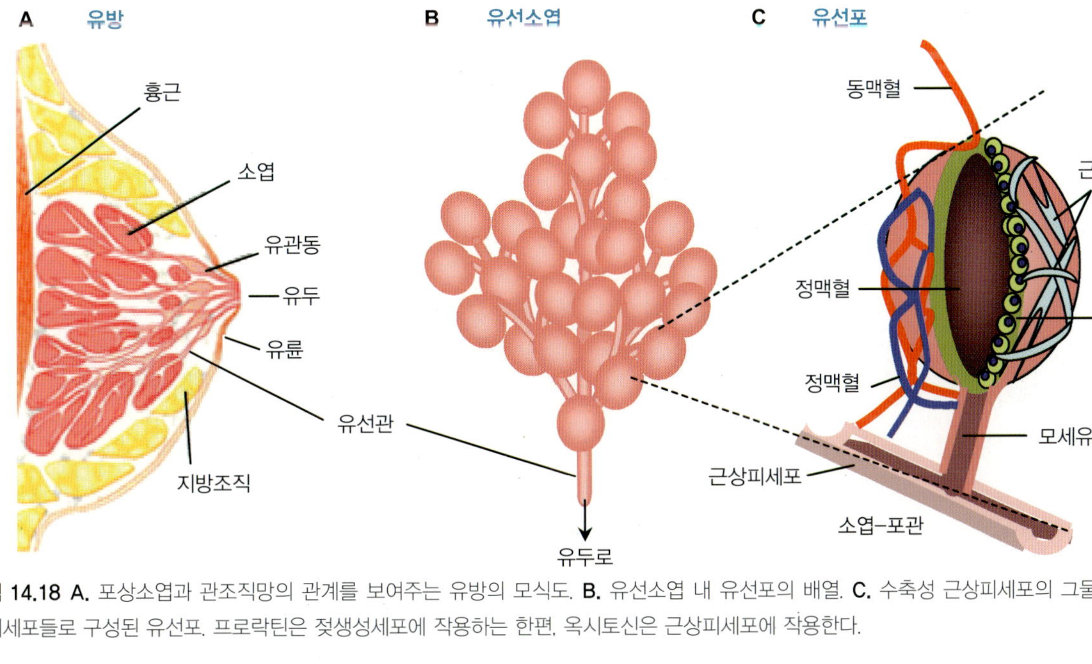

그림 14.18 **A.** 포상소엽과 관조직망의 관계를 보여주는 유방의 모식도. **B.** 유선소엽 내 유선포의 배열. **C.** 수축성 근상피세포의 그물망에 둘러싸인 젖생성 상피세포들로 구성된 유선포. 프로락틴은 젖생성세포에 작용하는 한편, 옥시토신은 근상피세포에 작용한다.

듯이 유선은 포유류에만 존재한다. 유선 부위는 가지구조의 세관으로 구성된 소엽인 소엽포관(lobuloalveolar ducts)들로 배열되어 있으며, 여기로부터 여러 돌출부 또는 유선포(alveoli)가 포도송이와 유사한 배열상태로 나타난다. 유선포는 젖이 생성되는 장소이며, 수축성 근상피세포의 그물망에 둘러싸인 분비성 단일 상피세포층으로 구성된다(그림 14.18). 많은 소엽포관들이 모여 유선관(lactiferous duct)을 형성하여 젖을 유두로 운반한다. 각 유선은 10~15개의 소엽을 가지고 있으며, 각 소엽은 바깥쪽으로 각자의 유선관입구를 따로 갖고 있다. 젖을 분비하지 않은 불활성의 유선에서는 유선포가 아직 미발달 형태로 존재하며, 전체 유선부위는 거의 소엽포관으로만 이루어져 있다. 유선은 많은 혈관을 가지고 있으며, 교감신경섬유와 수많은 감각신경섬유들이 유두와 유륜까지 분포되어 있다.

유선의 성장과 발달

출생 이전의 유선 성장과 발달은 성호르몬 및 유전적 성별에 상관없이 이루어진다. 성성숙이 시작되기 전까지, 남성과 여성의 유방에는 차이가 없다. 성성숙의 시작과 함께 관조직망이 성장하여 가지를 치며, 주변의 기질조직과 지방조직이 에스트로겐의 자극을 받아 증식한다. 에스트로겐의 사전작용이 있은 후, 프로게스테론은 소엽포조직의 성장과 가지치기를 촉진하지만, 이들 스테로이드호르몬들이 효과를 나타내기 위해서는 프로락틴, 성장호르몬, IGF-1 및 코르티솔도 함께 존재해야만 한다. 소엽포 성장 및 퇴화는 각 난소주기 동안 어느 정도 일어난다. 에스트로겐, 프로게스테론, 그리고 hCS가 고농도로 순환하는 임신기간 동안 유선포의 뚜렷한 성장, 분화 및 증식이 일어난다.

젖생산

임신기간 동안 일어나는 유선포 상피세포의 발달 변화는 분만 후 최대한의 젖분비를 할 수 있도록 유선을 준비시키는 것이다. 카세인과 젖당을 합성하고 분비할 수 있는 능력이 임신 중기 무렵까지 어느 정도 생기지만, 젖의 최대 생산은 고농도의 프로게스테론과 약간의 에스트로겐에 의해서 억제된다. 임신 중과 분만 바로 직후에는 유선포가 '새는' 상태여서 상피세포들 사이의 유선포강 안팎으로 작은 분자들이 출입할 수 있다. 분만 후 이 분비기관의 발달을 완성짓는 현상 중의 하나는 이들 상피세포 사이에 밀착연접(tight junction)이 형성되고 세포외액과 유선포강 내의 액체가 서로 분리되는 것이다. 물을 제외한 젖의 모든 구성성분들은 그 후 다수의 호르몬이 동시에 작용하는 활발한 분비과정을 통해 상피세포들로부터 합성된다.

일단 분비기관이 발달된 후에 젖은 주로 고농도의 프로락틴에 의한 지속적이고 우발적인 자극에 의해 생성되지만, 부신 당질코르티코이드와 인슐린은 더 세밀하게 밝혀져야 되는 사전조율기작에 있어 역시 중요하다. 이러한 모든 호르몬들과 hCS는 임신 말기 단계에 고농도로 존재하지만, 젖분비는 분만 후까지 시작하지 않는다. 모체혈액 내에 고농도로 존재하는 프로게스테론과 에스트로겐은 유선상피세포층에 자신의 수용체를 상승발현시키는 것을 포함한 프로락틴의 작용들을 방해하여 젖분비를 억제한다. 분만과 함께 프로게스테론 수준의 급격한 감소는 이러한 억제작용을 제거하며, 유선포 상피세포층 내의 프로락틴 수용체는 20배 만큼이나 증가할 수 있다. 이러한 급격한 프로게스테론농도의 감소는 젖생성의 개시를 촉발한다. 처음에 유선은 젖당과 지방은 적으나 단백질이 풍부한 초유(colostrum)라 불리는 묽은 액체만을 분비한다. 유선이 영양성분이 완전히 갖춰진 성숙한 젖을 분비하기 위해서는 약 2~5일이 걸린다. 이러한 지연이 발생하는 이유가 분비능력의 늦은 획득 때문인지 또는 영양분을 이용할 수 있는 유아의 능력과 우연히 일치하는 계획된 일련의 현상 때문인지는 명확하지 않다.

유선으로부터 분비된 젖은 출생 바로 직후 동안 그리고 문화와 관습에 따라 그 이후의 다양한 기간 동안 자손에게 자양분을 제공한다. 젖은 이빨이 나올 때까지 유아에게 필요한 기본 영양소, 비타민, 미네랄, 지방, 탄수화물 및 단백질을 제공한나. 너욱이 젖에는 미성숙한 유아의 장에서 온전히 흡수되는 모체의 면역글로불린을 함유되어 일반 병원체들에 대한 수동면역을 갖게 해준다. 탁월하게 다양한 합성능력을 갖춘 유선포의 세포들은 대량의 단백질, 지방 및 젖당을 동시에 합성하여 혈장과는 이온조성이 매우 다른 다량의 수용성매체와 함께 다른 기전을 통하여 분비한다. 인간 젖은 주로 카세인과 락트알부민 형태인 약 1% 단백질, 약 4%의 지방, 그리고 약 7%의 젖당으로 구성되어 있다. 젖 1L에는 300mg의 칼슘도 포함되어 있다. 젖분비능력이 확립된 후 한 명의 아이에게 젖을 물리는 영양상태가 좋은 산모는 하루에 약 1L의 젖을 생산하며, 두 쌍둥이에게 젖을 물린다면 하루 약 3L 정도까지 생산하기도 한다. 그러므로 젖생산의 조절은 유선에서의 조절기전들 외에도 중간대사과정(제 6, 7, 8장 참조), 염농도와 수분의 균형(제 9장 참조), 그리고 칼슘농도균형(제 10장 참조)의 유방 외적인 보상조정이 반드시 일어나야 한다. 시상하부의 수용체를 통하여 작용하는 프로락틴은 식욕을 자극하여 음식섭취를 증가시켜 젖을 통해 모체로부터 유아에게 전달된 고에너지 영양성분을 주로 보충해 준다. 그러나 유아골격의 무기질화에 필요한 다량의 칼슘은 대부분 모체의 골격으로부터 유래된다.

젖분비와 모체의 칼슘균형

인간의 젖 1L에는 약 10mmole의 칼슘이 함유되어 있는데, 이 중 3분의 1은 유리 칼슘이온 형태로 존재한다. 나머지 대부분은 카세인과 다른 단백질들과 결합한 복합체 상태로 존재한다. 반대로, 세포외액은 L 당 이온화된 칼슘 1mmole을 함유하고, 세포질액은 L 당 약 100nmole을 함유한다. 유선상피세포들이 어떻게 상당한 농도구배를 거슬러 다량의 칼슘을 세포를 관통해 운반하는지에 대하여는 아직 확실히 밝혀지지 않았다. 젖으로의 칼슘 분비는 비타민 D에 의존하지 않고 일어나므로, 장과 신장세포들에서 일어나는 비타민 D 의존적 기전과는 다르다. 칼슘이 유선포강에 도달하기 위해선 여러 단계를 거친다. 칼슘은 우선 기저측부 표면에 있는 유선포세포에 들어간 후에 세포의 칼슘균형을 깨지 않으면서 첨단막을 통과하여 유선포강으로 운반된다. 기저측막을 통해 간질액 내의 칼슘을 유선포세포 내로 운반하는 분자적기구는 아직 밝혀지지 않았다. 칼슘의 일부는 지질 또는 카세인에 결합된 상태로 분비소낭에 싸여 유선포강으로 보내진다. 칼슘-ATP 분해효소(calcium ATPase)는 칼슘을 골지체더미로 보내고, 골지체에서의 칼슘은 소낭으로 포장될 때에 카세인과 결합한다. 나머지 칼슘은 소포체의 시스터네(cisternae)를 통한 확산에 의하여 첨단막에 도달하고, 그곳에 있는 칼슘-ATP 분해효소에 의해 첨단막을 통과해 밖으로 배출된다.

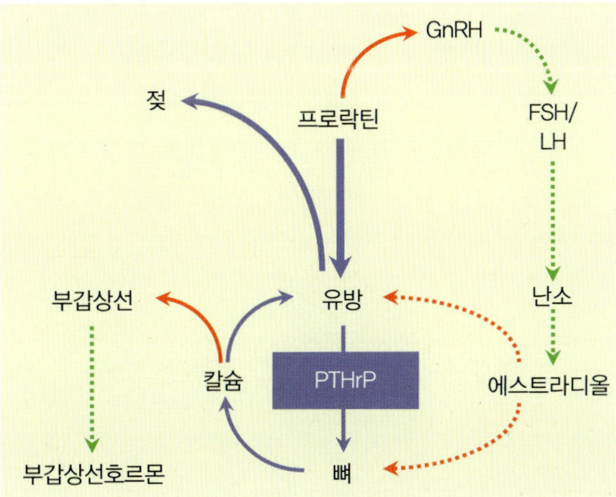

그림 14.19 젖생성에서 칼슘대사와 관련된 호르몬 조절. 프로락틴의 분비는 시상하부의 생식선자극호르몬방출호르몬(**GnRH**) 분비를 억제하고, 부갑상선호르몬관련펩티드(**PTHrP**) 분비를 촉진한다. 뼈에 작용하는 PTHrP는 에스트로겐의 반대저항이 없는 상태에서 혈중 칼슘(**Ca^{2+}**) 농도를 증가시키고, 부갑상선호르몬(**PTH**) 분비를 억제한다. 점선 화살표는 촉진(초록색) 경로 또는 차단된 저해(붉은색) 경로를 나타낸다.

젖을 생산하는 유선은 세포외액의 칼슘을 끌어오는 조절을 통해 칼슘공급을 확보한다(그림 14.19). 유선은 내분비기관처럼 기능하여 PTHrP를 순환계로 분비한다. 그렇지 않으면 PTHrP는 많은 조직에서 분비되는 국부적 측분비인자로서, 임신 또는 일부 악성종양의 경우를 제외하면 젖분비 기간에 나타나는 농도의 1% 보다 훨씬 낮아서 혈액 내에서 거의 발견되지 않는다. PTHrP는 조골세포에서 PTH와 동일한 수용체에 결합하여, 뼈 무기질의 흡수를 촉진한다(제 10장 참조). 이런 점에서 프로락틴이 성선자극호르몬분비를 억제하여 에스트로겐 농도를 바닥 상태로 낮춤으로써 PTHrP의 효과는 증진된다(다음 참조). 젖분비 기간 동안, 이온화된 칼슘의 혈장농도는 정상범위의 최고 수준이다. 그 결과로 PTH 분비는 억제되고, PTH 혈장농도는 낮은 수준으로 떨어진다. 임신 기간 중 상승했던 $1,25(OH)_2D_3$의 혈장 농도도 임신 전 수준으로 낮아진다. 그러므로, 장에서의 칼슘 흡수는 가속화되지 않는다. 모체 골격으로부터의 칼슘 소실은 그 양이 상당하지만 가역적이어서 젖을 뗀 후 수개월 내로 보충이 되며, 노년기의 골다공증 유발에 영향을 미치지 않는다.

PTHrP의 생성을 조절하고 분비를 자극하는 인자들은 아직 알려지지 않았다. PTHrP의 분비는 완전히 분화된 유선포 상피세포층에서 항시 일어날 가능성이 있으며, 그렇지 않으면 프로락틴 또는 프로락틴 작용에 의한 하위 생성물에 의해 합성과 분비가 직접적으로 증가조절될 수도 있다. 유선포 상피세포의 기저측막은 부갑상선과 신세뇨관 세포에서 발견되는 칼슘감지수용체와 동일한 수용체를 갖고 있어서 세포외 칼슘 농도를 감지할 수 있다(제 10장 참조). 부갑상선세포로부터의 PTH 분비와 마찬가지로(제 10장 참조), 칼슘감지 수용체가 상승한 칼슘 농도를 감지하여 PTHrP 분비를 억제한다. 칼슘감지수용체는 또한 첨단막 칼슘 ATP 분해효소의 활성을 조절하여, 혈장 칼슘 농도를 맞추기 위하여 유선포강 내로의 칼슘운반속도를 증가시킨다. 그러므로, 칼슘감지수용체는 유선포 상피세포층으로의 칼슘가용성을 조절하는 동시에 그 가용성을 맞추기 위하여 젖으로의 칼슘운반속도를 조정한다.

프로락틴의 작용기전

프로락틴은 유선포 상피세포에 작용하여 카세인과 락트알부민 같은 젖단백질, 젖당과 중성지방 합성에 필요한 효소들, 그리고 다른 분비과정의 여러 단계를 조절하는 단백질들의 유전자발현을 촉진한다. 프로락틴수용체는 단일 세포막관통영역을 갖는 커다란 단백질이다. 이것은 성장호르몬수용체와 매우 유사하여, 성장호르몬수용체에 대하여 기술한 바와 같이(제 11장 참조) 세포내 단백질들의 티로신인산화를 활성화시킴으로써 신호를 전달한다. 프로락틴 결합은 2개의 수용체가 이합체를 형성하게 하여 세포질효소인 JAK-2를 활성화시킨다. 그렇게 인산화되는 몇 가지 단백질들은 STAT(signal transduction and activation of transcription)과에 속하는데, 그들은 그 후 이합체가 되어 핵으로 이동한 뒤 특정 유전자들의 전사를 활성화시킨다. 프로락틴은 또한 src 암유전자와 관련된 세포질 티로신인산화효소(tyrosine kinase)를 활성화시키거나 세포막의 이온채널을 활성화시킴으로써 신호를 전달한다. 신호전달 연쇄반응은 분비성 유선포의 성장과 젖생산을 일으키는 다양한 과정들을 작동시킨다.

신경내분비 작용기전

지속적인 젖분비를 위해서는 적절한 호르몬들의 작용 이외의 것들도 필요하다. 젖은 또한 흡유에 의해 정기적으로 제거되어야 한다. 유선포를 비우지 않으면 약 1주일 이내에 젖분비가 중단되어서 소엽포구조의 퇴화가 일어난다. 이러한 퇴화는 프로락틴의 감소에 의해 유발될 뿐만 아니라, 젖이 유선포강 내에 남아 있는 경우 젖분비를 차단하는 젖억제인자들에 의해서도 유발된다. 흡유는 젖분비 유지에 중요한 2가지 신경내분비반사를 일으킨다: 프로락틴분비의 급격한 증가와 젖분출반사이다.

젖분출반사(Milk let-down reflex)

각 유선관은 밖으로 향하는 오직 한 개의 출구만을 가지며 유선포는 쉽게 오므라들지 않기 때문에, 유두에서의 음압만으로는 젖이 흘러나오게 할 수 없다. 젖분출반사로 또한 불리기도 하는 젖최하반사는 흡유하는 유아가 젖을 섭취하게 해준다. 이러한 신경내분비반사에는 옥시토신이 포함되며, 이것은 흡유의 자극을 받아 분비된다. 옥시토신은 각 유선포를 둘러싸고 있는 근상피세포의 수축을 촉진하여, 유선포 및 그와 연결된 관 시스템에 약 10~20mmHg 수은의 양압을 생성한다. 흡유는 단순히 유두조직의 밸브역할을 하는 부분을 비틀어서 압력이 가해진 젖이 유아의 입으로 분출되어지도록 해준다. 유두에 있는 신경말단으로부터의 감각입력은 가슴신경과 척수를 통해 시상하부로 전달되어 시상핵과 실방핵의 신경세포들을 자극하여 뇌하수체 후엽말단으로부터 옥시토신을 방출한다(그림 14.20). 이들 뉴런은 고위 뇌중추에 의해서도 또한 활성화될 수 있는데, 종종 단순히 아기를 보거나 울음소리를 듣는 것만으로도 젖 배출을 자극하기에 충분하다(그림 14.21). 반대로, 스트레스를 주는 상황은 옥시토신 분비를 저해하여, 유방이 젖으로 가득 찼다 할지라도 흡유하는 유아가 젖을 섭취하지 못하게 한다.

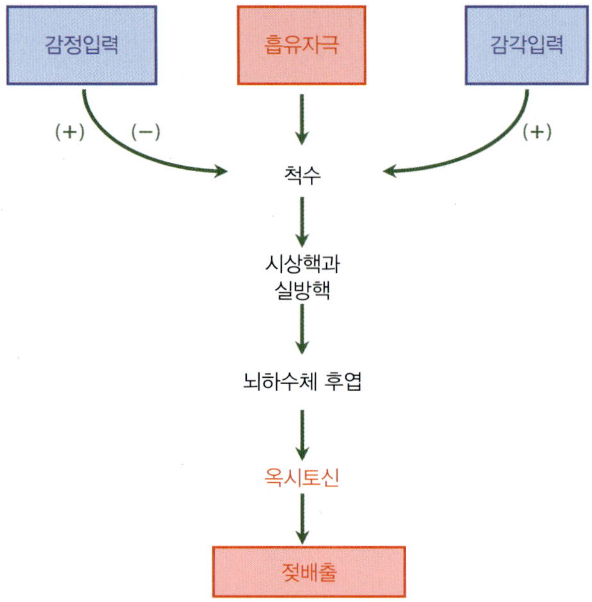

그림 14.20 젖분비 기간 동안의 옥시토신분비 조절.

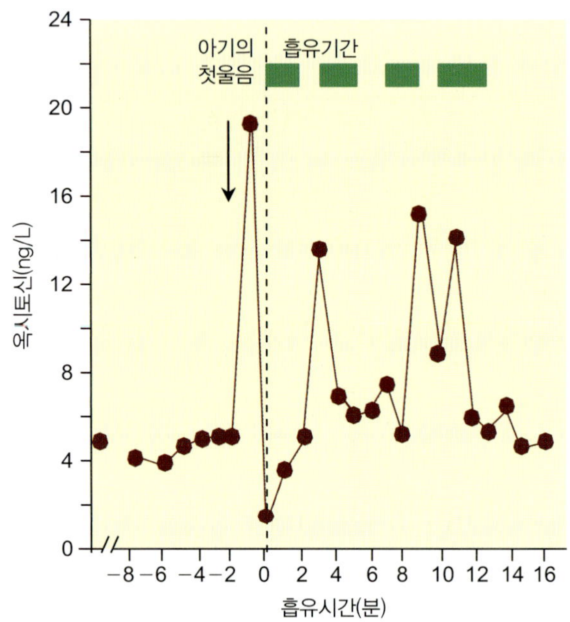

그림 14.21 혈중 옥시토신농도와 흡유와의 관계. 최초 흡유기간보다 옥시토신의 최초 상승이 앞서 일어남을 주목할 것. (From McNeilly, A.S., Robinson, I.C.A., Houston, M.J. et al. (1983) Release of oxytocin and prolactin in response to suckling. Br. Med. J. **286**: 257.)

옥시토신의 세포내 작용

옥시토신수용체는 주로 자궁평활근과 유선포를 둘러싸고 있는 근상피세포에서 발현된다. 그것은 Gαq를 통해 phospolipase C-β로

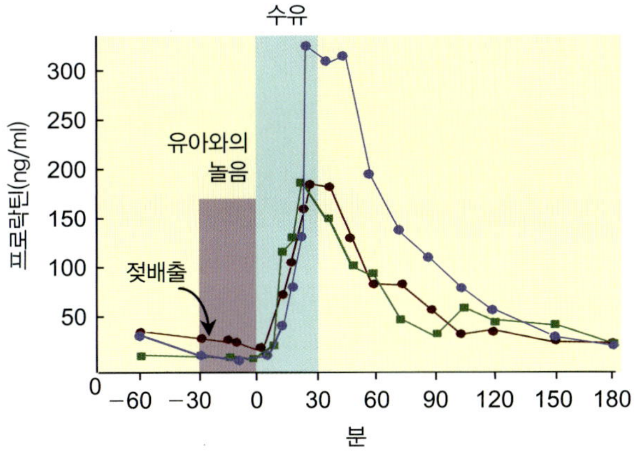

그림 14.22 수유 시와 수유 이전의 혈장 프로락틴농도. 수유에 대한 예상만으로도 옥시토신분비는 확실히 일어나지만, 프로락틴 분비의 증가는 흡유 시작 후 까지는 일어나지 않는다는 것을 유념할 것. (From Noel, G.L., Suh, H.K., and Franz, A.G. (1974) Prolactin release during nursing and breast stimulation in postpartum and non-postpartum subjects. J. Clin. Endocrinol. Metab. **38**:413.)

신호를 전달하여 IP_3와 DAG를 형성하는 전형적인 G 단백질 연계 수용체이다. IP_3은 세포내 저장소로부터 칼슘 방출을 촉진하고, DAG는 protein kinase C를 활성화시키는데, 이 효소는 막의 칼슘 채널을 인산화시켜 활성화시킨다. 증가된 세포내 칼슘은 칼모듈린에 결합하여 미오신경사슬인산화효소를 활성화 시키는데, 이 효소가 근상피 세포 또는 자궁 근세포의 수축을 개시한다.

프로락틴 분비의 조절

흡유는 프로락틴 분비의 중요한 자극요소이기도 하다. 흡유 중 혈중 프로락틴 농도는 단 수분 내에 10배 혹은 그 이상으로 증가할 수 있다(그림 14.22). 비록 흡유는 옥시토신과 프로락틴 모두의 분비를 일으키더라도, 그들의 분비반사는 중추신경계에서 따로따로 처리되어 두 호르몬은 독립적으로 분비된다. 옥시토신을 방출시켜 젖을 배출하도록 하는 감정적인 신호는 프로락틴 분비를 유발하지는 않는다. 흡유 동안 분비되는 프로락틴은 당장의 필요량을 충족시키기 위한 젖생산 증가를 유발할 만큼 빨리 작용할 수 없는 듯하다. 오히려, 프로락틴의 분비는 다음번 수유를 위해 필요한 젖을 생산하는데 중요하다. 그러므로, 젖생산은 흡유 빈도수와 연관이 있어 이것을 통해 신생아는 자신의 영양공급을 어느 정도 조절할 수 있게 되며, 태아가 자궁 내에 있을 때 습득하였던 모체의 기능에 대한 자가제공 조절이 산후기간으로 연장된 것이다.

프로락틴 분비의 증가 그리고 심지어 젖의 생산도 이전의 임신과는 상관이 없다. 유두의 반복적인 자극만으로도 출산경험이 전혀 없는 여성 중 일부에서는 젖분비가 유발될 수 있다. 일부 문화권에서는 폐경기 이후의 여성들이 산모가 충분한 젖을 생산할

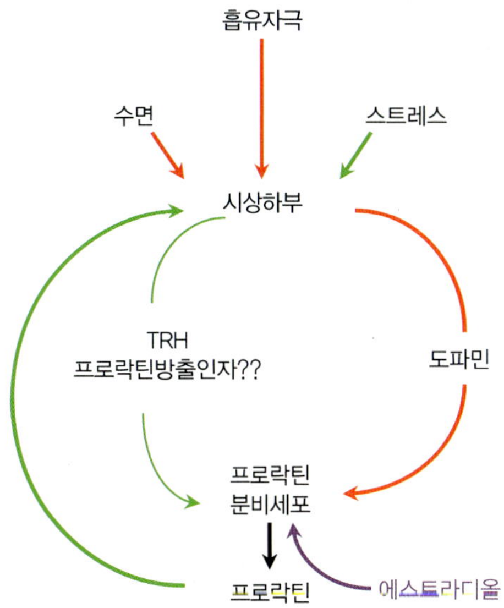

그림 14.23 프로락틴 분비의 조절. 붉은색 화살표는 억제를 나타내고, 초록색 화살표는 촉진을 나타낸다. 갑상선자극호르몬방출호르몬(**TRH**)과 기타 방출호르몬들의 생리적 역할에 대해서는 밝혀지지 않았다. 에스트라디올은 프로락틴 합성을 촉진하고, 도파민의 저해작용을 방해할 수도 있다.

수 없는 유아를 위해 유모의 역할을 한다. 이러한 사실은 일단 유선기관이 갖춰지면, 난소의 스테로이드호르몬들이 젖분비에 관여하지 않는다는 것을 강조하고 있다.

프로락틴은 뇌하수체와 시상하부 사이의 혈관연결이 단절될 때, 그 분비가 감소하는 것이 아니라 오히려 증가한다는 점에서 다른 뇌하수체 전엽의 호르몬들과는 달리 특별하다. 프로락틴 분비는 주로 억제성 뇌하수체자극호르몬인 도파민에 의해 조절된다(그림 14.23). 도파민은 티로신의 순차적인 수산화와 탈카르복실화에 의해 합성되며, 에피네프린과 노르에피네프린 합성경로의 중간생성물이다(그림 4.26 참조). 뇌하수체줄기를 외과적으로 절단하면 말초혈액의 혈장 프로락틴 농도를 증가시켜서(고프로락틴혈증) 젖분비를 유도할 수 있다. 흡유는 세포체가 궁상핵에 있는 도파민생성뉴런에 의하여 도파민이 뇌하수체 문맥순환으로 방출되는 것을 억제하는 신경경로를 통하여 프로락틴 분비를 일으킨다. 도파민의 억제가 갑자기 사라지면 프로락틴 분비가 급격히 상승한다는 것이 실험적으로 증명되었다. 프로락틴 분비는 또한 아직 확인되지 않은 프로락틴방출인자에 의해 양성조절을 받을 가능성도 있다. 갑상선자극호르몬방출호르몬(TRH)이 프로락틴 분비를 증가시킨다는 것이 실험적으로 그리고 몇몇 병리상태에서 확인되었음에도 불구하고, TRH가 프로락틴분비의 생리적 조절자인 것 같지는 않다. 보통, 갑상선자극호르몬(TSH)은 프로락틴과는 상관없이 분비된다. TSH분비는 젖분비 동안 증가하지 않으나, 간혹 프로락틴 분

비는 갑상선 기능저하인 여성에게서 증가한다.

프로락틴분비세포(lactotrope)는 에스트로겐수용체를 발현한다. 에스트라디올은 유전자 수준에서 작용하여 프로락틴의 생산을 증가시키고, 프로락틴분비세포의 증식과 비대를 촉진한다. 고농도의 에스트로겐은 아마도 임신기간 중 뇌하수체의 프로락틴분비세포 수를 증가시키고, 프로락틴분비세포의 프로락틴 함량을 증가시킨다. 그러므로, 에스트로겐은 그 가용량을 증가시킴으로써 프로락틴 분비를 증가시킨다. 에스트라디올은 도파민의 억제효과에 대한 프로락틴분비세포의 민감성을 낮추기는 하지만, 프로락틴방출인자로서 직접적으로 작용하지는 않는다. 모순되게도, 에스트라디올은 시상하부에서 도파민합성을 증가시키므로, 결국 분비될 수 있는 도파민의 가용량을 증가시킨다(그림 14.23).

현재까지, 프로락틴 분비를 되먹임조절하는 프로락틴 작용의 생성물은 알려진 것이 없다. 프로락틴 분비에 대한 흡유와 에스트로겐의 효과는 되먹임 조절을 받지 않는 열린 고리 (open loop) 시스템이다. 프로락틴은 궁상핵에 존재하는 도파민 생성 뉴런을 자극함으로써 프로락틴 스스로가 "짧은 고리(short-loop)" 되먹임 저해제로 작용할 수 있다는 것을 몇몇 동물 실험에서 보였다. 그러한 효과가 사람에게도 적용되는 것인지는 확실치 않다. 만약 프로락틴이 자신의 분비에 대한 음성조절자이라면, 임신기간 동안 프로락틴의 되먹임 억제를 극복하고 프로락틴 수치를 고농도로 올려주는 기전이 무엇인지는 명확하지 않다.

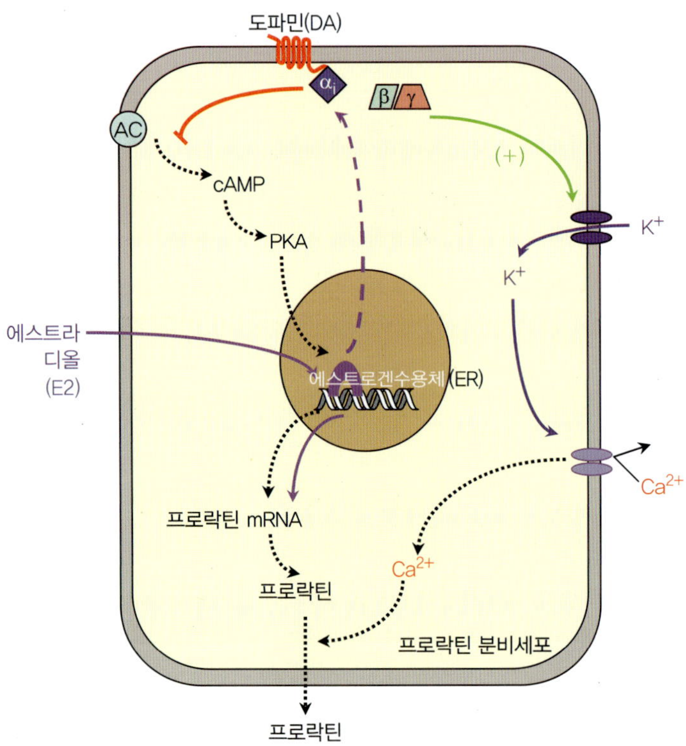

그림 14.24 프로락틴 분비의 조절에 있어서 세포내 현상들. 기본적인 합성과 분비단계들은 검은색 점선화살표로 나타내었다. 도파민의 효과는 붉은색 화살표로 표시하였다. 에스트라디올의 효과는 보라색으로 나타내었다. **Giα** 및 β/γ = the subunits of the heterotrimeric inhibitory in light blue G protein. **AC** = adenylate cyclase. **cAMP** = cyclic adenosine monophosphate. **PKA** = protein kinase A. **E2** = estradiol. **ER** = the estrogen receptor. **PRL** = prolactin. 갑상선자극호르몬방출호르몬(여기에 나타내지 않음)은 막관통 부위가 7개인 자신의 수용체 활성화를 통하여 수용체는 Gαq를 거쳐 포스포리파아제 Cβ (**PLCβ**)에 결합하여 IP_3와 DAG를 생성시키고 세포내 칼슘농도를 증가시켜 궁극적으로 프로락틴의 분비를 증가시킨다.

프로락틴 분비의 세포내 조절

대부분의 다른 내분비세포와 마찬가지로, 프로락틴분비세포의 분비활동은 세포질 칼슘과 cAMP의 농도 증가에 의해 증진된다(그림 14.24). 도파민은 G 단백질 연계 수용체에 결합하여, 일시적으로 서로 다른 기전들을 통하여 프로락틴 분비를 억제한다. 초기 억제효과는 수 초 이내에 일어나며, G 단백질 개폐성 칼륨채널의 활성화와 그에 따른 원형질막의 과분극에 의하여 유발된다. 과분극은 전압 의존성 칼슘채널을 불활성화 시킴으로써 칼슘 유입을 차단하여 세포내 칼슘 농도를 감소시킨다. 몇 분 후에는 cAMP의 감소가 일어나서 프로락틴 유전자의 전사 감소로 이어진다. 에스트로겐은 도파민 수용체가 G 단백질과 상호작용하는 것을 방해함으로써 도파민에 대한 반응성을 감소시키는 것으로 여겨진다. 좀더 장기적으로는, 도파민이 아직 알려지지 않은 기전에 의해 에스트로겐의 증식 효과를 감소시킨다.

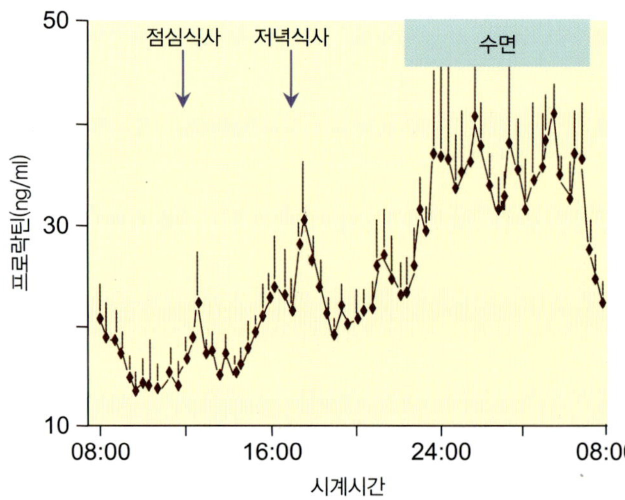

그림 14.25 정상 여성 8명의 24시간 동안의 프로락틴 농도 조사. 프로락틴 수치의 가파른 상승은 수면시작 후 곧 일어나고, 기상시간 직전에 감소하기 시작한다.

혈중 프로락틴

프로락틴은 성별과 상관 없이, 낮은 기저수준으로 일생 동안 끊임 없이 분비된다. 프로락틴의 혈중 농도는 24시간주기 패턴 중 야간 수면시간 동안에 증가한다. 기저농도는 남성과 사춘기 이전의 아동들에 비해 여성에서 다소 높은데, 이것은 아마도 에스트로겐의 효과 때문인 것으로 보인다. 식사와 스트레스에 반응하여 기저수준 패턴으로부터의 일시적인 증가가 나타난다(그림 14.25). 모체 혈중 프로락틴 농도는 임신기간 동안 꾸준히 증가하여, 비임신 수치의 약 10배에 이른다(그림 14.6). 출산 후, 프로락틴 농도는 흡유 자극이 없을 때조차도 높은 상태를 계속 유지하다가, 천천히 떨어져 보통 2주 이내에 임신 전 수준으로 돌아간다. 또한, 프로락틴은 임신이 진행됨에 따라 태아 혈액에서도 증가하여, 임신 마지막 몇 주 동안은 모체 혈장보다도 더 높은 수준에 도달한다. 태아의 신장은 프로락틴을 양수로 배출하여, 임신 중기에 양수 내 프로락틴 농도는 모체 또는 태아 혈중 농도보다 약 5∼10배 가량 높다. 비록 모체 혈액의 프로락틴 일부는 자궁 탈락막세포에 의해 생성된 것일지라도, 태아 혈중 프로락틴은 태아의 뇌하수체에서 유래한 것이며 태반 장벽을 통과하지 않는다. 신생아에게서 볼 수 있는 높은 프로락틴 농도는 생후 첫 주 동안에 아동기의 낮은 수준으로 떨어진다. 출생 전 또는 출생 후 시기의 프로락틴 농도 변화가 생리적으로 어떠한 의미를 갖는지는 확실히 밝혀지지 않았다.

젖분비와 난소주기의 재개

월경주기는 모유수유를 하지 않는 여성에게서 출산 후 6∼8주 무렵에 다시 시작된다. 그러나, 모유수유 시에는 정상적인 난소주기의 재개가 수개월 지연되기도 한다. 수유무월경(lactational amenorrhea)이라 불리는 이러한 지연은 자연피임법으로 이용되지만, 100% 신뢰할 만한 방법은 아니다. 수유무월경은 혈중 고농도의 프로락틴과 연관이 있으며, 이는 GnRH 펄스 발생기를 억제하는 것으로 보인다. 생식주기 재개의 지연은 모유만 수유하고 아이에게 다른 음식은 먹이지 않아 결과적으로 흡유빈도가 높을 때에 가장 뚜렷하다. 난소기능은 여러 수준의 불완전한 난포의 발달에만 영향을 미친다. 심지어 배란을 한 여성에게서 조차도 황체기능이 결여되는 경우도 있다. 고프로락틴혈증은 프로락틴을 분비하는 뇌하수체의 미세종양(미세선종) 때문에 종종 유발되기도 하며, 현재 불임과 비정상 월경주기 또는 무월경의 일반적인 원인으로 인식되고 있다. 도파민수용체를 활성화시키는 약물인 브로모크립틴으로 치료하면 프로락틴분비가 억제되고 정상적인 생식기능이 회복된다. 주기 재개의 지연은 시상하부 GnRH 펄스발생기에 의한 GnRH 방출의 양과 빈도수가 감소되어 일어날 수 있다(제 13장 참조). 파동성의 GnRH를 수유여성에게 투여하면, 배란과 정상적인 황체기능이 신속히 회복된다.

추천 문헌들

Ben-Jonathan, N. and Hnasko, H. (2001) Dopamine as a prolactin (PRL) inhibitor. *Endocr. Revs.* **22**: 724–763.

Buhimschi, C.S. (2004) Endocrinology of lactation. *Obstet. Gynecol. Clin. N. Am.* **31**: 963–979.

Challis, J.R.G., Matthews, S.G., Gibb, W., and Lye, S.J. (2000) Endocrine and paracrine regulation of birth at term and preterm. *Endocr. Revs.* **21**: 514–550.

Freemark, M. (2006) Regulation of maternal metabolism by pituitary and placental hormones: Roles in fetal development and metabolic programming. *Horm. Res.* **65(suppl 3)**: 41–49.

Gimpl, G. and Fahrenholz, F. (2001) The oxytocin receptor system: Structure, function, and regulation. *Physiol. Rev.* **81**: 630–683.

Jansen, R.P.S. (1984) Endocrine response in the fallopian tube. *Endocr. Rev.* **5**: 525–552.

Kovacs, C.S. and Kronenberg, H.M. (1997) Maternal-Fetal calcium and bone metabolism during pregnancy, puerperium and lactation. *Endocr. Rev.* **18**: 832–872.

Kovacs, C.S. (2005) Calcium and bone metabolism during pregnancy and lactation. *J. Mammary Gland Biol. and Neoplas.* **10**: 105–118.

Lindsay, J.R. and Nieman, L.K. (2005) The hypothalamic-pituitary-adrenal axis in pregnancy: Challenges in disease detection and treatment. *Endocr. Rev.* **26**: 775–799.

Makrigiannakis, A., Minas, V., Kalantaridou, S.N., Nikas, G., and Chrousos, G. (2006) Hormonal and cytokine regulation of early implantation. *Trends Endocrinol. Metab.* **17**: 178–185.

Mesiano, S. and Jaffe, R.B. (1997) Developmental and functional biology of the primate fetal adrenal cortex. *Endocr. Revs.* **18**: 378–403.

Neville, M.C., McFadden, T.B., and Forsyth, I. (2002) Hormonal regulation of mammary differentiation and milk secretion. *J. Mammary Gland Biol. and Neoplasia* **7**: 49–66.

Pepe, G.J. and Albrecht, E.D. (1995) Actions of placental and fetal adrenal steroid hormones in primate pregnancy. *Endocr. Revs.* **16**. 608–648.

Smith, R. (2007) Parturition. *N. Eng. J. Med.* **356**: 271–283.

Zakar, T. and Hertelendy, F. (2007) Progesterone withdrawal: Key to parturition. *Am. J. Obstet. Gynecol.* **196**: 289–296.

찾아보기

[영 문]

A

B

C

D

E

[국 문]